CLINIQUE

MÉDICALE

BOURLOTON. — Imprimeries réunies, B.

CLINIQUE
MÉDICALE

PAR LE DOCTEUR

NOËL GUENEAU DE MUSSY

Médecin honoraire de l'Hôtel-Dieu,
Membre de l'Académie de médecine, de la Société de thérapeutique,
De la Société des hôpitaux, membre honoraire de la Société de médecine de Londres
De l'Académie royale de Belgique et du British medical Association;
Membre correspondant des Académies d'Athènes, de Rome et de Moscou.

TOME QUATRIÈME

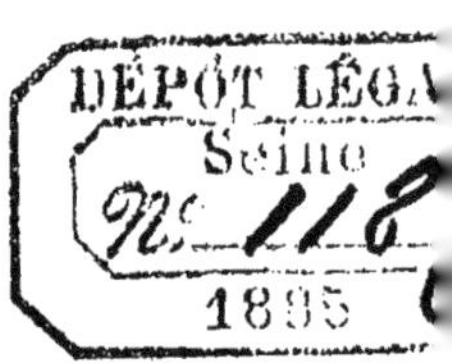

AVEC FIGURES INTERCALÉES DANS LE TEXTE

ET 2 PLANCHES LITHOGRAPHIÉES

PARIS

ADRIEN DELAHAYE ET ÉMILE LECROSNIER, ÉDITEURS

PLACE DE L'ÉCOLE-DE-MÉDECINE

1885

MEMORIÆ

SODALIUM AMICORUMQUE SUORUM

J.-B. BARTH, E. VIGLA, J. BOULEY, A. DEPAUL
S. FAUVEL, ALEX. STEWART[1],
WIL. VAN BUREN[2]

QUI IN ITINERE UNA SIMUL INCOEPTO

PRIMI CECIDERUNT,

HOC LABENTIUM ANNORUM OPUS,

ULTIMUM FORSAN,

PIUS ET MEMOR DICAT

NATALIS, FR. OD. GUENEAU DE MUSSY

ANNO M DCCC LXXXV

1. Médecin de l'hôpital de Middlesex, à Londres.
2. Professeur à l'école de Bellevue, à New-York.

AVANT-PROPOS

L'accueil favorable fait aux deux premiers volumes de mes études cliniques, m'engage à en publier une seconde édition que je m'efforcerai de mettre au courant des progrès de la science, avec le concours de mon cher et savant confrère M. le Dr Huchard.

Pour faire place aux développements qu'exigera ce nouveau travail, j'ai distrait du premier volume les deux leçons relatives à l'adénopathie trachéo-bronchique ; et je les ai fondues dans une monographie complète de cette affection, sur laquelle, depuis vingt ans, je n'ai pas cessé de réunir des matériaux.

Comme complément de ce quatrième volume je publierai bientôt, je l'espère, une seconde édition de mon traité de l'angine glanduleuse, dont la première édition est depuis très longtemps épuisée. Comme la première, cette seconde édition, qui sera profondément remaniée, sera précédée de considérations sur les diathèses en général, et en particulier sur la diathèse arthritique.

CLINIQUE MÉDICALE

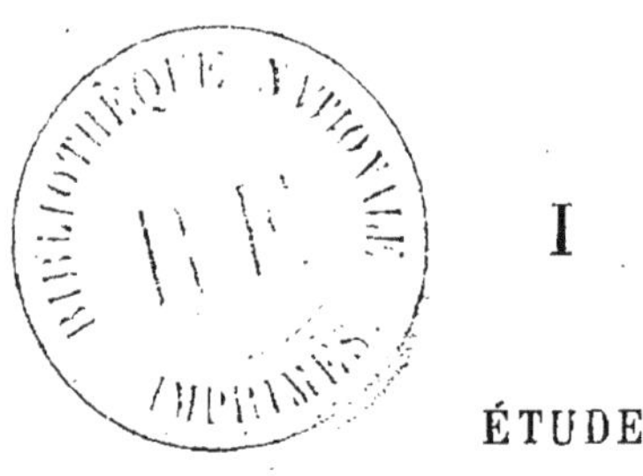

I

ÉTUDE

SUR

L'AUSCULTATION PLESSIMÉTRIQUE

Au mois de juillet 1875, j'ai publié, dans la *France médicale*, un travail sur un procédé d'auscultation auquel j'ai donné le nom d'*auscultation plessimétrique*. Depuis cette époque, j'ai, chaque jour, employé ce moyen d'exploration; j'ai complété mes premières observations; j'en ai, sur quelques points, modifié l'interprétation, ou plutôt, j'ai rencontré quelques causes d'erreur auxquelles j'ai cherché et trouvé un correctif. Ce sont les résultats de cet ensemble de recherches que je publie aujourd'hui, en priant mes confrères de vouloir bien les soumettre au contrôle de leur expérience.

Quand on applique l'oreille sur la partie antérieure et supérieure de la poitrine; tandis qu'on percute, avec un ou plusieurs doigts recourbés, les premières apophyses épineuses dorsales, on entend, lorsque les poumons sont sains, outre le son déterminé par le choc, une vibration métallique qui accompagne et peut même couvrir le bruit sec produit par la percussion (1).

(1) Tiré de l'*Union médicale*, 3e série, 1876.

Ce bruit peut être comparé à celui qu'on obtient en frappant sur le genou les deux mains réunies par leur face palmaire. Je désignerai ce bruit sous le nom de transsonnance plessimétrique : il exprime, en effet, le passage des vibrations sonores directes ou consonnantes, provoquées par le choc, à travers la partie supérieure du thorax. Le même phénomène se produit quand on percute la partie supérieure ou moyenne du sternum, ou du bord antérieur de la clavicule pendant qu'on explore, avec l'oreille, les parties postérieures et supérieures de la poitrine.

S'il survient quelque modification dans la densité, dans la perméabilité du tissu pulmonaire et, par conséquent, dans l'homogénéité du milieu que traversent les ondes sonores, le bruit de transsonnance, au lieu d'être vibrant, comme métallique, s'affaiblit, devient plus mat, en même temps que, parfois, la tonalité s'élève.

Ce phénomène est habituellement corrélatif aux modifications de sonorité qu'on constate en percutant directement au niveau des parties malades. Sans doute, ce dernier mode de percussion, joint à l'auscultation, suffit pour résoudre la plupart des problèmes cliniques que présentent au médecin les maladies des organes thoraciques. Cependant l'auscultation plessimétrique peut, dans certains cas, réformer, compléter, corriger les résultats fournis par la percussion ordinaire ; elle peut même, quand une lésion occupe le centre du poumon ou qu'elle est masquée par l'état emphysémateux du tissu dans lequel elle s'est développée, déterminer l'existence et le siège de cette lésion, alors qu'à l'aide de la percussion et de l'auscultation ordinaire, on ne peut pas arriver à la diagnostiquer.

Ce procédé d'exploration n'est pas absolument nouveau (1) ; Trousseau l'avait appliqué au diagnostic du pneumothorax (2) : dans cette affection, la percussion du sternum fait entendre à l'oreille, qui ausculte la partie postérieure de la poitrine, un bruit vibrant, retentissant, que cet illustre clinicien avait désigné sous le nom de *bruit d'airain*. Dans le cas où le pneumothorax ne communique pas ou ne communique plus avec les bronches, ce bruit d'airain peut devenir un des signes les plus importants de cette affection. En effet, on ne trouve

(1) Le docteur William qui, le premier, a décrit le bruit appelé skodique, m'a dit avoir pratiqué ce mode d'exploration.

(2) Trousseau conseillait de percuter sur un plessimètre ou sur une pièce de cinq francs : la percussion immédiate sur le sternum donne le même résultat.

alors ni toux amphorique ni tintement métallique; le silence du bruit respiratoire est le seul phénomène qui se révèle à l'auscultation : phénomène important sans doute, car l'absence du murmure vésiculaire ne se rencontre ordinairement, à ce degré, ni dans l'emphysème ni dans l'adénopathie bronchique; et si, sous l'influence d'une tension excessive de l'air épanché, on peut voir parfois se changer en matité le son tympanique qui accompagne le pneumothorax, cette matité n'est jamais aussi complète, et, en aucun cas, elle n'offre cette résistance au doigt qu'on trouve dans l'épanchement pleurétique, qui peut, lui aussi, abolir complétement le bruit respiratoire. Cependant ces présomptions, quelque bien fondées qu'elles puissent être, n'ont pas la valeur pathognomonique du bruit d'airain.

L'auscultation des sons produits par la percussion a donc été déjà pratiquée; et, dans le cas spécial que je viens de rappeler, elle fournit un signe très important. Je crois qu'elle peut fournir des renseignements utiles sur les lésions qui occupent les parties centrales et supérieures des poumons quand le tissu superficiel est resté perméable, et surtout quand, comme je l'ai observé cinq fois depuis six mois, ce tissu est emphysémateux. Vous pouvez avoir alors un son clair et même tympanique par la percussion; l'auscultation ne fournit aucun signe caractéristique. Si on tient compte de la tonalité, elle sera plus élevée du côté qui recèle dans ses profondeurs la masse indurée; le son pourra y présenter un caractère tympanique plus accusé; mais, comme l'emphysème produit déjà un son tympanique et une élévation de la tonalité, on pourra imputer à une différence dans le degré de la lésion emphysémateuse les nuances données par la percussion des deux côtés de la poitrine.

Souvent, du côté où existe une altération profonde du parenchyme pulmonaire, les ganglions bronchiques correspondants seront tuméfiés, et les signes de cette adénopathie, je le crois, prendront place un jour parmi les éléments du diagnostic dans les affections thoraciques; mais ils ne peuvent ici fournir qu'une présomption ou un signe confirmatif de l'existence de cette altération.

L'auscultation ne nous renseigne guère que sur l'état des parties superficielles du poumon. Les nuances de tonalité données par la percussion peuvent, dans beaucoup de cas, nous fournir quelques indices sur l'état des parties profondes. Avec l'auscultation plessimétrique, les vibrations sonores, en traversant toute l'épaisseur de l'organe, en traduisent mieux les propriétés conductrices et les consonnances. Elle m'a été encore utile chez des malades inconscients, soit à cause de leur âge avancé, soit à cause de leur état typhique, alors qu'on ne peut pas diriger les mouvements respiratoires de manière à obtenir un bruit vésiculaire appréciable, ou encore quand des râles bronchiques masquent celui-ci. Dans toutes ces circonstances, la percussion fournit au diagnostic ses principaux éléments : on ne saurait donc trop lui demander tout ce qu'elle peut fournir.

Comme dans toutes les autres méthodes d'exploration, il y a, dans l'auscultation plessimétrique, des règles à suivre, des causes d'erreur à éviter.

Le malade doit être assis ou debout, les bras pendant le long du tronc, les épaules effacées. Bien qu'on puisse ausculter également en avant et en arrière ; bien que, dans certains cas, il faille pratiquer successivement ces deux modes d'exploration, dans quelques cas même choisir la partie antérieure, il est généralement préférable d'ausculter la partie postérieure : la tête s'applique plus commodément sur la partie supérieure de cette région ; le sternum de la clavicule offre au doigt qui percute des surfaces plus larges, plus sonores et plus commodes à atteindre que la crête des apophyses épineuses, sur lesquelles, en arrière, doit porter la percussion pour obtenir une vibration métallique bien accentuée.

Si le malade élève le moignon de l'épaule, la clavicule soulevée peut ne plus répondre, au sommet du poumon, à cette partie sus-costale de l'organe, si bien étudiée par le docteur Isaac (de New-York). Chez les enfants, pour la même raison, la percussion de la clavicule ne m'a pas paru donner toujours des résultats satisfaisants. J'ai, du reste, rarement appliqué chez eux ce procédé d'exploration. Peut-être faudrait-il percuter, chez eux, le sternum ou les côtes supérieures.

Pour obtenir cette vibration métallique, dont l'absence ou la présence me paraissent avoir une véritable importance, il faut percuter sur la peau nue ; on peut ausculter en arrière sur des vêtements de laine ou de toile, bien tendus sur la surface du dos. Je percute toujours à nu ; j'ausculte habituellement à travers une ou plusieurs épaisseurs de tissus.

Il faut percuter *légèrement* avec l'extrémité d'un ou de plusieurs doigts recourbés en crochet, et qu'on retire en arrière aussitôt qu'ils ont touché la surface sonore, pour n'en pas troubler les vibrations. Dans bien des cas, un très léger choc, sec, court, rapide, donnera des résultats plus positifs, fera percevoir des nuances plus délicates qu'une percussion énergique. C'est ce qui a lieu quand on veut explorer des parties immédiatement sous-jacentes à la paroi thoracique. Je l'ai souvent constaté en explorant l'état des ganglions trachéaux et bronchiques situés derrière le sternum.

La percussion énergique donne la résultante des sons et des consonnances des parties profondes; elle peut être utile quand on percute le sternum, et qu'il existe une complication d'adénopathie bronchique; celle-ci, dans quelques cas, interrompt, pour l'oreille qui ausculte en arrière, la vibration argentine; quelquefois cependant elle se laisse traverser par le frémissement qui accompagne un choc énergique. Quand on a constaté un engorgement des ganglions bronchiques, ce qui n'est pas difficile en tenant compte des signes que j'ai indiqués ailleurs, il faut percuter la partie antérieure de la clavicule; on évite ainsi l'engorgement ganglionnaire. Dans tous les cas, pour chaque point qu'on explore en arrière, il convient de percuter successivement la partie supérieure du sternum, près de l'échancrure du *manubrium sternal*, et la face antérieure de la clavicule près de son bord inférieur; du côté gauche surtout, il faut raser le bord inférieur de la clavicule, quelquefois même percuter la partie voisine du premier espace intercostal, probablement à cause de la saillie moins grande que fait le cul-de-sac pleural de ce côté, au-dessus de la première côte. Parcourant ainsi très rapidement, comme un clavier, toute l'étendue de cette surface sonore et vibrante, on distingne très facilement les points où la vibration argentine faiblit ou s'arrête, pour ne laisser arriver à l'oreille qu'une transsonnance sèche et mate.

L'auscultation a aussi une méthode et des règles que l'expérience m'a enseignées: pour explorer le sommet du poumon, le point où l'auscultation plessimétrique peut avoir le plus d'importance, il faut placer l'oreille bien perpendiculairement sur la fosse sus-épineuse; si on la place sur l'épine de l'omoplate, cette saillie osseuse arrête la transsonnance. Quand le scapulum est porté en avant (*scapulæ alatæ*), la saillie du bord postérieur, au niveau de l'angle supérieur interne, peut arrêter également le frémissement argentin; mais alors la percussion ordinaire, la percussion médiate donne aussi, comme je l'ai constaté souvent, un son obscur dans ce point. Cette cause d'erreur est commune aux deux méthodes; il ne faut pas d'ailleurs s'en exagérer l'importance. La percussion plessimétrique a sa principale valeur dans les cas d'induration centrale, où les autres méthodes ne donnent que des signes équivoques ou n'en donnent pas du tout; il est plus rare alors que les épaules aient cette disposition ailée consécutive au rétrécissement des sommets de la cage thoracique, qu'on observe dans les périodes avancées de la maladie.

Je commence l'auscultation par la partie externe de la région sus-épineuse; c'est là que le frémissement métallique a ordinairement son maximum, et j'explore successivement toute l'étendue de cette région sus-épineuse jusqu'au rachis. En percutant la région antérieure, je me place en arrière et à gauche du malade pour explorer le sommet gauche, et je percute avec la main gauche; il faut se placer en arrière et à droite, pour le côté droit, en percutant avec les doigts de la main droite le sternum et la face antérieure de la clavicule de ce côté, suivant exactement son bord inférieur, frappant même quelquefois, comme je l'ai dit plus haut, la partie contiguë du premier espace intercostal.

Pour indiquer, par la modification qu'elles subissent, l'existence d'une induration centrale, les ondes sonores doivent traverser la masse indurée ; il faut donc, autant que possible, pratiquer la percussion en avant, au niveau du point exploré par l'oreille en arrière et, autant qu'on le pourra, dans la projection horizontale de ce point. Ainsi, j'ai bien des fois fait observer à mes élèves que, dans des cas où je diagnostiquais une induration centrale du sommet, il y avait un point en arrière où on ne percevait pas de frémissement métallique quand on percutait le bord de l'échancrure sternale; ce frémissement reparaissait quand on percutait quelques centimètres plus bas. Pourquoi? Parce que les ondes sonores traversaient obliquement alors, et de bas en haut, un tissu pulmonaire perméable à l'air, passaient derrière l'induration, au lieu de la traverser; et la vibration métallique parvenait ainsi à l'oreille.

Par la même raison, il faut que le produit induré offre un certain volume pour arrêter cette vibration. Des granulations isolées, entourées de tissu perméable à l'air, laissent rayonner autour d'elles les ondes sonores avec leur caractère vibratoire. J'en avais, ces jours-ci même, un exemple sous les yeux. Un homme, qui ne toussait que depuis quelques semaines, fut pris d'une hémoptysie abondante; je trouvais au sommet gauche un son tympanique très accentué et, en outre, les signes stéthoscopiques et plessimétriques de l'adénopathie bronchique de ce côté. Je ne doutais pas, en groupant ces signes physiques et rationnels, qu'il n'y eût dans ce sommet une lésion tuberculeuse; la persistance de la vibration métallique me fit penser (ce que l'évolution de la maladie rendait très vraisemblable) qu'il n'y avait là que des granulations disséminées.

Je prévois une objection qu'on n'a pas manqué d'élever contre tout procédé d'exploration nouveau : il est articulé de très bonne foi par des esprits qui n'aiment pas à être dérangés dans leurs opinions et dans leurs habitudes, ou qui, sans s'en rendre compte, craignent le travail d'initiation à une manœuvre inusitée jusque-là. Tout cela, dira-t-on, est bien raffiné et bien subtil : vous étudiez des nuances bien délicates, et qu'il n'est pas donné à tout le monde d'apprécier. Les plus grandes choses ont subi ces critiques ; à plus forte raison, les très petites, celles qui ont une utilité restreinte et une valeur très minime, ne doivent pas s'étonner de les rencontrer.

Il s'agit de nuances, c'est vrai ; mais est-ce que les nuances de coloration de la peau, les nuances de tonalité données par la percussion, les nuances bien autrement délicates que nous fait connaître l'ophtalmoscope ne fournissent pas des signes très importants pour le diagnostic?

Il faut quelque habitude et quelques précautions pour saisir ces nuances, sans doute, et pour éviter des causes d'erreurs qui pourraient conduire à des conclusions erronées; mais il en faut bien davantage pour manier l'ophtalmoscope et apprécier ces légères modalités de couleur ou de relief qui caractérisent la périnévrite optique, l'atrophie de la papille, etc. La question est de savoir s'il y a quelque utilité à pratiquer ce procédé d'exploration que je viens de décrire. Je crois qu'il y en a une réelle : dans les cas où les autres moyens d'exploration ne donnent que des signes incertains, équivoques, ce qui n'est pas rare au début de la maladie; à plus forte raison quand, par la situation du produit morbide, il échappe à nos moyens habituels d'investigation, ou quand nous ne pouvons arriver qu'à des soupçons ou à des présomptions sur l'existence de ce produit, l'auscultation plessimétrique me semble pouvoir intervenir d'une manière très utile dans beaucoup de cas, et apporter un appoint important au diagnostic.

Avant d'exposer les résultats qu'il m'a fournis dans un certain nombre de circonstances, je veux tâcher d'éclairer, par les lois de la physique élémentaire, le phénomène que j'étudie.

Le frémissement métallique que l'auscultation plessimétrique fait constater dans une poitrine saine me paraît avoir pour condition principale la vibration d'un corps élastique entouré d'air : une cloche, un verre à boire qu'on choque, un diapason qu'on met en branle remplissent cette condition; et quand le diapason est placé sur certains corps, comme sur une planchette de bois, libre par ses deux faces, entourée d'air par conséquent, celle-ci entre en vibration et produit une consonnance qui renforce le son élémentaire.

Les os qui composent la cage thoracique ne sont séparés de l'air ambiant que par une membrane tendue sur leur surface; ils sont appliqués sur la masse élastique du poumon rempli d'air; aussi la paroi thoracique vibre-t-elle facilement, soit sous les chocs qui lui viennent du dehors, soit par consonnance avec l'air qui vibre dans les bronches comme on peut s'en assurer en plaçant la main sur la poitrine pendant la phonation. Il n'est donc pas étonnant qu'en frappant la paroi antérieure de la poitrine, l'oreille appliquée sur le dos puisse percevoir un frémissement vibratoire produit en avant, et transmis à travers un tissu conducteur ou consonnant. Mais tous les tissus ne sont pas également doués de transsonnance; tous ne conduisent pas également les vibrations sonores, pas plus que tous ne se laissent pas traverser par les rayons lumineux. L'homogénéité des corps paraît être une condition de leur aptitude à conduire les sons. Ainsi Laënnec avait avancé que le poumon hépatisé conduisait mieux les sons que le poumon sain, et M. Skoda a prétendu le contraire : appuyant deux stéthoscopes sur un morceau de poumon, il écoutait dans l'un pendant qu'un aide parlait dans l'autre; il affirme que le poumon sain transmet mieux les sons que le poumon induré. Le docteur Walshe a répété ces expériences; et si, dans quelques cas, elles lui ont donné des résultats analogues à ceux qu'avait obtenus Skoda; dans d'autres elles lui ont fourni des résultats tout opposés; et il est arrivé à cette conclusion remarquable, qu'une des principales conditions de la conduction des sons était l'homogénéité des conducteurs. Cette assertion est d'accord d'ailleurs avec les observations des physiciens. Tyndall, me disait M. d'Alméda, a prouvé que le brouillard, c'est-à-dire l'air contenant de l'eau liquide à l'état globulaire, est très mauvais conducteur du son : et les mathématiciens, ajoutait ce même physicien distingué, ont donné par le calcul l'explication de ce phénomène.

Il me semble qu'il faut tenir compte aussi de l'élasticité des conducteurs. L'air transmet mieux que l'eau les vibrations sonores, le bois mieux que le marbre. La consonnance et la transsonnance peuvent se confondre; et, à ce propos, je voudrais savoir si Skoda a fait les expériences, dont il a parlé, sur un morceau de poumon induré, isolé, étendu sur un corps insonore, ou contigu, à des portions de poumon aérées et élastiques. Il se pourrait faire que le résultat ne fût pas le même dans les deux cas.

En tirant, de ces données, des applications au sujet qui nous occupe, on comprendra que des vibrations sonores traversent plus facilement, plus complètement un corps homogène, uniformément élastique comme le poumon sain, qu'un corps alternativement gazeux et solide, très élastique et rigide ou mou. On comprendra que les ondes sonores soient modifiées en traversant des milieux si divers, qu'elles soient en partie réfléchies, peut-être réfractées, différentes, dans tous les cas, de ce qu'elles sont dans d'autres conditions.

Il peut paraître étrange, au premier abord, que l'induration, qui augmente les vibrations thoraciques perçues par la main pendant la phonation, diminue la transsonnance pour les sons produits par la percussion. On peut, je crois, donner une explication de ces faits contradictoires en apparence. La vibration vocale perçue par l'oreille ou par la main est due à la transmission, par les bronches, à la périphérie thoracique des sons produits dans le larynx. Quand ces bronches sont entourées d'un tissu induré, soit que la conduction des ondes sonores soit plus parfaite, soit que des consonnances plus intenses y renforcent davantage le son, celui-ci ébranle plus fortement la paroi thoracique et l'oreille ou la main qui y sont appliquées.

Pour l'auscultation plessimétrique, le foyer des vibrations est à la périphérie dans le squelette; si les ondes sonores doivent traverser la poitrine pour arriver au point opposé, on conçoit qu'un milieu, alternativement mou et dur, souple ou rigide, dense et raréfié modifie leur transmission; ou, si elles se transmettent par les parois, il faut que l'élasticité du poumon sous-jacent à ces parois soit assez grande pour ne pas troubler leur mouvement ondulatoire. Dans la première hypothèse, on comprend que si en se généralisant l'induration occupe toute l'épaisseur d'un lobe, elle rétablisse l'homogénéité du milieu conducteur, et permette la transmission du frémissement vibratoire.

Je vais maintenant passer en revue les diverses circonstances dans lesquelles l'auscultation plessimétrique m'a fourni des renseignements utiles sur les organes contenus dans la poitrine. Dans les lobes supérieurs des poumons, siège à peu près constant de leurs indurations chroniques, au début de ces lésions, l'auscultation plessimétrique peut en indiquer l'existence et le siège, alors que les autres signes manquent ou sont insuffisants. Dans les cas où ceux-ci existent et ne laissent aucun doute sur la lésion, on peut constater leur concordance : là où il y a un son plus obscur, ou des anomalies stéthoscopiques plus accentuées, on trouvera généralement l'affaiblissement très marqué ou l'absence du frémissement vibratoire; bien souvent même ce dernier signe m'a fait préciser et connaître des différences de sonorité qui avaient échappé à un premier examen. Je ne prétends pas assurément que ce signe suffise pour affirmer la présence d'une induration tuberculeuse, pas plus que le chevrotement de la voix ne suffit pour démontrer l'existence d'un épanchement; mais, combiné avec d'autres signes, ce chevrotement, qu'on observe quelquefois dans l'état physiologique, devient un élément important du diagnostic; il a une valeur incontestable quand on ne l'observe que d'un côté. Il en est de même de l'absence du frémissement métallique : il manque normalement chez quelques sujets vers le milieu de la région sus-épineuse, quand l'angle de l'omoplate est très saillant, et que le trapèze avec l'angulaire de l'omoplate font relief sous les téguments; mais, quand il ne manque que d'un côté, ce signe a une valeur qui devient beaucoup plus importante, surtout quand il s'ajoute à l'élévation de la tonalité, phénomène qui ne fait guère défaut quand il existe une induration dans le voisinage de la partie qu'on percute, et à l'adénopathie bronchique, complication presque constante des lésions pulmonaires.

Dans ce cas, l'auscultation plessimétrique peut, je le crois, intervenir utilement, confirmer les soupçons que les deux premiers signes avaient éveillés et même préciser le siège de l'induration cachée dans la profondeur du poumon.

La complication d'emphysème, en rendant le diagnostic plus obscur, me paraît augmenter l'opportunité du signe que j'étudie. J'ai traité dans mon service, pendant les mois de janvier et de février 1876, quatre malades qui, avec les signes caractéristiques de l'emphysème, présentaient ou avaient présenté des symptômes de tuberculisation pulmonaire. Les deux premiers étaient des hommes d'une quarantaine d'années, franchement asthmatiques et emphysémateux; tous deux, avant le développement de l'emphysème, avaient eu des hémoptysies abondantes accompagnées, chez l'un, de toux, de fièvre, de sueurs nocturnes; ces derniers phénomènes avaient disparu, mais la toux ne cessait pas dans l'intervalle des accès d'asthme. La poitrine était sonore des deux côtés, mais *la tonalité était notablement plus aiguë au sommet droit;* on constatait en même temps de *la submatité et de l'élévation de tonalité dans la région ganglionnaire droite*, en avant et en arrière, *avec diminution de l'élasticité*. Le sibilus rude qui remplaçait le murmure vésiculaire absent était *plus aigu* à droite qu'à gauche. Quand je percutais légèrement le sternum au niveau de son échancrure supérieure, l'oreille, appuyée sur la région sus-épineuse gauche, percevait, dans toute l'étendue de cette région, un frémissement métallique très net et très distinct; à droite, on l'entendait également, excepté dans une étendue de deux à trois centimètres où il était nul chez l'un, très affaibli chez l'autre et remplacé par un son d'une tonalité aiguë.

Cette interruption limitée de la transsonnance d'un seul côté, rapprochée des symptômes que j'ai énumérés plus haut, ne me paraît guère explicable que par une induration centrale du sommet droit. Mais, pour constater cette transsonnance, il fallait percuter, soit sur le point du sternum que j'ai indiqué, soit sur le bord antérieur de la clavicule, de manière à ce que l'onde sonore traversât le noyau induré. Si je percutais la partie moyenne du sternum, la vibration métallique reparaissait; l'onde sonore, suivant une direction oblique de bas en haut, passait très probablement derrière le noyau. J'ai fait constater ces modalités plessimétriques à plusieurs de mes confrères de l'Hôtel-Dieu et à un grand nombre de jeunes médecins ou d'élèves qui m'ont fait l'honneur de visiter mon service.

Au mois de février, je reçus dans mes salles un nègre que j'avais déjà traité au mois d'octobre pour une crise d'asthme compliqué de bronchite. Cet homme me raconta que, depuis deux ans, il n'avait jamais cessé de tousser, et qu'il avait considérablement maigri. Ces phénomènes, quoique suspects, n'avaient évidemment pas la signification de ceux que j'avais trouvés chez mes deux premiers malades; la race de celui-ci y ajoutait, cependant, une certaine importance; car on sait combien les nègres, transportés dans nos climats, sont disposés à la tuberculose. Je constatai chez lui, comme chez les deux autres, une tonalité plus aiguë au sommet droit et les signes d'une adénopathie bronchique de ce côté. En même temps je trouvais la transsonnance très affaiblie et presque nulle dans la partie moyenne de la fosse sus-épineuse droite, quand on percutait la partie moyenne de la clavicule ou l'échancrure sternale.

Au mois de mars, je reçus un autre malade âgé de quarante-cinq ans; sa figure était bourgeonnée d'acné rosacea; depuis deux mois et demi il toussait, sa toux était très fréquente, quinteuse, violente, accompagnée d'étouffement et d'une sensation de constriction à la gorge. Quand il voulait marcher, il était arrêté au bout de quelques minutes par une oppression douloureuse, sous-sternale, qui retentissait dans le dos. Il avait des nausées, des vomiturations suivies de l'éjection de matières muqueuses, quelquefois bilieuses. Les crachats, d'abord visqueux et transparents, devinrent plus tard opaques, et étaient striés de sang dans ces derniers temps. Il avait maigri. En examinant son crachoir, je fus frappé de l'aspect multiforme des matières expectorées; elles se composaient de petites masses déchiquetées, opaques, mucoso-puriformes, grisâtres, nageant dans une sérosité à peine louche, ressemblant aux crachats des phtisiques; et on y voyait çà et là mêlées des mucosités visqueuses, transparentes, bulleuses, semblables à celles qu'on observe dans la bronchite aiguë ou dans la pneumonie catarrhale. La tonalité était élevée partout (ce malade était emphysémateux), mais elle était plus aiguë au sommet droit; le bruit vésiculaire était absent, il était remplacé dans la région sous-claviculaire gauche par un bruit rude, parfois sous-crépitant; on retrouvait du râle sous-crépitant en dehors du sein gauche. On constatait des deux côtés des signes d'adénopathie bronchique par la percussion; et des deux côtés l'oreille trouvait, près du sternum, un souffle expirateur. En arrière, on entendait dans toute la hauteur de la région ganglionnaire droite, un souffle expirateur, très fort, très éclatant, qui retentissait en s'affaiblissant dans une grande partie de la fosse sus-épineuse de ce côté. Dans cette même fosse, et surtout près du rachis, la voix chuchotée était perçue sans être très distincte et très superficielle; elle était surtout appréciable à la fin des mots (1). Au-dessous de 'omoplate, la sonorité était plus aiguë à droite qu'à gauche, et elle prenait un caractère tympanique qui venait confirmer l'existence d'une induration ou d'un infarctus quelconque du lobe supérieur; car on observe toujours du son tympanique dans le voisinage d'une portion du poumon imperméable.

Dans le côté gauche je trouvais aussi du souffle expirateur au niveau de la région ganglionnaire près du rachis; mais il était moins prononcé qu'à droite et retentissait dans une moindre étendue. L'auscultation plessimétrique faisait constater l'absence de frémissement métallique transsonnant dans le millieu de la fosse sus-épineuse droite, et dans la partie interne de la gauche. Quand le malade toussait, la région sus-claviculaire gauche se soulevait beaucoup plus que la droite, ce

(1) Ce qui constitue, comme le remarque Laënnec, le premier degré de la pectoriloquie, en français du moins, car il serait curieux d'observer si la pectoriloquie incomplète se rencontre avec ce même caractère dans les langues qui n'ont pas, comme la nôtre, l'accent sur la dernière syllabe.

qui pourrait être expliqué par des adhérences retenant le sommet du poumon droit. En général, dans l'emphysème comme dans la pleurésie, cette région sus-claviculaire est soulevée pendant la toux par les sommets des poumons dont la tension est augmentée.

Ainsi, dans les indurations chroniques centrales des sommets des poumons, l'auscultation plessimétrique peut fournir des données utiles au diagnostic. Elle pourra permettre encore de reconnaître l'existence de pneumonies centrales des lobes supérieurs. Elle me paraît pouvoir intervenir aussi avec avantage dans les pneumonies ou les congestions compliquées d'un état atélectasique du poumon, si communes chez les sujets adynamisés, chez les vieillards, chez les typhiques, chez les paralytiques, et dans la période cachectique de la plupart des maladies chroniques.

Dans ce cas, la plupart des signes classiques de la pneumonie font défaut; la fièvre peut être à peine marquée, ou se perdre dans un état fébrile préexistant; la pleuralgie manque le plus souvent; rarement les crachats sont sanguinolents. La respiration, ordinairement accélérée, ne l'est pas constamment; il y a des cas où le pneumogastrique ne paraît pas sentir le trouble des fonctions respiratoires pour en provoquer une activité compensatrice; et le ralentissement des mouvements thoraciques a pu quelquefois faire concevoir des espérances trompeuses dans la dernière période de ces affections.

De tous les phénomènes objectifs, un des plus constants et des plus saillants est l'injection des joues, injection diffuse, s'étendant de l'arcade zygomatique au maxillaire inférieur, signalée par les anciens, et qui a constamment fixé mon attention, depuis mes débuts dans la carrière médicale, comme un des meilleurs signes de la congestion pulnaire (1); il m'en a bien souvent révélé qui avaient été méconnus, et, dont un examen attentif du malade confirmait l'existence.

L'auscultation, dans ce cas, ne donne pas toujours des résultats concluants, même dans la pneumonie fibrineuse quand elle se greffe sur un catarrhe bronchique, comme cela arrive fréquemment dans les conditions d'adynamie ou de cachexie que nous supposons ici : l'obstruction des bronches par la sécrétion morbide empêche souvent de percevoir les bruits caractéristiques de l'infractus pulmonaire. Alors,

(1) Gubler a donné de cette injection des joues une explication aussi ingénieuse que vraisemblable. Il l'attribue à une paralysie réflexe des vaso-moteurs de cette région.

comme dans la congestion avec atélectasie, quelques râles sous-crépitants, souvent de la faiblesse du murmure vésiculaire, avec retentissement de la plainte qui suit l'expiration dans la région post-axillaire, en dehors du bord externe de l'omoplate, sont les seuls phénomènes stéthoscopiques appréciables. A cela s'ajoute de la matité, ou au moins de l'obscurité du son dans la même région; car c'est dans cette région que commencent et souvent se limitent les signes des pneumonies cachectiques et adynamiques.

Le diagnostic en est quelquefois d'autant plus obscur que le malade est souvent hors d'état de diriger les mouvements respiratoires, par faiblesse ou par inconscience, comme cela a lieu dans le coma apoplectique ou dans la stupeur typhique. La percussion fournit alors au médecin les principaux renseignements qui peuvent l'éclairer sur l'état du poumon : l'obscurité du son dans une partie du thorax, le son tympanique dans la partie voisine, phénomène toujours connexe au premier; voilà, dans bien des cas, ce que nous tirons de l'examen de la poitrine. L'auscultation plessimétrique peut apporter un signe confirmatif important. Si on applique successivement l'oreille, pendant qu'on percute la face antérieure du sternum, sur les deux régions axillaires et post-axillaires du côté sain, on entendra le frémissement métallique, tandis que du côté malade il sera nul ou très affaibli.

L'auscultation plessimétrique n'est guère applicable qu'aux lobes supérieurs du poumon, au niveau des lobes inférieurs, le foie à droite, le cœur à gauche arrêtent les ondulations sonores; et on ne peut percevoir le frémissement métallique que dans la partie latérale extrême des régions péricardiques ou hépatiques. J'observais, il y a quelque temps, une vieille femme qui se plaignait de dyspnée, de douleur dans le côté gauche, avec congestion caractéristique de la face ; la sonorité de la poitrine était sensiblement la même des deux côtés, quoique, dans la moitié inférieure gauche, le bruit respiratoire fut très faible, mêlé de râle sous-crépitant, et qu'on y entendît de la broncophonie ; la percussion du sternum faisait entendre, en arrière et sur le côté, un retentissement mat et sans vibrations, en dehors de la matité cardiaque.

Si la présence du foie à droite empêche, dans la région qu'il occupe, l'auscultation plessimétrique du poumon, je ne connais pas de meilleur moyen pour déterminer la limite supérieure de l'organe hépatique. Quand, en percutant les apophyses épineuses dorsales, on promène l'oreille de haut en bas sur la région thoracique antérieure droite, en partant de la clavicule, il y a un point où, brusquement, la vibration s'arrête, et où le son devient mat ; ce point est un peu plus élevé que celui qu'on assignerait à l'apex du foie par la percussion directe ; c'est le point culminant de la face convexe. Le changement soudain de la sonorité ressemble à celui que produit la brusque suspension des vibrations d'un corps sonore par le contact du doigt. Le même phénomène est observé au niveau du cœur, et cette modification du retentissement plessimétrique est perçue en avant et en arrière.

Il y a quelque temps, j'examinais par cette méthode une jeune femme chez laquelle existait un vaste épanchement dans le côté gauche de la poitrine. Je fus très étonné d'entendre, en arrière et à droite, un retentissement mat, bien au-dessus du point que le foie atteint ordinairement, quoique la percussion directe donnât dans cette région un son clair et même un peu tympanique. L'exploration de la région antérieure du thorax me fit constater que, depuis la veille, le cœur avait passé au côté droit du thorax par un accroissement subit de l'épanchement pleural, et qu'il battait sous la mamelle droite. Au niveau des cavernes, la transsonnance varie suivant l'étendue de l'excavation, la position plus ou moins superficielle qu'elle occupe, l'épaisseur de ses parois : dans beaucoup de cas, la vibration est nulle ; le son perçu est mat et aigu. L'élévation de la tonalité accompagne d'ailleurs, en général, l'absence de vibrations du son transsonnant. Du reste, dans le cas de cavernes, les modifications de la transsonnance n'offrent aucun intérêt.

Le fait suivant me paraît démontrer l'utilité de l'auscultation plessimétrique dans les cas où un noyau d'induration centrale existerait au milieu d'un poumon emphysémateux.

Un malade entre dans mon service, se plaignant d'une toux qui durait depuis plusieurs mois, avec faiblesse musculaire et troubles de la nutrition.

Sa respiration était courte et accélérée ; la poitrine était sonore partout avec une nuance de tympanisme et d'acuité au sommet droit ; la respiration était faible et sibilante. Je trouvais chez ce malade des signes incontestables d'emphysème. Par l'auscultation plessimétrique, vers la partie moyenne du sommet droit, je constatais une interruption du frémissement vibratoire dans l'étendue d'environ trois centimètres. J'en conclus à l'existence d'un noyau d'induration au centre du poumon emphysémateux.

Trois ou quatre semaines après, le malade eut, pour la première fois, une hémoptysie abondante qui vint confirmer mon diagnostic. Mais, quand l'hymoptysie s'arrêta, la congestion qui l'avait précédée aboutit à une pneumonie qui occupa tout le sommet avec matité, et avec râle crépitant suivi rapidement de souffle tubaire. Chose remarquable ! tant que dura ce souffle, le frémissement vibratoire fut perçu uniformément, dans toute l'étendue du sommet droit. L'infarctus inflammatoire, en enveloppant le noyau tuberculeux avait rétabli ces conditions d'homogénéité nécessaires à la transmission des vibrations ; et cette interprétation était si fondée, qu'après la résolution de la pneumonie, le poumon revenu à ses conditions primitives présenta à l'auscultation plessimétrique les mêmes inégalités de transsonance vibratoire que j'avais constatées à l'entrée du malade dans mon service.

En résumé, l'oreille appliquée sur une des faces de la poitrine, pendant qu'on percute un des os superficiels de la face opposée, perçoit un bruit vibrant, accompagné d'un frémissement à timbre métallique, au niveau des parties qui offrent une texture homogène, comme les lobes supérieurs des poumons sains.

Les indurations tuberculeuses, inflammatoires ou de tout autre nature, le foie, le cœur, en altérant l'homogénéité des milieux qui servent de conducteurs aux ondes sonores, ôtent au bruit transsonnant ce caractère vibrant et frémissant ; et cette modification, appréciée par l'auscultation plessimétrique, peut aider à diagnostiquer l'existence et le siège des indurations centrales ; elle peut aussi servir à préciser la limite supérieure du foie.

Le son transsonnant, en perdant son caractère vibrant et frémissant, devient mat, terne, et généralement d'une tonalité plus élevée que le son normal.

Pour obtenir une transsonnance nette et vibrante, il faut percuter, sur la peau nue, les surfaces saillantes du sternum, des apophyses épineuses ou des clavicules.

Pour constater la *matité* de la transsonnance, l'absence de vibrations due à l'hétérogénéité des milieux par induration du tissu pulmonaire, il faut que les ondes sonores traversent ces indurations avant d'arriver à l'oreille.

II

ÉTUDE SUR LA VALEUR SÉMÉIOTIQUE

DES VIBRATIONS THORACIQUES[1]

M. Jaccoud affirme, en invoquant l'opinion émise par Monneret, en 1848, que les adhérences pleuro-pulmonaires transmettent les vibrations vocales aux parois thoraciques.

M. Raynaud, au contraire, pense que ces adhérences les annihilent, et en cela il est d'accord avec l'opinion professée par Monneret en 1863, comme l'a rappelé, dans un intéresant article de la *Gazette hebdomadaire*, notre éminent confrère le docteur Lereboullet.

Je crois, avec le docteur William, qui, bien avant Monneret et le docteur Wintrich, avait étudié cette question, que les vibrations du thorax pendant la phonation peuvent persister, augmenter même, comme l'a constaté le docteur William, au niveau des adhérences pleuro-pulmonaires, et que, dans d'autres cas, ces mêmes adhérences interrompent complètement les vibrations vocales;

Cette contradiction dans les manifestations d'une même lésion se retrouve dans les épanchements pleurétiques : le plus souvent alors, comme l'a dit Laennec, les vibrations vocales du thorax sont interrompues ou affaiblies en même temps que la sonorité thoracique est remplacée par de la matité ; mais dans d'autres cas, ainsi que cela a été indiqué par les docteurs William et Skoda, cette sonorité persiste; elle

(1) Lu dans la séance de l'académie de médecine du 22 juillet 1879.

prend même habituellement alors un caractère tympanique, et les vibrations de la voix continuent à ébranler la paroi thoracique.

Ces résultats, en apparence discordants, peuvent s'expliquer et se concilier, je crois, si l'on se rappelle les conditions dans lesquelles se produisent les vibrations des parois thoraciques, et si on en déduit les causes qui peuvent les empêcher.

Pour que la paroi thoracique fournisse des vibrations sensibles à la main, il faut que cette paroi offre un certain degré de tension : une membrane molle et non tendue ne vibre pas d'une manière appréciable; trop tendue, elle vibrera plus difficilement et donnera des vibrations trop rapides et trop courtes pour produire une impression tactile.

La même loi régit les vibrations sonores provoquées par la percussion : avec un tension modérée, elles peuvent être fortes, retentissantes; un excès de tension les rend suraiguës, sourdes et sèches ; en un mot elles peuvent arriver à la matité.

Il ne suffit pas que la paroi thoracique offre un certain degré de tension pour vibrer sous l'impression des ondes sonores produites dans le larynx, et transmises par les bronches à la périphérie du poumon ; il faut encore que cet organe soit dans des conditions favorables à cette transmission.

Les altérations du tissu pulmonaire peuvent influer sur la vibratilité du thorax, soit en modifiant la tension de celui-ci, soit en arrêtant les vibrations vocales : quelquefois elles les exagèrent en plaçant entre les bronches et la periphérie un tissu qui en est meilleur conducteur, qui peut-être même les renforce par consonnance, comme l'a avancé Skoda

Ces dernières circonstances peuvent expliquer pourquoi la sonorité du thorax déterminée par la percussion, n'est pas proportionnelle au développement des vibrations vocales; comment même ces deux phénomènes dérivés de la même propriété fondamentale, l'élasticité, peuvent être développés en sens inverse.

Ainsi les indurations pulmonaires, qui augmentent à leur niveau les vibrations de la poitrine perçues par la main pendant la phonation, diminuent dans beaucoup de cas la sonorité plessimétrique ou en elèvent tellement la tonalité qu'elle impressionne faiblement nos oreilles. Il n'en est pas, cependant, toujours ainsi ; et il n'est pas rare de rencontrer des cas où la présence d'indurations disséminées, en élevant modérément la tonalité, augmente l'impression produite par le son : le côté malade paraît alors le plus sonore, en même temps que les vibrations vocales sont augmentées. D'une autre part, l'emphysème qui exagère le plus souvent la sonorité thoracique, affaiblit ces vibrations.

C'est que la sonorité plessimétrique, en admettant que les conditions d'épaisseur, de texture et de tension des parois thoraciques restent les mêmes, et que cette tension soit modérée, paraît dépendre surtout de l'élasticité du tissu pulmonaire; tandis que les vibrations thoraciques semblent surtout influencées par les propriétés conductrices de ce même tissu pour les ondes sonores.

Tout le monde sait que la forme, les dimensions, l'épaisseur de la cage thoracique la rendent plus ou moins apte à consonner et à vibrer avec la voix, et que la force et la tonalité de celle-ci ont une grande influence sur le développement des vibrations.

D'après mes observations, le maximum des vibrations répondrait à telle ou telle tonalité de la voix, selon les conditions individuelles de la conformation et des dimensions du thorax. Ainsi une large poitrine vibre mieux avec des sons graves; et c'est dans ces conditions que les vibrations sont les plus amples et les plus accentuées. Une poitrine étroite consonnera et vibrera mieux, par conséquent, avec des sons plus élevés. Chez des personnes dont la poitrine ne donnait pas, dans le médium, de vibrations sensibles, j'ai pu les provoquer en faisant élever ou baisser la tonalité de la voix. Les sons très aigus ne provoquent pas, en général, de vibrations perceptibles à la main.

Le maximum des vibrations peut varier encore, selon la tonalité de la voix, dans les différents points de la hauteur du thorax : ainsi, dans la même poitrine, les sons graves pourront en faire vibrer énergiquement la base constituée par les cercles les plus larges du cône thoracique, et ne produire au sommet que des vibrations insignifiantes; en revanche certains sons aigus retentiront presque exclusivement dans la partie supérieure, tandis que des sons intermédiaires feront vibrer à la fois la base et le sommet.

Pour bien constater les phénomènes que j'indique ici, il faut faire parcourir au malade qui parle ou qui chante, une certaine étendue de l'échelle diatonique, afin de déterminer la consonnance de tel ou tel son avec telle ou telle région du thorax.

En résumé, les vibrations perçues par la main pendant la phonation supposent une consonnance des parois thoraciques avec les sons laryngés; elles expriment un rapport harmonique entre la tonalité de la voix qui les produit et le diamètre de la cage thoracique vibrante.

Si toutes les parois thoraciques ne sont pas aptes à fournir des vibrations appréciables à la main, et si toutes les voix ne sont pas également propres à faire vibrer ces parois, il est clair que l'absence de ces vibrations n'a qu'une valeur relative; qu'il faut toujours, pour en tirer quelque induction diagnostique, étudier comparativement les deux côtés de la poitrine, et, d'après ce que je viens de dire, il faut les comparer en plaçant la main de chaque côté à la même hauteur.

Mais, même en prenant toutes ces précautions, l'abscence ou la présence des vibrations n'ont pas toujours une signification univoque : nous avons vu que les adhérences comme les épanchements, pouvaient laisser subsister ou interrompre les vibrations.

Qu'un épanchement peu abondant se répande, en effet, dans une poitrine d'adulte jusque-là saine, remplie par un poumon qui a conservé tout son ressort, une couche très mince de liquide pourra produire une tension qui réduise au minimum l'élasticité des parois thoraciques. Elles cesseront alors de vibrer d'une manière sensible ; le son plessimétrique sera à la fois très aigu, très sec, très sourd, c'est-à-dire mat et les vibrations vocales seront inappréciables.

Qu'un épanchement aussi peu abondant se forme, au contraire, dans une poitrine molle, flexible, comme la poitrine d'un enfant, ou, encore, qu'un épanchement plus considérable soit partiellemen résorbé sans que la paroi dilatée s'affaisse assez rapidement, ou sans que le poumon comprimé se dilate assez amplement, pour q'il y ait à l'intérieur du thorax une tension considérable, les parois thoraciques pourront vibrer pendant la phonation; et cette vibratilité ou, si on veut, cette élasticité pourront être assez prononcées pour que ces mêmes parois donnent par la percussion un son clair et tympanique, d'autres fois légèrement obscur, mais sans résistance très notable au doigt.

Le Dr William et après lui Skoda ont, comme je l'ai dit plus haut, signalé la persistance de la sonorité dans certains épanchements thoraciques. Je crois ce phénomène moins rare qu'on ne le pense généralement : l'habitude d'associer un son mat à l'idée d'épanchement peut faire méconnaître celui-ci quand la matité fait défaut. Depuis que mon attention est portée sur ce point, j'en ai rencontré d'assez nombreux exemples. Si, cependant, il est relativement encore assez rare de trouver un son clair, tympanique dans toute la hauteur de la nappe liquide, il est plus commun de le rencontrer à la partie supérieure de cette nappe, là où le souffle pleurétique et l'égophonie en accusent la présence.

En se reportant aux causes de la matité et de l'absence de vibrations, il est facile de se rendre compte de cette anomalie apparente : ce n'est pas la couche liquide qui par elle-même empêche la sonorité et la vibratilité du thorax dans les épanchements pleurétiques. Skoda a prouvé, il y a longtemps, qu'en immergeant une vessie pleine d'air dans de l'eau, à plusieurs pouces au-dessous de la surface du liquide, si on percutait cette surface par l'intermédiaire du doigt ou du plessimètre, on obtenait un son tympanique (1).

Pourquoi donc, s'il en est ainsi, une couche liquide de quelques millimètres d'épaisseur peut-elle empêcher d'entendre la sonorité de la masse pulmonaire qu'elle recouvre, si ce n'est que la tension excessive de la paroi thoracique, produite par cet épanchement, limite ou élève jusqu'à la matité les vibrations de cette paroi ?

Que son élasticité soit conservée ou rendue, et avec une couche de liquide beaucoup plus épaisse, elle traduira au dehors, sous la percussion, la sonorité du poumon sous-jacent. Cela est si vrai que, dans le cas où une poitrine reste sonore, malgré la présence d'un épanchement, si l'on augmente la tension intra-thoracique, le son devient mat. Pour obtenir ce changement, qui peut être instantané, il suffit de faire faire une inspiration forcée et contenue, ce qui n'est pas toujours possible, ou, fixant d'une main le moignon de l'épaule du côté malade, de refouler énergiquement avec l'autre main la paroi antérieure du thorax, pendant qu'une autre personne percute en arrière le côté affecté. On entend immédiatement alors le son, qui était clair et tympanique, devenir obscur ou complètement mat.

Avenbrugger recommandait ce procédé d'*inspiration* forcée et *contenue*, sans l'appliquer spécialement à la pleurésie; mais il avait reconnu d'une manière générale que ce procédé pouvait modifier la sonorité de la poitrine et la signification des résultats fournis par la percussion : *Variabililis ocurrens percepti soni mutatio sub inspirato, expirato, et* retento *aere plurimam utilitatem habet ad ferendum judicium* (§ 6).

Dans le paragraphe 16, il est plus explicite : « *Si percussus thorax in loco alias sonoro, carnis percussæ sonum ediderit*, jube ut aer

(1) Rien n'est plus facile que de répéter cette expérience : En prenant un bain on peut faire un ballon avec un foulard mouillé dont on fixe les chefs entre ses genoux, et qu'on enfonce plus ou moins, pendant qu'avec ses mains on percute la surface du liquide. L'étendue de la sonorité m'a paru dépasser un peu le diamètre du ballon.

profunde inspiratus retineatur; *et si* retento sub spiritu *locus percussus percussæ carnis sonum servabit, judica morbosum profunde penetrare thoracis cavum.*

D'après cet énoncé, il semble que, pour le médecin de Vienne, ce mode d'exploration permettait de distinguer une lésion superficielle de celles qui pénètrent à une grande profondeur; il ne dit pas non plus quelle était la nature de ce *morbosum* qui affecte la cavité thoracique; mais il constate que cette cavité est sûrement lésée quand le son de *chair percutée*, c'est-à-dire la matité, persiste alors même qu'on fait faire et contenir au malade une grande inspiration, *sub spiritu retento*. Donc il avait observé, sans donner l'explication du fait, que par cette manœuvre une poitrine mate peut devenir sonore; et dans ces cas-là on ne peut pas affirmer, ainsi qu'il résulte implicitement de sa proposition, l'existence d'une affection thoracique.

Comme il arrive souvent, je n'ai compris la signification de ce passage d'Avenbrugger qu'après avoir observé moi-même le fait qui, très probablement, le lui a suggéré. En effet, cette même manœuvre inspiratoire qui rend mate une poitrine restée sonore, malgré la présence d'un épanchement, peut rendre sonore une poitrine qui reste mate après la résorption d'un épanchement pleurétique.

Cette persistance de la matité n'est pas rare après les pleurésies, alors que tout épanchement a disparu; et je n'oublierai jamais que j'ai vu Axenfeld, avec ma complicité et avec celle de mon ami Barthez, faire successivement trois ponctions blanches dans un cas semblable où l'état général de la malade se joignait à l'absence de sonorité pour faire croire à la persistance d'une collection liquide.

Ne peut-on pas admettre alors que les parties superficielles du poumon longtemps comprimées, recouvertes de néo-membranes, ont tendance, pendant les inspirations ordinaires, à rester atélectasiées et dans un état de flaccidité qui ne leur permet pas de consonner avec la paroi thoracique. Serait-ce encore dans quelques cas, comme le croit le docteur William, que cette paroi violemment attirée vers le poumon par la rétraction des adhérences fût dans un état de tension anormale qui en limitât les vibrations?

Il faudrait admettre, alors, qu'une inspiration forcée triompherait de ces obstacles, exagérerait l'ampliation des parties perméables du poumon et ramènerait la paroi thoracique aussi bien que la partie voisine du tissu pulmonaire à un degré de tension qui leur rendrait leur vibratilité et leur consonnance.

Quelle que soit l'explication, le fait subsiste : une grande inspiration peut, dans certains cas, rendre sonore une poitrine restée mate après la résolution d'une pleurésie; et très probablement cela dépend du degré de tension de la paroi thoracique et des parties contiguës du poumon qui doivent consonner avec elle.

Cette théorie, basée sur les conditions fondamentales de la sonorité et de la vibratilité, expliquera les modifications que ces deux propriétés subissent dans le thorax sous l'influence des adhérences pleuro-pulmonaires.

M. Jaccoud me permettra, à cette occasion, de faire une petite rectification. Il n'est pas exact que ce soit Monneret et M. Wintrich qui aient, les premiers, traité cette question de l'influence des adhérences sur la vibratilité du thorax; le docteur William en avait parlé bien avant eux.

Si je fais cette observation, ce n'est pas pour me donner le mérite de trouver en défaut la merveilleuse érudition de M. Jaccoud, mais c'est pour restituer ce qui lui appartient au docteur William, un des médecins qui ont le plus contribué à la vulgarisation et au perfectionnement de l'œuvre de Laënnec.

Le docteur William a eu cette mauvaise chance qu'on a plus d'une fois attribué à d'autres l'honneur de ses découvertes : c'est ce qui est arrivé pour le bruit dit skodique, qu'il avait très nettement et très exactement indiqué avant Skoda (1); de même qu'il avait fait ressortir l'importance de l'homogénéité des milieux pour la transmission des ondes sonores avant Hoppes et Schweigger, cités par M. Jaccoud comme en ayant parlé les premiers (2).

Dans le cas d'adhérences partielles du poumon à la poitrine, dit le docteur William, les vibrations peuvent être perçues et même augmentées au niveau des adhérences, là où le poumon et les tubes bron-

(1) Dans les parties correspondant aux épanchements pleuraux, la percussion donne un son plus ou moins mat, tandis que, dans les parties supérieures, on trouve *une sonorité exagérée avec élévation de la tonalité* (4e édition, p. 107).

(2) Le son est plus facilement produit et soutenu dans des corps de densité et d'élasticité uniformes, dont les particules transmettent et continuent les vibrations communiquées par les parties voisines au lieu de les repousser et de les arrêter. Les corps de densité et d'élasticité très différentes ne se transmettent pas facilement les sons les uns aux autres, parce que leur puissance de mouvement varie en force et en étendue; il en résulte que leurs vibrations se repoussent ou s'arrêtent (loc. cit., p. 11).

chiques sont en contact immédiat et continu avec la paroi thoracique; mais, dans d'autres cas, les parois de la poitrine sont si fortement attirées en dedans par la rétraction des adhérences pleurales, qu'elles sont trop tendues pour vibrer, et le son devient obscur, quoique le poumon situé derrière ces adhérences soit relativement sain. Développant ensuite cette proposition, il admet, comme cause coefficiente de cette tension excessive des parois dans les poitrines rétractées, la pression atmosphérique, à laquelle l'air contenu dans le thorax ne ferait pas alors suffisamment équilibre; pour atténuer cette action de la pression atmosphérique, il propose de refouler fortement en dedans le côté affecté avec les doigts sur lesquels on percute, et il dit avoir ainsi obtenu plus de son.

Je ne me porte pas garant de cette théorie, toute ingénieuse qu'elle paraisse; mais le fait qui en ressort, c'est qu'en modifiant la tension de la paroi thoracique et celle du poumon qu'elle recouvre, ces deux organes pourraient vibrer et consonner de manière à donner un son plus clair sous la percussion.

Par son procédé, M. William pousse la paroi thoracique au-devant du poumon; par le procédé que j'emploie, qui est celui d'Avenbrugger, on amène le poumon fortement dilaté par l'abaissement forcé du diaphragme à presser contre la paroi thoracique, et peut-être, par cette dilatation, à se mettre avec elle en rapport de consonnance. Dans l'un comme dans l'autre cas, on modifie la tension de la poitrine, et c'est cette modification qui lui rend la sonorité qu'elle avait perdue.

On comprend que, dans certains cas, ce procédé ne soit pas efficace, et que la matité puisse persister au niveau des adhérences costo-pulmonaires, comme beaucoup de médecins l'ont observé.

En résumé, les vibrations thoraciques, perçues pendant la phonation, par l'application de la main sur la poitrine, ont certainement une valeur au point de vue du diagnostic, soit qu'elles se montrent exagérées comme dans le cas d'indurations et d'excavations pulmonaires, soit qu'elles disparaissent ou s'affaiblissent comme cela a lieu le plus souvent dans les épanchements pleurétiques.

Cependant, outre les variétés individuelles qui font que tous les thorax ne sont pas également aptes à vibrer pendant la phonation, ces vibrations peuvent exister ou manquer dans les mêmes conditions morbides, aussi bien dans les cas d'épanchements pleurétiques que dans le cas d'adhérences pleurales.

Le degré de tension des parois thoraciques et du poumon, les modifications dans l'élasticité et dans les propriétés conductrices de ce dernier organe pour les ondes sonores, qui résultent des altérations du tissu pulmonaire, peuvent expliquer ces différences dans l'expression symptomatique d'une même lésion, et il est souvent possible, en modifiant la tension, de les faire disparaître.

III

ÉTUDE

SUR

L'ADÉNOPATHIE TRACHÉO-BRONCHIQUE

CHAPITRE PREMIER

CONSIDÉRATIONS PRÉLIMINAIRES. — FRÉQUENCE ET IMPORTANCE DE L'ADÉNOPATHIE TRACHÉO-BRONCHIQUE. — COUP D'ŒIL SUR L'HISTOIRE DE CETTE AFFECTION.

Depuis très longtemps les médecins et les anatomistes (1) ont remarqué combien étaient communes les lésions des glandes lymphatiques intra-thoraciques.

Les troubles symptomatiques qui pouvaient s'y rattacher ont d'abord été signalés chez les enfants. C'est qu'en effet, les adénopathies pullulent chez les jeunes sujets : celles des ganglions bronchiques s'y montrent avec une fréquence et un développement qu'on n'observe pas à d'autres âges. Occupant la plus grande partie de la cage étroite dans laquelle elles sont enfermées, les tumeurs ganglionnaires compriment,

(1) Harrisson, entre autres, dans son excellent traité d'anatomie chirurgicale des artères, fait remarquer que ces ganglions sont plus que tous les autres, sujets à des altérations morbides, qu'ils peuvent acquérir des dimensions considérables et comprimer les bronches et les vaisseaux. *Surgical anatomy of the arteries*. Dublin, 1838.

écrasent les organes dont elles ont envahi la place, et donnent lieu à des manifestations symptomatiques dont l'intensité et l'importance commandaient l'attention des observateurs.

Ce n'est que beaucoup plus tard qu'on a soupçonné que les glandes lymphatiques intra-thoraciques, pouvaient jouer un rôle dans la pathologie de l'adulte; mais leur intervention a été considérée comme si rare à cet âge, que M. Fonssagrives voulant, en 1881, résumer l'état de la science sur cette question, n'avait pu, en fouillant ses annales, en réunir que neuf cas qui appartenaient tous aux formes les plus graves de la maladie, pour lesquelles j'ai proposé le nom de *formes suffocantes*. Ces formes, en effet, sont exceptionnelles dans l'âge adulte.

Malgré l'énorme développement des lésions, malgré la violence des symptômes, ce savant auteur n'arrive pour ainsi dire au diagnostic que par voie d'exclusion (1), et comme signe physique il n'en admet qu'un seul : un gros ronchus sonore entendu à distance, décrit par Barthez et Rilliet et qui n'existe pas chez tous les malades.

Les deux auteurs que je viens de nommer ont, dans un chapitre de leur beau traité des maladies de l'enfance, admirablement résumé ce qu'on savait avant eux sur l'engorgement des ganglions bronchiques chez les enfants, en y ajoutant un grand nombre de faits nouveaux et intéressants; mais ils n'ont guère décrit, eux aussi, que les formes les plus graves de la maladie et encore se sont-ils renfermés dans l'étude d'une seule variété de cette affection, dans celle qui dépend de l'infiltration tuberculeuse des ganglions (2).

Quant aux résultats fournis par l'auscultation et par la percussion, M. Fonssagrives conteste leur valeur : « Chez l'adulte, la percussion, dit-il, ne donne que des signes négatifs... quand on constate de la matité, elle tient à une complication accidentelle (3). » et ailleurs : « L'obscurité du bruit respiratoire dans la partie du poumon où va se ramifier la bronche comprimée est un signe qui me paraît *plutôt déduit*

(1) Fonssagrives, *Mémoire sur l'engagement des ganglions bronchiques chez l'adulte, Archives de médecine*, 1861, p. 34. — « Le diagnostic de cette lésion était considéré comme *absolument impossible*, et l'autopsie seule semblait pouvoir l'établir... On peut toutefois, en analysant avec soin les phénomènes morbides et en *procédant par exclusion*, arriver à la reconnaître d'une manière assez précise.

(2) Barthez et Rilliet, 1840, 1842. *Recherches anatomo-pathologiques sur la tuberculisation des ganglions bronchiques chez les enfants.* — Barthez, *Phtisie ganglionnaire bronchique*, 1857. — *Traité clinique et pratique des maladies des enfants*, t. III, 1861.

(3) Fonssagrives, l. c., p. 29.

théoriquement de la nature de la lésion, *que constaté expérimentalement* (1). » Si je reproduis ces passages, ce n'est certainement pas pour atténuer le mérite du très intéressant mémoire de ce savant confrère, mais c'est pour bien établir quel était l'état de la science sur cette question, quand j'ai commencé mes recherches. Si, en effet, les signes physiques de l'adénopathie trachéo-bronchique manquaient chez l'adulte, alors qu'elle présente son plus haut degré de développement, il faudrait désespérer d'arriver au diagnostic dans les cas où la lésion ganglionnaire est beaucoup moins prononcée, et où les troubles fonctionnels n'ont pas cette intensité et cette violence qui permettent, en l'absence de ces signes, d'établir le diagnostic ; mais j'espère démontrer qu'ils ont à tout âge, et en particulier chez l'adulte, une valeur et une signification qui n'avaient pas été soupçonnées.

Ces cas sont très nombreux et, sans être aussi commune, ni, en général aussi accentuée que chez l'enfant, l'adénopathie bronchique, joue parfois chez l'adulte un rôle important, soit qu'elle se développe isolément, soit que, se mêlant à d'autres maladies intra-thoraciques, elle modifie leur expression symptomatique par ses propres manifestations.

Bien avant M. Fonssagrives (2), car c'était en 1810, Cayol avait fait sur la *phtisie trachéale*, une thèse remarquable, dans laquelle il cite trois observations d'ulcérations de la trachée, causées par le voisinage et l'action directe des ganglions dégénérés chez l'adulte. Jointes à sept autres mentionnées par M. Barthez et éparses dans divers recueils, elles eussent porté à dix-neuf le nombre des faits connus que M. Fonssagrives eût pu citer, mais elles n'eussent rien ajouté de bien important à la séméiotique de la maladie. C'est encore exclusivement des formes suffocantes, les plus graves, de l'adénopathie tuberculeuse, que s'est occupé le Dr Dagu dans un intéressant mémoire publié en 1866 dans le recueil de médecine militaire.

Ainsi les formes moyennes de cette affection, celles qui sont aussi communes chez les adultes que les autres sont rares, avaient été complètement méconnues; et même dans les formes graves, si plusieurs médecins et surtout MM. Rillet et Barthez, après avoir tracé d'une manière magistrale les troubles fonctionnels qui caractérisent la phtisie ganglionnaire, en avaient indiqué les signes physiques les plus importants, comme la matité, la faiblesse du bruit respiratoire, le ronchus

(1) Fonssagrives. *Ibid.*, p. 30.

(2) Barety, loc. cit., p. 17.

inspirateur, ils ne les avaient pas présentés comme des signes constants, et ils n'avaient pas assez insisté sur leur détermination pour convaincre tous les observateurs et faire entrer la recherche méthodique de l'adénopathie dans le domaine de la clinique.

Nous avons vu que les premières observations sur la pathologie des ganglions trachéo-bronchiques avaient été recueillies chez les enfants; et la plupart des écrits qui ont paru sur ce sujet, sont dus à des médecins qui se sont consacrés à l'étude des maladies de l'enfance. M. le Dr Lailler a fait connaître à M. Barety un travail qui est probablement le plus ancien de tous sur ce sujet et qui est incontestablement le plus remarquable; car non content d'avoir découvert la maladie, d'en avoir décrit les lésions, l'auteur a indiqué la plupart des complications qu'elle peut faire naître et des formes sous lesquelles elle peut se manifester. Cet auteur est Lalouette qui a publié en 1780 un traité des scrofules. J'emprunterai à M. Barety une partie des passages qu'il en a tirés (1).

« Lalouette, dit cet auteur, avait connu un certain nombre de points très intéressants concernant l'anatomie pathologique et la symptomatologie des dégénérescences ganglionnaires, scrofuleuses du mediastin.

A. 1° Les enrouements, la perte de la voix.

2° L'asthme.

3° *La persistance de la toux changée en ce qu'on appelle coqueluche.*

4° L'oppression habituelle.

5° La bouffissure du visage.

Tous phénomènes reliés à l'engorgement souvent considérable des glandes qui accompagnent la trachée-artère et ses divisions.

B. 1° L'induration et la suppuration de ces glandes.

2° Le *gonflement des glandes*, dit-il, *tiraille et irrite les nerfs qui s'y distribuent et les avoisinent.*

3° Il a observé des épanchements de sérosité dans les plèvres et dans le péricarde.

4° Coïncidemment le développement anormal du thymus.

Dans les passages du livre de Lalouette cités par M. Barety, je trouve

(1) Dans son beau traité de l'adénopathie trachéo-bronchique, M. Barety a publié de savantes et consciencieuses recherches sur l'historique de cette maladie, et il a apprécié avec une scrupuleuse impartialité les différents travaux dont elle avait été l'objet. J'ai puisé dans son livre la plupart des documents qui ont servi à la rédaction de cette courte revue historique.

encore un symptôme que j'ai plus d'une fois noté : *le pouls petit, fréquent et serré*, modification circulatoire, qui comme le ralentissement peut être imputée au trouble des fonctions du pneumo-gastrique.

Combien est remarquable l'observation *du tiraillement et de l'irritation des nerfs !*

« A l'ouverture des cadavres, ajoute Lalouette, on trouve presque toujours *les glandes qui accompagnent la trachée artère et ses divisions et celles de l'œsophage tuméfiées et si gonflées, que leur volume excède trois ou quatre fois celui de l'état naturel.* »

Il indique ensuite comme possible mais rare, la suppuration des ganglions ou du tissu conjonctif péri-adénique, formant des abcès qui peuvent s'ouvrir au dehors, pénétrer dans le poumon ou se rompre dans la plèvre !

Lalouette a recueilli toutes ces observations chez de jeunes enfants.

Quelle sagacité d'observation ! Avec quelle exactitude il a indiqué les nombreux troubles fonctionnels qui peuvent résulter de la compression ou de l'irritation des nerfs par les ganglions malades, les différentes terminaisons de l'adénopathie et les complications auxquelles elle pouvait donner naissance !

Ainsi Lalouette, après s'être placé d'emblée au cœur du sujet, en avait embrassé tous les horizons ; et ceux qui sont venus après lui n'ont fait que marcher, sans s'en douter, dans la voie qu'il avait tracée. Son livre n'eut pas cependant le retentissement qu'il méritait. On en pourrait dire autant de la thèse de Cayol en 1810, que nous avons déjà citée ; bien qu'il n'ait étudié qu'un point très limité de l'adénopathie, ses relations avec les ulcérations de la trachée (1), il a eu le mérite d'avoir le premier parlé de cette affection chez l'adulte. M. Barety a restitué à Cayol la part qui lui appartenait dans l'histoire de l'adénopathie, et il a restreint celle que l'oubli du travail de son prédécesseur avait faite à Leblond, qui publia en 1824, une thèse sur la phtisie bronchique (2). Cette thèse a eu, plus que les travaux antérieurs, la fortune d'appeler l'attention sur ce sujet, sans y ajouter rien de bien nouveau : car, dit M. Barety, si, dans ses observations, il a cité quelques symptômes inaperçus avant lui, il ne paraît pas en avoir lui-même bien connu la valeur (3).

(1) Cayol, *Sur la phtisie trachéale, thèse de Paris*, 1810.

(2) Leblond, *Recherches sur une espèce de phtisie particulière à l'enfance, thèse* 1824.

(3) Barety, *l. c.*, p. 19.

Au point de vue pathologique, l'ouvrage de Becker qui parut deux ans après, en 1826, est bien plus important. Œuvre d'érudition remarquable, son traité de *glandulis thoracis lymphaticis atque thymo* renferme une bonne classification des ganglions thoraciques (1), une description exacte des lésions qui n'est pas bornée à l'étude de l'infarctus tuberculeux mais embrasse toutes les dégénérescences ganglionnaires. Il a tenté la symptomatologie de cette affection, et bien que, dit M. Barety, les signes qu'il indique ne soient pas tous tirés de l'observation directe, cependant il a pressenti les renseignements que pourrait fournir la percussion; il a signalé des symptômes et des complications dont l'observation ultérieure a confirmé l'exactitude comme « la dyspnée l'orthopnée, *la toux opiniâtre*, les variétés du pouls, *la dysphagie le dégoût des aliments, les vomituritions, l'émaciation* » ; il a ensuite cherché dans les données fournies par la physiologie l'explication de ces divers accidents, mais comme tous les autres, il ne s'est occupé que des formes violentes de l'adénopathie.

Parmi les travaux qui ont surtout contribué à éclairer l'histoire de l'adénopathie bronchique. Je mentionnerai encore ceux du docteur Ley qui, en 1834, a publié un travail sur la respiration rauque des enfants (2), et sur les rapports de ce phénomène avec un état morbide des ganglions thoraciques. Deux ans après, il a repris cette question au point de vue de la laryngite striduleuse ou faux croup (3). Il a attribué à la compression du nerf récurrent et à la paralysie consécutive des muscles dilatateurs de la glotte, l'obstacle apporté au passage de l'air et l'inspiration sonore qui se fait entendre alors, aprés des efforts de toux, accompagnés de dyspnée, et qui la fait ressembler aux quintes de coqueluche. Comme phénomène connexe, la même lésion entraînerait une paralysie des fibres de la trachée et l'accumulation dans sa cavité de mucosités qui ne seraient expulsées alors, à la suite d'une toux violente, que par une sorte de vomissement.

Hourmann fils, en 1852, a repris cette théorie et l'a appliquée également à l'explication des spasmes qui caractérisent la laryngite striduleuse ou faux-croup. On trouve depuis lors dans la science un grand nombre d'observations auxquelles se rattachent les noms de

(1) Barety, *l. c.*, p. 23.

(2) Ley. *London medical Gaz.*, febr. et april 1831.

(3) Ley. *An essay on the Laryngismus stridulus or crouplike inspiration of infant.*, 1836.

Tonnelé (1829), d'Albers de Bonn (1834), de Becquerel (1837), d'Andral (1839), etc., etc. (1), qui nous conduisent jusqu'aux travaux de Rilliet et de Barthez, les plus complets, les mieux observés, les plus riches en observations nouvelles qui eussent paru depuis Lalouette; mais tous, comme ceux d'ailleurs qui les ont suivis, ne se sont occupés que des formes les plus graves de l'adénopathie, et tous, excepté Cayol, Becker et Andral, n'avaient étudié la maladie que dans l'enfance.

Les premières observations qui appellent sérieusement l'attention sur l'affection des ganglions intra-thoraciques chez l'adulte furent celles de Marchal de Calvi en 1848 et plus tard celles de MM. Richet, Schoeffel (1855), Debeauvais (1856), Gleise (1856), Bernier (1856), Leroy de Méricourt (1860), Bazin (1861), Potain (1861), avant le travail de M. Fonssagrives qui parut en 1861.

Tel était l'état de la science quand j'ai commencé mes recherches. Mais je me suis placé sur un autre terrain que ceux qui m'avaient précédé. Je ne me suis pas exclusivement occupé de ces formes violentes de l'adénopathie trachéo-bronchique assez communes chez l'enfant, très rares chez l'adulte, et dont je n'avais même jusque là jamais rencontré d'exemple à cet âge. Je ne ne pensais pas d'ailleurs qu'on pût ajouter beaucoup aux descriptions qui en avaient été données; mais je me demandais si, avant d'arriver à ce degré extrême et d'une gravité le plus souvent inexorable, la tuméfaction ganglionnaire ne se pourrait pas révéler par quelques signes qui permettraient de la reconnaître et peut-être d'en enrayer le développement.

J'avais souvent observé un désaccord inexpliqué entre les résultats de l'auscultation et ceux de la percussion, surtout chez les malades atteints ou suspects de phymatose : le bruit respiratoire était quelquefois d'une faiblesse considérable dans des régions ou le son me paraissait parfaitement normal (2), au moins comme intensité du son, tantôt dans tout un lobe, tantôt dans tout un poumon.

Je me rappelle une dame qui me fut adressée aux Eaux-Bonnes, en 1854, par mon ami bien regretté, M. le docteur Michon. La poitrine était sonore des deux côtés, mais, dans tout le côté droit, le bruit respiratoire était à peu près nul, sans signes d'emphysème. La malade

(1) Voy. *l'index bibliographique et l'historique critique* donnés par le docteur Barety, *l. c.*, p. 20 à 30.

(2) Je dis : me paraissait, parce que j'ai depuis constaté un très grand nombre de fois, que si la sonorité n'était pas affaiblie, la tonalité était habituellement modifiée.

accusait une toux et une dyspnée habituelle qui s'exaspérait par accès. Ces accès avaient parfois une violence extrême; elle avait craché du sang, et, plus tard, j'appris qu'elle avait succombé à une phtisie confirmée.

Je n'avais pas encore dirigé mon attention sur les signes de l'adénopathie trachéo-bronchique; mais en réfléchissant sur ce fait, je fus disposé à admettre la compression de la bronche-mère par une tumeur ganglionnaire, comme l'avait fait Andral dans un cas analogue, diagnostic dont il ne put pas, plus que moi, obtenir la confirmation par l'autopsie (1). Je cite ce fait, parce qu'il m'avait vivement intrigué et qu'il était resté dans ma mémoire. Depuis, j'ai rencontré des cas analogues qui furent le point de départ de mes recherches. Les résultats en ont été pour la première fois exposés dans la *Gazette des hôpitaux* en 1868. Puis l'année suivante, j'y ai, dans le même journal, ajouté de nouveaux détails. En 1873, je publiai dans la *Gazette hebdomadaire* de nouvelles recherches sur l'adénopathie bronchique; en 1874, je réunis tous ces travaux en y faisant de nombreuses additions dans le premier volume de ma *Clinique*.

Depuis que j'ai signalé la fréquence de l'adénopathie bronchique chez l'adulte, sous des formes et à un degré de développement qui n'avaient pas jusque-là attiré l'attention des observateurs, et que j'en ai indiqué les signes caractéristiques, plusieurs médecins ont confirmé mes observations et en ont étendu les applications en y ajoutant les résultats de leurs propres recherches; en 1874, M. Lereboulet a publié un intéressant mémoire sur l'adénopathie bronchique considérée comme signe du début de la tuberculisation pulmonaire.

Quelques mois plus tard, le docteur Barety publiait, comme thèse inaugurale, une savante monographie dans laquelle non seulement il a résumé avec une consciencieuse exactitude tous les travaux antérieurs, mais il y a ajouté l'étude la plus complète qui ait encore paru sur l'anatomie normale et sur l'anatomie morbide des ganglions trachéo-bronchiques. Il y a en outre inséré de nombreuses observations personnelles d'un grand intérêt qui éclairent la pathologie de ces organes. Je ferai à cet excellent travail de fréquents emprunts, en ayant soin d'en indiquer l'origine.

(1) Andral, *Clinique médicale*, 3e édition, t. IV, p. 249. Dans cette édition, Andral revient sur cette explication et dit qu'on pourrait expliquer cette faiblesse du bruit respiratoire par de l'emphysème et par des granulations disséminées.

Depuis lors, nous n'avons pas cessé, l'un et l'autre, de poursuivre l'étude de cette affection. Aux résultats déjà acquis, nous en avons ajouté d'autres qui ont été en partie exposés dans des publications diverses. Je les réunirai ici en y ajoutant des observations qui montreront la maladie dans ses formes diverses. J'aurais pu en présenter un nombre beaucoup plus considérable, car l'observation clinique peut marcher maintenant parallèlement avec l'observation nécroscopique; et ce nombre si considérable d'engorgements ganglionnaires du médiastin, signalé par tous les anatomo-pathologistes, se retrouve chez nos malades pendant la vie, si nous prenons la peine d'en rechercher les signes.

Ces signes sont d'une détermination facile, quoi qu'en disent quelques médecins, qui concluent d'explorations superficielles et mal pratiquées à l'obscurité du diagnostic de cette affection.

Bien que je me sois assez étendu dans mes publications antérieures sur la séméiotique de l'adénopathie et sur la technique des procédés de percussion et d'auscultation qui peuvent la faire reconnaître, j'y reviendrai avec plus de détails et de précision pour ôter tout prétexte à ce reproche, du moins pour les observateurs de bonne volonté (1).

J'ai cherché à apprécier l'état des ganglions trachéo-bronchiques dans tous les cas où un processus irritatif localisé dans les organes respiratoires pouvait retentir sur eux. Je les ai interrogés encore quand des troubles inexpliqués se manifestaient dans les organes qui leur sont contigus. Je vis bientôt le cercle des désordres fonctionnels qui coïncident avec l'adénopathie s'élargir dans des proportions telles que j'éprouvai un sentiment de défiance et presque de crainte.

Je me demandais si je n'étais pas victime de cette illusion, si commune chez les observateurs qui croient avoir trouvé quelque chose, illusion qui les porte à s'en exagérer l'importance et à en étendre les conséquences au delà des bornes d'une induction légitime.

(1) Il est certain que si, comme je l'ai vu faire à des confrères éminents, d'ailleurs, on se contente de frapper rapidement sur deux ou trois points, on peut passer à côté de la lésion, ou si on percute sans méthode, méconnaître des nuances de sonorité qu'on apprécie surtout par comparaison. On s'expose encore à l'erreur si on ne tient pas compte des modifications de la tonalité qui ont souvent plus d'importance pour le diagnostic des affections thoraciques que l'appréciation de l'intensité du son. Les modalités plessimétriques qui révèlent l'existence de l'engorgement ganglionnaire, sont bien moins délicates et moins difficiles à saisir que celles qu'on cherche à l'aide du laryngoscope et de l'ophtalmoscope ; mais pour les unes comme pour les autres, il faut un peu d'habitude et beaucoup d'attention.

Pendant seize ans, j'ai multiplié et répété chaque jour ces observations. Toutes les fois que j'en ai eu l'occasion, je les ai soumises au contrôle de mes confrères; et quand j'ai cru avoir le droit d'être convaincu, j'ai exposé avec sincérité les résultats auxquels j'étais arrivé.

Je ne me dissimule pas que le nombre considérable de circonstances dans lesquelles j'ai fait intervenir l'adénopathie trachéo-bronchique comme condition pathogénétique ou comme complication d'affections très diverses, peut causer un certain étonnement et un sentiment de méfiance qui ne s'adresseraient pas, j'en suis convaincu, à ma bonne foi scientifique, mais qui pourraient me faire accuser de préventions paternelles sur la portée de mes observations.

Comment, en effet, admettre à première vue, que quelques ganglions lymphatiques, primitivement ou secondairement affectés, puissent jouer un rôle aussi considérable? L'inertie habituelle, la torpeur de ces organes ganglionnaires, l'obscurité de leurs réactions semblent protester contre l'importance que je leur attribue. Pour me rassurer moi-même sur cette contradiction apparente, j'ai dû m'appuyer sur le témoignage de faits cliniques très nombreux et sur la considération des rapports anatomiques intimes de ces ganglions avec des organes très importants, dont les troubles fonctionnels peuvent se manifester sous des formes très variées et entraîner même parfois les conséquences les plus graves.

Ces rapports sont tels que la tuméfaction de ces glandes lymphatiques, quelquefois si considérable et si rapide, souvent si persistante et si rebelle, doit presque nécessairement agir d'une manière nocive sur les organes voisins, soit en les comprimant, soit en irradiant sur eux l'irritation dont elles sont le foyer, soit même en leur transmettant les principes infectieux dont l'absorption les a rendues dépositaires.

Qu'on se figure une cage étroite, à peu près inextensible, où se pressent accumulés, enchevêtrés les uns dans les autres comme pour économiser l'espace attribué à chacun de ces organes, les sommets des poumons, la trachée et les bronches, la crosse de l'aorte et les grosses artères qui en naissent : brachio-céphaliques, carotides et sous-clavières, la veine cave supérieure et les deux veines brachio-céphaliques, l'azygos, le canal thoracique, le grand sympathique, les nerfs phréniques et par-dessus tout le pneumo-gastrique qui tient sous sa dépendance la respiration, la circulation, les fonctions digestives, qui est la racine du plexus solaire et par lui irradie son action sur tous les viscères abdominaux. Ce faisceau nerveux réunit dans une enveloppe commune des filets destinés aux organes les plus divers, commande les fonctions les plus variées, renferme des rameaux centrifuges et des rameaux centripètes, préside à des actions directes et à des actions réflexes, en un mot, est la véritable *moelle de la vie nutritive.*

Le nerf de la dixième paire et sa branche récurrente sont dans la partie supérieure du médiastin enveloppés d'une sorte de gaine ganglionnaire; elle remplit l'étroit intervalle qui sépare la trachée et les bronches des gros vaisseaux, de telle sorte que ces ganglions ne peuvent subir un développement notable sans presser sur les organes voisins et sans risquer de leur infliger une gêne fonctionnelle ou une irritation anomale.

Quand on réfléchit sur ces circonstances, on cesse d'être étonné des nombreux symptômes imputables à l'adénopathie trachéo-bronchique.

CHAPITRE II

DESCRIPTION ANATOMIQUE DES GANGLIONS TRACHÉO-BRONCHIQUES

Depuis la publication de mes *Leçons cliniques*, le docteur Barety, ainsi que je l'ai dit plus haut, a, dans sa thèse, complété les notions générales qu'on possédait sur les rapports et sur la situation des ganglions trachéo-bronchiques, avec une précision et une exactitude qui ne laissent rien à désirer et qui éclairent d'un jour précieux la pathologie de ces organes.

Je vais donner ici un extrait de ses recherches anatomiques qui sera une introduction utile à l'histoire pathologique de ces ganglions. Becker, dit M. Barety, avait divisé les ganglions lymphatiques de l'appareil respiratoire en ganglions pariétaux et en ganglions viscéraux. Les premiers comprennent : 1° les glandes sternales ou mammaires; 2° les glandes intercostales; 3° les glandes diaphragmatiques. Aux secondes il rattachait : 1° les glandes trachéales; 2° les glandes bronchiales; 3° les glandes pulmonaires; 4° les glandes cardiaques situées à la base du cœur et autour de l'origine des gros vaisseaux; 5° les glandes œsophagiennes qui occupent le médiastin postérieur et ont été pour la première fois décrites par Vésale. Adoptant cette classification, M. Barety a profité pour déterminer les rapports, le siège et le nombre des ganglions, des faits pathologiques très nombreux où leur développement morbide les met en relief, et permet d'en déterminer plus facilement la situation et les connexions avec les organes voisins.

De tous les groupes ganglionnaires situés dans le médiastin, ceux qui entourent la terminaison de la trachée et l'origine des bronches sont les plus intéressants à connaître à cause de leur nombre, de leur volume et de leur connexions avec des organes aussi nombreux qu'importants.

La limite inférieure de la trachée correspond en arrière au corps de la troisième vertèbre dorsale, en avant à l'union du manche du sternum avec le corps de cet os. En divergeant après leur origine les deux bronches mères forment avec le conduit trachéal trois angles : un inférieur et deux supérieurs, dont chacun est occupé par une agglomération de glandes lymphatiques.

L'angle trachéo-bronchique inférieur est occupé par un groupe de dix à douze ganglions, généralement plus développés et plus nombreux sous la bronche droite que sous la bronche gauche. Ils occupent l'espace triangulaire situé entre le bord inférieur des deux bronches mères et le bord supérieur du tronc postérieur des veines pulmonaires. Ils sont recouverts *en arrière* par le réseau nerveux qui unit entre eux les deux plexus pulmonaires, épanouissement des deux pneumogastriques, qui convergent dans ce point pour s'écarter ensuite et s'accoler aux parois de l'œsophage. Derrière ces ganglions se trouvent encore l'œsophage, l'aorte, la veine azygos, le bord postérieur des deux poumons, du tissu conjonctif, et quelques ganglions œsophagiens.

En avant, ce groupe, appelé par M. Barety *inter-trachéo-bronchique*, est en rapport avec la face postérieure du péricarde qui le sépare de l'oreillette gauche.

Les ganglions qui sont contigus à la bronche droite sont les plus souvent atteints par les processus morbides; ceux-ci semblent même plus spécialement se localiser dans un de ces ganglions qui présente souvent les lésions les plus graves et les plus avancées; il n'est pas rare de le trouver alors adhérent à la bronche droite, au pneumogastrique au péricarde et au bord droit de l'œsophage (1).

Des deux groupes *trachéo-bronchiques supérieurs*, désignés par M. Barety sous le nom de *prétrachéo bronchiques*, le plus important est celui qui occupe l'angle formé par la trachée avec la bronche droite.

Avec ceux de l'angle trachéo-bronchique inférieur, ces ganglions sont les plus gros du médiastin, beaucoup plus volumineux que ceux qui sont situés dans l'angle trachéo-bronchique supérieur du côté gauche; ils sont aussi beaucoup plus souvent malades (2).

Ils occupent une espèce de loge limitée *en avant* par la veine cave supérieure et par une partie de la crosse aortique (3); *à droite* par le

(1) Barety, p. 46.
(2) *Id.*, p. 41.
(3) *Id.*, p. 43.

lobe supérieur du poumon droit; *à gauche* par la crosse de l'aorte, par le tronc brachio-céphalique et par la trachée; *en bas* par la branche droite de l'artère pulmonaire et par la veine azygos ; *en arrière* par la face antérieure de la bronche droite, par la partie voisine de la trachée et par le tronc du pneumogastrique droit; *en haut* par l'arc que forme l'artère sous-clavière, par le nerf récurrent et, plus profondément, par la chaîne ganglionnaire qui accompagne ce nerf. Cette loge présente *en haut* une ouverture entre l'angle de bifurcation de la veine cave supérieure et le bord inférieur concave de l'artère sous-clavière droite.

Ces ganglions *prétrachéaux bronchiques droits* sont au nombre de quatre ou cinq; ils embrassent l'origine de la bronche mère droite et se continuent non seulement avec les ganglions sus-bronchiques droits, avec les ganglions trachéo-bronchiques inférieurs, mais avec la chaîne ganglionnaire récurrente et avec la chaîne mammaire interne (1).

Ce groupe ganglionnaire avait déjà été indiqué par Becker qui l'a représenté comprimant le pneumo-gastrique droit et la veine azygos (2).

Le groupe *prétrachéo-bronchique gauche* est formé, dit M. Barety, par trois ou quatre ganglions (3) qui tendent à se confondre en une seule masse quand ils sont altérés, ils sont situés entre la trachée et la partie supérieure de la bronche gauche, la crosse de l'aorte et l'origine de la carotide primitive gauche; *en bas et en dedans* ils sont situés entre le bord supérieur et la branche gauche de l'artère pulmonaire et deux ou trois petits ganglions qui occupent souvent l'angle de bifurcation de ce vaisseau; *en bas et en dehors* ils sont en rapport avec la même branche gauche de l'artère pulmonaire et avec des ganglions qui, passant sous l'aorte, suivent la face supérieure de la bronche gauche et commencent la chaîne ganglionnaire *sus-bronchique gauche*; *en haut* ils se continuent avec les ganglions trachéaux latéraux qui accompagnent le trajet du récurrent; *extérieurement et un peu en arrière* ils sont contigus au nerf récurrent dans la première portion de son trajet, *en dedans et en arrière* à l'origine de la bronche gauche, à la trachée et au bord gauche de l'œsophage (4).

(1) Barety, p. 43.
(2) *Id.*, p. 44.
(3) *Id.*, p. 41.
(4) *Id.*, p. 41.

Les ganglions trachéo-bronchiques que nous venons de décrire sont, comme nous l'avons dit, les plus volumineux et les plus importants du médiastin; ils constituent pour ainsi dire le centre lymphatique du thorax; ils marquent l'origine des chaînes ganglionnaires qui accompagnent les bronches, pénètrent avec ces conduits dans le hile du poumon et les accompagnent jusqu'à leur quatrième division inclusivement. De ces chaînes ganglionnaires bronchiques les unes suivent le bord supérieur des bronches et sont la continuation des groupes trachéo-bronchiques supérieurs; les autres suivent leur bord inférieur et continuent l'agglomération des ganglions placés dans l'angle inter-trachéo-bronchique. M. Barety leur a donné le nom de chaînes *sus* et *sous-bronchiques*. Bien que distinctes les unes des autres, elles ont entre elles de fréquentes communications par des petits ganglions situés sur les faces antérieures ou postérieures des bronches; elles se confondent dans le hile des poumons (1).

De même que nous avons vu les ganglions prétrachéo-bronchiques se grouper dans les angles de bifurcation de la trachée, ceux qui sont destinés aux bronches se massent dans les angles que ces conduits forment en se divisant. Cette disposition, comme l'a dit Cruveilhier, expose les tuyaux aérifères à être comprimés par les ganglions hypertrophiés. Cet éminent anatomiste explique ainsi les crises de dyspnée qu'éprouvent quelques tuberculeux à une époque peu avancée de la maladie, et il croit que cette lésion peut avoir une part importante dans la mort par asphyxie d'un certain nombre de phtisiques (2).

En outre, des rapports aussi nombreux qu'intimes unissent les divisions des bronches aux divisions de l'artère pulmonaire; celles-ci doivent être aussi inévitablement comprimées par les ganglions tuméfiés; et M. Barety se demande si les troubles circulatoires qui en résultent ne peuvent pas contribuer aux états congestifs et même prédisposer aux formations néoplasiques dont le poumon est si souvent le siège. Il fait remarquer que les lésions des ganglions affectent de préférence ceux qui sont en rapport avec les branches artérielles destinées au sommet du poumon droit; mais il est probable que ces adénopathies sont le plus souvent consécutives aux lésions pulmonaires (3).

Les ganglions bronchiques n'ont pas toujours un rapport nécessaire et exclusif avec les parties du poumon auxquelles se rendent les

(1) Barety, p. 3

(2) *Id.*, p. 41.

(3) *Id*, p. 50.

bronches qui leur sont accolées; mais ceux qui entourent les terminaisons de la trachée correspondent d'une manière constante aux mêmes régions pulmonaires (1).

Les ganglions trachéo-bronchiques sont en communication directe avec les ganglions cervicaux profonds; on donne ce nom à ceux qui accompagnent le faisceau vasculo-nerveux formé par la veine jugulaire interne, par le nerf pneumogastrique et par l'artère carotide primitive. Ils forment deux chaînes, l'une prévasculaire et l'autre rétro-vasculaire. Ces chaînes ganglionnaires en pénétrant dans le thorax contournent l'une l'artère sous-clavière droite, l'autre l'aorte et forment des anses qui accompagnent celles des nerfs récurrents; c'est la partie moyenne de ces anses qui se continue avec les ganglions trachéo-bronchiques; *en arrière* elles communiquent avec la chaîne ganglionnaire de l'œsophage et de l'aorte, *en avant* avec les chaînes mammaires internes et sous-clavières (2).

Au point d'union de la chaîne qui accompagne les vaisseaux mammaires internes avec les ganglions trachéo-bronchiques, existe une agglomération ganglionnaire qui se trouve au niveau et un peu au-dessous de l'articulation sterno-claviculaire. M. Barety propose de l'appeler rétro-sterno-claviculaire. Celle du côté droit occupe l'angle de bifurcation de la veine cave supérieure. Ces ganglions subissent très souvent le retentissement des lésions pulmonaires. Quand ils sont tuméfiés, ils peuvent contribuer avec les ganglions prétrachéo-bronchiques droits à comprimer la veine cave supérieure et à diminuer la sonorité de la partie correspondante du sternum (3).

Le groupe rétro-sterno-claviculaire gauche, situé plus bas et plus profondément que le droit correspond à la face antéro-externe de la crosse aortique.

Quant aux ganglions sus-claviculaires, ils peuvent participer aux lésions des ganglions cervicaux et médiastinaux et souvent même à celles du poumon, ce qui avait fait penser à Blandin qu'ils recevaient des vaisseaux lymphatiques du sommet de cet organe. Ils n'auraient avec les poumons, suivant M. Richet, aucune communication directe; mais comme ils communiquent avec le réseau lymphatique de la plèvre pariétale, quand celle-ci est unie par des adhérences à la plèvre viscérale, les irritations irradiées par les lésions du parenchyme pulmonaire

(1) Barety, p. 39.
(2) *Id.*, p. 36.
(3) *Id.*, p. 53.

peuvent arriver jusqu'à eux (1). M. Barety a vu chez quelques sujets ces ganglions sus-claviculaires se continuer manifestement avec le groupe rétro-sterno claviculaire, ce qui pourrait les faire communiquer indirectement avec les poumons (2).

Tels sont sommairement les résultats des consciencieuses et très intéressantes études de M. Barety sur l'appareil lymphatique intra-thoracique. Il est admis que les ganglions des différentes chaînes qui communiquent entre elles se transmettent de l'une à l'autre le contenu des vaisseaux lymphatiques qui les traversent; mais chacune de ces chaînes reçoit aussi en certains points de son parcours les vaisseaux lymphatiques qui émergent des chaînes ganglionnaires voisines (3).

Dans cette étude si complète je ne vois qu'une lacune : ce sont les rapports du canal thoracique avec les glandes lymphatiques intra-thoraciques; et la compression de ce canal a été quelquefois mise en cause pour expliquer certains états cachectiques, dont la condition pathogénique échappait à l'observation.

Nous avons indiqué les rapports des pneumo-gastriques avec les différents groupes ganglionnaires du médiastin. Si nous les envisageons dans leur ensemble, nous voyons qu'au niveau de l'angle trachéo-bronchique inférieur, non seulement ces nerfs sont immédiatement appliqués sur les ganglions qui composent le groupe inter-trachéo-bronchique mais qu'ils le couvrent et l'enlacent du réseau nerveux qui unit les deux plexus pulmonaires. Plus haut les deux troncs des nerfs vagues divergent et s'écartent de la ligne médiane : le droit longe le bord droit de la trachée avant de se contourner par son rameau récurrent autour du tronc brachio-céphalique et de la sous-clavière ; dans ce trajet, il traverse le groupe prétrachéo-bronchique droit avec lequel il contracte souvent des adhérences. Le gauche n'a pas de rapports immédiats avec la trachée, dont il s'éloigne pour passer sous la crosse de l'aorte ; il côtoie les derniers ganglions du groupe prétrachéo-bronchique gauche. Le récurrent de ce côté traverse à son origine ce groupe ganglionnaire qui semble lui former une gaine dans l'étroit espace compris entre la crosse de l'aorte et le bord supérieur de la bronche gauche ; la moindre tuméfaction de ces ganglions le presse contre ces deux canaux; plus haut ces nerfs sont contigus aux chaînes ganglionnaires qui longent les deux côtés de la trachée.

(1) Barety, p. 54.
(2) *Id.*, p. 53.
(3) *Id.*, p. 36.

CHAPITRE III

ÉTIOLOGIE

Les affections des ganglions trachéo-bronchiques sont soumises à une loi qui régit toute la pathologie du système ganglionnaire ; elles sont le plus souvent secondaires et consécutives à des lésions développées dans les organes, dont les vaisseaux lymphatiques aboutissent à ces ganglions ; mais elles peuvent survivre à l'excitation morbide qui les a produites, et, sous l'influence d'une prédisposition constitutionnelle, acquérir un développement tel qu'elles deviennent l'élément dominant de la maladie.

Cependant, dans certains cas, elles paraissent primitives : et pour n'en citer qu'un exemple, il n'est pas rare, principalement chez les enfants, de trouver des tubercules dans les ganglions bronchiques alors qu'on n'en rencontre pas dans les poumons.

§ 1. — *Influence de l'âge et de la constitution.* — L'activité physiologique et morbide des glandes lymphatiques décroît rapidement avec les progrès de l'âge ; on dirait que ces organes vieillissent plus vite que les autres appareils organiques. Déjà dans l'âge mûr ils sentent bien moins les excitations pathogéniques que dans la jeunesse et surtout que dans l'enfance. L'adénite post-cervicale de la syphilis, si habituelle chez le jeune homme que M. Ricord la regarde, à cet âge, comme une des manifestations les plus constantes de cette maladie, diminue de fréquence et de volume chez les individus plus âgés ; elle est beaucoup moins développée, peut même manquer après quarante et cinquante ans ; tandis que, chez l'enfant, la moindre pustule, la moindre lésion des téguments provoque l'engorgement des ganglions. La vie de l'appareil lymphatique est tellement active à cet âge, qu'elle semble n'attendre qu'un prétexte pour devenir exubérante. Quand elle l'emporte sur celle des systèmes organiques d'un ordre plus élevé, les enfants offrent cette modalité constitutionnelle qu'on a désignée sous le nom de *tempérament lymphatique.*

Mais l'état organique qu'on a décrit sous ce nom n'est pas, à proprement parler, un *tempérament*, c'est-à-dire une manière d'être de l'organisme, un de ses modes d'équilibre ; c'est, en réalité, un état morbide. Il a pour caractère une tendance excessive à la production des tissus inférieurs, les moins animalisés et les moins vivants, ensuite une puissance réactionnelle faible contre les causes morbifiques, contre les envahissements du monde extérieur, et contre les impressions des agents physico-chimiques. Il y a de l'*hyponervie* et de l'*hypoplasie* chez les lymphatiques, le sang est pauvre, l'innervation languissante, la fibre musculaire généralement peu développée et peu énergique ; toutes les générations ou nutritions supérieures sont incomplètes, mais les ganglions possèdent une excitabilité qui contraste avec cette torpeur générale.

La disposition lymphatique est le premier degré de la scrofule ; elle serait même la scrofule tout entière pour quelques médecins : car plus nous avançons dans la connaissance intime des lésions, et plus la tuberculose revendique comme siennes les manifestations qui composaient autrefois le domaine de la scrofule. Quels que soient les envahissements futurs de la tuberculose sur le terrain scrofuleux, le *lymphatisme* subsistera comme une altération constitutionnelle de la nutrition ou de la force plastique, qui donne à la vie normale comme aux modalités morbides qu'elle subit une physionomie spéciale. Porté à ce degré plus accentué, auquel on a réservé le nom de scrofule, le lymphatisme est le terrain préféré du tubercule ; il en favorise l'évolution, mais souvent il lui a préexisté ; il subsiste après qu'il s'est développé ; il en modifie la marche, et il ajoute ses manifestations à celles de la tuberculose.

Cette association d'éléments pathogéniques, cette complexité des lésions n'est peut-être pas toujours assez prise en considération ; et quand on peut mettre sur une lésion l'étiquette de tubercule ou de bacilles tuberculeux on est un peu trop disposé à oublier le terrain où ils ont évolué, et à ne considérer que le produit accidentel qui s'en est emparé.

La fréquence des adénopathies dans ces conditions constitutionnelles que nous venons de décrire justifie cette dénomination de lymphatisme, que l'intuition des anciens observateurs avait donnée à cet état diathésique sans rien préjuger d'ailleurs sur la nature intime de cette dyscrasie.

J'ai cru utile, sans entrer plus avant dans une discussion qui comporterait de trop longs développements, de faire ressortir l'influence de l'état général de l'organisme sur l'évolution des affections ganglionnaires, et la part très grande qu'il convient de lui faire ; et comme, dans ces adénopathies, l'élément tuberculeux intervient très fréquemment, d'exposer sommairement les rapports du tubercule et de la scrofule tout en indiquant les limites qui les séparent.

§ 2. *Hérédité.* — Le rôle de l'hérédité est incontestable, en tant qu'il se rapporte aux états morbides dont l'adénopathie est le plus souvent une des localisations ; la scrofule et le tubercule. La question d'hérédité intervient encore indirectement dans l'influence si connue et si incontestée que l'affaiblissement des éléments procréateurs exerce sur les dégénérescences de la race, mais il en est de ces conditions originelles comme des conditions hygiéniques, elles ne peuvent pas prendre place dans l'étiologie de l'adénopathie, quoiqu'elles en occupent une très grande dans la pathogénie des maladies dont l'adénopathie est une manifestation.

§ 3. *Sexe.* — Je ne crois pas à l'influence du sexe sur l'affection qui nous occupe, quoique les statistiques de M. Barety aient indiqué une fréquence plus grande des adénopathies simples ou tuberculeuses dans le sexe masculin, et une fréquence plus grande des adénopathies cancéreuses dans le sexe féminin.

Leroy (de Francfort), cité par le même auteur, a trouvé le plus souvent les ganglions bronchiques sains chez les nourrissons nés de pères tuberculeux, tandis qu'ils sont presque toujours malades si c'est la mère qui est affectée de tuberculose. Ici la question de transmission directe, que je crois très probable, se complique peut être de la transmission par l'allaitement.

§ 4. — *Irritations dans le département lymphatique des ganglions affectés.* — Les causes directes de l'adénopathie sont le plus souvent celles que j'ai signalées en commençant : une irritation dans le département lymphatique des ganglions affectés. Ainsi pour les ganglions trachéo-bronchiques, ce sera dans le plus grand nombre des cas une lésion du tégument respiratoire depuis le larynx et peut-être le pharynx jusqu'aux vésicules pulmonaires.

Tantôt cette irritation aura pour point de départ une de ces affections congestives ou inflammatoires dont la cause n'est pas encore bien déterminée (1), et qu'on désigne sous le nom d'affections catarrhales; tantôt elle aura pour origine les localisations dans l'appareil respiratoire d'une maladie infectieuse comme les fièvres éruptives, la coqueluche, la grippe, la dothiénentérie.

Parmi les maladies exanthématiques, la rougeole paraît être celle qui retentit le plus activement sur les glandes lymphatiques du médiastin; dans la coqueluche j'ai toujours observé un engorgement de ces glandes, mais nous reprendrons cette question ailleurs.

D'autres fois enfin, des produits néoplasiques tuberculeux ou cancéreux seront le point de départ d'une adénopathie; et celles-ci revêtiront le plus souvent les caractères spécifiques des lésions qui les ont provoquées, soit dans la totalité soit dans une partie seulement de la glande affectée.

L'anatomie des ganglions du médiastin nous explique comment les affections du cœur et du péricarde, comment celles même des parois thoraciques et des os qui en forment le squelette peuvent retentir sur eux.

D'ailleurs il faut se rappeler que, s'il y a pas une communication directe entre tel et tel groupe ganglionnaire et telle ou telle partie des organes thoraciques, ces différents groupes ont entre eux des communications qui peuvent les rendre solidaires et que peuvent suivre les actions morbides. Ces communications existent même avec les ganglions cervicaux. On voit quelquefois, et nous en citerons plusieurs exemples, sous l'influence d'une angine gutturale les ganglions sous-maxillaires se tuméfier, puis le processus morbide, suivant la chaîne des ganglions cervicaux atteindre ceux du médiastin, et alors éclatent la dyspnée, la toux coqueluchoïde et tous les symptômes qui accompagnent l'adénopathie trachéo-bronchique aiguë. J'ai vu l'érisypèle de la face entraîner la même complication.

§ 5. *Adénopathies primitives ou directes.* — Si, dans l'immense majorité des cas, l'affection des ganglions lymphatiques paraît être secondaire, il en est où l'action morbide paraît se porter directement et primitivement sur eux.

Ainsi, nous l'avons déjà dit, le tubercule et nous ajouterons le cancer peuvent se localiser dans les ganglions du médiastin sans qu'il existe de dépôts tuberculeux ou cancéreux dans les organes respiratoires (2).

(1) Selon toute probabilité elles sont souvent d'origine infectueuse..

(2) Ce fait incontestable et tant de fois observé inflige un démenti formel à la loi de Louis si souvent citée. Cela prouve avec quelle réserve il faut formuler des

Dans les maladies infectieuses la coïncidence de lésions pulmonaires avec des engorgements ganglionnaires médiastinaux ne prouve pas que ceux-ci soient la conséquence des premières. Car non seulement il n'y a pas de rapport de gravité constant entre les deux lésions, mais l'adénopathie peut se montrer sans lésions connexes des organes respiratoires et dès les premiers jours de la maladie, comme je l'ai observé dans la dothiénentérie. L'agent infectieux peut donc porter directement son action sur l'appareil ganglionnaire. Il en est de même des érisypèles et des angines, deux maladies si voisines d'ailleurs : avant que la congestion se manifeste sur le tégument extérieur d'une manière évidente, les glandes sous-mastoïdiennes ou sous-maxillaires peuvent être engorgées, et leur tuméfaction, comme le remarquait Chomel, accompagnée de réaction fébrile, permet de pronostiquer, quelquefois, l'imminence de ces affections.

Certaines maladies générales chroniques peuvent également retentir sur les ganglions trachéo-bronchiques. Ainsi j'ai rencontré deux cas d'adénie généralisée dans lesquels les malades sont morts suffoqués. J'y reviendrai à propos des complications. Les affections syphilitiques du larynx peuvent être accompagnées de l'engorgement des ganglions auxquels se rendent les vaisseaux lymphatiques de cet organe ; nous en citerons un remarquable exemple. Il est plus que probable que les adénopathies, qui accompagnent si habituellement toutes les manifestations cutanées de la syphilis, ne sont pas moins communes dans celles qui se localisent sur la membrane muqueuse pharyngo-laryngienne.

La syphilis peut-elle affecter primitivement les ganglions ? M. Ricord a admis l'engorgement primitif des ganglions post-cervicaux au début de la période secondaire. J'ai opposé, en 1853, à cette manière de voir des observations qui m'avaient paru concluantes. Je serais peut être moins absolu aujourd'hui sans cependant pouvoir infirmer l'opinion que j'ai soutenue alors.

Mais j'ai vu dans la période tertiaire se développer dans des régions superficielles des engorgements ganglionnaires auxquels je ne pouvais assigner comme origine aucune lésion tégumentaire. Je les ai vus disparaître et reparaître sans cause appréciable, et je me suis demandé

lois en pathologie. Les mots *toujours* et *jamais* ne sont guère, dans la phase actuelle de la science, applicables aux problèmes de la vie.

si la syphilis, qui dans ses périodes ultimes, cause des altérations de nutrition si nombreuses et si variées, qui modifie la texture des artères et va jusque dans les profondeurs de l'organisme modifier les conditions de la génération et le produit qui en sortira, ne peut pas porter son action sur l'appareil lymphatique et produire une sorte d'adénie.

CHAPITRE IV

SIGNES DE L'ADÉNOPATHIE TRACHÉO-BRONCHIQUE

Je m'occuperai d'abord des formes modérées, qui se rencontrent très souvent et qui n'avaient pas été cliniquement étudiées avant mes travaux sur ce sujet; j'exposerai ensuite les symptômes des formes violentes que j'ai appelé *formes suffocantes;* elles sont rares, mais elles sont les seules cependant qui *chez l'adulte* avaient, comme nous l'avons vu, attiré l'attention des pathologistes.

§ 1. *Aspect extérieur.* A. *Dans les formes modérées.* — 1° *Développement supplémentaire des vaisseaux superficiels. — Œdème localisé.* — Alors même que les gros troncs vasculaires ne subissent aucune action nocive de la part des ganglions malades, ceux-ci peuvent comprimer quelque vaisseau d'un ordre secondaire et produire des troubles circulatoires limités qui se traduisent par le développement compensateur des vaisseaux superficiels, ou par un œdème circonscrit dans un espace peu étendu. J'ai observé cet œdème dans un cas où des ganglions tuméfiés soulevaient l'artère sous-clavière droite, et comprimaient très probablement la veine correspondante. Nous le verrons acquérir quelquefois un développement considérable dans les formes les plus graves de l'adénopathie.

2° *Saillie de la clavicule* (1). — Il n'est pas rare de voir la tête de la

(1) En effet, comme le remarque M. Barety, l'articulation sterno-claviculaire droite est en rapport avec le groupe prétrachéo-bronchique droit, et avec cette agglomération de ganglions qui le surmonte, placée entre le sternum et la veine cave (*l. c.*, p. 164). Ces derniers peuvent quelquefois, quand ils sont très développés, faire saillie à la base du cou (Leblond. — V. Observ. XXI.)

A gauche, les groupes prétrachéo-bronchiques sont, comme nous l'avons vu, situés plus profondément; plus bas et plus en dehors.

clavicule, du côté droit surtout, repoussée en avant; et quelquefois même on observe une légère voussure ou saillie de la paroi thoracique, au niveau des ganglions tuméfiés.

3° *Tirage.* — Quand les conduits aériens sont comprimés par la tumeur ganglionnaire, à chaque inspiration et surtout pendant les paroxysmes de la dyspnée, une dépression profonde se creuse au-dessus de la fourchette sternale; les téguments du cou s'enfoncent derrière la pièce supérieure du sternum et même quelquefois derrière les clavicules. Ce phénomène accuse l'existence d'un obstacle mécanique opposé à la pénétration de l'air dans les voies respiratoires : on lui a donné le nom de *tirage* (V. observ. VIII et XVI).

Dans quelques cas un *emphysème pulmonaire* généralisé vient compliquer le rétrécissement des voies aériennes; il est favorisé sans doute par les quintes de toux violentes qui sont une fréquente manifestation de l'engorgement ganglionnaire. Alors la région épigastrique pourra se déprimer au lieu de se projeter en avant au moment de l'inspiration; et les dernières côtes pourront paraître refoulées en dedans (1).

4° *Diminution de l'expansion thoracique. — Ses conséquences possibles.* — J'ai constaté dans bien des cas que la compression des grosses bronches, en gênant l'accès de l'air dans la poitrine, entraînait une expansion moindre du côté correspondant : il se dilate avec moins d'ampleur à chaque inspiration. Cette différence est assez marquée pour se manifester à la simple vue; on peut souvent la sentir en appliquant les deux mains sur les parties latérales du thorax, soit pendant les inspirations ordinaires, soit pendant celles qui précèdent la toux. Pour la mesurer avec plus de précision, j'ai fait faire par M. Mathieu un instrument auquel j'ai donné le nom de *pnéomètre* (23) : il indique le degré d'ampliation que subit la cage thoracique à chaque inspiration.

Je me suis demandé si, quand cette compression persistait pendant longtemps chez de jeunes sujets, elle ne pouvait pas amener une déformation permanente du thorax. J'ai observé chez un jeune homme qui

(1) Cela tient probablement à ce que le diaphragme étant abaissé, ses fibres tendent à devenir horizontales: alors elles tirent, en se contractant, les côtes en dedans, au lieu de les soulever par un mouvement oblique de bas en haut, en prenant leur point d'appui sur les viscères abdominaux, comme cela a lieu dans l'état normal.

(2) J'ai donné, Ier volume, p. 597, la description de cet instrument dont le mécanisme a été imaginé par M. Mathieu, d'après les données que je lui avais fournies.

offrait les signes d'un engorgement ganglionnaire, probablement très ancien, une dépression du côté correspondant semblable à celles qui succèdent aux pleurésies, bien que le malade affirmât n'en avoir jamais eu. En même temps l'épaule était un peu abaissée. A l'appui de cette supposition, que M. Barety a citée dans son ouvrage, il rappelle qu'Andral et Raynaud avaient observé ce rétrécissement du thorax chez un singe dont une des bronches-mères était oblitérée par une tumeur tuberculeuse (1).

Ces faits sont du même ordre que le rétrécissement ou plutôt le défaut d'évolution du thorax attribué par Dupuytren à l'hypertrophie des amygdales.

Si, comme cela n'est pas rare chez les sujets lymphatiques, l'adénopathie trachéo-bronchique persiste après une pleurésie, ne peut-elle pas ajouter son action à celle des néo-membranes qui enveloppent le poumon pour restreindre l'ampliation de cet organe, et maintenir la dépression de la cage thoracique?

Chez les jeunes sujets cette inégalité persistante des deux côtés du thorax pourra retentir sur l'action des muscles respirateurs et sur celle des muscles auxquels la poitrine sert de point d'appui; et dans ce cas ne peut-elle pas devenir un coefficient de la production des scolioses? J'ai observé chez une jeune fille une incurvation du rachis, qui coïncidait avec une dépression thoracique d'origine pleurétique, persistait depuis plusieurs années et était accompagnée d'une adénopathie trachéo-bronchique très prononcée.

5° *Adénites superficielles.* — Il est commun de voir coexister avec cette adénopathie, des engorgements ganglionnaires extérieurs, sur les côtés du cou, dans les régions sus-claviculaires, aux aisselles, aux aines : ils révèlent un état constitutionnel favorable aux adénites et sont comme un témoignage extérieur de la lésion qui s'est développée plus profondément.

6° *Attitude.* — Quand il n'y a pas de phénomènes dyspnéiques très accusés, *l'attitude extérieure* ne présente aucune anomalie sérieuse. J'ai vu un malade qui ne pouvait, sans éprouver une sensation de gêne, se coucher du côté affecté, d'autres au contraire qui ne pouvaient rester couchés sur le côté sain. On conçoit que si la compression des bronches est peu accentuée, le décubitus sur le côté malade, en apportant un nouvel obstacle au libre accès de l'air, rendra les effets du premier

(1) Barety, *l. c.*, p. 132. — Andral, *Clin. méd.*, t. III. — V. observ. VII-VIII-IX-XXIII.

plus sensibles; si au contraire le rétrécissement des tuyaux bronchiques est considérable, et si le malade a pris l'habitude d'y suppléer par l'ampliation du côté sain, il ne pourra supporter aucune attitude qui restreindrait la libre expansion de ce dernier (V. observ. IX-XXXVI). Dans certains cas, dont nous parlerons plus tard, le décubitus horizontal est pénible ou même impossible.

OBSERVATION Ire. — L'observation suivante semble venir confirmer les remarques qui précèdent. En 1875 je fus consulté pour une jeune fille qui depuis sept ans, à la suite d'un angine couenneuse, était tourmentée par une toux quinteuse. Cette toux avait résisté à toutes les médications employées pour la combattre; elle avait augmenté, depuis quatre ans, après une fièvre typhoïde. Cette jeune malade présentait les signes d'une adénopathie trachéo-bronchique typique, du côté droit. L'expansion de ce côté, dans les mouvements d'inspiration, était très restreinte. Depuis quatre ans, ce côté s'était incurvé et présentait un léger degré de scoliose. Il semble bien probable que le rétrécissement de ce côté, consécutif à la compression de la bronche, a contribué à la déformation de la poitrine. N'est-il pas rationnel de supposer que les muscles du côté droit agissant avec moins de puissance et ceux du côté opposé, au contraire, se contractant avec un surcroît d'énergie pour compenser l'insuffisance de la respiration dans le côté droit, il en a dû résulter un développement inégal des muscles des deux côtés; et, que cette rupture de l'équilibre musculaire a pu favoriser la scoliose?

Cette toux quinteuse, sans lésions pulmonaires, devait être attribuée à l'adénopathie avec laquelle elle a dû augmenter, quand le processus dothiénentérique a amené sur les ganglions déjà affectés une nouvelle fluxion congestive.

B. *Dans les cas très graves*, dans ceux surtout que j'ai appelés *suffoçants*, l'aspect extérieur des malades traduira d'une manière plus expressive les troubles fonctionnels intenses déterminés par l'engorgement ganglionnaire.

1° *Œdème.* — Si la veine cave supérieure ou quelqu'une des grosses veines qui en naissent sont comprimées, la face habituellement pâle, parfois d'un aspect cireux, présentera une bouffissure générale ou partielle ordinairement plus prononcée du côté droit (1); les yeux sont quelquefois très saillants (2). L'œdème peut être plus prononcé,

(1) Barety, *l. c.*, p. 201 (V. observ. XVIII-XXX).

(2) Marchal de Calvi et observation personnelle.

s'étendre au cou, au thorax, aux membres supérieurs, surtout encore du côté droit (1). La tuméfaction œdémateuse de la partie supérieure du corps contraste parfois, d'une manière frappante, avec l'émaciation des parties inférieures (V. observ. XI).

2° *Dilatations veineuses. Cyanose.* — En même temps, sur la peau blafarde et décolorée se dessinent des veines dilatées qui deviennent plus saillantes par la position déclive (2). Les pommettes sont parfois rouges, violacées. Quand les phénomènes asphyxiques s'accentuent davantage, les téguments prennent une teinte bleuâtre, ardoisée; les lèvres sont turgescentes, livides; elles se renversent en dehors. La cyanose peut se généraliser; elle se montre plus foncée sur les plaies des vésicatoires (3), sur les parties les plus œdématiées, du côté droit, si comme cela est arrivé plusieurs fois, la compression porte principalement sur la veine brachio-céphalique droite (4). La peau froide se couvre d'une sueur visqueuse; le docteur Fonssagrives a rapporté un cas où ces symptômes d'asphyxie, qui sont ordinairement des phénomènes d'agonie, persistèrent pendant vingt jours (5).

3° *Attitude.* — Dans les cas extrêmes, les malades se tiennent sur leur séant immobiles, la tête inclinée en avant, redoutant tout mouvement, haletants, dans une angoisse et une gêne de la respiration qui dénoncent aux regards du médecin la gravité de la maladie et lui font pressentir dans quel cercle d'organes il devra en chercher la cause.

§ 2. *Signes fournis par la palpation.* — 1° *Dans les formes modérées*, la *pression* sur la région thoracique qui correspond aux ganglions (région ganglionnaire) y développe parfois, quand ils sont malades, une sensation pénible, très rarement une véritable douleur qu'on ne confondra pas avec la névrite intercostale des pleurésies tuberculeuses. La *palpation* pourra faire constater, quand ils existent, les râles sonores fixes qui accompagnent parfois l'adénopathie trachéo-bron-

(1) Barety, *l. c.*, p. 203.

(2) Barety, *l. c.*, p. 203. — V. observ. VIII-XI-XVIII-XX.

(3) Fonssagrives, *l. c.*, p. 10.

(4) Barety, *l. c.*, p. 202.

(5) Fonssagrives, *l. c.*, p. 19. Ces phénomènes de compression veineuse, l'œdème et la cyanose qui en sont la conséquence ont été signalés par Lalouette, Cayol, Becker, Piorry, Daga, Tauchon, Marchal, Leroy de Méricourt, Fonssagrives (Barety, *l. c.*, p. 202). Voyez les observations XI et XXIX recueillies par moi dans le service de Chomel en 1840.

chique (1); elle permettra quelquefois de constater une augmentation des vibrations thoraciques pendant la phonation, signalée pour la première fois par le docteur Fonssagrives dans cette affection. D'après ce dernier auteur, la palpation pourra faire apprécier, dans certains cas, quelques frottements dans les régions sous-claviculaires. C'est encore, par ce mode d'exploration, qu'on cherchera à déterminer l'état des ganglions bronchiques superficiels, entre autres de ceux qui occupent le creux sus-claviculaire. Dans cette région la palpation fera reconnaître la situation de l'artère sous-clavière que j'ai vue quelquefois soulevée par le groupe ganglionnaire sous-jacent. En enfonçant l'index derrière l'échancrure sternale, on sentira dans quelques cas les pulsations aortiques transmises par des ganglions rétro-sternaux ou prétrachéo-bronchiques tuméfiés, et d'après M. Barety, on pourra quelquefois atteindre ainsi ces ganglions lorsqu'ils présentent un développement anomal (*l. c.*, p. 165).

2° Dans les formes très graves, nous n'aurons à noter qu'une exagération de tous ces signes, et c'est presque exclusivement dans ces formes qu'ils avaient été constatés, bien qu'on puisse les retrouver dans les formes modérées.

§ III. *Signes fournis par la percussion.* — 1° *Examen plessimétrique des régions ganglionnaires.* — La percussion fournit des signes d'une importance d'autant plus grande que les troubles fonctionnels, dans un grand nombre de cas, pourraient ne pas faire soupçonner l'engorgement des ganglions médiastinaux. Les notions anatomiques que nous avons exposées plus haut, nous indiquent les régions sur lesquelles devront se diriger les explorations plessimétriques, régions auxquelles on peut donner le nom de *ganglionnaires*. En avant, ce sera d'abord tout le manubrium sternal, les deux premières articulations chondro-sternales et la partie interne des deux premiers espaces intercostaux, les articulations sterno-claviculaires et la partie interne des clavicules. Quand la tuméfaction ganglionnaire est considérable, elle peut déborder ces limites, descendre en bas, au-dessous de la première pièce du sternum, s'étendre latéralement dans les régions sous-claviculaires, et on a même vu les ganglions du médiastin saillir au-dessus de la fourchette sternale. Telle est la région qu'on peut appeler *région ganglionnaire antérieure.*

(1) Hallé, le premier, d'après M. Gendrin, appliqua la palpation à la recherche des vibrations thoraciques (communication orale).

En arrière, la *région ganglionnaire postérieure* comprend les lames des trois premières vertèbres dorsales et celles de la septième cervicale, qui m'ont souvent, surtout à droite, présenté des anomalies de sonorité dans des cas d'engorgements ganglionnaires. Mais, comme en avant, ces limites sont souvent dépassées : les ganglions tuméfiés peuvent envahir une grande partie des espaces scapulo-rachidiens. Ils peuvent aussi inférieurement s'étendre au-dessous de la troisième vertèbre dorsale qui marque la limite inférieure de la trachée, et l'origine des bronches-mères.

2° *Règles à observer dans la pratique de la percussion.* — La percussion est d'une pratique si simple, si commune et si élémentaire que des détails sur son mode d'exécution pourront paraître superflus; et cependant je la vois si souvent pratiquer d'une manière incorrecte et insuffisante que je crois utile de rappeler quelques règles de son manuel souvent négligées, peut-être parce que, dans la grande majorité des cas, elles ne sont pas indispensables; mais elles le deviennent, quand il s'agit d'apprécier des nuances délicates et restreintes quelquefois à un espace très peu étendu.

Le doigt qui sert de plessimètre (1) doit être appliqué bien parallèlement à la surface qu'on veut explorer, et dans un état de relâchement complet, car la contraction énergique du tendon peut légèrement modifier la tonalité.

Ce doigt sera placé parallèlement au manubrium sternal, et le *doigt percuteur*, après avoir, par un mouvement souple, *élastique*, frappé la face dorsale du *doigt plessimètre*, sera immédiatement relevé pour laisser aux vibrations sonores tout leur développement. Pour bien apprécier les nuances de sonorité, il est préférable de faire glisser le doigt plessimètre sur toute la surface à explorer, en le percutant à mesure qu'on le déplace : en rendant plus rapide la succession des chocs, cette méthode rend plus sensible et plus facile à apprécier la différence des sons qu'ils produisent. On percutera d'abord avec une force modérée, suffisante pour dépasser la lame pulmonaire, qui, d'après les recherches de M. Barety, double le manubrium sternal, mais pas assez grande pour provoquer des consonances que pourrait

(1) J'ai cherché autrefois à savoir qui avait eu l'idée de substituer la percussion médiate au choc direct, pratiquée par Avenbrugger et par Corvisart : de vieux médecins m'ont dit qu'ils avaient toujours vu Récamier se servir de ce procédé et qu'ils l'en croyaient l'inventeur. Quant au plessimètre, il appartient incontestablement à Piorry.

produire la position de la trachée derrière les ganglions tuméfiés. On répétera ensuite la percussion avec un choc plus énergique, et, après avoir examiné ainsi la continuité de la surface à explorer, on en percutera alternativement chacune des deux moitiés pour en rendre la comparaison plus complète.

Pour explorer la région ganglionnaire postérieure, on se place derrière le malade, dont la tête devra être légèrement inclinée en avant; les épaules seront portées dans la même direction, mais sans contraction, sans effort, ni des épaules, ni du bras, qui puissent provoquer une tension des muscles; ceux-ci doivent être dans le relâchement, car la moindre tension musculaire peut modifier la sonorité. Les ganglions sont dans cette région plus éloignés de la surface que dans la région ganglionnaire antérieure; le choc devra donc être plus fort, mais sans exagération, et proportionné à l'épaisseur des parties molles qui recouvrent les vertèbres et les côtes. Le doigt plessimètre sera d'abord appliqué parallèlement au rachis contre la crête des apophyses épineuses, la pulpe dirigée en avant, et un peu en dedans, pour explorer les lames vertébrales; plus en dehors, on la dirige tout à fait en avant.

J'ai supposé qu'on se servait du doigt qui est habituellement le plus commode et le meilleur des plessimètres. Si, pour une raison quelconque, on préférait se servir d'un de ceux-ci, je conseillerais celui de Baccelli, qui ne touche la région à explorer que par une très petite surface (1).

En percutant, on dirigera son attention non seulement sur l'intensité du son, mais sur sa tonalité. Je ne cesserai de le répéter : dans tous les états pathologiques intra-thoraciques, et dans l'adénopathie bronchique en particulier, l'appréciation de la tonalité, est souvent beaucoup plus importante que celle de l'intensité du son.

3° *Sonorité normale des régions ganglionnaires.* — Pour apprécier les modifications morbides de la sonorité dans les régions ganglionnaires, il faut connaître les résultats fournis par la percussion de ces régions chez les sujets sains.

La région sterno-claviculaire ne présente pas sous ce rapport de particularités dignes d'être signalées. Quand on percute les apophyses épineuses et les lames des trois premières vertèbres dorsales, on per-

(1) Le plessimètre cylindro-conique de M. Péter me paraîtrait offrir à peu près les mêmes avantages, s'il était plein au lieu d'être creux et si on n'y avait pas ajouté un portecrayon qui détruit l'homogénéité des milieux sonores et ajoute souvent un bruit de vibration métallique à celui qu'on obtient par la percussion.

çoit un son d'une tonalité un peu élevée, moins fort, moins retentissant que le son sternal, moins obscur cependant que celui qu'on obtient au niveau de la fosse sus-épineuse (1); or, à partir de la quatrième vertèbre dorsale et au-dessous, le son devient plus grave, plus profond, et semble provenir de parties plus élastiques : il est analogue au son pulmonaire affaibli. Le son plus aigu, qui va jusqu'à la quatrième vertèbre, doit être attribué à la trachée qui se termine précisément en ce point (2). La quatrième vertèbre correspond donc à la division des bronches. Le son qu'on obtient au-dessous de la quatrième vertèbre appartient aux poumons qui sont plus rapprochés l'un de l'autre, et par conséquent plus voisins du rachis au-dessous de la division des bronches. Le médiastin postérieur se rétrécit en effet de haut en bas, et représente une pyramide à sommet inférieur; les poumons offrent d'ailleurs dans cette région une bien plus grande épaisseur, une surface vibrante plus large et plus étendue, ce qui fait que le son est plus grave à la base qu'au sommet de la poitrine.

4° *Rapports des différents groupes ganglionnaires avec la périphérie thoracique.* — M. Barety nous a permis, par ses recherches anatomiques, de déterminer les rapports des différents groupes ganglionnaires avec les régions thoraciques dont nous venons d'indiquer les limites : ainsi, nous rappellerons que l'articulation sterno-claviculaire droite est en rapport avec les ganglions prétrachéo-bronchiques droits, et avec l'agglomération ganglionnaire placée au-dessus et au devant d'eux, entre le sternum et la veine cave supérieure.

Les ganglions prétrachéo-bronchiques gauches n'ont pas les mêmes relations avec l'articulation sterno-claviculaire de ce côté; ils sont situés plus profondément, plus bas et plus en dehors.

Les ganglions rétro-sternaux hypertrophiés longent les bords latéraux du manubrium sternal.

Les espaces scapulo-rachidiens correspondent surtout aux ganglions qui pénètrent avec les divisions bronchiques dans le hile du poumon :

(1) Lereboulet, *Recherches sur l'adénopathie bronchique, considérée comme signe de début de la phtisie pulmonaire*, 1874, p. 11.

(2) Je me suis convaincu de l'exactitude de ce rapport, en enfonçant perpendiculairement entre la troisième et la quatrième vertèbre des broches d'acier que j'avais fait fabriquer pour cet objet; alors on les voit arriver juste au-dessous de l'extrémité inférieure de la trachée. Ces broches m'ont servi également à préciser, après la mort, le siège exact des tumeurs ganglionnaires dont j'avais pendant la vie diagnostiqué l'existence et le siège.

les sus-bronchiques et les inter-bronchiques de M. Barety; ils correspondent encore aux ganglions trachéo-bronchiques inférieurs ou inter-trachéo-bronchiques; et dans les cas où les prétrachéo-bronchiques ou trachéo-bronchiques supérieurs ont acquis un développement très considérable, ils pourront, eux aussi, modifier la sonorité de ces régions (1).

5° *Modifications de la sonorité produites par l'adénopathie trachéo-bronchique.* — Quand des ganglions tuméfiés se développent dans des régions normalement sonores, le son qu'elles donnent par la percussion peut être modifié *dans son intensité, dans sa tonalité et dans son timbre.* Les deux premières modifications sont les plus importantes à connaître; elles sont du reste très souvent connexes : les sons aigus sont dans beaucoup de cas moins forts que les sons graves; et la qualité du son à laquelle nous donnons le nom de matité est un son à la fois très sourd et très aigu. Cependant, il n'en est pas toujours ainsi : un son aigu peut être plus intense, plus retentissant qu'un son plus grave; dans ces cas-là, l'appréciation de la tonalité déterminera le côté qui présente une sonorité anomale.

Celui qui présentera un son plus aigu sera le côté malade. J'ai vu bien souvent commettre des erreurs par des médecins qui ne tenaient pas compte de la tonalité : ils prenaient le côté le plus sonore pour le côté sain, sans faire attention que si le son y était plus fort, il y était en même temps plus aigu (2).

L'intensité du son est cependant la première modalité qu'on cherche à déterminer, et, en dehors des conditions que je viens de signaler, l'affaiblissement du son est un phénomène assez important pour que le plus grand nombre des médecins y attachent exclusivement leur

(1) Barety, *l. c.*, p. 164.

(2) Cette appréciation de la tonalité avait été indiquée par Avenbrugger; mais c'est le docteur Flint qui le premier en a fait connaître l'importance et la valeur. En France, Trousseau et le docteur Woillez en ont parlé les premiers; Woillez, en 1855, a consacré dans les *Archives* deux intéressants articles à l'étude de la tonalité, mais en repoussant l'application des lois physiques à cette étude, il me paraît avoir avancé un grand nombre de propositions qui me semblent inadmissibles. Je n'avais pas lu le travail de Woillez quand j'ai fait le mien sur ce sujet. J'y reviendrai dans la seconde édition des premiers volumes de ma *Clinique* qui se prépare en ce moment. Pour moi, après avoir connu les recherches du docteur Flint, je m'en suis constamment occupé dans mes leçons cliniques et je crois un des premiers avoir appliqué cette recherches de la tonalité, inaugurée par Flint, à l'étude des bruits morbides cardiaques et pulmonaires.

ention en pratiquant la percussion. Dans beaucoup de cas, cette don- e est suffisante pour le diagnostic, quoiqu'elle puisse, je viens de dire, conduire à des appréciations erronées. Au niveau des tumeurs nglionnaires, le son est plus faible, *plus obscur* que dans l'état rmal. Il peut même offrir le caractère auquel on a donné le nom de tité complète, *tanquam percussæ carnis*, disait Avenbrugger. Mais n'est pas le cas le plus commun, du moins dans les formes modérées. Le plus souvent, on constatera un affaiblissement notable de la norité avec élévation de la tonalité; et cette modification du *ton* peut e plus accusée que celle de *l'intensité du son*. Il est rare que les ux côtés soient modifiés au même degré, et l'adénopathie est plus mmune à droite qu'à gauche.

Si les modifications de la sonorité se correspondent très habituelle- nt dans les deux régions ganglionnaires antérieures et postérieures, te correspondance n'est pas constante, la région ganglionnaire droite ut être moins sonore que la gauche en avant, et plus sonore en ar- re, et *vice versâ;* cela dépend de la situation des groupes ganglion- res qui sont simultanément lésés des deux côtés.

Quand une des principales divisions des bronches est comprimée, esque toujours on constate un son tympanique du côté correspondant, is prononcé au sommet de la poitrine, et surtout en avant, dans les gions sus et sous-claviculaires. La diminution de l'aire respiratoire en paraît être la condition déterminante; peut-être, dans quelques s, peut-on l'attribuer à une complication d'emphysème (1).

1) Quelle est la cause de ce son tympanique, développé dans de pareilles cir- nstances? Il semble venir à l'appui de l'opinion de Skoda sur les conditions pro- ctrices de ce phénomène, imputable, suivant lui, à une diminution de la tension ra-pulmonaire. J'ai combattu ailleurs cette opinion. Comment admettre, en effet, e dans l'emphysème, dans le pneumo thorax, ou le tympanisme est ordinairement s accusé, la tension intra-thoracique ait diminué? Sans doute un excès de tension id le son si aigu qu'il devient mat; mais par des observations faites sur une malade einte de hernie du poumon, j'ai été conduit à conclure que le son tympanique it pour condition une certaine augmentation de la tension de l'air dans le poumon. résultat est d'ailleurs d'accord avec l'élévation de la tonalité, qui, dans le tympa- me, accompagne généralement l'augmentation de la sonorité. Cette tonalité, plus uë, suppose en effet une tension plus considérable ou de l'air ou des solides qui rent; et il serait contraire aux lois de la physique de supposer qu'une élévation de onalité put correspondre à une diminution de la tension, les autres conditions tant semblables.

Comment alors la compression d'une bronche-mère, qui gène l'accès de l'air dans

6° *Modifications de l'élasticité des parois thoraciques.* — Un autre renseignement très important pour le diagnostic, fourni par la percussion, et surtout par la percussion digitale, c'est l'appréciation des modifications d'élasticité. La résistance au doigt, ce qu'on peut appeler la *sensation sclérosique*, indique la diminution de l'élasticité ; elle en mesure le degré ; c'est ainsi qu'un épanchement constitué par un liquide presque incompressible, offrira une résistance beaucoup plus grande que celle d'un infarctus inflammatoire. Cette sensation confirmera les résultats acoustiques fournis par la percussion, et pourra même les compléter, s'ils sont insuffisants (1).

7° *Anomalies de la sensibilité.* — Comme la pression, et plus que la pression, la percussion pourra éveiller une sensibilité morbide au niveau des ganglions malades.

Chez quelques malades, M. Barety a observé, dans l'adénopathie, ce que j'ai souvent constaté dans la tuberculose en percutant le sommet de la poitrine, c'est que l'ébranlement de la partie malade pouvait provoquer des quintes de toux. Le choc des ganglions malades peut avoir une action plus directe et plus puissante.

§ 4. *Signes fournis par l'auscultation.* — A. *Dans les formes graves.* — Les modifications apportées aux bruits respiratoires par l'engorgement des ganglions varient suivant le siège et le développement de cet engorgement.

1° *Modifications dans l'intensité du bruit respiratoire.* — Dans le plus grand nombre des cas, le bruit respiratoire, du côté correspondant aux ganglions tuméfiés, est *plus faible, plus rude* et *plus aigu* que dans l'état normal ; il est moins expansif et moins moelleux. Cette *faiblesse du bruit respiratoire*, imputable à la compression que subissent les bronches, peut aller jusqu'au silence complet. Elle peut

le poumon, peut-elle produire du son tympanique? Je crois pouvoir l'expliquer par cette circonstance, que dans l'expiration, la capacité thoracique diminuant, la pression exercée par les ganglions sur les bronches doit augmenter, et que, par conséquent, l'expiration doit être encore plus difficile que l'inspiration.

Quoi qu'il en soit, j'affirme, pour l'avoir souvent vérifié, qu'avec les signes d'une tuméfaction des ganglions trachéo-bronchiques comprimant une des bronches-mères, j'ai presque toujours trouvé du tympanisme du côté correspondant, principalement au sommet de la poitrine.

(1) La sensation de résistance dont on attribue généralement la connaissance à Piorry a été nettement indiquée par Corvisart dans ses commentaires sur les aphorismes d'Avenbrugger.

être constatée dans tout un côté de la poitrine. D'autres fois, elle n'en occupe qu'une partie, et dans le reste du poumon, on pourra entendre une respiration supplémentaire. D'autres fois, le bruit vésiculaire normal pourra être remplacé par un *bruit plus fort, retentissant, mais rude, sec,* presque bronchique. Quelquefois l'affaiblissement du bruit respiratoire sera plus prononcé en avant qu'en arrière; le contraire a lieu le plus souvent.

Toutes ces nuances peuvent être expliquées par les rapports des ganglions malades avec les tuyaux aériens : si ceux-ci subissent une compression médiocre, la respiration ne sera qu'affaiblie. La rudesse et l'élévation de la tonalité résultent également du rétrécissement des bronches.

Si leur calibre est plus effacé, il y aura *absence complète du bruit respiratoire :* on la constatera dans tout un côté, si c'est une des bronches-mères qui est comprimée, dans une portion du poumon seulement, s'il s'agit d'une des divisions bronchiques secondaires; et alors une *respiration supplémentaire* se fera entendre dans les parties voisines, où l'air trouve un libre accès.

Mais les bronches sans être aplaties par des ganglions tuméfiés peuvent en être entourées; ceux-ci, en les enveloppant, renforceront et conduiront les vibrations sonores qu'a produites le courant d'air inspirateur, et en altéreront parfois le timbre : alors le bruit respiratoire sera fort, rude, presque tubaire; et ce caractère pourra se montrer dans l'inspiration comme dans l'expiration.

On pourra, en tenant compte de ces conditions diverses, expliquer toutes les variétés et toutes les combinaisons des bruits respiratoires que nous venons d'indiquer.

Il ne faut pas oublier que le plus souvent les engorgements ganglionnaires sont multiples, qu'outre ceux qui compriment les grosses bronches, d'autres, développés autour de divisions d'un petit diamètre, peuvent, à une modification plus étendue du murmure vésiculaire, ajouter des modifications partielles plus accentuées.

La faiblesse du bruit respiratoire est souvent plus marquée dans les grandes inspirations qui suivent la toux, quoique j'ai vu quelquefois le contraire se produire.

Les modalités respiratoires que je viens d'étudier se rapportent à l'inspiration.

2° *Caractères de l'expiration.* — Dans les mêmes conditions l'*expiration* qui est habituellement presque silencieuse s'*exagère,* se *pro-*

longe et le bruit qui l'accompagne peut retentir dans tout un côté ou dans une portion étendue du poumon. C'est dans les régions ganglionnaires qu'il offre son maximum ; et quand il est appréciable au delà de leurs limites, il diminue généralement à mesure qu'on s'en éloigne.

Souvent l'expiration est sifflante, soufflante ou se termine par un ronchus ; mais bien que plus communes dans l'expiration, comme ces modalités peuvent se montrer aussi dans l'inspiration, nous les étudierons à part pour en indiquer les différentes nuances et la signification.

3° La *respiration saccadée* coïncide quelquefois avec l'adénopathie trachéo-bronchique, on l'observe plus souvent pendant l'expiration. Chez le plus grand nombre des malades qui m'ont présenté ces saccades respiratoires, j'ai constaté que le second temps, celui qui suivait ces saccades était plus aigu que celui qui les précédait ; et il n'est pas rare de rencontrer cette *tonalité ascendante* du bruit respiratoire même dans les cas où ce bruit est continu (1). Ce caractère, qui paraîtra peut-être un peu subtil, me semble présenter quelque intérêt, car quand on le rencontre très accentué, il témoigne de la compression des bronches qui doit augmenter soit à la fin de l'inspiration soit à la fin de l'expiration, par la distension complète du poumon dans le premier cas, par le resserrement complet des parois thoraciques dans le second (2).

4° *Modifications dans le timbre du bruit respiratoire.* — En même temps qu'il est affaibli, le *bruit respiratoire est généralement rude, âpre*, quelquefois rauque et comme râpeux ; quelquefois même il donne la sensation d'une sorte de *frottement roncheux.* Cette rudesse s'explique soit par le relief que les ganglions tuméfiés font dans la cavité du tube aérifère en refoulant sa paroi, soit par la congestion, quelquefois même par l'inflammation qu'ils provoquent à leur niveau dans la membrane muqueuse de la bronche comprimée. Nous verrons, en nous occupant de l'anatomie pathologique, que l'irritation et les troubles circulatoires, imputables au voisinage des ganglions malades, peuvent aller jusqu'à l'extravasation sanguine, à l'ulcération et à la nécrose des parois bronchiques ; mais si ces dernières lésions sont rares, la congestion y est commune.

Cette rudesse du bruit respiratoire augmente parfois après la toux ; elle

(1) Ce caractère ascendant du bruit respiratoire m'a paru exister quelquefois à un faible degré dans l'état physiologique. — V. observ. IV-XX.

(2) On peut imiter ce phénomène en soufflant dans un cylindre de papier qu'on comprime entre ses doigts.

est le premier degré du bruit roncheux qu'il n'est pas rare d'observer dans les régions ganglionnaires.

L'*expiration*, comme nous l'avons dit, peut se terminer par un gémissement roncheux (Obs. VIII) ou par un sibilus qui semble en être le prolongement (1). — Quelquefois on entendra au niveau des ganglions affectés, des râles sibilants et ronflants, dont la localisation constante ou seulement fréquente dans cette région accusera l'état congestif de la membrane muqueuse. J'ai entendu quelquefois de ces bruits secs, isolés qu'on pourrait appeler bruits de soupape ou de décollement et qui ne sont pas rares au début de la tuberculose.

Très souvent des *bruits de souffle* terminent ou remplacent le bruit respiratoire. Dans ce cas, comme dans tous ceux où on les perçoit, ils indiquent entre les bronches et la paroi thoracique la présence d'un milieu meilleur conducteur du son que le tissu pulmonaire. On peut les entendre dans les deux temps du mouvement respiratoire, mais le plus souvent ils accompagnent l'expiration (V. observ. II-VII-XXII-XXX).

Le plus ordinairement limités à la région ganglionnaire, ils peuvent retentir au delà, être entendus dans la fosse sus-épineuse, dans la partie interscapulaire des gouttières vertébrales, et se transformer dans le reste de la poitrine en *expiration prolongée*. Assez souvent ils ne sont perceptibles qu'au niveau des lames vertébrales ou près des bords du sternum dans le voisinage de l'articulation sterno-claviculaire. On évitera, en appliquant l'oreille sur cette dernière région d'empiéter sur le manubrium sternal pour ne pas confondre ces souffles accidentels avec le bruit normal de la trachée. Si on a quelque doute sur leur origine il faut écouter comparativement les deux côtés, où très rarement les engorgements ganglionnaires présentent le même développement.

Souvent, quand le bruit du souffle est peu intense, il paraît éloigné et pourrait être confondu avec le bruit buccal des grandes respirations; mais si on consulte les deux côtés, on constate qu'il n'est perceptible que de celui où existent les autres signes d'un engorgement ganglionnaire, et que, s'il est le retentissement du bruit buccal, il est transmis à l'oreille par la paroi thoracique superposée aux glandes tuméfiées.

Ce souffle peut présenter de grandes variétés d'*intensité*, de *tonalité* et de *timbre* correspondant au degré de rétrécissement des tubes aérifères, et au développement de la masse ganglionnaire qui les enveloppe

(1) Observ. VIII-XXVIII, X. M. le docteur Lereboulet a confirmé ce fait par ses observations personnelles.

aussi bien qu'aux rapports de cellè-ci avec la trachée, avec les bronches-mères ou avec le rachis. Il est parfois sifflant, aigu, doux ou rude; il est quelquefois assez fort pour simuler un souffle bronchique, caverneux ou même amphorique(1). En même temps, s'il y a une congestion broncho-pulmonaire du lobe supérieur, on pourra croire à un infarctus tuberculeux en voie d'élimination.

OBS. II. — Je me rappelle avoir été appelé par deux éminents confrères auprès d'une de leurs parentes, grosse, forte, bien constituée quoiqu'un peu lymphatique, sans antécédents suspects dans sa race : elle était depuis plusieurs semaines atteinte d'une bronchite avec râles sibilants et bulleux dans toute la poitrine, mais beaucoup plus nombreux, plus concentrés, plus constants au sommet du côté droit et surtout dans les régions sus-épineuse et scapulo-rachidienne, où ces râles accompagnés de souffle tubaire prenaient le caractère cavernuleux. Après avoir constaté les signes très accentués d'une adénopathie trachéo-bronchique de ce côté, j'attribuai à cette complication et la concentration plus grande des signes de la bronchite dans cet espace, et cette espèce de gargouillement bronchique qu'on entend dans tous les cas où des râles muqueux se font entendre mêlés à du souffle bronchique(2). Je portai un pronostic favorable qui ne tarda pas à être justifié et depuis plusieurs années n'a pas été démenti.

Chez une malade affectée d'adénopathie symptomatique d'un syphilome laryngien, et dont je rapporterai plus loin l'observation, le souffle expirateur était très fort mais intermittent, et je m'aperçus que l'apparition et la disparition de ce bruit morbide dépendaient de la position de la tête : le souffle était très fort quand la malade la tenait dans l'extension, c'est-à-dire quand la trachée était tendue sur la convexité de l'arc formé dans cette position par le corps des vertèbres, et appuyait sur la tige osseuse les ganglions qui l'enveloppaient. Je pouvais à volonté faire paraître et disparaitre ce souffle, qui était très intense, et j'ai fait constater ce phénomène par un grand nombre de personnes (V. observ. XXXI).

Ainsi, comme je l'ai dit ailleurs, les rapports de la trachée avec le corps des vertèbres et avec les ganglions voisins, la tension et la mobilité du tuyau trachéal peuvent changer avec les positions du cou; il n'est donc pas étonnant que la compression des tubes aérifères et la

(1) Barety, p. 173.

(2) Comme dans la pneumonie catarrhale, dans la pneumonie fibrineuse au troisième degré ou dans la pleurésie compliquée de bronchite.

conduction des bruits qui s'y produisent puissent varier avec ces positions.

Obs. III. — J'ai vu un malade chez lequel on constatait un son obscur au niveau des premières lames vertébrales dorsales et de la lisière du manubrium sternal du côté gauche. Dans la région sous-claviculaire et surtout dans les régions sus-épineuse et scapulo-rachidienne, on entendait une espèce de bruit de frottement constitué par de gros craquements secs qui accompagnaient l'inspiration et retentissaient dans une grande partie du lobe supérieur du poumon gauche ; au niveau de ce lobe le murmure vésiculaire était *faible, aigu*, suivi d'expiration prolongée. Cette faiblesse et cette acuité augmentaient, et surtout les craquements devenaient beaucoup plus forts quand le malade renversait la tête en arrière; quand il la tenait infléchie en avant ces phénomènes diminuaient notablement.

Le souffle, pendant l'inspiration, offre quelquefois le caractère du *bruit de succion, il est humé*. (V. observ. XIX-XXVI.)

5° *Durée de ces phénomènes*. — Ces phénomènes comme l'adénopathie qui les cause peuvent persister pendant un grand nombre d'années.

Obs. IV. — Ainsi, en 1867, je fus consulté par un homme de quarante ans qui présentait une pharyngite glanduleuse avec élongation de la luette, de la toux et de l'oppression, on percevait sous la clavicule droite une expiration très exagérée, sifflante, musicale, mais en même temps saccadée à deux tons. Les Eaux-Bonnes, un gargarisme iodé améliorèrent beaucoup la situation; la toux et l'oppression furent considérablement atténuées; mais forcé par ses fonctions d'inspecteur des ports de s'exposer aux intempéries atmosphériques, il eut sous une forme amoindrie d'assez fréquentes rechutes. Dans l'espoir de les prévenir, dix ans après il vint me consulter de nouveau. Sa santé générale était bonne; je constatai comme la première fois une pharyngite glanduleuse avec élongation de la luette et une matité très accusée dans la région ganglionnaire droite où la respiration était faible. Sous la clavicule droite, je retrouvai cette même expiration sifflante, musicale, à deux tons séparés par une saccade, que j'avais consignée dans la note que je lui avais remise dix ans auparavant. Je l'engageai à se faire exciser la luette qui se repliait sur la base de la langue et à se rendre aux eaux de Challes.

Il n'y avait aucun signe d'affection du parenchyme pulmonaire. J'attribuais à sa pharyngo-laryngite l'engorgement des ganglions : il est à peu près certain que, pendant ce long intervalle de temps, s'il avait eu quelque germe d'affection diathésique, elle se serait développée au milieu des conditions défavorables où il était placé.

6° *Modifications de la voix.* — Comme Woillez l'a remarqué (1) la voix peut être *soufflée :* chaque mot articulée par le malade est suivi d'un léger souffle ; le même phénomène peut se produire après la toux.

La tuméfaction des ganglions qui entourent la partie inférieure de la trachée et les bronches y crée des conditions de résonnance et de transmission anomales pour tous les bruits qui se produisent dans ces conduits aériens, ou même dans leur voisinage.

7° *Autres anomalies perçues par l'auscultation.* — La voix, la toux retentissent d'une manière exagérée : elles deviennent *bronchophones.* Chez un emphysémateux affecté d'adénopathie, les ronchus qu'on entendait dans toute la poitrine retentissaient d'une manière anomale au niveau des ganglions malades. Dans quelques cas, les ganglions engorgés conduiront les bruits cardiaques. (V. observ. XI-XXIX.) Le Dr Barety a signalé le retentissement et l'exagération du bruit produit par la déglutition, au niveau des ganglions tuméfiés. On constate ce phénomène en auscultant successivement les deux régions scapulo-rachidiennes pendant que le malade avale un peu d'eau ou de salive.

Une de ses malades se plaignait d'un retentissement incommode de la voix entre les deux épaules (2).

J'ai entendu quelquefois au sommet droit de la poitrine sous la clavicule, chez des tuberculeux, des bruits de frottement artériels que j'ai supposés pouvoir être imputés à la compression exercée sur l'artère sous-clavière par les ganglions qu'on trouve dans cette région (Observ. XXI).

Comme je l'ai dit, il y a longtemps, sans avoir eu l'occasion de le vérifier, il y aurait lieu de chercher si l'engorgement des ganglions ne jouerait pas un rôle dans la production de ces bruits caverneux ou amphoriques qu'on a entendus quelquefois à la racine des bronches, compliquant des pleurésies.

Plusieurs fois j'ai observé dans les régions ganglionnaires ce retentissement qui suit la toux et se limite dans un point de la poitrine, auquel j'ai donné le nom d'*écho de la toux* et qui m'a paru se rapporter à des indurations du tissu pulmonaire.

J'ai, chez quelques malades, quand la tuméfaction des ganglions était considérable, constaté à leur niveau une diminution ou une absence

(1) Laënnec avait déjà signalé et décrit la voix soufflée et, sans parler de l'adénopathie bronchique, il avait indiqué les conditions physiques dans lesquelles on observe cette modification de la voix. *L. c.*, p. 59.

(2) Barety, *Nouvelles recherches sur l'adénopathie*, etc..

complète de la transonnance qu'on constate à l'aide de l'auscultation plessimétrique.

Parmi les signes acoustiques de l'adénopathie trachéo-bronchique, je signalerai encore les gémissements nocturnes pendant le sommeil, dont je crois avoir, le premier, signalé la fréquence dans la coqueluche. Ils sont loin d'être constants chez les malades atteints d'adénopathie trachéo-bronchique, mais on les observe souvent. Chez les phtisiques ils sont très fréquents. Mais chez ces malades, l'angoisse respiratoire que ces gémissements accusent pourrait être attribuée à la lésion tuberculeuse du poumon, bien que l'engorgement ganglionnaire complique presque toujours l'affection pulmonaire. Dans la coqueluche et dans d'autres circonstances où l'adénopathie trachéo-bronchique est très prononcée, sans qu'il y ait d'altération grave des organes respiratoires, ces gémissements sont très communs. Sont-ils l'expression du malaise produit par la gêne de la respiration? ou bien rentrent-ils dans la catégorie des phénomènes spasmodiques qui résultent de l'irritation du pneumogastrique? Cette dernière hypothèse ne me paraît pas invraisemblable (V. observ. VIII).

Un autre phénomène, que nous allons retrouver fréquemment dans les formes les plus graves, se rencontre quelquefois dans les formes modérées auxquelles se rapporte presque exclusivement tout ce que j'ai dit jusqu'ici des signes fournis par la percussion et par l'auscultation : c'est un sifflement inspirateur et intermittent. En dehors des adénopathies *suffocantes*, je ne l'ai observé que deux fois et chez des enfants.

Obs. V. — Chez l'un, ce sifflement se faisait surtout entendre à la suite des mouvements qui n'en paraissaient pas autrement gênés; on constatait chez lui les signes d'une adénopathie trachéo-bronchique du côté gauche.

Obs. VI. — Chez l'autre, âgé de quatre ans, dont les ganglions du côté droit était tuméfiés, depuis quatre mois l'inspiration devenait sifflante, singultueuse et entrecoupée pendant son sommeil ou toutes les fois qu'il prenait *la position horizontale*. Quand il était debout, il pouvait monter et courir sans essoufflement notable. Cet accident était survenu à la suite d'un rhume; il est permis de supposer que l'horizontalité agissait, comme le faisait l'extension de la tête dans un des cas précédemment cités, en modifiant les rapports de la trachée avec les ganglions tuméfiées.

B. *Anomalies de la sonorité et du bruit respiratoire dans les formes graves.* — Quand les ganglions forment des tumeurs considérables, il est évident que les signes fournis par la percussion seront plus accentués et seront perçus dans une étendue proportionnelle à leur volume. M. Fonssagrives, qui ne croit pas à la valeur des signes fournis par la percussion, note dans plusieurs de ses observations l'exagération de la sonorité ; elle pouvait être imputable au développement de l'emphysème qui, chez plusieurs de ses malades, est venue compliquer l'adénopathie ; mais ce pouvait être aussi ce son tympanique dont j'ai signalé la fréquence et cherché à expliquer les conditions productrices.

Il a signalé aussi et j'ai observé moi même un bruit de sifflement respirateur entendu à distance, qui semble partir du fond de la gorge et accompagner chaque inspiration (1). Sa coïncidence avec la dyspnée à pu faire penser à un œdème de la glotte.

Un phénomène qui s'est montré chez presque tous les malades dont il a rapporté l'observation est un gros ronchus sonore, bruyant, indiqué et regardé comme caractéristique par Barthez et Rilliet. « Il est entendu à distance, retentit dans toute la poitrine à l'auscultation et peut masquer le bruit respiratoire. Il diffère par son timbre et par son intensité des râles ronflants et sibilants. Il est remarquable par sa persistance, tandis que le râle sibilant résultant d'une simple bronchite disparaît en général au bout de peu de temps et se déplace facilement » (2).

Ce ronchus sonore coïncide avec l'inspiration et la termine ; il constitue une espèce de cornage et il se présente à l'auscultation avec les caractères d'un gémissement roncheux dont le point de départ peut être rapporté à une des régions ganglionnaires où il présente son maximum. Il coïncide ordinairement avec des accès d'oppression qui reviennent surtout sous l'influence des mouvements, quelquefois sous celle du decubitus dorsal et du sommeil, dans ces formes qui aboutissent presque toujours à une terminaison funeste. Quand ces accidents ont duré un certain temps, des signes de congestion bronco-pulmonaire ou d'emphysème s'ajoutent aux phénomènes que nous venons d'indiquer.

Des râles bulleux peuvent être entendus dans la trachée, accusant la difficulté de l'expectoration. M. Fonssagrives les a vus augmenter pendant les accès de dyspnée, et après l'ingestion des aliments.

Parmi les phénomènes morbides que nous venons de signaler, il y

(1) Fonssagrives, *l. c.* — Voy. mes observ. V, VI, VII, VIII, XI, XIV, XVI, XXX, XXXI.

(2) Barthez et Rilliet. *Traité des maladies des enfants*, t. III, p. 627. V. obs. VII.

en a dont l'explication s'impose à l'esprit; pour d'autres, leur cause immédiate est moins évidente et demande à être étudiée. Tels sont l'*inspiration sifflante*, le *ronchus guttural*, le *cornage*. Legroux père, en 1849, dans un travail sur la compression des nerfs pneumo-gastriques et laryngés par des tumeurs, au nombre desquelles il range les ganglions tuberculeux, avait attribué à cette compression non seulement l'aphonie, l'enrouement, mais encore *un bruit de frôlement laryngé* (1).

Underwood a vu deux enfants qui avaient présenté une inspiration rauque et chez lesquels il a constaté après la mort que les nerfs récurrents étaient comprimés (1).

Hourmann fils, dans sa thèse soutenue en 1852, attribue les phénomènes que nous indiquions plus haut, aussi bien que les symptômes de la laryngite striduleuse, à une paralysie plus ou moins complète des muscles glottiques. Elle serait due à la compression que font subir aux nerfs récurrents des ganglions bronchiques engorgés. Il cite un fait curieux communiqué à son oncle, le professeur Bérard, par M. Bascle alors interne des hôpitaux.

« Il y avait à Bicêtre un homme qu'on avait surnommé le *râleur*, à cause du bruit qu'il faisait entendre, quand il aspirait l'air dans sa poitrine, acte très laborieux chez lui, tandis que l'expiration était très facile. Il mourut, et à l'autopsie on constata que le nerf laryngé inférieur gauche disparaissait complètement dans une tumeur brune et dure dans laquelle il était incorporé. » Ainsi, ajoute Hourmann, la paralysie du récurrent d'un seul côté avait suffi pour rendre la respiration râlante (2).

On peut ajouter que, très vraisemblablement, cette tumeur dure et brune était constituée par des ganglions indurés et pigmentés.

C'est donc selon toute probabilité à la paralysie ou à la parésie des nerfs recurents qu'on doit attribuer le sifflement et l'inspiration roncheuse.

Tels sont les signes de l'adénopathie trachéo-bronchique : nous allons maintenant en étudier les autres symptômes, c'est-à-dire les troubles fonctionnels qu'on peut lui imputer

(1) Legroux, *Archiv. de méd.*, *l. c.*. p. 197.

(2) *Thèse d'Hourmann*, 1832. Barety, *l. c.*, p. 197.

CHAPITRE V

TROUBLES FONCTIONNELS PRODUITS PAR L'ADÉNOPATHIE TRACHÉO-BRONCHIQUE

Nous avons mis en première ligne les anomalies extérieures et les signes physiques qui fournissent au diagnostic les données les plus importantes. Parmi les troubles fonctionnels ou symptômes qui dépendent de cette affection, nous étudierons d'abord ceux qui sont la conséquence immédiate et fréquente de l'engorgement ganglionnaire, et ensuite ceux qui, bien que développés sous l'influence de la même cause, en sont un effet moins prévu et dans tous les cas plus rare.

Les rapports anatomiques des ganglions trachéo-bronchiques nous ont fait pressentir sur quels organes s'exercerait principalement leur action nocive quand ils se tuméfient, débordent leurs limites naturelles et empiètent sur l'espace destiné aux organes voisins, ou quand ils irradient sur ces organes l'irritation dont ils sont le foyer. Les conduits aériens et les nerfs qui leur sont accolés seront les premiers à souffrir de cet envahissement.

Les gros vaisseaux situés dans le médiastin, plus souples, plus flexibles, moins fixes dans la place qu'ils occupent, pourront plus longtemps l'éluder, mais ils finiront par être atteints.

Les troubles fonctionnels, que provoquent les ganglions malades dans les organes qui leur sont contigus, varieront nécessairement : 1° suivant le degré de leur tuméfaction; 2° suivant la rapidité avec laquelle elle s'accomplit; 3° suivant le retentissement plus ou moins intense de l'irritation ganglionnaire sur les tissus voisins. La première de ces propositions est si évidente qu'il est inutile de s'y arrêter :

toute autre sera la gêne produite par une tumeur grosse comme une fève, et par celle qui peut égaler le volume du poing.

La seconde condition n'est pas moins importante, et les effets produits ne seront pas les mêmes, quand, dans son développement très rapide, la tumeur ganglionnaire surprendra, pour ainsi dire, inopinément les organes, ou quand son évolution sera lente, progressive, et permettra aux tissus vivants de s'habituer, en quelque sorte, à ce voisinage anomal, jusqu'à ce que l'obstacle absolu apporté à leurs fonctions marque la limite de leur tolérance (1).

La direction dans laquelle s'exerce la pression, le point sur lequel elle porte, doivent être également pris en considération, surtout s'il s'agit de troncs nerveux à fonctions multiples, comme le pneumogastrique.

Enfin, il ne faut pas voir, dans les troubles fonctionnels que les ganglions altérés développent autour d'eux, une action exclusivement mécanique. Assurément, il faut faire à celle-ci la plus grande part; elle doit être la première conséquence de l'adénopathie; mais il ne faut pas oublier que ces ganglions sont vivants et malades, qu'aux effets physiques et traumatiques en quelque sorte, qu'ils produisent en se tuméfiant, peut, doit s'ajouter une action vitale, une irradiation de l'irritation dont ils sont le foyer, et que, s'ils sont enflammés, l'inflammation est un processus envahissant que le traumatisme d'ailleurs suffit à faire naître.

Bien plus, je ne trouve pas invraisemblable que, suivant la modalité morbide de l'affection ganglionnaire, l'action produite sur les nerfs que ces ganglions enveloppent puisse varier, et que l'irritation causée par une adénite strumeuse ne soit pas identique à celle dont une adénite aiguë ou une adénite morbilleuse sont le point de départ (2).

(1) Si la compression d'une grosse bronche se fait très lentement, les autres parties du poumon s'habitueront graduellement à la suppléer, ce qui n'aura pas lieu si la compression est presque subite. Le même phénomène se produit dans les épanchements pleuraux.

(2) Un de mes éminents confrères de Londres, le docteur Cheadle, dans l'examen critique d'un article publié par moi dans le *British medical Journal*, en 1879 (*Enlargement of the bronchial lymphatic glands with relation to hooping cough*, 25 octobre 1879) déclare que cette hypothèse est inconcevable. Certainement c'est une hypothèse, et je l'ai présentée comme telle; c'est une question que je pose sans la résoudre; mais je ne trouve pas qu'elle dépasse les limites de la raison. Est-ce que l'impression produite sur les nerfs extérieurs par différentes substances ne varie pas suivant ces substances? est-ce que la farine de lin et la farine de moutarde produisent les mêmes effets sur les nerfs cutanés? etc.

Nous décrirons d'abord les troubles de sensibilité, bien petite partie des troubles d'innervation dont l'adénopathie peut être la cause, mais ce sont ceux qui se présentent sous la forme la plus simple et la plus incontestable; les autres seront étudiés à l'occasion des différents appareils dont les fonctions peuvent être troublées par l'affection ganglionnaire.

§ 1. *Troubles de la sensibilité.* — Les sensations douloureuses signalées par les auteurs qui ont décrit les formes les plus graves de l'adénopathie ne se rencontrent guère que dans ces formes : c'est une douleur au niveau du sternum, d'autres fois, une sensation de gêne, de pesanteur, de pression ou de chaleur dans la même région, quelquefois une titillation pénible rapportée au siège des ganglions (1). La douleur peut s'exaspérer sous l'influence de l'ingestion des aliments ou de certaines attitudes (2). Un des malades observés par M. Fonssagrives éprouva pendant longtemps, avant l'explosion des phénomènes dyspnéiques, des douleurs dans le côté de la poitrine correspondant aux ganglions malades, qu'il apaisait un peu en se tenant sur son séant (3).

Dans les formes moyennes, les sensations douloureuses sont beaucoup plus rares et beaucoup moins accentuées; cependant on peut les y observer. J'ai vu un malade qui, en renversant la tête en arrière, éprouvait, avec de la dyspnée, une sensation douloureuse qui retentissait dans la région épigastrique.

On constate quelquefois une sensibilité morbide sur les trajets des nerfs pneumogastriques et diaphragmatiques en appuyant le doigt dans l'intervalle des deux attaches inférieures du sterno-cléido-mastoïdien (4). Chez une de mes malades, cette hyperesthésie se retrouvait à l'épigastre, dans le point qui correspond à l'épanouissement du nerf phrénique.

Un de mes malades avait éprouvé pendant plusieurs semaines une douleur qui, partant de la partie supérieure droite du sternum, retentissait en arrière dans la gouttière vertébrale du même côté, précisément au niveau des deux points où la percussion et l'auscultation indiquaient l'existence d'engorgements ganglionnaires.

(1) Leblond, *l. c.* Un des malades de Cayol croyait sentir un corps dur placé derrière le sternum (v. *Thèse de Barety*, p. 162.

(2) Fonssagrives et Leroy de Méricourt, *l. c.* p. 7.

(3) *Id.*, p. 7.

(4) Indiqué par le docteur Peter, signalé dans deux de mes observations (Observ. XXII-XXVII).

Un autre, en même temps qu'on constatait de la tuméfaction dans la région sus-claviculaire gauche, y accusait une douleur qui se faisait sentir en même temps dans la région scapulo-rachidienne du même côté. Un troisième éprouvait de la gêne dans le côté correspondant à l'adénopathie, pendant les grandes inspirations.

Le docteur Barety a observé quelquefois une sensation de pesanteur au niveau du sternum (1); mais, je le répète, si ces troubles de la sensibilité sont habituels et presque inévitables, quand des tumeurs volumineuses compriment les organes renfermés dans le médiastin, elles sont rares dans les adénopathies moyennes.

Je ne mets pas sur le compte de cette affection les nombreuses complications névralgiques, et surtout les névralgies intercostales que je trouve indiquées dans un grand nombre de mes observations ; il ne faut pas oublier cependant que souvent les affections profondes des cavités splanchniques sont accompagnées de névralgies superficielles. Le Dr Fonssagrives a vu la dyspnée et les autres troubles fonctionnels, caractéristiques de l'engorgement ganglionnaire, précédés d'une névralgie cervico-occipitale très violente, du côté correspondant aux ganglions lésés; un autre de ses malades se plaignait de douleurs thoraciques très intenses qui ont persisté pendant toute la durée de la maladie. Un de mes malades, atteint d'adénopathie du côté gauche, a éprouvé en même temps qu'une douleur sous-sternale, une névralgie intercostale de ce côté.

§ 2. *Lésions fonctionnelles de l'appareil respiratoire.* — L'appareil respiratoire est le plus souvent et, habituellement, le premier lésé dans ses fonctions par l'engorgement des ganglions trachéo-bronchiques. La dyspnée et la toux sont les manifestations les plus communes de cette impression pathogénique.

I. Dyspnée. — La dyspnée est, dans beaucoup de cas, le symptôme le plus saillant et le plus important de l'affection ganglionnaire, elle peut précéder les autres symptômes. Elle ne se montre d'abord que pendant les mouvements violents : la marche sur un plan ascendant (2), la course, les efforts. Les malades ne supportent pas les exercices vocaux prolongés (3), la lecture à haute voix, la conversation, le chant; ils éprouvent, quand ils veulent s'y livrer, une fatigue inaccoutumée.

(1) Barety, *l. c.*, p. 162.

(2) Voyez observ. VII.

(3) Observ. VI

Cette dyspnée est quelquefois accompagnée d'une sensation de resserrement à la base du cou et dans toute la poitrine (1).

A un degré plus avancé, la gêne de la respiration devient plus intense : des efforts, des fatigues, l'impression du froid, un rhume, amènent des crises de dyspnée accompagnées d'anhélation, d'une inspiration bruyante et quelquefois d'un sifflement perceptible à distance après l'inspiration (2). D'autres fois, l'ingestion des aliments suffit pour ramener ces accidents; la déglutition est difficile, et la dysphagie se joint alors à la dyspnée (3).

Quelle que soit la cause qui la provoque, celle-ci se montre habituellement par accès pendant lesquels le malade ne peut supporter la position horizontale (4); et même, dans leurs intervalles, il a besoin d'avoir dans son lit la tête élevée. Ces accès ne sont pas toujours, mais ils sont très souvent accompagnés de toux, ordinairement sèche, quinteuse, quelquefois coqueluchoïde, qui revient surtout le matin et le soir (5), parfois suivie d'une expectoration difficile, qui soulage le malade.

Quelquefois la violence et la durée de ces crises dyspnéiques, une certaine périodicité dans leur retour, les a fait prendre pour des accès d'asthme. Cette périodicité était si régulière dans un cas rapporté par le Dr Daga, qu'on crut devoir administrer au malade du sulfate de quinine. Un des malades, dont M. Fonssagrives a rapporté l'histoire, avait été consideré comme atteint d'*asthme essentiel*. La dyspnée adénopathique diffère de l'asthme, dit M. Lereboullet, « parce qu'elle s'exprime par une succession rapide de mouvements d'inspiration et d'expiration, coïncidant parfois avec une remarquable lenteur du pouls, tandis que dans l'asthme, les inspirations lentes, suspirieuses, accompagnées d'une contraction convulsive des muscles inspirateurs et d'abaissement du diaphragme, sont suivies d'expirations longues, lentes et suspirieuses » (6).

Cette ingénieuse analyse des mouvements respiratoires dans les deux maladies répond certainement à une classe de faits nombreux;

(1) Barety, *l. c.*, p. 177.

(2) Observ. V, VI, VII, VIII, XXIX, XXX, XXXI.

(3) Le docteur Fonssagrives avait signalé cette circonstance; elle est notée dans mes observations VII, XI, XII, XXIX.

(4) Obs. VIII, XI, XX.

(5) Obs. X.

(6) Lereboullet, *l. c.*, p. 29.

mais la multiplicité des causes qui peuvent produire la dyspnée dans l'adénopathie (compression des tuyaux aériens, des vaisseaux, des nerfs), les nombreuses complications qui peuvent s'y ajouter (bronchite, emphysème, rétrécissement de la glotte) peuvent modifier le type respiratoire de bien des manières, et il ne faut pas s'attendre à rencontrer toujours ces caractères si nettement tranchés, et si bien décrits par M. Lereboullet.

Si dans quelques cas ces crises dyspnéiques revêtent les apparences d'accès d'asthme, dans d'autres ils peuvent simuler les symptômes de l'angine de poitrine (1).

Le docteur Barety, qui a le premier signalé cette *forme angineuse*, a cru pouvoir l'expliquer, chez un phtisique qui l'avait présentée, par une irritation du pneumogastrique droit, congestionné et adhérent à des ganglions tuméfiés et dégénérés. Une autre de ses malades éprouva pendant six mois, à des intervalles irréguliers, des douleurs intenses au niveau de l'articulation sterno-claviculaire gauche avec irradiations du côté du cou, de l'épaule et du bras gauche. Ces crises de douleurs, accompagnées de palpitations (2) étaient suivies de lourdeur du bras et d'engourdissement de la paume de la main pendant leur période d'acmé.

Il n'est pas rare que ces accès de dyspnée surviennent pendant la nuit, et éclatent au moment où le malade se réveille, d'autant plus violents parfois que le sommeil aura été plus prolongé.

On a cherché à expliquer la forme paroxystique d'une maladie dont la cause est persistante et continue. On a pu, dans quelques cas, l'attribuer à des poussées congestives qui augmentent le volume des ganglions et exagèrent leur action nocive sur les organes voisins : cette explication convient aux cas où la crise se développe à l'occasion d'un rhume ou d'un refroidissement. Leur périodicité nocturne, suivant quelques médecins, pourrait être due, chez les malades fébricitants, au retentissement sur la congestion ganglionnaire, du paroxysme fébrile, qui se montre habituellement la nuit.

Une autre hypothèse pour expliquer ces paroxysmes de dyspnée fait intervenir l'accumulation des sécrétions bronchiques sous la double influence du rétrécissement des conduits aériens qui rend la progression plus difficile et de l'affaiblissement de leurs fibres musculaires porté parfois jusqu'à la parésie; alors surviendraient la toux et les efforts expirateurs

(1) Barety, *l. c.*, p. 193.
(2) *Id.*, *Nouvelles études sur l'adénopathie trachéo-bronchique*, p. 5.

expulsifs, jusqu'à ce que ces mucosités aient été rejetées au dehors par une sorte de vomissement. Mais si telle est, dans certains cas, la condition pathogénique de ces accès de dyspnée, le plus grand nombre ne peut être expliqué de cette manière; et, comme nous le verrons bientôt, cette accumulation de mucosités pourrait bien n'être, en partie du moins, qu'un phénomène secondaire.

Enfin l'irritation du pneumogastrique par les ganglions malades peut introduire un élément nerveux dans ce syndrome morbide, et l'intermittence est un caractère essentiel de tous les actes nerveux physiologiques ou morbides.

En tenant compte de toutes ces conditions, je crois qu'il faut faire une grande part à l'obstacle mécanique opposé par la compression des bronches à l'entrée de l'air dans les poumons. A l'appui de cette opinion qu'il partage, M. Barety rappelle que chez un malade atteint d'adénie, auquel Trousseau crut devoir pratiquer l'opération de la trachéotomie, on n'obtint de soulagement, et la respiration ne se fit mieux que lorsque la canule, d'ailleurs d'un petit volume, eût franchi un obstacle qui s'opposait à son passage (1). Cependant, comme nous le verrons plus loin, la parésie ou l'irritation du nerf récurrent, en empêchant, dans le premier cas, la dilatation de la glotte, en provoquant, dans le second, une contracture des muscles glottiques peut devenir une cause très importante de dyspnée.

La compression des nerfs phréniques par des ganglions tuméfiés et altérés peut quelquefois causer la dyspnée, en affaiblissant ou même en paralysant complètement l'action du diaphragme. Dans ce dernier cas, le malade peut succomber à une asphyxie progressive avec des accès de suffocation. Andral en a observé un exemple : les deux nerfs diaphragmatiques étaient transformés en cordons ligamenteux.

II. Les accès de dyspnée violente ne se montrent que rarement et d'une manière passagère dans les adénopathies moyennes : les cas où on les observe serviront de transition entre ces formes moyennes et les formes les plus graves, ou *suffocantes*.

Dans ces dernières la dyspnée est le phénomène dominant, celui qui, dans l'absence de lésions cardiaques ou pulmonaires, pouvant en rendre compte, devenait le fondement principal du diagnostic. Malgré la précision et la netteté des signes fournis par l'auscultation et par la percussion, elle en reste un élément important, ou du moins, si elle est insuf-

(1) Barety, *l. c.*, p. 178.

fisante pour nous faire conclure à l'existence d'un engorgement ganglionnaire, elle dirige vers la possibilité de cette lésion l'attention du médecin.

La dyspnée atteint dans ces cas des proportions considérables. Si elle revient d'abord par accès sous l'influence des circonstances diverses que nous avons énumérées plus haut, ces accès, d'abord intermittents, deviennent de plus en plus violents, de plus en plus fréquents; la moindre cause les rappelle, ils finissent par n'être plus que les paroxysmes d'un état dyspnéique habituel et persistant.

Pendant les accès, la gêne respiratoire est quelquefois portée à un degré tel que le malade semble menacé d'une suffocation immédiate : sa figure turgescente, livide, offre tous les caractères de l'asphyxie: ses lèvres sont tuméfiées et cyanosées, ses yeux saillants et injectés; sa physionomie exprime l'angoisse et la terreur. Il se tient assis, immobile, le cou incliné en avant, pour diminuer autant que possible la constriction de la trachée. Sa respiration accélérée, haletante, anxieuse, met en jeu tous les efforts des muscles respirateurs qui se contractent avec une énergie convulsive. Dans un cas rapporté par M. Fonssagrives et Leroy de Méricourt, la respiration était exclusivement diaphragmatique; les côtes restaient immobiles. Elle est le plus souvent accompagnée de ce ronchus sonore décrit par Rilliet et Barthez et qui était pour M. Fonssagrives le seul signe physique caractéristique de cette affection. D'autres fois, elle est sifflante et prolongée, interrompue de temps en temps par une secousse de toux rauque, quelquefois bulleuse. On entend parfois dans la gorge un râle trachéal à grosses bulles, qu'on peut prendre pour un râle d'agonie.

Ces crises sont assez souvent accompagnées d'une toux violente, quinteuse, sèche ou suivie de l'expulsion d'un liquide muqueux, filant, spumeux, parfois teinté de sang ou simplement salivaire. A cette expectoration succède parfois un sentiment de soulagement et de mieux être.

En même temps la peau se couvre d'une moiteur froide et visqueuse. La voix est sourde, rauque ou comme caverneuse; le pouls très fréquent devient de plus en plus faible à mesure que l'accès se prolonge.

3° *Troubles fonctionnels compliquant la dyspnée dans les cas graves.* — I. *Gêne de la déglutition.* — La déglutition est très difficile, elle augmente l'oppression, et le malade a parfois la sensation d'un arrêt dans la progression des substances ingérées.

II. *Météorisme.* — Le ventre est dur et météorisé, comme il l'est presque toujours dans les affections dyspnéiques.

III. *Troubles d'innervation.* — Quelques malades ont du subdélirium. Chez le plus grand nombre l'intelligence et la conscience se conservent intactes. Si cependant l'état asphyxique se prolonge et augmente, le malade peut tomber dans un état de torpeur sub-apoplectique et de somnolence qui atténue ou fait disparaître le sentiment de ces luttes angoissantes (1).

IV. *Influence du sommeil sur la dyspnée.* — Avant d'arriver à cette période extrême, le sommeil chez plusieurs de ces malades augmente la gêne de la respiration. Un des malades de M. Fonssagrives, pour éviter une suffocation imminente exigeait qu'on le tînt éveillé; « il se faisait soutenir la tête à deux mains, et dans les rares moments où il se laissait aller à une somnolence dont le besoin était invincible, le réveil s'accompagnait de terreur et de suffocation. » (2) J'ai parlé d'un petit malade qui, dès qu'il s'endormait, était pris d'un sifflement laryngien, qui se reproduisait aussi toutes les fois qu'il prenait *la position horizontale.* Je souligne cette circonstance parce que je crois que le sommeil ne jouait qu'un rôle secondaire dans l'aggravation de la dyspnée. En admettant qu'il affaiblisse la sensation instinctive du besoin de respirer, qu'il diminue par là l'énergie des contractions musculaires qui mettent en jeu l'appareil respiratoire, que les sécrétions bronchiques puissent s'accumuler alors dans les tuyaux aériens et ajouter un nouvel obstacle à celui qui résulte de la compression des bronches, celle-ci est, comme je l'ai dit, la principale cause de la dyspnée; et nous avons vu que, suivant la position de la tête et de la poitrine, le rapport des ganglions avec la trachée et les bronches, pouvait devenir plus ou moins intime; la pression que subissent ces dernières, peut être par conséquent plus ou moins forte (3). Rien ne prouve d'ailleurs que l'irritation produite par cette pression ne puisse pas exagérer

(1) J'ai pris les principaux traits de cette description dans les observations très intéressantes de MM. Fonssagrives et Leroy de Méricourt.

(2) Fonssagrives, *l. c.*, p. 19.

(3) Le même phénomène se produit d'ailleurs chez les malades affectés de goitres avec prolongement sous-sternal : ils étouffent dès qu'ils renversent la tête en arrière; ils ne peuvent, parfois, appuyer leur tête sur le dossier d'un fauteuil, et je me rappelle une femme goitreuse, obligée de passer une grande partie de la journée assise, et qui souffrait de ne pouvoir se reposer en s'appuyant sur le dos de son siège. Je lui conseillai de faire disposer celui-ci de manière à ce qu'il maintînt la tête fléchie en avant, tout en soutenant le dos; et elle en obtint un soulagement immédiat, en attendant que l'usage interne de la teinture d'iode eût fait disparaître son goitre.

l'activité sécrétoire de la muqueuse et contribuer à cette accumulation de mucosités, considérée par quelques médecins comme la cause principale de la dyspnée.

Je dois ajouter cependant que chez quelques malades le décubitus a paru à peu près indifférent. Dans ce cas, on conçoit que les rapports des ganglions et des bronches puissent être tels, qu'exceptionnellement ils ne soient pas modifiés par la position du malade.

L'observation suivante est un exemple d'adénopathie trachéo-bronchique à forme suffocante survenue chez un tabique.

Obs. VII. — En 1883 je fus consulté par un homme âgé de quarante-huit ans, d'une apparence assez robuste et qui, jusqu'à l'année 1878, avait joui d'une bonne santé.

Son père était très fort; il avait six pieds, il était sujet à des coliques hépatiques et il a succombé à une affection du cœur. On en peut conclure qu'il était arthritique.

Sa mère est morte phtisique, sa sœur est tuberculeuse; les enfants de cette sœur sont morts tuberculeux.

Lui-même a manifesté l'empreinte de la diathèse arthritique par des névralgies et par des migraines qui sont devenues très rares depuis cinq ans, en même temps que se développait une névropathie beaucoup plus grave. Ses urines renferment fréquemment des dépôts d'acide urique. Il a contracté un chancre il y a vingt ans et affirme n'avoir jamais observé aucun phénomène de syphilis secondaire.

Il habite dans une ville humide un logement qui l'est excessivement.

Il y a cinq ans, il a été pris de douleurs très violentes, avec sensation de crampes dans l'estomac, accompagnées de vomituritions continuelles et quelquefois de vomissements : il éprouvait en même temps de la dysphagie et quand il essayait de prendre quelques aliments il les rejetait aussitôt. A peine supportait-il parfois un peu de vin de Bordeaux et quelques gorgées de bouillon, et on était obligé plusieurs fois par jour de lui en injecter dans le rectum pour lui faire absorber quelques substances alimentaires.

Les crampes gastriques, comme il les appelle, étaient parfois accompagnées de douleurs en ceinture et ordinairement d'un tremblement général.

En même temps, ses forces musculaires diminuèrent; mais ses mouvements étaient très régulièrement coordonnés.

A ces symptômes gastralgiques succédèrent des douleurs fulgurantes dans les membres qui n'ont jamais complètement cessé depuis cette époque Elles sont quelquefois suspendues pendant un mois; d'autres fois, elles se répètent plusieurs fois par semaine, ou même plusieurs jours de suite.

Pendant ces douleurs, dans la région où elles aboutissent, la peau est d'une sensibilité excessive à un très léger attouchement et peut, cependant, supporter une pression énergique.

Ainsi voilà un malade qui est incontestablement tabique, mais il ne présente pas dans les muscles de la vie de relation de trouble ataxique : il peut marcher longtemps sans fatigue, se diriger les yeux fermés ou dans l'obscurité, et il n'oscille pas quand il se tient debout les yeux fermés. Mais la contraction de la vessie est incoordonnée : la miction est parfois involontaire; d'autres fois il éprouve une envie très pressante d'uriner, et arrivé au cabinet en courant, ne peut la satisfaire.

Il a pendant la nuit des érections très fréquentes, suivies parfois d'émission d'urine.

Depuis cinq mois, à ces symptômes se sont ajoutés des accès de toux très violents, très fréquents, coqueluchoïdes: ils durent une à deux heures avec une inspiration sifflante, une sorte de cornage, des nausées, des vomituritions sans vomissement, et ils se terminent par le rejet d'un liquide pituiteux. Rarement le malade reste un jour sans être pris de ces accès, qui souvent se répètent deux et trois fois par jour. La dyspnée, le cornage qu'on entend à une assez grande distance, reviennent presque périodiquement, tous les jours vers midi, persistent pendant plusieurs heures et cessent après l'expectoration de quelques mucosités très visqueuses. Ce cornage se manifeste surtout quand la respiration est plus accélérée et plus profonde comme elle le devient, par exemple, à la suite d'un mouvement.

La voix est légèrement rauque; la toux est aussi rauque, bruyante, clangoreuse. J'avais adressé ce malade au docteur Krishaber, pour subir un examen laryngoscopique; mais l'irritabilité du pharynx était telle que cet examen n'a pu être pratiqué à la première tentative; et le malade, retournant en province, n'a pu se soumettre à de nouveaux essais.

Percussion. — On constate une matité très prononcée dans la région ganglionnaire droite. Elle occupe en largeur la moitié droite du manubrium sternal et s'étend à deux travers de doigt en dehors de cet os ; en hauteur elle mesure environ trois travers de doigt en avant et en arrière dans l'espace scapulo-rachidien.

Auscultation. — L'inspiration est très rude, éclatante, presque tubaire à droite, terminée par une sorte de gémissement roncheux qui correspond au cornage.

L'expiration est très forte, très longue, retentissante, rude et terminée par un bruit roncheux, d'une tonalité plus aiguë que le premier temps de l'expiration.

Ces phénomènes, surtout accentués au sommet, se retrouvent dans toute la poitrine.

Le bruit respiratoire, à gauche, est relativement faible, mais doux, moelleux, sans expiration, excepté parfois près du rachis. L'expansion thoracique est manifestement moindre à droite qu'à gauche. Cette inégalité s'accentue davantage dans l'inspiration qui précède la toux.

Mesuré à sa base, le côté droit a en circonférence deux ou trois centimètres de moins que le côté gauche.

Sur le pharynx, on aperçoit de grosses granulations, rouges, lenticulaires, saillantes, qui caractérisent la pharyngite strumeuse.

Quoique le malade affirme avoir beaucoup maigri, il conserve de l'embonpoint.

Sa vue est affaiblie.

Outre ses douleurs fulgurantes, il éprouve, quand il se baisse, des douleurs dans les reins et dans les genoux.

Ainsi, voilà un malade dont la constitution a reçu l'empreinte héréditaire de deux diathèses : l'arthritisme qui domine et le lymphatisme transmis par sa mère et qui est le trait le plus saillant de la constitution de sa sœur.

Il est devenu tabique après de grands ébranlements du système nerveux. Mais derrière ce tabes, comme chez tous les tabiques que j'ai observés, nous trouvons l'arthritisme qui est la grande cause prédisposante de cette affection, qui chez lui a eu pour coefficient, comme on l'observe dans les deux tiers au moins des cas, la syphilis.

Les crises tabiques ont débuté par l'estomac dans la sphère d'action du pneumogastrique; ce nerf était-il déjà le siège de quelque irritation qui y appelât la localisation du travail morbide, on ne saurait le dire[1] ?

Le pneumogastrique manifeste encore ici son trouble fonctionnel par les vomissements et par la dysphagie. Plus tard apparaît la toux coqueluchoïde avec des symptômes qui indiquent non seulement l'irritation du nerf pneumogastrique, mais la compression de la bronche-mère du côté droit; cette compression amène directement dans tout l'arbre aérien, qui est sous la dépendance de cette bronche-mère, des troubles fonctionnels très prononcés.

La tuméfaction des ganglions trachéo-bronchiques, à laquelle sont imputables tous ces désordres, est volumineuse : Ce développement considérable est en rapport avec l'élément lymphatique qui se révèle également dans la forme et le volume des granulations pharyngiennes. Cette pharyngite a-t-elle été la cause excitante de l'adénite? J'ai très souvent observé la connexité de ces deux lésions.

J'ai conseillé au malade : 1° de prendre alternativement de quinze en quinze jours de l'eau de la Bourboule et du sirop d'écorce d'orange ioduré. 2° D'appliquer sur le côté droit de la poitrine un mélange de teinture

(1). On conçoit que l'irritation d'un nerf, en retentissant sur les centres nerveux, puisse concourir à la détermination et à la localisation de l'action morbide.

d'iode et de teinture de semence de ciguë; de prendre des pilules de goudron, 0,10, benjoin, 0,10 et semence de ciguë, 0,05; enfin d'essayer quelques bains avec les eaux mères de Salies et avant tout de quitter son habitation humide.

Quelques mois après, le malade succombait loin de Paris.

V. *Marche des phénomènes dyspnéiques.* — J'ai tracé, d'après les auteurs qui s'en étaient occupés, le tableau des formes graves auxquelles j'ai donné le nom de formes suffocantes. Dans les cas rapportés jusqu'ici, une fois les accidents dyspnéiques arrivés à ce degré où le malade éprouve des *accès de suffocation*, la marche de la maladie a été généralement continue, avec des rémissions et des exacerbations, jusqu'au dénouement fatal qui est survenu subitement dans quatre des cas réunis par M. Fonssagrives, au bout de quelques semaines ou de quelques mois; six mois en ont été la plus longue durée. Heureusement il n'en est pas toujours ainsi; la forme suffocante peut se montrer avec des intermittences beaucoup plus accentuées; les intervalles de calme peuvent être de longue durée, et sans arriver à un état tout à fait normal, le malade rentre, avec quelques restrictions et quelques précautions, dans les conditions ordinaires de la vie; enfin il peut guérir et j'en citerai tout à l'heure des exemples;

Ces intermittences supposent des fluctuations dans l'affection ganglionnaire, fluctuations qui, d'ailleurs, ne sont pas rares dans les adénites superficielles; on les voit quelquefois dans un espace de temps très court, se tuméfier, puis diminuer rapidement, se tuméfier de nouveau, d'autres fois rester indéfiniment stationnaires, et cela alors même que cette fluxion congestive ou inflammatoire, qui produit leur gonflement, a pour noyau ou pour cause excitante des néoplasies tuberculeuses, pourvu qu'elles ne soient pas dans une phase d'évolution active.

Ces poussées fluxionnaires ont habituellement pour origine, soit des irritations qui agissent directement sur l'appareil ganglionnaire, soit le retentissement d'actions morbides qui s'accomplissent dans les tissus de leur circonscription lymphatique. Ainsi, pour les ganglions superficiels, elles pourront succéder à l'impression du froid ou à une lésion des téguments voisins; pour les ganglions trachéaux une angine gutturale, une pharyngo-laryngite suffiront pour en amener un état congestif: et il se traduira par le retour d'accidents que la diminution du volume de ces glandes lymphatiques avait fait disparaître.

Voici une observation dans laquelle la dyspnée adénopathique a revêtu la forme asthmatique.

Obs. VIII. — Au mois de janvier 1884 je vis en consultation une petite fille de huit ans, strumeuse, qui avait eu depuis longtemps et portait encore des engorgements des ganglions cervicaux; elle fut, peu de temps après sa naissance, affectée d'un spina ventosa d'un des doigts de la main droite. Depuis plus de quatre ans elle souffre par intervalles de crises de dyspnée qui persistent pendant plusieurs mois, avec des exacerbations tellement intenses qu'elle semble menacée de suffocation. Ces crises ressemblent à de violents accès d'asthme.

Ces paroxysmes surviennent après les repas, ou sous l'influence des mouvements; elle ne peut alors supporter le décubitus horizontal, elle se tient assise sur son lit, la tête inclinée en avant; sa respiration devient haletante; l'inspiration est accompagnée d'un sifflement roncheux qu'on entend à distance; elle tousse d'une toux sèche qui, par intervalles, devient humide et est suivie d'expectoration quand la crise approche de son terme.

La nuit, pendant son sommeil, elle geint et pousse des gémissements qui cessent de se faire entendre quand la crise est terminée.

La face est colorée et présente une atrophie congénitale du côté droit.

Il y a deux ans, après une application de thapsia qui provoqua une éruption vésiculo-pustuleuse très abondante, et après l'emploi prolongé de préparations arsénicales, la dyspnée cessa et ne revint pas pendant tout le cours de l'été, pendant lequel elle fit un usage constant de l'eau de la Bourboule. La lobélie, le datura, les différents antiasthmatiques avaient été essayés sans succès; il en avait été de même des préparations iodées qui n'avaient pas été tolérées.

La poitrine est bombée sous les clavicules; et toute la région claviculaire est bleuie par des veines dilatées qui accusent la gêne de la circulation centrale; dans les creux sus-claviculaires, comme sur les côtés du cou, on sent des ganglions qui ont environ le volume d'un gros haricot.

A chaque respiration la peau s'enfonce en dépression profonde derrière le sternum. Pendant les grandes inspirations et pendant la toux, la base du côté droit a des mouvements moins étendus que ceux de la base du côté gauche.

Le son est très obscur presque dans toute la hauteur et la largeur du manubrium sternal; cette obscurité est plus prononcée à droite et se retrouve dans la partie de la paroi thoracique qui longe le côté droit du manche du sternum. Dans tout le côté gauche le bruit respiratoire est très faible, sourd, *gazouillant*, comme il est souvent dans l'emphysème. A droite, il est encore plus indistinct, la respiration est plus silencieuse; en avant l'expiration se prolonge en un sifflement roncheux: en arrière ce sifflement s'entend dans l'inspiration et dans l'expiration, plus fort au sommet et surtout près du rachis. A la base on perçoit quelques bulles sous-crépitantes disséminées.

Les fonctions digestives s'accomplissent d'une manière régulière. Je conseillai de revenir à l'eau de la Bourboule et de faire chaque jour une application de teinture d'iode sur les sommets de la poitrine; je prescrivis pour l'été une saison à la Bourboule et plus tard quelques bains de mer tièdes dans le Midi où elle en a déjà pris avec avantage.

Réflexions. — Je diagnostiquai une adénopathie trachéo-bronchique comprimant la bronche-mère droite et probablement aussi la veine cave à un léger degré. Il n'y avait pas de bouffissure de la face, mais la circulation supplémentaire se montrait des deux côtés. Cette adénopathie était probablement strumeuse, puisqu'elle était soumise à des fluctuations et que les symptômes avaient à plusieurs reprises pu disparaître pendant plusieurs mois. D'une autre part l'existence antérieure d'un spina-ventosa devait faire craindre que les ganglions ne subissent tôt ou tard la dégénérescence tuberculeuse; rien ne prouvait même qu'ils ne renfermassent pas quelques noyaux de cette nature, habituellement torpides, autour desquels se produisaient, par intervalles, des poussées congestives qui faisaient varier leur volume et par conséquent leur action compressive et irritante sur les organes voisins.

Dans le cas suivant, les accès dyspnéiques suffocants qui se renouvellent depuis plusieurs années sont imputables à une adénopathie symptomatique d'un infarctus tuberculeux du poumon gauche.

Obs. IX. — En 1884, j'ai vu en consultation un homme d'environ cinquante ans, fils de tuberculeux et petit-fils de goutteux qui, depuis une trentaine d'années, présentait des signes d'infarctus tuberculeux au sommet du poumon gauche. Il avait eu à plusieurs reprises d'abondantes hémoptysies; il toussaillait et crachait habituellement, ce qui ne l'a pas empêché de mener une vie active, de voyager et de se livrer à des exercices assez violents.

La nutrition chez lui s'accomplit d'une manière régulière; il est gras, coloré bien musclé. Il digère assez bien et ne vomit jamais. Il est sujet à des coliques néphrétiques et a rendu par l'urètre non seulement des graviers, mais de nombreux calculs dont quelques-uns ont plus d'un centimètre de longueur sur 5 à 6 millimètres d'épaisseur (1).

Depuis quatre ans, il est sujet à des crises de dyspnée qui, quelquefois,

(1) Il se sert dans ses crises néphrétiques avec beaucoup d'avantage, dit-il, de l'huile de Harlem.

vont jusqu'à la suffocation; depuis lors il a été obligé de renoncer aux marches prolongées, à la chasse et aux exercices de ce genre. La marche sur un plan ascendant provoque immédiatement de l'essoufflement; cependant il fait habituellement de la gymnastique des bras avec des haltères d'un grand poids et prétend en éprouver du soulagement, ou au moins favoriser ainsi une expectoration muqueuse ou mucoso-puriforme assez abondante, à la suite de laquelle il a la respiration plus libre.

Ordinairement il ne peut pas se coucher sur le côté droit et dort sur le gauche pour laisser au côté sain toute l'amplitude de ses mouvements, ainsi qu'il l'explique lui-même.

Ces crises de suffocation sont revenues d'abord à d'assez longs intervalles; mais elles se sont rapprochées; cependant, cet été, il est resté plusieurs mois sans en éprouver à la suite d'une saison à Cauterets, qui s'était pourtant terminée par une crise. Elles le surprennent habituellement pendant la nuit, à la suite du sommeil, et se prolongent souvent plusieurs heures avec des angoisses telles qu'il croit qu'il va mourir, jusqu'à ce qu'il ait expectoré. Sa face alors est congestionnée, et cyanosée; son pouls habituellement fréquent (84 pulsations environ) devient très accéléré.

La crise dont j'ai été témoin est la plus longue qu'il ait encore éprouvée. A l'oppression, qui est revenue par accès pendant quatre jours, a succédé un sentiment de défaillance des plus pénibles; il l'éprouve chaque nuit, après qu'il a dormi pendant quelque temps d'un sommeil assez calme, sans ronchus et sans gémissement : ceux qui l'entourent constatent alors que son pouls et ses mouvements respiratoires s'affaiblissent et même s'arrêtent un instant; à ce moment il se réveille en sursaut avec une angoisse inexprimable en s'écriant : *C'est horrible!* La respiration et le pouls au moment même du réveil reprennent leur type normal, il ne lui reste qu'une impression de terreur qu'il ne peut dominer, et il se figure que si son sommeil était plus prolongé il succomberait; aussi recommande-t-il qu'on l'éveille, quand il a dormi pendant quelque temps.

Une fois éveillé il éprouve habituellement le besoin d'expectorer qu'il satisfait ordinairement sans de grandes difficultés.

Pendant le jour, il marche avec facilité dans son appartement. Sa respiration est un peu fréquente, sans être notablement gênée; rien dans son teint dans son aspect, dans sa voix ne trahit les accidents violents qu'il a éprouvés pendant la nuit.

Il a essayé l'usage de l'émétique qui l'a déprimé sans améliorer son état; les différents antiasthmatiques en vogue n'ont eu chez lui qu'une action douteuse.

C'est dans ces conditions que j'ai été appelé auprès de ce malade en consultation. La crise à paroxysme nocturne dont il souffrait depuis plusieurs jours avait été provoquée par un refroidissement. C'est habituellement à la suite d'une fatigue ou de l'impression du froid que les autres crises se sont manifestées. Je trouvai le pouls fréquent (90 pulsations environ); du reste, dans le repos, aucun signe extérieur de troubles notables de la respiration.

Le pharynx et le gosier étaient le siège d'une tuméfaction considérable et d'une rougeur écarlate provoquées peut-être, assurément entretenues par l'usage immodéré du tabac à priser. La luette allongée était grosse presque comme le petit doigt.

Dans son crachoir, à côté de crachats en nappe non aérés, puriformes, et d'autres bulleux, mucoso-puriformes, il y en avait d'opalins, gris de perle, jaspés, ressemblant à de l'empois et venant probablement des glandules pharyngiennes; tous étaient saupoudrés de grains de tabac.

Par la percussion je trouvai un son très obscur et aigu dans la moitié gauche du manubrium sternal, et dans la partie voisine des côtes et des espaces intercostaux dans une étendue d'environ deux centimètres; le reste de la région sous-claviculaire et la région sus-claviculaire donnaient un son obscur, en dedans. Plus en dehors le son était aigu et un peu tympanique; du côté droit la résonance était normale.

En arrière, la même matité se retrouvait dans la partie supérieure et interne de l'espace scapulo-rachidien, au niveau des premières vertèbres dorsales et de la dernière cervicale gauches. Dans tout le côté gauche, en avant et en arrière, la tonalité était manifestement plus élevée que du côté droit.

Dans presque tout le côté droit, en arrière, la respiration était ample et moelleuse, peut-être un peu rude au sommet.

Dans la fosse sus-épineuse gauche on entendait quelques craquements et une expiration rude, parfois un peu sibilante; dans tout le reste de ce côté le murmure vésiculaire était à peu près nul, remplacé par un très léger frôlement sec et rude. Sous la clavicule du même côté on trouvait des râles sous-crépitants très nombreux, qui prenaient près du sternum le caractère caverneux et étaient accompagnés de bruit de succion.

Les bruits du cœur étaient un peu rudes, mais très réguliers.

Le côté gauche est dans sa partie inférieure manifestement moins développé que le droit, et, en le mesurant, il a trois ou quatre centimètres de moins dans sa circonférence.

Quand le malade étend le cou en renversant la tête en arrière, la respiration devient plus gênée. Les digestions sont difficiles et accompagnées d'une douloureuse pesanteur à l'épigastre; elles provoquent des accidents dyspnéiques : aussi depuis six jours le malade n'a pris que des bouillons. Il a éprouvé de temps en temps de la difficulté à avaler, il lui semble que son pharynx est paralysé et il éprouve une sensation d'arrêt au commencement de l'œsophage.

Il y avait donc chez ce malade une dyspnée revenant par crises d'une violence extrême et inexplicable par l'infarctus tuberculeux cantonné au sommet du poumon; car cette lésion, depuis vingt ans, devait être restée à peu près stationnaire comme en témoignait l'état des fonctions nutritives ; elle ne trahissait ordinairement sa présence que par des congestions hémorragipares, le plus souvent imputables à des imprudences, par une toux, qui revenait surtout le matin et précédait une expectoration de matières muco-purulentes.

On constatait les signes caractéristiques d'une adénopathie trachéo-bronchique du côté gauche : le silence du bruit respiratoire dans tout ce côté, avec un son aigu, légèrement tympanique, accusait la compression de la bronche-mère du côté gauche par les ganglions trachéo-bronchiques, et expliquait la difficulté qu'éprouvait le malade à se coucher sur le côté droit.

L'absence de dysphonie, de vomissements, me paraissait établir que le pneumogastrique n'était pas très notablement intéressé dans ce complexus morbide; à moins que la fréquence habituelle du pouls ne parût devoir être rattachée à un affaiblissement de l'action modératrice de ce nerf.

On avait appliqué au malade des révulsifs énergiques; vésicatoires et même cautères; on lui avait prescrit un décocté de polygala avec oxymel scillitique.

Je lui conseillai : 1° d'en continuer l'usage; 2° de se faire appliquer chaque jour sur le sommet de la poitrine de la teinture d'iode ; 3° de prendre deux fois par jour deux tiers de verre d'eau de la Bourboule tiédie au bain-marie ou coupée avec du lait chaud ; 4° de renoncer absolument au tabac et si l'habitude d'une stimulation mécanique de la muqueuse nasale lui créait un besoin irrésistible, de le tromper en substituant au tabac un mélange de quatre parties de poudre de guimauve et d'une partie de café finement pulvérisé ; 5° pendant les crises de prendre de demi-heure en demi-heure une cuillerée de la potion :

Julep gommeux	100	grammes.
Eau de laurier-cerise	6	—
Sirop de morphine	25	—
Liqueur d'Hoffmann	3	—

6° en raison de la périodicité des accidents de prendre vers trois heure 60 centigrammes de sulfate de quinine ; 7° de s'arranger dans son lit pour avoir la tête soulevée et le cou fléchi en avant.

Il éprouva une amélioration immédiate : son sommeil fut plus prolongé ; mais comme les sentations de défaillance persistaient et le remplissaient de terreur, il me rappela auprès de lui. Je constatai tous les signes que j'avais observés la première fois : l'expectoration mucoso-puriforme était abondante et facile; il avait presque renoncé au tabac et la gorge était moins rouge et moins tuméfiée. J'attribuai en grande partie cette disposition syncopale au défaut de nourriture. Je lui ordonnai de prendre toutes les deux heures une tasse de lait dans laquelle il ajouterait, trois ou quatre fois par jour, une cuillerée à dessert de rhum ou de cognac; et en outre, deux fois par jour, 50 grammes de viande râpée, pilée, délayée dans du bouillon tiède, en avalant par dessus un gramme de pepsine Boudault. Dès le lendemain les accidents avaient disparu, le malade avait bien dormi, l'appétit se développait et, suivant son expression, le malade se sentait renaître.

Les observations suivantes nous offrent des exemples de guérison d'adénopathies à formes suffocantes.

Obs. X. — Au mois de janvier 1876, un homme de trente-six ans me fut adressé par mon distingué confrère le Dr Brault (de Bourges). Il était affecté depuis trois mois d'une toux violente, et opiniâtre *accompagnée d'accès de suffocation*. Ces accidents avaient résisté à toutes les médications qu'on leur avait opposées et faisaient redouter quelque lésion grave du parenchyme pulmonaire, bien que l'auscultation n'eût jusque-là fourni aucun signe qui justifiât ces craintes. Je constatai une pharyngite glanduleuse, avec tuméfaction des amygdales.

Le son était plus retentissant mais plus aigu dans les régions sus-épineuse, sus et sous-claviculaire du côté gauche. Il était obscur et plus aigu dans la moitié gauche du manubrium sternal et dans la partie supérieure de la gouttière vertébrale du même côté.

La respiration était manifestement plus faible dans tout le poumon gauche.

J'attribuai à l'adénopathie les symptômes accusés par le malade, sans affirmer que cette adénopathie ne pût se rattacher à quelque lésion pulmonaire en voie d'évolution; mais elle pouvait aussi dépendre de la pharyngite.

Je conseillai : 1° des applications de teinture d'iode récemment préparée sur le pharynx et sur les régions ganglionnaires gauches; 2° l'usage de l'eau de la Bourboule; 3° l'aspiration par le nez d'une poudre béchique dont j'ai donné ailleurs la formule (1).

Quelques jours après, les accidents prirent une intensité menaçante; peut-être la fatigue du voyage avait-elle contribué à les exaspérer.

Aux prescriptions que j'avais faites et qui furent continuées, le Dr Brault, entrant dans mon diagnostic, ajouta chaque jour un demi-gramme d'iodure et deux grammes de bromure de potassium.

Au bout de quelques jours ce traitement avait amené une sédation marquée; et un mois après, le malade était complètement délivré, non seulement de ses accès de suffocation, mais encore de sa toux.

Plus tard, j'appris que ce malade avait été atteint d'une arthrite tibio-tarsienne qui persista pendant un an et exigea l'immobilisation du membre affecté et des cautérisations transcurrentes.

Cette arthrite chronique accusait très probablement chez ce jeune homme

(1) *Clin. médic.*, t. I, p. 612.

une disposition strumeuse dont l'adénopathie avait été déjà une manifestation.

Réflexions. — Bien que la maladie ne se soit pas présentée dans ce cas sous la forme la plus grave, elle avait cependant le caractère suffocant assez prononcé pour inspirer pendant quelque temps de sérieuses inquiétudes; et la guérison rapide d'une affection qui avait résisté pendant plus de trois mois n'en est pas moins d'autant plus intéressante, que le traitement suivi de succès a été précisément celui qui s'adressait à l'affection ganglionnaire.

Obs. XI. — *Observation d'adénopathie trachéo-bronchique recueillie en 1840, dans le service de M. Chomel. — Orthopnée, respiration sifflante, cyanose, œdème de la moitié supérieure du corps; guérison.*

Le 23 novembre 1840 entra dans le service de Chomel, à l'Hôtel-Dieu, une femme âgée de trente-six ans, de petite taille : elle nous raconta que, deux ans et demi auparavant, elle avait été atteinte subitement d'hémiplégie droite, sans perdre connaissance. Elle resta six semaines sans pouvoir parler; au bout de ce temps, elle commença à articuler quelques mots inintelligibles et retrouva graduellement l'usage de la parole; mais elle conserva un peu de bégayement. En même temps ses membres, d'abord immobiles, commencèrent à exécuter quelques mouvements, mais faibles, incertains; la sensibilité était restée intacte.

Maintenant, quoique sa marche soit mal assurée, elle peut se tenir sur ses jambes sans faire usage de béquilles; et sa main peut, en tremblant, après quelques hésitations, porter une cuiller à sa bouche.

Deux mois auparavant cette femme avait commencé à éprouver de la dyspnée, de la toux, avec altération du timbre de la voix.

Depuis lors la dyspnée est devenue progressivement de plus en plus intense. Depuis le début il lui était impossible de s'étendre dans la position horizontale et actuellement elle reste habituellement à peu près assise dans son lit. A ces symptômes se joignit bientôt de la gêne de la déglutition.

En même temps les membres supérieurs et la face se tuméfièrent. Elle ajoute que ces accidents auraient paru augmenter notablement à la suite d'une chute qu'elle fit, il y a un mois.

Quand je la vis pour la première fois, le 23 novembre 1840, elle était assise sur son lit, la tête soutenue par des oreillers; sa face était bouffie, et présentait un aspect rugueux, une teinte bleuâtre. Ses yeux étaient saillants et injectés. Ses paupières tuméfiées étaient rouges sur leurs bords; les lèvres étaient livides; le nez était gonflé et arrondi; les narines se dilataient dans les mouvements d'inspiration, le bas de la face élargi se terminait par un double menton qui semblait rejoindre sa poitrine.

Sur les côtés, le cou envahi par le développement des régions sous-maxillaires et sous-claviculaires ne formait plus en apparence qu'une gouttière circulaire, entre la tête et la poitrine, large environ de trois travers de doigt. Les veines jugulaires distendues se dessinaient en cordes saillantes sur sa surface. Du côté gauche le gonflement était plus prononcé que du côté droit, et ce défaut de symétrie ajoutait encore à la difformité. Les téguments du thorax et des membres supérieurs étaient le siège d'un œdème considérable, résistant, qui s'arrêtait à la partie moyenne du tronc.

Les membres inférieurs étaient considérablement amaigris; cependant sur la région prétibiale la pression du doigt laissait une légère empreinte.

Des veines dilatées volumineuses se dessinaient en relief sur le tégument thoracique et sur le moignon de l'épaule. On apercevait aussi, et surtout sous les mamelles de petites taches violettes superficielles, formées par des capillaires variqueux.

La respiration était sifflante, accélérée; le nombre des mouvements respiratoires s'élevait à 40 par minute. Les battements du cœur étaient au moins de 104. Le pouls radial était faible et petit, difficile à sentir, surtout à droite; les battements de l'artère crurale étaient, au contraire, forts et développés; dans les artères carotides on entendait un double battement plus distinct à gauche qu'à droite. La région précordiale donnait un son obscur dans l'étendue de 4 centimètres et demi. Au-dessous de la partie interne de la clavicule gauche, dans l'étendue de 6 à 8 centimètres, on trouvait une zone à sonorité obscure qui s'inclinait vers la ligne médiane et qui se prolongeait derrière le sternum, demi-mate dans sa moitié supérieure. Cette matité débordait à droite sur la paroi thoracique dans le voisinage du bord sternal. La sonorité reparaissait dans la région thoracique antérieure en dehors de ces limites, en dedans desquelles la percussion éveillait une sensibilité douloureuse, à gauche surtout. La pression était douloureuse sur la partie gauche du cou.

Les bruits du cœur s'entendaient dans une grande étendue de la région thoracique antérieure, mais avec leurs caractères normaux.

Dans la partie moyenne et supérieure de cette région, au niveau du sternum principalement, on entendait un souffle trachéal très fort, on le retrouvait en arrière vers la nuque. La respiration était rude partout, mêlée de ronchus graves et sibilants. On entendait quelques bulles de râles souscrépitants dans le poumon droit en arrière.

La malade toussait un peu; mais la dyspnée était le symptôme dominant. La voix était sourde. La déglutition, depuis un mois, était difficile, surtout pour les boissons qui *semblaient s'arrêter vers le milieu du cou* et revenaient quelquefois par la bouche; les aliments solides passaient plus facilement. Le voile du palais, sans luette, semblait allongé dans le sens antéropostérieur et le larynx repoussée en arrière, paraissait toucher la paroi postérieure du pharynx. En enfonçant le doigt dans l'échancrure sus-sternale on sentait des battements obscurs isochrones aux pulsations artérielles.

Trois jours après son entrée, le gonflement avait un peu diminué; mais les jours suivants, il augmenta de nouveau; la dyspnée devint plus intense et pour la première fois de sa vie, quelques jours après, elle eut une hémoptysie. Chomel lui fit pratiquer une saignée : le caillot était couenneux et rétracté; l'hémoptysie s'arrêta, mais la malade se sentit plus faible; elle était triste et découragée. Sa face était bleuâtre. Elle restait toujours à peu près assise, *la tête inclinée à droite et fléchie* sur le côté. Elle avait du dégoût pour les aliments et *elle vomissait* de temps en temps les boissons ingérées alors même qu'elles étaient assez bien avalées.

Au bout de quelques jours, cependant, survint une amélioration marquée : le gonflement diminua notablement; et la malade put rester levée pendant plusieurs heures, vers le milieu de décembre.

Cette amélioration alla s'accentuant pendant le mois de janvier. Cependant, au commencement de février, les veines sous-cutanées restaient encore tuméfiées et on apercevait encore sur le thorax des plaques violettes formées par des varices capillaires.

Vers la base du cou, on sentait de chaque côté des ganglions engorgés qui, quelque temps auparavant, avaient présenté un volume plus considérable. Le développement et la résistance de l'œdème avaient empêché de s'en rendre compte quand la malade était entrée à l'hôpital; mais la diminution de l'infiltration cellulaire avait permis de constater l'existence de ces ganglions tuméfiés. L'appétit s'était réveillé, mais l'oppression persistait; elle augmentait après les repas. L'expectoration était abondante et facile. On ne constatait plus de matité; mais le son restait encore obscur dans la partie antéro-supérieure du thorax. On entendait un bruit respiratoire pur dans toute la partie antérieure de la poitrine, mais il était un peu plus faible du côté gauche que du côté droit. En arrière, la respiration était un peu sibilante pendant la toux. Dans les fosses sus-épineuses, près du rachis, on trouvait toujours du souffle trachéal.

A partir de cette époque l'amélioration fit des progrès de plus en plus rapides. L'œdème disparut complètement, l'oppression cessa. L'appétit était excellent et la malade reprenait de l'embonpoint; on observait cependant encore de la dilation des veines sous-cutanées.

La malade demanda et obtint sa sortie le 16 mars 1841, trois mois et trois semaines après son entrée.

Réflexions. — A l'époque où cette observation a été rédigée, les signes de l'adénopathie trachéo-bronchique étaient inconnus chez l'adulte; les symptômes qui y sont relatés ont donc été observés en dehors de toute idée préconçue; le diagnostic même, tout en localisant dans le médiastin le siége de la maladie, était resté indécis sur la nature de la tumeur développée dans cette région; et cependant, à part les signes fournis par la percussion de la région interscapulaire, aucun autre ne manque pour affirmer l'engorgement des ganglions médiastinaux, et tous sont indiqués avec une précision qui ne laisse rien à désirer.

Cet œdème borné à la moité supérieure du corps, cette lividité de la face, cette turgescence énorme des veines jugulaires, cette distension des veines sous-cutanées, cette saillie et cette injection des globes oculaires, ces varices capillaires, témoignent d'un obstacle considérable apporté à la circulation de la veine cave et des veines brachio-céphaliques.

La petitesse du pouls radial, du droit surtout, comparée aux pulsations crurales, doit faire penser que les artères sous-clavières et probablement le tronc brachio-céphalique participent à la compression que subissent les gros troncs veineux. La dyspnée, portée jusqu'à l'orthopnée, l'impossibilité pour la malade de renverser la tête en arrière et de rester sur un plan horizontal, cette inclinaison habituelle en avant et du même côté, le caractère sifflant et haletant de la respiration prouvent que les conduits aériens sont aussi comprimés par une tumeur dont l'action compressive est plus énergique et plus immédiate lorsque, dans l'extension de la tête, le rachis est porté en avant.

L'œsophage également ne laisse passer les liquides qu'avec difficulté; et la malade a la perception du point où la déglutition rencontre un obstacle, obstacle modéré cependant, puisqu'il cède devant des corps plus résistants.

Comme cela est habituel dans l'adénopathie bronchique grave, la dyspnée augmentait après les repas, pour des causes que nous avons indiquées ailleurs. Il est probable que quelques rameaux des artères pulmonaires et bronchiques étaient aussi comprimés par la tumeur; et peut-être faut-il attribuer à cette cause l'hémoptysie qui s'est manifestée quelques jours après l'entrée de la malade à l'hôpital et peut-être encore la sécrétion anomale des bronches.

L'inégal développement des deux côtés du cou, inexpliqué d'abord parce que l'œdème en dissimulait la cause, était dû évidemment à la tuméfaction plus considérable des ganglions cervicaux du côté gauche, qui probablement étaient le siège de cette sensibilité douloureuse éveillée par la pression, à moins que cette sensibilité ne dût être rapportée à une compression des nerfs diaphragmatiques ou pneumo-gastriques par la tumeur médiastine. L'altération de la voix autorisait d'ailleurs à penser que le récurrent subissait quelque action nocive des ganglions altérés situés dans son voisinage.

L'incitation morbide de la dixième paire s'exprimait aussi par la fréquence des vomissements.

Tels étaient les désordres fonctionnels par lesquels se manifestait cette affection. Les signes physiques n'ont pas été moins caractéristiques. C'était d'abord une submatité dans la partie antéro-supérieure du thorax, plus étendue, à gauche; à droite elle débordait le sternum. Au niveau de cette submatité la percussion produisait une impression douloureuse, qui n'est pas rare dans l'adénopathie trachéo-bronchique et qui semblait être un prolongement, éveillé par la percussion, de l'hyperesthésie constatée dans la région sus-claviculaire, au niveau du paquet ganglionnaire qui occupait cette région. C'étaient encore très probablement des ganglions, situés derrière le sternum, qui transmettaient au doigt enfoncé dans cette région les pulsations aortiques, comme l'a observé Harrisson, car on ne découvrait aucune anomalie des bruits circulatoires qui pût faire songer à une tumeur aortique.

La rudesse sibilante du bruit respiratoire était en rapport avec la compression des conduits aérifères, et on peut imputer à la gêne de la circulation les râles bulleux qu'on entendait en arrière du côté droit; ce souffle trachéal transmis en avant dans toute l'étendue de la submatité et perçu en arrière vers la nuque dans les gouttières vertébrales et dans les parties voisines des fosses sus-épineuses, par sa localisation toute spéciale, par son siège bilatéral, ne pouvait guère être attribué qu'à une lésion des ganglions bronchiques. La présence de paquets ganglionnaires sur les côtés du cou venait encore témoigner en faveur de ce diagnostic. la guérison m'en paraît être une démonstration irrécusable. Quelle autre affection localisée dans la partie supérieure du médiastin pourrait, après avoir produit des symptômes aussi graves, se terminer par la guérison?

La guérison d'une forme aussi grave de l'adénopathie trachéo-bronchique est déjà un fait remarquable et très rare, on peut se demander si cette guérison a été complète et définitive ? On sait que cette affection présente parfois des rémissions assez prononcées pour que le malade puisse croire à une disparition complète de l'engorgement ganglionnaire, tandis que le plus souvent celui-ci persiste, quoique assez amoindri, pour permettre l'apaisement des troubles fonctionnels; et il est sujet à des recrudescences. L'auscultation et la percussion peuvent seules nous éclairer sur ce point. Je n'ai pas indiqué dans mes notes les résultats que ces moyens d'exploration pouvaient fournir, quand la malade a quitté l'hôpital; mais nous voyons que, cinq semaines auparavant, on entendait encore du souffle trachéal dans les régions sus-épineuses et que les veines sous-cutanées restaient dilatées; ce qui montrait que, si les ganglions trachéo-bronchiques avaient assez diminué pour ne plus produire les grands désordres circulatoires et respiratoires qu'on observait deux mois et demi auparavant, cependant ils conservaient un développement anomal.

Même dans cette hypothèse, cet apaisement des phénomènes morbides et cette résolution partielle de l'engorgement ganglionnaire fût-il incomplet, prouvent qu'il ne faut pas, dans les formes les plus graves, porter un pronostic qui ferme la porte à tout espoir, surtout quand la tuméfaction des glandes lymphatiques n'a pas pour point de départ et pour noyau un infarctus tuberculeux.

II. Toux. — Toutes les adénopathies trachéo-bronchiques ne sont pas accompagnées de toux, mais elle manque rarement dans les formes dyspnéiques, quoique j'en aie rencontré quelques exemples, elle manque plus rarement encore dans les formes suffocantes.

Cette toux est généralement rauque (1) quelquefois gutturale ou aboyante (2); tout en conservant ce caractère de raucité, elle peut être éclatante, clangoreuse, *férine;* souvent elle revient par quintes, tantôt sèches, tantôt suivies d'une expectoration pituiteuse ou glaireuse.

Ces quintes reviennent surtout le matin et le soir (3) principalement le matin, d'autres fois à la suite de mouvements, de la marche sur un plan ascendant, de l'ingestion des aliments.

Ces quintes sont parfois violentes, prolongées, avec des contractions spasmodiques des muscles respirateurs; elles sont quelquefois accompagnées d'un gros ronchus entendu à distance (4); et quand elles se prolongent elles peuvent amener des phénomènes asphyxiques, avec suspension passagère momentanée des mouvements respiratoires, ce

(1) Rilliet et Barthez, *l. c.* V. observ. VII.

(2) Daga, *l. c.*

(3) Observ. XV et XVII.

(4) Rilliet et Barthez.

qu'on appelle vulgairement perdre respiration. Enfin il n'est pas rare que ces quintes présentent tous les caractères des quintes de coqueluche, avec suspension passagère des mouvements inspirateurs, congestion asphyxique de la face, sifflement aigu dans la longue inspiration qui suit et qui ordinairement précède une reprise de la quinte, presque toujours divisée en plusieurs actes. Enfin pour compléter la ressemblance elles peuvent être suivies de vomissements (1). J'ai même observé un cas où des accidents éclamptiques sont venus compliquer ces convulsions respiratoires comme on l'observe parfois dans la coqueluche (2).

Cette similitude est telle qu'elle a plus d'une fois fait hésiter sur le diagnostic les cliniciens les plus consommés, aussi j'ai cru pouvoir donner à cette toux indiquée par le plus grand nombre des auteurs qui ont décrit les symptômes de l'adénopathie trachéo-bronchique (3) le nom de *coqueluchoïde* qui a été généralement adopté depuis. — Elle a pour le diagnostic une réelle valeur.

Quand la toux coqueluchoïde se rattache à une lésion ganglionnaire incurable comme un infarctus tuberculeux, la durée peut en être indéfinie, cependant même dans ce cas il peut arriver qu'elle perde son caractère spasmodique, soit qu'autour de la néoplasie spécifique existe une congestion inflammatoire susceptible de résolution, soit que la compression ou l'irritation des nerfs laryngés par les ganglions malades n'étant pas très considérables, ceux-ci s'y habituent en quelque sorte et n'en sentent plus aussi vivement l'incitation.

L'observation XII nous sera un exemple de cette toux coqueluchoïde persistante.

Les deux autres observations nous la montreront revenant par accès intermittents, prise pour de l'asthme dans un cas, dans l'autre *succédant à une coqueluche*. Probablement, cette dernière affection avait laissé dans les ganglions un état congestif, disposé à s'exaspérer sous l'influence d'une irritation des téguments respiratoires retentissant sur ces glandes. Chez ce dernier malade ces congestions ganglionnaires à répétition avaient pour cause excitante une pharyngo-laryngite, dans laquelle se retrouvent les caractères de ces urticaires des muqueuses dont j'ai donné ailleurs la description.

(1) Observ. VII, XII, XIV, XV, XXVI.

(2). V. observ. XIV.

(3) Comme le fait remarquer M. Barety, cette variété de toux a été parfaitement indiquée par Lalouette, par Ley, par Verliac qui en affirment la similitude absolue avec la toux de la coqueluche, enfin par Barthez et Rilliet.

Obs. XII. — *Adénopathie trachéo-bronchique. — Toux coqueluchoïde. — Refroidissement, épanchement pleurétique avec son tympanique.*

Madame L..., femme d'un médecin, présentait depuis longtemps les signes d'une adénopathie trachéo-bronchique du côté gauche, avec toux coqueluchoïde. Un jour d'été elle est exposée à la pluie et subit un refroidissement; le lendemain elle éprouve des frissons répétés, une douleur violente, angoissante à la base du côté gauche : cette douleur retentissait vers l'extrémité externe de la clavicule et vers l'épaule de ce côté, accompagnée d'une dyspnée intense, extrêmement pénible. Son mari ne constata dans la poitrine aucune anomalie de sonorité; il lui fit toutefois appliquer un large vésicatoire qui amena l'apaisement de la douleur, et en même temps la dyspnée diminua; mais en l'examinant de nouveau le docteur L... fut surpris de trouver, dans le tiers moyen du côté gauche, un souffle tubaire presque amphorique avec une sonorité tympanique sous la percussion.

Appelé le lendemain auprès de la malade, je constatai un son obscur dans le tiers inférieur du côté gauche, avec souffle pleurétique aigu et pectoriloquie aphone. Au-dessus je trouvai un souffle pleurétique très fort, presque cavitaire. Il y avait encore à ce niveau de la pectoriloquie aphone; mais le son au lieu d'être mat était franchement tympanique. J'observai en même temps les signes d'un engorgement considérable des ganglions trachéo-bronchiques correspondants, avec expiration soufflante dans l'espace scapulo-rachidien.

Convaincu que ce son tympanique cachait un épanchement, je fis faire à la malade une grande inspiration contenue, et le son obtenu par la percussion devint immédiatement obscur. Je me suis demandé si la compression de la bronche gauche par des ganglions tuméfiés n'avait pas pu contribuer à la production de ce son tympanique?

La malade avait eu évidemment une pleurésie diaphragmatique qui s'était généralisée, ou au moins s'était compliquée d'un épanchement dans la grande cavité pleurale. Les ganglions trachéo-bronchiques, déjà très volumineux avant de subir ce stimulus irritatif, avaient dû sous son influence se congestionner encore davantage; en comprimant la bronche ils gênaient l'accès de l'air dans le poumon, comme le prouvait d'ailleurs la diminution de l'expansion thoracique que j'ai maintes fois constatée dans cette circonstance: de là, peut-être, tension moindre de la paroi thoracique et conservation de son élasticité, qui est la condition de la production du son tympanique dans les épanchements pleurétiques.

Cet épanchement superficiel se résorba, mais l'épanchement diaphragmatique persista, augmenta même, avec des signes de purulence. Comme après plusieurs mois il ne s'ouvrait pas une issue au dehors, je songeai à tenter une opération, dont j'ai parlé ailleurs, quand des signes de tuberculisation se montrèrent au sommet du poumon et nous forcèrent à nous incliner devant la fatalité d'un dénouement inévitable.

L'observation suivante m'a été communiquée par mon excellent confrère et ami le Dr Leclerc, médecin à Plombières. Dans ce cas l'adénopathie intra-thoracique avait été précédée d'une adénopathie superficielle consécutive elle-même à une angine gutturale. La percussion a fait constater par mon savant ami Barthez de la matité dans la région ganglionnaire; et cette explosion de la dyspnée, de la toux et des vomissements après le développement de l'adénite cervicale indiquait la marche descendante du processus morbide, suivant la chaîne des ganglions pour arriver à ceux qui entourent la trachée et les bronches. Probablement dans l'intervalle des crises on eût trouvé à ces ganglions un volume insolite; probablement ils conservaient un léger degré d'engorgement qui s'exaspérait sous l'influence d'une irritation nouvelle. Nous voyons dans les adénites extérieures, chez les enfants lymphatiques, combien ces engorgements glandulaires ont de tendance à persister.

Observation XIII. — *Observation de crises d'adénopathie bronchique aiguë chez un enfant. — Compression du pneumogastrique, symptômes de dyspnée intermittente, toux coqueluchoïde, et vomissements.*

G. H.. est âgé de neuf ans, d'une constitution lympathique, d'une bonne santé habituelle. — Dans la ligne maternelle : lympathisme très prononcé (quelques cas de tuberculose); dans la ligne paternelle : arthritisme non douteux (goutte, migraines, rhumatisme, etc.).

L'enfant n'avait jamais fait de maladie grave, ni présenté de phénomènes thoraciques inquiétants, lorsque pendant l'été 1874, étant en Suisse, à Bex, à la suite d'un refroidissement, il a été atteint de fièvre, de symptômes d'amygdalite légère et de douleurs de cou, avec engorgement des ganglions cervicaux, qu'il était facile d'apprécier. — Trente-six heures après le début de l'affection, il a été pris de toux, qui s'accompagnait de crises de dyspnée intermittente, revenant surtout la nuit, avec vomissements pendant les crises et quintes de toux coqueluchoïde. On fit vomir l'enfant, on lui appliqua des emplâtres sur le thorax et pendant une semaine il fut aux prises avec ces retours de dyspnée, et avec cette forme particulière de toux accompagnée de vomissements de temps en temps.

Les accidents diminuèrent assez rapidement et bientôt il ne conserva rien de la toux coqueluchoïde et de la dyspnée, que le médecin considéra comme une forme particulière d'asthme. L'enfant revint en Touraine bien portant. Pendant l'hiver 1875, il fut pris d'accidents exactement semblables et pendant lesquels on put voir l'adénopathie cervicale précéder de trente-six à quarante-huit heures les phénomènes thoraciques (toux convulsive et coqueluchoïde, dyspnée et vomissements). La durée de la crise fut de dix à douze jours.

Pendant toute l'année 1875, l'enfant fut bien portant, ne toussant pas et ne présentant, en temps ordinaire, aucun signe d'oppression ni de gêne respiratoire.

A la fin de l'été 1875, il eut une troisième crise, exactement semblable aux précédentes et de même durée.

Au mois de décembre 1875, je vis l'enfant bien portant, quoique pâle et mangeant peu; je le conduisis chez M. Barthez, auquel je fis le récit des faits précédents. Il n'hésita pas à admettre que les accidents étaient dus à une adénopathie bronchique aiguë, consécutive à un engorgement des ganglions du cou par refroidissement. L'auscultation ne révéla rien d'anomal dans le poumon, ni au cœur; mais M. Barthez constata nettement, au niveau de la grosse bronche droite en arrière, de la matité, de la résistance au doigt et les signes positifs de ganglions bronchiques indurés.

M. Barthez prescrivit de l'iodure de fer, de l'arsenic et des applications de teinture d'iode; de plus une saison de la Bourboule qui fut faite au mois de juillet 1876.

Depuis ce temps l'enfant va bien et n'a pas eu de retour des accidents que j'ai signalés; sa santé générale s'est améliorée.

Observation XIV. — *Toux coqueluchoïde, revenant par accès après une coqueluche accompagnée de vertige comitial, probablement liée à des crises d'urticaire pharyngo-laryngien. Adénopathie bronchique.*

En 1882, je fus consulté, par un homme de quarante et un ans, marchand de vins de champagne, sujet à des douleurs rhumatoïdes qui revenaient tous les ans à l'automne : elles se faisaient surtout sentir dans les talons et dans les orteils ; elles étaient accompagnées de rougeur des téguments au niveau des parties douloureuses. Bien qu'il attribuât ces crises douloureuses périodiques aux refroidissements auxquels il est exposé pendant la saison des chasses, leur caractère goutteux était d'autant moins douteux, qu'un de ses oncles est affecté de goutte, et que lui-même a eu des coliques néphrétiques et a rendu de la gravelle. Il a contracté la syphilis il y a vingt ans. Il y a six ou sept ans *il eut la coqueluche ;* depuis cette époque il est sujet à des crises de toux qui durent trois ou quatre jours avec sifflement, vomissements glaireux ou alimentaires et quelquefois vertiges durant lesquels il tombe sans connaissance, pendant quelques secondes, agité de mouvements convulsifs.

Ces crises coqueluchoïdes sont accompagnées d'un chatouillement insupportable dans la gorge; elles sont précédées ou suivies de phénomènes dyspeptiques, d'une sensation de brûlure dans l'estomac, accompagnée d'aigreur et de flatulence, qui se fait sentir généralement une heure avant les repas. Depuis trois ou quatre ans, il a très fréquemment sur la cuisse droite, des éruptions d'urticaire qui durent deux à trois jours, sans connexion apparente avec les crises de toux.

Enfin, il y a un an, il commit l'imprudence de rester plongé pendant un heure dans un bain très chaud, à 45 degrés, dit-il; à la suite de ce bain il eut une transpiration abondante, subit un refroidissement, et fut affecté pendant quinze jours d'une hémiplégie droite, très incomplète d'ailleurs; il ne pouvait pas écrire; au bout de deux semaines, cette parésie avait complètement disparu.

Depuis six mois il rejette tous les matins des pituites. Je constatai chez lui de l'adénopathie trachéo-bronchique du côté gauche. On trouvait un son mat dans la région ganglionnaire gauche ; la respiration était faible dans tout ce côté; elle était en même temps rude et suivie d'expiration.

L'inspiration qui suivait la toux était plus faible et plus aiguë que les inspirations ordinaires;

Le deuxième bruit du cœur était très retentissant près du sternum, le côté gauche du voile du palais était paralysé.

Réflexions. — Il est difficile de ne pas faire une grande part à l'adénopathie dans ces crises de toux coqueluchoïde, offrant tous les caractères objectifs de celles de la coqueluche : l'inspiration sifflante, les vomissements et même ces vertiges comitiaux qu'on observe quelquefois dans la coqueluche vraie.

Mais si l'adénopathie donne à cette toux son caractère spasmodique, je suis porté à croire qu'elle a pour cause excitante un autre élément morbide, que j'ai décrit sous le nom d'urticaire pharyngo-laryngien, que j'ai bien des fois observé et qui a pour signe distinctif outre sa mobilité, un insupportable prurit du fond de la gorge. Cette affection n'est pas rare et quand l'attention aura été appelée sur cette forme morbide, je suis certain qu'on la rencontrera souvent; notons que le malade était arthritique et très sujet à des apparitions d'urticaire sur la cuisse.

Je n'oserais attribuer à un urticaire gastrique cette gastralgie avec *brûlure de l'estomac* qui alternait avec la toux, bien que très probablement elle dépendît de la même condition pathogénique. *L'urticaire gastrique* est habituellement accompagné de symptômes plus violents : de douleurs vives, tormineuses, de vomituritions. J'en ai cité des observations.

Bien que l'hémiplégie passagère fût explicable par les circonstances dans lesquelles elle s'est manifestée, la parésie du voile du palais, les vertiges comitiaux pendant les accès coqueluchoïdes m'avaient fait me demander si la syphilis n'avait pas préparé sourdement dans la boîte crânienne quelque évolution néoplasique, assez rudimentaire encore pour qu'elle ne se manifestât qu'avec le concours de causes adjuvantes. Ce malade n'avait eu, depuis très longtemps, aucune manifestation extérieure, et ne se plaignait pas de céphalée. Le traitement anti-strumeux, d'ailleurs, répondait en partie à cette indication. Je lui conseillai de prendre alternativement pendant quinze jours chaque mois de l'eau de la Bourboule, et pendant quinze jours un demi-gramme chaque jour d'iodure de sodium, de faire des applications de teinture d'iode sur le côté gauche du thorax et d'éviter dans son régime tout ce qui pouvait favoriser l'apparition de l'urticaire et tout ce que lui interdisait sa disposition arthritique, qui était pour moi le substratum, et l'élément fondamental de son ensemble pathologique. J'insistai d'autant plus sur le régime que ces vomissements pituiteux du matin me faisaient soupçonner une gastrite alcoolique, imputable aux tentations qui devaient assaillir un marchand de vin de champagne.

Toux rythmée. — M. Barety a décrit une variété de toux adénopathique qu'il appelle *toux rythmée* : chaque secousse expiratoire, dit-il, est séparée de la suivante par une ou plusieurs inspirations; les intervalles sont régulièrement de deux à quatre secondes. Cette toux qui est sèche, d'ailleurs, se répète quelquefois pendant des heures, et fatigue plus ceux qui l'entendent que ceux qui en sont atteints (1). »

Dans l'observation qui suit le caractère rythmé existait, mais avec cette variante, qu'au lieu d'une seule secousse de toux, celle-ci se répétait par petites quintes, précédées d'une inspiration sifflante comme les reprises des quintes de coqueluche; elle établit un lien et comme une transition entre la toux coqueluchoïde ordinaire et la toux rythmée de M. Barety, développées toutes deux sous l'influence de l'adénopathie trachéo-bronchique.

Observation XV. — Mademoiselle de R.., âgée de quatorze ans, non menstruée, est maigre, chétive, d'une pâleur verdâtre. Depuis plusieurs mois, elle a perdu l'appétit; elle éprouve de l'horreur pour la viande; elle a maigri notablement, sans qu'elle ait eu ni fièvre, ni diarrhée, ni transpirations nocturnes. Son caractère s'est modifié en même temps que sa constitution s'altérait. De vive, remuante, gaie qu'elle était, elle est devenue languissante, apathique et ennemie de tout mouvement.

(1) Barety, *Nouvelles études sur l'adénopathie trachéo-bronchique*, p. 9.

Depuis deux mois, elle fait entendre, plusieurs fois par minute, deux ou trois secousses de toux superficielle, laryngée, suivies d'une aspiration sifflante, coqueluchoïde. Le développement de cette toux a coïncidé avec la répugnance pour les aliments.

Cette toux ressemble à celle d'une pharyngo-laryngite et n'a pas le caractère ordinaire d'une toux hystérique. Pendant quelque temps elle était suivie d'une expectoration muqueuse, que l'usage des Eaux-Bonnes a fait cesser; mais elle a conservé le timbre catarrhal et elle est le plus souvent suivie de ce sifflement inspirateur qu'on observe dans la coqueluche. Le pharynx est d'ailleurs très injecté et très glanduleux. La voix n'est pas altérée.

Sur le côté droit du manubrium sternal, on constate un son obscur et *plus aigu*, qu'on retrouve dans la partie voisine de la paroi thoracique et sur la partie interne de la clavicule du même côté.

Ces nuances plessimétriques sont encore plus accentuées au niveau de la lame droite de la septième vertèbre cervicale et des deux premières vertèbres dorsales. La *tonalité* est manifestement *plus élevée* dans tout le sommet droit. L'inspiration est notablement plus faible, *plus aiguë*, moins expansive et elle est suivie d'expiration prolongée. La faiblesse du bruit respiratoire s'étend à tout ce côté.

Le second bruit du cœur est très retentissant; on constate un souffle intermittent dans les vaisseaux du cou; le pouls est petit; la marche ascendante provoque de l'oppression et des palpitations.

Je conseillai : 1° d'emmener pendant l'hiver cette jeune fille à Cannes.

2° De lui faire tous les matins des frictions sèches à l'aide d'un sac de flanelle imprégné de vapeurs de Benjoin de Siam.

3° De lui faire prendre alternativement pendant quinze jours, deux fois par jour, deux tiers de verre d'eau de la Bourboule, et pendant les quinze jours suivants, avant les deux principaux repas, une cuillerée de sirop d'écorce d'oranges amères additionné d'iodure de sodium au centième, et à laquelle on ajouterait de 4 à 6 gouttes de teinture de Baumé tant que l'appétit ferait défaut.

4° Enfin, pour modifier un foyer d'irritation qui pouvait retentir sur les ganglions, on devait toucher le pharynx une à deux fois par jour avec la mixture suivante :

Glycérine neutre....................	20 grammes.
Borax................................	2 —
Chlorhydrate de morphine............	0,20 centigr.

Ce traitement fut suivi; et j'appris que la malade était considérée comme guérie.

J'ai plusieurs fois observé chez des enfants cette toux *rythmée*, mais revenant à des intervalles plus rapprochés. Je me rappelle entre autres une petite malade, convalescente de rougeole qui toussa ainsi pendant plusieurs jours et chez laquelle j'avais attribué cette toux à l'élongation de la luette ; il est très possible que la maladie éruptive ait amené chez elle, comme elle le fait habituellement, un engorgement des ganglions trachéo-bronchiques responsable de cette toux.

Durée de la toux. — La toux liée à l'adénopathie peut persister pendant des mois et des années sans complications thoraciques appréciables. Dans une de mes observations elle durait depuis trois ans (1).

Complications. Dyspnée. — Elle est assez souvent compliquée d'oppression. J'ai fait remarquer, que, dans beaucoup de cas, le bruit respiratoire était plus faible et plus rude à la racine des bronches après les quintes de toux. Si cette modification du bruit respiratoire indique que l'air pénètre plus difficilement dans l'arbre bronchique, déjà souvent rétréci à son origine, il n'est pas étonnant que le malade éprouve de la dyspnée, outre que le pneumogastrique a pu subir une pression plus énergique. L'irritation des bronches par la pression qu'exerce sur elle la tumeur ganglionnaire, la gêne respiratoire qui l'accompagne suffisent assurément dans bien des cas pour expliquer cette toux sèche, quinteuse, *sans but*, selon l'ingénieuse expression du Dr Fonssagrives ; mais quand elle revêt un caractère spasmodique, elle accuse un élément nerveux ; et on peut invoquer, pour l'expliquer, l'irritation ou la pression infligées par les tumeurs ganglionnaires au pneumogastrique et à ses branches laryngées.

Le Dr Ley a fait une étude très intéressante de ces phénomènes et en a donné une explication théorique qui, si on ne peut pas en démontrer l'exactitude, est ingénieuse et ne semble pas invraisemblable :

« Les nerfs récurrents, dit-il, se rendent aux fibres musculaires de la trachée et aux muscles de la glotte. Si les muscles dilatateurs de la glotte sont paralysés, le passage de l'air sera très gêné ; la paralysie des fibres trachéales les rendra incapables de concourir par leur contraction à la progression des mucosités sécrétées, et l'accumulation de celles-ci pourra encore être favorisée par la diminution de la sensibilité de la muqueuse.

» Si l'action nerveuse n'est qu'affaiblie sans être annihilée, les mucosités sont expulsées à la suite de quintes de toux, semblables à celles de la coqueluche, par une sorte de vomissement.

(1) Voy. Obs. I, VII, X ; XIV.

» Mais si les muscles de la glotte sont paralysés, les accès deviennent plus violents; le malade semble menacé d'une asphyxie imminente; il est pris de mouvements convulsifs, semblables à ceux que détermine la strangulation : cet état se termine ordinairement, quand enfin l'occlusion de la glotte cessant d'être complète, un étroit filet d'air peut pénétrer dans les poumons; c'est alors que se fait entendre la respiration sonore, qui indique que le malade est sauvé de cette attaque (1)».

M. Barety attribue à la même cause, c'est-à-dire à la compression plus forte du pneumogastrique et du récurrent la raucité de la toux qui coïncide souvent avec la netteté et la clarté de la voix habituelle; tandis que si on force celle-ci, si on accomplit un effort expirateur plus énergique, elle peut s'enrouer ou même s'éteindre passagèrement.

A l'appui de cette interprétation il cite une observation très intéressante de M. Gimbert de Cannes, qui lui paraît en être une démonstration expérimentale : chez une des malades de ce médecin distingué, atteinte d'adénopathie trachéo-bronchique avec voussure au-dessous de l'articulation sterno-claviculaire gauche, la pression exercée sur cette saillie, provoquait immédiatement de *l'aphonie*, de la toux, une suffocation prolongée, *une expectoration muqueuse filante* et parfois des vomissements.

Cette expérience a été répétée un grand nombre de fois. Cette expectoration soudaine provoquée par la pression vient à l'appui de ce que j'ai dit plus haut, sur le rôle qu'on peut attribuer à la pression plus grande exercée par les ganglions, sur ces accumulations de sécrétions bronchiques, qu'on a considérées comme le point de départ des dyspnées consécutives au sommeil. Seulement je les ai imputées à la pression exercée sur les tubes aérifères, et il est très possible que l'irritation sécrétoire qu'elles traduisent vienne directement de l'incitation du pneumogastrique par les ganglions qui le compriment.

Je ferai remarquer aussi ces vomissements qui ne se produisent pas toujours dans des conditions en apparence semblables, pas plus que la toux coqueluchoïde n'accompagne pas toujours l'adénopathie trachéo-bronchique; des nuances, dans *l'intensité*, dans *la rapidité*, dans *la direction*, de l'incitation anomale, peuvent produire des effets différents, surtout quand il s'agit d'un faisceau nerveux, aussi complexe que le pneumogastrique.

M. Barety a encore constaté que la percussion ou la pression des

(1) Extrait de la *Monographie*, de Barety, p. 196.

régions ganglionnaires provoquait quelquefois des quintes de toux. J'ai déjà cité ce fait, et j'ai ajouté que je l'avais très souvent constaté chez les tuberculeux, l'attribuant à l'irritation directe de l'organe malade et sans penser que la pression du pneumogastrique par l'intermédiaire des ganglions pouvait en être, dans un grand nombre de cas, la condition provocatrice.

La théorie du Dr Ley, comme je l'ai dit, semble vraisemblable; l'observation du Dr Gimbert paraît témoigner en sa faveur; cependant tous ces phénomènes peuvent recevoir une autre interprétation et être expliqués par la contracture des muscles glottiques. Des observations laryngoscopiques répétées pourront seules déterminer la part qu'on doit faire, dans ces troubles des fonctions laryngiennes, à ces deux conditions opposées : le spasme et la paralysie.

III. *Emphysème.* — Je parlerai de l'emphysème, qui est une complication, à propos des troubles fonctionnels pour ne pas le séparer de la dyspnée et de la toux avec lesquelles il a des connexions si intimes.

Les expériences de Claude Bernard et de M. Vulpian nous ont appris que la section des pneumogastriques produit habituellement de l'emphysème, surtout chez les jeunes animaux. On l'a attribué à l'énergie plus grande des mouvements inspiratoires, qui coïncident avec leur ralentissement et aux troubles trophiques que subit en même temps le parenchyme pulmonaire (1).

Il n'est pas rare de constater des signes d'*emphysème* chez les sujets atteints d'adénopathie trachéo-bronchique; et plusieurs fois l'autopsie en a confirmé l'existence (2).

Cette complication est très souvent observée dans les affections thoraciques accompagnées de toux violente et de dyspnée; et ces deux conditions se trouvent réunies ici.

La compression des tuyaux bronchiques ajoute, selon la judicieuse remarque de M. Barety, un élément pathogénique nouveau à ceux que nous venons de signaler, c'est-à-dire aux efforts violents de l'appareil respiratoire agissant sur des organes dont la résistance est, dans bien des cas, affaiblie par le fait même de leur état morbide.

Le rôle très important du rétrécissement est attesté dans certains cas par la localisation de l'emphysème dans la portion des poumons à laquelle se rend la bronche comprimée. Comme M. Barety le fait remar-

(1) Docteur Latulle, *Troubles fonctionnels du pneumogastrique*, p. 36.

(2) Gleize et Duriau, Scheffel, Richet, Barety.

quer : toutes les fois qu'un conduit excréteur est rétréci, il y a dilatation des parties situées derrière l'obstacle. Cet obstacle doit agir principalement sur le courant expirateur, car il exige un déploiement de forces plus énergique que le mouvement inspirateur (1), et il ne peut pas, comme celui-ci, trouver dans les voies collatérales, un passage ouvert à l'air, qui passe difficilement à travers l'orifice rétréci. — Toutes ces considérations semblent très fondées ; mais pour expliquer l'emprisonnement de l'air inspiré derrière le point comprimé, on doit y ajouter cette circonstance que j'ai fait valoir plus haut, c'est que la pression exercée sur les tuyaux aériens par les tumeurs ganglionnaires doit être plus énergique pendant l'expiration que pendant l'inspiration : en effet, la capacité de la poitrine diminue ; elle se resserre et le poumon revenu sur lui-même leur forme une enveloppe moins élastique que le poumon rempli d'air. Cette compression et cette diminution de la cavité thoracique sont encore très exagérées pendant les efforts expirateurs violents qui constituent la toux.

Les signes de cet emphysème n'ont rien de bien spécial. L'affaiblissement du bruit respiratoire qui résulte de la compression de la bronche pourrait être confondu avec celui qui résulte de l'état emphysémateux : mais dans ce cas, comme je l'ai dit plus haut, à l'interruption brusque du bruit inspirateur, parfois transformé en *bruit de drapeau* (2), ne tarde pas, ordinairement, à s'ajouter une sibilance gazouillante. L'expiration est généralement lente, prolongée, poussive. M. Barety a entendu dans des cas de complication emphysémateuse produite par l'adénopathie, un bruit de succion pendant l'inspiration : ce bruit exprime alors la difficulté que l'air éprouve à traverser les tubes aérifères aplatis par la tumeur ganglionnaire. Il est possible que l'existence de l'emphysème augmente la pression qu'ils subissent pendant l'inspiration. Ce bruit d'ailleurs peut exister sans emphysème (3). Cet emphysème disparaît habituellement quand l'engorgement des glandes lymphatiques s'est terminé par résolution, comme il arrive presque toujours pour les emphysèmes liés à des affections passagères des organes respirateurs.

(1) Barety, *l. c*, p. 128. L'énergie de la force expiratrice dépasserait d'un tiers environ celle de la force inspiratrice, et la durée de l'expiration serait un peu plus longue que celle de l'inspiration.

(2) J'ai donné, il y a plus de quarante ans, le nom de bruit de drapeau à ce bruit de claquement ou de clapotement brusque et sec qui termine parfois l'inspiration.

(3) Voy. observ. XX.

§ 3. *Expectoration.* — L'expectoration peut faire complètement défaut, même dans les cas les plus graves. Elle est souvent rare, quelquefois abondante ; tantôt les crachats seront séreux, pituiteux ressemblant à de la salive, ou visqueux filants, assez souvent spumeux, d'autrefois muqueux ou puriformes ; dans quelques cas ils se montrent teintés ou piquetés de sang. Ces différences dépendent surtout des complications broncho-pulmonaires, qui accompagnent l'adénopathie. Ainsi, lorsque cette affection est greffée sur un catarrhe chronique, sur une infiltration tuberculeuse du poumon, on ne s'étonnera pas de voir le malade cracher du muco-pus, et, dans le dernier cas, les matières expectorées pourront être mêlées à une certaine quantité d'hémoglobules.

Le fait même de la compression de la bronche et de la congestion, qui en est la conséquence, peut, comme nous l'avons dit, amener une hypersécrétion qui sera souvent alors séreuse, spumeuse, ou filante, visqueuse comme une solution de gomme arabique.

Si une compression plus énergique des bronches produite par une fluxion hypérémique des ganglions, si la position, si le sommeil rendent plus difficile le passage des mucosités sécrétées au-dessous de l'obstacle, elles peuvent s'accumuler derrière le point rétréci, provoquer la toux, la dyspnée jusqu'à ce que la contraction synergique de tous les muscles expirateurs en ait amené l'expulsion au dehors par une sorte de vomissement ; mais cette expulsion s'accomplit alors avec de grands efforts, de grandes difficultés et parfois avec des menaces de suffocation. Un des malades dont M. Fonssagrives a rapporté l'histoire, expectorait, à la suite d'accès de suffocation, de petits crachats visqueux, arrondis, très épais (*l. c.* p. 22).

Un malade de M. Lereboulet a rendu, pendant plusieurs jours, des crachats brunâtres, nageant dans une sérosité rougeâtre dont l'odeur très fétide rappelait celle qu'on observe dans certaines bronchiectasies (*l. c.* p. 22 et 30).

On a vu quelquefois au milieu des matières expectorées, quand l'adénopathie s'était compliquée d'une perforation des bronches, des fragments de ganglions dégénérés ou des concrétions pierreuses. Dans cette forme d'adénopathie à laquelle on a donné le nom de sclérose anthracosique, la matière noire des ganglions ramollis peut être rejetée au dehors à travers les bronches perforées et devenir un élément de diagnostic (Liouville).

Deux fois le Dr Tauchon a vu une salivation abondante coïncider avec cette affection(1).

§ 4. *Altérations de la voix.* — En traitant de la dyspnée adénopathique, nous avons dit quel obstacle la paralysie où la contracture des muscles de la glotte pouvaient apporter à la pénétration de l'air dans l'arbre respiratoire.

Nous avons, à propos de la toux et des bruits roncheux qui se font entendre au dehors, indiqué la part qu'il faut faire dans ces phénomènes aux troubles de l'innervation laryngée; il nous reste à étudier les anomalies de la fonction vocale consécutives à la compression où à l'irritation des nerfs laryngés par les ganglions trachéo-bronchiques engorgés.

Dans un assez grand nombre d'observations on a noté, et j'ai observé moi-même, que la voix était rauque ou enrouée, quelquefois sourde et étouffée (2).

Dans un autre cas elle était grêle, aiguë, poussée avec effort, mais sans raucité; le malade ne pouvait parler dans le médium. Un autre de mes malades ne pouvait parler que dans la voix de fausset (3).

L'émission de la voix peut provoquer une sensation de fatigue, comme si l'innervation des cordes vocales affaiblie ne suffisait plus à l'effort qu'on leur demande; le malade de l'observation VI ne parlait qu'à voix basse et sa voix était rauque.

La raucité de la voix coïncide habituellement avec une toux qui présente le même caractère; mais elle peut exister sans toux.

En même temps qu'elle est altérée dans son timbre, la voix est assez souvent affaiblie; cet affaiblissement peut aller jusqu'à l'aphonie absolue; et la voix peut être faible, ou même privée de timbre, réduite à un simple chuchotement, sans présenter aucune rudesse. J'insiste sur ces nuances parce que l'aphonie ou la dysphonie, sans raucité, feront soupçonner qu'elles doivent être imputées plutôt à une paralysie simple des cordes vocales, qu'à une altération de leur texture.

L'aphonie n'est pas rare chez les malades atteints d'adénopathie trachéo-bronchique; Lalouette l'avait déjà attribuée à la présence

(1) Barety. *L. c.*, p. 191.
(2) V. Obs. VII, XI.
(3) V. Obs. XVI et XVIII

dans le thorax de glandes engorgées qui *tiraillent et irritent les nerfs*. J'en rapporterai plusieurs exemples remarquables.

Elle peut être le premier phénomène de la maladie, comme chez le jeune homme observé par MM. Gleize et Duriau (1). Le plus ordinairement elle ne survient qu'à une période avancée. Elle peut persister pendant plusieurs années sans être nécessairement incurable. Elle peut être intermittente et, comme nous l'avons observé pour la toux coqueluchoïde, reparaître toutes les fois qu'une nouvelle poussée congestive vient augmenter le volume des ganglions et la pression qu'ils exercent sur les nerfs laryngés; l'observation X en est un remarquable exemple. J'ai vu une malade affectée d'adénopathie trachéo-bronchique qui, toutes les fois qu'elle commençait un rhume, était aphone pendant plusieurs jours. Il m'a semblé que cette aphonie s'expliquait mieux par la compression du nerf récurrent que par le léger gonflement de la muqueuse laryngée qui peut accompagner le rhume; d'une autre part la parésie des muscles thyro-arythénoïdiens ne pourra guère être attribuée à leur contiguïté avec une muqueuse enflammée, conformément à la loi de Stokes; cette loi ne semble pas applicable à une inflammation aussi superficielle.

Mais si, dans quelques cas, la cause de la dysphonie ou de l'aphonie est controversable il y en a un grand nombre qui la mettent hors de toute contestation.

Observation XVI. — *Toux quinteuse. Modification de la voix. Angine glanduleuse. Adénopathie bronchique droite: Voix grêle et aiguë.*

Le 8 avril 1869.

Je fus consulté par une jeune fille de quinze ans, grosse, pâle, d'aspect lymphatique, bien réglée.

Depuis deux mois elle était tourmentée par une toux très fréquente, quinteuse, pénible, ressemblant à la toux des emphysémateux.

La respiration était anxieuse, *sifflante dans les deux temps, surtout dans l'expiration*, dont la sibilance se prolongeait.

Tous les muscles respirateurs se contractaient avec violence; *et à chaque inspiration les téguments du cou se déprimaient et s'enfonçaient derrière le sternum.*

Le pouls était fréquent, mais la chaleur de la peau n'était pas augmentée.

La voix était grêle, poussée avec un effort qui n'aboutissait qu'à produire un son très grêle et très aigu, mais net, clair, sans raucité.

(1) Fonssagrives. *L. c.*, p. 15.

L'expectoration était muqueuse et à plusieurs reprises elle avait été ponctuée de sang.

La percussion donnait un son obscur, aigu sur la première pièce du sternum et, à droite de cet os, au niveau des deux premières côtes et du premier espace intercostal dans l'étendue d'un travers de doigt.

Le son était également obscur en arrière dans la région scapulo-rachidienne droite, sur les lames des trois premières vertèbres dorsales et dans la partie voisine de la fosse sus-épineuse, de ce côté. On trouvait un son clair dans tous le reste de la poitrine.

L'auscultation me fit entendre partout une respiration roncheuse, sibilante; mais *ce ronchus prenait un timbre retentissant broncophone dans la région scapulo-rachidienne droite et dans le premier espace intercostal droit près du sternum.*

Le pharynx était granuleux et congestionné. Il y avait chez cette malade un emphysème généralisé qui masquait les signes stéthoscopiques de l'engorgement des ganglions, mais les modifications de la sonorité, *le retentissement éclatant du ronchus au niveau de la région ganglionaire* accusaient l'existence de l'adénopathie, qui devait contribuer à la production de la toux quinteuse et de la dyspnée.

Je suis porté à croire que cette lésion était également responsable de la modification de la voix observée chez cette malade.

La laryngoscopie n'a pas été pratiquée; mais la netteté des sons, l'absence complète de raucité rendaient peu vraisemblable l'existence d'une laryngite.

Derrière cet emphysème et cette bronchite y avait-il une tuberculose granuleuse disséminée? il auraitfallu suivre la malade pour éclaircir ce doute.

Qu'y a-t-il de plus concluant que l'observation, communiquée à M. Barety par le Dr Gimbert de Cannes, de cette malade qui devenait immédiatement et à volonté aphone quand on comprimait la voussure du thorax qui correspondait aux ganglions tuméfiés?

D'ailleurs l'anatomie pathologique avait depuis longtemps démontré la connexité de la lésion du pneumogastrique et du récurrent avec les altérations de la voix. Ainsi chez le malade, observé par MM. Gleize et Duriau, qui succomba subitement, on trouva derrière le sternum une agglomération de ganglions tuberculeux, qui embrassait le nerf récurrent gauche à son origine, passait avec le pneumogastrique derrière la bronche-mère, où elle rejoignait une autre masse qui se prolongeait sur les côtés de la trachée. Le pneumogastrique droit était englobé au milieu de tumeurs glandulaires tuberculeuses et paraissait presque désorganisé. *Le larynx ne présentait aucune altération* (1).

(1) Fonssagrives. *L. c.*, p. 17.

Chez un malade qui fut pris comme le précédent d'une aphonie subite avec accès de suffocation, M. Hayem trouva le larynx sain, et le nerf récurrent comprimé par une tumeur cancéreuse, très probablement ganglionnaire, du médiastin (1).

Plusieurs fois, chez des malades aphones, qui présentaient des signes incontestables d'adénopathie trachéo-bronchique, je diagnostiquai une paralysie de la corde vocale correspondant aux ganglions tuméfiés, et l'examen laryngoscopique pratiqué par Krishaber est venu confirmer ce diagostic. Une seule fois, trouvant des signes manifestes d'adénopathie du côté droit, j'attribuai l'aphonie à la compression du récurrent de ce côté et Krishaber constata une paralysie de la corde vocale gauche.

L'autopsie donna l'explication de cette contradiction apparente. Un très gros ganglion existait en effet à droite, au niveau de l'origine des deux troncs veineux brachio-céphaliques et rendait raison des symptômes observés de ce côté; mais un chapelet de ganglions plus petits, entourés d'un tissu cellulaire adhérent et rétracté, étreignait le récurrent gauche à son passage sous la crosse de l'aorte.

Le docteur Barety a fait cette intéressante remarque : que la toux rauque, aboyante, liée à l'adénopathie trachéo-bronchique, pouvait coexister avec une voix parfaitement claire, du moins tant que l'émission des sons se produisait sans effort, comme cela a lieu dans l'usage habituel de la parole; mais dès qu'il y avait effort en parlant, la voix se voilait. L'effort expirateur qui sert à l'émission des sons devenant plus énergique, la compression exercée par les ganglions sur les nerfs qui leur sont contigus, est plus forte et trouble l'action de ces nerfs, si elle ne la suspend pas complètement. Ce fait est parfaitement d'accord avec ceux que j'ai signalés plus haut de la faiblesse plus marquée du bruit respiratoire après les quintes de toux, de l'élévation de la tonalité du bruit expirateur à la fin de l'expiration, et de la production d'un souffle bronchique et d'une gêne respiratoire dans certains mouvements. La pression des ganglions sur les organes voisins augmente dans certaines conditions qu'on peut quelquefois reproduire expérimentalement.

Il semble plus difficile d'expliquer le caractère grêle et aigu de la voix, observée chez deux de mes malades. Une élévation de la tonalité semble indiquer une contraction des cordes vocales, plutôt qu'un état

(1) Barety. *L. c.*, p. 194.

paralytique. Avant de produire cette compression qui interrompt le courant nerveux, la tumeur ne peut-elle pas exercer une stimulation aboutissant à un spasme? Nous verrons bientôt que dans certains cas la dysphonie paraît imputable à cette cause.

Des recherches laryngoscopiques peuvent seules éclairer cette question. La production des différents tons dont se compose le registre de la voix humaine, exige des nuances d'action à la fois très délicates et très précises dans l'organe de la phonation; et on comprend facilement que cette action puisse devenir irrégulière de bien des manières, quand le nerf qui y préside ne peut pas fonctionner régulièrement (1).

La durée des troubles vocaux dans l'adénopathie trachéo-bronchique est subordonnée à celle de la cause qui les produit. Ils peuvent être très passagers ou persister pendant toute la vie : très probablement, quand l'aphonie se prolonge, elle peut entraîner dans le nerf laryngé et dans les muscles qu'il innerve des dégénérescences irréparables.

Cependant j'ai vu cette aphonie guérir chez le plus grand nombre de

1. Confirmant l'opinion de Krishaber, M. le Dr Gouguenheim croit que le spasme et la contracture de la glotte sont les causes principales des phénomènes dyspnéiques; il reconnaît néanmoins que ce spasme est moins fréquent que la paralysie à laquelle il attribue le plus grand nombre des troubles vocaux. Ce spasme peut présenter de légères intermittences, qui dans quelques cas ont fait concevoir des espérances trompeuses de guérison et ont été quelquefois funestes en faisant différer un traitement actif qui seul pouvait sauver le malade.

Le spasme de la glotte serait suivant M. Gouguenheim la cause constante des phénomènes qu'on a imputés à l'œdème de la glotte, dont il nie absolument l'intervention causale dans les troubles fonctionnels qu'on lui a attribués.

Ce rôle de la contracture dans un certain nombre de dyspnées adénopathiques me paraît rendre mieux compte des faits observés que l'hypothèse de la paralysie; mais, pour qu'il y ait occlusion complète de la glotte, il faut supposer une contracture double, soit par lésion des deux récurrents; soit par action synergique des muscles qu'ils innervent : la double lésion n'est pas très rare, la synergie ne semble pas impossible dans des muscles dont les fonctions sont habituellement si intimement coordonnées.

Cette occlusion spasmodique pourrait expliquer peut être ces morts brusques qui ont dans plusieurs cas terminé soudainement les adénopathies à forme suffocante. Outre les renseignements fournis par le larnygoscope qui ont mis, chez quelques malades, ces contractures hors de doute, on peut invoquer à l'appui de cette interprétation l'action des anesthésiques. M. Gouguenheim a vu les inhalations de chloroforme faire cesser la dyspnée dans des cas où on ne les employait qu'avec crainte, à cause de l'intensité des troubles respiratoires, pour pratiquer des opérations sur le larynx. (*Étude anat. et path. des glangl. péritrachéo-laryngiens*).

mes malades et dans un cas que je rapporterai plus loin, après avoir persisté pendant huit ans.

Comme l'affection des ganglions, ces troubles de la voix peuvent subir des variations dans leur intensité; comme elle, ils peuvent être intermittents : soit que la tuméfaction ganglionnaire se résolve complètement, soit, ce qui est plus fréquent, qu'elle diminue assez pour ne plus interrompre l'action conductrice des tubes nerveux.

On observe à tous les âges ces altérations de la voix, consécutives à l'altération des ganglions médiastinaux; et, comme le remarque M. Barety, dans beaucoup d'observations on les trouve notées, sans que les auteurs aient pensé à les rapporter à leur véritable cause (1).

Observation XVII. — *Aphonie, consécutive à une coqueluche, persiste pendant huit ans avec accès de dyspnée. Retour de la voix, qui disparaît de nouveau par intervalles avec des crises d'oppression. — Adénopathie trachéo-bronchique du côté gauche, paralysie de la corde vocale de ce côté* (2).

Dans les premiers jours du mois d'août 1872, une jeune dame se présenta à ma consultation avec une lettre du Dr Fournier d'Angoulême, qui me donnait sur sa maladie les détails suivants : quelques années auparavant cette dame avait eu une coqueluche intense; elle avait toussé pendant plus de deux mois. Depuis lors, la malade a souffert d'une oppression continuelle, qui s'exaspérait par intervalles en accès de dyspnée violente, accompagnée de mouvements convulsifs des muscles respirateurs. La voix à cette époque n'était pas modifiée. De temps en temps on entendait à l'un des sommets, du râle sous-crépitant, comme si le poumon était le siége de poussées congestives; en même temps la malade accusait de la chaleur dans la poitrine et des douleurs vers l'épaule. Pendant longtemps les vésicatoires ont eu sur ces congestions une action très efficace, qui, dans ces derniers temps, s'était affaiblie.

Au milieu de ces troubles respiratoires, la nutrition s'était conservée intacte; le teint n'était pas altéré; à peine présentait-il dans la région sous-nasale une légère nuance d'anémie; rien ne pouvait faire supposer une lésion grave des poumons; néanmoins, comme un des frères de la malade était mort phtisique, le Dr Fournier avait quelques préoccupations à ce sujet. Il envoya la malade aux Eaux-Bonnes et il lui conseilla de passer l'hiver à Arcachon. A

(1) Barety. *L. c.*, p. 193.

(2) J'avais déjà publié dans ma clinique le commencement de cette observation, mais depuis lors j'ai revu la malade plusieurs fois et des changements de la plus grande importance se sont produits dans son état.

peu près vers cette époque, il y avait quatre ans, la voix s'éteignit, sans présenter ni la raucité, ni le timbre de la laryngite chronique. La malade depuis lors parlait à voix basse ; et par intervalles survenaient des crises qui duraient plusieurs jours, pendant lesquelles elle était complètement aphone. La dyspnée a persisté avec le même caractère ; la malade ne peut marcher sans être extrêmement essoufflée ; elle se plaint souvent de chaleur dans la poitrine et de douleurs thoraciques.

« Ces symptômes, ajoutait notre distingué confrère, me paraissent de toute évidence se rattacher à *une affection du pneumogastrique, dans laquelle la coqueluche initiale a joué un rôle important.* Mais quelle est cette affection? deux éminents médecins de Paris, connus dans la science par leurs travaux sur les maladies du système nerveux, ont diagnostiqué une névrose du pneumogastrique : mais le mot névrose cache bien souvent une lacune du diagnostic ; c'est dire : le pneumogastrique souffre, mais comment souffre-t-il? il serait trop long d'énumérer toutes les médications qui ont été mises en usage : bromure, belladone, etc., et qui sont restées inefficaces. »

J'examinai la malade et je constatai les signes qui caractérisent pour moi l'adénopathie bronchique : entre autres un son mat dans la partie supérieure gauche du sternum, au niveau du premier espace intercostal, et des deux premières articulations sterno-costales, aussi bien qu'au niveau des lames gauches des premières vertèbres dorsales. Dans tout ce côté l'inspiration était plus faible et plus aiguë que du côté droit, suivie d'une expiration exagérée, au sommet surtout et principalement vers les régions sternales et rachidiennes.

La malade ne toussait pas. Quand, pour l'examiner, je lui fis faire des inspirations plus profondes, la respiration devint pendant quelques secondes très courte et très anhélante.

En avant, dans la zone qui donnait un son mat, les bruits du cœur étaient transmis très intenses, mais sans frémissement, sans soulèvement, sans mélange de souffle. Il y avait donc une tuméfaction des ganglions trachéo-bronchiques du côté gauche. J'eus immédiatement la pensée qu'ils pouvaient comprimer le nerf récurrent de ce côté, et rendre l'articulation des sons timbrés impossible, en paralysant la corde vocale à laquelle ce nerf se distribue. L'absence de toux, l'absence de raucité du bruit laryngien qui remplaçait la voix, rendaient improbable une altération organique du larynx, et fortifiaient mes présomptions. Pour les vérifier, n'ayant pas le temps de pratiquer l'examen laryngoscopique, j'adressai la malade à Krishaber avec une lettre qui ne devait lui être remise qu'après son examen, et qui renfermait ces

(1) Barety, *l. c.*, p. 120.
(2) *Ibid.*, *l. c.*, p. 109.
(3) *Ibid.*, *l. c.*, p. 132.

mots que je communiquai à la malade : vous trouverez probablement une paralysie de la corde vocale gauche. A peine Krishaber avait-il introduit dans l'arrière-gorge le miroir du laryngoscope qu'il s'écria : « Ah ! je constate une paralysie de la corde vocale gauche. » Ma lettre lui fut remise alors et en confirmant mon diagnostic, il ajouta que la glotte et le larynx étaient absoluments sains.

Je fis alors espérer à la malade que malgré la longue durée de cette aphonie, la guérison ne serait pas impossible, et je dirigeai le traitement contre cette adénopathie qui était la seule lésion appréciable ; elle s'était développée, sous l'influence de la coqueluche, sur un terrain lymphatique qui en avait favorisé la chronicité. Des applications d'iode furent prescrites et la malade devait prendre alternativement à l'intérieur, de quinzaine en quinzaine, de l'eau de la Bourboule et du sirop de raifort ioduré. Je lui conseillai pendant l'été une saison aux Eaux-Bonnes pour relever le ton général de l'organisme et la prémunir contre les affections catarrhales des voies respiratoires qui auraient pu retentir sur les ganglions affectés.

Cette malade habitait la province, et pendant deux ans je n'en eus pas de nouvelles. Elle revint me voir à cette époque, sa voix ne s'était pas améliorée, mais sa santé générale s'était singulièrement fortifiée : elle avait beaucoup engraissé ; son teint était excellent et toutes ses fonctions s'accomplissaient avec une régularité parfaite, sauf l'oppression qui existait toujours et s'exaspérait par intervalles.

Au mois de juillet 1877, *huit ans* après le début des accidents, elle m'écrivit pour m'annoncer qu'elle venait de recouvrer la voix. Six semaines auparavant, je cite textuellement son récit : « Sa voix ne s'était plus fait entendre qu'accompagnée d'un sifflement très pénible, qui tout d'abord lui avait fait croire à une aggravation de son état, mais ce sifflement s'est peu à peu modifié ; » elle était redevenue, à sa grande joie, en possession de sa voix.

Je n'entendis plus parler de cette malade jusqu'au mois de mai 1883 ; elle vint me trouver alors, avec une nouvelle lettre de mon honorable confrère le Dr Fournier, qui donnait à cette dame des soins habituels, et qui me fournissait d'intéressants détails, sur ce qui s'était passé pendant ces dix dernières années.

« Les fonctions nutritives, et l'apparence extérieure de la malade étaient restées dans un état très satisfaisant. Cependant elle était constamment oppressée. De temps en temps cette oppression augmentait et donnait lieu à des crises extrêmement pénibles, pendant lesquelles la voix s'éteignait. Dans certaines crises, l'aphonie s'est montrée brusquement et, après avoir résisté à des traitements nombreux et variés, a disparu brusquement comme elle était venue.

Il a constaté plusieurs fois sur les côtés du cou des engorgements ganglionnaires coïncidant avec des crises intenses.

Ces crises d'oppression avec des exacerbations se prolongent quelquefois pendant quinze jours, trois semaines, quelquefois davantage, avec ou sans aphonie.

Ces crises se sont montrées en toutes saisons; cependant, d'après la malade elles surviendraient surtout quand le temps est mauvais. Pendant leur durée, l'auscultation ne fait entendre autre chose que quelques râles vibrants et une expiration prolongée dans la région scapulo-rachidienne; elles ne paraissent exercer aucune influence fâcheuse sur la santé générale. »

Cette dame depuis notre dernière entrevue, avait acquis un embonpoint considérable. Elle ajouta que depuis qu'elle avait recouvré la voix, en 1877, l'*aphonie n'avait plus jamais été complète* comme pendant les huit années antérieures; seulement la voix devenait quelquefois pendant les crises, presque éteinte, très sourde, comme étouffée; elle toussait très peu.

Je constatai toujours de la matité au niveau de la moitié gauche du manubrium sternal et dans la partie voisine de la région sous-claviculaire; cependant les modifications du bruit respiratoire, que j'avais observées il y a cinq ans, étaient beaucoup moins accentuées: évidemment la compression de la bronche avait subi une diminution notable.

Je conseillai d'essayer les eaux sulfuro-iodées de Challes et si elles étaient mal supportées de faire une saison à Salies-de-Béarn.

Réflexions. — La constitution lymphatique de cette dame s'est accusée par le développement de son embonpoint, tendance habituelle du lymphatisme, quand l'appareil digestif fonctionne régulièrement, et par ces poussées ganglionnaires qui de temps en temps apparaissaient sur les côtés du cou, en même temps que se manifestaient des crises d'oppression.

L'apparition des ganglions extérieurs semblait indiquer qu'une fluxion se faisait alors sur l'appareil lymphatique; on ne peut douter qu'elle ne s'étendît aux ganglions profonds; et de là ces crises dyspnéiques produites par la compression plus énergique des tuyaux bronchiques, et par celle du pneumogastrique dont l'altération de la voix trahissait l'état anomal.

Peut-être aussi un état congestif consécutif de la muqueuse respiratoire venait-il, dans quelques cas, ajouter un troisième élément à ces deux grandes causes de dyspnée.

Mais l'adénopathie trachéo-bronchique dominait la scène morbide. Comme on le voit pour les ganglions extérieurs: alors même qu'ils sont dans un état d'engorgement permanent, alors même qu'ils renferment des néoplasies persistantes, leur volume peut présenter de grandes variations; *a fortiori*, quand ces néoplasies n'existent pas, leur tuméfaction peut se développer et disparaître avec une grande rapidité.

Je ferai remarquer dans l'histoire de cette dame ces poussées de congestion pulmonaire se montrant par intervalles : il n'est pas rare de les rencontrer avec les tumeurs intra-thoraciques; elles sont imputables, sans doute, à la gêne circulatoire et au stimulus morbide que produisent ces tumeurs dans la partie voisine du poumon. Je les ai plusieurs fois observées dans des cas d'anévrysmes de l'aorte : on entendait au niveau de la tumeur des râles sous-crépitants limités, qui persistaient pendant un temps variable, puis disparaissaient pour reparaître de nouveau, après un plus ou moins long intervalle.

Cette malade ne toussait pas habituellement. Nous avons vu que l'adénopathie provoque assez souvent une toux quinteuse, analogue à celle de la coqueluche; mais je ne saurais trop le répéter, pour répondre à une objection banale : le rapport des ganglions malades avec le pneumo-gastrique, leur volume, la rapidité de leur développement, la nature, le siège, la durée et le degré de l'action morbide qui a envahi le nerf, font varier les troubles fonctionnels qui expriment cette action. Ne voit-on pas la compression des filets sympathiques dans l'anévrysme de l'aorte produire d'abord la dilatation de la pupille et puis son resserrement? Dans le premier cas le nerf est stimulé, et la contraction des fibres iridiennes traduit cette stimulation; dans le second la compression ou la désorganisation des tubes nerveux interrompent leurs fonctions conductrices, et les fibres dilatatrices sont paralysées. Serait-il impossible, d'ailleurs, que, dans certains cas, la lésion des pneumogastriques pût abolir l'action réflexe dont la toux est la conséquence et empêcher les mouvements synergiques qui la produisent?

Observation XIX. — Je donne l'observation suivante telle qu'elle a été rédigée par mon excellent ami le D[r] Ed. Hirtz, alors interne dans mon service.

Phtisie galopante. Adénopathie bronchique. Compression du nerf laryngé gauche.

B..., âgé de quarante-deux ans, homme de peine, est entré à l'Hôtel-Dieu le 4 juin 1876, dans le service de M. Gueneau de Mussy.

Les antécédents du malade, soit acquis, soit héréditaires, sont excellents. Depuis près de douze ans qu'il a pour métier de balayer les salles d'une imprimerie, il n'a jamais fait de maladie, sauf quelques légers symptômes d'intoxication saturnine, tels que parésie des extenseurs, coliques passagères. Il n'a jamais été arrêté dans son travail.

Il est d'une constitution robuste, d'un embonpoint modéré. Huit jours environ avant son entrée dans le service, il fut pris de petits frissonnements dans la journée, d'une légère toux un peu quinteuse, et d'un certain degré d'aphonie qui s'est maintenue depuis ce jour ; en même temps, des douleurs vagues articulaires vinrent se joindre à ces premières manifestations et déterminèrent cet homme à entrer à l'Hôtel-Dieu.

La face est pâle et bouffie, légèrement œdématiée à droite. Le cou est gros et court, le corps thyroïde paraît hypertrophié. Les téguments ont une teinte générale jaune clair qu'on peut attribuer à l'action du plomb ; le liseré saturnin est du reste parfaitement net à la sertissure des gencives.

La respiration semble un peu gênée ; les crachats ne sont que muqueux, mais assez abondants.

L'appétit est diminué ; le sommeil est troublé par des douleurs arthralgiques.

A la visite du lendemain, le malade est présenté comme un saturnin, actuellement atteint d'une bronchite suspecte. L'auscultation n'avait révélé que des râles sonores, et sibilants disséminés, avec un timbre respiratoire un peu rude sous la clavicule droite.

L'attention de M. Gueneau de Mussy fut éveillée d'emblée par une atteration de la voix, toute particulière ; le malade parlait en fausset, dans les tons élevés, et ne pouvait émettre de sons graves. La bouffissure de la face, la gêne de la respiration, le développement anomal de la circulation collatérale sur les parois thoraciques le frappèrent, et lui firent présager, sous toutes réserves, l'existence d'une adénopathie bronchique avec compression d'un des nerfs laryngés.

Voici quel fut le résultat de son examen :

A la percussion. — A droite en avant : tonalité élevée dans la région sus-claviculaire, normale sous la clavicule ; *matité* dans l'étendue de 3 centimètres carrés sous l'articulation sterno-claviculaire.

A *l'auscultation* : souffle trachéal considérable, surtout pendant l'expiration.

En arrière et à droite : matité dans la région interscapulaire ; le souffle perçu en avant s'entend le long de la colonne vertébrale, jusque vers l'angle inférieur de l'omoplate. L'expansion vésiculaire reste normale pendant l'inspiration.

A gauche et en avant, le doigt n'éprouve pas une sensation de résistance aussi marquée que du côté droit ; cepedant la tonalité est élevée dans la région ganglionnaire et la respiration est faible. En arrière dans toute la hauteur, la respiration est moins franche que normalement. La transsonnance métallique existe des deux côtés, sauf dans un point limité de la fosse sus-épineuse droite, près de la colonne cervicale.

S'appuyant principalement sur les résultats de la percussion, M. de Mussy émet l'opinion qu'il existait une adénopathie bronchique symptomatique de tuberculose, avec compression probable du laryngé inférieur droit.

M. Krishaber examina le lendemain le malade avec le laryngoscope, et trouva une paralysie de la corde *vocale gauche*. Cette contradiction des deux opinions devait s'expliquer plus tard à l'autopsie.

Les jours suivants le diagnostic de tuberculose se confirme, l'affection prend les allures rapides d'une phtisie galopante. L'état général devient inquiétant; l'appétit disparaît complètement; après des quintes de toux fatigantes le malade vomit le peu d'aliments qu'il prend; une fièvre à exaspération vespérale s'établit, et des sueurs profuses nocturnes complètent le tableau. Dès le 14 juin, dix jours après l'entrée du malade à l'hôpital, on entend dans les deux sommets des signes non douteux d'excavations tuberculeuses. La dyspnée modérée dans les premiers jours, devient très pénible, les lèvres sont bleues, la face cyanosée. Le voile du palais, sillonné par des arborescences veineuses, témoigne d'une gêne prononcée dans la circulation de retour, gêne que vient confirmer encore la bouffissure du visage et des paupières.

Le 29 juin, B.., mourut vers le matin, au milieu d'accidents asphyxiques, dans une crise convulsive.

A l'autopsie. — Au niveau du confluent des deux troncs veineux brachio-céphaliques et de la veine cave supérieure on trouva un ganglion induré de la grosseur d'un petit œuf de pigeon. C'était évidemment lui qui devait entraver la circulation dans les vaisseaux veineux du cou. Dans tout le médiastin on ne découvrit qu'une série de petits ganglions gros comme des noisettes.

Mais le récurrent gauche au moment de sa réflexion sous la crosse de l'aorte se trouvait englobé au milieu d'un chapelet de petits ganglions très difficiles à détacher du tissu cellulaire, qui s'est rétracté autour d'eux et exerçait une compression énergique sur le nerf.

La muqueuse laryngée était d'un blanc légèrement rosé, sans la moindre ulcération, sur la longueur des cordes vocales ou au niveau de leurs insertions. Pas de traces de granulations tuberculeuses dans le larynx.

Poumons. Excavations tuberculeuses dans les sommets des deux poumons. Pneumonie caséiforme des lobes supérieurs droit et gauche. Granulations grises infiltrées dans toute l'étendue du parenchyme pulmonaire.

Cœur dilaté rempli de caillots noirâtres.

Foie, *reins* très congestionnés.

La *rate* était diffluente, et pour le moins triple de son volume normal.

Pas de granulations dans les méninges ni sur le péritoine. Intestins parfaitement sains.

Dans l'observation suivante c'est une affection aiguë, une pleurésie qui retentit sur les ganglions du médiastin. Peut-être une imprudence : la sortie prématurée de l'hôpital, que le médecin ne peut pas empêcher quand le malade l'exige, a-t-elle contribué au développement de cette complication, au milieu d'une saison froide et humide. Cette adénopathie en comprimant la bronche-mère et le nerf de la dixième paire a produit de l'aphonie accompagnée de toux, d'oppression et de vomissements. L'intervention d'une lésion nerveuse dans le développement de ce syndrome n'est pas contestable, car alors que la voix était en grande partie revenue, Krishaber a constaté une immobilité *habituelle* de la corde vocale : donc il y avait parésie du thyro-arythénoïdien et trouble dans l'action du nerf récurrent. Cependant ce muscle entrait en mouvement sous l'influence de l'excitation produite par le miroir du laryngoscope.

Cela nous démontre ce que l'observation clinique nous faisait pressentir : c'est que les troubles d'innervation produits par la compression des ganglions sur les cordons nerveux peuvent présenter des degrés très divers. Depuis la faiblesse, ou l'irrégularité de la fonction nerveuse, jusqu'à son abolition complète, il y a une foule de nuances qui correspondent à la faiblesse, à la fatigue de la voix, à son changement de tonalité et de timbre, à sa raucité, à la production du sifflement ou du cornage pour arriver à l'aphonie absolue. La preuve de la connexité pathogénique qui existait entre l'adénopathie et l'altération de la voix, c'est que le jour où celle-ci est redevenue complètement normale, les signes de l'engorgement ganglionnaire avaient disparu.

OBSERVATION XX. — *Pleurésie gauche. Adénopathie du même côté. Toux rauque. Aphonie liée à une parésie de la corde vocale. Vomissements. Guérison.*

Le 16 novembre 1878, je reçus dans mon service une jeune fille de dix-sept ans, qui avait passé une vingtaine de jours, pendant le mois d'octobre précédent, dans le service de mon ami le Dr Fauvel.

Jusque-là elle n'avait eu dans sa santé d'autres troubles, dignes d'être notés, que des céphalalgies, qui revenaient fréquemment. Aucune affection strumeuse ne l'avait atteinte pendant son enfance. De ses antécédents héréditaires, nous avons appris seulement que sa mère s'enrhumait tous les hivers.

Au commencement du mois d'octobre, elle avait été prise de toux, de douleur dans le côté gauche, avec fièvre et vomissements ; après s'être soignée tant bien que mal chez elle pendant quinze jours, elle entra à l'Hôtel-Dieu, où on constata une pleurésie gauche, avec épanchement. Elle sortit de l'hôpital *presque guérie* au bout de vingt jours. Cependant la toux n'avait pas complètement cessé et la malade n'avait que très peu d'appétit.

Pendant quatre jours elle s'efforça de reprendre son travail; mais les vomissements recommencèrent immédiatement, plus fréquents le matin et le soir, tantôt muqueux, tantôt alimentaires. Sa toux augmenta considérablement et tout à coup elle devint aphone. Cet accident la décida à rentrer à l'hôpital; et elle fut admise dans mon service.

Je constatai les signes d'une adénopathie trachéo-bronchique du côté gauche : un son obscur avec élévation de la tonalité dans la moitié gauche du manubrium sternal; la respiration était soufflante dans les deux temps, rude, râpeuse et accompagnée *d'un bruit de succion*, que j'expliquai par la compression de la bronche gauche. La malade ne pouvait parler qu'à voix basse et elle se plaignait d'oppression.

L'appétit était nul ; mais depuis qu'elle avait pris le lit, les vomissements n'avaient pas reparu. L'expectoration était rare, insignifiante et disproportionnée à la toux. Il n'y avait ni fièvre, ni aucun signe indiquant une autre lésion. Je fis toucher la glotte à l'aide d'un pinceau trempé dans une solution d'azotate d'argent au douzième, et en même temps, je fis faire extérieurement sur le cou et sur la partie supérieure du thorax, de larges applications de teinture d'iode récemment préparée.

Après trois jours de traitement, la voix était notablement améliorée, au lieu d'être complètement aphone, la malade pouvait par intervalles, dans le cours d'une phrase, faire entendre quelques mots timbrés. Les jours suivants le progrès continua avec quelques fluctuations; le 29 octobre la voix était devenue assez claire, le matin surtout.

Un examen laryngoscopique, fait par Krishaber, fit constater une parésie de la corde vocale gauche, qui pouvait cependant se rapprocher de la droite dans les grands efforts de contraction provoqués par les mouvements du miroir laryngoscopique.

Le 6 décembre, la voix se voilait encore par intervalles; la déglutition était douloureuse. Je lui prescrivis des gargarismes très répétés avec un décocté de pavots et du lait.

Le 10 décembre, toute douleur avait cessé : la voix avait repris son timbre normal, en même temps que les signes d'adénopathie avaient disparu.

§ 5. *Autres lésions de l'appareil respiratoire pouvant compliquer l'adénopathie trachéo-bronchiques.* 1° *Pleurésie.* — J'ai indiqué les troubles et les lésions respiratoires qu'on observe le plus habituellement dans l'adénopathie trachéo-bronchique : on en a signalé d'autres plus rares et qui ont avec cette affection des connexions moins directes. Ainsi on a observé des épanchements pleuraux qu'on a attribués à des compressions veineuses et spécialement à celle de l'azygos.

Une cause plus incontestable de cette complication est la rupture dans la cavité pleurale d'un ganglion tuberculeux et ramolli; elle avait été déjà signalée par Lalouette. Si, avant de perforer la plèvre, le foyer tuberculeux ganglionnaire communique déjà avec les bronches il y aura un pneumothorax : on en a cité des exemples (1).

2° *Gangrène du poumon.* — On a rapporté aussi quelques observations de *gangrène du poumon,* coïncidant avec l'adénopathie médiastine; on les a attribuées à des oblitérations des vaisseaux bronchiques; mais bien que cette origine ne soit pas invraisemblable, les observateurs qui ont rapporté ces faits ont omis les détails anatomiques qui pouvaient éclairer leur mode pathogénique (2).

3° *Atrophie du poumon.* — Andral et Renaut ont trouvé chez un singe une *atrophie du poumon* consécutive à la compression d'une grosse bronche par des ganglions tuméfiés. M. Barety pense avec raison, qu'il n'est pas impossible qu'une semblable lésion se rencontre chez l'homme surtout chez les enfants; et il appelle sur ce point l'attention des observateurs (3).

§ 6. *Troubles de circulation imputables à l'adénopathie trachéo-bronchique.*

1° *Lésion de l'action du cœur.* — Tous les vaisseaux du médiastin et le cœur lui-même peuvent être comprimés et troublés dans leurs fonctions par les ganglions tuméfiés. A cette cause mécanique et directe de désordres circulatoires il convient d'ajouter les anomalies fonctionnelles consécutives à la compression et à l'irritation du pneumo-gastrique et du grand sympathique.

J'ai constaté dans quelques cas la lenteur du pouls qui a été signalée par d'autres observateurs : Breventuni, Barety etc.; le nombre des pulsations peut tomber à 25 ou 28 (4). Selon toute vraisemblance on doit l'imputer à l'irritation du pneumogastrique qui exagère sa fonction cohibitrice; mais dans la grande majorité des cas, le pouls est accéléré, surtout pendant les crises dyspnéiques. On comprend facilement que, si une compression légère peut agir comme stimulant, une compression plus énergique affaiblisse ou suspende l'action nerveuse, et que, privé de son modérateur, le cœur précipite ses mouvements (5).

(1) Barety, *l. c.*, p. 120.
(2) *Ibid.*, *l. c.*, p. 108.
(3) *Ibid.*, *l. c.*, p. 132.
(4) *Ibid.*, *l. c.*, p. 198.
(5) Je trouve dans la thèse de M. le docteur Letulle un résumé de six observations publiées par M. Proebsting dans les *Archives de clinique allemande*, en 1882;

En même temps qu'il est très fréquent, le pouls est, dans les crises de suffocation, petit, dépressible, ce qui peut être expliqué soit par la gêne de la circulation générale, soit par la compression des gros troncs vasculaires. Cette dernière condition devra être surtout supposée, quand avec cet effacement des pulsations artérielles coïncident, comme on l'a vu quelquefois, des contractions cardiaques énergiques, violentes même (1).

Le pouls est quelquefois irrégulier, ce qui est attribué par Becker à la pression que la masse ganglionnaire exerce sur le cœur ou sur l'origine des vaisseaux (2), mais ce qui peut bien dépendre aussi des troubles de l'innervation.

La compression des gros vaisseaux pourrait d'après quelques médecins entraîner consécutivement l'*hypertrophie du ventricule* (3).

2° *Lésions de l'aorte.* — L'*aorte* peut être comprimée, altérée dans sa texture, perforée même, par un ganglion qui pénètre dans sa cavité (4). Une hémorragie mortelle doit être presque toujours la conséquence immédiate de cette complication, à moins que le ganglion lui-même faisant bouchon dans la solution de continuité ne retarde passagèrement un dénouement inévitable.

Dans une observation très intéressante communiquée par le Dr Joseph Renaut à M. Barety (5), un ganglion suppuré du volume d'un gros œuf d'oie était placé au-devant de la crosse de l'aorte et l'aplatissait contre le hile du poumon; il faisait partie d'une masse de ganglions dont les dimensions variaient entre celles d'un œuf de pigeon et celles d'un

elles viennent à l'appui de l'opinion que j'exprimais ici sur l'accélération habituelle du pouls sous l'influence de la compression du pneumogastrique. Elles offrent d'autant plus d'intérêt que cette compression a été constatée par l'autopsie. 1° Pouls s'est élevé de 96 à 164, avec dyspnée extrême, cyanose : atrophie du vague gauche comprimé par un ganglion tuberculeux. — 2° Toux, palpitations sans lésions cardiaques; pouls 164 : pneumogastrique gauche enchâssé et comprimé dans une tumeur ganglionnaire ; il est atrophié et semble ramolli. — 3° Palpitations et angoisse précordiale. Pouls 135 à 196 : pneumogastrique gauche, soudé à un ganglion tuberculeux qui le comprime. Les trois autres sont moins précises, mais dans une d'elles c'est encore le pneumogastrique *gauche* qui est comprimé ; dans les deux autres, le côté affecté n'est pas nettement indiqué. Dr Letulle, *l. c.*, p. 115.

(1) Obs. VII de Fonssagrives, *L. c.*, p. 19.

(2) Barety, *l. c.*, p. 200.

(3) Becquerel, Daga, Barety, p. 201.

(4) Dr Johnson, *Medic. Times and Gaz.*, 1865.

(5) Barety, p. 201.

œuf de poule, chez un sujet âgé de dix-sept ans, tuberculeux. Le cœur était énorme; l'aorte était athéromateuse, mais les valvules n'offraient aucune altération qui put empêcher leur fonctionnement normal. Pendant la vie, on avait entendu un bruit de souffle systolique très intense qui retentissait dans toute la région précordiale, masquait les bruits du cœur et se propageait sur le trajet des vaisseaux. Il avait son maximum à la base, au foyer des bruits aortiques, où on percevait en même temps un frémissement vibratoire très prononcé. On pourrait facilement, dans des cas analogues, croire à une induration avec rétrécissement des valvules sygmoïdes ou encore à un anévrysme soit de l'aorte, soit du tronc brachio-céphalique, suivant le siège des bruits morbides et du frémissement.

3° La *compression de l'artère pulmonaire* a été plus souvent observée, et M. Barety a trouvé dans la science sept cas de perforations de cette artère ou d'une de ses branches par un ganglion malade. On les a rencontrées à tous les âges de la vie (1). Le Dr Liouville en a observé quatre cas chez de vieilles femmes de la Salpêtrière (2). Cette perforation du vaisseau, coïncidant avec une perforation des bronches, a entraîné dans tous ces cas une hémoptysie foudroyante. Les signes de cette compression de l'artère pulmonaire ressemblent beaucoup, sauf le siège, à ceux qui ont été observés dans la compression de l'aorte. Dans l'espace compris entre la seconde et la quatrième côte gauche, dit le Dr Salmon cité par M. Barety, on sentait par la palpation un frémissement très intense; et l'auscultation faisait entendre un bruit de souffle systolique fort et rude dans le deuxième et dans le troisième espace intercostal, mais qui faiblissait au-dessous de ce point. Comme dans le cas de M. Renaut, l'adénopathie était symptomatique d'une tuberculose pulmonaire, chez une jeune fille de vingt-deux ans (3).

Des hémoptysies souvent répétées pourraient être dues, selon M. Daga, à la simple compression des vaisseaux pulmonaires (4).

4° *Compression de la veine cave et des troncs veineux qui en naissent.* — La compression peut porter sur la veine cave supérieure et aller jusqu'à l'oblitération de sa cavité (5); elle peut porter encore

(1) Berton, Rilliet et Barthez, Liouville.

(2) Barety, *l. c.*, p. 204.

(3) *Ibid.*, *l. c.*, p. 204.

(4) *Ibid.*, p. 205.

(5) La veine cave est comprimée entre les ganglions prétrachéo-bronchiques droits et le sternum.

sur les gros troncs veineux brachio-céphaliques : de là, nécessairement, gêne de la circulation centripète, injection des téguments de la face qui prennent une teinte violacée, quelquefois livide. Chez les sujets prédisposés, la distension des parois vasculaires peut amener un état variqueux. Nous avons déjà signalé, comme conséquence de la compression de la veine sous-clavière, la dilatation des veines sous-cutanées de la base du cou et de la partie supérieure de la poitrine.

Dans ces conditions les parties supérieures peuvent s'œdématier à un degré plus ou moins accentué, dans une étendue plus ou moins considérable suivant le point comprimé : si c'est la veine cave supérieure, l'œdème occupera toute la partie supérieure du corps, dont la turgescence, parfois énorme, contrastera, s'il n'y a pas de complication cardiaque ou rénale, avec l'émaciation des parties inférieures.

Quand l'œdème est ainsi généralisé, presque toujours il est plus prononcé à droite et souvent il est borné à ce côté quand le tronc brachio-céphalique droit est seul comprimé. Il se limite au côté droit de la tête et du cou quand la veine jugulaire est seule intéressée (1). Cette prédilection de l'œdème pour le côté droit s'explique par les rapports plus intimes de la veine innominée de ce côté avec les ganglions trachéo-bronchiques.

Cet œdème est sujet à de nombreuses et grandes variations ; il peut augmenter et diminuer plusieurs fois par jour. Généralement il est plus accentué, et la lividité de la face est plus prononcée pendant les crises de dyspnée ou après les quintes de toux, sous l'influence des efforts, des mouvements, de la position déclive (Barety) (2).

Les épistaxis observées chez quelques malades ont pu être imputées à la gêne de la circulation (3). Celle-ci peut aller jusqu'à la formation de thromboses dans la veine jugulaire, dans les sinus de la dure-mère, avec hémorragie sous-arachnoïdienne (Tonnelé) (4).

5° La *compression des veines pulmonaires* entraîne souvent de l'*œdème du poumon* plus ou moins étendu suivant l'importance du vaisseau comprimé.

L'obscurité du son ou l'élévation de la tonalité ; la faiblesse du bruit respiratoire, parfois mêlé de râles sous-crépitants, sont, comme l'a dit

(1) Barety, p. 202.

(2) Cet œdème et ses conditions pathogéniques ont été indiqués par Lalouette, Cayol, Becker, etc., *Id.*, *ibid.*

(3) Barety, p. 203.

(4) Cité par Barety, p. 203.

M. Barety (1), les signes de cet œdème qui peut compliquer l'emphysème et être accompagné de congestion ou même d'hémorrhagie pulmonaire. Cette hémorragie a été foudroyante dans un cas rapporté par Rilliet et Barthez.

Dans l'observation suivante, la turgescence et l'injection de la face, la couleur bleuâtre des lèvres, accusaient un trouble de la circulation veineuse. Mais en même temps, une tumeur ganglionnaire située sous le grand pectoral au-devant de l'aisselle gauche, comprimant probablement les veines et les lymphatiques mammaires, avait amené un développement considérable et rapide du sein de ce côté, sur lequel on observait quelques taches ecchymotiques.

OBSERVATION XXI. — *Tumeur ganglionnaire du médiastin. Adénites cervicales et pré-axillaires. Dyspnée. Dyspepsie. Tuméfaction du sein gauche. Turgescence et cyanose de la face.*

Une jeune dame âgée de trente-quatre ans, mariée, sans enfants, vint me consulter au mois de janvier 1881 ; elle était très irrégulièrement réglée. En 1871, elle eût pour la première fois une attaque de rhumatisme articulaire, qui s'est répété deux fois depuis cette époque. Elle habite une maison humide sur les bords de la Marne.

Ses urines laissent parfois déposer du sable urique.

Depuis longtemps elle a l'haleine courte et elle est disposée à s'essouffler. Elle toussaille fréquemment d'une toux gutturale ; elle a peu d'appétit et ses digestions sont laborieuses.

Depuis deux mois, elle éprouve une dyspnée constante ; elle ne peut pas supporter le décubitus horizontal ; sa respiration, surtout quand elle exécute quelque mouvement, devient haletante et parfois sifflante. Sa face est turgescente, injectée ; ses lèvres sont bleuâtres ; son cou est large, court, comme empâté ; il n'y a pas d'œdème des membres inférieurs.

Sa langue est couverte d'un enduit saburral ; l'haleine est forte, désagréable.

Le sein gauche a subi depuis quelques mois un développement anomal ; il est plus de deux fois plus volumineux que le sein droit ; et il présente quelques taches ecchymotiques.

A l'angle antérieur de l'aisselle gauche, on sent sous le grand pectoral, un ganglion tuméfié qui a le volume d'une petite noix.

Au-dessus de la clavicule du même côté, on trouve encore des masses ganglionnaires tuméfiées ; et il y en a d'autres, le long du cou, moins volumineux et noyés dans l'empâtement général de cette région.

Toute l'étendue du manubrium sternal donne un son mat qui le dépasse

(1) Barety, *l. c.*, p. 133, et *Nouvelles études sur l'adénopathie*, p. 11.

un peu de chaque côté surtout à droite, vers la partie supérieure. On trouve cette obscurité du son en arrière dans les deux espaces scapulo-rachidiens, mais elle est très notablement plus prononcée du côté droit.

Dans toute la poitrine, la respiration est rude et *rauque*; à droite, elle est un peu saccadée et râpeuse.

Le pouls est très fréquent; l'examen du cœur n'y fait constater aucune anomalie.

Réflexions. — Je diagnostiquai une tumeur ganglionnaire du médiastin comprimant la trachée et les bronches-mères, comprimant aussi la veine cave supérieure ou au moins les veines jugulaires à leur origine. Les nerfs pneumogastriques subissaient probablement aussi quelque impression anomale à laquelle se rattachaient peut-être la dyspepsie, le catarrhe gastrique, la fréquence du pouls; d'une autre part, j'attribuai aux gros ganglions préaxillaires la tuméfaction et les ecchymoses du sein gauche dues probablement à la compression des veines et des lymphatiques mammaires. Je prescrivis un séjour à Nice; on y devait prendre pendant vingt jours chaque mois, deux à trois fois par jour, de quatre à huit gouttes de teinture d'iode au quinzième, et pendant les dix autres jours du mois, deux fois par jour, un verre d'eau de la Bourboule; on devait faire sur le cou et la partie supérieure du thorax des applications quotidiennes de teinture d'iode.

7° *Bruits vasculaires dus à la compression des artères par les ganglions tuméfiés.* — Sans déterminer un trouble notable de la circulation, la compression des troncs artériels intra-thoraciques par des ganglions tuméfiés peut y faire naître des bruits anomaux que j'ai signalés, il y a bien longtemps, chez quelques tuberculeux sans pouvoir en déterminer avec précision le mode de production. Je les avais attribués à une compression des vaisseaux mais sans bien me rendre compte du siège de cette compression. Un fait récent m'en a donné, je crois une explication satisfaisante.

OBSERVATION XXI. — Chez un jenne homme atteint à plusieurs reprises de bronchites opiniâtres et qui présentait des signes incontestables d'adénopathie trachéo-bronchique avec saillie de l'articulation sterno-claviculaire et légère voussure de la paroi thoracique voisine, j'entendis en auscultant cette région, un bruit artériel qui suivait le trajet du tronc brachio-céphalique et de la carotide primitive et se prolongeait horizontalement en dehors, dans la direction de l'artère sous-clavière. Il offrait cette particularité que tantôt il présentait les caractères normaux des bruits atériels, et tantôt il devenait plus intense, mais en même temps se changeait en un souffle rude et râpeux. Je constatai bientôt que dans le premier cas il se faisait entendre pendant l'inspiration et dans le second pendant l'expiration.

L'explication m'en parut alors facile : la tumeur ganglionnaire conduisait en le renforçant le bruit du tronc brachio-céphalique auquel elle était contiguë; mais pendant l'expiration elle appuyait sur ce tronc et y déterminait ce souffle râpeux qui se propageait dans la sous-clavière et dans la carotide primitive; il disparaissait, quand l'inspiration, comme nous l'avons remarqué plus haut, en augmentant la capacité du thorax diminuait la pression subie par le vaisseau (1).

8° *Compression de la veine azygos.* — On a constaté plusieurs fois la compression de la veine azygos portée jusqu'à l'effacement de son calibre. Mais on n'a pu assigner à cette lésion aucun symptôme bien déterminé. Becker a attribué à l'oblitération de l'azygos un épanchement pleural qui coexistait avec cette lésion; mais ce mode pathogénique n'est pas démontré et me semble peu vraisemblable.

9° *Compression et oblitération du canal thoracique.* — L'oblitération du canal thoracique a été plusieurs fois mise en cause pour expliquer des troubles trophiques dont on ne pouvait déterminer les conditions pathogéniques. Mais les observations anatomo-pathologiques ne semblent pas très favorables à cette supposition (2). Plusieurs fois on a trouvé dans les autopsies le canal thoracique oblitéré dans une certaine étendue, sans qu'on pût attribuer à cette lésion aucun des symptômes observés pendant la vie. En outre la dilatation des conduits lymphatiques collatéraux, au-dessus et au-dessous de la partie oblitéré, avait presque toujours rétabli la circulation. Virchow à même vu, dans un cas de compression du canal thoracique, les canaux chylifères dilatés s'ouvrir directement dans les veines de l'abdomen : les spermatiques, les lombaires, les veines émulgentes, l'azygos, la veine cave (3).

(1) Les bruits anémiques offrent un caractère inverse : ils augmentent souvent pendant l'inspiration et quelquefois dans une proportion très considérable. S'ils dépendent, comme je le crois, d'une diminution de la tonicité et de la tension vasculaires, l'inspiration en appelant le sang dans les cavités droites du cœur, doit diminuer encore la tension des vaisseaux.

(2) Potain, *Diction. des sc. méd.*, art. LYMPHATIQUE, p. 506-509.

(3) Les expérimentations physiologiques n'ont pas fourni sur ce point de renseignements plus concluants. La ligature du canal thoracique a été pratiquée par Lower, Duvernay, Flandrin, Astley Cooper, Dupuytren, etc., avec des résultats divers. Astley Cooper a vu, trois fois sur quatre, une rupture du canal au-dessous de la

De tous les faits observés jusqu'ici, et des expériences entreprises pour éclairer cette question, on peut conclure, je crois, que dans beaucoup de cas le rétablissement de la circulation du chyle et de la lymphe, soit par des conduits lymphatiques collatéraux qui réunissent les parties libres du canal, soit même, plus rarement, par leur abouchement direct dans des veines abdominales, supplée à la continuité directe du canal thoracique. Si cette continuité était brusquement interrompue, ce qui n'arrive guère que dans les expérimentations physiologiques, il pourrait en résulter des accidents graves et mortels, tels que la rupture de la citerne de Pecquet. Si, au contraire, comme cela a lieu habituellement, l'oblitération se produit plus lentement, le développement des voies supplémentaires sera plus facile et mieux assuré. Jusqu'à ce qu'il soit accompli, il est possible que le malade éprouve des troubles de la nutrition. On a cité des cas où un amaigrissement excessif, une sorte d'atrophie progressive, avaient coïncidé avec l'oblitération du canal thoracique; mais cette oblitération était consécutive à d'autres lésions organiques qui pouvaient avoir une part importante dans l'état cachectique des malades. Il y a donc là un point de pathologie qui n'est pas encore élucidé, et qui appelle de nouvelles observations.

10° *Épanchements dans le péricarde.*

Péricardite. — Des complications encore plus rares ont été signalées. On a observé des épanchements dans le péricarde ou des inflammations de cette membrane. On a attribué les premiers à la compression des vaisseaux (1), les secondes à la propagation de l'inflammation ganglionnaire (2).

Elles peuvent être consécutives à la perforation du péricarde par un ganglion ramolli: dans un cas observé par Zahn (3) une double perforation avait fait communiquer, par l'intermédiaire d'un ganglion, la cavité du péricarde avec l'œsophage; on comprend toute la gravité d'une pareille complication.

ligature et un épanchement de chyle dans le péritoine. Chez l'animal qui a survécu, la circulation lymphatique s'était maintenue par les voies collatérales.

Dupuytren répétant cette observation sur des chevaux, n'a vu survivre que ceux dont la circulation lymphatique avait persisté. D'autres expérimentateurs sont arrivés à des résultats différents. Longet, *Traité de physiologie*, t. Ier, p. 360.

(1) Barety, *l. c.*, p. 108.

(2) *Ibid.*, *l. c.*, p. 108.

(3) Eternod, *l. c.*, p. 63.

§ 7. *Troubles d'innervation imputables à l'action des ganglions malades sur les nerfs qui leur sont contigus.* — Nous en avons déjà signalé un grand nombre en décrivant les signes locaux et les troubles fonctionnels qui sont les effets les plus directs et les plus immédiats de l'adénopathie trachéo-bronchique. Il nous reste à les grouper dans un tableau d'ensemble autour des troncs nerveux dont ils manifestent l'état anomal; nous en ajouterons quelques autres qui n'ont pas trouvé place parmi les différents symptômes que nous avons étudiés jusqu'ici.

§ 8. *Nerfs diaphragmatiques.* — Ces nerfs peuvent être comprimés et même désorganisés par les ganglions altérés. Nous avons dit quelle part peut avoir cette compression dans les phénomènes dyspnéiques : J'ai aussi parlé des douleurs, qui peuvent lui être attribuées, et, dans quelques cas, d'une sensibilité anomale, semblable à celle qu'on observe dans la pleurésie diaphragmatique et dans la péricardite (1). Ces douleurs et cette sensibilité spéciale se sont montrées dans l'observation suivante, dont malheureusement je n'ai pu suivre le dénouement.

Observation XXII. — *Syphilis. Polyadénie sans leucocythémie. Adenopathie trachéo-bronchique. Dyspnée.*

Un jeune homme à l'âge de dix-neuf ans, contracta un chancre induré; quelques mois après il eût une roséole et fut traité par Cullerier. Depuis cette époque il a constaté un engorgement persistant des ganglions sous-maxillaires du côté droit. Quelque temps après, il s'adonna à l'habitude des boissons alcooliques, buvant jusqu'à sept à huit litres de vin par jour. Une dizaine d'années plus tard, l'engorgement des ganglions sous-maxillaires augmenta dans des proportions considérables, indolent et subissant des fluctuations fréquentes, disparaissant rapidement pour reparaître de nouveau.

Huit à dix mois après, des tumeurs ganglionnaires se montrèrent au cou, dans les aisselles, dans les régions inguinales, accompagnées d'accès fébriles passagers qui se montraient surtout vers le soir.

Il habitait alors un logement insalubre et humide, et depuis cette époque sa santé a toujours été mauvaise.

Il y demeurait depuis six ou huit mois quand il commença à éprouver une oppression habituelle, s'exaspérant parfois en accès plus violents qui duraient une heure ou deux; en même temps, son appétit devint très languissant; il avait de la répugnance pour la viande; il digérait difficilement et avec une

(1) Voy. *Leçons sur la pleurésie diaphragmatique et sur la péricardite* dans le le premier volume de *Mes études cliniques*, pp. 641 et 348.

sensation de pesanteur épigastrique. Il dormait mal; son sommeil était troublé par des cauchemars et par des réveils en sursaut.

Il était dans ces conditions morbides, quand il reçut une violente contusion sur la poitrine qui ajouta encore aux troubles de sa santé. Deux mois après, il eût une attaque de rhumatisme goutteux, à marche subaiguë, qui fut interrompu et remplacé, pendant plusieurs semaines, par une bronchite et par une diarrhée intense; le rhumatisme se manifesta de nouveau, en même temps que les accidents thoraciques et intestinaux disparaissaient.

Ce fut alors que je le vis. Il avait maigri, était très affaibli, les doigts de ses mains et ses orteils étaient couverts d'érythème papuleux, tuméfiés et douloureux.

Outre les engorgements ganglionnaires multiples que nous avons signalés plus haut, je trouvais les signes d'un engorgement considérable des ganglions bronchiques du côté droit, avec matité et expiration soufflante près du sternum. Il se plaignait d'oppression habituelle avec crises dyspnéiques plus fortes par intervalles, d'inappétence, de digestions pénibles; il éprouvait en outre, depuis trois semaines, des picotements dans les yeux et il affirmait que, quand il se réveillait, il était pendant deux ou trois minutes dans un état de cécité complète.

Douze jours après, il accusa une douleur à la base droite et antérieure de la poitrine et je constatai qu'elle devait être rapportée au nerf diaphragmatique, siège d'une vive sensibilité au niveau de son trajet cervical, comme à son épanouissement terminal. Il n'y avait pas de fièvre; le *sang* examiné au microscope ne contenait pas de leucocytes en excès. Ce malade quitta alors mon service, et je n'ai pas pu me procurer la fin de l'observation. Mais toute incomplète qu'elle est, elle nous montre une adénopathie trachéo-bronchique coïncidant avec une polyadénie superficielle, et il faut selon toute vraisemblance, attribuer à cette complication, l'oppression habituelle et les accès de dyspnée observés chez ce malade.

La syphilis a-t-elle joué un rôle dans le développement de cette adénie? L'engorgement ganglionnaire, isolé de toute lésion tégumentaire, n'est pas généralement regardé comme pouvant être une manifestation tardive de la syphilis, cependant j'ai vu un autre cas où le même phénomène s'est manifesté huit ou neuf ans après l'infection syphilitique. Peut-être chez ces deux malades cette complication n'a-t-elle été qu'une coïncidence? (1)

Que dire encore de ce scotos passager?

La névralgie diaphragmatique, me paraît pouvoir être rattachée à l'adénopathie.

§ 9. *Action sur le grand Sympathique.* — Il faut lui rapporter l'iné-

(1) *Clin. méd.*, t. I, p. 604.

galité des pupilles que j'ai signalée dans mon premier travail (1) et qui a été également observée par MM. Roques et Barety (2).

Dans le cas que j'ai publié, il y avait myosis des deux côtés, mais beaucoup plus prononcée du côté correspondant aux ganglions malades. M. Barety a, au contraire, observé de la dilatation de la pupille. Il arrive dans ce cas ce qu'on a indiqué dans les anévrysmes de l'aorte. Si la tumeur irrite seulement le nerf qui lui est contigu, elle provoque une exagération de son action, et la pupille se dilate ; si la compression a pour effet d'abolir cette action, la pupille se resserre parce que l'influence du moteur oculaire commun n'est plus contre-balancée par celle du sympathique.

Dans mon observation, bien qu'inégalement contractées, les pupilles l'étaient des deux côtés, je me suis demandé si les anastomoses qui existent entre les deux cordons sympathiques ne pourraient pas expliquer entre eux une synergie morbide.

Nous examinerons plus tard, s'il ne faut pas faire jouer un rôle au grand sympatique, dans la saillie des globes oculaires, qui accompagne parfois l'adénopathie trachéo-bronchique.

§ 10. *Action sur le Pneumogastrique.* — Les attributions fonctionnelles multiples et si importantes du *pneumogastrique* expliquent les symptômes nombreux et graves qui peuvent survenir quand ce faisceau nerveux est lésé. Nous l'avons déjà souvent vu intervenir derrière les phénomènes morbides qui accompagnent l'adénopathie trachéo-bronchique; il convient de résumer dans un tableau d'ensemble tous ceux qui lui peuvent être attribués ; et dont la connexité avec l'altération de ce nerf paraît incontestable. Nous étudierons ensuite des affections où le rôle de l'adénopathie est plus contesté, bien que des faits très nombreux témoignent en faveur de la part que je lui ai attribuée dans leur pathogénie; et je discuterai les objections qu'on a opposées à l'opinion que j'ai défendue. Enfin j'indiquerai comme sujet d'études des groupes de faits dans lesquels la coexistence de ces adénopathies avec certains états morbides, sans autoriser à considérer ceux-ci comme causés par l'affection glandulaire, a été néanmoins assez fréquente pour qu'on puisse se demander s'il n'y a là qu'une simple coïncidence.

(1) Barety. *L. c.*, p. 199.

(2) En constatant combien souvent la syphilis exprime son influence sur la race par des manifestations scrofuleuses chez les descendants des syphilitiques, on conçoit que, chez ces derniers, elle puisse produire ou au moins favoriser des affections du même ordre.

Qu'il me soit permis avant d'entrer dans cette discussion de rappeler quelques propositions, auxquelles j'attache une importance capitale, que j'ai déjà formulées dans le cours de ce travail, mais dont ne me paraissent pas tenir un compte suffisant ceux qui ont combattu mes conclusions.

L'intensité et la gravité des troubles morbides imputables à l'action des ganglions malades sur les organes voisins dépendent :

I. Du volume que ces ganglions acquièrent : il est bien évident, en effet, que, plus la tumeur sera considérable et plus la pression qu'elle exercera sera énergique, plus les troubles fonctionnels qui en résulteront seront accentués ; et cette pression selon son degré pourra amener : 1° une simple irritation ; 2° une diminution ou une modalité anomale de l'action du nerf ; 3° une interruption complète de cette action ; 4° une altération ou même une destruction des tubes nerveux.

II. Le volume de la tumeur produira des effets d'autant plus prononcés que l'espace dans lequel elle est renfermée sera plus étroit, et que les parois en seront plus rigides et moins élastiques. Le développement considérable des ganglions chez les enfants, les dimensions restreintes de leur cage thoracique, expliquent comment, malgré l'élasticité plus grande de celle-ci, les tumeurs ganglionnaires produisent rapidement des désordres beaucoup plus fréquents et plus accentués que ceux qu'on observe chez l'adulte, et pourquoi, pendant longtemps, l'adénopathie trachéo-bronchique à été considérée comme étant presque exclusivement une maladie de l'enfance.

D'une autre part, je crois que la rigidité des côtes, l'ossification des cartilages chez les vieillards ont pu, avec la résistance vitale moindre des tissus, contribuer à la gravité des lésions ganglionnaires qu'on observe à cet âge.

III. La rapidité du développement des tumeurs ganglionnaires est une condition très importante de leur action nocive. Si la tumeur grossit très lentement, graduellement, le nerf pourra plus facilement se dérober à ce voisinage offensif, s'y accoutumer, tant qu'elle n'entraînera pas d'altération de son tissu. Il en sera tout autrement quand la tuméfaction est très rapide, quand elle surprend en quelque sorte le tronc nerveux et lui imprime un choc plus énergique, et provoque par cela même en lui une irritation plus vive.

IV. Le siège de la lésion, le point du nerf qui est comprimé, détermineront le caractère des troubles fonctionnels qui succéderont à cette compression : c'est ainsi que tantôt on observera de la dysphagie, tantôt de l'aphonie, d'autres fois une toux quinteuse et de la dyspnée, d'autres fois des troubles digestifs. Il n'est pas absurde de supposer que, dans le faisceau même de la dixième paire, qu'on trouve quelquefois aplati, comme dissocié, certains filets puissent être plus spécialemeut lésés ou irrités, et de là une grande variété possible dans les manifestations de l'adénopathie.

V. Enfin la nature de la lésion ganglionnaire doit être prise en considération; elle peut rendre l'impression produite sur le nerf plus ou moins offensive; si le ganglion est envahi par un travail inflammatoire aigu, à l'action mécanique pourra s'ajouter une action irritante plus énergique; s'il est le siège d'un processus spécifique, celui-ci peut modifier le caractère et le degré de l'irritation qu'il rayonne sur le nerf voisin.

Ne voyons-nous pas des substances de nature différente produire sur les nerfs de la peau, sans action chimique appréciable, des effets topiques très divers? La métallo-thérapie nous montre que, suivant le métal employé, l'excitation de la peau ne sera pas la même, et quand nous appliquons la main sur une surface érysipélateuse, n'éprouvons-nous pas une sensation toute différente de celle que nous produit la peau saine (1)?

1° *Influence des lésions du pneumogastrique sur l'action vaso-motrice et les congestions broncho-pulmonaires.*

Les expériences physiologiques nous montrent la section du pneumogastrique produisant des noyaux de congestion œdémateuse des poumons, souvent compliquée d'emphysème disséminé; *les poumons sont plus rouges que dans l'état normal*, et dans les bronches qui se rendent aux parties congestionnées on trouve un mucus plus ou moins fluide et puriforme (observ. XVI).

Très souvent, au lieu d'une simple congestion œdémateuse, on rencontre des lésions inflammatoires, qui ressemblent à celles de la pneumonie catarrhale, et il n'est pas rare de trouver des coagulums sanguins dans les vaisseaux des parties altérées (2).

(1) Si j'insiste sur ce point d'une importance secondaire, c'est qu'un de nos confrères de Londres, le docteur Cheadle, dans un examen critique d'un article inséré par moi dans le *British medical Journal*, sur les rapports de l'adénopathie avec la coqueluche (*Enlargement of the bronchias lymphatic glands, with relation to whooping cough*, 1879, 25 octob., p. 649) avance qu'on ne peut concevoir comment la nature du processus morbide pourrait modifier l'effet de la pression exercée sur le pneumogastrique par les ganglions (*même Journal*, même année, p. 772).

(2) Vulpian, cité par le docteur Letulle. *L. c.*, p. 37 et 38.

Ces lésions ne résulteraient pas seulement pour M. Vulpian de troubles vaso-moteurs, sur lesquels le pneumogastrique ne paraît pas avoir une influence prédominante, mais aussi de troubles trophiques, et de l'introduction dans les voies aériennes, à travers la glotte paralysée, de substances étrangères qui deviendraient pour la muqueuse respiratoire des causes d'irritation en quelque sorte traumatique.

Si je cite ces expériences, ce n'est pas que je veuille assimiler en rien aux effets d'une section expérimentale du pneumogastrique ceux d'une compression plus ou moins énergique produite par des ganglions malades; mais ces expériences nous indiquent un maximum d'action, une tendance morbigène, qui peut dans le cas d'une lésion du pneumogastrique, sinon réaliser directement les mêmes altérations, au moins en devenir les coefficients avec le concours d'autres conditions pathogéniques; et si je ne suis pas convaincu avec MM. Rilliet et Barthez que, quand une sécrétion catarrhale s'ajoute aux symptômes de l'adénopathie trachéo-bronchique, il faille nécessairement faire intervenir une irritation directe du pneumogastrique, je crois qu'elle peut y contribuer.

M. Brown-Séquard a vu une pneumonie double succéder à la section d'un seul pneumogastrique, et le Dr Talamon a observé une pneumonie suppurée chez un sujet dont ce nerf était aplati et dissocié par une tumeur anévrysmale de l'aorte (1). Jusqu'ici je n'ai rencontré aucun fait qui autorisât à admettre l'intervention de l'adénopathie dans le développement des pneumonies; mais il m'a paru utile de rappeler ces faits pour attirer sur ce point l'attention des observateurs.

2° *Troubles de l'innervation respiratoire.* — Le rôle de l'adénopathie me paraît beaucoup plus important dans la pathogénie des phénomènes spasmodiques de la coqueluche, mais comme cette question est très controversée, j'en ferai l'objet d'une étude spéciale.

Nous avons vu la lésion du pneumogastrique produire des troubles nombreux des fonctions respiratoires: *la dysphonie, l'aphonie, le sifflement inspiratoire, le cornage* lui sont imputables; elle joue un rôle important dans la dyspnée, et contribue à lui donner les formes paroxystiques, asthmatiques ou angineuses qu'elle présente quelquefois et dont nous n'avons pas ici à discuter les théories très controversées d'ailleurs. La gêne des mouvements respiratoires de la glotte peut être une des conséquences de cette lésion, et ajouter un nouvel élément aux

(1) Dr Letulle. *L. c*, p. 132.

causes multiples qui rendent parfois difficile la pénétration de l'air dans le poumon.

C'est le pneumogastrique qui transmet au centre respiratoire l'impression anomale qui résulte de l'obstacle au passage de l'air, et provoque les mouvements synergiques qui luttent contre cet obstacle. L'irritation dont il est le siège peut exagérer la sensation morbide et la rendre disproportionnée à la cause qui la fait naître : ainsi on voit des malades accuser une grande angoisse respiratoire, une sensation d'étouffement des plus pénibles, alors que les mouvements de la respiration restent modérés et que l'auscultation fait constater la libre pénétration de l'air dans les vésicules pulmonaires.

D'une autre part la diminution ou l'abolition de la fonction centripète peuvent faire que des désordres très étendus du poumon ne retentissent plus ou retentissent incomplètement sur le centre respiratoire, et ne provoquent qu'une réaction insuffisante : dans les périodes ultimes des maladies qui produisent ces désordres, les malades cessent de se plaindre d'une dyspnée dont ils n'ont pas conscience ; parfois même on voit la respiration, très accélérée jusque là, se ralentir ; ce qui est dans ces conditions un signe des plus fâcheux.

Nous allons compléter l'énumération des troubles de l'appareil respiratoire qui peuvent être attribués à une lésion du pneumogastrique, et dont nous ne nous sommes pas occupés jusqu'ici, ou sur lesquels nous n'avons pas insisté, parce qu'ils se montrent rarement ou qu'ils n'ont qu'une importance secondaire (1).

3° *Troubles sensitifs.* — Nous avons parlé d'une sensation de fatigue douloureuse pendant la phonation qui contraignait le malade à parler à voix basse ; c'est un premier degré de cette *hypéresthésie du larynx*, signalée par Krieshaber, qui quelquefois condamne celui qui en est atteint à *un mutisme volontaire.* Cette hypéresthésie doit être rapportée à un état anomal du laryngé supérieur (2).

On a aussi observé *l'anesthésie du larynx* comme phénomène isolé, ou comme complication de la paralysie ; elle est le plus souvent accompagnée d'aphonie ou de dysphonie ; elle crée un danger : celui de la

(1) Dans la théorie physiologique des phénomènes morbides que nous allons passer en revue, je ferai de nombreux emprunts à la thèse de M. le docteur Letulle (troubles fonctionnels du pneumogastrique, 1883). Elle résume avec clarté et précision l'état de la science actuelle sur le rôle pathologique du nerf de la dixième paire.

(2) Dr Letulle, p. 111.

pénétration de corps étrangers dans les voies respiratoires (1). M. Thaon l'a vue accompagnée d'une anesthésie superficielle des régions sus et sous-hyoïdiennes (2).

4° *Troubles moteurs.* — Comme nous l'avons dit, on a attribué à une paralysie des muscles de la glotte, le sifflement inspirateur et le cornage si communs dans les formes suffocantes de l'adénopathie trachéo-bronchique. Krieshaber pense que ces phénomènes sont dus au *spasme de la glotte :* on ne les observe pas, en effet, quand, dans l'opération de la thyroïdectomie, les deux récurrents ont été coupés.

Chez les malades qui présentent ce symptôme du cornage, la voix n'est pas généralement éteinte mais étranglée; cependant Fritsche a signalé une variété d'aphonie due à un spasme de la partie antérieure de la glotte; il a vu dans ce cas les deux cordes vocales arriver au contact, se recouvrir même, et tous les efforts de phonation n'aboutir qu'à un sifflement sourd (3). Jusqu'ici dans tous les cas d'aphonie adénopathique que j'ai observés elle paraissait dépendre *de la paralysie des cordes vocales.*

Cette paralysie n'atteint le plus souvent qu'une des cordes vocales. Dans ce cas *l'aphonie* est presque toujours précédée de *dysphonie* avec bitonalité de la voix (4). Le trouble vocal peut s'arrêter à la dysphonie, et l'aphonie est quelquefois *voulue* à cause de la difficulté et de la fatigue que les malades éprouvent quand ils veulent émettre des sons timbrés. Dans certains cas, cependant, j'ai observé une aphonie complète avec une hémi-paralysie de la glotte.

Johnson dit avoir vu un cas de paralysie bilatérale de la glotte par la compression d'un seul récurrent, et Krieshaber a observé des cas de spasme de la glotte du côté opposé à la paralysie (5).

Chez l'enfant la paralysie du muscle crico-arythénoïdien postérieur peut donner lieu à des accidents d'asphyxie qui exigent la trachéotomie. Dans un cas rapporté par Waren il y avait une tuméfaction considérable des ganglions du cou, et le laryngoscope faisait constater une occlusion de la glotte surtout dans sa partie postérieure (6).

Quoique l'auteur ne mentionne pas l'état des ganglions trachéo-bron-

(1) Dr Letulle, p. 112.
(2) Thaon *Congrès Milan*, 1881, cité par M. Letulle.
(3) Dr Letulle. *L. c.*, p. 114.
(4) Dr Letulle. *L. c.*, p. 115.
(5) Dr Letulle. *L. c.*, p. 117.
(6) Dr Letulle. *L. c.*, p. 116.

chiques, il est plus que probable que leur tuméfaction accompagnait celle des ganglions cervicaux et était la cause de cette paralysie.

5° *Troubles des fonctions de l'appareil digestif imputables à la compression du pneumogastrique par les ganglions trachéo-bronchiques.*

I. La *dysphagie* n'est pas très rare dans cette affection. Je l'ai observé e chez plusieurs malades (voy. obs. XXII, VII, IX, XI, XXIX). Chez quelques-uns, à la gêne de la déglutition s'ajoutaient de fréquents vomissements; l'observation XXI en est un exemple remarquable et nous y verrons ce symptôme se montrer encore par intervalles, plus de quatorze ans après le début des accidents, et onze ans après que les vomissements, si longtemps opiniâtres, avaient complètement cessé.

D'autres fois elle est accompagnée d'accès de suffocation pendant les repas, et, si je mentionne ces complications, ce n'est pas que je leur attribue aucune connexion directe avec la dysphagie; mais les vomissements témoignent d'une irritation anomale du pneumogastrique, et la suffocation, symptôme très fréquemment provoqué, dans les formes graves de l'adénopathie, par l'ingestion des aliments, indique que ceux-ci, en traversant l'œsophage, augmentent la pression exercée par les ganglions tuméfiés sur les bronches et sur les nerfs respirateurs.

Quelques malades ne peuvent pas supporter les aliments solides, et si ceux-ci franchissent l'obstacle œsophagien, il peut arriver que l'estomac se contracte et les rejette au dehors. La stimulation qu'ils ont produite sur les rameaux œsophagiens de la dixième paire semble se communiquer à ce viscère.

Chez d'autres les liquides, et chez quelques-uns certains liquides, provoquent cette sensation d'obstacle, de constriction qu'ils ne font cesser qu'en ingérant une grande quantité d'un autre liquide; c'est de la même manière qu'ils font quelquefois progresser les bols solides arrêtés dans leur marche descendante.

Une de mes malades m'indiquait deux points différents, situés l'un au-dessous de l'autre, derrière le sternum, où les aliments, solides et liquides, paraissaient s'arrêter un instant avant de tomber dans l'estomac, et quand ces derniers arrivaient dans le cardia ils provoquaient un bruit de gargouillement. La dysphagie est quelquefois douloureuse : dans celle qui complique parfois la péricardite, Stoker a signalé une sensation de déchirure et de brûlure qui cesse après le passage des aliments (1).

(1) Resterait à savoir si cette dysphagie péricarditique signalée par Gendrin, Stokes et beaucoup d'autres, provient *toujours* d'une excitation transmise directe-

Dans presque tous les cas que j'ai observés, la dysphagie m'a paru due à une contracture de l'œsophage ou du pharynx (œsophagisme). Mais dans quelques cas on l'a vue produite par la pression que la tumeur ganglionnaire exerçait sur le conduit œsophagien.

Enfin, si la compression du pneumogastrique est portée à un tel degré qu'au lieu de produire une simple irritation elle en altère gravement les fonctions, ou même détermine une dégénérescence des tubes nerveux, on conçoit qu'il puisse survenir une parésie de l'œsophage, bien que la lésion n'atteigne qu'un des deux nerfs qui président à ses contractions; et alors la dysphagie au lieu d'être spasmodique pourrait être paralytique. Cette interprétation paraît applicable à un cas observé par le Dr Barety (1).

Un de mes malades atteint d'adénopathie éprouvait pendant le repas une espèce de hoquet pharyngien qui était quelquefois suivi de vomissements.

II. Il n'est pas rare d'observer chez les sujets affectés d'adénopathie trachéo-bronchique des *vomissements* répétés, opiniâtres, qui se renouvellent chez quelques-uns toutes les fois qu'ils ingèrent quelque substance alimentaire. Ces vomissements altèrent gravement la nutrition, et peuvent même causer la mort, comme M. Potain l'a observé en 1861 chez une femme de soixante-treize ans, dont le pneumogastrique droit était adhérent à un ganglion volumineux qui le comprimait (2).

Becker en 1826 avait déjà été conduit par l'observation à chercher dans l'adénophathie médiastine et dans les compressions du nerf vague, la cause des vomituritions et *du dégoût des aliments*, qu'on observait chez les malades atteints de cette affection (3).

L'observation que je rapporterai plus bas, me semble ne permettre aucun doute sur la connexité des vomissements opiniâtres observés chez le malade avec un engorgement des ganglions trachéo-bronchiques,

ment au bulbe par le péricarde enflammé, ou si, dans certains cas, une adénopathie symptomatique de la péricardite ne serait pas un des anneaux de la chaîne que parcourt ce phénomène réflexe. La douleur dans la déglutition indiquée par Stokes s'expliquerait alors tout naturellement.

(1) Barety. *L. c.*, p. 205. Quand la paralysie de l'œsophage est consécutive à une section du pneumogastrique, les expériences de Claude Bernard ont prouvé qu'elle est suivie d'une contracture de l'œsophage. Rien n'autorise à penser que dans la paralysie survenue lentement quelque chose de semblable se produise.

(2) *Bulletin de la Société anatomique.*

(3) Barety. *L. c.*, p. 192.

consécutif à une coqueluche. Pendant trois ans, des médications actives dirigées par des médecins distingués avaient été impuissantes contre ces vomissements, dont la persistance et l'opiniâtreté avaient amené des troubles graves de la nutrition et constituaient un danger sérieux. Le traitement dirigé contre l'adénopathie en fit justice en quelques semaines. Les étouffements qui accompagnaient ces vomissements incoercibles, disparurent en même temps. Un seul symptôme, au bout de dix ans, se montrait encore par intervalles : c'était une légère dysphagie qui semblait être un témoignage de la part qu'il fallait faire au pneumogastrique dans les symptômes précédemment observés.

Cette part, je suis disposé à la lui faire dans plusieurs maladies dont les vomissements sont une complication fréquente comme la coqueluche et la tuberculose. Mais ici la démonstration ne s'impose pas avec la même évidence, car le vomissement chez les phtisiques peut dépendre de conditions multiples : l'incitation directe du pneumogastrique peut être remplacée par une incitation reflexe, venant, par exemple, d'une lésion de l'estomac; le vomissement peut être encore attribué aux contractions spasmodiques du diaphragme et des autres muscles respirateurs qui compriment l'estomac et le sollicitent à se contracter durant les quintes de toux, quelle que soit la cause qui les provoque.

Cependant, depuis que mon attention s'est portée sur ce point, quand j'ai observé chez les tuberculeux des vomissements très répétés, très opiniâtres, hors de proportion avec la violence de la toux, j'ai toujours constaté un engorgement *très prononcé* des ganglions trachéo-bronchiques (1). D'ailleurs, si on doit reconnaître l'importance du rôle que joue la contraction des muscles abdominaux dans l'acte du vomissement, importance admise par tous les physiologistes depuis Magendie, la part qu'y prend l'estomac et celle du nerf de la dixième partie ne sont pas moins incontestables. Le pneumogastrique reçoit et transmet au bulbe (2) l'impression qui met en jeu les synergies musculaires dont le vomissement est le résultat; il commande la dilatation active de l'orifice cardiaque, sans laquelle l'estomac ne pourrait chasser au dehors les matières qu'il contient, et comme le remarque Bérard, si, après la section du pneumogastrique le vomissement peut se produire, c'est que l'orifice cardiaque paralysé a cessé d'y faire ostacle (3).

(1) *Nouvelles études sur l'adénopathie trachéo-bronchique* (*France médicale*), 1877.

(2) Les physiologistes modernes admettent dans le bulbe un centre spécial, voisin du centre respiratoire, qui présiderait au vomissement.

(3) Dr Letulle. *L. c.*, p. 89.

D'ailleurs si les secousses de la toux suffisaient, *par leur action mécanique*, pour provoquer le vomissement, celui-ci devrait succéder à la toux beaucoup plus souvent qu'on ne l'observe. Combien de malades sont tourmentés par des toux violentes qui n'aboutissent pas au vomissement! Il y a plus : un certain nombre de toux quinteuses, qui précèdent le vomissement, paraissent en être un phénomène connexe, un prodrome plutôt que la cause véritable. C'est même un caractère que j'ai retrouvé dans tous les vomissements imputables à l'adénopathie : tous étaient précédés ou d'un accès de dyspnée ou d'une quinte de toux qui éclatait tout à coup chez des sujets qui ne toussaient pas habituellement. Il semble que l'incitation du pneumogastrique retentit sur son cordon pulmonaire avant d'arriver à son cordon gastrique. On peut en dire autant de la dysphagie et de la dyspnée qui précèdent quelquefois le vomissement. Il faut ajouter toutefois que la dyspnée, si elle peut être d'origine nerveuse, peut dépendre aussi de la pression exercée sur les bronches par les ganglions malades, et est augmentée par l'ingestion des aliments.

J'ai dit que dans l'adénopathie trachéo-bronchique, quelle qu'en fût la cause, et dans celle qui accompagne la tuberculose en particulier, les vomissements m'avaient paru plus fréquents, plus répétés, plus opiniâtres quand l'affection ganglionnaire existait ou prédominait du côté gauche et agissait par conséquent sur le pneumogastrique de ce côté (1). Ce résultat de l'observation clinique m'avait frappé, en dehors de toute idée préconçue. Longtemps avant moi il avait frappé Legroux père, qui l'avait consigné dans un mémoire publié dans les archives de médecine en 1849 (2). Tout récemment le Dr Simonneau, réunissant un certain nombre de cas de vomissements chez les tuberculeux, imputables à la compression du nerf vague, a constaté que ces vomissements 10 fois snr 13 ont coïncidé avec une compression du pneumogastrique gauche, associée trois fois à celle du pneumogastrique droit (3). J'avais cru trouver une explication à cette influeuce prédominante du nerf gauche dans sa distribution anatomique : il a certainement une beaucoup plus grande part dans l'innervation des fibres musculaires de l'estomac que le nerf du côté droit qui lui, en revanche, contribue davantage à la constitution du plexus solaire.

(1) *Nouvelles études sur l'adénopathie trachéo-bronchique*, 1877.

(2) *Diagnostic de la compression des nerfs laryngés et pneumogastriques.*

(3) Dr Latulle. *L. c.*, p. 188.

Cependant quelques physiologistes ont avancé que l'action du vague droit était prédominante sur l'œsophage et sur l'estomac (1).

Une expérience de Claude Bernard me paraît néanmoins favorable à l'opinion que j'ai émise : si on coupe un des pneumogastriques dans la région cervicale et qu'on excite le bout central, le vomissement ne se produit que si cette excitation porte sur le bout central du côté droit, par conséquent si le pneumogastrique gauche est intact, car l'irritation du bout central d'un nerf coupé ne peut produire qu'une action reflexe. Ce n'est pas à dire que les lésions du nerf droit ne puissent pas provoquer le vomissement; j'ai observé et dit le contraire. Dans un acte aussi complexe, les actions reflexes et les actions directes peuvent se combiner de bien des manières, et on ne peut formuler de règles absolues.

Les vomituritions qui sont une ébauche des vomissements sont très communes dans les mêmes conditions.

OBSERVATION XXIII. — *Adénopathie trachéo-bronchique, consécutive à une coqueluche. Vomissements incoercibles et crises dyspnéiques pendant trois ans. Guérison. Angine glanduleuse, dysphagie.*

L'observation suivante, a déjà été publiée dans ma clinique. Mais des examens ultérieurs me permettent d'y ajouter de nouveaux détails; en outre, j'ai obtenu cette année de ce malade, qui est revenu me consulter et que je n'avais pas vu depuis dix ans, un détail de la plus haute importance sur les conditions pathogéniques de la maladie pour laquelle il avait la première fois réclamé mes conseils.

J'avais, en 1872, constaté chez lui, l'existence d'une adénopathie trachéo-bronchique du côté gauche; mais j'avais négligé d'en rechercher les causes; je lui demandai alors si, avant le développement des accidents très pénibles qui le tourmentaient à cette époque, il n'avait pas toussé, et s'il avait eu la coqueluche? « Certainement, s'écria-t-il aussitôt, *je venais d'avoir la coqueluche ; et mes vomissements m'avaient même paru être la suite et comme une transformation de ma coqueluche.* »

Les médecins qu'il avait consultés avant moi, n'ayant pas attaché d'importance à cette circonstance, il n'avait pas cru utile de m'en parler. Ainsi, la maladie de ce jeune homme, aussi bien que celle de la dame d'Angoulême, qui fut pendant huit ans aphone, avait succédé à une coqueluche; et bien que certains médecins, d'une incontestable autorité, repoussent toute connexion entre l'adénopathie et les phénomènes spasmodiques de la coqueluche, question que je discuterai bientôt, je prends note de ces deux cas : ils prouvent

(1) MM. Arloing et Tripier, cités par le Dr Letulle. *L. c.*, p. 85.

que certains troubles d'innervation *liés à un engorgement des ganglions bronchiques* peuvent se développer *à la suite* de la coqueluche et ont paru même à ce dernier malade en être *une transformation*. Ce point d'étiologie ou de coïncidence établi, je reviens à l'histoire de ce jeune homme. La voici telle qu'il l'avait consignée en 1872, dans une longue note qu'il avait rédigée à ma demande, pour compléter mes propres observations.

Au mois de septembre 1869, alors qu'il était délivré des quintes d'une coqueluche qui l'avait tourmenté pendant un temps assez long, ce jeune homme, domicilié à Rouen, âgé de quinze à seize ans, bien constitué en apparence, fut atteint de *crises d'étouffements, survenant principalement pendant les repas et surtout vers la fin des repas.*

En même temps, il fut pris de *vomissements*, peu abondants d'abord, mais qui le devinrent de plus en plus, en même temps qu'ils augmentaient de fréquence.

Au bout de six mois, ces accidents persitant, il consulta mon ami le Dr Flaubert, qui les imputa à un trouble nerveux, causé par une croissance trop rapide, et lui prescrivit des toniques et des lotions froides. Il n'en éprouva aucune amélioration. *Des epistaxis répétées* survinrent et parurent céder à l'usage des préparations ferrugineuses.

Un autre médecin conseilla d'ajouter aux moyens prescrits par Flaubert, une cuillerée de la solution suivante, prise avant le repas du matin :

Brucine..............................	0,05 centigrammes.
Alcool...............................	4 grammes.
Eau distillée........................	120 grammes.

Pendant quelques jours, le résultat fut excellent : l'appétit, les digestions avaient repris leur activité normale ; les vomissements avaient presque cessé ; les étouffements étaient devenus de moins en moins fréquents. Mais cette trêve fut de courte durée et les étouffements reparurent avec les vomissements. *Les liquides surtout ne passaient qu'avec une certaine difficulté* (1). Les efforts de vomissements se répétaient en dehors de la digestion et amenaient l'expulsion de matières muqueuses ou aqueuses ; il éprouvait même pendant les repas de fréquents besoins de cracher et de rejeter des matières semblables.

Les crises d'étouffement avaient une violence extrême ; elles duraient parfois jusqu'à trente et quarante minutes ; le jeune malade *râlait*, pleurait et ne respirait que très péniblement.

Les douches froides furent essayées et eurent, comme la brucine, un succès passager ; il obtint une amélioration plus durable *sur le bord de la mer* à Brighton, pendant le mois de septembre 1870. Mais, au mois de novembre,

(1) On observe le contraire dans la dysphagie liée à un rétrécissement.

c'est-à-dire avec la mauvaise saison, les accidents recommencèrent, et, après son retour en France, vers le 15 février, ils prirent un développement de plus en plus considérable. Un second séjour au bord de la mer avec des bains de cinq minutes pendant la belle saison, les apaisa encore une fois. Après son retour à Rouen, ils recommencèrent plus violents que jamais. Le malade rejetant la plus grande partie de ses aliments, maigrissait et s'affaiblissait. Ce fut alors qu'après avoir pratiqué le cathétérisme œsophagien, pour s'assurer qu'il n'y avait aucun obstacle matériel au passage des aliments, Flaubert (1) l'engagea à venir me consulter à Paris, vers la fin de mai 1872.

J'examinai attentivement tous les organes digestifs : le foie, les autres viscères abdominaux, sans y constater aucune lésion. Cette coïncidence de crises de dyspnée violente avec de la dysphagie et des vomissements, appelèrent mon attention sur le pneumogastrique et sur les lésions de voisinage qui pouvaient retentir sur ce nerf.

La poitrine était sonore dans presque toute son étendue ; cette sonorité paraissait même un peu exagérée dans la région antéro-supérieure du côté gauche, avec une nuance de tympanisme dans la région sous-claviculaire ; mais le son était obcur dans la moitié gauche du manubrium sternal, et dans le premier espace intercostal gauche, près du sternum, ainsi qu'au niveau de l'articulation sterno-claviculaire. Cette submatité se retrouvait en arrière dans l'espace scapulo-rachidien gauche, au niveau des lames des premières vertèbres dorsales.

En avant, la moitié gauche du manubrium et l'articulation sterno-claviculaire étaient plus saillantes que les parties homologues du côte droit.

Le bruit respiratoire était très faible, dans tout le côté gauche de la poitrine, surtout en avant.

Dans la fosse sus-épineuse, il était un peu moins obscur, mais rude et suivi d'expiration prolongée. La dilatation des parois thoraciques était d'un tiers moins étendue à gauche qu'à droite : ainsi, avec le *pnéomètre* elle ne mesurait que 40 degrés, tandis que du côté droit, exactement à la même hauteur, elle en mesurait 60.

Il y avait évidemment chez ce jeune homme, un développement anomal des ganglions trachéo-bronchiques gauches, qui soulevaient la tête de la clavicule et, en comprimant la bronche gauche, déterminaient cet affaiblissement du murmure vésiculaire observé dans tout le côté gauche, et comme phénomène connexe la diminution de l'expansion thoracique.

Cette compression pouvait expliquer encore les accès de dyspnée ; mais

(1) Fils d'un chirurgien éminent qui a joui au commencement du siècle d'une grande réputation, Achille Flaubert en acquit une encore plus grande ; il fut chirurgien chef de l'Hôtel-Dieu de Rouen et professeur de clinique chirurgicale.

leur caractère paroxistique, aussi bien que la coïncidence de dysphagie et de vomissements, me paraissait accuser l'intervention d'un élément nerveux: un trouble du pneumogastrique pouvait rendre compte de tous ces phénomènes, en même temps qu'il établissait entre eux une connexion physiologique.

Deux fois l'air de la mer et les bains d'eau salée, si utiles dans les affections strumeuses avaient amené une amélioration très notable. La brucine, en s'adressant directement au système nerveux, avait produit une suspension passagère des accidents. On comprend en effet, qu'un trouble nerveux, provoqué par une cause permanente, puisse être modifié par certains agents, qui n'ont sur lui, en général, qu'une action de peu de durée : ainsi la douleur causée par une carie dentaire, peut céder momentanément à un topique calmant, à une impression morale même; mais elle recommence bientôt, jusqu'à ce que la congestion provoquée par la carie se soit apaisée, ou que le nerf ait subi des modifications qui le rendent insensible à cette rritation nocive.

La modification obtenue à l'aide de ces divers traitements, n'était pas suffisante pour amener la cessation définitive des accidents; ceux-ci étaient devenus insupportables par leur violence et par leur fréquente répétition. Ils menaçaient sérieusement la vie en altérant la nutrition et en mettant obstacle à la réparation de l'organisme, épuisé déjà par des souffrances aussi vives et aussi prolongées.

Tout en cherchant à modérer l'excitation anomale des nerfs pneumogastriques, manifestée par ces divers troubles fonctionnels, il fallait agir sur la cause de l'irritation qu'ils subissaient, sur ces ganglions qui, en même temps, rétrécissaient les voies ouvertes au passage de l'air et devaient gêner l'hématose.

Pour remplir la première indication, je conseillai 1° de prendre, avant les repas, d'une à trois gouttes de teinture de belladone; 2° de maintenir constamment appliqué sur la région épigastrique, un emplâtre de 10 centimètres de diamètre, composé de deux parties de thériaque, de deux parties de diachylum et d'une partie d'extrait de belladone.

Pour modifier l'élément strumeux que je supposais derrière l'engorgement chronique des ganglions bronchiques, je conseillai le séjour au bord de la mer, tant que la saison serait favorable, et des immersions dans la mer de deux minutes chaque jour.

Le jeune malade devait boire quatre fois par jour, un demi-verre d'eau de la Bourboule; enfin, on devait lui faire tous les jours, sur le sommet gauche de la poitrine, des applications de teinture d'iode, dont on varierait le siège.

Quand les conditions atmosphériques ne permettraient plus d'habiter les rivages normands, je recommandai une habitation saine, bien aérée, bien ensoleillée et de l'exercice quotidien en plein air, tout en évitant le froid et l'humidité.

Après quinze jours de ce traitement, les vomissements avaient presque complètement disparu; il cessèrent d'une manière absolue et définitive sous l'influence des bains de mer; pour rendre ceux-ci plus faciles, l'emplâtre fut supprimé; le reste du traitement fut continué, beaucoup plus longtemps même que je ne l'avais demandé; car, pendant deux mois et demi, ce jeune homme prit, sans en éprouver aucun inconvénient, chaque jour, deux verres d'eau de la Bourboule. Les crises d'étouffement étaient devenues de plus en plus rares et de moins en moins intenses. Rentré à Rouen, pour recommencer ses études, interrompues par sa longue maladie, il continua à prendre, deux fois par jour, jusqu'au mois de décembre, un demi-verre d'eau de la Bourboule, il ressentait encore, de loin en loin, quelques légers étouffements, insignifiants, m'écrivait-il, et qui passaient rapidement, quand il ingérait des liquides. Ils ne tardèrent pas à disparaître, et pendant deux ans, il se crut complètement guéri.

Au mois de septembre 1874, après avoir souffert pendant deux mois de fièvres intermittentes, il eût de nouveau quelques crises de dyspnée, beaucoup moins intenses et moins fréquentes que les premières. Il consulta alors un médecin de Rouen, qui lui conseilla de revenir à la belladone que je lui avais donnée la première fois, concurremment avec d'autres moyens. Employée seule cette médication demeura inefficace, et le malade inquiet vint à Paris me consulter.

Je cherchai quelle influence la cachexie fébrile avait exercée sur les glandes bronchiques, dont l'engorgement, comme cela arrive très souvent, ne s'était qu'incomplètement résolu. Dans tous les cas, il existait encore d'une manière manifeste; le peu d'intensité des troubles fonctionnels, prouvait cependant qu'il n'avait pas conservé le développement que je lui avais trouvé, deux ans auparavant.

Je conseillai : 1° des applications de teinture d'iode; 2° pendant quinze jours, chaque mois, il devait boire deux fois par jour, un verre d'eau de la Bourboule, et pendant les quinze autres jours du mois, prendre deux fois par jour, de cinq à dix gouttes de teinture d'iode *récemment préparée*, dans un petit verre d'eau de riz.

Le malade se trouva très bien de ce traitement, et depuis lors, sa santé fut excellente. Il put mener une vie très active; il entra dans le ministère public et supporta, sans en être fatigué, les exercices oratoires qu'imposent ces fonctions.

Il revint me voir, au mois de janvier 1882, plus de dix ans après sa première visite. Il n'avait pas vomi depuis dix ans; mais il conservait, quoique très affaiblie, un peu de dysphagie *pour les liquides*, avec cette circonstance remarquable, que la nature du liquide ingéré, influait sur la production du phénomène. Ainsi, quand il buvait une petite quantité d'eau rougie, il la sentait s'arrêter au bas du pharynx, il était obligé d'en avaler une quantité beaucoup plus considérable, pour la forcer à passer; il avait alors la sensation d'un obstacle qui cédait, et le liquide tombait dans l'œsophage. Le vin pur ne provoquait pas ce spasme, ou peut-être, s'il y avait une disposition habituelle à la constriction spasmodique de la partie inférieure du pharynx, sollicitait-il plus énergiquement les fibres situées au dessus de l'obstacle, comme le faisaient les corps solides, et combattait-il plus efficacement la résistance du point contracturé.

Ma trop courte entrevue avec ce malade ne m'a pas permis d'éclaircir ce point de physiologie morbide.

En explorant le thorax, je retrouvai, mais beaucoup moins accentués qu'en 1872, les signes d'une adénopathie trachéo-bronchique : la matité descendait moins bas; elle était limitée à la partie supérieure de la région ganglionnaire; le son tympanique existait encore dans la région sous-claviculaire, avec tonalité plus élevée, qui était surtout appréciable au niveau du premier espace intercostal.

Il y avait encore dans le côté gauche, de la faiblesse relative du bruit respiratoire dans toute la partie antérieure, et dans le lobe supérieur en arrière. Au niveau du lobe inférieur, le bruit respiratoire était plutôt exagéré; mais il était sec, rude, comme métallique; il n'avait pas la souplesse, le caractère mollement expansif qu'il présentait de l'autre côté; il était probable que, si la division bronchique du lobe inférieur avait cessé d'être rétrécie par la compression des ganglions, ceux-ci lui faisaient encore une gaine solide, qui modifiait ses conditions de résonnance.

Le pharynx était le siége d'une angine glanduleuse très prononcée, qui pouvait jouer un rôle dans les accidents dysphagiques, accusés par le malade, ou au moins être un coefficient actif de l'incitabilité morbide du plexus pharyngien, si ce trouble d'innervation était imputable à l'irritation du pneumogastrique. Je prescrivis : 1° de revenir à l'eau de la Bourboule pendant quinze jours chaque mois; 2° de diriger tous les jours sur le pharynx des pulvérisations avec une solution de borax, dans de l'eau de Rose et dans de l'eau de laurier-cerise, délayées dans un décocté de pavots (1); 3° enfin de prendre des bains avec les eaux mères de Salies-de-Béarn.

Si l'irritation du nerf de la dixième paire peut directement ou indi-

(1) Dans un verre de décocté de pavots, ajouter deux cuillerées à soupe de la solution :

Eau de roses....................	200	grammes.
Eau de laurier-cerise............	100	—
Borax..........................	12	—

rectement provoquer les contractions de l'estomac, on conçoit qu'une compression plus énergique puisse interrompre le courant nerveux et produire une paralysie des fibres musculaires de cet organe. J'ai rencontré plusieurs fois des dilatations considérables de l'estomac, coïncidant avec des adénopathies trachéo-bronchiques.

Observation XXIV. — Un des faits les plus remarquables de ce genre qui se soit présenté à mon observation, est celui d'un homme de cinquante ans environ, qui, depuis plus de six ans, souffrait d'une dyspepsie flatulente, avec pneumatose gastrique et dilatation considérable de l'estomac. Ce viscère descendait jusqu'à la région hypogastrique, la succussion du tronc provoquait un bruit de gargouillement; et en faisant placer le malade alternativement d'un côté et de l'autre, le déplacement des liquides et des gaz, accumulés dans la cavité ventriculaire, faisait varier le siège de la sonorité tympanique et de la matité qui, bien entendu, se montrait toujours dans la partie déclive du viscère; je ne constatais chez lui aucune autre affection, qu'une pharyngite glanduleuse et une adénopathie trachéo-bronchique du côté droit. Il ne toussait pas, mais il se plaignait très vivement des irrégularités de son appétit et de la difficulté de ses digestions, lentes, douloureuses et accompagnées d'éructations incessantes. Pendant cinq ans, je tentai bien des médications, y compris le lavage de l'estomac, sans obtenir d'autres résultats qu'une atténuation notable des phénomènes morbides, imputable surtout au changement d'air et à la belle saison.

Pendant l'hiver, les accidents reparaissaient et, dans ces trois dernières années, il eût, dans cette saison, des bronchites généralisées avec des crises de dyspnée nocturnes à forme asthmatique. La toux disparaissait pendant l'été, il ne conservait que le catarrhe pharyngien, qui le faisait *hemmer* et cracher tous les matins; jusque-là, on ne trouvait, dans l'intervalle des bronchites, rien dans la poitrine excepté les signes d'adénopathie: matité et résistance au doigt dans la région ganglionnaire, faiblesse du murmure vésiculaire dans tout le côté, expiration exagérée au sommet, anhélation dans les mouvements rapides. Mais depuis un an, la toux est devenue persistante, accompagnée d'une expectoration puriforme, et des signes d'une induration tuberculeuse du sommet droit se sont manifestés. Je lui appliquai des cautères sur le sommet droit, je lui fis prendre de l'eau de la Bourboule, après quoi je l'envoyai passer l'hiver dans le midi. J'ai appris que ce séjour lui avait été très profitable et que sa santé s'était, en apparence, complètement rétablie.

Réflexions. — Cet homme qui avait sur la figure de l'acné arthritique et qui était atteint d'une pharyngite opiniâtre imputable à la même diathèse, avait-il dès le début, dans le poumon, quelques granulations tuberculeuses éparses, dont l'adénopathie eût été le retentissement? Aucun signe physique, aucun trouble des fonctions respiratoires ne permettaient alors de le soupçonner. Les phénomènes dyspeptiques occupaient toute la scène. Quelle part faut-il faire à l'adénopathie dans leur développement? La détermination en est d'autant plus difficile que la dyspepsie est une manifestation très fréquente de l'arthritisme à forme herpétique. Cependant l'adénopathie trachéo-bronchique était si prononcée, que j'étais porté à la considérer comme en grande partie responsable des troubles survenus dans la sphère d'action du pneumogastrique : de la dyspepsie et de la dilatation de l'estomac.

On voit assez souvent l'invasion de la tuberculose précédée de troubles de la digestion et de la nutrition, d'anémie. Plusieurs fois, depuis que mon attention est fixée sur ce sujet, j'ai vu ces phénomènes précurseurs coexister avec des engorgements des ganglions trachéo-bronchiques. Cet engorgement, dira-t-on, pourrait être symptomatique d'une production granuleuse très disséminée dans le poumon, latente, ne provoquant aucune réaction, aucune irritation des tissus voisins, n'apportant aucun trouble à la fonction respiratoire, ne donnant lieu à aucun signe physique ou n'en produisant pas du moins, qui puissent être distingués des signes de l'adénopathie? Assurément cette hypothèse n'a rien d'invraisemblable ; mais, même en l'admettant, la compression du pneumogastrique par les ganglions tuméfiés ne peut elle pas être le lien qui unit cette lésion pulmonaire embryonnaire, silencieuse avec ces troubles généraux de la nutrition si accusés et quelquefois si graves?

Nous pouvons même retourner la question et nous demander, comme l'a fait M. Barety, si en comprimant les vaisseaux, les nerfs du poumon, et les tubes aériens, cet engorgement ganglionnaire, consécutif peut-être à une pharyngite chronique, ou à toute autre cause, n'a pas pu en modifiant la nutrition et la vitalité du tissu pulmonaire, en faire un terrain favorable à l'évolution du tubercule. Car, en admettant, comme je l'ai toujours fait, que la lésion tuberculeuse soit le produit d'un principe spécifique, dont on a dans ces derniers temps déterminé les caractères morphologiques, l'importance du terrain organique, où ce principe évolue, n'en reste pas moins toute entière et n'en est pas moins considérable.

Entre ces deux hypothèses, je serais, je l'avoue, plus disposé à incliner vers la première et à croire à l'antériorité latente du tubercule. Mais cette antériorité acceptée n'expliquerait pas les symptômes généraux dont j'ai parlé, tandis qu'un trouble de l'innervation de la dixième paire en serait une explication satisfaisante. Cela ne suffit pas assurément pour l'admettre et la question me paraît mériter d'être étudiée.

Ce que je puis dire, c'est que j'ai rencontré souvent les signes de l'adénopathie trachéo-bronchique chez des jeunes sujets affectés de dyspepsies rebelles, d'allanguissement des fonctions nutritives, de répulsion pour les aliments réparateurs et pour la viande en particulier. Je me suis demandé alors si le pneumogastrique n'était pas en cause, lui qui tient sous sa dépendance tous les actes de la fonction nutritive et de l'hématopoïèse, lui qui innerve, le poumon, le cœur, le foie, qui forme une des principales racines du plexus solaire et par ce plexus irradie son influence sur tous les viscères abdominaux. Il m'a semblé même que les lésions du pneumogastrique droit, qui sont, il est vrai, les plus communes, coïncidaient plus souvent avec ces troubles de la fonction nutritive (Obs. II, III, IV, V, IX, X, XI, XII, XX, XXXIV, XXXV).

Je me posais ces questions ; et je les présente ici sans prétendre les résoudre, mais pour appeler l'attention des médecins vers leur solution, si elles leur semblent, comme je le crois, mériter qu'ils s'y arrêtent.

Dans ces cas-là, tout en remplissant les indications sanctionnées par l'expérience traditionnelle pour combattre ces altérations du travail nutritif, je ne perdais pas de vue l'affection ganglionnaire et je combinais les médications antistrumeuses avec les médications reconstituantes. J'ai eu bien des fois à me louer du résultat obtenu. Je n'en tire cependant aucune conclusion définitive et je reste dans le doute que j'exprimais plus haut; mais ce résultat m'autorise à continuer de marcher dans cette voie et à poursuivre des expérimentations qui auraient besoin d'être répétées sur une bien plus grande échelle qu'il n'est donné à un seul homme de le faire pour arriver à une conclusion scientifique.

Les observations suivantes sont choisies parmi le grand nombre de celles que j'ai eues sous mes yeux. Dans la première, l'adénopathie trachéo-bronchique n'est qu'une des localisations d'un état dyscrasique à manifestations multiples. A la dyspepsie s'ajoute une dilatation considérable de l'estomac (voyez aussi obs. XXIV).

Dans la seconde, derrière l'anémie portée au plus haut degré m'a paru se cacher une évolution tuberculeuse en incubation. Dans les deux cas le traitement prescrit a produit une amélioration considérable. Malheureusement je n'ai pas pu suivre ultérieurement les malades, et je ne puis dire quel a été le résultat final, qui, dans d'autres cas analogues, je le répète, a été complètement satisfaisant.

OBSERVATION XXV. — *Arthritisme et lymphathisme. Adénopathies multiples. Dyspepsie flatulente. Parésie et dilatation de l'estomac. Dystrophie. Anémie. Amélioration rapide. Rechute.*

M. L..., israélite, âgé de seize ans et demi, très fort en apparence, appartient à une race puissante venant des Vosges et de la Haute-Saône, mais entachée d'arthritisme.

Son père a la gravelle; le père de sa mère a la goutte et la gravelle, lui-même, à l'âge de sept ans, a eu une crise de coliques néphrétiques et il rend souvent de l'acide urique.

Dans sa première enfance, il a été atteint d'affections cutanées persistantes qui accusaient un coefficient lymphathique (1) dans sa constitution.

Malgré cet élément lymphatique et malgré sa grosse et robuste charpente osseuse, ce jeune homme est très nerveux, très impressionnable, comme le sont généralement les Sémiques.

Il y a six ou huit mois, étant au collège de Dijon, il contracta l'habitude de fumer; il fut pris de dyspepsie flatulente. On le purgea, on le fit vomir, sans améliorer son état. Les amers, la noix vomique, ne le modifièrent pas davantage. On le soumit au régime lacté qui l'affaiblit, sans lui procurer de soulagement. Conduit à Nancy, il fut soumis au lavage de l'estomac avec de l'eau simple d'abord, puis avec de l'eau de Vichy; il affirme qu'après trois semaines de ce traitement, il était beaucoup plus souffrant, et qu'il avait maigri de huit livres.

Il a évalué à vingt livres, la perte totale de poids qu'il a subie depuis le début des accidents.

Il se sent faible, se fatigue aisément et tend à se tenir courbé en avant.

Ses joues sont hautes en couleur; mais le fond du teint est d'un jaune pâle; et cette coloration est très accentuée dans la région sous-nasale. Les lèvres sont décolorées. Ce jeune homme est évidemment trés anémié; il ne tousse pas et n'éprouve, assure-t-il, aucun trouble des fonctions respiratoires.

Dès qu'il se remue, il est pris d'éructations bruyantes, avec des vomituritions qui n'aboutissent pas au vomissement.

Cette flatulence augmente avec l'ingestion des aliments, accompagnée d'une sensation d'ardeur, d'irritation, de brûlure, dans la région ombilicale.

(1) La cachexie goutteuse se traduit souvent dans la race par le lymphatisme. Il m'a semblé aussi que l'union de deux personnes atteintes du même vice diathésique pouvait avoir les inconvénients de la consanguinité et, favorisant la dégénérescence de la race, aboutir à la scrofule.

Ces éructations sont si pénibles, que le malade craint de manger. Certaines substances, comme le café, augmentent ses malaises.

La langue était recouverte d'un léger enduit blanc jaunâtre. Le pharynx était rouge et injecté, tapissé d'un voile muqueux. La luette et les piliers étaient également rouges et un peu grenus.

Le foie ne dépassait pas les côtes. On percevait un son tympanique dans la région ombilicale et sous-ombilicale, jusqu'au voisinage du pubis. Un bruit de succussion se fait entendre dans les mêmes régions, quand on imprime au tronc de brusques secousses. Le malade provoque les mêmes bruits en contractant les muscles de la paroi abdominale antérieure. Évidemment l'estomac est dilaté et abaissé.

Un chapelet de ganglions lymphatiques volumineux suit le côté gauche du cou. Dans l'aine droite existe une large plaque de ganglions tuméfiés.

Un son très obscur est perçu dans la région ganglionnaire droite; et la tonalité est plus élevée dans le sommet droit de la poitrine. Dans cette même région, l'inspiration est plus rude, plus aiguë, suivie d'une expiration forte et rude, principalement dans l'espace scapulo-rachidien.

Réflexions. — Il y avait donc chez ce malade une adénopathie trachéo-bronchique au milieu d'une tendance générale aux engorgements ganglionnaires.

L'estomac parésié se laissait distendre et tombait dans la région hypogastrique, la flatulence excessive, les troubles et les souffrances de l'estomac indiquaient qu'avec un affaiblissement des fibres musculaires de l'organe il y avait des altérations sécrétoires. La fermentation digestive se faisait d'une manière anomale, irrégulière; toutes ces fonctions : contractilité, sécrétion du ferment digestif étant sous la dépendance du pneumogastrique, il était naturel d'attribuer à ce nerf les anomalies qu'elles subissaient. On pouvait se demander, puisque les ganglions qui l'entourent étaient volumineux, malades, s'ils ne jouaient pas un rôle causal dans les troubles de son action. Ils peuvent évidemment devenir pour lui des foyers d'irritation par voisinage; ils peuvent en le comprimant y déterminer des lésions traumatiques. L'insuccès de toutes les médications tentées jusque-là, la complication d'une dilatation de l'estomac autorisaient à penser qu'il n'y avait pas là un simple catarrhe ou énanthème gastrique.

D'ailleurs c'était une indication rationnelle de combattre cette disposition strumeuse qui tendait à se généraliser dans le système ganglionnaire, et en même temps de chercher à relever le ton de l'organisme si rapidement et si profondément débilité.

Je conseillai de le conduire sur le littoral méditerranéen à Cannes, Saint-Raphaël ou Nice (on était au mois de janvier).

Le malade devait prendre pendant un mois de l'eau de la Bourboule : un quart de verre à un demi-verre quatre fois par jour.

On devait tous les jours lui faire des applications de teinture d'iode sur le sommet de la poitrine et sur l'épigastre.

Au bout d'un mois il devait prendre, pendant quinze jours, deux fois par jour, dans un peu d'eau de riz, de quatre à huit gouttes de teinture d'iode préparée extemporanément. Il reviendrait ensuite pendant les quinze jours suivants à l'eau de la Bourboule et ferait alterner ainsi ces deux médicaments.

On devait faire en outre, tous les matins, sur la périphérie cutanée, des frictions sèches avec des gants de crin, ou avec un sac de flanelle imprégné de vapeurs de benjoin.

L'amélioration fut si rapide et si prononcée que le malade se dispensa d'aller à Cannes. Au commencement de la belle saison il ressentit quelques légers malaises; il crut bien faire en se rendant à Gérardmer; mais il y trouva une saison très humide, et ces conditions climatériques mauvaises déterminèrent un retour affaibli des premiers accidents.

Il revint me consulter et je l'envoyai à Kreutznach. Depuis lors je n'ai pas eu de ses nouvelles.

J'ai rencontré plusieurs cas de dyspepsie avec dilatation de l'estomac paraissant se rattacher à une compression du pneumogastrique par des ganglions trachéo-bronchiques tuméfiés.

OBSERVATION XXVI. — *Arthritisme et lymphatisme. Dyspepsie habituelle. Bronchite. Toux coqueluchoïde.*

Au commencement de l'année 1882, je fus appelé en consultation auprès de M. D..., âgé de cinquante-cinq ans, artiste musicien. Il a souffert depuis son enfance de douleurs rhumatoïdes erratiques et de troubles digestifs. Il a été toute sa vie sujet à des rhumes provoqués par le moindre refroidissement ou même par la fatigue. Doué d'une voix très remarquable, il se consacra au théâtre et y obtint de grands succès.

Mais, pour combattre l'état congestif des organes respiratoires, que l'exercice du chant ne manquait pas de provoquer, jamais il n'entrait en scène sans avoir pris un pédiluve sinapisé, et, à la fin de la pièce, il s'enveloppait la poitrine avec une cuirasse d'ouate saupoudrée de moutarde. Depuis son enfance, il était sujet à de la dyspepsie flatulente.

Retiré déjà de la scène depuis plusieurs années, vers 1880 il contracta une bronchite. La toux était violente, revenant par accès entrecoupés parfois, la nuit surtout, d'inspirations sifflantes comme celles de la coqueluche et suivis de vomissements.

Depuis lors, la toux n'a presque jamais cessé; mais il tousse le matin surtout pour expectorer ; il lui semble qu'il a besoin de nettoyer ses conduits aériens.

Depuis quelques mois il avait beaucoup maigri et dépérissait à vue d'œil; ses forces déclinaient rapidement. Son appétit était très irrégulier et faisait le plus souvent défaut. Ses digestions très pénibles, étaient accompagnées d'une sensation de pesanteur, et de fréquentes éructations. Il était habituellement triste et mélancolique; une abondante éruption d'acné arthritique enluminait ses joues; sa langue était couverte d'un enduit blanchâtre.

Le sommet droit de la poitrine percuté, fournissait un son relativement aigu et obscur; la région ganglionnaire était très nettement mate en avant et en arrière. Dans tout le côté droit, la respiration était beaucoup plus faible, plus sourde et plus rude; dans toute la partie postérieure, on entendait une expiration soufflante.

J'allais voir ce malade régulièrement deux fois par semaine; et je constatais d'un jour à l'autre des changements notables dans l'intensité de ces phénomènes morbides; un jour, le bruit respiratoire était à peine perceptible; un autre jour, tout en restant plus faible que du côté opposé, il était cependant plus net, plus fort, et plus expansif.

Il y avait évidemment des variations dans la perméabilité des bronches, et comme aucun râle n'accusait cet obstacle intérieur qui en rétrécit le calibre, il était probable que la compression extérieure qu'elles subissaient de la part des ganglions, n'était pas toujours la même, et que leur tuméfaction était soumise à des fluctuations. De plus, quand il renversait la tête en arrière, en étendant le cou, il éprouvait une grande difficulté à respirer, et une sensation douloureuse qui retentissait jusqu'à l'épigastre et qui me parut pouvoir être expliquée par la compression des nerfs phréniques. Je lui avais conseillé des amers, des applications de teinture d'iode, de l'eau de la Bourboule.

Au bout de quinze jours, le malade se sentit mieux; il mangeait davantage, mais cette amélioration ne se soutint pas. La toux, la dyspnée, la flatulence augmentèrent; les nuit étaient troublées par des cauchemars.

Les ganglions du côté gauche se prirent à leur tour, la respiration de ce côté, devint encore plus faible que celle du côté droit; dès le début, nous avions pensé que l'adénopathie était symptomatique de néoplasies tuberculeuses dans les ganglions et probablement disséminées dans le poumon. L'envahissement du côté opposé, confirmait ces craintes. Bientôt des troubles cardiaques graves éclatèrent; le pouls devint très fréquent et très irrégulier, de l'œdème se montra aux membres inférieurs et le malade, atteint à la fois dans ses fonctions respiratoires, dans ses fonctions digestives et dans ses fonctions circulatoires, succomba au bout de quelques mois.

OBSERVATION XXVII. — *Anémie rapide et très grave. Adénopathie trachéobronchique droite.*

Je reçus à l'Hôtel-Dieu, le 7 novembre 1878, une jeune fille âgée de vingt ans, réglée depuis quinze, bien portante avant son arrivée à Paris qui datait d'un an. Depuis lors, ses règles sont devenues de moins en moins abondantes ; et depuis trois mois, elles sont remplacées par un flux leucorrhéique.

Depuis la même époque, elle se sent très faible; elle a perdu l'appétit, elle se plaint d'une céphalalgie très intense et de douleurs dans les membres. Elle ne va guère à la garde-robe, qu'à l'aide de purgatifs, et depuis un mois sa voix est très enrouée.

Elle a, en outre, des vertiges, des sifflements et des bourdonnements d'oreille. Sa vue est devenue très faible, elle a presque constamment un nuage devant ses yeux qui larmoient abondamment.

Son teint est très pâle, et elle offre tous les symptômes d'une anémie confirmée, portée au plus haut degré. La percussion fait constater un son mat dans la région ganglionnaire droite. Le murmure vésiculaire est faible de ce côté, tandis que l'expiration est prolongée et un peu soufflante.

A ces symptômes, s'ajoutait un léger état fébrile, plus prononcé le soir, quoiqu'on ne trouvât aucune lésion appréciable des poumons et qu'il n'y eût que très peu de toux.

La pression exercée sur le pneumogastrique, au niveau des scalènes, y développait une douleur très vive.

Je fis prendre à cette malade un gramme d'acide gallique en quatre pillules, et une potion avec de l'extrait de quinquina et 80 centigrammes d'iodure de potassium; au bout de six jours l'appétit était revenu, la céphalalgie avait diminué, et la voix s'était un peu éclaircie.

Le dixième jour, la céphalalgie avait complètement disparu; mais la malade accusa des douleurs d'estomac. Je remplaçai l'iodure de potassium par dix gouttes de teinture d'iode avec deux gouttes de laudanum, et, la fièvre persistant, je fis prendre du sulfate de quinine.

Cependant la nutrition s'était notablement améliorée : le teint était meilleur, quand une angine tousillaire, fit reparaître la plupart des premiers symptômes.

Ce mouvement de recul fut passager et l'amélioration prit de nouveau une marche progressive; la malade paraissait en voie de guérison, quand elle voulut quitter l'hôpital.

Les troubles de la nutrition étaient si profonds chez cette malade, que l'interne très distingué, attaché au service et qui est devenu depuis médecin des hôpitaux, pensa qu'il s'agissait d'une *anémie pernicieuse*, ne trouvant pas dans l'examen de la poitrine rien qui justifiât un autre diagnostic. La constatation d'un engorgement très prononcé des ganglions trachéo-bronchiques, me suggéra d'autres idées sur les causes de cette cachexie anémique, et la persistance de la fièvre me fit craindre que cette adénopathie ne fût symptomatique de quelques granulations silencieusement éparses dans le parenchyme pulmonaire, ou ne fût elle-même de nature tuberculeuse.

La vive sensibilité éveillée par la pression sur le trajet du pneumogastrique, me paraissait indiquer que ce nerf subissait une incitation anomale, que peut-être même, un travail inflammatoire ou au moins congestif, avait atteint son névrilème.

C'était bien au niveau du pneumogastrique, que cette hyperesthésie était perçue et la pression du *bouton diaphragmatique* à l'épigastre, n'y provoquait pas ces sensations douloureuses que j'avais constatées dans d'autres cas d'adénopathie, et qui m'avaient fait croire à une irritation du nerf phrénique, car la pression, entre les deux attaches inférieures du sterno-cleïdo-mastoïdien, provoquait en même temps une douleur assez vive.

Mais quelles que fussent la nature et la cause du processus morbide localisé dans les ganglions, il n'expliquait pas cette dyscrasie à marche si rapide, qu'on comprendrait mieux en admettant un trouble fonctionnel, une hyponervie du pneumogastrique qui tient, comme nous l'avons rappelé plus haut, sous sa dépendance l'appareil digestif et l'appareil d'hématose.

Un traitement institué sur ces données eût ou paraît avoir eu un effet des plus rapides. Avait-il diminué la compression exercée sur la dixième paire ? Il est permis de le supposer, quand on songe aux fluctuations rapides, que subissent dans leur volume, certaines adénites superficielles et à la rapidité bien plus grande encore avec laquelle, on voit souvent la céphalée syphilitique se modifier et s'apaiser sous l'influence des préparations iodées. Le retour rapide des accidents à la suite d'une angine gutturale me paraît encore confirmer cette manière de voir; car ces angines, comme nous l'avons vu, peuvent retentir sur les ganglions trachéo-bronchiques, et à plus forte raison, exaspérer et augmenter la fluxion congestive dont ils sont le siège.

§ 11. — *Phénomènes douloureux qui peuvent être rattachés à une lésion du pneumogastrique.*

Je serai aussi réservé à propos de ces phénomènes que, je l'ai été à propos des troubles fonctionnels que je viens d'indiquer. Le pneumogastrique est, suivant toute probabilité, en cause dans ces manifestations douloureuses, puisqu'il donne à l'estomac sa sensibilité; mais cette hyperesthésie gastrique dépend-elle de l'irritation du tronc nerveux ou d'un état anomal des filets qui se distribuent à la muqueuse gastrique ? il ne nous est pas possible de répondre à cette question; tout ce qu'il est permis de dire c'est que chez des sujets affectés d'adénopathie trachéo-bronchique on observe quelquefois des douleurs très vives provoquées par l'ingestion des aliments (Voy. les observations IV et XXXVI). On peut constater en même temps de la sensibilité à la pression dans la région épigastrique.

CHAPITRE VI

RAPPORTS DE L'ADÉNOPATHIE TRACHÉO-BRONCHIQUE AVEC D'AUTRES AFFECTIONS

En exposant l'étiologie de cette adénopathie, nous avons passé en revue les différentes conditions morbides qui peuvent provoquer l'engorgement des glandes lymphatiques du médiastin; nous avons dit que cet engorgement peut être consécutif à des affections aiguës, à des fièvres infectieuses ou à des pyrophlegmasies, mais que, le plus souvent, il est symptomatique de maladies constitutionnelles, de dyscrasies spécifiques, qui peuvent se localiser d'emblée, primitivement dans les ganglions trachéo-bronchiques, mais qui souvent ne les envahissent qu'après avoir d'abord atteint les tissus situés dans leur circonscription lymphatique.

De ces dernières et de toutes les conditions pathogéniques qui produisent l'adénopathie trachéo-bronchique, la plus commune est la tuberculose. Non seulement l'élément tuberculeux est celui qu'on rencontre le plus souvent dans les engorgements ganglionnaires chroniques; mais ils se rattache aux formes les plus graves, à celles qui avaient exclusivement absorbé l'attention des pathologistes; aussi, pour la plupart d'entre eux, engorgement des glandes bronchiques et tuberculose ganglionnaire étaient synonymes. C'est sous le nom de tuberculisation des ganglions bronchiques que Rilliet et Barthez ont décrit cette affection dans un des plus intéressants chapitres de leur traité des maladies des enfants. Quand le bacille tuberculeux n'attaque pas primitivement les ganglions, ce qui est le cas le plus fréquent, rien ne prouve que l'engorgement ganglionnaire consécutif à une lésion tuberculeuse d'un organe voisin, ne puisse pas être d'abord purement inflammatoire, et qu'il ne soit pas secondairement envahi par le processus spécifique auquel les altérations phlegmasiques semblent offrir un terrain favorable. Ce qui est au moins certain c'est que, quand le germe spécifique se rencontre au début de ces adénopathies secondaires, la plus grande partie de l'engorgement est de nature purement inflammatoire ou congestive, ce qui a une très grande importance au point de vue du pronostic et du traitement.

Les observations d'adénopathies tuberculeuses, étant très nombreuses dans tous les travaux publiés antérieurement, je me contenterai d'en rapporter une seule. Du reste, quand je traiterai de l'anatomie pathologique et des formes graves de la maladie, j'en citerai plusieurs autres ; et j'étudierai les rapports pathologiques et séméiotiques de la tuberculose pulmonaire avec l'adénopathie.

Si la tuberculose pulmonaire est une condition pathogénique fréquente de l'adénopathie trachéo-bronchique, celle-ci en modifiera souvent l'expression symptomatique, et, dans quelques cas, deviendra l'élément dominateur de la maladie, dont les manifestations peuvent être obscurcies ou même annihilées par celles de la lésion ganglionnaire.

En outre, cette lésion ganglionnaire peut être une des premières manifestations de la pneumo-phymie, soit que les ganglions soient les premiers atteints et deviennent un dépôt du principe spécifique qui de là pourra faire irruption dans le poumon ; soit que, comme je l'ai dit, la néoplasie tuberculeuse trop rare et trop disséminée, avant de provoquer autour d'elle des phénomènes réactionnels appréciables, irradie cependant sur les ganglions une irritation qui se traduira par une tuméfaction d'autant plus prononcée et d'autant plus rapide que l'âge et les dispositions constitutionnelles en favoriseront davantage le développement.

Aussi, bien que j'aie vu mainte et mainte fois des signes d'adénopathie trachéo-bronchique, indépendante de toute lésion tuberculeuse, consécutive, par exemple, à une pharyngite glanduleuse ou à toute autre lésion du tégument respiratoire, quand ces signes persistent, ils ont quelque chose de suspect et doivent éveiller la vigilante attention du médecin (1).

Un point plus délicat des rapports de ces deux affections est la distinction entre les symptômes de l'adénopathie médiocrement développée et ceux de la tuberculose au début. La symptomatologie de cette

(1) Voy. le travail du Dr Lereboulet sur *l'Adénopathie bronchique considérée comme signe de début de la tuberculisation pulmonaire*. Paris, 1874.

adénopathie moyenne a été tellement négligée, que, pour en séparer ce qui appartient aux tubercules, il faudrait reprendre presque toute la seméiotique de la phthisie pulmonaire; bien que cette question se rapporte surtout au diagnostic, je la traiterai ici pour ne pas scinder ce qui touche aux rapports des deux affections.

L'adénopathie peut produire, avons-nous dit, outre les signes locaux qui appartiennent en propre à la lésion ganglionnaire :

1° Une tonalité plus élevée et assez souvent une sonorité tympanique de tout un côté, ou de la partie supérieure d'un des côtés de la poitrine ;

2° Une diminution parfois très accentuée du bruit respiratoire dans tout un lobe ou même dans la totalité d'un poumon ;

3° Une rudesse, avec une tonalité généralement plus élevée du bruit respiratoire ;

4° Une expiration très prolongée, aiguë, rude, parfois sifflante ou soufflante ; d'autres fois terminée par un ronchus ou par une sorte de gémissement sibilant ;

5° L'inspiration peut être soufflante aussi et accompagnée de bruit de succion ;

6° Elle est quelquefois saccadée ;

7° Les vibrations thoraciques peuvent être augmentées au niveau de la région ganglionnaire.

Eh bien, tous ces signes ont été donnés comme caractéristiques de la tuberculose au début ; tous ont leur raison d'être et peuvent en effet se rapporter à des granulations tuberculeuses disséminées, et d'autres, comme le souffle, à des infarctus tuberculeux.

Il est vrai qu'aucun médecin, sans exception, en énonçant ces signes n'a tenu compte de l'état des ganglions et que presque constamment l'adénopathie accompagne la tuberculose; il resterait donc à savoir si on n'a pas quelquefois attribué à celle-ci ce qui appartenait à sa complication. Mais admettons qu'il n'en soit rien, comment distinguera-t-on les cas où ils signifient adénopathie de ceux où ils signifient indurations pulmonaires ?

D'abord : 1° la constatation des signes locaux de l'adénopathie indiquera *la possibilité* de l'absence de toute autre lésion.

2° La concentration des anomalies du bruit respiratoire, ou la détermination de leur maximum au niveau de la région ganglionnaire établira une présomption en faveur de leur origine adénopathique, surtout si elles vont s'affaiblissant à mesure qu'on s'éloigne de cette région. Dans la tuberculose, au contraire, ces anomalies sont subordonnées au siége des néoplasies et se trouveront plus accentuées, là où ces néoplasies seront le plus confluentes.

3° Le son tympanique, dans l'adénopathie, sera partout uniforme, et, en percutant on ne percevra pas cette sensation *sclérosique*, cette résistance inégale au doigt, qui fait en quelque sorte palper par le toucher les indurations pulmonaires, en même temps, quelquefois même avant qu'elles se révèlent à l'oreille; on exceptera, bien entendu, la région ganglionnaire. La tonalité et la sonorité seront moins uniformes chez les tuberculeux.

4° Les signes souvent passagers de complications congestives seront plus fréquents et plus prononcés dans la tuberculose.

5° L'auscultation plessimétrique, pour peu que les indurations même centrales soient en nombre un peu considérable et offrent quelque étendue, fera constater dans la fosse sus-épineuse une diminution du frémissement vibratoire produit par la percussion de la clavicule, et quelquefois une modification dans la tonalité du son ainsi produit.

6° D'autres symptômes, comme la *bitonalité* du bruit d'expiration me paraissent appartenir à l'adénopathie, si ce bruit d'expiration lui-même ne reconnaît pas le plus souvent la même origine.

On pourrait supposer une cause d'erreur qui se présenterait bien rarement; ce serait le cas où le processus tuberculeux serait limité dans la partie du bord antérieur du poumon droit qui est contiguë au sternum et qui s'avance derrière cet os. Les résultats de la percussion pourraient faire croire à un engorgement ganglionnaire; mais les signes fournis par l'auscultation seraient tout à fait différents. J'ai observé un malade chez lequel un professeur de clinique de la Faculté avait méconnu une induration phymateuse circonscrite dans cette région; il lui avait assuré qu'il pouvait se marier en toute conscience. Quelques semaines après, le docteur Cardinal de Cauterets m'envoyait ce malade après avoir constaté les signes incontestables d'un infarctus tuberculeux déjà ramolli (1).

A une période plus avancée, les chances d'erreur sont peu nombreuses; cependant M. Barthez a le premier montré que des bruits caverneux et même amphoriques pouvaient être entendus à la racine du poumon sans complication tuberculeuse; et M. Barety a établi que

(1) Je cite ce fait pour montrer avec quelle attention il faut porter ses investigations sur toute la périphérie thoracique, quand il s'agit surtout d'une question aussi grave et qui engage autant la responsabilité médicale que celle de l'aptitude au mariage.

l'engorgement ganglionnaire pouvait produire ces mêmes phénomènes.

Si en comprimant le pneumo-gastrique l'adénopathie trachéo-bronchique peut provoquer des symptômes dyspeptiques et des troubles parfois graves de la nutrition, il faudra rechercher par l'observation clinique, si elle n'est pas, dans bien des cas, en partie responsable de ces dyspepsies et de ces dystrophies qui accompagnent très souvent et précèdent quelquefois le début de la tuberculose pulmonaire ou du moins les symptômes qui la révèlent.

Je crois qu'on la trouvera souvent derrière ces vomissements répétés, opiniâtres, qu'on observe parfois chez les tuberculeux et, comme l'avait soupçonné Cruveilhier, derrière ces dyspnées intenses, précoces, qui ne sont pas en rapport avec l'étendue des lésions pulmonaires.

Elle expliquera souvent encore ces toux quinteuses, quelquefois coqueluchoïdes, qu'on observe chez les tuberculeux. Cet exposé sommaire justifie une proposition exprimée par M. Barety (p. 197) et à laquelle je me suis toujours associé : c'est que la séméiotique de la pneumophymie doit être révisée au point de vue des complications adénopathiques.

Comme tous les infarctus tuberculeux, ceux des ganglions peuvent se ramollir et suppurer, envahir, ulcérer les organes voisins, former des foyers demi-liquides qui s'épanchent dans les cavités séreuses voisines, dans les bronches, dans les vaisseaux, dans le tissu connectif du médiastin ou dans le tissu pulmonaire.

Quand, ce qui a lieu le plus souvent, ces collections ganglionnaires se vident dans les bronches, on peut trouver dans les crachats des fragments caséiformes, des concrétions crétacées, débris des glandes lymphatiques dégénérées. Guersant dit avoir vu des enfants qui, après avoir toussé et maigri pendant quelque temps, expectoraient de la matière tuberculeuse et recouvraient ensuite la santé, parfois d'une manière définitive, d'autres fois passagèrement jusqu'à l'éclosion d'une nouvelle localisation tuberculeuse (1).

Quand on observera cette expectoration de fragments tuberculeux avec la délimitation des anomalies plessimétriques et stéthoscopiques vers la racine des poumons, on sera conduit à présumer la tuberculisation des ganglions trachéo-bronchiques et la perforation des conduits aériens.

(1) Becquerel. *Mémoire sur la tuberculisation des ganglions bronchiques, Gaz. méd.*, 1841. Cité par Barety, p. 187.

Une fois la caverne ganglionnaire constituée, communiquant avec les bronches, y a-t-il des signes qui permettent d'en reconnaître la présence? Laënnec, Daga, Schoeffel l'admettent (1).

Tous ces observateurs croient que dans cette caverne aussi bien que dans les excavations formées aux dépens du tissu pulmonaire, les courants d'air respiratoires, rencontrant des conditions analogues, peuvent produire les mêmes phénomènes, et qu'on peut y entendre du souffle caverneux, du gargouillement caverneux et de la pectoriloquie. Assurément cela est possible, mais, comme le font remarquer MM. Rilliet, Barthez (2) et Barety (3), une cause d'erreur peut intervenir : ainsi que nous l'avons dit, l'enveloppement de la partie inférieure de la trachée ou de la bronche-mère par une gaîne ganglionnaire, pourrait transmettre, en le renforçant, à la paroi thoracique, un bruit trachéal ou bronchique qui présente l'intensité et le timbre du souffle caverneux, quelquefois même revêt les caractères du souffle amphorique.

Que, dans ces conditions, des râles bulleux se mêlent à ce souffle, que les mucosités qui les produisent s'accumulent dans une partie de la bronche située derrière le point comprimé, ou qu'elles s'y renouvellent par le fait de l'irritation transmise par les ganglions à la membrane muqueuse, on pourra avoir des râles caverneux.

L'objection de MM. Rilliet et Barthez est certainement fondée, il y a à une sérieuse difficulté pour le diagnostic, surtout quand on n'a pas suivi l'évolution de la maladie.

Cependant le siège des bruits caverneux, leur délimitation, surtout, si dans le reste du poumon il n'y a pas de signes de tubercules, devra faire au moins présumer un engorgement ganglionnaire. Les phénomènes connexes, généraux et locaux, l'abondance et la nature des crachats, l'apparition subite au milieu d'eux de matières purulentes, caséiformes, crétacées feront soupçonner un ramollissement et une perforation d'un ganglion tuberculeux. Bien rarement les râles de bronchite ont la constance et le siège fixe des râles caverneux. Si ces râles caverneux sont entendus habituellement et toujours dans le même point, la probabilité d'une excavation morbide deviendra bien grande. La toux sans doute peut, même dans le cas de caverne, les faire momentanément disparaître, en provoquant l'expectoration; mais l'influence de la toux

(1) Barety. *L. c.*, p. 186.
(2) *Clinique des maladies des enfants.*
(3) Barety. *L. c.*, p. 186.

sera bien moins grande sur les râles caverneux que sur les râles bronchiques.

Le diagnostic est très difficile assurément, mais il ne me semble pas impossible, surtout quand on a assisté à l'évolution des phénomènes morbides ; il le serait bien davantage, si, comme dans un cas rapporté par Kerstein (1), le foyer ganglionnaire se vidait dans le parenchyme pulmonaire, y formant une excavation qui, dans le cas cité, avait le volume d'un œuf; mais ce sont des faits absolument exceptionnels, et d'ailleurs la caverne devenant pulmonaire, son origine ganglionnaire n'offrait aucun intérêt.

Observation XXVIII. — *Engorgement des ganglions bronchiques. Tuberculisation pulmonaire et pleurale. Ovarite tuberculeuse suppurée. Péritonite purulente généralisée. Mort.*

Marie C..., âgée de dix-sept ans, est entrée le 10 avril 1869 à l'Hôtel-Dieu, salle Saint-Bernard, n° 3.

Cette jeune fille de constitution faible et chétive, offre tous les attributs du tempérament lymphatique, en même temps que les signes d'une anémie profonde : pâleur mate du teint, décoloration des tissus, flaccidité des chairs, teinte blanc-rosée des muqueuses.

L'injection vive des bords palpébraux et l'opalescence légère des cornées révèlent l'existence antérieure d'anciennes ophtalmies, auxquelles, du reste, la malade nous dit avoir été sujette dans son enfance.

En dehors de ces antécédents, elle ne nous en accuse aucun autre bien digne d'être noté. Elle dit n'avoir jamais eu d'engorgements cervicaux, de coryzas chroniques, ni d'éruptions cutanées; elle affirme n'avoir jamais craché de sang et n'avoir jamais été sujette aux bronchites, malgré la prédisposition morbide qu'auraient pu lui transmettre ses parents. Sa mère en effet, est morte de phthisie et l'a laissée sans ressources, à peine âgée de dix ans. Recueillie par une des ses tantes, qui lui fit endurer des privations sans nombre et de mauvais traitements, cette enfant perdit ses forces, son appétit disparut, en même temps que des douleurs lombo-abdominales annonçaient le laborieux établissement de la menstruation; elle tomba dans un état de langueur extrême et d'anémie profonde; tel fut le triste prélude de la maladie qui l'a conduite à l'hopital.

A son entrée, la malade accusait de vives douleurs dans la région iliaque droite, irradiant dans l'aine et dans les cuisses du même côté.

La palpation permettait de reconnaître un empâtement profond et douloureux de la fosse iliaque.

(1) Barety. *L. c.*, p. 120.

La menstruation avait toujours été très irrégulière; chaque période cataméniale était précédée d'accidents dysménorrhéiques très intenses et était suivie d'une leucorrhée abondante. Depuis cinq mois, l'aménorrhée était complète, et le flux menstruel était remplacé par un écoulement leucorrhéique.

L'existence de l'hymen ne permet pas de pratiquer chez elle le toucher vaginal, qui pourrait éclairer le diagnostic. La nature et le siège des accidents fait cependant soupçonner une affection inflammatoire de l'ovaire.

La langue est couverte d'un épais enduit blanchâtre, l'anorexie est presque complète, les digestions sont lentes et difficiles, la constipation est habituelle.

L'exploration de l'hypochondre droit fait constater une augmentation considérable du volume du foie, qui dépasse de deux travers de doigt le rebord des fausses côtes.

Le pouls est faible, irrégulier et fréquent (108 pulsations); il accuse tous les soirs des exacerbations fébriles. L'auscultation du cœur fait entendre un prolongement doux du premier bruit à la base.

Les veines jugulaires présentent un soulèvement périodique à chaque systole ventriculaire, et l'on perçoit au niveau des vaisseaux du cou un souffle anémique continu, avec renforcement. La respiration est accélérée, irrégulière et comme saccadée.

L'examen de la poitrine nous a fait constater les faits suivants : par la percussion on observe une élévation notable de la tonalité dans tout le côté droit; à gauche, le son paraît normal.

En avant, dans la région sus-claviculaire droite, on trouve un son relativement obscur et une sensibilité exagérée. Cette obscurité du son existe également dans les régions sous-claviculaire et pectoro-deltoïdienne, et au niveau de la pièce supérieure du sternum, surtout dans sa moitié droite et vers la seconde articulation chondro-sternale. Les vibrations thoraciques, pendant la phonation, sont exagérées sous la clavicule droite.

En arrière, on constate, dans l'espace scapulo-rachidien droit, au niveau de la deuxième vertèbre dorsale, un son obscur, une élévation de la tonalité et une diminution de l'élasticité. En arrière, à droite et en bas, le son est mat, et les vibrations font défaut, tandis qu'elles sont très prononcées du côté gauche.

Dans tout le côté droit, le bruit respiratoire est moins ample, moins fort que du côté opposé, et en même temps il présente une tonalité plus aiguë; il est sifflant. L'expiration est prolongée et un peu sifflante; elle devient soufflante dans l'espace scapulo-rachidien, au niveau de la deuxième vertèbre dorsale et dans la partie voisine de la fosse sus-épineuse du côté droi ; et dans ces mêmes points le murmure inspirateur est très faible.

Derrière la pièce supérieure du sternum, surtout dans sa moitié droite, et au niveau de la partie voisine des espaces intercostaux, le souffle trachéal est transmis à l'oreille avec une grande intensité.

Dans toute la région sous-claviculaire, l'inspiration est rude et faible, l'expiration sifflante et prolongée.

Vers la partie moyenne du poumon, en arrière, on constate également une inspiration rude et affaiblie, qui s'éteint et devient presque nulle à la base. Le ventre est météorisé.

Ces signes me firent conclure à l'existence de tubercules disséminés dans le poumon droit, d'un engorgement des ganglions bronchiques droits, comprimant la bronche correspondante, et d'un léger épanchement à la base de la cavité pleurale droite. Les limites de la matité sous-claviculaire et sternale permirent de dessiner sur la peau l'étendue probable de la tumeur ganglionnaire.

Quant à l'empâtement douloureux de la région iliaque, on pouvait supposer qu'il avait son siège dans le ligament large; l'impossibilité de pratiquer le toucher empêchait d'arriver à la certitude sur ce point : si, comme tout semblait l'autoriser à l'affirmer, la malade était sous l'influence d'un travail de phymatose, il était probable que cette autre localisation morbide relevait de la même diathèse, et que quelques productions de même nature développées dans l'ovaire et dans la trompe étaient l'origine de la phlegmasie circum-utérine.

Je prescrivis une tisane amère pour relever l'appétit (infusion de germandrée avec sirop d'écorces d'oranges amères), des cataplasmes et des onctions mercurielles sur le ventre, et, pour modifier l'action nutritive, deux milligrammes d'arséniate de soude, à prendre en deux doses, avant les repas. Je fis étendre tous les jours de la teinture d'iode sur le côté droit de la poitrine, en l'appliquant alternativement sur les régions antérieures et postérieures.

Au bout de huit jours, le 10 mai, je fus obligé de suspendre la préparation arsenicale; il était survenu de la diarrhée, qui pouvait bien, d'ailleurs, ne lui être pas imputable. Une nouvelle fluxion congestive s'était portée sur la tuméfaction iliaque, qui était le siège de vives douleurs, irradiant dans la cuisse, et jusque dans la jambe de ce côté, sous forme d'élancements. Le météorisme était considérable. Les signes de l'affection pulmonaire et de l'engorgement adéno-bronchique étaient encore plus accusés; au niveau de la matité sternale on entendait une sorte de gémissement expirateur. Je constatai, à chaque inspiration, une dépression épigastrique et sus-sternale; les téguments semblaient obéir à un mouvement d'aspiration et être refoulés vers la cavité thoracique. Le mouvement de tirage était plus marqué dans l'intervalle qui sépare les bords antérieurs des deux sterno-mastoïdiens que dans le creux xiphoïdien.

La langue était toujours blanche, l'anorexie était complète, mais il n'y avait ni nausées, ni vomissements; les pupilles étaient notablement dilatées; les gencives un peu tuméfiées.

Je fis cesser les onctions mercurielles; elles furent remplacées par des onctions avec une pommade iodurée; un vésicatoire fut appliqué sur la région iliaque. (Décoction blanche de Sydenham pour tisane.)

Toutes ces tentatives thérapeutiques demeurèrent inefficaces; les douleurs iléo-fémorales persistèrent très intenses; la diarrhée n'avait pas complètement cessé, et les selles étaient parfois enveloppées de filaments blanchâtres; les nuances de sonorité que nous avions trouvées au sommet droit devenaient plus accentuées.

Les phénomènes stéthoscopiques étaient plus caractéristiques; en avant, dans les régions sous-claviculaire et pectoro-deltoïdienne, l'expiration était soufflante et suivie d'un sifflement bronchique très aigu.

Dans la région sus-claviculaire, je trouvai un ganglion bronchique engorgé qui semblait comme un témoignage extérieur de l'altération des ganglions circum-pulmonaires.

C'était surtout au niveau de l'articulation de la première pièce du sternum avec la seconde côte que la matité était accusée.

Dans l'espace scapulo-rachidien, la résistance au doigt avait augmenté, et l'on entendait dans ce point un souffle qui se prolongeait dans la fosse sus-épineuse. On constatait dans tout le côté droit de la faiblesse, de la rudesse, de l'acuité du murmure inspirateur, un retentissement du bruit d'expiration, avec les modalités que nous avions trouvées antérieurement, et quelques sibilus. L'épanchement, du côté droit, restait à peu près dans les mêmes limites.

La malade se plaignant très vivement des douleurs de la cuisse, je tentai quelques injections hypodermiques avec la solution :

Eau distillée........................	10 grammes.
Chlorhydrate de morphine............	0,50 centigr.
Sulfate neutre d'atropine.......... ..	0,01 —

Mais ce moyen, comme on devait s'y attendre, ne lui procura qu'un soulagement passager.

Dans les premiers jours de juin, les douleurs de la région iliaque, momentanément un peu calmées, devinrent très intenses; les paroxysmes fébriles du soir furent plus prononcés; l'examen de la poitrine ne nous apprit rien de nouveau au sommet; aux deux bases, le son était obscur, surtout à droite, où l'on entendait des râles sibilants et sous-crépitants éloignés; un souffle expirateur aigu, perçu au-dessous de l'angle de l'omoplate, marquait dans ce point les limites supérieures de l'épanchement.

Il augmenta les jours suivants; le ventre, toujours météorisé, devint dur, empâté ; les anses intestinales étaient agglomérées et immobiles. La fièvre persista avec des redoublements vespéraux; la diarrhée ne s'était pas arrêtée.

Je diagnostiquai une péritonite tuberculeuse et une nouvelle poussée granuleuse vers les poumons, accusée par une pleurésie symptomatique.

Je fis prendre à la malade de la morphine et du bismuth, pour calmer les douleurs et la diarrhée. Elle succomba le 6 juin.

Autopsie, faite et rédigée par M. Labadie-Lagrave. Les deux feuillets du péritoine sont revêtus de fausses membranes, les intestins sont agglutinés et réunis ensemble ; il y a du pus dans le petit bassin; l'ovaire droit phlogosé, tuberculeux, est converti en deux ou trois grosses cavernes, remplies de pus ; la vessie est pleine de pus et tapissée de fausses membranes. Des granulations nombreuses sont disséminées dans les deux poumons ; un épanchement occupe la cavité pleurale droite, qui est doublée de fausses membranes et présente de nombreuses adhérences.

Les ganglions bronchiques sont tuméfiés : une masse ganglionnaire, du volume d'une grosse noix, est située à la bifurcation des bronches et comprime la bronche droite. *Elle occupe exactement la place, et offre les dimensions que la percussion lui avait assignées.* (V. la planche II.)

§ II. *Cancer des ganglions trachéo-bronchiques.* — Cette affection est relativement rare ; elle s'est montrée sous la forme de carcinome, de lympho-sarcome ou de lymphadénome. Très exceptionnellement elle se localise d'emblée dans les glandes médiastines et y reste limitée; presque toujours elle attaque antérieurement ou simultanément d'autres organes : le poumon, l'utérus, le testicule.

Le développement quelquefois rapide, et le volume considérable que peuvent atteindre les tumeurs cancéreuses, peuvent donner à la maladie une marche plus aiguë, rendre plus promptement très accentués les troubles de la circulation et de la respiration. On a quelquefois observé des hémoptysies dues à des lésions vasculaires. Les ganglions cervicaux participent quelquefois à la même dégénérescence et en dénoncent la nature. Si le pouls peut être très accéléré comme dans la cachexie tuberculeuse, l'hyperthermie est plus rare et beaucoup moins prononcée.

L'observation suivante recueillie dans le service de Chomel en 1841 porte le titre de *cancer du médiastin.* Son siège, la dégénérescence cancéreuse des ganglions situés au-dessus, me paraissent rendre plus que probable son origine dans le paquet ganglionnaire situé au-devant de la trachée. La tumeur en se développant a perforé le péricarde, envahi les veines innominées et la partie supérieure de la veine cave, le bord antérieur du poumon droit qui lui était contigu, a comprimé l'œsophage, étreint la veine jugulaire et la sous-clavière gauche par la propagation de la dégénérescence cancéreuse aux ganglions de cette région.

Observation XXIX. Le 14 février 1841, entra dans le service de Chomel, un homme de quarante-cinq ans, chapelier, dont voici les antécédents :

Sa mère a succombé à un cancer de l'utérus. Il a eu trois fois des accidents vénériens ; deux fois des blenorrhagies, une fois un chancre.

Il avait été très souvent affecté d'angines qui duraient sept à huit jours. Souvent aussi, il contractait des rhumes, qui se dissipaient assez rapidement ; il ajoutait que sa profession l'exposait à de grandes et fréquentes variations de température dans le milieu où il travaillait.

Depuis treize ans il était sujet, dans les saisons chaudes, à l'éruption de plaques lichénoïdes squammeuses, qui se montraient surtout aux aisselles et aux parties génitales.

Il avait eu, il y a sept ans, un rhumatisme articulaire.

En dehors de ces accidents dont il ne se préoccupait pas, sa santé avait été bonne ; il n'éprouvait aucune gêne dans les organes respiratoires et supportait bien les fatigues de son métier.

Il avoue avoir abusé du vin et des femmes.

Il y a deux mois et demi, il eut un étourdissement qui dura quatre ou cinq minutes ; il ne perdit pas connaissance, mais il fut obligé de s'appuyer sur une table pour éviter une chute. Quelques temps après, deux mois avant son entrée à l'hôpital, pendant qu'il était occupé à son travail, ses camarades s'aperçurent que sa face était tuméfiée, et à son retour au logis, sa femme lui fit la même observation.

Quelques jours après, il fut pris de frissons, de fièvre, de toux avec tous les signes d'une bronchite aiguë. Son médecin lui pratiqua une saignée ; ce qui ne l'empêcha pas, onze jours après, d'être atteint d'une pneumonie de la base du poumon gauche ; cette affection dura dix jours et pendant son cours il subit deux nouvelles saignées.

Depuis cette époque, il éprouva une sensation d'étranglement dont il localisait le siège, immédiatement au-dessus de l'échancrure sternale ; la déglutition était douloureuse et difficile ; il toussait ; mais le symptôme le plus accentué et le plus pénible, était une oppression qui le forçait à rester habituellement assis, la tête inclinée en avant ou, du moins, quand il se couchait sur le côté, la tête soulevée par des oreillers, et à la maintenir constamment fléchie. S'il essayait de se coucher sur le dos, il était menacé de suffocation.

L'œdème qui avait précédé l'apparition des autres symptômes avait considérablement augmenté. Pour combattre la dyspnée, on fit une friction avec de la pommade stibiée sur le devant de la poitrine, mais on n'en obtint aucun soulagement.

Bientôt on constata la tuméfaction des ganglions lymphatiques sus-claviculaires; ce fut dans ces conditions que ce malade fut admis à la clinique de Chomel.

La face était considérablement tuméfiée, la teinte ardoisée de la peau, la coloration cyanique et le gonflement énorme des lèvres renversées en dehors, la saillie hémisphérique des paupières qui laissaient à peine entrevoir les yeux, le développement des joues et du menton, qui paraissait toucher la poitrine, tandis que celle-ci ne semblait séparée de la tête que par un étroit sillon, donnaient à l'aspect de ce malade un caractère étrange et repoussant qui, après quarante-trois ans, est encore présent à ma mémoire.

L'œdème s'étendait à la poitrine et aux membres supérieurs, il cessait d'être bien marqué au niveau de la quatrième côte; il disparaissait complètement au niveau du diaphragme; les téguments du cou et des épaules bien qu'énormément tuméfiés, ne cédaient que très difficilement à la pression du doigt.

On pouvait cependant distinguer à la base du cou, principalement à gauche, des ganglions volumineux. Des veines saillantes se dessinaient en cordons violacés sur la région thoracique antérieure, principalement au voisinage des aisselles.

Une éruption de papules purigineuses était disséminée sur une grande étendue de la périphérie cutanée.

Bien qu'on ne constatât pas de signes d'épanchement dans l'abdomen, les intestins semblaient flottants dans sa cavité.

La respiration était accélérée, haute, anxieuse, sifflante dans l'inspiration; le diaphragme se contractait avec énergie. La dyspnée qui n'avait pas cessé de faire des progrès, augmentait généralement vers le soir.

On sentait obscurément quelques battements au niveau de la fourchette sternale.

Le son était très obscur dans le tiers supérieur de la région thoracique antérieure, principalement au niveau et sur les côtés du sternum.

Les bruits du cœur étaient sourds, mais ils étaient perçus avec leur double battement, dans presque toute la partie antérieure du thorax, surtout dans les points où on constatait de la matité.

Le bruit respiratoire était rude, faible à la partie supérieure de la poitrine; presque partout il était mêlé de râles sibilants. Au bout de quelques jours, il fut remplacé dans la fosse sus-épineuse gauche par un souffle trachéal qui paraissait être le retentissement de celui qui se produisait dans la trachée. Le pouls, égal des deux côtés, donnait cent vingt pulsations par minute.

L'isthme du gosier était tuméfié et œdématié, la luette infiltrée se terminait par une sorte de vésicule pédiculée. Les mains étaient plus enflées le matin après les crises nocturnes.

La toux était fréquente; elle augmentait par les mouvements. Elle devenait très violente et accompagnée de suffocation quand le malade essayait de se coucher sur le dos.

La déglutition était très difficile; quand il voulait avaler quelque substance solide, il lui semblait que le bol alimentaire appuyait sur une plaie vive; il éprouvait une grande difficulté à lui faire traverser l'œsophage, et il était obligé, parfois, de boire une grande quantité de liquide pour le faire passer.

Il était évident qu'il y avait dans le médiastin une tumeur qui comprimait la trachée, l'œsophage et la veine cave; tel fut le diagnostic de Chomel. Le médecin qui avait soigné cet homme en ville, et dont j'ignore malheureusement le nom, dans une note qu'il me remit, après avoir éliminé l'anévrysme de l'aorte, dont on ne trouvait aucun signe, se demandait si cette tumeur n'était pas *constituée par un engorgement considérable des ganglions bronchiques* (1)?

Chomel, pour diminuer l'intensité menaçante des phénomènes asphyxiques, fit pratiquer une saignée, qui ne procura qu'un soulagement momentané, et dont le sang forma un coagulum légèrement couenneux, infiltré et adhérent au vase. Il lui prescrivit pour le soir une pilule d'opium.

Mais bien qu'il eût obtenu une nuit de sommeil, le malade refusa d'en prendre le lendemain, parce que ce médicament l'avait laissé dans un état de somnolence qui s'était prolongé tout le jour suivant.

Chomel prescrivit de la macération de digitale et une application de ventouses, des frictions avec de la teinture de Scille; des mouchetures pratiquées sur la peau n'avaient fourni qu'un écoulement séreux insignifiant.

Ces moyens demeurèrent sans effets. La fréquence du pouls avait beaucoup augmenté. Si le malade se plaignait moins de sa dyspnée, ce n'est pas qu'elle eût diminué, mais parce que la sensibilité était affaiblie; il n'avait pas conscience du progrès de l'œdème : la face était monstrueuse et violâtre, les lèvres étaient presque complètement renversées en dehors. La tuméfaction de la face dorsale des mains formait un relief de trois à quatre centimètres.

La respiration était haletante, sifflante. La voix était entrecoupée et embarrassée; le pouls faiblissait.

Douze jours après son entrée, le 26 février, le malade eût du délire

(1) Ce diagnostic est remarquable, car jusqu'à cette époque la possibilité de ce engorgement chez l'adulte n'avait pas encore attiré l'attention des médecins : les observations de Marchal ne parurent qu'en 1848, et celles de Fonssagrives et de Leroy de Méricourt longtemps après.

pendant la nuit; il croyait voir autour de lui des hommes armés qui venaient l'étrangler.

Le lendemain, on constata une rougeur érysipélateuse sur le coude du côté droit; le pouls s'éleva à 132; la face était complètement cyanosée, livide au niveau des pommettes.

Chomel prescrivit de l'huile de ricin et des mouchetures sur la face dorsale de la main.

Le lendemain, 28 février, l'érysipèle, rayonnant en tous sens, occupait une partie considérable de l'avant-bras et du bras. Il marchait vers l'aisselle, précédé de cordons rosés, qui étaient évidemment des vaisseaux lymphatiques enflammés. On apercevait sur le bras des veinules dilatées et violettes, et des petites papules prurigineuses, excoriées et entourées d'une aréole inflammatoire.

Le soir même, l'érysipèle avait atteint le dos, la poitrine et la partie supérieure du ventre; il s'étendait sous forme de lignes rosées, très sensibles au toucher. Le malade avait vomi, sa faiblesse augmentait; la dyspnée était toujours aussi intense. Le 29, l'érysipèle avait disparu sur la poitrine; il avait envahi le bras gauche; le pouls était faible, la langue devenait sèche.

Le 1er mars, les mouchetures pratiquées sur la main donnaient issue à un suintement séreux, mais sans amener aucune amélioration. L'inflammation dans le bras droit avait pris le caractère phlegmoneux, sans paraître causer au malade de grandes douleurs. Du reste, les fonctions cérébrales étaient de plus en plus troublées; le malade avait du délire et des hallucinations; l'ouïe et la vue étaient très obtuses.

La teinte cyanique de la face était encore plus foncée; deux jours après, les deux bras étaient envahis, des veines nombreuses se dessinaient en relief sur les côtés du thorax, la langue était sèche et collante; le malade était couché sur le côté gauche. Le délire était presque continuel.

Dans toute la poitrine un ronchus sonore masquait le bruit respiratoire. Il succomba le 4 mars.

Autopsie.

Derrière le sternum existait une tumeur, mesurant environ 12 à 13 centimètres de long, sur 8 à 9 de large. Elle adhérait d'une part, à la face antérieure du péricarde, et d'autre part, à la face postérieure du sternum, sans que cet os eût subi aucune altération. Le bord antérieur du poumon droit faisait corps avec cette tumeur, au milieu de laquelle se trouvaient les deux troncs veineux innominés; les parois de ces veines, en grande partie disparues, étaient représentées seulement par des fibres transversales et une membrane lisse et luisante qui en tapissait la cavité aplatie. Elles aboutissaient à la veine cave, englobée elle-même dans la partie postérieure du néoplasme.

La tumeur peu vasculaire renfermait des masses d'aspect fibrineux dont quelques-unes suivaient le trajet des grosses veines. Elle pénétrait dans le péricarde qui offrait sur sa face pariétale et sur sa face viscérale des noyaux cancéreux.

Le cœur renfermait quelques noyaux de même nature.

Les ganglions de la base du cou étaient cancéreux et embrassaient à la manière d'un anneau la jugulaire interne gauche, considérablement dilatée; cette veine renfermait un coagulum diffluent, qui avait l'aspect et la consistance du résiné. Les mêmes altérations étaient observées dans la veine sous-clavière. L'extrémité interne de la clavicule adhérait à la partie supérieure de la tumeur.

La veine azygos était très volumineuse et gorgée de sang. Le canal thoracique était injecté, mais ne paraissait pas dilaté.

L'œsophage était aplati, comprimé contre le rachis, le doigt n'y pénétrait qu'avec difficulté.

Les bronches étaient remplies d'un mucus épais et sanguinolent. La membrane muqueuse offrait une vive injection et une coloration rouge, violacée.

Le foie était infiltré de sérosité, il graissait le scalpel.

§ III. *Gangrène des ganglions trachéo-bronchiques.* — Un processus encore plus rare est le processus gangréneux. On en a, cependant, observé quelques exemples. Rarement la gangrène affecte primitivement les ganglions; dans la plupart des cas rapportés par les auteurs (1), il y avait ou des gangrènes localisées dans d'autres organes : poumon, larynx, ou de l'infection septique, de l'endocardite ulcéreuse. La gangrène peut s'emparer de ganglions déjà envahis par une autre dégénérescence : des ganglions tuberculeux par exemple.

Il n'est guère besoin d'ajouter que cette complication est extrêmement grave, non seulement par elle-même, mais par les conditions au milieu desquelles elle apparaît.

(1) Barety.

CHAPITRE VIII

ANATOMIE PATHOLOGIQUE

§ I. *Considérations générales sur les lésions des ganglions trachéo-bronchiques.* I° *Variétés de ces lésions.* — Les lésions des ganglions trachéo-bronchiques sont très communes et en même temps elles peuvent se présenter avec des caractères très divers.

Ces différences ne portent pas seulement sur leur aspect extérieur, sur leur volume, sur leur coloration, sur leur consistance, mais encore sur leur structure intime et sur la nature et le degré des altérations qu'ils ont subies.

Tantôt le ganglion est simplement congestionné ou enflammé, c'est ce qu'on a appelé l'engorgement simple des ganglions.

Tantôt sa texture est profondément et irrévocablement altérée, très probablement à la suite d'inflammations chroniques, à ce point qu'il est complètement inapte à remplir ses fonctions.

Tantôt enfin il devient le siège de néoplasies spécifiques comme le tubercule et le cancer, néoplasies qui subissent elles-mêmes différentes évolutions et parcourent des phases diverses, origines de complications nombreuses pour les organes qui les entourent.

II° *volume.* — Rien de variable comme *le volume* des ganglions malades : on les a vus former des masses énormes qui, comprimées dans la cage thoracique, faisaient comme explosion au dehors (1) quand on incisait la paroi de la poitrine ; elles étaient composées d'un grand nombre de ganglions dont les plus petits étaient gros comme des noix et les plus volumineux comme des œufs de poule.

(1) Observation de Marchal (de Calvi), Mém. sur la tuberculisation ganglio-bronchique (Mém. de méd. et de chirur. milit., 2e série, t. V, p. 348).

On en a même vu qui atteignaient le volume d'un œuf d'oie, ou du poing d'un adulte. D'autres quoique lésés, altérés dans leur structure, ont un volume assez médiocre pour qu'on puisse à première vue méconnaître leur altération (1).

Quoique l'hypertrophie ganglionnaire puisse être observée à tous les âges, elle est beaucoup plus commune dans l'enfance et dans la jeunesse, plus rare chez les vieillards; tandis que c'est chez ces derniers qu'on trouve le plus souvent les ganglions indurés et rétractés.

III° *Couleur.*—Tous les anatomistes ont remarqué les changements considérables que subissait la *couleur* des ganglions suivant l'âge et les maladies : rosée ou rougeâtre chez l'enfant, elle devient gris brunâtre ou noirâtre chez l'adulte; quelquefois, même à cet âge, et très fréquemment chez le vieillard, elle est complètement noire. Cette coloration noire est souvent disséminée, partielle; elle forme des marbrures ou des dessins réticulés, arborisés, bizarres. Souvent déposée dans les cellules lymphatiques, elle suit parfois les contours des trabécules ganglionnaires. D'autres fois toute la glande lymphatique est teinte uniformément de matière noire et présente un aspect qu'on a comparé à celui de la truffe (2).

Cette mélanose généralisée est surtout observée dans les ganglions *inter-bronchiques*, c'est-à-dire dans ceux qui sont le plus rapprochés du poumon (3).

Cette pigmentation noire des ganglions dans la vieillesse correspond à la pigmentation qu'on observe à cet âge dans les poumons : celle-ci dessine souvent à la surface de ces organes les contours des lobules; d'autres fois elle y forme des taches ou des marbrures; dans beaucoup de cas elle se présente sous forme d'arborisations dont les ramifications capillaires se continuent avec des ramifications vasculaires injectées de sang et en démontrent ainsi l'origine. Dans ce cas le pigment

(1) « Il est souvent difficile, dit M. Barety, pour tel ou tel ganglion, de dire s'il a conservé son volume normal ou s'il est réellement hypertrophié » (p. 56). Il y a des ganglions dont la moindre augmentation de volume a une grande importance : tels sont ceux qui sont situés entre la crosse de l'aorte et la bronche gauche et qui enveloppent le récurrent. Il faut en outre se rappeler que les ganglions enflammés n'agissent pas seulement par leur volume, mais qu'ils peuvent irradier sur les organes voisins l'irritation dont ils sont le foyer.

(2) Fonssagrives. *L. c.*

(3) Eternod. *Recherches sur les affections chroniques des ganglions trachéo-bronchiques*, Genève, 1879, p. 44.

est évidemment formé aux dépens du sang qui peut subir cette transformation mélanique tout en restant dans ses vaisseaux.

La congestion et les inflammations chroniques sont les causes les plus communes de ces transformations de la matière colorante du sang en pigment.

La coïncidence de la pigmentation pulmonaire avec la pigmentation ganglionnaire a fait supposer que celle-ci pouvait venir par absorption de la matière noire des poumons (1). Assurément cette origiue est incontestable pour la matière noire de nature charbonneuse; mais comme les ganglions peuvent subir le retentissement de toutes les affections pulmonaires et spécialement des affections congestives ou inflammatoires, il n'est pas étonnant que ces anomalies circulatoires y laissent pour trace, comme dans le poumon, des dépôts de matière pigmentaire qui peuvent s'y former *in situ*, sans qu'il soit besoin d'en chercher l'origine dans un autre organe. D'ailleurs la pigmentation des poumons n'est pas toujours proportionnelle à celle des ganglions.

Cette pigmentation due à une transformation de l'hémoglobine a été longtemps considérée comme la principale cause de la mélanose ganglionnaire.

D'après les travaux récents de MM. Zenker (2), Zahn (3) et surtout de M. Éternod (4), la part qu'il convient de lui faire devrait être très restreinte; les poussières atmosphériques en seraient la principale origine.

Le mémoire de M. Éternod offre un grand intérêt : il est appuyé sur de nombreuses observations. L'auteur admet néanmoins que la pigmentation des ganglions peut succéder à des extravasations sanguines (5); mais l'accumulation dans les glandes lymphatiques de particules charbonneuses, fort menues, rarement assez volumineuses pour qu'on leur reconnaisse une structure végétale, serait, selon lui, la cause principale de la *méladénie*. Cette accumulation serait également, pour cet auteur, la condition pathogénique des altérations que subissent les ganglions et de celles qui, consécutivement, se développent dans les organes voisins.

Quand ces poussières charbonneuses séjournent dans les cellules du poumon ou dans les radicules bronchiques, leur contact irritant

(1 Barety. *L. c.*

(2) Zenker. *Handb. d. spec. Path. v. Ziemsen.*

(3) *Arch. de Virchow*, vol, LXXII, 1878.

(4) Eternod, *Recherches sur les affections chroniques des ganglions trachéo-bronchiques*, Genève, 1879.

(5) Eternod. *L. c.*, p. 44.

peut y déterminer une desquamation épithéliale qui ouvre à ces corps étrangers l'accès du réseau lymphatique sous-jacent. Ils y pénètrent alors, comme le font les matières colorantes du tatouage dans les ganglions superficiels.

Si l'atmosphère des mines de houille présente à leur maximum de développement les conditions qui peuvent faire pénétrer dans les organes respiratoires des molécules charbonneuses, ces molécules, dans des proportions infiniment moindres, se trouvent mêlées à l'atmosphère des appartements où elles sont répandues par la fumée des foyers et des appareils d'éclairage. La couleur grisâtre si commune des mucosités expectorées, en est un témoignage; elles doivent donc, avec la répétition des congestions et des inflammations, contribuer à la coloration noire des organes respiratoires, et à l'augmentation progressive de cette coloration par les progrès de l'âge.

Laënnec avait déjà soupçonné que la méladénie pouvait provenir, en partie, du moins, « de la fumée des lampes et des corps combustibles employés pour nous éclairer et pour nous échauffer. » (*Auscul. méd.*, t. II, p. 34.)

Il paraît très vraisemblable, en effet, que ces molécules charbonneuses, corps étrangers au milieu des tissus vivants, y produisent une incitation anomale qui puisse aboutir au processus inflammatoire avec toutes ses conséquences. Mais à ces poussières charbonneuses, comme l'a démontré M. Éternod, se trouvent mêlées des particules de silice qui me semblent devoir exercer une action encore bien plus irritante et qui doivent jouer un rôle important dans le développement de ces adenites mélanosiques.

La présence de la silice dans la mélanose pulmonaire avait été constatée par Melsens (1) en 1844; mais il en avait méconnu l'origine et il la faisait venir des vases de verre qui avaient servi à ses expériences. M. Éternod, en analysant des ganglions mélanosés, a trouvé qu'avec des molécules charbonneuses on reconnaissait soit par l'analyse chimique, soit à l'aide du microscope, la présence d'éléments siliceux : ils se montraient sous l'aspect de petits corps anguleux, transparents, incolores, tous à peu près de même grandeur. Cette poussière minérale portée avec le charbon dans les organes respiratoires, pénètre avec lui dans les voies lymphatiques et s'arrête dans les ganglions sur lesquels elle exerce un stimulus anomal.

(1) *Comptes rendus de l'Acad. des sciences*, vol. XIX.

Alors sous l'influence de l'irritation provoquée et entretenue par leur présence se déroulent les différentes phases d'un travail inflammatoire qui commence par la congestion et par la tuméfaction, provoque la prolifération d'éléments conjonctifs rétractiles comme tous les néoplasmes de cet ordre, et aboutit à *l'induration* et à l'atrophie. Dans cette cirrhose des ganglions leur trame réticulée s'épaissit et s'indure; les cellules lymphatiques et les vaisseaux disparaissent.

D'autres fois l'inflammation aboutit à la production d'éléments inviables qui meurent avant d'arriver à une organisation durable; ils entraînent la mort des tissus au milieu desquels ils se sont développés. le ganglion *se ramollit*, se change en une boue noirâtre qu'on a comparée à du cirage ou à de la poudre de charbon mouillée et qui renferme, outre le charbon et la silice, de la cholestérine et des gouttelettes graisseuses (1).

Le travail destructeur peut atteindre la capsule et ouvrir au détritus ganglionnaire une issue vers l'extérieur..

Mais auparavant cette capsule a été envahie par le processus inflammatoire: elle a subi un épaississement considérable. L'inflammation qui semble précéder la diffusion de la pigmentation, rayonne dans le tissu connectif péri-adénique; ce tissu prolifère s'épaissit et se pigmente; il établit des adhérences entre les divers ganglions d'un même groupe, qui souvent se réunissent en une seule cavité anfractueuse par la destruction de leurs parois contiguës; il les unit aussi aux organes voisins : la trachée, les bronches, les vaisseaux, la plèvre, le péricarde, l'œsophage; et le pigment mélanosique suivant les traces du travail inflammatoire se dépose ordinairement sur tous ces organes.

Alors ces organes aussi sont altérés dans leur structure : intimement adhérents aux ganglions, ils pourront être atteints par le processus ulcératif avec toutes les conséquences que nous avons décrites ailleurs.

Les perforations peuvent être multiples, elles peuvent faire communiquer entre eux plusieurs organes. Ainsi celles qui ont pour origine les glandes lymphatiques situées dans l'angle de bifurcation d'un tuyau

(1) Dans son étude sur la dégénérescence anthracosique des vieillards, le Dr Liouville, sans en reconnaître l'origine, avait bien observé l'évolution et les complications de cette affection : le ramollissement qu'elle peut subir et qui rend le parenchyme ganglionnaire semblable à de la poudre de charbon mouillée, renfermant parfois des concrétions pierreuses; il avait signalé l'irritation qu'elle irradie sur les organes voisins qui peut aboutir à leur ulcération et à la perforation des bronches ou des vaisseaux (*Arch. de physiol. norm. et path.* 1869 p. 727 à 740).

bronchique, peuvent établir une communication entre les deux bronches qui en naissent. D'autres s'ouvrent à la fois dans une bronche et dans un vaisseau ; de là le danger d'une hémorrhagie formidable qui n'est pas pourtant constante (1). D'autre fois la cavité vasculaire sera mise en rapport avec l'œsophage ; ou le ganglion s'ouvrira à la fois dans ce dernier conduit et dans une bronche, dans le péricarde, dans la plèvre, provoquant des péricardites et des pleurésies purulentes de la plus haute gravité.

Les périadénites qui établissent une solidarité morbide entre les glandes lymphatiques et les organes voisins, se montrent surtout au niveau de la bifurcation de la trachée ou des hiles pulmonaires. Les néoplasies conjonctives auxquelles elles donnent naissance peuvent avoir une épaisseur considérable, égale à plusieurs centimètres ; elles offrent quelquefois une dureté presque cartilagineuse ; elles englobent parfois dans une union intime, les organes contigus aux ganglions malades, à ce point qu'il est quelquefois presque impossible de les séparer.

Les adhérences des ganglions mélanosés avec les organes voisins et spécialement avec l'œsophage peuvent entraîner d'autres lésions moins connues, étudiées surtout par Zenker, par le professeur Zahn et, avec une grande précision, par M. Eternod (2) : ce sont les *diverticulums* des conduits organiques. C'est principalement dans l'œsophage que ces anomalies se montrent fréquentes et développées : on aperçoit, surtout vis à vis de la bifurcation de la trachée, des dépressions plus ou moins profondes, infundibuliformes, dont le diamètre varie depuis celui d'un petit pois jusqu'à celui d'une noisette : elles sont quelquefois constituées par tous les éléments de la paroi œsophagienne généralement altérée ; plus souvent elles sont dues à une hernie de la muqueuse à travers les fibres musculaires de ce conduit, écartées en boutonnières. Le fond de l'infundibulum est le plus ordinairement dirigé en haut, rarement perforé, adhérent à un ganglion mélanosé dont la présence explique le mécanisme de la formation de ces diverticules. L'inflammation propagée au tissu connectif qui enveloppe le ganglion y donne naissance à une néoplasie conjonctive ; celle-ci, en se rétractant, attire en dehors le point de la paroi œsophagienne auquel elle adhère.

Quand ces diverticules sont perforés, presque constamment la perforation s'est faite de dehors en dedans ; aussi l'ulcération est elle habi-

(1) Liouville, *Arch. de physiol.* n° 6, p. 628.

(2) Eternod. *L. c.*, p. 55.

tuellement plus large dans le premier sens que dans le second. Quelquefois la face interne de l'ulcération est en partie couverte et divisée en deux par un lambeau de muqueuse qui a résisté à la destruction. D'autrefois des ouvertures multiples, *en passoire*, de l'œsophage correspondent à la perforation ganglionnaire.

Très rarement un corps solide comme un fragment d'os arrêté dans le fond du diverticule y provoque une irritation ulcérative et alors la perforation s'établit de l'intérieur vers l'extérieur du conduit. La direction la plus commune de ces cavités accidentelles, étant en sens inverse du courant alimentaire, doit rendre cet accident difficile.

En résumé : 1° la mélanose ganglionnaire, dont l'origine déjà soupçonnée par Laënnec était restée obscure jusqu'ici, paraît, d'après les observations de Zenker développées et complétées par M. Eternod, être principalement causée par la pénétration dans les voies lymphatiques d'une poussière silico-charbonneuse.

2° Ces corps étrangers développent dans le tissu ganglionnaire une inflammation qui rayonne dans les tissus et dans les organes voisins.

3° Cette inflammation peut se terminer par la sclérose ou par le ramollissement nécrosique des tissus qu'elle a envahis ; elle entraîne avec elle la diffusion des éléments silico-charbonneux qui en ont été la cause excitatrice.

4° En admettant pour point de départ des accidents la théorie de MM. Zenker et Eternod, je suis cependant porté à croire que cette pigmentation diffuse, commune dans les inflammations chroniques de toute autre origine, peut-être en partie d'origine hématique. Les deux modes de pigmentation peuvent se combiner, et la migration au dehors des particules silico-charbonneuses, facile à concevoir quand le ganglion est ulcéré, l'est beaucoup moins quand la capsule reste intacte. La méladénie imputable à cette double origine avait été considérée comme un processus morbide spécial et décrite sous les noms *d'anthracosis* (Liouville) ou de *dégénérescence mélanique* (Woillez).

IV. *La consistance* des ganglions ne varie pas moins que leur coloration : depuis cette mollesse élastique, comparable à celle du testicule, et qui si souvent donne une fausse sensation de fluctuation, jusqu'aux consistances fibreuses, fibro-cartilagineuses, pierreuses, qu'on observe très souvent et sur lesquelles nous reviendrons plus tard à propos de la tuberculose ganglionnaire.

V. Nous nous occuperons des lésions de *structure* en décrivant les différentes formes d'adénopathie.

§ 2. *Engorgement simple des ganglions trachéo-bronchiques.* — Sous ce nom on désigne vulgairement, la congestion ou l'*inflammation* du ganglion, dont un des caractères les plus habituels et les plus saillants est l'augmentation de volume de la glande lymphatique. Ces deux processus peuvent se montrer sous une forme aiguë, complications passagères d'une affection aiguë, développée dans la circonscription lymphatique du ganglion engorgé.

Elles affectent souvent une forme chronique.

1° *Forme aiguë de l'adénite.* — J'emprunterai à MM. Cornil et Ranvier (1) la description des caractères histologiques de cette lésion. « Dans une première période, il se fait un œdème inflammatoire qui est surtout bien marqué dans le système caverneux lymphatique ; les follicules et les cordons folliculaires plus accusés que d'habitude, forment des taches ou des traînées opaques sur un fond légèrement translucide. Les travées du système caverneux sont alors tuméfiées, elles paraissent constituées par une substance fibrillaire et granuleuse.

« Dans certains cas l'hyperémie et les suffusions sanguines qui l'accompagnent, déterminent avec l'augmentation de volume une coloration rouge ou rouge brun. Le tissu ganglionnaire ressemble dans ce cas au tissu splénique. Les capillaires sont très dilatés et dans le stroma réticulé, entre les éléments lymphatiques, on observe des hémoglobules.

« Dans le liquide qu'on exprime des ganglions, on trouve, à côté des cellules lymphatiques, des globules rouges, qui peuvent même se montrer dans l'intérieur de ces cellules.

« A une période plus avancée, la distinction entre les deux substances des ganglions n'est plus possible et on fait suinter de leur coupe un liquide beaucoup plus lactescent que le liquide normal et qui ressemble à celui qu'on exprime d'un carcinome mou.

« Examiné au microscope ce suc renferme un grand nombre de cellules lymphatiques et de grosses cellules endothéliales tuméfiées contenant un ou plusieurs noyaux.

« Dans la suppuration diffuse des ganglions, leur surface de section donne par le raclage un pus crémeux, qui remplit et distend leurs vaisseaux lymphatiques afférents et efférents. Le pus peut être collectionné en foyers, quelquefois entourés d'infiltration sanguine. Au niveau des foyers purulents on observe des pertes de substance irrégulières ; les fi-

(1) Cornil et Ranvier. *Physiologie pathologique*, t. I, p. 642.

brilles du stroma réticulé se gonflent, se ramollissent et forment finalement un détritus granuleux qui est absorbé par les cellules lymphatiques voisines. Dans quelques cas la substance du ganglion est complètement détruite et elle est remplacée par une collection purulente qui distend la coque fibreuse. »

La suppuration est une très rare terminaison de l'adénite simple. Andral dit l'avoir rencontrée quatre fois en coïncidence avec une bronchite chronique sans complications. La partie liquide du pus peut être absorbée et laisser un noyau concret qui semble même apte à subir la transformation crétacée.

Le tissu connectif lâche qui accompagne les vaisseaux est infiltré de pus. Les ganglions enflammés tendent à prendre une forme sphérique, ou bien s'ils sont contigus à d'autres ganglions également tuméfiés, ils s'aplatissent les uns contre les autres.

Le tissu connectif qui les entoure est le siège d'un œdème inflammatoire; les vaisseaux sont dilatés et autour d'eux se produisent de petites ecchymoses. Dans les adénites intenses ce tissu connectif, œdémateux, présente des îlots purulents, quelquefois il s'y forme des abcès qui entourent le ganglion. Ces altérations du tissu connectif constituent la péri-adénite (1).

2° *Forme chronique de l'adénite.*— Mais chez les sujets dont la vitalité est languissante, dont la force plastique (2) ou nutritive n'a pas son énergie normale, les processus congestifs ou inflammatoires tendent à prolonger leur durée; leur résolution est lente et difficile; il en résulte des changements dans la structure des organes : les éléments normaux peuvent être altérés; ils peuvent être même détruits par une inflammation prolongée, et disparaître au milieu des néoplasies, qui tantôt s'organisent et persistent, en subissant diverses transformations, tantôt s'ulcèrent et se détruisent en englobant dans cette destruction les tissus voisins.

Une des terminaisons de l'*inflammation chronique*, celle même qu'on peut considérer comme la terminaison habituelle et directe de l'inflammation chronique simple est la transformation fibreuse. « Elle

(1) Cornil et Ranvier, *Physiologie pathologique*, t. I, p. 642.

(2) Je désigne sous ce nom la force qui préside à l'évolution de l'organisme conformément au plan primordial ou *idée* de son espèce; elle maintient le travail nutritif, qui est une évolution prolongée, en harmonie avec la même *idée*, et en présidant à la forme des organes elle leur assure l'énergie fonctionnelle qui leur a été primitivement destinée.

est commune dans les ganglions bronchiques et inguinaux chez les sujets âgés. Elle est souvent accompagnée d'une augmentation de volume et de pigmentation. Le tissu conjonctif circum-vasculaire du système caverneux est épaissi : les travées réticulées de ce système, sont doublées ou triplées de volume, et dans un grand nombre de points, elles paraissent fibrillaires. Par contre l'élément folliculaire s'atrophie et peut même entièrement disparaître; le plus souvent, on n'en trouve plus que des îlots disséminés, de forme irrégulière, situés principalement à la périphérie du ganglion (1). »

§ 3. *Dégénérescence strumeuse.* — La forme la plus commune de l'adénite chronique est la *dégénérescence* dite *strumeuse* et qui consiste essentiellement dans l'épaississement des cloisons fibreuses et une dégénérescence granulo-graisseuse des éléments cellulaires du système folliculaire.

Comme nous l'avons dit en commençant, les limites des lésions scrofuleuses et des lésions tuberculeuses, ne sont pas encore nettement tracées pour un certain nombre d'anatomo-pathologistes.

Pour quelques-uns, la scrofule ne serait qu'une première phase de la tuberculisation, ou une lésion connexe aux premières évolutions du tubercule. La découverte de Koch, qui semblait devoir apporter un critérium certain au diagnostic des affections tuberculeuses, n'en a pas encore dissipé toutes les obscurités : car les bacilles qui paraissent être l'élément spécifique et caractéristique du tubercule, n'ont pas été toujours rencontrés dans les ganglions qui présentaient à l'œil nu tous les caractères objectifs de la tuberculose. D'autres fois, dans les tissus, siège de cette altération, on n'a trouvé, au lieu de bacilles, que des points réfringents, qui offrent aux matières colorantes, la même réaction que les bacilles, et en sont très probablement les spores ou micrococcus : mais qu'est-ce qui prouve que nous avons atteints les derniers termes de ces infiniments petits, et que sous une forme plus élémentaire encore, ils ne peuvent pas se dérober à nos réactions?

Jusqu'à ce que des observations et des expériences nouvelles, aient résolu ces difficultés, nous maintiendrons provisoirement la lésion scrofuleuse comme distincte de la tuberculose; elle en est très souvent la gangue et le terrain préféré. Elle lui offre même un terrain si favorable, qu'elle lui constitue une prédisposition incontestable et puissante. Mais rien jusqu'ici ne me paraît autoriser la confusion de ces deux lésions.

(1) *Manuel d'histologie*, Cornil et Ranvier, p. 645.

La dégénérescence granulo-graisseuse des éléments cellulaires avec l'hyperplasie du tissu conjonctif peuvent, ainsi que nous l'avons dit, être conçus comme l'expression d'un état constitutionnel anomal, dont les caractères les plus saillants, sont l'asthénie et l'insuffisance de la force nutritive ou plastique. Ainsi donc, tant que l'observation n'aura pas démontré l'identité de leur nature, nous étudierons les lésions scrofuleuses des ganglions, comme des lésions spéciales, distinctes des dégénérescences tuberculeuses, et nous reproduirons l'excellente description qui en a été donnée par MM. Cornil et Ranvier, dans leur manuel d'histologie pathologique (1) :

« A une période rapprochée du début, le ganglion scrofuleux offre un volume médiocre ; il n'a pas contracté d'adhérences avec le tissu voisin ; sa surface de section est grise, grise-rosée ou jaunâtre et opaque ; sa consistance est un peu molle. La capsule est épaissie ; et les tractus fibreux qui en partent, pour se diriger vers le hile, sont aussi notablement épaissis et forment des bandes dans lesquelles cheminent des vaisseaux sanguins congestionnés et quelques lymphatiques remplis de cellules.

« Ces bandes limitent des îlots de 2 à 3 millimètres. Ceux-ci, par la formation nouvelle de tissus conjonctif et d'éléments embryonnaires, sont subdivisés en îlots plus petits, de 1/10 à 1/13 de millimètre, qui tendent à prendre une forme sphérique et sont entourés de tractus conjonctifs, qui suivent la direction des vaisseaux (2).

« Dans une phase ultérieure, la formation nouvelle d'éléments de tissu conjonctif et de tissu embryonnaire va croissant ; tous les petits îlots secondaires sont entourés de néoplasies conjonctives vascularisées par un processus analogue à celui qu'on observe dans certaines cirrhoses du foie.

» A ce degré d'évolution de l'altération strumeuse, les ganglions sont généralement volumineux, jaunâtres, mollasses, élastiques. La surface de section est ordinairement sèche, anémiée ; on y voit à la loupe, une foule de petits grains ou points opaques sur un fond gris semi-transparent, ce qui donne à ces organes un aspect qu'on a comparé à celui de la pomme de terre ou du marron (3). Dans les petits îlots, on trouve de grosses cellules possédant un noyau ovoïde, volumineux, muni d'un

(1) 2e édition 1881, p. 646.

(2) Cornil, *Journal d'anatomie et de physiologie normales et pathologiques*, 1877, p. 12.

(3) *Id. ib.* p. 13. Richet, *Gaz. des hôp.*, 1853.

nucléole et formées d'un protoplasma mou, granuleux, renfermant souvent des granulations graisseuses; elles ont une forme allongée et contiennent rarement deux noyaux.

« Ces petits points opaques forment par leur accroissement et par leur réunion, de petits îlots caséiformes, jaunes, plus ou moins résistants (1).

» Plus tard, ces îlots se fondent les uns dans les autres et forment une masse opaque, granuleuse, qui, lorsque cette dégénérescence est ancienne, devient sèche, crayeuse, non vasculaire, et se détache par grumeaux.

» Comme dernier terme de cette lésion, on peut voir survenir la transformation calcaire: on observe assez souvent chez les vieillards, des ganglions remplacés par une concrétion lobulée, unie à la capsule épaissie par des filaments fibreux, qui pénètrent dans son intérieur. Le plus souvent cette pétrification est partielle et les ganglions renferment une ou plusieurs petites concrétions de volumes et de formes variables.

» Dans les îlots caséiformes anciens, les vaisseaux qui les traversent sont oblitérés, et sur des coupes perpendiculaires à leur axe, ils forment des cercles parsemés de noyaux, qui ressemblent à des cellules géantes.

» Par la confluence des îlots qui ont subi la dégénérescence caséiforme, des parties plus ou moins considérables du ganglion deviennent jaunes, friables; elles montrent au microscope, des cellules rondes, atrophiées, transparentes ou grenues. Elles forment presque toujours des masses sphériques, entourées d'une coque fibreuse, dense, homogène, semi-transparente. La capsule ganglionnaire est très épaissie. Souvent le tissu cellulo-adipeux qui entoure les ganglions a disparu; il est remplacé par un tissu scléreux qui les unit aux parties voisines (1).

» Dans quelques cas rares, au lieu de subir la dégénérescence caséiforme, les ganglions strumeux, sont le siège d'une hyperplasie conjonctive autour des vaisseaux, qui étreint les îlots strumeux et finit par les faire disparaître. Les ganglions diminuent de volume, en même temps qu'ils deviennent durs et scléreux. C'est une sorte de guérison de l'engorgement strumeux; l'hyperplasie conjonctive, dépassant les limites de la capsule ganglionnaire, envahit le tissu connectif qui l'entoure et la fait adhérer aux organes voisins (2).

(1) Cornil et Ranvier, *l. c.*, p. 648.
(2) Cornil. *Journal d'anatomie et de physiologie. L c.*, p. 19.

§ 4. — *Dégénérescence amyloïde.* — Dans les cachexies liées à des suppurations de longue durée, les ganglions peuvent subir comme le foie, les reins et la rate, la dégénérescence amyloïde; leur volume est augmenté et quelquefois considérable; sur une surface de section, le ganglion présente soit dans toute son étendue, soit exclusivement dans sa substance corticale, des îlots gris demi-transparents, qui prennent une teinte acajou quand on les traite par une solution iodée, et quelquefois des colorations violacées, bleuâtres, vertes, quand on y ajoute de l'acide sulfurique.

En même temps les voies lymphatiques sont élargies; les cellules endothéliales qui les tapissent sont tuméfiées, granuleuses, et présentent une multiplication de leurs noyaux (1).

§ 5. — *Suites de l'inflammation chronique; sclérose des ganglions.* — L'inflammation chronique peut laisser à sa suite une hypertrophie (2) ou du moins une tuméfaction du ganglion (engorgement simple, chronique). Mais si le travail inflammatoire porte spécialement sur le tissu connectif inter-glandulaire, ce tissu prolifère; souvent alors en étreignant les autres éléments de la glande il les fait disparaître; et en se rétractant les néoplasies conjonctives peuvent réduire le ganglion à un nodule fibreux. D'autrefois au contraire il reste volumineux, dur, ordinairement infiltré de granulations pigmentaires (sclérose anthracosique du docteur Liouville) (3).

§ 6. — *Périadénite.* — Dans le plus grand nombre des cas, l'inflammation aiguë ou chronique ne reste pas renfermée dans les limites de la capsule ganglionnaire, mais elle rayonne dans le tissu connectif qui l'entoure : l'adénite est très souvent compliquée de périadénite. J'ai même vu des cas de dothiénentérie dans lesquels l'inflammation du tissu connectif circum-ganglionnaire paraissait plus importante que l'inflammation des ganglions.

Cette inflammation peut réunir, par des adhérences mutuelles, les ganglions contigus en des masses quelquefois très considérables. Elles sont ordinairement bosselées à leur surface et ces bosselures correspondent aux éléments ganglionnaires multiples qui les composent.

(1) Cornil et Ranvier, *l. c.*, p. 649.

(2) Le mot hypertrophie me paraît devoir être réservé pour l'exagération du développement normal, comme celui d'un muscle sous l'influence d'un exercice énergique et prolongé; mais c'est par abus de langage qu'on l'applique à la tuméfaction d'un organe avec altération de la structure.

(3) Barety, *l. c.*, p. 62.

Si cette inflammation se termine par résolution, les ganglions peuvent se dégager et recouvrer plus ou moins complètement leur indépendance.

Si au contraire, au lieu de s'amincir et de s'atrophier, les néoplasies inflammatoires s'épaississent, s'indurent, les ganglions adhèrent les uns aux autres par des liens indissolubles, ils se confondent en une seule tumeur ; leur distinction disparaît ou n'est plus marquée que par des dépressions linéaires, traces du tissu connectif qui les unit, et qui se prolonge autour d'eux. Dans l'intérieur de cette tumeur, si on la sectionne, ce tissu connectif forme des cloisons fibreuses entre les capsules épaissies des ganglions agminés.

Cette périadénite peut établir des adhérences entre les agglomérats ganglionnaires et les organes voisins : le bord antérieur des poumons, le péricarde, les bronches, les vaisseaux, les nerfs ; et les néoplasies conjonctives peuvent, en s'organisant et se retractant, étreindre ces organes.

Il en résulte que la constriction d'un nerf peut être très prononcée, et en troubler gravement les fonctions dans un point où les ganglions, quoiqu'enflammés, n'offrent qu'un médiocre développement. Il faut tenir compte de toutes ces circonstances, si on veut apprécier avec exactitude la part qui peut revenir à l'adénite dans les troubles fonctionnels qui l'accompagnent, et ne pas s'en tenir exclusivement à l'appréciation du volume des ganglions.

On n'oubliera pas, en outre, que l'action des ganglions enflammés sur les organes voisins n'est pas seulement une action mécanique, mais qu'ils peuvent y propager le processus qui les a envahis. Aussi ne faut-il pas négliger dans les recherches anatomiques d'étudier à ce point de vue l'état des organes contigus au foyer morbide.

J'ai discuté plus haut les conditions de la chronicité dans les affections ganglionnaires, je n'y reviendrai pas.

§ 7. — *Adénopathie tuberculeuse* (1). — La tuberculose ganglionnaire a été l'objet de nombreux et importants travaux. Dans les ganglions comme dans les autres organes le tubercule peut se présenter sous différents aspects qui répondent aux différentes phases de l'évolution du produit morbide. Ainsi, depuis Laënnec, on distingue dans le processus tuberculeux les granulations disséminées et l'infiltration tuberculeuse,

(1) Parmi les auteurs qui ont le plus contribué à éclairer ce point de la science M. Barety cite Lalouette (1780), Portal (1809), Bayle (1810), Laënnec, Le Blond (1824), Becker (1826), Andral, Barthez et Rilliet (1840-1861), Berton (1842), Lebert (1844), Daga (1866) (Barety, *l. c.*, p. 64).

les granulations grises et les granulations jaunes. Ces distinctions répondent à des variétés dans le mode de développement et dans l'âge du produit morbide, mais elles n'expriment pas des différences fondamentales dans la nature de ce produit. Que les tubercules soient confluents ou disséminés, que les éléments qui le constituent soient plus ou moins dégénérés, leur identité pathologique a été démontrée par leur inoculabilité, que les expériences de M. Villemin ont mise hors de doute, et par la découverte du bacille de Koch qui paraît en être le substratum pathogénique.

Cette découverte non seulement confirme la spécificité du tubercule, mais lui donne un caractère distinctif qui jusque-là s'était dérobé aux recherches des anatomo-pathologistes. En effet ils n'avaient pu constater que des modifications dans l'arrangement et dans la vitalité des éléments organiques qui composent le nodule tuberculeux, mais ils convenaient qu'examinés isolément ces éléments ne différaient pas essentiellement de ceux qu'on trouve dans les tissus normaux, et spécialement dans les glandes lymphatiques; si bien que Virchow avait considéré la formation des granulations tuberculeuses comme une sorte d'hetérotopie de ces cellules. Leur inviabilité, leur tendance à subir la dégénérescence granulo-graisseuse et à se détruire en détruisant les organes qu'elles avaient envahis restait leur caractère le plus saillant. C'est qu'en effet, dans cette granulation étudiée avec tant de soins et tant de persévérance, on n'avait que l'enveloppe du produit spécifique ; on en pouvait dire ce que depuis longtemps j'ai dit des cancers : toutes ces variétés de cellules qui les composent ne sont que des arrangements anomaux d'éléments normaux, comme les galles des végétaux ; mais il faut trouver le *cynips* qui provoque leur développement et je suis convaincu que tôt ou tard on trouvera ce cynips du cancer comme Koch a trouvé celui du tubercule. Sans perdre de vue ces données fondamentales, rappelons succinctement les formes de la lésion tuberculeuse admises depuis Laënnec.

A. *Forme disséminée.* — Granulations isolées présentent deux variétés :

1° *Granulations grises*, demi-transparentes, assez souvent saillantes, plus communes chez l'enfant que chez l'adulte, coïncident avec des productions semblables dans le poumon et dans la plèvre.

2° *Granulations jaunes, mates*, se montrent tantôt sous l'aspect d'un sable fin, tantôt sous celui de petits grains du volume d'une tête d'épingle (poussière tuberculeuse de Rilliet et Barthez).

B. *Infiltration tuberculeuse.* — La forme la plus commune, suivant Laënnec. Cette infiltration occupe des proportions limitées du ganglion ou l'envahit dans sa totalité. De consistance lardacée, mollasse au début, elle devient ensuite plus résistante, d'abord grisâtre, elle paraît ensuite piquetée de points jaunes qui deviennent confluents et lui donnent cette apparence que Laënnec avait déjà désignée sous le nom de caséiforme (1), et dont on a voulu faire, il y a quelques années, une lésion spéciale, distincte du tubercule. Cette dénomination de matière caséiforme, donnée par Laënnec à cette phase de la dégénérescence tuberculeuse, me paraît bien préférable à celle de caséeuse (1), qui a obtenu dans ces derniers temps, une grande vogue : elle exprime en effet la ressemblance des tubercules ramollis avec du caséum; l'autre semble en affirmer l'identité.

Le ganglion infiltré d'une matière jaune claire ou blanchâtre est d'abord rénitent, élastique ; plus tard sa consistance diminue et ressemble à celle du marron cuit. Plus tard encore, il se ramollit, à son centre ou au centre des noyaux épars dans le tissu glandulaire, si celui-ci n'est pas altéré dans sa totalité.

Tels sont les caractères qu'offrent à la vue les ganglions envahis par la tuberculose. Laënnec les avait observés et décrits avec une si merveilleuse exactitude, que toutes les tentatives faites depuis lui pour infirmer ou modifier sa doctrine ont été condamnées par un examen plus approfondi. Ainsi Bayle, Chomel, Andral, et, il y a quelques années, M. Empis, avaient voulu séparer du tubercule la granulation grise, qui est, comme l'a montré Virchow, le type fondamental, la forme primitive de l'élément tuberculeux. Dans ces derniers temps, au contraire, on a nié la nature tuberculeuse de la dégénérescence caséiforme, on l'a considérée comme une forme terminale et banale de certaines inflammations qui n'avaient avec le tubercule qu'un rapport de coïncidence. L'observation et les expériences d'inoculation ont démontré l'inanité de cette doctrine dont le succès a été tel qu'on a pu croire un moment à la chute prochaine de l'édifice scientifique construit par Laënnec; il est sorti de cet ébranlement passager plus solide que jamais.

Si, comme le tubercule, d'autres produits morbides peuvent subir la dégénérescence granulo-graisseuse et présenter l'aspect caséiforme, celui-ci n'en exprime pas moins une des phases de l'évolution tubercu-

(1) Édition de Mériadec, 1831, t. II, p. 18.

leuse, et dans l'immense majorité des cas elle accuse la présence de ce produit morbide.

Nous reviendrons sur ce point à propos du diagnostic des lésions scrofuleuses et tuberculeuses. Nous allons maintenant exposer succinctement l'histologie du ganglion tuberculeux en prenant pour guide l'excellent manuel de MM. Cornil et Ranvier. On observe souvent des granulations tuberculeuses à la surface des ganglions, dans leur capsule fibreuse, quelquefois autour des vaisseaux lymphatiques afférents (1).

Les ganglions tuberculeux peuvent conserver un volume presque normal; leur tuméfaction dépend surtout de l'inflammation qui complique les tubercules (2).

Les granulations tuberculeuses ne sont pas toujours aperçues facilement à l'œil nu. La surface ne se distingue quelquefois de l'aspect normal que par une sécheresse plus grande. Rarement les granulations forment un relief notable ; elles se présentent le plus souvent sous forme d'îlots gris ou gris jaunâtres plus opaques, plus secs que le reste de la coupe. Plus tard elles deviennent jaunes et caséiformes. Quand ces granulations sont peu nombreuses, elles occupent ordinairement le tissu réticulé des follicules au voisinage de la capsule (3).

A leur début les granulations paraissent constituées par des cellules lymphatiques tassées les unes contre les autres qui deviennent granuleuses et s'atrophient. Bientôt les vaisseaux capillaires s'oblitèrent et il se forme des cellules géantes ; les fibrilles du tissu réticulé s'amincissent et deviennent granuleuses. Plus tard ces granulations ainsi constituées subissent la dégénérescence caséiforme (4).

Presque toujours le développement des granulations est accompagné de phénomènes inflammatoires plus ou moins accentués : les sinus et tout le système caverneux sont alors remplis de grosses cellules granuleuses renfermant un ou plusieurs noyaux ovoïdes et quelquefois des globules rouges. Ces cellules proviennent de l'endothélium ou des cellules lymphatiques. Quand l'inflammation est intense le ganglion se tuméfie et montre une surface de section colorée en gris rosé, imbibée d'un suc lactescent (5).

(1) Cornil et Ranvier, *Manuel d'histologie pathologique*, p. 652.
(2) *Id. Ibid.*
(3) *Id. L. c.*, p. 653.
(4) *Id. Ibid.*
(5) Cornil et Ranvier, *l. c.*, p. 654.

On observe quelquefois, dans le tissu folliculaire des ganglions tuberculeux, de petits îlots colloïdes constitués par des amas de cellules lymphatiques, doubles ou triples en volume des cellules normales, claires, transparentes, sans noyaux, à contenu colloïde (1).

La transformation fibreuse est très commune dans les ganglions tuberculeux. Des faisceaux de tissu conjonctif, épais, homogène, se forment autour des vaisseaux artériels, suivent les capillaires et pénètrent dans le tissu réticulé. Sur la surface de section, ils se montrent à l'œil nu sous forme de petits îlots clairs et transparents (2).

Cette néoformation de tissu fibreux rapproche encore la dégénérescence tuberculeuse de la dégénérescence strumeuse avec laquelle elle nous a présenté déjà de si nombreuses ressemblances. Aussi, tout en avouant que la limite de ces deux lésions n'est pas encore nettement et définitivement tracée, et espérant des travaux qui se poursuivent en ce moment sur le bacille de Koch un critérium plus décisif, j'indiquerai sommairement les différences que nos connaissances actuelles nous permettent de reconnaître entre l'adénite strumeuse et l'adénite tuberculeuse.

L'adénite strumeuse entraîne généralement une tuméfaction considérable, qui est ordinairement moins prononcée et moins rapide dans la tuberculose ganglionnaire. L'oblitération des vaisseaux qui traversent les infarctus tuberculeux est constante et rapide ; elle est un des traits caractéristiques de la dégénérescence phymateuse, elle a été indiquée par Laënnec et avant lui par Starck et par Baillie (3).

En même temps que le tissu tuberculosé subit une anémie qui prépare et favorise sa transformation granulo-graisseuse, les voies lymphatiques et les sinus circum-folliculaires sont le siège d'une inflammation évidente, caractérisée par l'accumulation de nombreuses cellules assez volumineuses dans leur intérieur (4).

L'oblitération des vaisseaux s'accomplit tardivement dans les adénites strumeuses, et dans celles-ci, au lieu de l'inflammation catarrhale que nous avons vue coïncider avec le tubercule, on observe une formation nouvelle de tissu conjonctif ; il y a adénite interstitielle (5).

(1) Cornil et Ranvier, *l. c.*, p. 654.

(2) Cornil et Ranvier, *l. c.*, p. 554.

(3) Laënnec, édition de Mériadec Laënnec, 1831, t. II, p. 21.

(4) Cornil, *Journal d'anatomie et de physiologie normales et pathologiques*, 1877, p. 34.

(5) Cornil, *ibid.* p. 29.

La dégénérescence caséiforme se fait en masse dans les îlots strumeux, et est lente à se produire; elle est primitive et rapide dans les tubercules et commence par leur centre (1).

La néoformation de tissu fibreux ne survient dans le tubercule que longtemps après son début; le tissu conjonctif embryonnaire se montre autour des vaisseaux dès le début de l'adénite scrofuleuse. Dans celle-ci il est facile, avec le pinceau, de débarasser le réticulum des cellules qui en occupent les mailles; dans le tubercule, les cellules atrophiées font corps avec le réticulum et n'en peuvent être détachées (2).

Schüppel avait indiqué, comme caractéristiques du tubercule, de grandes cellules granuleuses à noyaux multiples, qui ressemblent aux cellules mères de la moelle des os. Les recherches ultérieures ont prouvé que ces cellules, qui paraissent se développer dans les vaisseaux, peuvent être rencontrées dans des néoplasies non tuberculeuses (3).

Il résulte de ces observations qu'avant la découverte de Koch l'histologie ne nous avait pas fourni un critérium décisif pour distinguer les lésions strumeuses des lésions tuberculeuses. S'il devenait, un jour, démontré que les différences d'aspect et d'évolution indiquées plus haut, n'impliquent pas une différence essentielle du processus, si on prouvait que le bacille tuberculeux en est le substratum constant, elles serviraient toujours à caractériser des formes distinctes, probablement liées à la diversité des terrains constitutionnels et des réactions organiques au milieu desquelles évolue le produit morbide.

Chez l'enfant on ne trouve pas de pigment dans le ganglion dégénéré. Chez l'adulte, au contraire, la pigmentation est commune. En général partielle, ponctuée, réticulée, elle forme quelquefois des taches; ou, accumulée à la face interne de la capsule d'enveloppe, elle entoure comme un liseré les ganglions tuberculeux. D'autres fois, quand les tubercules sont distribués par noyaux, elle décrit autour de ceux-ci des cercles ardoisés ou noirâtres. La méladenie peut compliquer la tuberculose et la matière noire peut envahir toute l'étendue du ganglion dégénéré. Ordinairement le pigment disparaît dans les parties ramollies chez l'adulte; il persiste au contraire chez le vieillard.

Les ganglions tuberculeux suppurent fréquemment, surtout quand

(1) Cornil, *ibid.* p. 35.
(2) Cornil, *ibid.* p. 35.
(3) Cornil et Ranvier, *l. c.*, p. 238.

les organes avec lesquels ils sont en connexion sont le siège d'un travail suppuratif (1).

Quand l'infiltration tuberculeuse a subi un ramollissement complet, elle se change en une matière puriforme, granuleuse, renfermée dans un kyste constitué par la capsule épaissie du ganglion. Souvent plusieurs ganglions soudés ensemble subissent en même temps les mêmes évolutions, se ramollissent en même temps, communiquent entre eux par la destruction de leurs cloisons capsulaires, et forment de vastes cavités anfractueuses d'énormes dimensions; elles constituent alors ce qu'on appelle des cavernes ganglionnaires.

Ces cavernes peuvent s'ouvrir dans les cavités voisines : la trachée ou les bronches, l'œsophage, la plèvre, ou le péricarde. Leur paroi extérieure est formée, nous l'avons déjà dit, par la capsule épaissie et quelquefois doublée d'un tissu cellulo-fibreux qui la fait adhérer aux organes voisins. Elle serait tapissée, au moins dans certains cas, selon Barthez et Rilliet (2), par une fausse membrane rouge, épaisse, inégale, recouverte d'une couche assez dense de matière tuberculeuse (3).

Elles contiennent presque toujours de la matière tuberculeuse à différents degrés de dégénérescence (4), quelquefois de petits calculs ou des fragments de tubercule, qui peuvent, dans certains cas, obturer momentanément les ouvertures de communication qui se sont établies entre elles et les cavités voisines. Elles sont quelquefois traversées par des bronchioles ou par des cordons vasculaires. Dans un cas observé par le docteur Barety (2) on y voyait le pneumogastrique aminci mais libre au milieu de concrétions pierreuses et de matières caséiformes.

Les bronches communiquent par une ouverture latérale de leurs parois avec les cavernes ganglionnaires, tandis que presque toujours elles s'ouvrent dans les cavernes pulmonaires par leur extrémité tronquée. L'ouverture de communication quelquefois petite et arrondie, reste souvent fistuleuse; d'autrefois elle est large, irrégulière déchiquetée, dentelée par les saillies des anneaux cartilagineux en partie détruits.

Des faits cliniques semblent établir la possibilité d'une guérison de ces cavernes après l'évacuation complète de leur contenu.

(1) Cornil et Ranvier, *l. c.*, p. 654.

(2) Barety, *l. c.*, p. 70.

(3) *Id. Ibid.*

(4) Barety, *l. c.*, p. 71.

Un autre mode de terminaison et on pourrait dire de guérison des ganglions tuberculeux est leur transformation crétacée. A la place du tissu glandulaire on trouve une masse blanchâtre ressemblant à de la craie ou à du plâtre humide mêlé à du sable fin (1).

Dans un degré plus avancé on rencontre des petites concrétions de formes irrégulières, de consistance pierreuse, souvent accolées à des débris de matière tuberculeuse caséiforme (2).

Autour de cette pâte crétacée, la capsule ganglionnaire s'épaissit, s'indure, acquiert une consistance fibreuse, fibro-cartilagineuse, parfois même osseuse. Si la transformation est partielle, par noyaux épars, ceux-ci sont enveloppés d'une coque fibreuse qui les isole du tissu glandulaire resté sain.

Ces concrétions sont regardées par plusieurs auteurs comme le résidu solide des tubercules préalablement ramollis, dont la partie liquide a été résorbée (3). Cette liquéfaction est-elle une condition indispensable de la pétrification? Je n'en suis pas convaincu, car on trouve quelquefois de petites concrétions pierreuses au milieu de matière tuberculeuse non liquéfiée.

Cette pétrification semble le résultat d'une disposition générale de l'organisme; elle se produit quelquefois dans un très grand nombre de points; le poumon peut en être farci, selon l'expression de Bayle; et il a donné à cette variété morbide le nom de *phtisie calculeuse.*

Je connais une malade guérie depuis une trentaine d'années d'une affection tuberculeuse des poumons qui a laissé dans ces organes de vastes excavations; elle a, pendant dix à quinze ans, expectoré de petites concrétions pierreuses.

Le tubercule n'est pas la condition nécessaire de leur développement: chez un médecin qui avait présenté antérieurement des signes de tuberculose pulmonaire, des concrétions analogues se formaient dans les glandules pharyngiennes; elles avaient l'apparence des osselets du tympan; et, avant leur élimination, on les voyait faire saillie à la surface de la muqueuse.

(1) Barety, *l. c.*, p. 74.

(2) Barety, p. 74.

(3) Les glandes bronchiques s'indurent quelquefois comme de la chaux... Je crois que la même chose arrive souvent au pus retenu longtemps (Morgagni, Lettre XV, n° 19).

Dans cette poche purulente, la partie liquide se séparera des particules solides en se résorbant peu à peu; celles-ci prendront graduellement la consistance de la craie ou même de la pierre. Barety, *l. c.*, p. 69.

J'ai, il y a bien des années, émis l'opinion que cette transformation crétacée des tubercules dépendait souvent de l'arthritisme, et, en effet, chez la personne dont j'ai parlé plus haut, depuis l'enrayement de la maladie tuberculeuse qui avait produit dans la poitrine des désordres très étendus, sont survenus des manifestations arthritiques nombreuses et incontestables.

On a pensé que les calculs ganglionnaires pouvaient être une des origines des broncholithes, et, comme le dit M. Liouville, cette hypothèse n'est pas dénuée de vraisemblance. Elle en acquiert encore davantage par cette affirmation de Barth qui, dans ses immenses recherches anatomo-pathologiques, affirme n'avoir jamais rencontré de calculs que dans les ganglions bronchiques ou dans les cavernes pulmonaires. Étant élève de Chomel, j'ai trouvé une fois, à cheval sur la bifurcation des bronches, un calcul arrondi qui avait bien le volume d'un gros grain de raisin.

Cette question n'a du reste pour le sujet qui nous occupe qu'une importance secondaire.

§ 8. — *Adénopathie cancéreuse.* — Nous n'avons rien à ajouter à ce que nous avons dit plus haut de la *dégénérescence cancéreuse* des ganglions du médiastin.

§ 9. — *Gangrène des ganglions trachéo-bronchiques.* — J'en dirai autant de la *gangrène* dont M. Barety a réuni quatre cas : les ganglions, dit-il, sont d'une coloration foncée, souvent verdâtre, sphacelés friables, et ils répandent une odeur caractéristique. Cette altération peut les envahir tous ou n'en atteindre que quelques-uns. Le ramollissement des ganglions mortifiés peut les convertir en un foyer volumineux (Barety, *l. c.*, p. 80).

APPENDICE A L'ANATOMIE NORMALE ET PATHOLOGIQUE DES GANGLIONS TRACHÉO-BRONCHIQUES.

Dans un mémoire publié récemment (1), MM. les docteurs Gouguenheim et Duval ont fait une étude intéressante et complète des ganglions trachéo-laryngiens déjà décrits, ils en conviennent loyalement, par tous les anatomistes, et spécialement indiqués par M. Barety sous le nom de chaîne récurrente cervico-trachéale. Ils ont divisé ces ganglions en trois groupes : inférieur, moyen, supérieur.

(1) *Extrait des annales des maladies de l'oreille et du larynx*, 1884.

Le groupe inférieur de beaucoup le plus important et le plus constant, de l'aveu de ces auteurs, est contenu dans le médiastin, contigu comme l'a dit M. Barety, au groupe prétrachéo-bronchique ; il fait par conséquent partie des ganglions médiastinaux dont j'ai étudié les manifestations pathologiques. Je les avais d'abord désignés sous le nom de ganglions bronchiques, nom auquel j'ai substitué depuis celui de trachéo-bronchiques, proposé par M. Barety qui me paraît préférable par cela même qu'il s'applique plus exactement à toutes les glandes lymphatiques du médiastin.

Ce qu'il y a de nouveau dans le travail de MM. Gouguenheim et Duval se rapporte donc aux groupes moyens et supérieurs situés en dehors du médiastin.

Ces groupes, disent ces auteurs, ne se rencontrent pas toujours et acquièrent rarement un volume considérable. Cachés derrière le pharynx et la trachée ils échappent à toute exploration directe.

La laxité des tissus qui les entourent fait que les organes voisins peuvent plus facilement se soustraire à leur action compressive et à l'irritation qu'ils rayonnent autour d'eux. Cependant, dans des cas exceptionnels, on conçoit que ces organes et spécialement les nerfs récurrents puissent être atteints par cette irritation, qu'ils puissent être englobés dans le travail morbide dont ces glandules lymphatiques sont le foyer.

M. Gouguenheim en a observé quelques exemples : c'est un fait intéressant qui complète nos connaissances sur les adénopathies de l'appareil respiratoire.

La pression exercée sur les récurrents par les ganglions des groupes supérieurs produirait surtout, suivant ces auteurs, des phénomènes de spasme et de contracture.

CHAPITRE VII

ADÉNOPATHIE TRACHÉO-BRONCHIQUE COMPLIQUANT D'AUTRES AFFECTIONS

§ 1. *Coïncidence de l'adénopathie trachéo-bronchique, avec l'emphysème et avec l'asthme.* — Nous avons vu que l'engorgement ganglionnaire pouvait être une des conditions pathogéniques de l'emphysème pulmonaire : il peut ne coïncider avec lui, qu'à titre de complication.

Plusieurs observations et une surtout, publiée en 1856, par M. de Beauvais, prouvent que l'adénopathie trachéo-bronchique, peut produire un emphysème du tissu cellulaire sous-cutané, quand un ganglion suppuré, après avoir perforé une bronche, s'ouvre dans le tissu cellulaire du médiastin. Suivant les dimensions de la perte de substance, l'air s'infiltrera en plus ou moins grande quantité dans le tissu connectif sous-cutané, en commençant par le cou et par le thorax. Dans le cas cité par M. de Beauvais l'emphysème était borné à un des côtés du corps.

C'est également à titre de complication accidentelle que l'adénopathie coïncide avec l'asthme; elle peut unir ses manifestations à celles de la névrose pulmonaire. Je me suis demandé si elle ne pouvait pas alors concourir au développement des accidents dyspnéiques. L'observation suivante pourrait être considérée comme favorable à cette supposition? Je ne me crois pas cependant autorisé à tirer aucune conclusion d'un fait isolé.

OBSERVATION. XXX — *Adénopathie trachéo-bronchique coïncidant avec un asthme passager.*

Ce malade présente ce mélange diathésique si commun d'arthritisme et de lymphatisme. Il offre tous les attributs extérieurs d'une constitution lymphatique; mais son aïeule était goutteuse, il a eu de l'eczéma et on observe encore des plaques eczémateuses éparses sur son tégument externe. Le pharynx et l'isthme du gosier sont congestionnés et granuleux; cette congestion est évidemment augmentée par l'habitude de fumer et on aperçoit, sur la voûte palatine et sur les piliers, cette rougeur écrevisse qui caractérise l'angine nicotique.

Pour la première fois en 1876, ayant été coucher dans une campagne qu'il avait louée à Livry, il fut pris d'un accès d'asthme. Ces accès se renouvelèrent toutes les fois qu'il voulut répéter cette tentative de coucher à Livry; il y renonça, mais à Paris il contracta une bronchite qui ramena les accès d'asthme. Dans leurs intervalles il était sujet à une toux coqueluchoïde; ce fut alors qu'il vint me consulter. Je constatai du côté droit les signes d'une adénopathie trachéo-bronchique : le bruit respiratoire était affaibli de ce côté.

Je lui conseillai : 1° pendant quinze jours, chaque mois, de prendre, deux fois par jour, un demi-verre à un verre d'eau de La Bourboule, 2° pendant les quinze autres jours de prendre, avant chaque repas, une cuillerée à soupe du sirop suivant :

Sirop de Raifort..............	ãã 150 grammes.
Sirop d'écorce d'oranges.......	
Iodure de sodium.............	4 —

3° d'appliquer tous les jours de la teinture d'iode sur les régions supérieures de la poitrine : alternativement en avant et en arrière.

4° de renoncer au tabac.

Quelques mois après, je revis ce malade; il se louait des effets de mon traitement; et les signes d'adénopathie avaient disparu. La pharyngite persistait, ce que j'attribuai à ce qu'il ne s'était pas soumis à l'abstinence du tabac. Pour compléter et consolider sa guérison, je l'envoyai à La Bourboule. Il s'en trouva parfaitement bien. L'hiver suivant il contracta un rhume et les signes d'adénopathie se manifestèrent de nouveau. Il vint me consulter; je les constatai. Je l'engageai à reprendre son premier traitement en faisant alterner l'eau de La Bourboule et le sirop ioduré; et je l'exhortai vivement à rompre avec ses habitudes nicotiques, qui entretenaient dans la partie supérieure des conduits aérifères une irritation fâcheuse, pouvant servir de prétexte ou de coefficient à des congestions ou à des névroses de l'appareil respiratoire.

§ 2. *Adénopathie trachéo-bronchique compliquant l'adénie.* — L'adénopathie trachéo-bronchique, peut coïncider avec l'adénie, et avec la leucocythémie spléno-ganglionnaire, deux états pathologiques dont la nature intime est encore bien peu connue. Il est probable que la coïncidence de l'engorgement des ganglions médiastinaux avec ces dyscrasies n'est pas rare, quoique je n'en connaisse pas d'exemple cité dans les travaux consacrés à ces deux affections. Mais l'attention des observateurs a pu être absorbée par les symptômes multiples de la maladie générale, et ceux qui se rattachent à l'adénopathie trachéo-bronchique ont pu passer inapeçus.

OBSERVATION XXXI.—*Leucocythémie spleno-ganglionnaire. Adénopathie trachéo-bronchique.* — Un malade entra dans mon service à l'Hôtel-Dieu présentant le teint cireux des leucoythémiques; sa rate était volumineuse, sensible à la pression; des tumeurs ganglionnaires faisaient saillie le long du cou et dans les aisselles. Un souffle anémique très fort était perçu dans les vaisseaux cervicaux. Cet homme avait complètement perdu l'appétit, son pouls était fréquent : de 116 à 120 pulsations par minute, et pendant la nuit il avait de la fièvre. L'examen du sang confirma le diagnostic de leucocythémie.

On constatait une rudesse générale du bruit respiratoire, qui était partout peu expansif, peu vésiculaire. Le son était obscur dans toute la région pré-sternale supérieure, au niveau du manubrium, mais le côté droit était beaucoup plus mat que le gauche; et cette matité, débordant le bord droit du sternum, s'étendait à la partie voisine du premier espace intercostal, à la première côte, et à l'articulation sterno-claviculaire de ce côté. On la retrouvait en arrière au niveau des lames des premières vertèbres dorsales. Faible et rude partout, la respiration était plus faible, plus rude dans tout ce côté, suivie d'une expiration sibilante et accompagnée parfois d'une sorte de frottement roncheux, saccadé.

A l'autopsie on trouva la bronche-mère du côté droit soulevée par une tumeur ganglionnaire, injectée, marbrée de noir et qui avait le volume d'un œuf de pigeon; à ce niveau la membrane muqueuse était rouge, congestionnée, tapissée par du mucus. Au-dessus de cette même bronche on voyait un gros ganglion caséiforme et crétacé; des ganglions tuméfiés, mais moins volumineux, entouraient la bronche gauche. Au devant de la trachée se trouvait une masse grosse comme un œuf de poule qui a paru constituée par le thymus hypertrophié, de consistance lardacée (1) et par des ganglions qui lui étaient adhérents. Cette masse descendait jusqu'au niveau du sillon auriculo-ventriculaire.

Il est donc incontestable que l'adénie généralisée peut être compliquée d'adénopathie trachéo-bronchique. J'ai soigné il y a plus de quarante ans une jeune fille affectée d'adénie; elle avait seize à dix-sept ans, elle avait présenté des symptômes d'hystérie convulsive après un grand chagrin causé

(1) Malheureusement l'examen histologique n'a pas été fait.

par la mort de sa mère. Peu de temps après, à la suite d'une angine gutturale ou d'un rhume, qui paraissait sans importance, on constata un engorgement des ganglions sous-maxillaires, qui se communiqua rapidement à toute la chaîne des ganglions cervicaux, et acquit graduellement un volume considérable. Au bout de 6 à 8 mois cette jeune fille, qui était belle, bien faite, devint monstrueuse; le cou avait presque disparu au milieu de masses ganglionnaires qui unissaient la tête aux épaules. On avait essayé bien des traitements généraux et locaux sans parvenir à enrayer la marche de la maladie; les eaux minérales que je conseillai ne furent pas plus efficaces. Elle n'avait habité qu'accidentellement Paris; je la perdis de vue, mais j'appris par un de ses parents qu'elle avait été prise d'*étouffements* et qu'elle était morte suffoquée. Il est bien probable que ces étouffements avaient pour cause une complication d'adénopathie médiastinale.

Je dois l'observation suivante, à un médecin distingué de Semur (Côte-d'Or), M. le Dr Simon, qui me l'avait envoyée pour avoir mon avis, sur un cas qui paraissait désespéré. Ici l'engorgement des ganglions bronchiques n'est pas douteux, et M. Simon a justement conclu de la turgescence œdémateuse de la face et de la poitrine, de la dilatation des veines superficielles et de la teinte cyanique de la peau, que la veine cave ou les gros troncs qui en naissent, devaient être comprimés. Il avait bien constaté, comme signe de la compression des bronches, *la faiblesse du bruit respiratoire avec persistance de la sonorité.*

Des bouffées de congestion passagère survenaient par intervalles, comme nous l'avons vu dans une autre observation. Un phénomène nouveau et remarquable est consigné dans cette observation. C'est la dysurie. Le Dr Simon ajoute qu'il l'a déjà observée dans un cas analogue, et que l'autopsie lui a démontré qu'on ne pouvait l'attribuer à aucune cause locale; il ne dit pas si au niveau des plexus sacré ou hypogastrique, il n'y avait pas de ganglions malades. Il faudrait s'en assurer avant de faire remonter jusqu'au tronc du pneumogastrique la responsabilité d'un trouble d'innervation, dans un organe aussi éloigné et qui ne peut avoir avec ce nerf, que des relations très indirectes, et même douteuses.

OBSERVATION XXXII. — *Adénie. Forme excessive d'adénopathie trachéo-bronchique, chez un enfant, avec dysurie. Soulagement par les inhalations d'oxygène.* — Je transcris la lettre du docteur Simon.

Le petit malade, âgé de douze ans, est atteint d'une adénite qui occupe les ganglions du cou, ceux de l'aisselle et, je crois, les ganglions bronchiques et ceux qui avoisinent la veine-cave supérieure. La mère a été atteinte elle-même, il y a quelques années, d'adénite peu grave et de toux qui ont été traitées et guéries par les eaux de Salins. — Elle est évidemment lymphatique. L'enfant a le même tempérament et de plus on se souvient, depuis qu'il est malade, qu'il a *toujours* eu, ou au moins depuis *très longtemps*, la respiration remarquablement courte.

Néanmoins il avait joui d'une bonne santé apparente jusqu'au moment où, il y a six ou sept semaines, il a été atteint de la maladie actuelle.

Il y a eu, au début, de la fièvre, très peu de toux, de la boursouflure de la face et de la partie antérieure de la poitrine, et surtout, comme symptôme prédominant, de l'oppression avec respiration sifflante. Cette oppression augmentait de temps en temps, principalement la nuit, sous forme d'accès d'une extrême intensité et qui ont plusieurs fois fait craindre une suffocation immédiate. En même temps et dès le début apparaissait un gonflement très marqué du cou, surtout du côté droit.

Ces symptômes ont été sans cesse en augmentant. Ainsi l'oppression est devenue telle que, depuis vingt-deux ou vingt-trois jours, l'enfant ne s'est pas couché; il reste sur un fauteuil dont il ne peut pas même utiliser le dossier pour s'appuyer; il est assis en face d'une fenêtre constamment ouverte; les crises sont extrêmement fréquentes maintenant; et l'oppression ne fait pas trêve un seul instant.

Dans le principe, le gonflement du cou était mou et égal; aujourd'hui il est beaucoup plus volumineux, plus tendu, surtout du côté droit, il est dur et mamelonné. D'autres glandes forment un paquet assez volumineux au-dessus de la clavicule droite. Dans l'aisselle droite on trouve une masse de la grosseur d'une petite pomme; dans l'aisselle gauche on sent plusieurs ganglions mais petits et isolés.

La bouffissure de la face a subi de grandes variations: tantôt très marquée, tantôt à peine sensible; la bouffissure de la partie antérieure de la poitrine est encore très prononcée et parsemée de veines bleuâtres qui rampent également sur toute la surface du cou. Très souvent, pour ne pas dire toujours, principalement au moment des crises, le malade offre une teinte bleuâtre surtout marquée aux lèvres, à la face, et aux mains. L'exploration de la poitrine est difficile à cause de l'état d'anxiété où est l'enfant et de la prédominance des bruits laryngés. Cependant il existe certainement une diminution notable de l'intensité du murmure respiratoire, à droite, en avant et en arrière. A la base du poumon droit, en arrière, il y a absence complète de bruits respiratoires; plus haut nous avons constaté tantôt un peu de crépitation et un léger bruit de souffle, tantôt une respiration soufflante et duré.

Nulle part de matité, mais une légère diminution du son sous la clavicule droite. Du reste nous n'avons pas constaté deux fois de suite les mêmes phénomènes, si ce n'est l'absence de respiration avec conservation du son à la base du poumon droit.

Au début il y avait eu, disait-on, de la fièvre; mais je n'en ai jamais observé. J'ai constaté une très grande fréquence avec faiblesse du pouls qui battait de 130 à 150 pulsations par minute. L'enfant se plaint presque toujours de la chaleur, tandis qu'à la main on constate le refroidissement de la peau.

Depuis quelque temps, le malade est sujet à des accès de dysurie extrêmement douloureux et le besoin d'uriner provoque des crises de suffocation. (Déjà antérieurement, dans un cas de tuberculisation des ganglions bronchiques terminé par la mort, j'ai noté des douleurs atroces de dysurie, sans que l'autopsie m'en ait donné l'explication.)

L'urine. examinée plusieurs fois, n'a jamais présenté d'albumine; dans les derniers temps elle avait quelquefois pris l'apparence laiteuse.

L'appétit est conservé et parfois très grand; on y satisfait; la digestion se fait bien; mais il y a une grande constipation qui ne se peut vaincre que par les purgatifs.

Aucun point douloureux en particulier; mais partout des douleurs vagues, qui sont plutôt un malaise excessif.

Pas de délire; intelligence parfaitement conservée. On commençait à apercevoir un peu de muguet sur les bords de l'isthme du gosier. On ne constatait absolument aucune lésion au cœur. On a commencé au début, lorsqu'il y avait de la fièvre, par pratiquer des émissions sanguines, par donner des vomitifs, ipéca et kermès, et par appliquer des vésicatoires.

Depuis longtemps déjà on se borne à quelques légers purgatifs, à un peu d'iodure de potassium à l'intérieur; on applique l'iode à l'extérieur, et, depuis quelques jours des compresses d'eau froide sur les masses ganglionnaires qui paraissent avoir produit quelqu'effet de diminution de volume et d'apaisement; et enfin on fait aspirer l'oxygène à l'aide de l'appareil Limousin. C'est par les inspirations d'oxygène qu'on combat maintenant les crises; et j'ai été témoin de résultats vraiment très marqués : la respiration s'apaise, devient moins bruyante, moins fréquente; la teinte bleue diminue ou disparaît et l'enfant entre dans une période de calme relatif où le sommeil survient pour quelques instants. Évidemment cette médication dissipe les symptômes d'asphyxie et prolonge les jours du pauvre petit malade.

Je dis *prolonge*, car je ne conserve pas d'espoir dans un cas aussi grave.

§ 3. *Adénopathie trachéo-bronchique compliquant la syphilis.* — Nous avons rangé la syphilis parmi les causes de l'adénopathie trachéobronchique. L'observation suivante en est un exemple intéressant à plus d'un titre.

Observation XXXIII. — Au printemps de l'année 1873, je reçus à l'Hôtel-Dieu une femme qui paraissait être dans un état d'asphyxie imminente. La dyspnée était excessive avec orthopnée, cornage, angoisse, voix rauque et étouffée, teinte violacée de la face, pouls fréquent et dépressible; tels étaient les symptômes qu'elle me présenta quand je la vis pour la première fois. Je constatai un son mat sur les lames droites des quatre premières vertèbres dorsales, au niveau des articulations des deux premières côtes droites, et de la partie voisine du manubrium sternal.

La respiration était aiguë, sifflante, inexpansive, à droite surtout. Un souffle expirateur, très fort, était perçu dans la fosse sus-épineuse droite; il avait son maximum dans le voisinage du rachis. A gauche on le retrouvait, mais affaibli et comme un retentissement de celui qu'on entendait à droite. Derrière la partie supérieure droite du sternum on trouvait une expiration soufflante qui n'existait pas à gauche. Le bruit respiratoire dans tout le côté droit de la poitrine était plus faible que du côté gauche.

Le laryngoscope nous fit constater une hypertrophie des cordes vocales supérieures qui étaient rouges et tuméfiées; elles formaient deux tumeurs convexes, presque contiguës. Les cordes vocales inférieures cachées par les supérieures, n'apparaissaient que comme deux liserés filiformes à travers la fente étroite que les premières laissaient entre elles. Krieshaber, qui a bien voulu nous aider de son expérience entrevit la muqueuse de la trachée, qui lui parut très rouge et comme végétante.

De ces phénomènes, je crus pouvoir conclure que l'affection syphilitique du larynx était compliquée d'adénopathie trachéo-bronchique et qu'on devait imputer à cette complication le souffle observé au sommet droit et la différence du bruit respiratoire dans les deux côtés. Mon ami le Dr Cazalis père, qui vit avec moi cette malade, me fit observer que ce souffle si intense avait un timbre très doux, et cette circonstance lui paraissait venir à l'appui de l'opinion qui plaçait en dehors des tuyaux bronchiques, plutôt que dans la cavité même de l'arbre aérien, la lésion qui le produisait.

J'avais prescrit à cette femme le traitement mixte ioduré-hydrargyrique qui s'emploie presque toujours contre les lésions viscérales de la syphilis tertiaire; mais comme elle m'affirma qu'elle n'avait jamais pu supporter l'iodure de potassium, j'y substituai la teinture d'iode, *récemment préparée*, à la dose de trois à six gouttes, deux fois par jour, diluée dans un petit verre d'eau de riz. En même temps on lui fit des frictions sur le dos, les aisselles et les aines avec de l'onguent napolitain.

Sous l'influence de cette médication, la dyspnée diminua très rapidement; au bout de trois ou quatre jours, la malade pouvait rester couchée sur le dos; l'angoisse et la suffocation avaient disparu; la respiration n'était plus accompagnée de ce sifflement que naguère on entendait à distance; la voix était meilleure. Je pus remplacer la teinture d'iode par l'iodure de potassium auquel je donnai pour passe-port une petite quantité de teinture thébaïque.

Quelques jours après, les gencives, qui étaient déjà en très mauvais état, accusaient l'action du mercure; je recommandai à la malade l'usage d'un collutoire dont je fais habituellement usage dans les stomatites mercurielles :

Décocté de pavots	200	grammes.
Sirop de ratanhia	20	—
Chlorate de potasse	10	—
Eau de laurier-cerise	15	—

La stomatite persistant, je fis suspendre les frictions mercurielles et appliquer dans les rainures gengivo-buccales des mèches de charpie trempées dans le collutoire. Ce moyen fut efficace et, après sept ou huit jours d'interruption, je reprenais les frictions mercurielles à petites doses.

Quinze jours environ après le début du traitement, le laryngoscope me faisait constater une amélioration très grande, et en rapport avec les changements survenus dans l'état fonctionnel du larynx : la tuméfaction des cordes vocales avait considérablement diminué; la glotte avait repris à peu près ses dimensions normales. En auscultant la malade, je ne trouvai plus ce souffle expirateur que nous avions entendu si intense en dedans de la fosse sus-épineuse droite. Je pensai qu'il avait disparu avec la plupart des autres symptômes observés à l'entrée de la malade. Mais quel ne fut pas mon étonnement de le constater de nouveau, quelques semaines plus tard, et, pendant la durée de mon examen, il disparut de nouveau.

En cherchant quelles pouvaient être les conditions de ce phénomène, je trouvai que je pouvais faire cesser ce souffle à volonté en faisant fléchir le cou de la malade, tandis que, quand elle levait la tête en arrière, il reparaissait aussitôt. Dans la première position, le rachis s'incurve en avant, augmente l'espace destiné à la trachée : celle-ci se raccourcit et devient mobile. Dans la seconde, les vertèbres cervicales forment un arc à convexité antérieure, sur lequel la trachée appliquée et tendue devient presque immobile. Ainsi les rapports de la trachée avec le corps des vertèbres et avec les ganglions trachéo-bronchiques, la tension, la mobilité et la longueur du tuyau trachéal peuvent changer avec les positions du cou; il n'est donc pas étonnant, que la compression des tubes aérifères et la conduction des bruits qui s'y produisent puissent varier avec ces positions.

§ 4. — *Adénopathie trachéo-bronchique compliquant les angines.* — L'excessive fréquence de cet engorgement des ganglions trachéo-bronchiques trouve une explication très naturelle dans la fréquence non moins grande des lésions congestives des organes respiratoires et dans l'incitation qu'ils irradient sur leurs ganglions. Plusieurs fois cependant, j'ai rencontré cet engorgement sans que je pussé en faire remonter l'origine à une irritation venant des organes intra-thoraciques; dans plusieurs cas je l'ai trouvé coïncidant avec des angines ou avec des pharyngites glanduleuses; la répétition de cette coïncidence m'a fait penser qu'il pouvait y avoir une connexion entre les ganglions trachéo-bronchiques et les vaisseaux lymphatiques de la muqueuse pharyngienne.

Cruveilhier dit que ces ganglions reçoivent, en effet, des lymphatiques du pharynx; M. Sappey nie cette relation. Il serait possible que cette communication existât exceptionnellement : car d'une part on ne peut mettre en doute l'autorité de M. Sappey en pareille matière; et on connaît, d'un autre côté, la consciencieuse habileté avec laquelle le Dr Bonamy a fait pour Cruveilhier des recherches sur les lymphatiques.

Le fait donc de la connexité directe des affections pharyngiennes avec l'adénopathie trachéo-bronchique reste douteux; mais il peut y avoir un autre mode de propagation aux ganglions trachéo-bronchiques des incitations irradiées du pharynx : le processus morbide peut passer d'un groupe ganglionnaire à un autre groupe, par l'intermédiaire des vaisseaux lymphatiques qui vont de l'un à l'autre.

J'ai publié plus haut une observation, qui m'avait été communiquée par le Dr Leclerc (observation X) d'un jeune enfant qui, à la suite d'angines passagères, présentait un engorgement des ganglions cervicaux; puis les ganglions trachéo-bronchiques se prenaient avec tous les symptômes de la coqueluche pendant plusieurs jours. Les engorgements ganglionnaires semblaient donc se faire successivement écho; et l'incitation qui les produisait, parcourait la chaîne de ganglions qui s'étend de la région sous-maxillaire au médiastin. Dans cette hypothèse, l'action morbide commençant, en apparence, dans la muqueuse gutturale, et paraissant se limiter dans la membrane tégumentaire, avait continué à progresser et à envahir le système lymphatique, quoique celui-ci ne semblât avoir été atteint que secondairement. C'est là d'ailleurs une des propriétés du système lymphatique : il s'approprie les actions morbides dont il a subi le retentissement. Combien d'adénites persistent et évoluent pour leur compte après la disparition de la localisation morbide qui les a précédées!

Il n'est pas toujours facile de déterminer la pathogénie des adénopathies lymphatiques dans des cas où les ganglions semblent primitivement affectés. J'ai présenté comme une hypothèse, qui me paraît vraisemblable, cette transmission de l'action morbide des ganglions supérieurs aux ganglions inférieurs : il ne serait pas absolument impossible, en effet, qu'il n'y eût là qu'une apparence et que l'affection, qui a paru limitée au pharynx et à l'isthme du gosier, se fût propagée sourdement à la muqueuse de l'œsophage, du larynx et de la trachée, éveillant sur son passage les sympathies des portions correspondantes du système lymphatique.

Quoi qu'il en soit, voici un fait que j'ai observé à l'Hôtel-Dieu et qui vient à l'appui des considérations qui précèdent.

Observation XXXIV. — Un jeune homme de dix-sept ans environ entra dans mon service pour une angine tonsillaire qui durait depuis quatre ou cinq jours; l'amygdale gauche surtout était énorme; une rénitence ganglionnaire considérable était sentie sous l'angle de la mâchoire; une traînée de ganglions tuméfiés descendait tout le long du côté gauche du cou, et on en trouvait un derrière la clavicule.

Chez ce malade, la percussion et l'auscultation faisaient constater une adénopathie bronchique de ce côté : on y observait de la submatité en avant et en arrière dans la région ganglionnaire; le bruit respiratoire était relativement faible et rude dans le côté gauche; on constatait une expiration soufflante à la partie la plus interne de la fosse sus-épineuse en arrière; et dans le premier espace intercostal, contre le sternum en avant. En même temps, la percussion donnait au niveau de la partie supérieure du poumon gauche un son tympanique très accentué. Au bout de quatre ou cinq jours, tous ces phénomènes avaient disparu après la résolution rapide de l'angine tonsillaire.

Ce fait, qui m'avait paru exceptionnel et nouveau, est probablement très commun, car j'en ai retrouvé depuis de très nombreux exemples. Quelque temps après, la même observation se répétait chez un jeune homme qui se présentait à ma consultation de l'Hôtel-Dieu : angine catarrhale, engorgement des ganglions situés sous les angles de la mâchoire et principalement à gauche; de ce point partait une chaîne de ganglions qui suivait le bord antérieur du muscle trapèze de ce côté et aboutissait à un noyau d'adénopathie médiastine manifesté par les modifications de sonorité et de bruit respiratoire que j'ai indiquées plus haut.

J'ai noté dans ces observations l'élévation de la tonalité avec une nuance de son tympanique du côté où j'avais constaté les signes d'une adénopathie bronchique. Cet ensemble de phénomènes m'eût fait soupçonner, autrefois, une lésion pulmonaire profonde, dont l'engorgement ganglionnaire eût été la conséquence, pour expliquer cette modalité tympanique du son thoracique signalée, dans le cas d'indurations disséminées par M. Williams et par Skoda; aujourd'hui je serais beaucoup plus réservé. J'avais été frappé de la fréquente coïncidence de l'adénopathie et du son tympanique dans des cas où rien n'autorisait à admettre une lésion du parenchyme pulmonaire, et où ce dernier symptôme, au bout de quelque temps, disparaissait avec les signes de l'engorgement ganglionnaire. Il en a été ainsi dans les observations qui nous occupent; il faut donc admettre que la compression des bronches-mères peut produire dans les lobes auxquelles elles se distribuent des modifications de sonorité.

Depuis que mon attention est portée sur ce point, j'ai toujours trouvé que des modifications de sonorité accompagnaient, en effet, l'adénopathie bronchique bien caractérisée. Chez certains malades le son devient franchement tympanique, c'est-à-dire, comme j'ai cru pouvoir définir le son tympanique : à la fois plus fort, généralement plus aigu que le son normal et avec un timbre qui le rapproche du son abdominal. Dans certains cas l'acuité de la tonalité est la seule modification bien accentuée; mais, comme cette élévation de la tonalité est attribuée avec raison, dans un grand nombre de cas, soit à des lésions pulmonaires, soit, comme je crois l'avoir prouvé, à une simple diminution de l'aire respiratoire, il importe de savoir que la seule compression d'une des bronches mères peut modifier la sonorité de la poitrine. Cette compression diminue en même temps l'intensité du bruit respiratoire, et donne souvent à l'expiration un caractère soufflant et prolongé : l'ensemble de ces phénomènes pourrait faire croire à des indurations du parenchyme pulmonaire qui n'existent pas; l'adénopathie trachéo-bronchique peut à elle seule produire tous ces symptômes.

Adénopathie trachéo-bronchique compliquant une amygdalite. — Voici un autre exemple de la connexité possible entre une angine catarrhale et l'adénopathie trachéo-bronchique.

OBSERVATION XXXV. — Un jeune homme de vingt-trois ans, généralement bien portant, quoiqu'il ait eu dans son enfance des gourmes et des maux d'yeux de longue durée, fut pris de céphalalgie avec frissons légers, souvent répétés et une sensation de malaise général. Au bout de huit jours se déclara un mal de gorge et, deux jours plus tard, voyant que son état ne s'améliorait pas, il entra dans mon service. Sa voix était nasonnée; sa bouche restait habituellement entr'ouverte et exhalait une haleine fétide. Il n'avalait qu'avec de grandes souffrances; et les liquides ressortaient par les narines.

L'amygdale gauche était très volumineuse, rouge, lardée de points blancs, aspect habituel de l'amygdalite chez les lymphatiques.

Les ganglions sous-maxillaires étaient tuméfiés. Le long de la gaine du sterno-mastoïdien, on sentait une chaîne de ganglions qui descendaient jusqu'à la clavicule et paraissaient, à ce niveau, plonger dans le thorax. On constatait un son obscur en avant et en arrière dans la région ganglionnaire gauche. Dans la partie antéro-supérieure du thorax, le son était manifestement plus élevé à gauche qu'à droite.

Le bruit inspiratoire était plus faible, moins expansif au sommet gauche; l'expiration, au contraire, était exagérée, soufflante, surtout au niveau de la région ganglionnaire.

Six jours après son entrée, le malade sortit guéri de son amygdalite, mais conservant encore les signes caractéristiques d'un développement anomal des ganglions trachéo-bronchiques du côté gauche.

Dans le cas suivant c'est une pharyngite glanduleuse qui a paru être le point de départ d'une adénite médiastinale.

Observation XXXVI. — Un jeune homme âgé de vingt-sept ans, maigre, sujet dans son enfance à des adénites, est affecté d'angine glanduleuse lymphatique; une chaîne de ganglions tuméfiés fait saillie sur le côté gauche du cou et se continue avec une adénopathie trachéo-bronchique de ce côté.

La tonalité thoracique est plus élevée à gauche qu'à droite; on ne trouve aucun signe de lésions pulmonaires; le malade est très sujet à des vomissements précédés de l'explosion d'une toux gutturale.

Quelques jours après, j'observais les mêmes symptômes : toux quinteuse, dyspepsie, vomissements répétés chez un enfant affecté d'angine glanduleuse et d'engorgemeut des ganglions cervicaux et trachéo-bronchiques du côté gauche.

J'ai rencontré depuis assez fréquemment des faits analogues et une circonstance m'avait frappé alors, dont l'explication ne s'était pas, tout d'abord, présentée à mon esprit : c'est que, dans le plus grand nombre des cas où j'avais observé ces vomissements opiniâtres, l'engorgement ganglionnaire existait du côté gauche; plus rarement je les avais vu coïncider avec une adénopathie du côté droit.

Observation XXXVII. — Dans l'observation suivante ce ne fut pas une angine gutturale mais un érysipèle de la face, maladie fort analogue, qui fut le point de départ de l'adénopathie.

Cet érysipèle avait débuté depuis plusieurs jours quand le malade, jeune homme de trente-cinq ans, entra à l'hôpital. L'exanthème avait déjà envahi toute la face ; et sous l'angle gauche de la mâchoire existait un engorgement ganglionnaire très accentué. Tout le long du cou, derrière le sterno-mastoïdien, on sentait des groupes de ganglions tuméfiés. Derrière la moitié gauche du manubrium sternal, comme sur les lames des premières vertèbres dorsales, on trouvait un son relativement obscur ; en même temps le côté gauche présentait un son manifestement plus fort et plus élevé que celui du côté droit ; et le murmure vésiculaire était plus faible et plus rude que du côté opposé ; en un mot on constatait les signes d'une adénopathie bronchique gauche. L'érysipèle suivit sa marche habituelle, accompagné de l'érythème buccal, qui coïncide avec la fluxion cutanée. Le malade était très abattu et sa thermalité dépassa 40 degrés.

Dans la période de résolution, la plèvre droite fut le siège d'un épanchement avec adénopathie bronchique droite ; en même temps l'examen des urines nous y fit découvrir une forte proportion d'albumine.

Je fis néanmoins appliquer un vésicatoire sur le côté droit et j'ordonnai le régime lacté. L'épanchement pleural diminua, mais le malade restait très déprimé et la fièvre persistait avec des paroxysmes nocturnes très accusés ; sur la face dorsale des mains, sur les coudes et sur les genoux apparurent des plaques érythémateuses comme celles qu'on observe quelquefois dans les fièvres infectieuses.

Je prescrivis le sulfate de quinine à 0gr,75.

Son effet fut rapide, les paroxysmes furent enrayés ; l'état fébrile continu ne tarda pas à disparaître, en même temps que les signes de la pleurite s'effaçaient graduellement.

J'ajouterai que, pendant l'évolution de l'érysipèle, le malade eut des vomissements.

§ 5. *Adénopathie trachéo-bronchique dans la rougeole.* — J'ai dit que dans la rougeole, en même temps qu'on observe très habituellement de l'adénite cervicale, on rencontre très souvent des signes d'adénopathie trachéo-bronchique. On concevrait difficilement qu'il en fût autrement, car si, comme je le crois incontestable, la période dite catarrhale est la localisation de la fluxion morbilleuse sur la muqueuse bronchique, on ne voit pas pourquoi la congestion spécifique de ce tégument ne retentirait pas sur les ganglions profonds, aussi bien que la congestion spécifique de la peau retentit sur les ganglions superficiels. La prétendue période catarrhale ou prodromique des auteurs classiques, qui précède l'exanthème, devrait s'appeler la période *énanthématique ou bronchique.*

Une fois développée cette adénopathie peut persister pendant longtemps et je suis porté à croire qu'il faut lui faire une part dans ces toux quinteuses, spasmodiques, violentes qui survivent parfois à l'éruption, peut être aussi, comme je l'ai dit ailleurs, dans ces toux coqueluchoïdes, qui ont dans quelques cas fait admettre, sans preuves toujours suffisantes, la complication de la rougeole et de la coqueluche.

OBSERVATION XXXVIII. — *Rougeole compliquée d'adénopathie trachéo-bronchique.* — Une jeune fille âgée de vingt-trois ans entra dans mon service le 11 mai 1875; elle était au sixième jour d'une rougeole. L'éruption avait été précédée pendant trois jours de fièvre accompagnée d'une toux quinteuse, sèche, d'éternuements répétés, d'injection des conjonctives et de larmoiement.

La malade toussait encore beaucoup et se plaignait d'une sensation pénible, mal définie, dans la poitrine, sensation qu'elle éprouvait depuis le début de la maladie et qui l'*empêchait de rester couchée sur le côté gauche.*

On constatait un son obscur dans la région ganglionnaire droite, surtout en avant. Sous la clavicule du même côté le murmure vésiculaire, très faible, presque nul dans les inspirations ordinaires, devenait rude et *humé* dans les grands mouvements respiratoires.

Dans la fosse sus-épineuse, près du rachis, on entendait un souffle expirateur profond qui devenait plus accentué, quand la malade respirait fortement. Ces phénomènes n'existaient pas du côté gauche ; des deux côtés on percevait quelques râles sibilants et sous-crépitants.

Au-dessus de la clavicule droite on observait, sur le côté du cou, plusieurs ganglions volumineux.

L'impossibilité de rester couchée sur le côté gauche me parut devoir être imputée à l'obstacle que la compression de la bronche droite opposait à la pénétration de l'air dans le poumon correspondant ; et la malade insistait sur cette circonstance, que jusqu'au début de la rougeole elle n'avait jamais éprouvé rien de semblable.

Six jours après, les signes d'adénopathie avaient commencé à diminuer ; la malade conservait encore une toux quinteuse, et la respiration restait plus faible du côté droit; cependant, se sentant beaucoup mieux, elle exigea sa sortie.

§ 6. *Adénopathie trachéo-bronchique dans la dothiénentérie.* — L'engorgement des ganglions trachéo-bronchiques est, comme nous l'avons dit, très fréquent dans la dothiénentérie ; mais il n'en paraît être habituellement qu'un épisode très secondaire. J'ai trouvé quelquefois, cependant, les ganglions assez volumineux pour qu'ils aient pu ajouter aux troubles de la circulation pulmonaire. L'observation suivante prouve qu'au milieu de la complexité des symptômes dothiénentériques, on peut déterminer les signes de l'engorgement ganglionnaire auquel s'ajoute assez souvent une cellulite périadénique.

J'ai déjà cité dans mon travail sur cette maladie plusieurs observations dans lesquelles l'autopsie était venue confirmer le diagnostic porté pendant la vie. Celle-ci témoigne dans le même sens et offre d'ailleurs quelques particularités intéressantes.

Observation XXXIX. — *Dothiénentérie avec prédominance des lésions pulmonaires. Traces de péricardite. Une seule plaque de Peyer qui commençait à s'ulcérer le vingt et unième jour. Adénopathie diagnostiquée pendant la vie, constatée à l'autopsie.*

Un jeune homme âgé de vingt et un ans, entra dans mon service, à l'Hôtel-Dieu, le 21 octobre 1876. Il était malade depuis sept jours. Le 14 octobre, il avait été trempé par la pluie et avait eu froid ; le lendemain, dans la soirée, il fut pris de frissons, de céphalalgie, de douleurs dans la nuque, d'élancements douloureux dans les mollets. Depuis le troisième jour de la maladie ses nuits étaient mauvaises et agitées. Il s'administra, en deux jours, trois purgatifs, dont les deux premiers furent vomis et le troisième amena vingt-cinq selles liquides. A partir de ce moment la diarrhée s'établit et persista ; il n'éprouvait aucune douleur dans le ventre et ne toussait pas.

Il entra à l'Hôtel-Dieu le septième jour de la maladie. Sa peau était sèche et chaude (40° le soir) ; ses joues injectées présentaient une teinte vineuse ; ses yeux étaient brillants ; ses pupilles dilatées ; la langue était blanche, rouge sur les bords et à la pointe, un peu collante.

Il accusait une soif ardente ; le pharynx et la luette offraient une vive injection.

Le ventre très légèrement météorisé était indolent. On y apercevait une seule tache lenticulaire ; il y en avait plusieurs autres sur les lombes. Du gargouillement était perçu dans la fosse iliaque droite.

Des râles sibilants disséminés existaient des deux côtés de la poitrine, en avant et en arrière. Un bruit de souffle systolique rude et fort était entendu à la pointe du cœur ; un autre plus doux existait à la base.

L'intelligence était nette ; le malade répondait avec précision aux questions qu'on lui adressait.

Les jours suivants il resta dans le même état, avec une légère tendance à la diminution de la fièvre, comme cela arrive si souvent sous l'influence du repos et du régime d'hôpital. De 40°,1 ou 2 dixièmes le soir, et de 39°,8 le matin, la température, le dixième jour, était descendue à 39°,8 le soir et à 39°,4 le matin. Le pouls était peu fréquent et le matin il ne dépassait pas soixante-douze pulsations.

Le 23 octobre, neuvième jour ; je constatai les signes d'*un engorgement des ganglions trachéo-bronchiques* du côté gauche : matité dans la région ganglionnaire gauche, en avant et en arrière. L'auscultation faisait entendre des râles sibilants à droite. A gauche le murmure vésiculaire était nul en avant ; en arrière la respiration était rude.

Jusqu'au treizième jour la maladie évolua avec une intensité modérée. La diarrhée n'était pas très abondante ; et le dixième jour elle fut mêlée de matières solides. L'état des poumons et du cœur restait à peu près le même ; les râles sibilants étaient un peu plus nombreux. Dans la nuit du dixième au onzième jour il y eut du délire ; les pupilles le matin étaient encore plus dilatées.

Le douzième jour le malade était abattu, le pouls restait à soixante-douze pulsations le matin ; il n'y avait pas aggravation des autres symptômes, sauf un peu plus de ballonnement.

Le treizième jour, au matin, le pouls était monté à quatre-vingt-quatre pulsations, le soir la température remontait à 40°. A l'auscultation on entendait des râles ronflants des deux côtés. Les ganglions du côté droit paraissaient se prendre à leur tour : on entendait de l'expiration sub-bronchique dans la région ganglionnaire droite ; l'expansion inspiratoire avait beaucoup diminué. A la base du côté gauche, je constatai du râle crépitant. Soupçonnant une fluxion congestive de ce côté j'y fis appliquer un vésicatoire.

La rémission du matin manqua le quatorzième jour : isotherme, à celle de la veille au soir, la température se maintint au-dessus de 40° ; et le soir elle atteignait 40°,5.

Avec cette hyperthermie, la congestion pulmonaire s'accentuait à gauche : on y entendait dans une grande étendue du souffle bronchique et du râle sous-crépitant fin ; à la base, le son y était obscur.

A droite, le souffle ganglionnaire avait diminué, la respiration était plus expansive, mêlée de râles secs. En même temps le ventre se ballonnait davantage ; la diarrhée avait augmenté ; des vésicules herpétiques se montraient sur la luette.

Le ballonnement avait encore augmenté le lendemain, quinzième jour, et le nombre des pulsations s'élevait à cent quatorze.

Le seizième jour, la température du matin descendit de nouveau au-dessous de 40° (39°,9) et je ne trouvai plus que quatre-vingt-dix pulsations, Mais le malade était très affaissé ; les pupilles étaient très dilatées ; la langue était sèche et ligneuse ; les dents étaient fuligineuses. Dans la région ganglionnaire gauche la matité était très prononcée, et on entendait à ce niveau, près du rachis, un souffle trachéal très fort ; tandis qu'à droite le souffle ganglionnaire s'effaçait de plus en plus.

Le malade était entré dans la période critique ; la courbe thermique présentait de grandes oscillations et de grandes irrégularités ; ainsi tandis que, le matin du dix-septième jour de 39°9 (le seizième jour), elle était remontée à 40°,3; le dix-huitième jour elle descendait à 39°,3 et le dix-neuvième à 39°,1 le point le plus bas qu'elle eût présenté; mais le soir elle s'elevait au-dessus de 40°. Même incohérence dans les autres symptômes; la fréquence du pouls était modérée; le ventre était moins ballonné, la langue était plus humide; mais la diarrhée était plus abondante; et les évacuations étaient involontaires.

Je prescrivis au malade une potion avec du bismuth. La poitrine paraissait aussi se dégager un peu, on entendait encore du râle sous-crépitant aux bases; mais dans le reste de la poitrine, la respiration se faisait mieux. Les signes d'adénopathie persistaient au sommet gauche, et un peu de souffle bronchique se mêlait au râle sous-crépitant vers la partie interne de ce côté.

Une nouvelle éruption lenticulaire s'était faite sur le ventre et sur la poitrine.

Le dix-neuvième jour, bien que le pouls ne dépassât pas le matin quatre-vingt-seize pulsations, la rémission du matin fut moins accentuée; l'injection des pommettes avait augmenté, le malade était plus affaissé.

La respiration paraissait gênée, suspirieuse. *Les signes de l'adénopathie trachéo-bronchique étaient très accusés du côté gauche.* La base de ce côté donnait un son obscur à la percussion; on y entendait du râle crépitant en avant et en arrière; on en entendait aussi à droite, mais dans une bien moindre étendue. Un double bruit de souffle, perçu dans la région précordiale depuis l'entrée du malade, s'était affaibli depuis quelques jours, et les bruits normaux du cœur étaient devenus sourds.

Je prescrivis un nouveau vésicatoire sur le côté gauche, et des toniques énergiques à l'intérieur et en applications sur la peau.

Pendant la nuit le malade avait du délire; le jour il s'affaissait de plus en plus; le ballonnement avait de nouveau augmenté; les pommettes, la gauche principalement, étaient très injectées.

Le vingt et unième jour il n'y eut pas de rémission le matin, et la température depuis le dix-neuvième jour monta en fusée à 41 degrés. Le pouls donnait cent huit pulsations par minute.

L'affaissement était porté jusqu'au collapsus; les bruits du cœur s'entendaient à peine à la base de la région précordiale.

La respiration était très faible à la base du côté gauche; au-dessus elle devenait soufflante, à droite elle était mêlée de râles sous-crépitants et muqueux. Le soir la peau se couvrit de sueur surtout à la face et sur la poitrine; la respiration très anxieuse était d'une fréquence extrême; le malade succomba dans la nuit.

Autopsie. — Le bord antérieur des deux poumons offre une coloration grisâtre et est emphysémateux. Dans le médiastin antérieur, *sur le bord gauche de la trachée existent des ganglions volumineux mous et diffluents.* Le tissu conjonctif qui les entoure est enflammé et les fait adhérer à la face postérieure du sternum. Le poumon gauche est très congestionné; il renferme de nombreux îlots de pneumonie lobulaire; le lobe supérieur est atélectasié. Le poumon droit est congestionné et présente comme le gauche à la coupe un aspect granité.

Le péricarde renferme de la sérosité.

Le feuillet viscéral de la séreuse est parcouru par des stries blanchâtres; la face antérieure des ventricules est opaline et granuleuse. Cette exsudation néoplasique explique peut être le bruit de souffle rude perçu à la base pendant presque tout le séjour du malade à l'hôpital.

Le cœur est flasque et mou, en diastole, ses fibres couleur jaune peau de chamois offrent tous les caractères d'une dégénérescence granulo-graisseuse très avancée.

La valvule mitrale présente quelques opacités blanchâtres; et une plaque jaune athéromateuse occupe l'origine de l'aorte.

L'intestin est distendu par des gaz; le foie est gros, anémié, en état de stéatose avancée.

La rate est trois fois aussi volumineuse que dans l'état normal.

On ne trouve dans l'ileon *qu'une seule plaque tuméfiée, du diamètre d'une pièce de cinq francs, très injectée, à saillies mamelonnées sur sa surface, à bords irrégulièrement festonnés.* Le travail ulcératif ne faisait que commencer sur plusieurs points; les ganglions mésentériques étaient très volumineux.

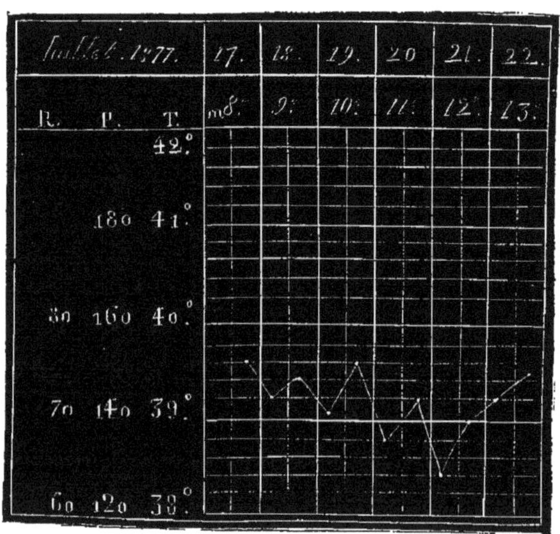

Fig. 1.

Réflexions. — Ainsi voilà une fièvre dothiénentérique des plus graves, accompagnée de troubles digestifs très accentués et dans laquelle l'intestin ne présentait qu'une seule plaque *et le vingt et unième jour le travail ulcératif ne faisait que commencer*. Comment ferait-on entrer l'évolution des symptômes dans le cadre nosologique tracé par Hamernyk, et fondé sur la marche des lésions intestinales? Les ganglions mésentériques présentaient, au contraire, un développement considérable et qui affirmait leur indépendance pathologique des altérations de l'intestin.

Dans le poumon, leur développement le plus considérable se montrait du côté où existaient les lésions les plus graveset les plus étendues; mais il n'en est pas toujours ainsi, et dans certains cas, l'adénopathie paraît précèder la congestion pulmonaire. Joue-t-elle un rôle pathogénique dans la chaîne des lésions qui se succèdent, s'enchevêtrent, et peuvent s'influencer mutuellement dans leur développement? Cette question est insoluble ; mais il n'est pas invraisemblable qu'il en puisse être quelquefois ainsi.

Dans le fait suivant l'adénopathie a coïncidé avec un état fébrile, compliqué de localisations méningitiques, qui m'ont fait lui attribuer le nom de *méningite*, bien que la nature de la maladie me paraisse offrir matière à discussion.

Observation XXXVIII. — *Méningite, adénopathie trachéo-bronchique, diagnostic confirmé par l'autopsie. Discussion sur la nature de cette méningite* (1). — Le 17 juillet 1877, un homme âgé de trente-trois ans, garçon de magasin, fut reçu dans mon service à l'Hôtel-Dieu; il rapportait le début de sa maladie au 10 juillet. Le lendemain matin il était agité, se plaignait de céphalalgie violente ; ses lèvres étaient tremblantes ; la respiration était irrégulière, anxieuse, il avait de la diarrhée ; le ventre était un peu ballonné, sans taches lenticulaires ; le pouls était fréquent ; la température qui s'élevait à 39° le matin monta à 39°,6 le soir.

En examinant la poitrine, je constatai de la submatité dans la région ganglionnaire droite, surtout en arrière. La respiration était rude dans toute l'étendue de la poitrine, mêlée à quelques râles sibilants des deux côtés, bien qu'il n'y eut pas de différence notable dans l'intensité du murmure vésiculaire des deux côtés (2). Je conclus à l'existence d'un engorgement ganglionnaire du côté droit.

(1) Cette observation a été recueillie par le Dr Levrat alors interne du service.

(2) L'égalité du bruit respiratoire des deux côtés pouvait indiquer un léger affaiblissement du côté droit, puisque, habituellement, il y est sensiblementplus fort que du côté gauche.

Quant au diagnostic de la maladie, j'hésitai entre une méningite et une fièvre typhoïde.

Les jours suivants, le caractère méningitique s'accentua davantage par l'intensité et la violence du délire, par la raideur du cou, par l'extrême irrégularité de la respiration, par les soubresauts tendineux. Nous sûmes qu'au début il y avait eu des vomissements qui s'étaient apaisés; aucune tache lenticulaire n'apparut sur les téguments; cependant la persistance de la diarrhée et du ballonnement commandait une certaine réserve.

Les phénomènes d'excitation furent remplacés par du coma et malgré un traitement actif, le malade succomba cinq jours après son entrée.

On constata à l'autopsie une injection très intense et une suffusion sanguine de la pie-mère. On observait des exsudats jaunâtres dans certains points de la convexité des hémisphères. La base du cerveau était relativement saine; les enveloppes du bulbe étaient très injectées, épaissies, et entraînaient avec elles la pulpe cérébrale ramollie dans cette partie seulement. On ne découvrit aucune granulation dans la pie-mère.

La muqueuse des bronches était rouge et injectée et le poumon était congestionné comme il l'est dans la mort par asphyxie; il ne contenait pas de tubercules.

En arrière de la bronche droite on trouvait deux ganglions tuméfiés qui égalaient ensemble le volume d'une grosse noix, mais qui ne paraissaient pas avoir comprimé cette bronche.

La muqueuse de duodénum était le siège d'une injection très intense. De nombreuses arborisations existaient dans le reste de l'intestin, mais *sans altération* des plaques de Peyer.

Du 17 juillet soir, jour de son entrée, au 22, jour de sa mort et douzième jour de la maladie, la fièvre avait présenté le type rémittent avec paroxysmes vespéraux. La ligne thermique infléchie le dixième et onzième jour s'est relevée *en fusée* les deux derniers jours de la vie.

Outre l'intérêt qu'il présente au point de vue du diagnostic de l'adénopathie trachéo-bronchique et de la précision à laquelle on peut arriver avec un peu d'attention, ce fait en offre un plus grand au point de vue de la détermination de la maladie dont l'adénopathie n'a été qu'un épisode.

Bien que l'autopsie ait paru confirmer de la manière la plus complète le diagnostic délicat de méningite que j'avais porté pendant la vie, elle n'a pas dissipé tous les doutes qui m'avaient fait hésiter pendant un jour ou deux avant de le porter. La méningite simple, primitive chez un adulte, sans substratum tuberculeux ou rhumatismal est une affection bien rare. D'ailleurs ici cette méningite n'existait pas isolée de toute autre localisation morbide; il y avait une diarrhée persistante, symptôme qui répugne aux tendances des affections cérébrales et surtout méningitiques; il y avait un peu de râle sibilant dans la poitrine; il y avait une adénopathie bronchique *simple*. Cette dissémination des localisations morbides est un caractère fondamental des pyréxies. La courbe thermique, si franchement rémittente, ressemble à celle de la dothiénentérie; cette adénite liée à une légère bronchite ne semble-t-elle pas accuser un principe infectieux ? et s'il ne s'agit pas d'une infection indéterminée, serait-il absurde de se demander si on n'avait pas eu affaire à une forme anomale de la fièvre dothiénentérique, à un encéphalo-typhus, pendant des pneumo-typhus admis par les médecins allemands ? Je ne pose cette question que comme une hypothèse à laquelle on peut être conduit par la série des formes anomales et incomplètes qui existent dans la science, et par la difficulté que j'ai toujours éprouvée à admettre des inflammations primitives, essentielles sans cause traumatique ou sans substratum constitutionnel.

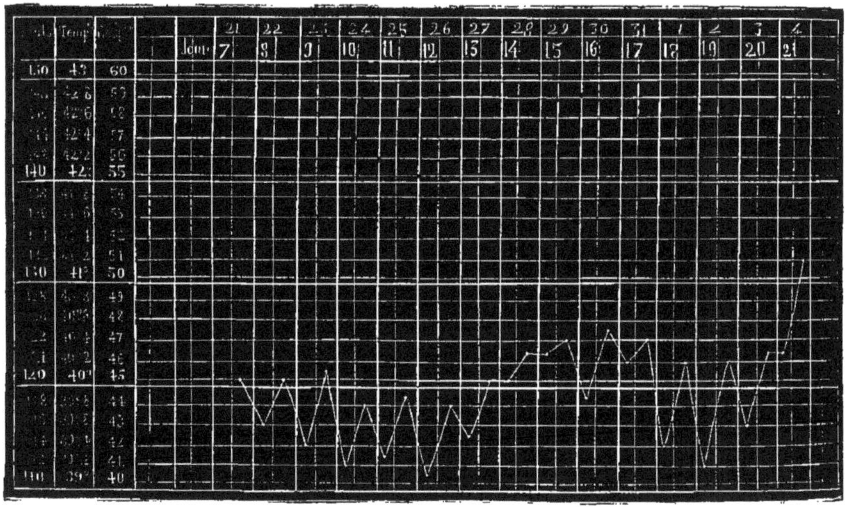

Fig. 2.

§ 7.— J'arrive à deux maladies dont les rapports avec l'adénopathie trachéo-bronchique sont plus difficiles à déterminer et ont soulevé de nombreuses discussions : Je veux parler de la coqueluche et du laryngisme striduleux.

A. rapport de la coqueluche et de l'adénopathie trachéo-bronchique — J'exposerai d'abord les motifs qui m'ont porté à soupçonner qu'il pouvait y avoir une relation entre les phénomènes spasmodiques de la coqueluche et l'engorgement ganglionnaire, les observations qui m'ont paru confirmer cette relation ; je dirai ensuite les objections qui ont été faites à cette théorie ; et je discuterai ces objections en me soumettant au contrôle de l'enquête clinique qui se poursuit en ce moment.

Le fait primordial qui m'a porté à m'engager dans cette voie ne m'appartient pas : il a été constaté et affirmé par un grand nombre de médecins qui se sont voués à l'étude des maladies de l'enfance ; ce fait est le suivant : 1° l'adénopathie trachéo-bronchique est assez souvent accompagnée d'une toux quinteuse spasmodique, entrecoupée d'inspirations sifflantes, suivie parfois de vomissements, qui ressemble tellement à la toux de la coqueluche, qu'en présenee de ces symptômes j'ai vu les cliniciens les plus éminents et les plus expérimentés dans les maladies de l'enfance suspendre leur diagnostic.

Cette observation n'est pas nouvelle, car en 1780 Lalouette rangeait parmi les symptômes des engorgements ganglionnaires du médiastin *La persévérance de la toux changée en ce qu'on appelle coqueluche* (1).

Leblond en 1826 à décrit les caractères de cette toux et en a attribué l'origine à l'engorgement des ganglions.

En 1834 Ley a confirmé ces assertions par les résultats de son expérience personnelle. Il aurait été plus loin d'après le docteur Cheadle, et ayant constaté dans la coqueluche comme dans la laryngite striduleuse la. compression du pneumogastrique par les glandes trachéo-bronchiques tuméfiées, il aurait imputé à cette lésion et probablement à la compression du récurrent les phénomènes spasmodiques de ces deux maladies.

Sir Thomas Watson, ajoute le docteur Cheadle, dans ses leçons bien connues, a développé et approuvé cette théorie (2).

Si Leblond et le docteur Ley ne connaissaient pas le travail de Lalouette, le concours de tous ces témoignages qui s'ignorent mutuellement leur donne une plus grande autorité.

(1) Barety L. c. p. 189.

(2) Le Dr Cheadle commence son article par établir que la théorie défendue par moi n'est pas nouvelle ; j'avais en effet le tort d'ignorer que le Dr Ley et sir Thomas Watson l'avaient soutenue avant moi ; mais si c'est une critique, je l'accepte avec reconnaissance : car rien ne peut me rassurer davantage dans mon opinion que de la voir partagée par un homme de la valeur de sir Thomas. Ce déni de priorité m'avait, je l'avoue, réjoui à un autre point de vue : c'est que presque toujours, dans les sciences, quand un fait nouveau triomphe des oppositions qu'il a soulevées, on cherche à démontrer qu'il était depuis longtemps connu. J'étais très satisfait de penser que la théorie défendue par moi entrait dans cette seconde période.

J'ai vérifié d'ailleurs dans les leçons sur les principes et la pratique de la médecine de sir Thomas Watson (*Lectures on the principles and pratice of physic p.* 66)

M. Barety (1) m'en fournit un autre qui n'est pas moins important, « dans un excellent travail, dit-il, publié en 1866 par le docteur Verliac(2) et intitulé : *Sur quelques cas de toux spasmodique observée dans la tuberculisation bronchique chez les enfants*, l'auteur s'exprime ainsi : chez les enfants, spécialement lorsque la toux spasmodique se montre d'emblée ou persiste longtemps après une coqueluche véritable, il y a lieu de soupçonner une compression de nerfs par des ganglions bronchiques tuberculeux, et partant de fixer son attention sur ce point, pour

la citation du Dr Cheadle. Je la reproduis intégralement. On verra que le D. Ley n'avait que tout au plus soupçonné cette théorie, mais qu'il en est autrement de sir Thomas Watson, qui y revient avec insistance, qui en développe toutes les probabilités et invoque à son appui des arguments que j'ai fait valoir moi-même, comme l'apparition tardive des phénomènes spasmodiques dans la coqueluche. J'ignorais absolument cette opinion de sir Thomas, et je suis d'autant plus heureux de l'appui qu'elle m'apporte que sir Thomas Watson passe, à juste titre, pour une des plus grandes autorités médicales de la grande Bretagne. Voici ce qu'il dit : tome II p. 66 de son ouvrage.

« Il serait intéressant de rechercher si les observations du Dr Ley concernant l'inspiration clangoreuse (crowing) ou laryngisme striduleux des enfants n'éclairerait pas la pathologie de la coqueluche :

Il a observé que l'inflammation de la muqueuse respiratoire provoquait un engorgement des ganglions bronchiques.

Il faut remarquer que la toux spasmodique *est toujours précédée pendant plusieurs jours par des symptômes de simple catarrhe*. D'une autre part les organes innervés par le pneumogastrique ; le larynx, le poumon, l'estomac, sont affectés pendant les accès.

Ley *devait avoir soupçonné* que l'inspiration clangoreuse des enfants, et que l'inspiration bruyante de la coqueluche, quoique très distinctes l'une de l'autre, peuvent dépendre toutes deux d'une irritation du nerf récurrent ou du tronc même du pneumogastrique, et que cette irritation peut-être imputée, dans les deux cas, à un engorgement des glandes qui entourent ces nerfs. On trouve, en effet, à la fin de son livre la note suivante : dernièrement on m'a amené quatre enfants affectés de coqueluche ; chez tous, les glandes conglomérées qui avoisinent la trachée étaient considérablement tuméfiées ; était-ce une simple coïncidence, ou y a-t-il une connexité entre ces deux faits ? Ne se pourrait-il pas que l'engorgement de ces glandes, effet d'un poison spécifique comme l'engorgement des glandes parotides dans les oreillons, fut, après tout, un élément essentiel de la coqueluche ? (*Essence of hooping cough.*) Cette question *mérite au moins d'être étudiée.*

A l'appui de cette *conjecture*, ajoute sir Thomas, qui nous donne *peut-être*, en dernière analyse, la vraie pathologie de la coqueluche, je ferai remarquer que le volume anomal des ganglions bronchiques a été noté parmi les lésions observées après la mort dans la coqueluche.

(1) Barety *L. c.* p. 190.

(2) Recueil des travaux de la société d'observation, seconde série p. 88.

diriger, au besoin, sa thérapeutique contre la diathèse strumeuse et guérir le symptôme en modifiant la constitution. » On voit que l'auteur, comme presque tous ceux qui ont abordé cette question, ne paraît connaître que l'adénopathie tuberculeuse ; mais son interprétation de la toux coqueluchoïde prolongée n'en est pas moins remarquable, et c'est, je le répète, une présomption en faveur d'une idée quand elle se présente à l'esprit de plusieurs observateurs qui ne se la sont pas communiquée.

Depuis, tous les auteurs qui ont décrit les maladies de l'enfance ont signalé la frappante ressemblance qu'on observe entre la toux qui accompagne certains engorgements ganglionnaires et la toux de la coqueluche.

Ainsi, le fait est incontestable ; on observe parfois dans l'adénopathie trachéo-bronchique une toux absolument semblable à celle de la coqueluche.

2° Cette toux à laquelle j'ai, pour exprimer ses caractères distinctifs, donné le nom de *coqueluchoïde* a-t-elle été rencontrée sans engorgement ganglionnaire concomitant. Assurément je n'érigerai pas en loi les résultats de mon expérience personnelle, mais je les présenterai comme une contribution à l'étude de cette question ; pour ma part j'ai toujours trouvé l'adénopathie en connexion avec la toux coqueluchoïde ; et M. Barety conclut en disant qu'il regarde cette toux comme un excellent symptôme de l'adénopathie trachéo-bronchique.

3° Les auteurs qui jusqu'ici ont décrit la coqueluche ont admis *qu'elle pouvait devenir chronique*. MM. Rilliet et Barthez disent avoir observé des coqueluches durant trois ans.

Moi aussi j'ai observé des faits de ce genre, mais je leur ai donné une toute autre interprétation. Quelle anomalie singulière, disais-je, dans une maladie contagieuse au premier chef, qui a les allures d'une fièvre éruptive, qui, comme la rougeole, débute par une période catarrhale pendant laquelle la toux n'a rien de spécial, et qui accomplit ordinairement son évolution dans l'espace de quelques semaines ! Quelle anomalie dans la classe des maladies contagieuses, que cette persistance pendant des mois et des années ! Eh bien, je suis porté à croire que cette anomalie est plus apparente que réelle ; et, dans tous les cas de cette espèce que j'ai observés, j'ai rencontré une tuméfaction des ganglions trachéo-bronchiques à laquelle j'ai cru pouvoir attribuer la persistance de la toux convulsive (1).

(1) Communiqué à M. Barety et imprimé dans son ouvrage p. 234.

Depuis lors ma conviction s'est affermie : non, ces toux qui persistent pendant cinq à six mois, après le début de la coqueluche, qui persistent même pendant plusieurs années n'appartiennent plus à la coqueluche, bien qu'elles en conservent le masque ; elles ne lui appartiennent pas plus que les retours de toux spasmodique chez les enfants récemment guéris de la coqueluche, mais qui contractent un rhume, une rougeole, une angine gutturale ne sont des récidives de la maladie; elles n'en ont pas la note caractéristique : la contagiosité. Ces affections, que je viens d'énumérer, retentissent sur les ganglions incomplètement revenus à leur condition normale, où le processus congestif mal éteint est tout prêt à se rallumer; et la pression qu'ils exercent sur le pneumogastrique met de nouveau en jeu tout l'appareil symptomatique de la coqueluche.

Comme tous les médecins, j'ai observé bien des fois ces fausses récidives, et depuis que j'ai conçu cette théorie de leur développement, j'ai toujours constaté leur connexité avec un engorgement des ganglions trachéo-bronchiques.

L'observation suivante en est un exemple frappant (1).

OBSERVATION XXXIX. — Un médecin de Paris me présenta en 1878 un de ses enfants, affecté, me disait-il, de coqueluche pour la troisième fois dans l'espace d'une année. Je lui exprimai immédiatement mes doutes sur le caractère réel de la maladie qui s'était reproduite aussi souvent dans un court espace de temps, et qui, pour moi, ne devait plus être la coqueluche. Quand l'enfant en avait subi la première atteinte il habitait une maison de campagne, dans une localité très humide, située dans le voisinage de la Seine; au bout de quatre mois, son père, voyant que les quintes de toux n'avaient rien perdu de leur violence et de leur fréquence, l'envoya à Saint-Germain où, après quelques semaines, la toux avait complètement disparu. Un mois après sa guérison il retourna à sa maison de campagne et bientôt les quintes de toux spasmodiques et les vomissements recommencèrent. Après avoir essayé, en vain, un grand nombre de médications, notre confrère se décida à envoyer de nouveau le jeune malade à Saint-Germain, où la cessation des accidents ne fut pas moins rapide que la première fois. Il y passa plusieurs mois parfaitement guéri en apparence. Son père, cependant craignant, de le ramener à Paris, l'envoya chez un de ses parents aux environs de Rouen, dans une maison construite sur pilotis aux bords mêmes de la Seine. Là, sous l'influence de l'humidité si favorable au développement des engorgements ganglionnaires,

(1) Publié dans le *British Médical Journal* 1879 p. 649, *enlargement of the bronchial lymphatic glands with relation to whooping cough*.

l'enfant présenta de nouveau tous les symptômes de la coqueluche ; et après plusieurs mois, n'obtenant aucune amélioration, il fut conduit à Paris pour y être soumis à mon examen.

Je trouvai, et je fis constater au père tous les signes de l'adénopathie trachéo-bronchique : son obscur dans les régions ganglionnaires, surtout la droite, inspiration faible, rude, aiguë, suivie d'expiration prolongée et soufflante, principalement dans le voisinage du rachis. Je conseillai d'envoyer le jeune malade dans une localité où il pourrait respirer un air sec et salubre. Je lui fis faire des applications de teinture d'iode sur la partie supérieure de la poitrine dans le voisinage de la ligne médiane. Intérieurement il prit alternativement, pendant quinze jours, de l'eau de La Bourboule avec du sirop de quinquina, et pendant quinze jours du sirop d'écorce d'oranges amères ioduré. Sous l'influence de ce traitement il obtint rapidement une guérison complète et définitive.

N'est-il pas bien probable que la persistance de l'engorgement des ganglions trachéo-bronchiques, augmenté par des conditions hygiéniques défavorables, doit être mis en cause pour expliquer ces récidives de toux coqueluchoïde et leur durée inusitée ; et cette théorie, qui rend si bien compte de l'évolution des phénomènes morbides, ne fait pas moins facilement comprendre l'influence très accentuée des agents hygiéniques.

Si l'interprétation que je donne ici de ces coqueluches prolongées ou récidivantes est exacte, si elles dépendent de l'engorgement des ganglions trachéo-bronchiques, elles ne doivent pas être contagieuses.

Confiant dans l'exactitude de ces vues, j'ai permis à un enfant de ma famille, qui depuis six mois avait des quintes de coqueluche, de rester avec une de ses sœurs nouvellement née pour laquelle la maladie, si elle l'avait contractée, eut été probablement mortelle ; et il n'en résulta aucun inconvénient.

Je ne propose pas comme un exemple à suivre ma conduite dans cette circonstance, qui fut déterminée par des considérations particulières. Car si les fièvres éruptives ne récidivent que très exceptionnellement peu de temps après une première attaque, néanmoins cette récidive à courte échéance, n'est pas absolument impossible, et rien ne prouve que la coqueluche ne puisse pas présenter les mêmes exceptions.

Cependant je puis invoquer en faveur de mon opinion un témoignage qui n'est pas suspect, celui du docteur Cheadle, médecin de l'hôpital des enfants à Londres, et qui a combattu mon opinion sur le rôle que j'attribue, dans la coqueluche, à l'adénopathie trachéo-bronchique, dans le même journal où je l'avais exposée (1). Il dit avoir très souvent constaté que ces rechutes de coqueluches, n'étaient pas contagieuses, qu'il n'avait jamais séparé des autres membres de leur famille les enfants qui en sont atteints et qu'il n'avait *jamais* eu à s'en repentir.

Voilà un fait très important! Si ces toux qui ressemblent absolument à la toux de la coqueluche ne sont pas contagieuses, elles ne dépendent donc pas de la coqueluche, une des maladies les plus contagieuses qui existent.

A quel substratum morbide les rapportera-t-on? car la toux n'est qu'un symptôme; le docteur Cheadle les a rattachées à une irritabilité persistante du nerf ou du centre nerveux auquel il correspond. J'avoue ne me pas faire une idée bien exacte de ce que peut être, traduite en modalités organiques, une irritabilité qui dure si longtemps, et se manifeste par des symptômes tout spéciaux : toux spasmodique et vomissements; pourquoi ceux là plutôt que d'autres? l'irritabilité est une aptitude morbide ; l'irritation est un mode banal et qui n'a rien de spécialisé.

Je me représente plus facilement cette irritation déterminée par une altération organique des ganglions que je puis voir, que je constate, quand je ne la vois pas, à l'aide de l'auscultation et de la percussion, ces suppléants de la vue pour les médecins. Je sais que cette altération organique appréciable pendant la vie et après la mort, se développe dans le voisinage du pneumogastrique et du récurrent; et les fonctions connues de ces nerfs m'aident sinon à comprendre, au moins à concevoir les troubles qu'ils peuvent éprouver et les symptômes qui peuvent les manifester.

En outre rien n'est commun, on le sait, comme de voir les engorgements des ganglions survivre à l'irritation qui les a provoqués et subsister par eux-mêmes, comme maladies distinctes, sous l'influence de certaines conditions constitutionnelles ou extérieures.

4° Si la toux spasmodique, dite caractéristique se rattache à l'adénopathie on comprend qu'elle ne se manifeste que dans la seconde et quelquefois dans la troisième semaine de la maladie. La tuméfaction des glandes lymphatiques évolue plus ou moins lentement et peut ne produire une action irritante sur le récurrent ou sur d'autres parties du vague que quand elle a acquis un certain développement.

5° Par la même raison on comprend que cette toux, dite caractéristique, puisse manquer chez des sujets qui, n'ayant pas eu antérieure-

(1) British medic. *Journ*. 1879 p. 772.

ment la coqueluche, vivent avec des malades qui en sont affectés et présentent pendant plusieurs semaines une toux simplement catarrhale, quand chez eux l'engorgement ganglionnaire est peu prononcé.

Trousseau connaissait ces cas de toux simplement catarrhales développées sous l'influence de la coqueluche et il les considérait comme des coqueluches *frustes*. J'en ai observé plusieurs exemples que j'ai interprétés de la même manière; et cette interprétation est tellement fondée, que j'ai vu ces coqueluches, ébauchées ou frustes, donner lieu par contagion au développement de coqueluches complètes, incontestables.

OBSERVATION XXX. — Dans une famille de trois enfants, deux d'entre eux furent pris d'une toux quinteuse avec reprises, mais *sans inspirations sifflantes, sans vomissements*, sans expectoration glaireuse. L'adénopathie bronchique était peu prononcée et limitée au côté droit.

Ces deux enfants affectés de cette coqueluche incomplète, ébauchée, l'ont communiquée à leur sœur qui l'a eue sous la forme la plus accentuée avec un engorgement des ganglions trachéo-bronchiques très prononcé des deux côtés, et en outre à six personnes de leur famille qui furent successivement atteintes après avoir été en contact avec eux.

6° Cette même condition morbide peut rendre compte d'autres symptômes, habituellement liés à la coqueluche : ainsi des vomissements incoercibles peuvent dépendre, nous l'avons vu, de la pression exercée sur le pneumogastrique par des ganglions tuméfiés. On ne sera pas étonné de les voir apparaître dans la coqueluche, avec les autres symptômes qui accusent une irritation de la dixième paire. Comme je l'ai dit, ils m'ont paru plus fréquents dans l'adénopathie du côté gauche que dans celle du côté droit; et on peut l'expliquer, je le répète, par la part plus grande que le vague gauche prend à l'innervation et par conséquent aux contractions de l'estomac (1).

J'ai rencontré plusieurs cas de coqueluches sans vomissements, dans lesquels les signes de l'adénopathie bronchique étaient limités au côté droit, ou du moins y prédominaient d'une manière notable. Dans quelques-uns de ces cas, non-seulement les vomissements manquaient, mais les autres phénomènes spasmodiques de la coqueluche étaient

(1) Toute cette argumentation est la traduction de l'article que j'ai inséré en 1879 dans le *British Medical Journal*, auquel j'ai ajouté des extraits de mes nouvelles études sur l'adénopathie trachéo-bronchique; publiées en 1877 dans la *France médicale*.

peu accentués ; les quintes n'étaient pas très violentes et l'inspiration sifflante faisait défaut. On pourrait expliquer, peut-être, cette intensité moindre des accidents, en tenant compte de la disposition anatomique des deux nerfs récurrents : celui du côté gauche passe entre la crosse aortique et la bronche-mère gauche, entouré et comme enveloppé par des ganglions qui ne peuvent éprouver le moindre changement de volume sans comprimer le nerf. Les ganglions du côté droit sont en rapport beaucoup moins immédiat avec le nerf laryngé inférieur correspondant, et ils doivent subir une tuméfaction beaucoup plus considérable pour agir sur lui.

Chez la plupart de mes malades, cette absence des symptômes caractéristiques de la coqueluche n'a été que transitoire et j'ai attribué leur apparition tardive à l'accroissement ou à la généralisation de l'engorgement ganglionnaire.

7° Je rattacherai encore aux phénomènes spasmodiques d'origine adénopathique, ces gémissements nocturnes que je crois avoir le premier signalés et qui accusent un malaise respiratoire ; ils m'ont paru augmenter quand le malade se couche du côté opposé aux ganglions lésés ; comme je l'ai dit, je les ai observés en dehors de la coqueluche chez des sujets affectés d'adénopathie trachéo-bronchique.

Une dame qui, après la coqueluche, conserva pendant assez longtemps les signes d'un engorgement ganglionnaire avec persistance de ces gémissements, observés par son entourage pendant son sommeil, me disait que, quelquefois en dormant d'un sommeil incomplet, elle avait conscience qu'elle éprouvait *un spasme du gosier et une sensation de gêne* qui la portaient à gémir.

Si nous résumons toutes ces données nous voyons :

1° Qu'il y a, de l'aveu de tous les médecins, des toux absolument semblables à celle de la coqueluche qui sont symptomatiques d'une adénopathie trachéo-bronchique.

2° Que de l'aveu de la plupart des médecins (je citerai et je discuterai les témoignages contraires), cette adénopathie est constatée après la mort chez les sujets qui succombent à la coqueluche, et que, pour ma part, je l'ai toujours constatée pendant la vie chez les malades atteints de coqueluche.

3° Que je l'ai également constatée dans les coqueluches prolongées et dans les coqueluches à rechutes; que ces rechutes en outre sont provoquées par des maladies ou par des conditions extérieures qui favorisent les engorgements ganglionnaires.

4° Que chez plusieurs malades l'engorgement des glandes médiastines persiste pendant très longtemps après la coqueluche et peut donner lieu à des troubles fonctionnels graves qui lui sont imputables.

Voilà un ensemble de présomptions, qui me semble considérable, en faveur de la théorie qui rattache les phénomènes spasmodiques de la coqueluche à l'adénopathie trachéo-bronchique.

Nous allons maintenant exposer avec sincérité les objections qui lui ont été opposées et nous en discuterons la valeur.

Les principales ont été formulées en Angleterre d'abord, dans la « Société de médecine » de Londres, ensuite dans le *British Medical Journal* où j'avais transporté le débat. En France, j'ai été combattu par M. Dechambre (*Gazette hebdomadaire*), par M. Cadet de Gassicourt et par M. Roger.

L'objection capitale, celle qui serait décisive si elle était bien démontrée, est celle qui conteste l'existence de l'adénopathie trachéo-bronchique dans la coqueluche ; nous la réserverons pour la fin de cette discussion.

Une objection qui m'a été plus souvent opposée est celle-ci : on trouve fréquemment des engorgements trachéo-bronchiques considérables sans coqueluche et sans toux coqueluchoïde. C'est le principal argument qu'a fait valoir contre moi le docteur Barlow dans la *Pathological Society* de Londres ; cet argument a été reproduit et développé par le docteur Cheadle dans le *British Medical Journal*; il m'avait été présenté par mon savant et regretté ami Archambault, qui déclarait que, pendant sa longue carrière nosocomiale dans l'hôpital des enfants, il avait *toujours* trouvé les ganglions trachéo-bronchiques engorgés chez les enfants qui succombaient dans le cours d'une coqueluche, mais qu'il ne pouvait en tirer aucune conclusion, parce que cet engorgement est extrêmement fréquent, à cet âge, dans toutes les maladies des organes respiratoires.

Cet argument me paraît plus spécieux que solide. Je n'ai jamais prétendu que toute compression ou irritation du pneumogastrique provoquât nécessairement une toux coqueluchoïde ; j'ai dit que, dans la sphère de mon observation personnelle, confirmée par celle de plusieurs médecins, j'avais constaté les signes d'une adénopathie trachéo-bronchique chez les malades affectés de cette espèce de toux ; mais je reconnais hautement qu'on peut observer cette adénopathie chez des malades qui ont une simple toux catarrhale, quinteuse ou non quinteuse, sans sifflement inspirateur, sans vomissements ; bien plus, très souvent cette tuméfaction ganglionnaire existera sans toux.

Qu'y a-t-il d'étrange en cela? N'observe-t-on pas des différences analogues entre les diverses expressions symptômatiques d'une même lésion, dans un grand nombre d'affections organiques? Tout ce qu'on peut conclure, c'est que l'irritation ou la compression du pneumogastrique peut provoquer une toux coqueluchoïde dans certaines circonstances déterminées; c'est-à-dire quand la compression agit sur un certain point du faisceau nerveux de la dixième paire, quand elle agit à un certain degré, quand elle produit une certaine espèce de stimulus, peut-être subordonné à la nature du processus morbide. Il n'y a rien dans ces restrictions, dans cette intervention nécessaire de certaines conditions déterminées, qui soit en désaccord avec les données fournies par la pathologie et par la physiologie.

De ce que certaines tumeurs intra-craniennes provoquent des convulsions épileptiformes, sera-t-on autorisé à conclure que toute tumeur en rapport avec le cerveau, doit produire des attaques d'épilepsie? Ces tumeurs ne peuvent-elles pas se développer lentement, insidieusement jusqu'à un certain degré sans causer aucun trouble sérieux? et dans d'autres cas ne peuvent-elles pas produire des altérations de la sensibilité et de la motilité avant l'explosion des accidents éclamptiques?

Dans les expériences physiologiques, nous voyons l'excitation artificielle des nerfs produire des effets différents suivant le degré ou le mode de cette excitation : la piqûre, le pincement, le tiraillement, la brûlure n'agiront pas toujours de la même manière. Un certain degré de pression peut provoquer une exagération de l'action nerveuse; une pression plus forte peut produire une action anomale; et si la pression est encore plus énergique, l'action nerveuse peut être interrompue ou détruite. Les courants induits n'agissent pas sur la fibre nerveuse de la même manière que les courants continus.

Pour en revenir à l'engorgement des ganglions trachéo-bronchiques, n'est-il pas évident que l'excitation déterminée par un processus chronique ne sera pas la même que celle qui succède à une congestion aiguë expression d'une activité morbide violente, d'un travail pathologique à évolution rapide? La rapidité avec laquelle s'accomplit la tuméfaction des ganglions, avec laquelle elle surprend en quelque sorte le nerf qu'ils enveloppent, ne peut-elle pas avoir une influence notable sur les résultats?

On a objecté que les phénomènes spasmodiques de la coqueluche étaient intermittents, tandis que la lésion à laquelle je les rapporte est permanente, mais cette intermittence des accidents se retrouve dans presque toutes les affections névropathiques, alors même qu'elles sont la manifestation d'une lésion persistante; on retrouve, d'ailleurs, cette intermittence dans la plupart des actions nerveuses. Elles existent dans les pseudo-coqueluches liées à une dégénérescence tuberculeuse des ganglions. Pourquoi s'étonner de les rencontrer dans leurs lésions inflammatoires?

Ces dernières, bien plus que les adénopathies tuberculeuses, peuvent subir des variations de fluxion congestive qui modifient leur volume et leur action irritante sur les tissus voisins.

Ces réflexions répondent aux objections tirées de l'action calmante de certains médicaments. Est-ce que la rage de dent ne peut pas être modérée par des agents thérapeutiques qui n'agissent pas sur la carie dentaire?

On a dit encore (1) que des complications pneumoniques, qui doivent augmenter la fluxion ganglionnaire, diminuaient souvent le nombre et la violence des quintes de coqueluche ou même les suspendaient. Mais le même phénomène se produit dans l'asthme, dont les accès disparaissent quand survient une complication de pneumonie qui semblerait devoir ajouter aux causes de la dyspnée; c'est l'application de l'aphorisme antique: *fébris spasmum solvit.* Si on veut, par des hypothèses, chercher à concevoir le mode physiologique de ces faits d'observation vulgaire, on pourrait dire, que les actions réflexes sont affaiblies, soit par l'action générale de la fièvre sur les centres nerveux, soit même dans la coqueluche par une compression plus énergique des nerfs, quand les ganglions qui les entourent subissent une nouvelle fluxion.

J'arrive à l'objection capitale, la seule qui me paraisse décisive: l'engorgement des ganglions trachéo-bronchiques n'est pas constant dans la coqueluche. Le Dr Barlow (1) sur sept autopsies ne l'aurait rencontré que deux fois! et pour lui, quand il existe, il n'a pas de rapport direct avec la coqueluche, mais il doit être attribué à une complication de bronchite intense ou de broncho-pneumonie. Il ne croit pas, malgré tout ce qui a été écrit sur ce sujet, que le diagnostic de l'engorgement ganglionnaire pendant la vie puisse être établi d'une manière assez satisfaisante pour conduire à des déductions sérieuses. Enfin il avance que j'admets l'existence de la toux coqueluchoïde sans adénopathie.

(1) Roger. — D'espine t Picot, *Man. des mal. de l'enfance*, p. 189.
(2) *British medical urnal*, 1879, nov. p. 889.

1° Cette dernière assertion est dénuée de tout fondement, non seulement je n'ai pas dit que cette toux pouvait exister sans engorgement ganglionnaire, mais je n'ai même pas soulevé cette question. Quand j'ai observé cette toux, j'ai *toujours constaté* un engorgement des ganglions, mais j'ai une trop grande défiance à l'égard des lois en pathologie pour affirmer qu'il en est toujours ainsi. J'ai été toute ma vie ennemi du *toujours*; et je conçois que, si la toux spasmodique dépend d'une irritation du nerf vague, d'autres causes d'irritation que celles qui résultent de l'engorgement ganglionnaire, une tumeur aortique par exemple, puissent provoquer la même toux; mais ceci est en dehors de la question. M. Barlow se trompe quand il dit que j'admets cette toux, dans les conditions habituelles, en dehors de l'adénopathie.

2° Je crois qu'il se trompe également quand il regarde comme insuffisants et sans valeur les signes que j'ai attribués à l'adénopathie trachéo-bronchique. Ils ont été vérifiés par un grand nombre de médecins, souvent justifiés par les autopsies; je ne les juge pas comme lui insuffisants et sans valeur.

3° Il se trompe encore quand il regarde l'adénopathie dans la coqueluche comme étant sous la dépendance d'une bronchite sévère ou d'une broncho-pneumonie. Nul doute que ces affections ne puissent être compliquées d'engorgements ganglionnaires; mais l'adénopathie peut exister dans la coqueluche sans ces complications. Chez un des deux enfants morts pendant la coqueluche dont j'ai montré les pièces anatomiques à l'Académie il n'y avait eu ni bronchite intense, ni broncho-pneumonie; le pneumogastrique et le récurrent étaient enveloppés d'une gaîne ganglionnaire. J'en donne ici l'observation qui a été recueillie par le Dr Parinaud.

Observations XXXI et XXXII. — *Deux cas d'adénopathie trachéo-bronchique constatée après la mort chez des enfants atteints de coqueluche.*— Ces deux observations ont été recueillies par le Dr Parinaud, un de mes anciens internes, pendant son séjour à l'hôpital des enfants malades. Les pièces ont été présentées à l'Académie de médecine et déposées par moi dans le musée anatomo-pathologique de la ville de Cork en Irlande.

Un de ces enfants, une petite fille, succomba dans le marasme, épuisée par le nombre et par la violence des quintes et par les vomissements incoercibles, qui, pendant plusieurs jours, ont rendu toute alimentation impossible.

Pendant les trois semaines que la petite malade a passées à l'hôpital, la fièvre a été nulle ou très modérée. Dans les trois ou quatre derniers jours seulement, la thermalité a atteint un chiffre assez élevé. La langue était sèche, les lèvres devinrent fuligineuses; l'enfant s'est éteinte sans convulsions.

Les poumons ont été trouvés légèrement congestionnés, mais *parfaitement perméables partout*, sans traces de pneumonie ni de tubercules.

Les ganglions trachéo-bronchiques très volumineux, dont quelques-uns atteignaient les dimensions d'œufs de pigeon, enveloppaient le pneumogastrique et les branches récurrentes. La muqueuse des bronches était un peu injectée.

L'autre au contraire, qui offrait des lésions ganglionnaires aussi accentuées, fut plus longtemps malade et avait présenté pendant sa vie des signes de broncho-pneumonie suppurée. On trouva au sommet d'un des poumons une collection purulente et dans les autres parties de ces organes des noyaux broncho-pneumoniques à tous les degrés d'évolution.

Ainsi sur les quatre propositions de M. le Dr Barlow, il y en a trois qui sont en contradiction avec les faits. Je m'inclinerais sans hésitation devant la quatrième qui dit que sur sept cas de coqueluche les ganglions n'ont été trouvés altérés que deux fois, si je pouvais accorder les assertions du Dr Barlow avec celles du Dr Cheadle, qui, lui non plus, n'accepte pas ma théorie et par conséquent ne peut pas être suspecté de partialité en sa faveur. Voici ce que dit le Dr Cheadle (1):

« Je pense que *tous* les pathologistes sont d'accord pour accepter les deux propositions suivantes :

« 1° La toux spasmodique ou le spasme laryngien de la coqueluche sont dus à une influence morbide agissant sur le nerf vague.

« 2° *L'engorgement des glandes bronchiques est constamment trouvé après la mort* chez les enfants qui ont succombé à cette affection.

« L'unique exemple bien avéré de coqueluche confirmée dans lequel cet engorgement ferait défaut, réclamé par M. Gueneau de Mussy pour renverser sa théorie, sera, je le pense, cherché en vain.

« L'évidence fournie par les signes physiques pendant la vie confirme les résultats de l'anatomie pathologique, et *je crois que, dans la coqueluche, l'adénopathie trachéo-bronchique existe toujours*. »

Je ne puis accepter les assertions de M. Barlow sans donner un démenti à celles de M. Cheadle, et, avant de prendre un parti, j'attendrai que mes honorables confrères se soient mis d'accord. Assurément je ne mets pas un instant en doute la science et la sincérité du Dr Barlow

(1) *British. med. Journ.* 1879, p. 772.

que j'ai eu le plaisir de voir et d'apprécier à Paris, mais je voudrais des observations plus détaillées et plus précises. Tout le paquet ganglionnaire a-t-il été soigneusement étudié et surtout a-t-on examiné avec attention ces ganglions placés entre la crosse de l'aorte et la bronche mère gauche, dont le voisinage est si souvent hostile au récurrent de ce côté? Ces ganglions ont-ils été incisés pour permettre d'apprécier leur structure? Si on se contente de les inspecter de haut et de loin, on peut méconnaître des lésions congestives ou inflammatoires qui, comme nous l'avons vu (p. 169), n'entraînent pas toujours une augmentation considérable de volume. A-t-on examiné le tissu conjonctif circum-ganglionnaire? La périadénite peut être plus importante que l'adénite dont elle dérive: dans une de nos observations (obs. XIX) c'était le tissu cellulaire enflammé et rétracté autour de ganglions peu volumineux qui comprimait le récurrent, au point d'avoir, pendant la vie, déterminé la paralysie de la corde vocale correspondante et l'aphonie.

Ce qui m'étonne aussi dans la statistique de M. Barlow, c'est la proportion énorme des cas dans lesquels les ganglions n'étaient pas tuméfiés; cinq fois sur sept, il est en contradiction avec tous les observateurs qui l'ont précédé et M. Cheadle, qui ne croit pas qu'on rencontre une seule coqueluche sans adénopathie, a dû partager mon étonnement.

Je transporterai de ce côté-ci de la Manche l'argumentation que j'ai soutenue sur la rive britannique. Si le Dr Jules Simon, dont tout le monde connait la grande autorité et la vaste expérience dans les maladies de l'enfance, et plusieurs autres acceptent complètement mon opinion, et m'ont dit l'avoir confirmée par leurs observations personnelles, je dois avouer que le plus grand nombre des médecins que j'ai interrogés sur la coïncidence de l'adénopathie trachéo-bronchique avec la coqueluche m'ont répondu comme le Dr Cheadle et comme Archambault.

Ils hésitaient sur l'interprétation du fait ou ils l'adoptaient; quelques uns la repoussaient. Mais tous acceptaient le fait, excepté mon excellent et savant ami le Dr Roger, dont les conclusions, récemment publiées, semblent l'écho de celles du Dr Barlow: l'adénopathie manque *souvent*, dit-il, dans la coqueluche et les signes pendant la vie en sont incertains. Ce *souvent* m'étonne trop pour me décourager complètement, et cette exécution sommaire des signes de l'adénopathie m'autorise à interjeter appel de ce jugement; cet appel je l'adresse à tous les médecins qui sont attachés aux hôpitaux d'enfants.

Quel que soit le nombre des raisons qui militent en faveur de la théorie que j'ai proposée, et des faits qui semblent lui prêter appui, il faut, pour qu'elle repose sur une base solide, une condition, qui est capitale, décisive : il faut que la lésion ganglionnaire se retrouve toujours dans les coqueluches confirmées, complètes. Sur ce point, bien que la grande majorité des témoignagnes soit en ma faveur, il n'y a pas, je le reconnais, unanimité ; l'avenir décidera de quel côté est la vérité. Jusque-là, tout en montrant ce que cette théorie a de satisfaisant, de vraisemblable même, je ne la présenterai que comme un corollaire de mes observations personnelles, qui attend la confirmation de l'observation de tous; mais je ne l'abandonnerai que quand cette observation sérieusement interrogée et scientifiquement conduite aura prononcé son verdict.

B. *Du laryngisme striduleux ou faux croup.* — Il y a longtemps que les rapports de cette affection avec l'adénopathie trachéo-bronchique avaient été entrevus ou même nettement exprimés. Ainsi en 1834 le Dr Ley avait publié, dans le *London Medical Gazette*, un travail sur l'inspiration rauque des enfants et sur ses rapports avec un état morbide des ganglions thoraciques. Deux ans après, en 1836, dans un essai sur le laryngisme striduleux ou faux croup (*laryngismus stridulus or croup-like inspiration*), il affirme que l'une des causes les plus fréquentes est la pression exercée par les ganglions cervicaux et bronchiques, hypertrophiés ou tuberculeux sur les nerfs vagues et particulièrement sur les nerfs récurrents (1).

A la même époque (1834) Albers de Bonn, dans ses recherches anatomo-pathologiques sur le pneumogastrique avait rapporté une observation de *croup intermittent* terminé par la mort, dans lequel l'autopsie révéla un engorgement tuberculeux des ganglions bronchiques du côté droit et leur adhérence intime avec le pneumogastrique (2). Dans une autre observation de faux croup mortel, citée par Barthez et Rilliet, Guersant n'avait trouvé aucune lésion appréciable du larynx ou des bronches, *quelques granulations* tuberculeuses disséminées dans le poumon avec *une tuberculisation* des ganglions bronchiques (3).

Hourmann fils, dans une thèse inspirée par son oncle Bérard aîné, décrit la laryngite striduleuse dans ses formes exceptionnelles et mortelles et démontre qu'elle est due dans ce cas à la compression des nerfs

1. Cité par M. Jolivet, thèse 1868, et par le Dr Barety, *De la laryngite striduleuse*, p. 19.

2. *Idem. Ibid.*

3. Rilliet et Barthez — cités par Barety, *ibid.*

laryngés par les ganglions malades; et il soupçonne, ajoute-t-il, « que les maladies décrites sous le nom de faux croup et de laryngite striduleuse ne sont que des formes légères de la même affection dans lesquelles le gonflement s'est opéré d'une manière aiguë avec hypérémie et chances de résolution (1). »

En 1881, M. Barety reprenant cette théorie a été plus affirmatif encore. Pour lui le *Laryngisme striduleux* est toujours lié à une adénopathie trachéo-bronchique. J'emprunte au Dr Ley, l'expression de laryngisme, parce qu'elle ne préjuge pas, comme le mot laryngite, l'existence d'une affection inflammatoire du larynx. Si en effet, dans un grand nombre de cas où cette complication existe, la maladie débute par un rhume qui est généralement une pharyngo-laryngite, nous avons vu que Guersant en avait en vain cherché les traces après la mort.

L'élément fondamental serait l'adénite. M. Barety l'a toujours constatée, tantôt passagère, débutant avec les accidents et disparaissant avec eux, tantôt recrudescence aiguë d'une affection préexistante, provoquée par une cause accidentelle comme un refroidissement et s'apaisant dans les deux cas rapidement, sous l'influence du repos, du régime et du séjour à la chambre.

M. Barety explique ainsi la décroissance presque constante et quelquefois la cessation des phénomènes morbides après le premier accès. Il accepte comme explication de l'extrême rareté de cette affection après six à sept ans, l'étroitesse plus grande de l'ouverture glottique avant cet âge.

Cette explication est plausible; mais si l'adénopathie est la condition constante, nécessaire du laryngisme striduleux, ne peut-on pas admettre aussi, que l'étroitesse de la cage thoracique dans le bas âge augmente les inconvénients du gonflement des ganglions, et les chances de compression des nerfs contigus. C'est la raison qu'on a donnée, d'ailleurs, de la fréquence des formes graves de l'adénopathie trachéo-bronchique chez l'enfant et de leur rareté chez l'adulte.

Je me suis demandé si cette échéance à peu près constante de l'explosion du laryngisme striduleux entre onze heures du soir et une heure du matin, n'avait pas quelque connexion avec l'influence de la position horizontale sur les accidents adénopathiques.

(1) *Sur quelques effets peu connus de l'engorgement des ganglions bronchiques*, Thèse de Paris, 1852.

(2) *Id.* Cité par Barety. *Loc. cit.*, p. 21.

J'ai cité le cas d'un enfant qui était pris de sifflement laryngien dans l'horizontalité.

Je pose cette question sans prétendre en donner une solution. Si dans le laryngisme on doit admettre un élément nerveux, on sait que l'intermittence et la périodicité sont les caractères habituels des actes nerveux. Beaucoup de névralgies affectent une périodicité nocturne. Celle-ci peut donc dépendre d'une cause toute différente de celle que je propose ici, sous toute réserve.

A propos de la pathogénie du laryngisme striduleux, je ferai une dernière observation. J'ai ordinairement constaté de l'angine glanduleuse chez les enfants sujets à la toux croupale; si cette angine se complique assez souvent, comme je suis porté à le croire, d'adénopathie trachéo-bronchique, elle pourrait être une des causes prédisposantes du laryngisme, entretenant dans les ganglions une irritation que la moindre cause exagère.

On n'est pas d'accord sur la nature de la modification morbide que la compression des ganglions produit dans le nerf récurrent : Pour Ley et pour Hourmann, ce serait de la paralysie; Jolivet et Krieshaber admettent le spasme. Cette dernière hypothèse, que Krieshaber a confirmée par un examen laryngoscopique, me semble la plus vraisemblable; elle s'accorde mieux avec la nature intermittente et passagère des accidents.

M. Barety a remarqué que la toux pouvait être rauque quand la voix parlée ne l'était pas; il pense que la toux exige des efforts expirateurs plus grands pendant lesquels la pression exercée par les ganglions sur les parties voisines doit devenir plus énergique.

Bien que cette opinion de Ley, Hourmann et Barety sur la pathogénie du laryngisme striduleux, me paraisse entourée des plus grandes vraisemblances, comme celle que j'ai proposée sur l'origine des phénomènes spasmodiques de la coqueluche, il faut cependant qu'elle reçoive la sanction de l'observation des cliniciens, avant de prendre dans la science un rang définitif.

§ 8. *Rapports de l'adénopathie trachéo-bronchique avec le goître exophtalmique.* — Dans cette revue des rapports de l'adénopathie trachéo-bronchique avec d'autres maladies, je ne m'occupe pas seulement de celles où l'engorgement ganglionnaire intervient comme élément important du syndrome morbide ou comme condition pathogénique de troubles fonctionnels spéciaux, mais j'indique toutes les affections que cet engorgement peut compliquer; celles surtout où il se montre habituellement, sans que le rôle qu'il y joue soit encore déterminé :

dans cette dernière catégorie nous rangerons le goître exophtalmique.

Dans un travail que j'ai présenté en 1881 à la société de thérapeutique sur cette curieuse maladie, j'avais cité quatre faits dans lesquels, outre les symptômes caractéristiques de la triade de Graves, j'avais constaté un tremblement des membres plus prononcé dans certaines attitudes, et n'existant que d'un seul côté du corps chez un malade où le goître et l'exophtalmie étaient également bornés à un seul côté (1).

J'avais observé aussi, chez un de ces malades, un dépôt pigmentaire de la peau que j'ai retrouvé depuis chez d'autres personnes affectées de la même maladie. Mais le fait que je veux faire ressortir ici, c'est que dans trois de ces quatre cas on constatait les signes évidents d'une adénopathie trachéo-bronchique et que, dans le quatrième, je ne les avais pas recherchés.

Depuis, j'ai recueilli deux observations intéressantes de goître exophtalmique que je publierai plus loin, dans lesquelles l'adénopathie existait avec tous ses symptômes les plus accentués : toux coqueluchoïde, vomissements répétés, dyspnée dans le renversement de la tête en arrière, et dans la position horizontale. Dans un troisième cas dont je n'ai pas recueilli les détails et qui se présenta à mon observation, en 1883, le goître exophtalmique était également compliqué d'adénopathie trachéo-bronchique, et le malade accusait une toux coqueluchoïde et de fréquentes vomituritions.

Dans les premiers jours de décembre, je revoyais un malade dont j'ai déjà publié l'observation dans le travail auquel j'ai fait allusion plus haut. Il avait paru guéri pendant deux ans; au milieu de l'automne il s'aperçut que son œil gauche devenait saillant; il ne tremblait pas; son pouls était modérément fréquent; son corps thyroïde avait conservé un volume normal; sa santé générale était assez bonne, mais en l'examinant je trouvai chez lui un engorgement des ganglions trachéo-bronchiques du côté gauche, tandis que, dans la première attaque, c'étaient ceux du côté droit qui avaient été surtout engorgés.

Enfin, ces jours-ci, je recevais une lettre de mon excellent ami le Dr Huchard m'annonçant qu'il avait fait l'autopsie d'une malade atteinte de goître exophtalmique avec adénopathie trachéo-bronchique, constatée pendant la vie, reconnue après la mort, et que cette femme avait eu la coqueluche quelque temps auparavant.

Ainsi, sur huit cas de goître exophtalmique, l'adénopathie trachéo-

(1) Depuis cette communication, ce tremblement a été observé par M. Charcot, et étudié par le Dr Marie. — Thèse de Paris, 1883.

bronchique a été constatée par moi sept fois, c'est-à-dire dans tous les cas où elle a été, jusqu'ici, recherchée.

Cependant ces cas sont encore trop peu nombreux pour qu'on puisse en tirer une conclusion. Quels sont les rapports de cette adénopathie avec le syndrome de Graves? Est-elle développée sous l'influence de cet état général qui préside à la tuméfaction du corps thyroïde et souvent à l'engorgement concomittant des ganglions superficiels; ou bien est-elle un des éléments initiaux de la chaîne morbide? Exerce-t-elle une influence pathogénique sur ces troubles du pneumogastrique, si nettement accentués dans cette maladie; ou n'a-t-elle avec eux qu'un rapport de coïncidence, en y ajoutant parfois les symptômes qu'elle provoque le plus habituellement, comme la toux coqueluchoïde et les vomissements? Toutes ces questions restent actuellement sans réponse.

La fréquence très grande du pouls qu'on observe ordinairement dans la maladie de Graves, a été, nous l'avons dit, observée également dans les formes les plus sévères de l'adénopathie. La saillie des yeux avait été signalée par Marchal de Calvi comme un des symptômes de ces adénopathies suffocantes. Il y a donc, entre ces deux affections, quelques affinités symptomatiques dont le lien nous échappe encore aussi bien que la raison de leur fréquente coïncidence. Je reviendrai plus loin sur cette question.

Observation XLIII. — *Goître exophtalmique, adénopathie trachéo-bronchique, tremblement des membres, dépôt pigmentaire de la face.* — Au mois de décembre 1881, un de mes confrères, qui connaissait mes études sur le goître exophtalmique, m'adressa une femme âgée de vingt-cinq ans, dont voici l'histoire pathologique.

Elle avait été réglée à treize ans, et bien réglée jusqu'en 1879. Jusqu'à cette époque elle avait joui d'une bonne santé. Elle a eu deux enfants à quinze mois d'intervalle: le dernier il y a trois ans. C'est depuis cette époque que ses forces parurent fléchir; et le corps thyroïde commença à se tuméfier un peu.

Au mois de mars 1880, exposée à un refroidissement, après avoir travaillé dans un atelier surchauffé, elle contracta une bronchite, avec fièvre et accompagnée d'une éruption furonculeuse. Dans le commencement elle ne la soigna pas et voulut continuer son travail; mais au bout de six semaines, la toux prit le caractère coqueluchoïde, revenant par quintes violentes, plus fréquentes la nuit, suivies d'une expectoration glaireuse ou mousseuse. Elle fut alors forcée de prendre le lit; elle éprouvait une soif ardente et elle avait des transpirations abondantes à la suite des quintes. On la traita par des vomitifs et par des applications de vésicatoires.

Au bout de six semaines elle se leva et s'aperçut que ses jambes étaient enflées. Après avoir passé trois mois dans sa chambre, elle partit pour la campagne et avec le séjour dans un air pur et le retour de la belle saison cessa la toux qui avait persisté pendant plus de quatre mois et demi, l'enflure des jambes diminua, mais ne disparut pas complètement.

L'hiver suivant, en 1881, les accidents de l'année précédente se reproduisirent avec les mêmes caractères; bronchite, toux coqueluchoïde, fièvre intense. L'œdème acquit des proportions considérables; en même temps *ses yeux commencèrent à devenir saillants.*

L'été fit une seconde fois disparaître la toux et l'œdème.

Vers la fin de novembre, sous l'influence d'un refroidissement apparurent de nouveau la toux et l'œdème qui occupait la moitié inférieure du corps.

Ce fut dans ces conditions qu'elle vint me trouver. La malade était pâle; sur toute la face on remarquait un dépôt pigmentaire diffus dont elle avait conscience et des bandes plus foncées parallèles aux sourcils à gauche surtout. Elle toussait par quintes coqueluchoïdes, suivies de vomissements, beaucoup plus fréquents cette année là qu'ils ne l'avaient été pendant les années précédentes. Les transpirations ne s'étaient pas renouvelées; l'appétit persistait; mais depuis un mois elle avait de la diarrhée et des selles involontaires provoquées par la toux.

Le pouls *irrégulier, inégal,* battait au moins cent vingt fois par minute.

Le cou présentait un développement anomal, trilobé, du corps thyroïde, du lobe gauche principalement; et on sentait, au-devant du sterno-mastoïdien, quelques ganglions lymphatiques tuméfiés.

On constatait en avant une sonorité obscure dans les deux régions ganglionnaires, au niveau du manubrium sternal et sur la lisière costale de cet os, à droite surtout, le son était obscur au niveau de la clavicule droite; plus fort et plus net à gauche.

La respiration était faible et rude partout, surtout à droite, où elle était très obscure, très rude, aiguë au niveau des deux lobes supérieurs. Elle y était suivie d'une expiration sourde, mais égale à l'inspiration. Au-dessous de l'angle inférieur de l'omoplate, on retrouvait une respiration plus nette, mais encore rude et médiocrement expansive; elle l'était beaucoup plus, et elle était, en même temps, plus forte du côté gauche; au sommet de ce côté, cependant, elle était rude, parfois saccadée et suivie d'un peu de sibilance.

Le cœur battait avec force dans le cinquième espace intercostal; ses mouvements étaient un peu tumultueux et donnaient à l'oreille l'impression du bruit lointain d'une machine à vapeur; on constatait à la pointe un prolongement systolique rude, et, à la base, un souffle systolique sur le trajet de l'artère pulmonaire. Dans les vaisseaux du cou on entendait un souffle continu avec redoublements. En embrassant la base du cou avec les doigts, on percevait un frémissement vibratoire des carotides. Les artères sous-clavières, la droite surtout, étaient plus superficielles que d'ordinaire, elles paraissaient soulevées par des ganglions.

Les cuisses et les jambes étaient considérablement œdématiées. La malade disait ne pouvoir se servir de ses mains qui tremblaient quand elle voulait se livrer à quelque travail délicat. Un léger tremblement les agitait encore, quand elle les tenait étendues en écartant les doigts.

Si, étant assise, elle relèvait les pieds en appuyant sur leur pointe, on sentait en plaçant la main sur la cuisse, un tremblement très rapide.

Ses yeux étaient très saillants, et la vue était affaiblie : elle éprouvait de la céphalalgie quand elle voulait lire.

Outre les quintes de toux coqueluchoïdes qui étaient plus nombreuses pendant la nuit, et que l'exercice provoquait, elle avait une petite toussaillerie gutturale très fréquente ; la muqueuse du gosier était très sèche.

Presque tous les matins elle avait des vomissements alimentaires avec ou sans toux. Quand la malade renversait sa tête en arrière, elle avait de la peine à faire une grande inspiration ; elle disait qu'elle ne pouvait tirer sa respiration d'aussi loin, et en effet dans cette attitude, les trois premières côtes seules se soulevaient d'une manière notable ; quand au contraire elle incline la tête en avant, les autres côtes se soulevaient en même temps, et la respiration devenait ample et libre. Elle était forcée d'avoir la tête élevée dans son lit.

Ses urines étaient chargées ; je me suis assuré qu'elles ne contenaient pas d'albumine.

Je lui prescrivis un bon régime, des pilules opiacées et astringentes pour combattre la diarrhée, et deux à trois fois par jour, suivant la tolérance, quatre gouttes de teinture d'iode, préparée extemporanément, avec deux gouttes de laudanum.

J'engageai la malade à revenir au bout de quinze jours ; je la revis le 7 janvier. Elle avait éprouvé un effet de mieux être très prononcé, exprimé par sa physionomie, elle ne toussait presque plus dans le jour ; pendant la nuit les quintes étaient encore assez rapprochées pour l'empêcher de dormir suffisamment. Elle avait beaucoup moins de diarrhée ; ses urines étaient devenues très abondantes et ses jambes étaient moins enflées. Le pouls, toujours inégal, ne battait plus que 108 au lieu de 120 ; le bruit respiratoire, toujours plus faible et rude à droite, était cependant un peu plus vésiculaire. L'expiration était plus forte ; elle paraissait, en avant et en arrière, saccadée en deux tons dont le second était plus aigu.

Les bruits du cœur, toujours très forts, retentissaient dans toute la poitrine, surtout au niveau des premiers espaces intercostaux, près du sternum.

La soif qui se faisait sentir depuis trois ans, restait très vive (1). Elle

(1) Je ne comprends pas qu'en présence de cette soif opiniâtre, je n'aie pas recherché si cette urine ne contenait pas de glycose, complication assez fréquente

augmente, dit la malade, quand les jambes sont œdématiées. Je fis porter à six gouttes la dose de la teinture d'iode.

Le 13 janvier, l'amélioration se soutenait, tous les symptômes paraissaient en voie de régression, même le goître ; la malade avait eu ses règles après deux semaines de retard, peu abondantes comme de coutume. Depuis leur début elle a suspendu l'iode ; la diarrhée à cessé ; l'œdème a complètement disparu, ce qui contribue beaucoup au mieux être qu'elle éprouve. A l'auscultation, du côté droit, l'expiration est suivie d'un prolongement roncheux qu'on retrouve quelquefois à la fin de l'inspiration.

Elle revint au bout de quelques jours, la toux avait, de nouveau augmenté j'ajoutai à la teinture d'iode des pilules calmantes.

Le 27 janvier. — Depuis quelques jours, après cette recrudescence de la toux, avaient reparu des vomissements semblables à ceux dont elle avait été tourmentée au mois de novembre précédent ; ils étaient revenus deux fois, provoqués par l'ingestion des aliments et suivis d'étourdissements qui se sont prolongés pendant quatre heures. L'adénopathie trachéo-bronchique paraissait augmentée : la matité s'étendait à droite du sternum, dans l'étendue de trois centimètres et demi en dehors du bord sternal, au niveau des trois premières côtes. Les bruits respiratoires affaiblis étaient suivis de ronchus.

La pression sur la tête de la clavicule droite et sur la partie interne de la troisième côte éveillait dans ces points une sensibilité douloureuse. Le cou mesuré à la base avait trente-cinq centimètres de circonférence. — Je fis suspendre la teinture d'iode et je la fis remplacer par quatre demi-verres d'eau de la Bourboule avec du sirop de tolu.

Cette médication ne fut pas bien supportée. Le 2 février je revis la malade : elle avait de la diarrhée ; la toux persistait. L'adénopathie semblait moins étendue à droite ; mais elle s'était accentuée davantage à gauche : la respiration était plus faible dans toute la hauteur du côté gauche. Je lui conseillai d'appliquer deux morceaux de papier Vlinzi sur la partie postérieure du thorax et de remplacer dans l'eau de la Bourboule le sirop de tolu par le sirop de pavots.

Le 1er février, la diarrhée avait cessé ; mais la toux persistait et avait pris de nouveau le caractère coqueluchoïde ; la malade avait des quintes qui duraient presqu'une demi-heure ; cependant les vomissements avaient cessé.

Le tremblement des mains avait diminué depuis le commencement du traitement ; il se manifeste surtout quand l'avant bras est en pronation. Le 17 février, l'amélioration se maintenait et avait progressé : la toux avait beaucoup diminué ; la saillie des yeux était moindre, et la base du cou ne mesurait que trente-trois centimètres au lieu de trente-cinq ; le dépôt pigmentaire était moins foncé.

du goître exophtalmique. N'ayant pas le temps de la faire pendant ma consultation, j'aurai oublié de le faire après.

Mais quinze jours après, cette pauvre femme qui ne pouvait prendre les précautions nécessaires, eut une rechute; et, comme ses ressources étaient épuisées, elle se décida à entrer à l'hôpital et je la perdis de vue.

OBSERVATION XLIV. — Mlle X... est âgée de trente ans, petite, délicate et mince. En 1875, d'après son récit, elle fut affectée de néphrite, deux ans après, de fièvre typhoïde à laquelle succéda, dit-elle, une fièvre rhumatismale. Ce fut après les assauts successifs de toutes ces graves maladies, qu'elle subit une première atteinte de goître exophtalmique; elle alla s'établir au bord de la mer et *guérit complètement.*

Dans l'été de 1880 elle habita la Suisse pendant quatre mois; et, dans ce pays où les goîtres sont si communs, son corps thyroïde recommença à se tuméfier; en même temps les yeux redevinrent saillants et sa santé s'altéra.

Elle vint me trouver pendant l'hiver de 1881. Elle portait un goître volumineux, bilobé; des chapelets ganglionnaires se dessinaient sous la peau de chaque côté du cou; ses deux yeux se projetaient hors de leurs orbites.

La face, le cou, les mains présentaient une teinte générale bistrée, café au lait; sur les tempes on apercevait des plaques pigmentaires plus foncées et diffuses.

Elle dit qu'avant sa maladie sa peau était très blanche. Ses règles sont suspendues depuis deux mois; depuis lors son ventre a pris un développement considérable; elle affirme que les mêmes symptômes s'étaient produits en Amérique lors de sa première attaque de goître exophtalmique.

Quoique l'appétit et le sommeil restent bons, elle maigrit de plus en plus; elle a tous les jours cinq ou six selles molles. Elle accuse une grande faiblesse des jambes, et elle ne peut les soulever au-dessus du sol, quand elle monte en voiture. Depuis quatre mois elle est devenue très nerveuse et très irritable, elle a une toux fréquente, quinteuse, coqueluchoïde, suivie de vomituritions et quelquefois de vomissements. Elle étouffe la nuit quand elle est couchée à plat.

Elle se plaint encore de palpitations habituelles, qui augmentent et deviennent douloureuses sous l'influence des mouvements.

Je constatai en avant un son mat dans toute l'étendue de la région ganglionnaire droite, et en arrière, au niveau des lames de la septième vertèbre cervicale et des deux premières dorsales.

Le son est simplement obscur au niveau de la région ganglionnaire gauche.

On constate un point hyperesthésique entre les deux attaches du sterno-mastoïdien droit et, à l'épigastre, au niveau du bouton diaphragmatique de ce côté.

La tonalité est notablement plus élevée dans tout le côté droit. Le bruit inspiratoire est rude partout, surtout à droite où il est suivi d'expiration saccadée, bitonale à tonalité ascendante, près du sternum; l'expiration est rude et saccadée en arrière.

Les battements du cœur sont forts, palpitants; ils se répètent cent vingt fois par minute.

A la base du cœur et à droite, on constate un souffle qui se prolonge sur le trajet de l'artère pulmonaire; à la pointe on entend un roulement râpeux.

Dans les vaisseaux du cou, surtout à droite, il y a des bruits de souffle continus, avec redoublements.

Ses mains sont prises de tremblement, quand elle les étend, les doigts écartés. Quand elle est assise, à un certain degré de soulèvement du pied, la cuisse se met à trembler.

Elle dit que tous ces symptômes étaient plus accentués, il y a cinq semaines, mais qu'elle va mieux depuis que son médecin lui a prescrit des douches froides, et des applications de courants continus sur la tumeur thyroïdienne.

Dans ces deux cas l'adénopathie trachéo-bronchique a mêlé sa note à celles de la maladie de Graves. Peut-on, je le répète, lui attribuer un rôle plus important? Si, comme tout l'indique, le pneumogastrique joue un grand rôle dans cette maladie, l'affection ganglionnaire ne peut-elle pas être un coefficient de l'action morbide? Nous ne sommes pas en mesure de répondre à cette question. Chez un jeune homme atteint de goître exophtalmique en voie de guérison, j'ai vu, à la suite d'un rhume, une poussée adénique se manifester sur les côtés du cou; il y avait en même temps les signes d'un engorgement des ganglions du médiastin et les yeux redevinrent plus saillants. Cela pouvait n'être qu'une coïncidence, mais on peut se demander s'il ne pourrait y avoir quelque connexion entre les deux faits? Les rapports intimes des ganglions médiastinaux avec le pneumogastrique associent leur histoire pathologique à celle de ce nerf. Cette association étend et grandit singulièrement leur rôle, elle les fait sortir du rang physiologique tout secondaire que semblaient leur assigner en pathologie leur petit volume et leurs attributions fonctionnelles; elle fait qu'ils peuvent devenir la cause indirecte d'un grand nombre de phénomènes morbides, qui représentent la sphère d''action pathogénique si puissante et si étendue de la dixième paire.

CHAPITRE VIII

DIAGNOSTIC

« Le diagnostic, dit M. Fonssagrives, était en 1826 considéré par Andral comme absolument impossible. » Il est facile aujourd'hui avec un peu d'attention ; les principaux éléments du diagnostic sont les signes physiques que nous avons minutieusement décrits, et sur lesquels nous n'avons pas à revenir. Nous ne reviendrons pas non plus sur les signes distinctifs de l'adénopathie trachéo-bronchique et de la tuberculose : nous nous y sommes suffisamment arrêtés en traitant des rapports des deux maladies. Nous indiquerons d'abord quelques symptômes qui doivent appeler l'attention des médecins sur la possibilité d'une adénopathie trachéo-bronchique. Nous rappellerons ensuite quelques circonstances qui pourraient induire en erreur si on ne les avait pas présentes à l'esprit. Enfin nous exposerons les signes qui permettent de distinguer l'adénopathie trachéo-bronchique des affections qui offrent avec elle quelque analogie de symptômes.

§ 1. *Symptômes qui doivent faire soupçonner au médecin la possibilité d'un engorgement des glandes médiastines.* — 1° Toutes les fois qu'en auscultant un malade on observe une faiblesse ou une absence du bruit respiratoire dont les lésions observées ne donnent pas une explication satisfaisante, il faut interroger les ganglions trachéo-bronchiques.

2° Quand on observera une dyspnée habituelle, ou des crises de dyspnée provoquées par les mouvements, par les repas, sans lésions pulmonaires ou cardio-vasculaires qui puissent en rendre compte, il faudra rechercher si on n'en trouverait pas l'explication dans l'engorgement des glandes médiastines.

3° Si une toux quinteuse, sèche se prolonge pendant des semaines, des mois, des années sans qu'on trouve dans les organes respiratoires la raison suffisante de cette persistance, il faut examiner les ganglions trachéo-bronchiques.

Sans doute il y a des affections du tégument respiratoire qui provoquent et y entretiennent des affections catarrhales de très longue durée, telles sont celles, par exemple, qui se rattachent à une disposition herpétique (endermoses bronchiques).

Mais dans ces cas-là, généralement, la toux est accompagnée d'une sécrétion muqueuse plus abondante; et d'ailleurs, quand bien même on reconnaîtrait les caractères d'une endermose de la muqueuse bronchique, il faudrait rechercher si l'irritation du tégument respiratoire n'a pas retenti sur les ganglions, et si l'adénopathie ne pourrait pas être un coefficient des troubles fonctionnels observés.

Cette recherche est encore bien plus impérieusement commandée, quand la toux présente le caractère coqueluchoïde.

4° Chez les sujets qui sont affectés d'engorgements ganglionnaires extérieurs il faut s'enquérir de l'état des ganglions médiastinaux. Le Dr Barety a vu trente-sept fois sur cent un cas l'engorgement de ces ganglions coïncider avec d'autres adénites; il n'aurait pas trouvé cette coïncidence aussi fréquente dans les adénites suppurées du cou.

5° Enfin, quand on constatera des troubles fonctionnels dans lesquels le pneumogastrique pourra avoir une part et auxquels on ne pourra assigner aucune cause, il conviendra encore de s'assurer que cette cause ne peut pas être une glande médiastine malade qui irradie sur ce nerf une incitation anomale.

Il n'y a rien assurément d'absolu dans ces indications; mais, dans des cas obscurs, elles montrent une voie ouverte aux investigations du médecin pour arriver à la solution de problèmes cliniques qu'il n'a pu résoudre : elles lui fournissent une donnée nouvelle qui pourra éclairer le diagnostic, et imprimer dans quelques cas au traitement une direction plus efficace.

§ 2. *Quelques règles qu'il ne faut pas oublier dans la recherche des signes de l'adénopathie trachéo-bronchique.* — Je ne reviendrai ni sur la délimitation des régions ganglionnaires ni sur la technique de la percussion (*Vide superius*, p. 54).

Mais je rappellerai que pour l'auscultation, comme pour la percussion, la comparaison des deux côtés de la poitrine est indispensable.

En avant, le souffle trachéal signalé par Laënnec peut être perçu au niveau du sternum et quelquefois se prolonger sur la lisière du manubrium.

Ce retentissement du bruit trachéal serait, suivant M. Barety, plus prononcé chez les vieillards; et cet observateur serait disposé à l'expliquer par l'ossification des anneaux cartilagineux, qui rendrait plus retentissant le courant d'air respiratoire. A cette circonstance, dont il faut tenir compte, il convient peut-être d'ajouter les changements si prononcés que l'âge sénile apporte à la forme, à la consistance, à l'épaisseur des parois thoraciques; ces changements peuvent modifier les rapports de ces parois avec les organes sous-jacents et leurs conditions de conductibilité pour les vibrations sonores.

La persistance de la sonorité dans la région où ce souffle est perçu, sa transmission égale des deux côtés le distinguera des souffles morbides. D'ailleurs on l'entend surtout dans l'inspiration tandis que le souffle adénopathique accompagne le plus habituellement l'expiration.

En arrière et à droite, tout le monde sait qu'on entend, vers la racine du poumon, un léger bruit d'expiration. Ce bruit n'a rien de comparable aux différentes formes du bruit d'expiration adénopathique : d'ailleurs, là aussi, la percussion en constatant la persistance de la sonorité ne permettra pas de confondre l'expiration normale avec un bruit morbide.

Le bruit vésiculaire étant, dans les conditions physiologiques, plus fort à droite qu'à gauche, une faiblesse relative du côté droit, même légère, acquiert de la valeur.

Quand on percute la région sus-épineuse, il est bien important de placer dans le relâchement les muscles de la région cervicale postérieure; car leur moindre contraction en peut modifier la sonorité.

§ 3. *Diagnostic entre l'adénopathie trachéo-bronchique et d'autres affections qui s'en rapprochent par leur expression symptomatique.* — I. *Tuberculose pulmonaire.* — De toutes ces affections, la plus importante, la plus commune, celle qui au début offre les symptômes les plus analogues à ceux de l'adénopathie est la tuberculose pulmonaire. (Voyez p. 159). Je me suis longuement étendu sur le diagnostic de ces deux maladies; je n'ai pas à y revenir. J'ai prouvé qu'à toutes les périodes de la pneumophymie on pouvait les distinguer et qu'à toutes les périodes également on pouvait déterminer leur coexistence.

Mes observations sur ce point ont été confirmées par celles du Dr Lereboulet (1) et de Béhier (2).

(1) Lereboulet, *Recherches cliniques sur l'adénopathie bronchique.*

(2) Béhier. *Gazette des hopitaux*, 1870.

II. Les *altérations tuberculeuses du larynx* peuvent quelquefois produire des troubles respiratoires et vocaux analogues à ceux que nous avons attribués à l'adénopathie ; on peut observer dans ces deux affections :

1° Le sifflement laryngien ou le cornage ;

2° La dysphonie et l'aphonie ;

3° La toux rauque ;

4° La dyspnée.

Si la voix peut s'affaiblir ou s'éteindre dans l'adénopathie, elle est assez rarement rauque dans ce cas, et j'ai insisté plusieurs fois sur ce caractère. comme élément de diagnostic, dans mes observations d'aphonie consécutive à un engorgement ganglionnaire ; tandis que dans les affections chroniques du larynx elle est rude, sourde, râlante, raboteuse, parfois détonante. Il y a dans la laryngite chronique un *hem* rude, guttural, roncheux, étouffé, qui se répète très souvent et qui n'appartient pas à l'adénopathie. D'une autre part il n'y a pas ce désaccord entre le timbre de la toux et celui de la voix signalé par M. Barety.

Les malades, pendant l'évolution de la maladie, accusent généralement des douleurs au niveau du larynx.

L'expectoration est ordinairement abondante, souvent striée de sang.

S'il n'y a pas de complication pulmonaire, l'horizontalité n'aura pas sur les phénomènes dyspnéiques concomitants l'influence qu'elle exerce assez souvent dans l'adénopathie.

Les accidents dyspnéiques sont plus violents et plus paroxystiques quand ils sont dus à la compression des bronches par des ganglions engorgés.

Enfin l'examen laryngoscopique lèvera tous les doutes.

Le diagnostic sera plus délicat quand l'adénopathie complique l'affection laryngée, cependant en combinant l'emploi du laryngoscope avec un examen attentif de la poitrine, on peut arriver à reconnaître et à démêler cette complexité morbide.

III. *Asthme.* — Dans les formes dyspnéiques, dans celles surtout qui se montrent par accès, et dont les crises sont séparées par des intermittences prolongées, l'adénopathie trachéo-bronchique a été plus d'une fois confondue avec l'asthme ; dans une des observations rapportées par M. Fonssagrives, nous voyons un praticien éminent diagnostiquer un asthme essentiel (p. 22).

Il y a en effet une grande analogie dans l'expression symptomatique des deux affections, et la fréquente complication d'emphysème dans l'adénopathie ajoute encore à cette ressemblance. Il est plus que probable que la dyspnée décrite chez les enfants sous le nom d'asthme thymique, avait le plus souvent pour cause non pas une hypertrophie du thymus, mais un engorgement des glandes médiastines; une observation attentive permettra d'éviter cette erreur.

D'abord et par-dessus tout, les signes physiques de l'adénopathie, la constitution du malade, ses antécédents pathologiques établiront déjà de grandes présomptions en faveur de l'origine ganglionnaire des troubles respiratoires.

Ces troubles, dans les formes graves, les seules qu'on puisse confondre avec l'asthme, sont beaucoup plus violents, plus angoissants que dans l'asthme. A l'orthopnée s'ajoute la nécessité de l'immobilité et de l'inclinaison de la tête en avant.

Dans l'intervalle des accès, si le malade peut s'étendre un peu dans son lit et s'appuyer sur son oreiller, il a, comme tous les malades affectés de tumeurs intra-thoraciques, une position nécessaire, quelquefois contournée, bizarre, dont il ne peut pas s'écarter sous peine de suffocation.

Le sifflement ou le ronchus inspirateur pendant les accès, la dilatation inégale des deux côtés de la poitrine, le réveil des accidents par l'ingestion des aliments, les vomituritions, sont encore des phénomènes adénopathiques.

A l'adénopathie appartiennent encore le développement supplémentaire des veines sous-cutanées, l'œdème, la cyanose. Les crises adéno pathiques sont, en général, non seulement plus violentes, mais de plus longue durée que les crises d'asthme : elles persistent pendant des semaines, quelquefois des mois. L'intermission n'est jamais aussi complète, et, dans ces intervalles de calme relatif, les signes de l'adénopathie persistent quoiqu'atténués.

Par la percussion, outre les modalités observées dans la région ganglionnaire, on trouvera du côté correspondant, une tonalité plus aiguë et souvent un son tympanique (1). L'emphysème est, dans bien des cas, localisé à un côté ou à un lobe.

(1) Ce tympanisme s'étend ordinairement à tout un lobe ou même à tout un côté, tandis que celui qui accompagne les infarctus pulmonaires massifs est habituellement borné au voisinage de l'infarctus, sur les limites de la partie du poumon devenue imperméable et qui donne un son mat.

Les indurations disséminées ou les épanchements comprimant les lobes inférieurs peuvent produire un son tympanique étendu à tout un lobe. Il en est de même de l'emphysème qui peut assez souvent être mis en cause pour expliquer le tympanisme adénopathique.

Le murmure vésiculaire est beaucoup plus faible du côté de l'engorgement ganglionnaire; il est accompagné, au sommet, de souffle ou du moins d'expiration prolongée.

La sibilance est beaucoup moins constante, moins diffuse. Enfin si à un premier accès le doute était possible, la marche ultérieure de la maladie, l'examen du malade pendant la rémission, dissiperaient toute incertitude.

IV. *Tumeurs du médiastin.* — Toutes les tumeurs du médiastin, en comprimant la trachée et les bronches, peuvent produire des troubles fonctionnels semblables à ceux que détermine l'engorgement ganglionnaire (1).

Les *tumeurs de l'aorte et du tronc brachio-céphalique* peuvent déterminer la faiblesse du bruit respiratoire, une matité rétro-sternale, une gêne de la circulation veineuse avec œdème, cyanose, dilatation des veines, des congestions du tissu pulmonaire dans leur voisinage, une inégalité dans le diamètre des deux pupilles, un bruit de cornage inspirateur, une dyspnée habituelle avec exacerbations, de la dysphagie, quelquefois une expectoration abondante, l'inégalité du pouls (2).

D'une autre part, tous ces symptômes se rencontrent également, comme nous l'avons vu, dans les tumeurs ganglionnaires : elles peuvent, soulevées par la diastole aortique, ainsi que l'a remarqué Harrisson, faire sentir des battements à la base du cou (3); elles peuvent même en comprimant l'aorte y faire entendre un bruit de souffle accompagné de frémissement vibratoire (4).

Cette dernière circonstance est tellement exceptionnelle qu'on aura bien rarement à compter avec elle.

Dans tous les cas, les signes physiques de l'adénopathie permettent d'en constater l'existence.

Dans l'anévrisme la matité n'aura pas la même délimitation; elle correspondra parfois à une saillie ou voussure de la paroi thoracique, en dehors de la région ganglionnaire. On observera souvent deux foyers distincts de battements : l'un à la pointe du cœur, l'autre au niveau de la tumeur. Celui-ci sera le plus souvent accompagné de frémissement vibratoire et d'un bruit de souffle simple ou double; les inégalités

(1) Fonssagrives, *L. c.*, p. 34.

(2) Barety, *L. c.*, p. 243.

(3) Harrisson, *Artéries.*

(4) Observation de M. Joseph Renaud rapportée par Barety, p. 283.

des deux pouls sont beaucoup plus fréquentes ; la diminution du bruit respiratoire est plus commune du côté gauche (Stokes).

L'auscultation plessimétrique, quand la tumeur aortique n'arrive pas au contact de la paroi thoracique, pourra signaler sa présence dans un point éloigné de la région ganglionnaire, comme je l'ai observé une fois chez une malade qui, pour principal symptôme, présentait des accès de dyspnée très violente.

Enfin l'attitude des malades dans l'anévrisme de l'aorte est variable comme le siège de la tumeur : ainsi que l'a remarqué Chomel, ils prennent dans leur lit une posture toujours la même, parce que c'est celle dans laquelle l'anévrisme gêne le moins les organes voisins : cette attitude constante, quelquefois très bizarre, devait, selon cet éminent clinicien, suggérer à l'esprit du médecin la possibilité de cette affection.

On pourrait encore retrouver une partie des symptômes de l'adénopathie, dit M. Fonssagrives, avec « *un cancer de l'œsophage* englobant en même temps la trachée et la comprimant ; avec *une tumeur osseuse* provenant de l'extrémité interne de la clavicule ou des vertèbres et effaçant en partie le calibre du canal aérien ; *un corps étranger arrêté dans l'œsophage* et refoulant en avant la paroi postérieure de la trachée peut produire des symptômes très analogues (1). »

Mais il suffit d'un peu d'attention pour reconnaître ces diverses lésions.

L'erreur inverse a été commise : on a pris pour un rétrécissement fibreux de l'œsophage l'aplatissement de ce conduit par des ganglions tuméfiés. Velpeau commit un jour cette méprise, en 1865 ; il avait même fait fabriquer un pharyngotome spécial pour inciser ce prétendu rétrécissement, quand, avant le jour fixé pour l'opération, le malade succomba et l'autopsie dévoila la véritable nature de l'obstacle qui s'opposait à la déglutition (2).

V. *Diagnostic de l'adénopathie trachéo-bronchique et de la coqueluche.* — Tous les auteurs qui ont décrit les maladies de l'enfance reconnaissent l'extrême difficulté du diagnostic entre la coqueluche et l'engorgement des ganglions médiastinaux ; cette difficulté est d'autant plus grande que l'adénopathie complique habituellement la coqueluche.

On peut dans les deux maladies observer la même toux quinteuse,

(1) Dr Fonssagrives. *L. c.*, p. 34.

(2) Communiqué par le Dr Lucas-Championnière au D Barety, *L. c.*, p. 245.

violente, entrecoupée de sifflements inspirateurs, suivie d'expectoration glaireuse et parfois de vomissements, mais à côté de ces similitudes on constatera les différences suivantes :

1° L'évolution des deux maladies n'est pas la même : la coqueluche débute comme une affection aiguë; le plus ordinairement elle est accompagnée au début d'un léger mouvement fébrile rémittent. La marche de l'adénopathie est, en général, plus lente; elle survient au milieu d'un état constitutionnel qui porte l'empreinte du lymphatisme. Souvent des adénites superficielles précèdent ou accompagnent l'engorgement des glandes médiastines.

2° Cet engorgement est habituellement plus prononcé quand il constitue toute la maladie que quand il est symptomatique de la coqueluche.

3° Il est dans le premier cas accompagné d'une dyspnée habituelle qui s'exaspère par le mouvement, souvent par le décubitus horizontal.

4° Les quintes sont, au commencement surtout, moins fréquentes, elles peuvent alors être très éloignées, et leur tendance à se répéter plus souvent la nuit est moins accusée, ou du moins plus tardive.

5° La durée de l'adénopathie est encore beaucoup plus illimitée que celle de la coqueluche. Dans leur forme chronique, si des accès de dyspnée ou des phénomènes hectiques ne s'ajoutent pas à la toux coqueluchoïde de l'affection ganglionnaire, les deux maladies ne peuvent pas être distinguées; mais il faut ajouter que, dans beaucoup de cas, des troubles généraux, des troubles fonctionnels graves dénoncent le caractère diathésique de la lésion qui se manifeste par cette toux coqueluchoïde. D'ailleurs, dans ma conviction, la forme *dite chronique* de la coqueluche doit être rapportée à l'adénopathie trachéo-bronchique.

VI. *Œdème de la glotte.* — Dans le syndrome morbide qu'on a attribué à l'œdème de la glotte, on observe des symptômes qu'on retrouve dans l'adénopathie : dyspnée, accès de suffocation, inspiration sifflante, dysphonie.

M. le Dr Gouguenheim croit que l'œdème laryngien n'a aucune part dans la production de ces phénomènes qui dépendraient exclusivement, pour lui, de la contracture des muscles glottiques; s'il en était ainsi, et si, d'une autre part, cette même contracture était la condition la plus fréquente des troubles respiratoires imputés jusqu'ici à la paralysie des cordes vocales, la similitude des symptômes serait la conséquence nécessaire de l'identité des troubles nervoso-musculaires qu'ils expriment.

Cette théorie, fondée sur des observations laryngoscopiques incontestables, peut être applicable à un grand nombre de cas, mais elle me paraît présentée d'une manière trop absolue : il y a des faits ou l'œdème intervient comme condition importante des symptômes dyspnéiques et des troubles vocaux. Rilliet et Barthez (3e édit., p. 579) ont rappelé des observations de Baudelocque et de Barrier dans lesquelles, chez des enfants affectés d'anasarque brightique, la mort était survenue au milieu de phénomènes asphyxiques; elle avait été précédée de troubles respiratoires caractérisés par une inspiration bruyante, excessivement pénible et par une expiration assez facile; on constata, à l'autopsie, une infiltration œdémateuse du larynx rétrécissant les orifices glottiques et sus-glottiques et même l'origine de la trachée.

En admettant qu'un spasme de la glotte se soit ajouté à ces lésions, celles-ci devaient incontestablement apporter un obstacle considérable à l'entrée de l'air dans les voies respiratoires.

Quoi qu'il en soit, l'examen laryngoscopique pourra faire connaître l'existence d'un œdème laryngien et la contracture des cordes vocales. Si cette contracture existe seule, l'absence de toute autre lésion, combinée avec les signes d'une adénopathie trachéo-bronchique, permettra d'en déterminer l'origine. Le diagnostic serait à peu près impossible dans les cas signalés par M. Gouguenheim, où la compression du laryngé inférieur serait due à la tuméfaction du groupe supérieur des ganglions trachéo-laryngiens décrit par lui, et qui est caché entre le rachis et la paroi postérieure du pharynx.

Peut-être dans ce cas observerait-on quelques troubles de la déglutition qui pourraient, avec le développement des glandes cervicales, faire soupçonner l'origine de cette contracture?

§ 4. *Bruits de sifflement et de cornage.* — Le Dr Barety a fait une étude très intéressante d'un symptôme qu'on observe fréquemment dans les formes graves de l'adénopathie trachéo-bronchique, plus rare et intermittent dans les formes bénignes, c'est le cornage ou ronchus respiratoire, auquel il rattache le sifflement inspiratoire qui n'en est qu'une variété.

Le cornage, dit cet auteur, peut avoir son origine dans le larynx, dans la trachée ou dans les grosses bronches (1); l'oreille aidée de l'auscultation permet d'en déterminer l'origine.

Dans le larynx, il dépend d'un rétrécissement de la glotte, produit d'un gonflement inflammatoire ou œdémateux, du spasme ou de la

(1) Barety, *L. c.*, p. 239.

paralysie de ses muscles, du développement d'une tumeur ou d'un abcès (1).

Dans la trachée, il peut être causé par la compression qu'exercent sur ce conduit des tumeurs ganglionnaires, des cancers du médiastin, *des goitres*, ceux surtout qui envoient un prolongement derrière le sternum. Ces goitres peuvent produire une dyspnée intense, quelquefois même des accès de suffocation qui se terminent par la mort. D'autres fois ils ne troublent pas notablement les fonctions respiratoires, bien que les malades, pendant un temps indéfini, présentent un cornage intermittent qui se manifeste surtout quand ils montent un escalier, quand ils accélèrent la marche, ou quand ils parlent avec animation.

Des goitres peu saillants extérieurement peuvent comprimer assez la trachée pour produire ce bruit de cornage.

Dans un cas observé par le Dr Turck, on voyait, à l'aide du laryngoscope au-dessous des cordes vocales parfaitement saines, le cylindre trachéal comprimé, réduit aux dimensions d'une fente antéro-postérieure (2).

M.. Barety rapporte l'observation d'un jeune garçon affecté d'un goitre peu volumineux, qui semblait aplati sur la face extérieure du cou. Ce jeune homme avait un sifflement respiratoire qui augmentait pendant la nuit. Un traitement ioduré fit en dix ou douze jours disparaître ce sifflement (3).

Nous avons vu que la compression des bronches mères pouvait produire le cornage. D'autres fois elle produira seulement des bruits roncheux qui ne sont pas entendus au dehors mais qui retentissent dans tout l'arbre bronchique d'un côté, à chaque inspiration, et ont leur maximum à la racine du poumon.

§ V. Je ne discuterai pas le *diagnostic de l'adénopathie et des oblitérations de la veine cave supérieure*, il n'y a quelque analogie de symptômes entre ces deux affections que quand les ganglions compriment la veine cave.

Quant aux *tumeurs constituées par le thymus*, je crois en avoir rencontré un exemple : dans ce fait, comme dans tous ceux rapportés par les auteurs dont j'ai lu la description, le thymus, ou ce qui parais-

(1) Barety, *L. c.*, p. 241.
(2) Barety, *L. c.*, p. 242.
(3) Barety, *Ibid.*

sait lui appartenir, était entouré de tumeurs ganglionnaires; par conséquent la tumeur du thymus, si elle existait réellement, n'était qu'un accessoire d'une masse de glandes lymphatiques tuméfiées, situées dans le médiastin; et sa présence n'introduisait aucun élément nouveau dans la symptomatologie de cette affection.

CHAPITRE XI

MARCHE, TERMINAISONS ET PRONOSTIC

La marche et les terminaisons de l'adénopathie sont subordonnées aux conditions pathogéniques qui l'ont fait naître, au terrain constitutionnel sur lequel elle s'est développée et à la forme qu'elle a revêtue. L'état constitutionnel du sujet qui en est atteint est souvent un des principaux coefficients du processus morbide; il exerce une grande influence sur son évolution, il lui imprimera son cachet. Souvent il en déterminera la nature et les tendances. Ainsi, lorsque l'engorgement ganglionnaire se développe chez un sujet sain ou à peine entaché d'un léger degré de lymphatisme, s'il est consécutif à une affection aiguë : à une angine, à une rougeole ou à une coqueluche, si le sujet est placé dans des conditions hygiéniques favorables, il se terminera par une résolution rapide; il survivra peu à la maladie qui en a été le point de départ. Mais supposons des conditions différentes : une disposition lymphatique plus accentuée, des conditions extérieures défavorables, alors, cet engorgement ganglionnaire persistera plus longtemps. Il pourra même persister indéfiniment; et il arrivera aux ganglions du médiastin ce que nous observons dans les ganglions superficiels : une cause d'irritation presque insignifiante : une pustule d'acné, une plaque d'eczéma, une dent cariée vont provoquer une tuméfaction ganglionnaire parfois considérable, qui pourra persister pendant un temps indéfini et vivre *pour son compte*, longtemps après que la cause qui l'a provoquée aura disparu.

Si, maintenant, l'organisme est sous l'empire d'une de ces affections générales envahissantes, qui altèrent la direction du travail nutritif, tendent à multiplier leurs manifestations ou à modifier en s'y mêlant celles des maladies intercurrentes, l'adénopathie pourra en recevoir l'empreinte et le ganglion congestionné ou enflammé subira l'influence de l'affection dominante; il deviendra un dépôt de néoplasies spécifiques, irréductibles par les seules forces de l'organisme, trop souvent même absolument réfractaires aux modificateurs thérapeutiques dont nous disposons actuellement; telles sont les adénopathies syphilitiques, tuberculeuses et cancéreuses.

Cette transformation spécifique de l'adénite est surtout à craindre quand, dans la circonscription lymphatique du ganglion, se trouve une localisation spécifique : les ganglions bronchiques, par exemple, deviendront tuberculeux, quand dans le larynx ou dans le poumon se trouvent des tubercules. Mais cette condition n'est pas indispensable, le principe spécifique peut y arriver d'emblée, sans que d'autres parties de l'appareil respiratoire en aient été atteintes antérieurement.

Enfin, si les lésions inflammatoires paraissent favoriser le développement des lésions spécifiques, celles-ci peuvent se développer dans des tissus sains, et ultérieurement provoquer autour d'elles une fluxion congestive ou inflammatoire.

Qu'il soit primitif ou secondaire, l'infarctus tuberculeux ne représente, pendant un temps variable, qu'une partie quelquefois très limitée de l'engorgement ganglionnaire; il pourra même y rester cantonné, s'y ramollir ou s'y calcifier sans que le reste du ganglion participe à cette dégénérescence.

Ces données anatomo-pathologiques sont importantes; elles nous feront comprendre que la présence de tubercules dans des glandes lymphatiques tuméfiées, n'implique pas l'idée d'une incurabilité absolue; elle n'entraîne pas, comme conséquence fatale, l'impossibilité d'atténuer ou même de faire disparaître les troubles fonctionnels que ces lésions glandulaires causent dans les organes voisins; car une grande partie de ces troubles est imputable à leur volume, à la pression que ces glandes exercent sur les organes qui leur sont contigus et à l'irritation qu'elles y excitent. Si le tissu dégénéré ne peut se rétracter qu'après avoir subi des évolutions sur lesquelles nous n'avons jusqu'ici aucune prise, la congestion inflammatoire qui entoure ce tissu peut se résoudre ou du moins diminuer dans des proportions telles que les organes comprimés recouvrent leur indépendance.

La gravité de la maladie dépendra donc non seulement du volume des ganglions, de leurs rapports avec les organes voisins et des désordres fonctionnels qu'ils causent, mais encore de la nature du processus morbide qui produit la tuméfaction de ces ganglions.

On comprend ainsi comment les symptômes les plus graves ou les plus pénibles peuvent diminuer, disparaître même, dans des cas où l'on peut soupçonner la présence d'un élément aussi peu réductible que l'élément tuberculeux : le tubercule persiste, ou ses transformations réparatrices sont placées en dehors de notre sphère d'action ; mais autour de lui il y a un engorgement inflammatoire sur lequel nous pouvons agir et qui pourra peut-être se réduire à des proportions qui le rendent inoffensif.

D'ailleurs très souvent le travail morbide ne reste pas borné au ganglion ; il envahit le tissu connectif périadénique qui réunit dans une gangue inflammatoire compacte les ganglions affectés, augmente leur volume, leur consistance et par conséquent leur action nocive sur les organes voisins. M. Barety fait remarquer judicieusement que quand les adénites superficielles guérissent, la résolution commence par le tissu cellulaire périadénique ; si alors, comme cela a lieu le plus souvent, plusieurs ganglions contigus sont altérés, et conglomérés en une seule masse inégale et bosselée, ils s'isolent, deviennent indépendants, mobiles avant que leur volume propre ait notablement diminué.

Les mêmes phénomènes doivent s'accomplir dans les adénites profondes, et les organes comprimés pourront échapper avec une moindre difficulté à ces tumeurs devenues moins inflexibles et moins inévitables par l'isolement et par la mobilité des divers ganglions qui les composent.

Un autre phénomène que nous observons dans les adénites superficielles et qui éclaire d'une vive lumière les symptômes observés dans les adénopathies profondes, c'est la variabilité de leur volume et de leur consistance. Cette mobilité m'a semblé plus fréquente quand un élément nerveux ou arthritique se mêlait à l'élément strumeux. Chez les strumeux complètement, radicalement strumeux, les lésions sont plus immobiles. Mais il y a des cas où, d'un jour à l'autre, on voit des changements notables dans l'aspect des ganglions. Sous l'influence d'un traitement approprié, d'une bonne hygiène, les ganglions diminuent, deviennent plus mobiles, plus élastiques ; puis, viennent une fatigue, un refroidissement, une petite pustule d'acné dans le voisinage, ils augmenteront de nouveau rapidement.

Ces variations se montrent encore dans le siège de la lésion : pendant quelque temps, tel ganglion sera le plus volumineux ; on peut le voir diminuer et un autre acquérir un volume prédominant.

Ces fluctuations peuvent nous expliquer, en partie du moins, l'inconstance, la variabilité, la mobilité des symptômes qui dépendent des adénopathies du médiastin, là surtout où tant de causes peuvent amener sur les ganglions malades, des congestions fugitives, passagères, et où, à cause des rapports si intimes et si délicats de ces ganglions avec des organes importants, le moindre changement de volume peut produire des différences considérables dans leur action novice.

Ainsi un effort, une quinte de toux violente et prolongée, un repas copieux, tout ce qui congestionne les organes intra-thoraciques ou retentit sur les glandes lymphatiques, peut augmenter la pression que les ganglions exercent sur les organes voisins; et il suffit quelquefois d'une augmentation légère pour provoquer des troubles fonctionnels graves : comme dans cette observation si intéressante du Dr Gimbert, où une pression sur la saillie du thorax qui correspondait à la tumeur ganglionnaire produisait immédiatement l'aphonie.

C'est ainsi que dans les formes suffocantes, un changement d'attitude, le passage des aliments à travers l'œsophage suffisent pour causer des crises de suffocation.

C'est sur ces différentes données que sera fondé le pronostic : il sera d'autant plus grave que les lésions seront d'une nature plus rebelle, d'une étendue plus considérable, qu'elles produiront de plus grands troubles fonctionnels, qu'elles seront plus anciennes et développées, dans des conditions d'âge, de constitution, de milieu extérieur, qui offrent moins de ressources et moins d'éléments de réaction.

Ainsi, chez l'adulte et le vieillard, les formes suffocantes sont, dans le plus grand nombre de cas, mortelles. Mais, comme nous l'avons dit, non seulement la guérison n'est pas impossible, mais les accidents de suffocation, le plus souvent intermittents, ou au moins rémittents, sont quelquefois séparés par des intervalles de si longue durée que le malade, tout en restant sous la menace incessante d'un danger trop réel, peut, avec des précautions et des soins, prolonger son existence et la rendre supportable.

Chez l'enfant, par cela même que ces accidents surviennent plus facilement, à cause de l'étroitesse de la cage thoracique, ils peuvent dépendre d'affections moins profondes et moins invétérées des glandes lymphatiques; et, quand ils ne sont pas imputables à une dégénérescence tuberculeuse de ces glandes, quand ils ne sont pas un simple épisode d'une maladie consomptive, non seulement ils guérissent très souvent, mais ils pourront être très passagers.

Dans les formes intermittentes la gravité augmente à mesure que les accès se rapprochent davantage.

Dans l'adénite tuberculeuse, comme dans toutes les maladies tuberculeuses, l'état des fonctions nutritives aura une grande importance pour le pronostic.

Quand l'infarctus tuberculeux se ramollit, aux dangers qui résultent de l'action mécanique des ganglions tuméfiés sur les organes voisins s'ajoutent ceux d'un processus ulcératif, conséquence du ramollissement, qui peut envahir et léser ces organes. Ainsi les foyers ganglionnaires peuvent se rompre dans la cavité de la plèvre ou dans celle du péricarde, y provoquer des épanchements purulents; ils peuvent perforer l'artère pulmonnaire, l'aorte, les bronches : s'ils entament les parois artérielles, ils déterminent des hémorragies presque toujours rapidement mortelles; sinon ils verseraient dans la cavité du vaisseau des produits morbides qui deviendraient des noyaux d'embolie.

Dans les bronches, ils trouvent quelquefois une voie d'élimination qui peut conduire à la guérison, s'ils n'ont pas causé d'autres désordres plus graves et s'ils ne sont pas accompagnés de lésions pulmonaires incompatibles avec la vie.

Cependant même dans ces conditions, que nous venons de supppser, l'ouverture de ces ganglions dans la cavité des bronches ou de la trachée peut produire une asphyxie mortelle en obstruant ces conduits. Les Drs Stimmel et Rathery en ont cité des exemples (1).

Après avoir évacué leur contenu, les parois de ces foyers ganglionnaires réduits à une coque fibreuse peuvent se resserrer, se cicatriser et dans leur rétraction entraîner le rétrécissement de la bronche avec laquelle ils communiquaient (2).

Dans quelques cas très rares, ces foyers se sont ouverts dans le médiastin, y ont causé une inflammation phlegmoneuse du tissu cellulaire de cette région ou, quand d'une autre part ils communiquaient avec les bronches, un emphysème qui a gagné le tissu cellulaire sous-cutané.

Nous nous sommes occupé jusqu'ici des troubles locaux déterminés par la tuberculisation des ganglions trachéo-bronchiques. Indépendamment de cette action de voisinage, la tuberculose des ganglions, quand elle est exclusivement limitée ou à peu près limitée à ces organes, peut, en évoluant et en parcourant ses différentes phases, éveiller les réactions de l'organisme, et les altérations de la nutrition qu'on observe

(1) Barety, *L. c.*, p. 213.

(2) Leblond, cité par Barety, *L. c.*, p. 212.

dans d'autres affections de même nature : il y a une *phtisie ganglionnaire* déjà indiquée par Cayol et par Laënnec. Aux phénomènes locaux que nous avons décrits plus haut, à la toux quinteuse souvent coqueluchoïde, à la dyspnée habituellement paroxystique, peut s'ajouter un état fébrile qui prend le caractère hectique, avec sueurs, inappétence, parfois vomissements. Le malade maigrit, s'affaiblit, dépérit. Quelquefois dans le cours de ces symptômes, il expectore du pus, précédé ou accompagné de crachats sanguinolents : une caverne ganglionnaire s'est ouverte dans les bronches. Elle peut continuer pendant longtemps à fournir une expectoration purulente. Celle-ci s'arrête parfois, pour reparaître de nouveau en plus grande quantité, après plusieurs jours d'intervalle. On peut supposer alors, que l'ouverture de communication entre la caverne et la bronche s'est rétrécie, puis momentanément oblitérée, jusqu'à ce que, forcée par le liquide accumulé derrière elle, elle lui ait de nouveau livré passage.

On a quelquefois trouvé, au milieu des matières expectorées, des fragments de tubercules caséiformes ou crétacés, de véritables calculs bronchiques.

Dans les adénopathies cancéreuses, on ne peut guère espérer ces intervalles de calme relatif, qui permettent au malade de se reposer quelque peu et de reprendre courage; c'est le plus souvent une lutte sans trêve et sans espoir; elle aboutit fatalement à la mort, qui semble un bienfait au milieu de pareilles angoisses.

La gravité de l'adénopathie gangréneuse, dépend surtout des conditions au milieu desquelles la gangrène est survenue.

Telle est la marche générale de l'adénopathie trachéo-bronchique dans ses formes graves, dans celles qui conduisent le plus souvent à une terminaison funeste.

Dans des formes plus bénignes, tout en perdant son volume anomal, au lieu de revenir à son état naturel, le ganglion, cependant, reste altéré dans sa texture. Il se durcit, il devient fibreux ou infiltré de matières pigmentaires, il est inapte à remplir son rôle physiologique; et quand un grand nombre de glandes lymphatiques sont ainsi annihilées, on peut se demander avec MM. Berton, Leblond et Barety (1), s'il ne peut pas en résulter quelques sérieux inconvénients pour le poumon, pour son activité nutritive? Leblond et Berton croient que cette complication empêche la

(1) Barety. *L. c.*, p. 211.

résolution des phlegmasies de l'appareil respiratoire. Cette proposition me paraît bien difficile à démontrer; mais sans l'accepter comme un fait établi, il semble bien probable que la suppression d'organes importants puisse entraîner des complications et des périls.

Quand la mort est la conséquence de l'adénopathie, elle peut survenir de plusieurs manières :

Il n'est pas rare que le malade meure d'une manière subite et inattendue. On a comparé, dans ce cas, l'action des ganglions à celle que produit un lien circulaire, serré autour de la trachée; on a attribué la mort à une paralysie réflexe du bulbe, produisant la syncope et provoquée par l'irritation des rameaux trachéaux du laryngé supérieur (1). « Il semble, dit Marchal, que le malade meurt étranglé, comme par une main intérieure (2). »

La mort, nous l'avons vu, peut être l'effet d'une hémorrhagie foudroyante causée par la perforation d'un gros vaisseau : dans des cas où l'artère pulmonaire communiquait avec les bronches par l'intermédiaire d'une caverne ganglionnaire, les malades ont succombé au milieu d'hémoptysies abondantes (Barthez et Rilliet, Berton). On comprend que le sang puisse, d'autres fois, s'épancher dans le médiastin.

Le Dr Tonnelé a attribué, non sans vraisemblance, à la compression de la veine cave supérieure par des ganglions tuméfiés, une hémorrhagie méningée.

Dans quelques cas, la mort viendra lentement, par épuisement de la nutrition, avec tous les phénomènes de la fièvre hectique.

Dans d'autres, l'étisie ne sera pas le résultat direct de l'évolution spécifique de l'affection ganglionnaire, mais elle sera causée par des complications indirectes, par des vomissements incoercibles par exemple (obs. de M. Potain), par une compression de l'œsophage qui cause une dysphagie insurmontable, etc.

Je ne serais pas étonné que certaines dystrophies, certaines anémies dites pernicieuses et mortelles, ne trouvassent leur origine dans la compression et dans l'altération que font subir au pneumogastrique des ganglions engorgés.

Chez d'autres malades, l'intervention de l'adénopathie est directe,

(1) Cette théorie déjà proposée par Marchal (de Calvi) a été développée par le docteur Barety qui s'appuie sur les expériences physiologiques de M. Bert, de M. Leven et de M. Vulpian, *l. c.* p. 215.

(2) Id. p. 214.

incontestable : les ganglions étranglent, en quelque sorte, la trachée et les bronches mères ; et après des accès de suffocation de plus en plus répétés, de plus en plus angoissants, le malade, condamné à rester constamment assis, ne pouvant ni s'abandonner au sommeil, ni ingérer des aliments en quantité suffisante, succombe à une asphyxie lente, favorisée par l'inanition.

D'autre fois, l'asphyxie pourra survenir d'une manière très rapide, par l'obstruction de la trachée et des bronches, consécutive à la rupture d'un foyer ganglionnaire (obs. de Rathery).

CHAPITRE XII

TRAITEMENT

Les adénopathies trachéo-bronchiques aiguës, celles qui se développent sous l'influence d'une maladie aiguë, comme une angine, une rougeole, une coqueluche, guérissent ordinairement spontanément avec, ou peu de temps après, les affections dont elles dépendent. Il ne faut pas oublier, cependant, qu'il n'en est pas toujours ainsi : nous avons vu des vomissements qui ont persisté pendant trois ans, une aphonie qui a duré huit ans, liés à des adénopathies développées par la coqueluche.

Il ne faudra donc pas après ces maladies laisser les malades rentrer dans la vie commune, s'exposer aux intempéries des saisons, avant d'avoir recherché par la percussion et par l'auscultation l'état de leurs ganglions. Ce précepte sera encore plus rigoureusement obligatoire chez les sujets lymphatiques, chez ceux qui ont, par leurs antécédents héréditaires, quelque prédisposition aux affections des organes respiratoires.

Cette complication adénopathique, quel que soit le rôle qu'on lui attribue, me paraît fournir des indications dans le traitement de la coqueluche en particulier. Depuis plus de trente ans, à une époque où la conduite contraire était autorisée par les médecins d'enfants les plus expérimentés, j'ai interdit toute sortie aux malades atteints de coqueluche pendant trois ou quatre semaines et même davantage, si les accidents persistent, pendant la mauvaise saison. Contrairement à l'usage banal, je leur faisais prendre les précautions qu'on ordonne dans une rougeole ou dans une scarlatine. A cette époque mon attention n'avait pas encore été attirée sur l'importance de l'engorgement ganglionnaire dans cette maladie ; et c'était l'expérience clinique seule et la crainte des complications qui m'avaient inspiré cette pratique. Eh bien! j'ai été souvent frappé non seulement de la durée beaucoup moindre, mais encore de la bénignité relative des coqueluches traitées selon cette méthode.

Si, après les affections aiguës, l'adénopathie leur survit et persiste, elle offre alors les mêmes indications que les formes chroniques dont nous allons nous occuper.

Dans ces formes chroniques il faut : 1° chercher à modifier l'état constitutionnel dont la chronicité est l'expression ; 2° tâcher d'amener à résolution l'engorgement des glandes médiastines et, en même temps, éloigner toutes les causes d'irritation qui pourraient retentir sur elles ; 3° atténuer autant que possible les troubles fonctionnels consécutifs à l'adénopathie, et calmer les souffrances des malades.

I. *Chercher à modifier l'état constitutionnel dont la chronicité est l'expression*. Qui dit maladie chronique, dit maladie qui a pour cause directe ou pour coefficient un état morbide constitutionnel. Dans l'adénopathie chronique, si elle n'est pas l'effet immédiat de l'imprégnation de l'économie par un principe spécifique comme la syphilis, le tubercule, le cancer (1), elle suppose l'intervention de cet état diathésique qu'on désigne sous le nom de lymphatisme ou de scrofule. Cet état diathésique peut se montrer dans l'organisme à des degrés très divers, et, outre ses manifestations directes, dont l'engorgement ganglionnaire chronique est une des plus communes, il s'associe souvent à d'autres conditions pathogéniques et en modifie l'expression.

Le traitement du lymphatisme sera donc, dans le plus grand nombre des cas, un des éléments fondamentaux du traitement de l'adénopathie.

Ce traitement comprend les modificateurs hygiéniques, l'air pur, l'ensoleillement, la nourriture réparatrice dont on assurerait l'assimilation à l'aide des toniques et de ferments digestifs, si la digestion était difficile ; l'exercice toutes les fois qu'il sera possible dans de bonnes conditions ; et, quand le mouvement actif est impossible, dans les formes dyspnéiques par exemple, la voiture, le massage, les frictions devront y suppléer. Le froid, l'humidité, l'air confiné, seront évités avec soin comme de puissants auxiliaires de la diathèse strumeuse.

(1) Une maladie spécifique est une maladie qui fait souche, qui se transmet par contagion où par hérédité, et qui est l'effet d'un agent morbigène spécial. Si cet agent n'a pas encore été isolé pour la syphilis, personne ne le met en doute, et je suis convaincu qu'on le trouvera un jour pour le cancer, comme on l'a trouvé pour le tubercule.

En un mot on devra chercher à relever l'activité nutritive, la force plastique, dont le lymphatisme semble une déchéance et une perversion.

Si la position du malade le permet, les côtes de Provence pendant l'hiver, les bords de l'océan pendant l'été seront d'excellents modificateurs de la diathèse lymphatique. Si les organes respiratoires sont atteints ou menacés, on devra, pendant l'hiver, préférer au voisinage immédiat de la mer des stations plus abritées comme le Cimier à Nice, le Cannet à Cannes, Valescure à Saint-Raphaël; cette dernière station à sa position, protégée contre les vents violents, joint l'avantage d'une atmosphère balsamique imprégnée des émanations des arbres résineux. A ces moyens hygiéniques on joindra certaines médications qui ont le double avantage de modifier l'état constitutionnel et de favoriser la résolution des engorgements glandulaires. Ainsi j'ai vu des effets très remarquables de l'eau de La Bourboule. Si le malade peut se déplacer, il y fera une saison au mois de juillet ou d'août; et ensuite, après un repos thérapeutique suffisant, il reviendra à l'usage de ces eaux transportées, pendant dix à quinze jours chaque mois.

Pendant le reste du mois je lui donnerai, suivant les circonstances, soit l'huile de morue, soit l'iodure de sodium à petites doses, 25 à 50 centigrammes chaque jour dissous dans un sirop tonique, comme le sirop d'écorces d'oranges amères, le sirop de raifort, le sirop de quinquina ou le sirop de noyer, en consultant le goût du malade et la tolérance de l'estomac.

Je préférerai l'huile de morue (1) si le malade est sujet aux rhumes, s'il est amaigri, débilité, ou s'il existe des menaces ou des dépôts de tuberculisation pulmonaire. Si, dans ce dernier cas, l'estomac ne la supportait pas, on la remplacerait par les sirops très faiblement iodurés.

Si, au contraire, les poumons ne sont pas en jeu, si le travail morbide paraît concentré dans les ganglions trachéo-bronchiques, l'iode sera employé sous une forme plus active. Je prescris dans ce cas la teinture d'iode que je fais préparer, depuis plusieurs années, selon la formule suivante: ℞ alcool à 96 degrés, 14 grammes (2), iode 1 gramme. Je

(1) La meilleure de toutes les huiles de morue est celle qui est préparée à Christiania avec des foies frais soumis à la pression d'un jet de vapeur très chaude, telle que l'huile de Petermoller.

(2) J'ai dit à propos du traitement du goître pourquoi il était indispensable de faire usage d'une préparation récemment préparée; et c'est pour obtenir des pharmaciens une préparation extemporanée que j'ai légèrement modifié la formule du codex; l'em-

fais verser deux à trois fois chaque jour, avant les repas, de 3 à 8 goutttes de cette teinture préparée extemporairement soit dans de l'eau rougie, soit plus habituellement dans de l'eau de riz, de manière à faire de l'iodure d'amidon à l'état naissant.

Dans les mêmes conditions, quand je n'obtiens pas de l'eau de La Bourboule l'effet désiré, je prescris l'eau de Challes sulfuro-iodurée et une saison à Challes pendant l'été.

Je fais aussi, quand il n'y a pas trop de dyspnée ou des craintes de congestion pulmonaire, prendre des bains avec les eaux mères de Salies-de-Béarn, de Kreutznach ou de Salins, ou encore avec le mélange suivant : sel marin 1 kilog., sous-carbonate de soude 125 grammes, iodure de sodium 20 à 30 grammes.

J'ai même, quand je n'avais pour les poumons aucune espèce d'inquiétude, conseillé à quelques malades d'aller prendre sur place les eaux de Salies-de-Béarn.

Un médecin de Dublin, le Dr Little, m'a dit avoir employé avec avantage le phosphore pour combattre les engorgements ganglionnaires. J'ai quelquefois employé le phosphure de zinc, qui me paraît être la mieux définie et la plus stable des préparations phosphorées, mais je n'ai pu essayer cette médication sur une assez grande échelle pour avoir le droit d'émettre une opinion sur sa valeur. C'est une ressource que je tiens en réserve pour l'essayer dans les cas où les autres médications échoueraient.

Le phosphate de chaux mêlé aux aliments, à la dose de plusieurs grammes chaque jour, semble, dans quelques cas, exercer sur la nutrition une action favorable (1). — Le lait phosphaté a paru à quelques médecins donner des résultats avantageux.

A ces moyens internes je ne manque jamais d'ajouter les applications quotidiennes de teinture d'iode sur le sommet de la poitrine, en variant les points d'application. Je les remplace quelquefois par des applications de coton iodé.

Les moyens révulsifs sont souvent un si puissant résolutif, qu'on est autorisé à les tenter dans les cas très graves. Les cautères potentiels ou les pointes de feu doivent être alors essayés.

ploi d'un alcool d'un titre très élevé diminue les chances de l'acidification de la teinture.

(1) On l'a conseillé aux tuberculeux dans l'espoir de favoriser la calcification des dépôts phymateux. Cette transformation me paraît due surtout à l'intervention d'un élément arthritique ; et je doute très fort que des médicaments jetés dans l'estomac comme dans une boîte aux lettres aillent trouver juste leur adresse dans les tubercules.

Si on est en présence de complications pulmonaires ou si, ce qui arrive le plus souvent, l'adénopathie est consécutive à des lésions pulmonaires, celles-ci deviennent l'indication dominante : que l'engorgement ganglionnaire soit primitif ou secondaire, toutes les irritations du poumon retentissent sur lui ; il faut donc, avant tout, chercher à éteindre le foyer qui les irradie.

Dans ce cas, le plus souvent, les antistrumeux trouvent leur emploi; mais il faut subordonner leur choix et leurs doses aux indications de l'affection pulmonaire. Ainsi j'évite l'iode et le soufre chez les hémoptoïques, du moins dans le voisinage des hémoptysies ou lorsqu'elles se répètent fréquemment.

Lorsqu'avec l'adénopathie existe une affection catarrhale intense, qu'elle soit ou non symptomatique d'une lésion pulmonaire, les eaux sulfureuses seront employées avec avantage et surtout les Eaux-Bonnes, que leur thermalité modérée, leur degré de minéralisation, et leurs conditions climatériques désignent à la préférence des médecins.

J'ai vu un malade qui s'était bien trouvé des eaux de Saint-Boez; les eaux d'Allevard quoique froides, celles de Cauterets, malgré des conditions climatériques et topographiques beaucoup moins favorables que celles des Eaux-Bonnes, comptent aussi des succès ; et, cette année même, j'ai vu un tuberculeux, avec adénopathie à forme suffocante grave, qui s'était bien trouvé d'une cure à la Raillère : il était resté assez longtemps sans accès de suffocation après en avoir fait usage.

Si, derrière l'engorgement des glandes médiastines, existe une affection syphilitique, comme chez la malade dont j'ai rapporté plus haut l'observation, il faudra recourir au traitement mixte hydrargyrique-ioduré qui agira le plus souvent avec une grande efficacité. Si on supposait des ulcérations profondes de la trachée ou des bronches, il faudrait ménager le traitement avec prudence, et se rappeler qu'une cicatrisation rapide a été quelquefois suivie d'un rétrécissement des conduits aériens, cause des plus graves dangers.

S'il s'agit d'une adénopathie cancéreuse, tout ce que nous pouvons espérer est un soulagement, et il nous faut contenter de chercher à remplir la troisième indication.

II. La seconde indication : *tâcher d'amener à résolution les engorgements ganglionnaires*, est tellement enchevêtrée dans la première, que je n'ai pas pu les séparer.

III. Nous arrivons à la troisième : *atténuer autant que possible les troubles fonctionnels consécutifs à l'adénopathie et calmer les souffrances des malades.*

Évidemment le traitement devra varier suivant la nature de ces troubles fonctionnels.

Dans les accidents dyspnéiques aigus, comme ceux de l'angine striduleuse par exemple, l'ipéca, les préparations belladonées, les applications chaudes sur la région laryngée seront souvent très utiles.

Dans les crises asphyxiques de l'adénopathie à forme suffocante, avec les révulsifs sur la périphérie cutanée, on prescrira à l'intérieur des potions renfermant de la morphine, de l'eau de laurier cerise, de l'éther. On y ajoutera quelquefois soit de la belladone, soit du bromure de sodium. (1)

Les injections de morphine pourront être dans ce cas une précieuse ressource.

On maintiendra le malade dans une position telle qu'il puisse, étant obligé de rester assis, appuyer sa tête sans la renverser en arrière. On soutient, on cale son dos avec des oreillers et des coussins, et on fixe au-devant de sa tête aux montants du lit ou à des supports, un bandeau sur lequel il puisse appuyer son front.

Les inhalations d'oxygène *prudemment ménagées* ont semblé utiles dans ce cas au Dr Simon de Semur. Je les ai souvent employées dans des affections dyspnéiques, sans complications phlegmasiques; et quelques malades en ont obtenu du soulagement. Dans ces conditions, je ne les donne jamais pures, mais diffusées dans l'air; et je fais placer le tube inhalateur à 10 ou 15 centimètres de la bouche du malade.

Il ne faut pas oublier, dans ces formes suffocantes, que la mort peut survenir brusquement par syncope. Il est donc important de soutenir les forces : on fera prendre des grogs avec du rhum ou du cognac, et si les aliments solides ne sont pas tolérés on y suppléera par des doses

(1) Exemple :

Julep gommeux..................	80	grammes.
Eau de fleurs d'orangers...........	35	—
Eau de laurier cerise..............	5	—
Sirop de morphine................	25	—
Teinture d'Hoffmann..............	3	—

Une cuillerée toutes les heur c ajouter :

Bromure de sodium...............	3 grammes.
Teinture de belladone.............	0,30 centigr.

fréquemment répétées de lait, auquel on ajoutera une petite quantité de liquides alcooliques, ou de bouillon avec du jus de viande.

Dans les vomissements incoercibles, je prescris toujours l'emplâtre de thériaque et de belladone, dont j'ai donné ailleurs la formule. Je donne souvent en même temps la belladone à l'intérieur, et je dirige contre l'engorgement ganglionnaire les médications qui me paraissent devoir être à la fois les plus efficaces et les mieux tolérées par l'estomac révolté.

Dans ce cas encore, pour le régime, on tâtera les dispositions de l'estomac, soit qu'il préfère les liquides, et alors on lui fera prendre trois ou quatre litres de lait par jour, soit qu'au contraire les aliments de consistance pultacée lui conviennent davantage, et alors on lui donnerait des potages avec du jus de viande ou de la viande crue pilée, ou simplement des boulettes de viande crue, en administrant immédiatement après un demi-gramme à un gramme de pepsine pour assurer la rapidité de la digestion.

Dans les dilatations paralytiques de l'estomac, la noix vomique, la fève de Saint-Ignace seront indiquées. On les associera à la belladone, s'il y a en même temps tendance aux vomisements.

L'électricité pourrait être alors tentée, aussi bien que dans les cas où il y a de l'aphonie par compression des récurrents.

Il est impossible d'entrer dans tous les détails que comporterait l'extrême variété des troubles fonctionnels imputables à l'adénopathie. J'en ai cité les plus importants, pour montrer de quelle manière me paraît devoir être comprise la direction du traitement.

Le médecin aura toujours présentes à son esprit les trois indications que je viens de rappeler; et en mettant en jeu toutes les ressources de la thérapeutique, il ne perdra jamais de vue les conditions hygiéniques qui enveloppent en quelque sorte tout l'organisme, agissent sur lui d'une manière incessante, continue, et souvent avec une puissance qu'on n'obtiendrait pas de l'action plus passagère et plus restreinte des médicaments pharmaceutiques.

CHAPITRE XIII

OBSERVATIONS VENANT A L'APPUI DES PROPOSITIONS AVANCÉES DANS LE PRÉCÉDENT TRAVAIL

J'ai cité déjà un certain nombre d'observations qui m'ont paru venir à l'appui des propositions avancées dans ce travail. Je vais donner un extrait sommaire d'autres faits qui viendront corroborer les premiers.

Je rapporterai d'abord des exemples de toux opiniâtres, quinteuses, assez souvent coqueluchoïdes, sans lésions pulmonaires appréciables, et coïncidant avec un engorgement des ganglions trachéo-bronchiques.

§ 1. *Toux quinteuses, opiniâtres, coqueluchoïdes.*

OBSERVATION XLVII. — Un homme âgé de quarante-six ans, goutteux, lymphatique, a coupé il y a dix mois un accès de goutte avec la liqueur de Laville; depuis lors il est tourmenté par des douleurs erratiques constantes, tandis qu'habituellement il était libre de toute souffrance après son accès. Depuis lors également il se plaint d'engourdissement et d'anesthésie de la partie inférieure externe du tégument de la jambe droite avec une sensation très douloureuse de piqûre *sous la peau*, qui l'empêche de boutonner sa bottine.

En outre, depuis huit semaines, il a une toux opiniâtre qui a pris, depuis six semaines, le caractère de la toux de la coqueluche, sans qu'il ait été exposé à la contagion de cette dernière affection. Cette toux est quinteuse, *mêlée d'inspirations sifflantes*, accompagnée de spasmes, suivie de vomiturition, et de l'expuition de mucosités filantes, le matin surtout, ou après avoir marché sur un plan ascendant.

Je constatai de la matité dans la région ganglionnaire gauche, la respiration était faible, *aiguë* dans la moitié supérieure du poumon gauche.

Je lui conseillai de prendre alternativement pendant quinze jours, deux fois par jour, un verre d'eau de La Bourboule et pendant quinze jours un demi-gramme d'iodure de sodium en deux doses.

OBSERVATION XLVIII. — Un jeune enfant tousse depuis quatre mois d'une toux sèche, *rauque*, coqueluchoïde, accompagnée d'oppression, parfois suivie de vomissements. Des deux côtés du cou on constate des chapelets de ganglions engorgés. Le son est obscur dans la région ganglionnaire gauche; et le doigt y éprouve une sensation de résistance (sensation sclérosique); dans tout le côté correspondant le son est aigu, un peu tympanique. Dans tout le côté gauche, surtout dans la partie supérieure, le bruit respiratoire est faible, aigu, suivi d'une expiration prolongée.

OBSERVATION XLIX. — Je suis consulté par une jeune femme qui, depuis longtemps, est tourmentée par une toux sèche, quinteuse, coqueluchoïde, dont les accès reviennent le matin et le soir sans expectoration; cette toux est accompagnée de spasme et d'anhélation. Je ne constate aucune lésion pulmonaire, mais dans la région ganglionnaire droite le son est mat dans l'étendue de trois centimètres, le bruit respiratoire est très faible, presque nul dans tout le côté droit.

OBSERVATION L. — Un homme adulte, de race arthritique, depuis plusieurs années souffre d'une toux opiniâtre que rien n'a pu modifier; elle revient par quintes et est suivie d'envies de vomir. Le pharynx, la luette et les piliers palatins sont couverts de fines granulations qui leur donnent un aspect chagriné. Je constate les signes d'une adénopathie trachéo-bronchique du côté gauche. Les sulfureux n'ont pas réussi; le mont Doré a procuré quelque soulagement. Si je cite ce fait c'est moins pour rattacher à l'adénopathie cette toux quinteuse qui pourrait peut être trouver une explication dans l'angine glanduleuse que pour indiquer la connexité de celle-ci avec un engorgement ganglionnaire qui peut en modifier les symptômes.

OBSERVATION LI. — Au mois de juin 1868, on me présenta une petite fille de quatre ans, née d'une mère délicate et maladive, qui n'avait pas pu la nourrir et avait eu la malechance de la confier à une mauvaise nourrice. Cette enfant avait dû être sevrée à neuf mois, et depuis cette époque elle toussait habituellement. L'an dernier, elle eut pendant la nuit une attaque d'éclampsie, suivie d'hémiplégie du côté droit. Le mouvement revint dans la jambe d'abord, puis dans le bras.

Cet hiver, la toux a augmenté, est devenue *quinteuse, presque analogue à la toux de la coqueluche. L'inspiration était sifflante, en dehors même des quintes de toux*, principalement pendant les mouvements, qui, cependant, n'en paraissaient pas notablement gênés.

Les ganglions cervicaux étaient le siège d'un engorgement strumeux, surtout ceux du côté droit. Un gros ganglion occupait la fossette sus-claviculaire de ce côté.

La percussion me fit constater de la *submatité avec tonalité aiguë* et *résistance au doigt* dans la région scapulo-rachidienne droite, et au niveau de la moitié droite de la partie supérieure du sternum; dans cette dernière région, quand l'enfant ouvrait la bouche, la percussion faisait entendre un bruit de pot fêlé.

L'inspiration était faible, rude, *aiguë* dans tout le côté droit. L'expiration était forte et prolongée dans une grande étendue de ce côté en arrière. Dans le premier espace intercostal droit, près du sternum, on entendait un souffle trachéal pendant l'expiration.

Pendant les grandes inspirations, une dépression profonde se creusait au-dessus du sternum: les téguments étaient refoulés derrière cet os (tirage).

Je conseillai d'appliquer trois fois par semaine de la teinture d'iode sur le sommet du côté droit.

Au bout de quelques semaines, l'enfant devait être conduite aux Eaux-Bonnes. Après la cure thermale on devait s'abstenir pendant un mois de toute médication; puis, vers le mois de septembre, elle devait prendre pendant un mois de l'eau de La Bourboule, à la dose de deux à cinq cuillerées, deux fois par jour; elle se reposerait encore pendant le mois d'octobre, et à partir du mois de novembre, reviendrait pendant dix jours chaque mois à l'usage de cette eau.

J'ai su plus tard que ce traitement avait bien réussi et que la santé de l'enfant s'était très heureusement modifiée.

Observation LII. — Le 8 avril 1869, on m'amena une jeune fille de quinze ans, grasse, mais pâle, et présentant les traits du lymphatisme. Elle était bien réglée. Depuis deux mois, elle éprouvait une toux quinteuse très pénible, qui rappelait par ses caractères la toux des emphysémateux. Dans l'intervalle des quintes, la respiration était anxieuse, sifflante dans les deux temps, dans l'expiration surtout, dont la sibilance se prolongeait, perceptible à distance. Les muscles inspirateurs se contractaient avec de violents efforts; et à chaque inspiration une dépression profonde se produisait au-dessus de la fourchette sternale; les téguments du cou semblaient s'enfoncer derrière le sternum. Le pouls était fréquent, mais la peau restait sans chaleur.

La voix était grêle, poussée avec un effort qui n'aboutissait qu'à la production d'un son faible, très aigu, mais net, clair, sans raucité.

L'expectoration était muqueuse, et à plusieurs reprises elle avait été ponctuée de sang.

La percussion donnait un son obscur derrière la première pièce du sternum, et à droite de cet os, au niveau des deux premières côtes et du premier espace intercostal, dans l'étendue d'un travers de doigt. En arrière, on trouvait un son obscur sur les lames droites des quatre premières vertèbres dorsales et dans la partie voisine de l'espace scapulo-rachidien. Le son était clair dans tout le reste de la périphérie thoracique.

Le bruit respiratoire était roncheux et sibilant dans toute la poitrine.

On percevait un ronchus retentissant à timbre bronchique dans la région scapulo-rachidienne droite et au niveau du premier espace intercostal droit, près du sternum.

Le pharynx était couvert de granulations.

D'après cet ensemble de symptômes, je pensai qu'il y avait chez cette jeune fille un engorgement des ganglions bronchiques et particulièrement de ceux qui sont placés au devant de la bronche droite. Je n'ai pas pratiqué l'examen laryngoscopique, mais la netteté du timbre de la voix rendait peu vraisemsemblable l'existence d'une lésion laryngée.

Les sueurs, l'expectoration sanguinolente, pouvaient faire craindre une complication tuberculeuse pulmonaire, dont les signes auraient pu être masqués par ceux de la bronchite, de l'adénopathie et surtout par ceux de l'emphysème pulmonaire. Je prescrivis l'eau de la Bourboule et des applications de teinture d'iode dans les régions scapulo-rachidiennes et sous-claviculaires.

OBSERVATION LIII. — Une femme de trente ans, pâle, anémique, hémorroïdaire avec hémorroïdes saillantes et douloureuses, *tousse depuis trois ans*, sans autre lésion thoracique appréciable qu'une adénopathie trachéobronchique du côté gauche ; elle a en même temps de la dyspepsie et de la *dysphagie, elle ne peut se coucher que du côté gauche*, et ne dort bien que sur le dos.

Dans l'observation suivante, l'adénopathie est probablement symptomatique d'une affection tuberculeuse, qui est le point de départ de poussées congestives localisées au sommet du poumon droit; mais je crois qu'on peut attribuer à la lésion ganglionnaire le caractère *coqueluchoïde* de la toux.

OBSERVATION LIV. — M. d'A., âgé de trente-deux ans, est fils d'une mère affectée d'une maladie du cœur et très sujette aux névralgies; il a un frère asthmatique. Depuis longtemps il tousse, d'une *toux quinteuse coqueluchoïde;* cette toux a augmenté depuis quelques semaines à la suite d'un coryza violent, qui a duré quinze jours et revient tous les ans au printemps (coryza arthritique). Les quintes de toux se répètent surtout le soir et le matin, quelquefois dans la rue. Je constate chez lui les signes d'une adénopathie du côté droit; en outre le son est *obscur et plus aigu* dans tout le sommet droit. On y entend en avant et en arrière une crépitation sèche très fine. L'expectoration est abondante et le soulage. Je lui prescrivis des mouches de Milan et de l'eau de la Bourboule ; et il ne tarda pas à éprouver une amélioration notable. Depuis lors, j'ai cessé de le voir, mais je sais qu'i poursuit activement sa carrière et que sa santé paraît satisfaisante.

§ 2. — Dans le groupe suivant nous rangerons les malades dont la dyspnée a été le phénomène dominant.

OBSERVATION LV. — *Accès de suffocation sans toux. Adénopathie bronchique du côté droit.* — Un homme de vingt-huit ans, lymphatique, gros, gras, rubicond, a été traité il y a quelques années pour une maladie de poitrine, qui aurait été enrayée par les eaux d'Allevard. *Il ne tousse pas*, quoiqu'il soit affecté de pharyngite glanduleuse avec hypertrophie des amygdales. On constate chez lui les signes très accentués d'une adénopathie trachéo-bronchique du côté droit : la matité de la région ganglionnaire est très étendue, et par l'auscultation plessimétrique on constate l'absence de transsonance vibratoire au niveau de la partie interne du sommet droit, dans la région des ganglions. En avant l'inspiration est faible, l'expiration est soufflante, tubaire; en arrière l'inspiration et surtout l'expiration ont ce caractère soufflant, tubaire, dans l'espace scapulo-rachidien et jusque dans la fosse sus-épineuse. Ce malade *est sujet à des accès d'étouffement qui le prennent le plus souvent pendant les repas. Il éprouve une sensation de constriction à la gorge et d'obstacle à la déglutition; sa face devient très rouge; la respiration est très difficile.* Il ne tousse pas et sa voix n'est pas altérée; il ne vomit pas. Pendant la nuit, *il pousse des gémissements en dormant.* Rien ne prouve que cet homme ait eu une affection tuberculeuse des poumons. L'absence complète de toux rend plus remarquables et plus significatifs ces accès de dyspnée suffocante que provoquent les repas.

OBSERVATION LVI. — *Adénopathie bronchique droite. — Orthopnée, vomissements.* — En 1873, je fus appelé en province pour donner une consultation à une dame âgée de cinquante-deux ans; elle avait commencé il y avait deux ans, à être irrégulièrement réglée; depuis six mois, elle avait cessé de l'être. Elle avait eu souvent des névralgies. Pendant huit ans, aux époques menstruelles, elle éprouvait des douleurs épigastriques avec angoisses et vomissements. Depuis deux ans, ces accidents sont devenus plus fréquents et sans connexion avec la menstruation.

La nutrition ne semble pas avoir beaucoup souffert, quoiqu'elle affirme avoir maigri et qu'on observe une légère teinte anémique sur la lèvre supérieure. Le pouls est petit, très-fréquent (130 puls.), sans chaleur de la peau.

Depuis deux mois, elle souffre d'une oppression portée jusqu'à l'*orthopnée;* elle ne peut garder la position horizontale; *la respiration est haute, fréquente, suivie d'un sifflement perceptible à distance.*

Depuis la même époque, *elle vomit toutes les fois qu'elle ingère des aliments solides. Les liquides* sont gardés; mais ils *semblent s'arrêter dans deux points derrière le sternum,* et, quand ils les franchissent, ils provoquent un gargouillement stomacal. On observait une légère hypéresthésie dans la partie gauche de la région épigastrique.

Je trouvai le son obscur dans le côté droit du manubrium sternal, sur l'articulation sterno-claviculaire, sur la partie interne de la deuxième côte et sur les lames des quatre premières vertèbres dorsales du côté droit.

Dans tout ce côté, on constatait une rudesse générale du bruit respiratoire, plus marquée dans sa partie supérieure, surtout près du rachis et près du sternum : dans ces points l'inspiration rude était suivie d'une expiration sifflante et soufflante, plus forte en arrière où elle retentissait jusque dans la partie interne de la fosse sus-épineuse.

On rencontrait de volumineux paquets de ganglions tuméfiés au-dessus de chaque clavicule.

Je lui prescrivis 1° des lavements, deux fois par jour, avec 60 grammes d'eau de riz, six gouttes de teinture d'iode et quatre gouttes de laudanum; 2° deux fois par jour un demi-verre à deux tiers de verre d'eau de la Borboule avec quatre gouttes de teinture de Belladone ; 3° des applications de coton iodé sur la poitrine.

OBSERVATION LXIV. — *Adénopathie trachéo-bronchique droite, dysphagie, accès de suffocation, pas de toux.* — En 1876, je fus consulté par un homme de trente ans, gros, fort en apparence, qui avait été considéré, quelques années auparavant, comme menacé d'une affection de poitrine. Souvent, pendant les repas, il éprouvait une sensation d'*obstacle et de difficulté à avaler;* alors il était pris d'un *accès de suffocation très pénible, sans toux.* On constatait une matité complète dans la région ganglionnaire droite, en avant et en arrière. Près du sternum et près du rachis on entendait un double bruit de souffle, plus prononcé dans l'expiration. Le murmure vésiculaire était très faible dans tout le côté droit. Le malade éprouvait parfois des douleurs qui irradiaient de l'épigastre à la tête.

OBSERVATION LXV. —Je recevais, il y a quelque temps, une lettre d'un médecin de province, à propos d'un malade qui m'avait consulté antérieurement pour une toux opiniâtre et des accès de dyspnée, que j'avais attribués à une adénopathie bronchique du côté droit. Sous l'influence du traitement prescrit, la toux et l'oppression avaient complètement disparu. Mais depuis quelque temps, une tumeur d'apparence ganglionnaire s'était développée dans la fosse sus-claviculaire du côté gauche, et le malade éprouvait dans cette région des douleurs qui irradiaient vers le bord interne de l'omoplate correspondante.

La guérison de l'oppression et de la toux par un traitement antistrumeux était déjà venue confirmer mon diagnostic. L'apparition d'un engorgement lymphatique du côté opposé, était comme un témoignage extérieur de la lésion que j'avais constatée dans la cavité du thorax.

OBSERVATION LXVI. —J'ai vu, il y a quelque temps, une autre jeune malade qui avait, comme celle de l'observation X, *la tête de la clavicule droite soulevée par une tumeur ganglionnaire.* Elle éprouvait, depuis seize mois, des troubles respiratoires et surtout de l'oppression. Pendant les repas elle était prise de *hoquets qui paraissaient venir du pharynx et qui étaient quelquefois suivis de vomissements.* On constatait, dans la région ganglionnaire droite, les signes d'une adénopathie trachéo-bronchique : de la matité, une expiration soufflante ; et *la pression sur cette région ganglionnaire était douloureuse.*

Observation LXVII. — En 1875, je vis en consultation avec deux de mes confrères un homme d'une quarantaine d'années, qui avait eu, quelques années auparavant, une bronchite grave avec quelques hémoptysies et des sueurs nocturnes. Il en avait été guéri ; mais il conservait de la dyspnée qui augmentait par moments sous forme d'accès ; il éprouvait une sensation douloureuse habituelle dans la gorge et de temps en temps des douleurs à forme névralgique dans toute la poitrine.

Nous constatâmes l'existence d'une pharyngo-laryngite granuleuse avec tuméfaction et injection de la luette et de la muqueuse qui tapisse l'isthme du gosier, état morbide qui devait être aggravé et entretenu par l'usage du tabac. Nous trouvâmes la poitrine sonore des deux côtés, avec une *tonalité plus aiguë dans la région sus-claviculaire droite.* Il y avait de la submatité dans la région ganglionnaire du même côté : dans la moitié droite du manubrium sternal et sur les lames des quatre premières vertèbres dorsales. Le bruit respiratoire était faible dans tout ce côté avec expiration exagérée en arrière, au niveau de la fosse sus-épineuse. Il y avait donc là un engorgement des ganglions bronchiques, probablement symptomatique d'une lésion phymateuse, depuis longtemps enrayée, et dont la tonalité aiguë de la région sus-claviculaire, était le seul signe, indépendant des modifications plessimétriques et stéthoscopiques, imputables à l'adénopathie.

Nous lui prescrivîmes : 1° de renoncer au tabac ; 2° de faire une saison aux Eaux-Bonnes ; 3° de se gargariser avec un gargarisme boraté, et, quand l'état inflammatoire subaigu de la muqueuse serait apaisé, d'y faire faire des applications de teinture d'iode. Les mêmes applications devaient être faites, tous les jours, sur le sommet droit de la poitrine. Six semaines après avoir quitté les Eaux-Bonnes, vers le mois de septembre, il devait prendre pendant douze jours, chaque mois, deux fois par jour, un demi-verre à un verre d'eau de la Bourboule, et pendant dix-huit jours de l'huile de foie de morue de Christiania.

Deux ans après, le malade m'écrivit qu'il s'était très bien trouvé du traitement, mais que, *par les temps humides et froids*, il sentait encore un peu d'oppression, de la douleur dans la gorge et des névralgies thoraciques ; mais que son estomac ne tolérait plus l'huile de morue. Je lui répondis de la remplacer par un sirop ioduré. Très probablement l'adénopathie avait dû diminuer sans disparaître, et le froid humide ramenait des congestions vers les ganglions malades.

Dans les observations précédentes les malades avaient des accès de suffocation et d'autres symptômes qu'on observe dans les formes graves de l'adénopathie. Dans les suivantes le phénomène dyspnée se présente sous des formes moins accentuées, il consiste simplement dans de l'essoufflement ou de légers accès d'oppression. La coincidence de cette dyspnée avec les signes de l'adénopathie, sa disparition sous l'influence d'un traitement antistrumeux, me paraissent rendre probable l'intervention de l'engorgement ganglionnaire dans ces troubles respiratoires.

Observation LXVIII. — Mlle C..., âgée de dix-sept ans, régulièrement mais peu menstruée, à la suite de fatigues causées par la préparation à des examens, contracta un rhume qui dura quatre mois. Depuis lors sa santé a décliné, elle a un peu maigri et beaucoup pâli ; elle se plaint de faiblesse, de fatigue et d'essoufflement au moindre exercice. Elle a des palpitations fréquentes; son appétit est très irrégulier. En même temps elle s'est aperçue que l'extrémité interne de la clavicule droite était soulevée et saillante, et que les régions circum et sus-malléolaires étaient devenues le siège d'un œdème dur qui ne conservait pas l'impression du doigt.

On constatait de la submatité dans la région ganglionnaire droite tant en avant qu'en arrière. Dans la région scapulo-rachidienne, le bruit respiratoire était faible dans tout ce côté, suivi d'un souffle expirateur qui retentissait dans la fosse sus-épineuse correspondante. Je conseillai l'eau de la Bourboule, des bains avec les eaux mères et les sels de Salins, des applications de teinture d'iode sur le sommet droit, de l'iodure de fer à l'intérieur; et, quelques mois après, j'appris que la malade était complètement guérie. Sans doute une grande partie des symptômes accusés par cette jeune malade pouvait être attribuée à l'anémie, mais il me semble difficile d'admettre qu'un engorgement ganglionnaire assez prononcé pour soulever la tête de la clavicule et qui devait, par conséquent, exercer une pression considérable sur les organes intérieurs, ne fut pas pour quelque chose dans les troubles circulatoires et nutritifs qu'elle avait accusés.

Dyspnée coincïdant avec des adénopathies liées à des bronchites. Dans les observations précédentes, la dyspnée n'était pas toujours accompagnée de toux ; elle était pour les malades le phénomène le plus saillant et le plus pénible ; dans la suivante, l'adénopathie est liée à une bronchite catarrhale très probablement de nature herpétique.

J'ai cité plusieurs observations incontestables de dyspnée ou d'aphonie d'origine adénopathique; le cas suivant pourrait-il être rattaché à la même condition pathogénique? l'examen laryngoscopique n'a pas été fait comme dans les autres cas que j'ai rapportés, ce qui doit laisser des doutes légitimes sur la cause de cette dysphonie.

OBSERVATION LXIX. — Un homme d'une cinquantaine d'années, obèse, eczémateux, dyspeptique, tousse depuis quatre mois, expectore des matières pituiteuses et se plaint surtout d'une grande oppression. Sa langue est recouverte d'un enduit saburral.

On constate de la matité dans la région ganglionnaire droite. La poitrine de ce côté est sonore, mais d'une tonalité plus élevée; le bruit respiratoire est plus faible que du côté gauche. En arrière près du rachis, dans l'étendue d'un décimètre environ, à partir de la septième cervicale, la respiration est soufflante dans les deux temps, mais surtout dans l'expiration qui est énorme et retentit dans toute la fosse sus-épineuse du même côté. Dans le reste de la poitrine on entend quelques ronchus graves ou sibilants disséminés.

Ce malade pour stimuler la paresse de son estomac buvait deux bouteilles de vin par jour, je le réduisis à une bouteille. Je lui prescrivis un régime antidartreux et antiadipeux. Il devait prendre deux verres d'eau de la Bourboule pendant trois semaines; cette eau devait être, après ce laps de temps, remplacée par du suc de cresson avec du sirop de raifort.

Dès à présent, il devait faire tous les jours sur le sommet droit de la poitrine des applications de teinture d'iode et prendre des pilules de goudron poudre de Dower et benjoin.

OBSERVATION LXX. — Une femme de quarante ans a soigné ses enfants atteints de coqueluche et elle même, sans avoir la toux regardée comme caractéristique de cette affection, tousse depuis deux mois d'une *toux sèche, rauque, quinteuse, très fatigante*. Je trouve un son mat dans la région ganglionnaire droite en avant et en arrière. Le bruit respiratoire est beaucoup plus faible et plus aigu dans tout le côté droit. Elle a éprouvé pendant plusieurs jours une *douleur qui partait de la partie supérieure droite du sternum, et retentissait dans la partie correspondante de la gouttière vertébrale*, sa voix était rauque, elle parlait à voix basse, disant qu'articuler des sons timbrés la fatiguait.

Prescription. — Eau de la Bourboule, application de teinture d'iode. Je le répète : cette raucité de la voix, bien qu'elle se montre quelquefois avec les parésies d'une des cordes vocales, appartient surtout ici à la laryngite; aussi je n'aurais pas rapporté cette observation, si elle ne m'avait paru intéressante par la coïncidence de cette toux quinteuse chez la mère avec la coqueluche de ses enfants.

OBSERVATION LXXI. — *Hémoptysies. — Vertiges accompagnés de vomissements. — Adénopathie trachéo-bronchique droite, œdème thoracique du même côté.* — Rosalie A.., âgée de quarante-huit ans, à la suite d'une grippe qui dura plusieurs mois, a eu, vers l'âge de huit ans, des adénites sous-maxillaires suppurées qui ont laissé des cicatrices. Vers la même époque elle devint sujette à des palpitations, à des accès d'étouffements et à des hémoptysies qui se répétèrent fréquemment avant l'apparition du flux menstruel. Celui-ci ne se montra pour la première fois qu'à l'âge de vingt ans. Suivant la pratique qui régnait alors, elle fut soumise à des saignées répétées. On la phlébotomisa quinze ou vingt fois pendant ce laps de temps.

Avec la menstruation ces accidents diminuèrent considérablement, mais sans disparaître; elle resta sujette aux palpitations et aux crachements de sang. L'écoulement menstruel était régulier, mais peu abondant, généralement précédé d'hémoptysie ou d'épistaxis; elle avait en outre de fréquentes migraines, et ses urines étaient souvent sédimenteuses. Il y a huit ans, elle fut affectée d'une pneumonie pour laquelle elle fut traitée à l'Hôtel-Dieu. Après la guérison, elle continua à éprouver les mêmes accidents périodiques; ils cessèrent il y a quinze jours avec ses règles, et avec elles les palpitations et les hémoptysies qui les avaient accompagnées jusque-là. Il y a trois mois, elle fut atteinte d'une affection cutanée, prurigineuse le matin seulement, principalement localisée sur la main droite, mais s'étendant à d'autres régions.

A son entrée à l'Hôtel-Dieu, nous observâmes sur sa peau quelques groupes eczémateux qui en étaient les restes, nous dit-elle. Deux mois après le début de cette dermatose, elle avait pris deux bains sulfureux qui la firent en grande partie disparaître; mais, immédiatement après ces bains, elle commença à éprouver des vertiges, il y a environ six semaines. Ils ont persisté depuis cette époque; et, depuis quinze jours, ils ont considérablement augmenté, et ont été plusieurs fois accompagnés de vomissements. Elle est tombée une fois sans connaissance et est restée trois heures, dit-elle, en cet état. Quand elle est revenue à elle, tout le côté gauche était engourdi; le lendemain ce phénomène avait disparu, mais le côté droit fut engourdi à son tour et le siège de fourmillements. Depuis lors, bien que les mouvements puissent dans le lit s'accomplir d'une manière normale, elle ne peut se tenir debout; et lorsqu'elle essaye de le faire, elle paraît avoir de la tendance à tomber du côté droit. Elle explique avec netteté que ce n'est pas l'affaiblissement de l'appareil locomoteur, mais le vertige qui provoque sa chute. Si on la soutient sous les bras, elle remue les jambes avec facilité, elle a conscience des mouvements, elle a la sensation du sol et peut marcher les yeux fermés. Bien que les vertiges soient continus, ils présentent une sorte d'alternance avec les douleurs : celles-ci diminuent quand les vertiges augmentent, et *vice versa*.

Cette femme est sèche, maigre; son teint est un peu jaunâtre; ses pupilles sont contractées, la droite surtout. Par moments on observe un léger strabisme convergent de l'œil droit; sa vue est trouble, dit-elle.

Les fonctions digestives s'accomplissent d'une manière régulière : l'appétit est normal; la soif n'est pas exagérée, quoique la bouche soit sèche; la déglutition des liquides est difficile. La malade est constipée.

La voix est rauque, éraillée : c'est depuis quinze jours, dit-elle, et surtout depuis quatre, qu'elle présente ce caractère. La malade ne tousse pas.

Les artères sont dures, inégales, sinueuses, bosselées, moliniformes. Son pouls présente des intermittences assez éloignées ; en auscultant le cœur on constate un bruit de souffle à la pointe qui se propage vers la base en s'affaiblissant. Le volume du cœur n'est pas notablement augmenté.

Par la percussion, on trouve un son obscur dans les régions sus et sous-claviculaires droites; le son est encore obscur dans la partie interne du premier espace intercostal, ainsi que dans la partie interne du manubrium sternal, surtout au niveau de l'articulation de la seconde côte, avec élévation de la tonalité et résistance au doigt. Ces anomalies de sonorité se retrouvent en arrière, moins accentuées, au niveau des lames droites des quatre premières vertèbres dorsales et dans la fosse sus-épineuse.

Dans tout le côté droit de la poitrine, la respiration était faible, plus rude, moins expansive qu'à gauche. Dans la fosse sus-épineuse, près du rachis on entendait un souffle expirateur très fort qu'on retrouvait beaucoup plus faible dans la région correspondante du côté gauche. On l'entendait encore, mais affaibli, en avant et à droite, au niveau de la partie supérieure du sternum, et dans le voisinage de cet os, dans les points qui présentaient un son obscur sous la percussion; là aussi les bruits du cœur étaient transmis plus nets et plus forts qu'ils ne l'étaient dans les points situés au-dessous. Dans toute la région sous-claviculaire on percevait une expiration soufflante et de l'écho de la toux, parfois des craquements secs passagers.

En pratiquant la percussion, on éveillait une vive sensibilité qui s'étendait à la plus grande partie de la moitié droite du thorax, plus accentuée en avant. Cette hyperesthésie existait plus développée encore dans la région cervicale, surtout au niveau du muscle sterno-mastoïdien et le long de son bord postérieur. La malade accusait en outre des douleurs spontanées qui, partant de la région temporale droite, descendaient jusqu'à la clavicule et parfois jusqu'à la région sous-mammaire.

Il y avait un léger œdème de la paroi thoracique du même côté, le stéthoscope et le doigt y laissent une empreinte qu'on n'observait pas du côté gauche. En explorant la région sus-claviculaire de ce côté, on sentait que l'artère sous-clavière était volumineuse, indurée; elle soulevait la peau. A sa partie interne on trouvait un ganglion tuméfié; dans ce point pas plus que dans la région sous-claviculaire, on n'entendait aucun bruit morbide qu'on pût rapporter à une lésion vasculaire. Sur les côtés du cou, surtout à gauche, on rencontrait des ganglions engorgés assez volumineux.

Cet ensemble symptomatique me fit diagnostiquer l'existence d'une tumeur probablement ganglionnaire, comprimant le récurrent droit, le pneumogastrique, le grand sympathique et la veine sous-clavière; je rattachai à la compression du récurrent la dysphonie survenue depuis quelques semaines. Je priai Krishalier, qui assistait à ma visite, de pratiquer l'examen laryngoscopique, qui montrerait si cette interprétation était fondée et si quelques troubles des mouvements de la glotte manifestaient une anomalie fonctionnelle du nerf laryngé inférieur. Cet examen confirma toutes mes prévisions. Dans les actes vocaux, la lèvre gauche de la glotte accomplissait seule des mouvements, la droite restait immobile.

L'étroitesse des pupilles, et surtout de la pupille droite, témoignait de la parésie des fibres dilatatrices de l'iris, qui sont innervées par des filets du sympathique. Si la myosis existait des deux côtés, à des degrés différents, il est vrai, les anastomoses des deux cordons ganglionnaires me paraissaient pouvoir expliquer cette synergie morbide.

Les douleurs étendues de la tête à la base du thorax, les vertiges, les vomissements me semblaient pouvoir être imputables à la stimulation anomale du pneumogastrique; la gêne de la déglutition pouvait être rapportée à la même origine. Une compression de la veine sous-clavière expliquait le léger degré d'œdème des parois thoraciques.

La sensibilité exquise et douloureuse des téguments du cou et de la poitrine pouvait être un phénomène réflexe.

Ainsi l'analyse physiologique venait confirmer l'induction qu'on pouvait tirer des signes physiques pour faire admettre l'existence d'une tumeur située dans la partie supérieure du médiastin et comprimant les organes qui y sont contenus. La connexion de cette tumeur avec l'extrémité inférieure de la trachée et avec la grosse bronche droite rendait compte des modifications du bruit respiratoire, du souffle expirateur perçu en avant et en arrière; ses rapports avec l'aorte devaient favoriser la conduction des bruits de l'artère dans la partie de la région thoracique qui la recouvrait.

Si l'existence d'une tumeur paraissait à peu près certaine, on pouvait hésiter sur la nature de cette tumeur : le développement anomal de la sous-clavière, la myosis, symptôme assez commun des anévrysmes, pouvaient faire penser qu'il s'agissait d'un anévrysme de l'aorte ou du tronc brachio-céphalique. Mais l'absence de tout phénomène stéthoscopique, de tout mouvement pulsatile de la paroi thoracique, l'existence antérieure d'affections ganglionnaires, la coïncidence d'un ganglion tuméfié au-dessus de la clavicule, ce souffle expirateur, si fréquent dans l'adénopathie, beaucoup plus fort en arrière, c'est-à-dire dans la région qui répond aux ganglions plutôt qu'aux tumeurs artérielles, me semblaient rendre très probable qu'il s'agissait d'une adénopathie.

Mais, s'il existait un engorgement des ganglions bronchiques, sous quelle influence s'était-il développé? Il est quelquefois primitif, plus souvent il est symptomatique d'une lésion dans la région lymphathique dont les ganglions sont les aboutissants.

Notre malade avait eu antérieurement une adénite cervicale de nature scrofuleuse ; les ganglions pulmonaires avaient-ils subi la même action pathogénique? ou bien y avait-il eu une évolution tuberculeuse qui serait demeurée stationnaire, mais qui aurait retenti sur le système lymphatique? En même temps cette lésion aurait pu être l'épine incitatrice de ces congestions hémorragiques observées depuis l'enfance, et qui semblaient parfois une déviation de la congestion cataméniale. La matité de la région claviculaire, l'écho de la toux, l'obscurité du son dans la fosse sus-épineuse, l'expiration bronchique perçue jusqu'à la partie externe de la fosse sus-épineuse et de la région sous-claviculaire, même en admettant que ce souffle eut son origine dans la région ganglionnaire, enfin les craquements secs attestaient une induration du sommet du poumon droit; et cette induration expliquait la conduction des sons produits à la racine des bronches.

Si telle était la connexion et l'enchaînement des phénomènes morbides, il faudrait admettre que dans ces derniers temps la tumeur ganglionnaire avait subi un accroissement assez considérable pour produire des troubles fonctionnels qui ne s'étaient point manifestés jusque-là; rien de plus commun d'ailleurs que ces poussées fluxionnaires dans les adénites superficielles; et si l'engorgement ganglionnaire est beaucoup plus commun et plus rapide chez les jeunes sujets que chez les adultes, nous ne devons pas oublier que le docteur Liouville l'a assez souvent rencontré dans la vieillesse.

Si une incitation anomale des filets gastriques de la dixième paire est la cause probable du vertige stomacal, une cause fréquente de céphalalgie, à plus forte raison, la compression du tronc nerveux lui-même pourra-t-elle provoquer ces phénomènes morbides surtout chez une malade dont le système nerveux paraît très excitable; et si la violence et l'opiniâtreté des accidents répugnent à cette interprétation, on pourrait dire que, chez certains sujets, on a vu l'irritation de l'extrémité périphérique d'un nerf, la présence d'un corps étranger dans l'oreille, amener la paralysie et l'atrophie d'un membre; il ne semble donc pas impossible que la compression du pneumogastrique et du sympathique puisse provoquer des vertiges violents avec trouble de l'équilibration.

Cependant on peut comprendre qu'en présence de pareils vertiges accompagnés de céphalalgie, suivis même une fois, d'une perte de connaissance prolongée, vertiges qui rendaient la station impossible, on fût porté à chercher dans une affection plus directe des centres nerveux, l'origine de troubles d'innervation aussi nombreux, aussi profonds, aussi persistants.

On pouvait encore se demander si à l'engorgement strumeux des glandes médiastines ne s'ajoutait pas une disposition hystérique? mais aucun autre symptôme n'en avait jusque-là dénoncé l'existence.

Ces vertiges, ces troubles d'équilibration ont été quelquefois imputables à des néoplasies intra-craniennes, notamment à celles qui se développent dans le voisinage du cervelet ou de la protubérance; mais elles provoquent généralement, alors, d'autres phénomènes morbides qui ne se montraient pas chez cette malade. Pour éclaircir ce doute, je priai mon ami le docteur Galezowski de pratiquer l'examen ophtalmoscopique pour voir si quelque altération du nerf optique ne viendrait pas nous faire présumer une lésion encéphalique. La papille lui sembla un peu moins nette du côté droit, comme si un léger nuage en voilait les contours; mais cette nuance était si peu accusée que lui seul put la constater et que ce savant ophtalmologiste déclara ne pouvoir en tirer aucune conclusion.

Quoi qu'il en fût, et quel que fût le point de départ des troubles multiples observés chez cette malade, en admettant l'existence d'une tumeur ganglionnaire, deux indications se présentaient : Chercher à obtenir la résolution, sinon de la totalité d'un engorgement qui pouvait être très ancien, du moins de cette fluxion récente qui paraissait avoir été la cause de la plupart des accidents; ensuite on devait tâcher d'apaiser les souffrances vives que la malade éprouvait. Je prescrivis deux fois par jour quatre gouttes de teinture d'iode délayée dans de l'eau de riz, et, le soir, une pilule composée de quinze centigrammes de masse de cynoglosse et de cinq centigrammes de poudre de semences de ciguë.

Au bout de quelques jours, les douleurs avaient considérablement diminué; je ne trouvais plus cette sensibilité excessive de la région cervicale, le long du bord postérieur du muscle sterno-mastoïdien, ni celle de la région antérieure du thorax. Huit jours après l'entrée de la malade, le ganglion situé en dedans de la sous-clavière avait en grande partie disparu; et l'artère n'offrait ni cette saillie remarquable, ni cette apparence d'ampliation très considérable que j'avais constatées le jour de mon premier examen; elle était dure, large, mais il fallait déprimer les téguments pour la sentir, tant elle s'était affaisée. Il est évident qu'elle avait été soulevée par une masse dure qui, en la rendant plus superficielle et peut-être en l'aplatissant, l'avait fait paraître plus volumineuse qu'elle n'était réellement.

Le 16 février, douze jours après l'admission à l'Hôtel-Dieu, les douleurs étaient modérées; le vertige était très prononcé; et la malade répétait qu'il avait toujours augmenté quand les douleurs diminuaient. Le pouls, qui était assez fréquent, de soixante-seize à quatre-vingts pulsations, observées les premiers jours, était tombé à soixante-huit. La déglutition des liquides se faisait actuellement sans difficultés. Si j'avais eu de l'eau de la Bourboule à ma disposition, je l'eusse fait alterner avec les préparations iodées. Je fis cesser la teinture d'iode et je la remplaçai par une autre potion renfermant un gramme d'iodure de potassium et un centigramme de bichlorure de mercure; je supprimai la pilule calmante à cause de l'intensité des vertiges et de l'apaisement des douleurs.

En prescrivant cette médication, ordinairement opposée aux accidents tertiaires de la syphilis, je n'avais pas la pensée que les lésions qui existaient chez cette femme fussent de cette nature; mais dans le doute où je restais sur l'origine des troubles de la locomotion et de la sensibilité, n'étant pas absolument certain de l'absence d'une néoplasie intra-cranienne, je faisais appel à l'action si puissamment résolutive du traitement ioduré hydrargyrique, qui, prudemment administré, ne me paraissait pouvoir exercer aucune influence fâcheuse sur l'affection des glandes médiastines.

En même temps, je fis appliquer deux petits cautères sur les côtés de la sixième vertèbre cervicale et je fis remplir avec une pommade iodurée la dépression sus-claviculaire. Le petit ganglion que nous avions constaté dans cette région et qui avait déjà très notablement diminué finit par disparaître. Bientôt la malade commença à marcher, quoique se plaignant toujours d'engourdissements, de fourmillements dans le côté droit et d'une légère tendance à tomber de ce côté.

La voix avait repris un timbre presque normal, avec une nuance de faiblesse et d'enrouement; cependant l'examen laryngoscopique nous fit constater que la corde vocale droite restait immobile. Le rétablissement de la fonction vocale dépendait peut-être de ce que cette corde avait retrouvé un degré de tension suffisant sans avoir reconquis toutes ses facultés motrices. Ce ne fut que quinze jours plus tard que nous la vîmes se mouvoir pendant la phonation.

La disparition des autres phénomènes morbides fut lente, mais progressive, et cette malade exigea sa sortie, promettant de continuer le traitement sous l'influence duquel elle était arrivée à cet heureux résultat.

Vomissements opiniâtres et dilatation de l'estomac. — Des vomissements incoercibles, et des dilatations de l'estomac peuvent être la conséquence de la compression exercée sur le pneumogastrique par des ganglions tuméfiés. J'ai cité des observations qui me paraissent le démontrer. Un fait rapporté par M. Potain, dans lequel l'autopsie a fait voir un des pneumogastriques adhérant à des ganglions qui le comprimaient, en donne une preuve irrécusable.

Chez plusieurs malades j'ai constaté une dilatation de l'estomac sans vomissements coïncidant avec une adénopathie trachéo-bronchique. Il serait absurde toutes les fois qu'on trouve une dilatation ou un trouble fonctionnel de l'estomac chez des sujets dont les glandes médiastines sont engorgées, d'affirmer entre ces deux faits un rapport de causalité; mais puisque ce rapport existe quelquefois, je me crois autorisé à constater cette coïncidence sans en tirer aucune conclusion; l'avenir dira dans quelles limites, et dans quelles conditions la compression de la dixième paire peut produire un désordre gastrique.

Dans le fait suivant la dilatation de l'estomac était énorme; mais la cause qui l'a produite reste douteuse; car, je le répète, la coïncidence d'une adénopathie trachéo-bronchique ne suffit pas pour lui en attribuer l'origine.

Observation LXIX. — Un homme de moyen âge, maigre, mais sans teinte cachectique de la peau, éprouve depuis cinq ans, sans cause appréciable, *des vomissements fréquents précédés d'une toux quinteuse.* Depuis six mois il a vomi trois fois du sang avec une sensation de chaleur douloureuse derrière le sternum. L'estomac énormément dilaté, fait entendre, quand on secoue le tronc, un bruit de clapotement; en faisant placer le malade alternativement sur l'un et l'autre côté, on constate dans la partie déclive du viscère une matité qui se déplace avec le malade.

La palpation la plus minutieuse ne découvre dans l'abdomen aucune induration.

On observe chez le malade des signes d'une adénopathie trachéo-bronchique du côté gauche. Comme origine probable de cette lésion, je ne trouve dans ses antécédents qu'une grande disposition aux angines, qui peuvent être, nous l'avons vu, une des causes de l'adénopathie médiastine.

Malgré les résultats négatifs de la palpation, en présence de ces hématémèses on doit se demander s'il n'y aurait pas, outre cette gastrectasie, une lésion des tissus gastriques. La longue durée des accidents rend l'hypothèse d'un cancer peu vraisemblable, mais il pourrait y avoir une ulcération superficielle herpétique ou autre. D'une autre part la compression du pneumogastrique ne pourrait-elle pas produire dans l'estomac des troubles vaso-moteurs qui aboutiraient à l'hémorragie? Brown-Séquard et Rosenbach admettent l'action vaso-motrice du vague, qui est niée, il est vrai, par M. Vulpian; mais Schiff a vu des ecchymoses et des hémorragies de l'estomac se produire quelques jours après la section des rameaux sous-diaphragmatiques de la dixième paire [1].

Gastralgie coïncidant avec l'adénopathie trachéo-bronchique. Ce que j'ai dit plus haut de la difficulté qu'on éprouve à déterminer le rôle de l'adénopathie trachéo-bronchique dans les vomissements ou dans les gastrectasies qui coïncident avec cette affection doit se répéter *à fortiori* à propos des gastralgies, des dyspepsies et des troubles nutritifs qu'on observe chez des sujets atteints d'engorgement des glandes médiastines. J'ai réuni un grand nombre de faits de cette nature. Je me contenterai d'en citer quelques-uns, sans me croire autorisé à en tirer aucune conclusion. Le problème de l'étiologie des phénomènes dyspeptiques est si complexe; ils peuvent être subordonnés à des conditions pathogéniques si nombreuses et en même temps d'une détermination rigoureuse si difficile, qu'on est exposé, à chaque pas dans cette voie, à croire découvrir un rapport de causalité là où il n'y a qu'une simple coïncidence ou tout au plus une connexité.

Cependant cette question ne me semble pas être de celles auxquelles on doit opposer d'emblée une fin de non-recevoir. Elle me paraît mériter d'être examinée; aussi, sans affirmer aucune conclusion, je viens apporter ma contribution à une enquête que je crois motivée et qui ne me semble pas dénuée d'intérêt.

En effet, chez presque tous les malades qui ont offert des lésions et des anomalies fonctionnelles inconstestables du nerf de la dixième paire, nous avons observé des troubles de la digestion et de la nutrition : ces troubles peuvent certainement trouver une explication dans les ébranlements généraux de l'organisme qui accompagnent les formes graves de l'adénopathie, mais ils peuvent être aussi le résultat direct de la perturbation survenue dans les fonctions du nerf vague.

Quoi d'étonnant à ce que, quand les filets de ce nerf sont écrasés, dissociés, englobés dans un foyer inflammatoire, irrités par des néoplasies destructives, les fonctions abdominales dont il est un des prin-

(1) Dr Letulle, *L. c.*, p. 96.

cipaux incitateurs, un des principaux harmonisateurs, soient dérangées dans leur action, à ce que la nutrition dont il relie, en les tenant sous sa dépendance, les organes multiples, puisse être altérée? Ne serait-il même pas surprenant qu'il en fût autrement, et ne pouvait-on pas s'y attendre?

Mais des déductions, quelque légitimes et vraisemblables qu'elles paraissent, ne peuvent pas servir à édifier la science. Je ne les présente ici que pour justifier cette enquête que je propose et en motiver l'utilité.

Je n'en dissimule pas les difficultés, et tout d'abord je veux montrer par un exemple que je ne cherche pas à les jeter dans l'ombre. Ainsi dans un assez grand nombre de dyspepsies opiniâtres, j'ai noté la coexistence d'adénopathies trachéo-bronchiques et de pharyngites glanduleuses. Je suis convaincu que la pharyngite peut être l'origine de l'engorgement des glandes médiastines.

D'une autre part, tous ceux qui ont décrit cette pharyngite ont indiqué, chez les malades qui en sont atteints, la fréquence des complications dyspeptiques et hypocondriaques. Je les avais décrites, après Green, en 1855, dans la monographie que j'ai consacrée à cette affection [1]. Huit ou dix ans après Pidoux, qui avait souvent observé, comme moi, cette coïncidence, l'a signalée à l'attention des médecins.

Si les observations ultérieures établissaient que cette complication de l'angine se montre chez des sujets qui offrent en même temps des signes d'adénopathie, on pourrait se demander si celle-ci, par l'action qu'elle peut exercer sur le pneumogastrique, ne serait pas le lien qui unit ces deux affections.

Assurément cette hypothèse est admissible, mais d'une autre part, comme je l'ai dit, il y a trente ans, l'angine et les troubles digestifs peuvent naître par une commune origine d'une même racine diathésique. L'herpétisme ou plutôt la forme herpétique de l'arthritisme est une des causes les plus fréquentes de la pharyngite glanduleuse; il est en même temps une des conditions pathogéniques les plus communes de la dyspepsie. Combien il est difficile de démêler l'écheveau de ces complexités morbides!

Observation LXX. — En 1881 j'ai été consulté pour une jeune fille de douze ans, pâle, délicate, mais sans manifestation strumeuse. Cinq semaines auparavant elle avait été atteinte d'angine tonsillaire; et depuis lors sa

(1) *Traité de l'angine glanduleuse*, p. 5.

santé s'était altérée. Son appétit était devenu très irrégulier et très fantasque. Elle avait des palpitations; le pouls était très fréquent et le cœur battait avec une énergie très exagérée.

Ses parents avaient remarqué qu'elle avait beaucoup pâli.

L'amygdale gauche était encore un peu tuméfiée et injectée.

Je constatai un son obscur et aigu au niveau de la tête de la clavicule droite et de la partie voisine de cet os, dans la moitié droite supérieure du manubrium sternal, et dans la partie voisine des deux premiers espaces intercostaux.

Le bruit respiratoire au sommet de ce côté était moins expansif, plus aigu, saccadé, bitonal à tonalité ascendante. Dans la moitié inférieure droite, au contraire, il était notablement plus fort qu'à gauche, mais rude, sec, non moelleux.

Je lui prescrivis des lotions d'eau salée, des pilules de proto-iodure de fer et des applications de teinture d'iode.

Au bout de quelques semaines cette jeune fille avait recouvré sa santé habituelle.

L'intervention de l'adénopathie dans ces troubles nutritifs me semble d'autant plus admissible, qu'ils se sont manifestés après une angine tonsillaire, cause fréquente d'engorgement des glandes médiastines; la disparition simultanée et rapide de tous les phénomènes morbides est encore une présomption en faveur de cette opinion.

Dans l'observation suivante les symptômes ont été plus graves; la maladie plus rebelle n'a guéri qu'au bout de deux ans.

Observation LXXI. — C'était une jeune fille âgée de vingt-quatre ans. Une de ses sœurs avait succombé à une affection tuberculeuse; celle-ci avait succédé à un état de langueur dont la dyspepsie et l'anémie étaient les traits les plus saillants. Elle commença elle aussi, à perdre l'appétit, elle pâlit, ses règles devinrent irrégulières. Une hypocondrie hystérique se joignit à ces symptômes; elle avait de fréquentes palpitations, un sentiment fébrile sans hyperthermie, phénomène qui n'est pas rare dans les mêmes conditions. L'inappétence augmenta, accompagnée de gastralgie, et avait pour principal caractère l'horreur de la viande : la *sarcophobie*, symptôme qu'on observe assez souvent chez ces malades.

Consulté dès le début des accidents, je constatai une adénopathie trachéo-bronchique du côté droit. En outre le pharynx était hérissé de grosses granulations (forme lymphatique de l'angine glanduleuse), on employa simultanément, les frictions générales sèches, l'exercice, les toniques amers, les applications d'iode sur la poitrine et sur le pharynx, l'eau de la Bourboule qui fut remplacée par l'eau de Challes. Plus tard je lui prescrivis le protochlorure de fer, quand les phénomènes gastralgiques furent apaisés et quand la pharyngite eut diminué. La malade passa un mois à Cannes et fit pendant deux ans une cure à la Bourboule; sous l'influence de ces médications, elle fut complètement guérie en même temps que les signes d'adénopathie s'effacèrent.

OBSERVATION LXXII. — Jeune fille de douze ans excessivement grande, pâle, maigre, avec des plaques de pityriasis sur les joues et sur les sourcils. Quatre ans auparavant elle avait eu la scarlatine et conservait un léger degré d'albuminurie. Elle fut dans ces conditions prise d'une laryngite avec raucité de la voix et toux opiniâtre, elle avait en outre de l'inappétence et surtout le dégoût de la viande.

Appelé à l'examiner je constatai de l'anémie, des urines très légèrement albumineuses, un son obscur dans les régions ganglionnaires, beaucoup plus marqué à droite; le son thoracique était plus élevé de ce côté.

Le bruit respiratoire était rude partout, plus faible dans tout le côté droit; au sommet de ce côté, près du sternum, il était saccadé, bitonal, à tonalité ascendante.

On constatait de l'hyperesthésie entre les deux attaches du sterno-mastoïdien et vers l'épanouissement épigastrique du nerf diaphragmatique. Je prescrivis des frictions sèches avec un sac de molleton imprégné de vapeur et benjoin, de la gymnastique, de l'eau de la Bourboule, une mixture amère apéritive, des applications de teinture d'iode sur le sommet de la poitrine et sur les régions rénales. Plus tard je substituai à l'eau de la Bourboule des petites doses d'iodure de sodium.

Après un an de traitement la malade passa un hiver à Cannes et revint complètement guérie, grasse, forte, active; la menstruation s'était établie. Un été passé à Paris amena une légère rechute, je l'envoyai à la campagne. Sa santé s'est de nouveau rétablie, l'albumine a complètement disparu des urines et la respiration est redevenue normale.

Dans les observations précédentes la gastralgie a quelquefois compliqué la dyspepsie; mais celle-ci a été le phénomène dominant. J'ai vu des cas où ces deux symptômes étaient en rapport inverse.

OBSERVATION LXXII. — Ainsi un de mes malades, âgé de quarante ans environ, avait eu quelques années auparavant une pleurésie du côté droit. Outre une dépression très prononcée de ce côté, on y observait les signes d'une adénopathie trachéo-bronchique très accentuée.

Après sa pleurésie il avait souffert de troubles digestifs. Son appétit était irrégulier; il était tourmenté par de la dyspepsie flatulente. Quelquefois, mais rarement, il vomissait immédiatement après ses repas. Mais le symptôme dominant était une hyperesthésie de l'estomac telle qu'il éprouvait d'intolérables douleurs après l'ingestion des aliments; elles ne se sont calmées que quand, d'après mon conseil, il s'est soumis à la diète lactée. Il l'observait depuis deux ans et avait engraissé sous l'influence de ce régime, quand il est revenu à Paris pour me consulter, moins pour sa gastralgie qui, grâce à l'usage du lait, était apaisée, que pour des phénomènes nerveux dont il souffrait depuis plusieurs années : son sommeil était agité, il avait des crises hystériformes, précédées d'irritabilité, d'agacement; il pleurait, il sanglotait; il ne pouvait rester sur ses jambes et se roulait par terre, mais sans jamais perdre connaissance. Je constatai chez lui, outre les signes persistants d'une adénopathie bronchique, une pharyngite glanduleuse à forme catarrhale. Je l'engageai à continuer l'usage du lait en tâchant d'y ajouter des œufs crus, et à prendre de petits quarts de lavement avec deux grammes de bromure de sodium et cinq gouttes de laudanum.

Je possède un grand nombre d'observations analogues mais je me bornerai à celles que je viens de relater, moins je le répète avec l'intention d'affirmer des rapports pathogéniques entre l'adénopathie et les troubles gastriques, que pour appeler sur ce point l'attention de mes confrères, et les inviter à édifier à l'aide des recherches cliniques l'histoire pathologique du pneumogastrique qui me semble être une des plus intéressantes parmi celles qui sollicitent chaque jour notre observation.

Je terminerai cette revue clinique, que j'aurais pu faire beaucoup plus longue, par une note que m'adressait ces jours-ci mon excellent ami le docteur Barety.

Observation LXXIII. — Chez un jeune homme âgé de vingt et un ans, affecté d'une phtisie pulmonaire à laquelle il a succombé, existait un engorgement manifeste des ganglions trachéo-bronchiques. Dès qu'il mangeait, il était pris de dyspnée avec une sensation de resserrement à la base du cou. *La voix se voilait en même temps;* de plus il éprouvait des nausées suivies quelquefois de vomissements muqueux et, en très petite partie, alimentaires.

Chez lui, *la pression sur le manubrium sternal provoquait la toux; et on amenait de la toux et des nausées en pressant dans le creux sus-sternal.* Comme le fait remarquer le docteur Barety, ces phénomènes analogues à plusieurs de ceux que nous avons signalés dans le cours de ce travail, donnent, pour ainsi dire, une confirmation expérimentale au rôle que nous avons fait jouer à la compression ou à l'irritation du pneumogastrique par des ganglions malades dans la production de la toux, de la dyspnée, de la dysphonie et des vomissements.

IV

ÉTUDE

SUR LA COQUELUCHE

AVANT-PROPOS

Dans un travail sur la coqueluche, publié en 1875 par l'*Union médicale*, j'avais pour la première fois exposé mon opinion sur le rôle qu'on peut faire jouer à l'adénopathie trachéo-bronchique dans la production des phénomènes spasmodiques de cette affection. A l'appui de cette théorie, j'avais apporté les résultats de mes observations cliniques; et j'avais rappelé les signes physiques qui permettent de constater pendant la vie l'engorgement des glandes médiastines. J'ai pensé que la description de ces signes trouverait mieux sa place dans une étude complète de l'adénopathie trachéo-bronchique ; et, dans le travail qui précède, j'ai donné à cette discussion doctrinale tout le développement qu'elle comporte. Aussi, en reproduisant ici mon étude de la coqueluche, je n'y ferai qu'une discrète allusion. En revanche, sans sortir du domaine de la clinique, j'ajouterai quelques détails à l'histoire et à la symptomatologie de la maladie, en profitant des travaux récents qui ont été publiés sur ce sujet, et surtout de la belle et savante monographie de mon collègue et ami le Dr Roger. J'ai déjà discuté *les principales critiques* qu'il m'a adressées; je compléterai ma réponse, et j'aurai à relever quelques inexactitudes dans les opinions qu'il m'a attribuées.

§ 1. *Nature de la coqueluche.* — La coqueluche est une affection essentiellement contagieuse; il en est peu qui le soient au même degré. Nélaton racontait que, dans une réunion de douze enfants, il s'en trouva, pendant quelques instants seulement, un qui avait la coqueluche; on s'en aperçut presque immédiatement après son arrivée, on le fit sortir, ce qui n'empêcha pas les onze autres enfants de contracter la maladie. L'air avait été évidemment le véhicule du contagium; et il a souvent suffi d'un séjour de quelques moments dans la chambre d'une personne atteinte de coqueluche pour en recevoir le germe.

Cette puissance de contagion établit un rapport frappant entre la coqueluche et les fièvres éruptives, avec lesquelles elle a peut-être de plus intimes analogies. Ces analogies avaient déjà été affirmées par Jos. Frank. Dès 1789, Pohl (de Leipzig) l'avait comparée à la rougeole : comparaison qui a été reprise plus tard par Neumann, Rokitansky et Volz et à une époque plus récente, en 1854, par M. le Dr Sée (1).

Incontestablement la coqueluche est une maladie spécifique, puisqu'elle est contagieuse; je crois qu'elle peut être rangée parmi les pyrexies; je reconnais qu'elle a des affinités avec les fièvres exanthématiques et que la localisation de ses manifestations dans les organes respiratoires la rapproche *peut-être* un peu plus de la rougeole que des autres affections de cette classe; mais c'est là une analogie très superficielle qui n'ajoute rien à la notion de la maladie, n'implique rien sur sa nature intime et ne conduit à aucune conséquence pratique. La dénomination de pyrexie spécifique, adoptée par M. Roger, me paraît être celle qui la caractérise le mieux.

§ 2. *Incubation.* — Six à dix jours s'écoulent ordinairement entre le moment où l'organisme subit l'impression du contage et l'apparition des premières manifestations morbides (2). On a observé des cas dans lesquels l'incubation a paru être beaucoup plus longue, et d'autres où elle a été plus courte. Blache (3) a rapporté un fait dans lequel l'incubation aurait été à peine d'une trentaine d'heures; la maladie a alors éclaté d'emblée, avec la toux spasmodique caractéristique, sans avoir présenté de période catarrhale. C'était chez la petite fille d'un médecin qui, arrivant à Paris d'une localité où n existait aucun cas de coque-

(1) Extrait du livre de M. Roger, p. 439.

(2) Roger dit : six à sept jours, — West : huit à dix.

(3) Blache, *Diction. en* 30 *volumes,* art. COQUELUCHE.

luche, s'était trouvée pendant une demi-heure avec des enfants atteints de cette affection.

Malgré les doutes exprimés par M. Roger sur l'exactitude de cette observation, ce fait constaté par un médecin dans sa propre famille me paraît réunir toutes les conditions désirables d'authenticité. Il est conforme d'ailleurs à ce qu'on observe dans toutes les maladies contagieuses. Il faut dans toutes ces maladies, à côté de l'activité plus ou moins grande de la graine, tenir compte des aptitudes très variables du terrain qui la reçoit.

MM. Rilliet et Barthez ont cité un cas de coqueluche congénitale qui s'est manifestée immédiatement après la naissance, chez un enfant né d'une mère coquelucheuse.

La préférence si marquée que cette maladie affecte pour l'enfance doit être attribuée à son extrême contagiosité et à l'immunité habituelle qu'elle confère à ceux qui en ont été une première fois atteints. En effet les récidives sont plus rares que dans la plupart des autres affections spécifiques; mais cependant on en a observé des exemples incontestables (1). Quand elle est communiquée par des enfants à leurs parents, en général elle est peu violente (2), probablement parce que ceux-ci en avaient déjà subi une première attaque dans leurs jeunes années. Elle serait dans ce cas comparable à ces varioles dégénérées ou varioloïdes qu'on observe le plus ordinairement chez les sujets vaccinés ou précédemment affectés de variole. Comme dans la variole, d'ailleurs, nous verrons bientôt que ces formes atténuées et, pour ainsi dire, ébauchées peuvent être primitives.

Rarement et plus rarement que pour la plupart des autres maladies infectieuses, on rencontre des sujets qui, sans en avoir jamais subi l'atteinte, sont réfractaires à la contagion. Cette immunité à l'égard des maladies contagieuses peut n'être primitive qu'en apparence. Ainsi je me rappelle une dame mère de cinq enfants qui, imbue de préjugés contre la vaccine, n'avait pas voulu les laisser vacciner : quatre d'entre eux contractèrent la variole; elle laissa coucher dans la même pièce que ses frères le cinquième qui fut épargné. Comme elle me racontait ce fait bizarre, je lui demandai si, pendant qu'elle était enceinte de ce dernier enfant, elle n'avait pas été elle-même atteinte de variole; elle me répondit qu'en effet elle en avait subi pendant sa grossesse une attaque

(1) M. Roger, p. 631.
(2) M. Roger, p. 473.

légère. Le fœtus s'était trouvé inoculé pendant la vie intra-utérine. Des faits semblables ont été rapportés par plusieurs observateurs.

§ 3. *Première période ou période catarrhale.* — La coqueluche débute d'abord par une toux sèche, courte, saccadée, fréquente, accompagnée d'une sensation de titillation gutturale insupportable; puis bientôt les secousses de toux se groupent en quintes plus ou moins prolongées qui se répètent par intervalles. Les quintes *sont très souvent plus accentuées la nuit que le jour*, et ce caractère (1), sans avoir une valeur absolue, peut faire soupçonner le début de la coqueluche. Sèches d'abord, elles sont, au bout de quelques jours, suivies de l'expectoration de mucosités filantes, et souvent de contractions gastriques, d'une sorte d'éructations qui ne tardent pas à se changer en vomituritions.

Dans quelques cas un coryza intense accompagne le début de la copueluche et acquiert un développement tel qu'on peut croire à l'imminence d'une rougeole.

Quelquefois, chez les enfants prédisposés, la coqueluche, comme toutes les maladies dans lesquelles le larynx est congestionné, débute par des accès d'angine striduleuse; l'angine glanduleuse accompagne ordinairement cette disposition au faux croup chez les enfants.

Trousseau a observé des malades qui, plus de vingt fois par minute, poussaient un effort de toux se répétant à chaque expiration avec une continuité fatigante. J'ai rencontré en dehors de la coqueluche des toux semblables : une disposition névrosique, dans quelques cas, comme l'a indiqué M. Barety, la lésion des glandes médiastines (V. plus haut p. 100), parfois l'allongement de la luette m'ont paru être les condition de cette variété de toux que j'ai calmée plusieurs fois par des applications morphinées sur le pharynx et sur l'isthme du gosier.

Pendant la première période de la coqueluche, la langue est saburrale sans que l'appétit soit ordinairement altéré. En observant la gorge, on trouve la luette rouge, injectée, ainsi que la partie interne des piliers antérieurs du voile du palais. Cette injection dessine sur ces piliers deux bandes d'un rouge rosé qui en suivent les contours et vont se réunir dans la base de la luette. Tout l'isthme du gosier et le pharynx

(1) Bien que M. Roger conteste ce fait, qui est confirmé par le témoignage de Trousseau, je lui crois une sérieuse valeur : plus d'une fois cette prédominance nocturne m'a permis de prévoir la coqueluche dans des toux qui ne présentaient pas encore de caractère spasmodique.

présentent la même injection; les glandules pharyngiennes deviennent saillantes et donnent à la muqueuse un aspect chagriné ou granuleux.

Si j'insiste sur cette circonstance, ce n'est pas que je puisse attribuer à cette injection des caractères qui la distinguent de l'injection observée dans toutes ces phlegmasies pharyngo-laryngiennes, qu'on désigne sous le nom de rhumes ou de grippes; mais j'appelle l'attention sur ce point pour qu'on recherche si cette injection n'aurait pas en effet, dans sa forme, dans son siège, dans son développement, dans sa durée, quelque chose de spécial qui en ferait un énanthème muqueux (1).

Je crois avoir déjà montré le caractère énanthématique d'autres maladies; je crois avoir prouvé que la fièvre de foin n'était bien souvent que l'irradiation sur la muqueuse respiratoire d'éruptions cutanées. Dans l'urticaire accompagnée de vomissements et de troubles gastriques, j'ai vu sur la voûte palatine et sur le pharynx des plaques érythémateuses; elles indiquaient que la congestion dermique se répétait sur le tégument interne; et elles étaient en quelque sorte les avant-postes d'une invasion énanthémateuse que l'œil ne pouvait suivre au delà du gosier; mais son extension à toute la longueur de la muqueuse digestive était accusée par les troubles violents et passagers des fonctions gastro-intestinales qui accompagnaient le prurit et l'exanthème cutanés.

Sans trop se hasarder, je crois, on peut considérer comme se rattachant à des énanthèmes morbilleux les troubles pulmonaires et gastriques qui accompagnent la rougeole.

J'ai dit que dans les oreillons, dont un grand nombre de médecins ont signalé les analogies frappantes avec les fièvres éruptives, j'avais constaté, au début, un énanthème buccal. J'ai eu depuis l'occasion de répéter cette observation; j'ai vu et j'ai montré à des confrères, au début des oreillons, une rougeur saumonée de la voûte palatine et de la mem-

(1) A ceux qui s'étonneraient de me voir chercher un caractère spécifique dans ces congestions des membranes muqueuses qu'on a l'habitude de considérer comme des manifestations communes du processus inflammatoire, je dirai que l'inflammation n'est qu'un mode que peuvent revêtir des actions morbides essentiellement différentes dans leur nature intime. Je leur demanderai pourquoi, si toutes les anomalies, toutes les affections congestives ou inflammatoires du tégument externe sont étudiées et décrites comme des états morbides distincts, des lésions du même ordre dans le tégument interne seraient-elles confondues sous le nom banal d'inflammation? D'où vient cette tendance à réunir les affections des membranes muqueuses sous une vague dénomination, en les considérant exclusivement dans leur forme, et, par conséquent, dans leurs caractères superficiels?

brane buccale qui disparaissait au bout de quelques jours. Je crois donc que l'intuition médicale qui avait fait rapprocher les oreillons des fièvres éruptives était fondée, que l'action morbide s'exprime sur les membranes tégumentaires comme dans les autres maladies de cet ordre. Seulement l'élément énanthématique est ici d'une importance secondaire; je ne crois pas qu'on puisse établir une relation pathogénique entre cet énanthème buccal et la fluxion parotidienne qui est le phénomène principal de cette affection. Mais cette manifestation tégumentaire me semble faire rentrer plus nettement les oreillons dans la classe des fièvres éruptives. Dans celles-ci d'ailleurs, la lésion cutanée n'est pas toujours non plus l'élément le plus important; la bronchite de la rougeole précède l'exanthème et domine le pronostic.

D'après ce que j'ai dit plus haut, si, jusqu'ici, on n'a trouvé dans la congestion de la muqueuse respiratoire qui accompagne la première période de la coqueluche aucun caractère objectif qui la distingue de la pharyngo-laryngite glanduleuse désignée sous le nom de rhume ou de catarrhe aigu, elle n'en peut pas moins être considérée comme une manifestation spécifique et comme une sorte d'énanthème (1).

Si la toux qui l'accompagne n'a rien de bien spécial, cependant outre sa tendance très fréquente à s'exaspérer pendant la nuit, elle est, en général, plus opiniâtre, plus véhémente, plus fréquente que la toux d'un rhume ordinaire. Au bout de huit à quinze jours les secousses de cette toux, qui se groupent en quintes, présentent quelque chose de spasmodique, de saccadé; de temps en temps on pourra entendre un sifflement qui est comme le prélude de la seconde période. Le malade pourra avoir quelques vomituritions, ou même des vomissements. Fait capital! qui affirme le droit de la coqueluche à être rangée parmi les pyrexies : Quand on examine attentivement le

(1) Je pense être au nombre de ceux qu'a visés M. Roger à la page 438 de son livre, quand il dit : « Pour certains auteurs qui ont voulu, dans ces derniers temps, rapprocher la coqueluche des fièvres éruptives, la rougeur de la laryngo-bronchite constituerait un *énanthème*. » Bien que je n'eusse émis cette opinion, dans mon étude sur la coqueluche, que comme une hypothèse à vérifier, je crois être d'autant plus en cause que personne n'a insisté autant que moi sur cette question des énanthèmes. J'en accepte la responsablité et, en repoussant avec M. Roger l'assimilation de la rougeole et de la coqueluche que je regarde comme très peu fondée, je pense qu'un état congestif des muqueuses qui se montre constamment dans une maladie spécifique, peut être appelé *énanthème*, au même titre qu'un état congestif de la peau, se montrant constamment dans les mêmes maladies, a droit à la dénomination d'*exanthème*.

malade, on constate un état fébrile, souvent très léger, rémittent ou double rémittent, qui s'accentue surtout le soir, précédé de quelques frissons erratiques, souvent accompagné de moiteur et parfois de sueurs abondantes. Il peut ne dépasser la température normale que d'un demi-degré à un degré, et troubler assez peu l'harmonie fonctionnelle pour expliquer comment quelques auteurs, d'une grande autorité, ont pu définir la coqueluche une affection apyrétique. Mais il s'en faut qu'il en soit toujours ainsi : dans bien des cas la fièvre s'accentue davantage, et selon la remarque de Trousseau persiste beaucoup plus longtemps que celle qui accompagne un simple rhume. Celle-ci, essentiellement éphémère, se prolonge rarement au delà de deux à trois jours, tandis que la fièvre de la coqueluche benigne persiste souvent pendant six à huit jours et quelquefois même, dans les cas plus sévères, pendant plusieurs semaines ; M. Roger l'a constatée, cinq semaines après la maladie, sans qu'on put l'imputer à aucune complication (obs. XXXVII, p. 494.). Le plus souvent cependant on doit en soupçonner, quand dans des cas légers ou d'intensité moyenne la fièvre est aussi persistante. Dans quelques cas légers, la fièvre de la coqueluche m'a paru plutôt exprimée par une légère élévation de température appréciable au thermomètre que par une accélération très notable du pouls. Je me suis demandé si l'excitation du pneumogastrique ne pourrait pas modifier le trouble circulatoire qui est un des éléments de la fièvre. On voit quelquefois dans le rhumatisme articulaire aigu et dans d'autres maladies fébriles, certains médicaments, comme le sulfate de quinine, ralentir le pouls, le ramener parfois à son chiffre habituel, quoique la température reste anomale (1).

Bien entendu, que ce caractère du pouls doit être recherché dans l'intervalle des quintes; car après celles-ci, comme après tout effort violent, surtout chez les enfants, la circulation est très accélérée. Cette lenteur relative du pouls ne se montre d'ailleurs que dans des formes très benignes; le plus souvent, en même temps que la température s'élève au-dessus de la normale, le pouls présente une grande fréquence. Dans les coqueluches très intenses et en même temps très graves, M. Roger a vu le nombre des pulsations dépasser 200 (p. 503). Dans ce cas, la disociation des deux éléments de l'état fébrile s'exprime,

(1) J'ai vu dernièrement dans un cas d'érysipèle ambulant le même phénomène se produire : le pouls tomba à 60 sous l'influence du sulfate de quinine tandis que la température se maintint au-dessus de 38°.

comme le fait remarquer cet éminent clinicien, en sens inverse de celui que je signalais plus haut; l'accélération des mouvements du cœur est bien plus considérable que l'élévation de la température. On dirait que l'action modératrice du pneumogastrique, surexcitée dans le premier cas, est suspendue dans celui-ci.

D'une manière générale, le développement de l'état fébrile est proportionnel à l'intensité et à la gravité de la maladie, à la violence et à la fréquence des quintes, à l'importance de l'élément catarrhal. Quand sous l'influence de quelque condition constitutionnelle ou accidentelle, l'inflammation de la muqueuse respiratoire est très prononcée, quand elle se prolonge au delà de son terme habituel, la fièvre en mesure habituellement le degré et la durée.

Quand la réaction fébrile augmente, quand elle atteint les chiffres de 39°,5, 40° et au delà on devra presque toujours l'imputer à une complication de congestion ou d'inflammation pulmonaires (1).

Pendant cette période, l'auscultation ne fera le plus souvent constater qu'une rudesse du bruit respiratoire, entrecoupé par fois de ronchus fugitifs, plus rarement de quelques bulles muqueuses erratiques.

Ordinairement vers la fin du premier septénaire ou pendant le second, on commence à constater les signes de l'adénopathie trachéo-bronchique (2).

(1) Dr Roger, *L. c.*, p. 499 et 502.

(2) Voy. mes publications antérieures sur l'adénopathie trachéo-bronchique et mon étude sur la coqueluche publiée en 1875 dans l'*Union médicale*.

Mon ami M. Roger assure qu'il ne les a pas trouvés, je lui répondrai qu'il ne les a pas bien cherchés; je ne reviendrai pas sur leur détermination : elle exige une percussion un peu moins sommaire que celle dont se contentent beaucoup de médecins; mais elle ne présente aucune difficulté sérieuse. Ce qui me prouve que mon cher et savant collègue n'a pas contrôlé mes recherches avec beaucoup d'attention, c'est qu'il croit que pour constater les signes de l'adénopathie médiastine, je limite mes investigations à la région interscapulaire (*L. c.*, p. 425). J'ai au contraire toujours recommandé d'étudier d'abord, avec soin la région ganglionnaire antérieure : le manubrium sternal et la partie voisine des côtes et des clavicules. J'ai toujours indiqué cette région comme celle où les signes de l'engorgement ganglionnaire sont, dans beaucoup de cas, le plus facilement appréciables (1). Maintenant je suis certain qu'il n'y a aucune prétention et encore moins une *prétention vaine* (*L. c.*, *Ibid.*) à chercher des modifications de la sonorité et du bruit respiratoire dans la région interscapulaire quand les ganglions trachéo-bronchiques sont tuméfiés. MM. Lereboulet et Barety et beaucoup d'autres ont vérifié mes observations sur ce point et les ont confirmées par leur propre expérience.

Je ne m'étonne pas trop de l'opposition que j'ai rencontrée chez plusieurs de mes

Tels sont les premiers symptômes de la coqueluche; j'y ajouterai un phénomène que j'ai fréquemment observé, et qui, je crois, n'a pas été signalé : ce sont des plaintes poussées pendant le sommeil, une sorte de gémissement qui accuse le malaise inspiratoire. Ces gémissements sont encore plus prononcés dans la période suivante; ils m'ont paru augmenter, quand le malade se couchait sur le côté opposé aux ganglions les plus volumineux. Le plus souvent, en effet, les malades dorment, de préférence, sur le côté qui respire le moins librement; et les gémissements nocturnes m'ont semblé plus accusés quand le malade, fatigué de garder la même position, se tournait sur le côté qui respirait le mieux. Quelques enfants poussent ces gémissements, même dans le jour, après les quintes. Je suis porté à croire que l'adénopathie bronchique joue un rôle dans la production de ce phénomène, car je l'ai observé en dehors de la coqueluche, chez des sujets affectés d'engorgements des ganglions bronchiques; on le rencontre fréquemment chez les phtisiques; et on sait combien la tuméfaction ganglionnaire est commune chez eux.

Dernièrement j'observais ces gémissements nocturnes chez une dame, plus de six semaines après le début de la coqueluche. Elle n'avait plus que des quintes rares et affaiblies, quoiqu'elle présentât encore des signes d'adénopathie bronchique. Cette adénopathie avait été chez elle très caractérisée. Elle gémissait souvent en dormant; quelquefois, disait-elle, dans un de ces états de sommeil partiel que

confrères voués à l'étude des maladies de l'enfance : Le médecin qui s'est consacré à une spécialité et qui y a acquis une notoriété méritée ne doit voir qu'avec défiance, peut-être même avec un certain dédain, un étranger faire incursion dans ce domaine qu'il considère comme sa propriété légitime; cela est conforme aux lois de la nature humaine.

Sans doute le nombre immense des faits qui passent sous les yeux d'un spécialiste donne à son expérience une incontestable supériorité et lui fournit d'innombrables occasions et de précieux matériaux pour étudier certaines maladies sous toutes leurs faces et pour mieux en approfondir la nature. Mais peut-être aussi, celui qui observe ces maladies plus rarement, qui n'a pas d'opinions depuis longtemps arrêtées, celui dont l'habitude n'a pas émoussé la curiosité et qui ne s'endort pas complaisamment dans la pensée qu'il a vu tout ce qu'on pouvait voir, apporte-t-il à ses observations une attention plus vive, plus éveillée, plus indépendante. Par cela même qu'il a moins vu, l'impression de ce qu'il voit le frappe davantage et sollicite ses investigations; moins il croit savoir et plus il désire connaître. Sans prétendre à l'autorité qui s'attache à une expérience infiniment supérieure, il est possible qu'il découvre quelque aperçu nouveau et saisisse quelques rapports qui avaient échappé à ses devanciers.

j'ai appelé le sommeil *conscient*, elle éprouvait un *spasme* du gosier et une sensation de gêne qui la portait à gémir. Je ferai remarquer cette expression de *spasme* qui confirmerait mes soupçons sur le rôle que l'engorgement ganglionnaire peut jouer, en provoquant une stimulation du récurrent, dans la production de ces gémissements (1).

La durée de cette première période est ordinairement de huit à quinze jours; elle peut n'en durer que trois ou quatre et, d'autres fois, se prolonger pendant trois semaines et au delà. Ces irrégularités ne s'accordent guère avec la marche habituelle des fièvres infectieuses; mais elles trouveraient une explication facile, si on admettait l'intervention de l'adénopathie trachéo-bronchique dans le développement des phenomènes spasmodiques.

§ 4. *Deuxième période ou période des accidents spasmodiques.* — Le phénomène dominant de la seconde période, dans la coqueluche confirmée, est la quinte convulsive qui est considérée comme le signe essentiel, caractéristique de la maladie; nous verrons bientôt quelle restriction doit être apportée à la valeur diagnostique de ce symptôme.

Les quintes de toux, dans la coqueluche confirmée, se composent de plusieurs séries de secousses expiratoires bruyantes, violentes, avec projection habituelle de la langue hors de la bouche; elles sont suivies ou plutôt entrecoupées soit par une inspiration longue, sifflante, clangoreuse, soit par une sorte de hoquet.

A mesure que la maladie marche et que son caractère spasmodique s'accentue davantage, les secousses qui composent chaque quinte deviennent de plus en plus nombreuses : de cinq ou six qui précédaient d'abord chaque reprise inspiratoire, leur nombre s'élève à dix, douze et plus, on peut en compter une vingtaine sans reprise d'haleine (1); les efforts expirateurs se multiplient avec une sorte de furie

(1) M. Roger *n'a pas entendu ces gémissements* (*L. c.*, p. 424). Non seulement je les ai entendus chez plusieurs membres de ma famille affectés de coqueluche; mais bien des fois j'ai acquis la notion de leur existence en interrogeant les mères et les nourrices dont les enfants étaient atteints de cette affection. Tout dernièrement le Dr Huchard me disait que l'observation de ces gémissements lui avait fait porter le diagnostic de coqueluche pendant la période catarrhale et avant le développement des phénomènes spasmodiques. Ces gémissements ne sont donc pas une spécialité de ma famille, ni une illusion de mes oreilles, bien que pour celles de M. Roger ils aient été aussi peu perceptibles que les signes de l'adénopathie.

(2) Trousseau, *L. c.*, p. 417.

convulsive; le malade, angoissé par leur violence, semble menacé d'asphyxie.

Ces séries de secousses de toux, séparées par de courts entr'actes, sont quelquefois en nombre constant : deux ou trois par accès, quelquefois beaucoup plus nombreuses. Il y a ordinairement plusieurs accès pendant la nuit. Quelquefois, à chaque secousse expiratrice succède une inspiration sonore. Chez les très jeunes enfants, cette inspiration est beaucoup moins bruyante; elle ressemble parfois à une sorte d'aboiement; les phénomènes asphyxiques sont plus prononcés et plus dangereux.

La durée des accès varie de quinze secondes à une à deux minutes; elles pourraient même être de quinze minutes d'après M. Barthez. Mais je crois avec M. Roger, qu'il s'agit, dans ce cas, d'une série d'accès séparés par de très courts intervalles.

Leur nombre n'est pas moins variable suivant les sujets : il y en a parfois vingt, trente et plus encore, on en a compté jusqu'à soixante-douze, une centaine même d'après Trousseau. Ce nombre va diminuant à mesure que la maladie marche vers son déclin, avec cette circonstance que, dans la période d'acmé, ils sont en général plus fréquents pendant la nuit (1), tandis qu'ils se répètent plus souvent pendant le jour, dans la période de décroissance.

D'après MM. Rilliet et Barthez, la violence et la fréquence des quintes vont en augmentant jusqu'au vingt-neuvième ou trente-troisième jour; et, après être restées quelque temps stationnaires, elles subissent une diminution rapide.

Pendant les quintes, la face s'injecte, devient turgescente, violette; les yeux tuméfiés, injectés et saillants, se remplissent de larmes et quelquefois se sugillent d'extravasations sanguines. Après les accès, ils restent larmoyants, cernés et bouffis; les paupières sont souvent œdématiées; et, comme le remarque Trousseau, cette bouffissure de la face est un des phénomènes objectifs qui dénoncent la coqueluche; la peau est chaude et moite; le pouls est accéléré.

Ces quintes se terminent par l'expectoration d'une matière visqueuse,

(1) M. Roger conteste cette prédominance nocturne, mais elle est affirmé par Trousseau qui, pour constater le nombre des accès, faisait, après chacun d'eux, piquer un trou dans une carte par la personne qui gardait le petit malade. Qu'on adopte ce procédé ou qu'on en préfère un autre, il est très utile pour apprécier la marche de la maladie de faire compter chaque jour le nombre des accès.

filante, en même temps qu'une sécrétion fluide s'échappe par les fosses nasales.

Pendant les premiers jours, les malades accusent des douleurs dans la région épigastrique, derrière le sternum et à la base du thorax. Ces douleurs sont exaspérées par la toux; au bout de peu de jours, elles s'apaisent. Véritables douleurs de courbature musculaire, elles sont comparables à celles qu'on éprouve le premier jour qu'on se livre à un exercice violent, comme l'équitation ou la danse, et que l'habitude fait disparaître.

L'enfant pressent l'arrivée des accès; il a un sentiment d'oppression et de malaise respiratoire; il quitte ses jeux, devient triste, et semble quelque temps lutter contre la sensation qui le provoque à tousser. Il contient sa respiration, garde le silence, ferme la bouche; mais, en dépit de ses efforts, il sent que la quinte va faire explosion. Il éprouve alors de l'inquiétude, de la jactitation; il se tourne, s'il est couché; puis bientôt il se dresse tout à coup, comme poussé par un ressort, en s'accrochant aux rideaux et aux barreaux de son lit. S'il est assis, il se lève et cherche un point d'appui; son pouls et sa respiration s'accélèrent.

Quand, pendant cette période, on ausculte les malades, on constate des modifications du bruit respiratoire qui sont en rapport avec les deux éléments principaux de la maladie : la congestion de la membrane muqueuse qui tapisse le tube aérifère et l'adénopathie bronchique. Le murmure vésiculaire est rude, souvent roncheux et sibilant, mêlé parfois de bulles humides. Dans l'imminence des accès, ces ronchus se multiplient; on peut souvent diagnostiquer l'explosion prochaine des quintes par l'abondance de ces bruits bronchiques. L'apparition de râles humides, nombreux et persistants accuse une complication due à des imprudences ou à l'état constitutionnel du malade.

Le coryza initial peut persister pendant la deuxième période : l'enfant a des accès d'éternuement et de jetage nasal intermittents. Il semble alors, comme le dit M. Roger, que la quinte soit plutôt nasale (1), et les mucosités s'échappent par le nez plus abondantes que par la bouche.

Le mouvement, le refroidissement, les émotions peuvent provoquer les accès; ceux-ci se répètent quelquefois à de si courts intervalles que les malades paraissent suffoqués; la face se cyanose, les veines deviennent turgescentes. On a vu des malades qui, à la

(1) Dr Roger, *L. c.*, p. 479.

suite de ces crises, ont eu des attaques d'épilepsie. J'en ai observé un cas chez un homme gros, court et replet. Quelques semaines après le début de la coqueluche, il éprouvait plusieurs fois par jour de vertiges pendant lesquels il tombait complètement inconscient. La face devenait livide, quelques mouvements convulsifs agitaient la face et les membres, et il sortait de cette crise, ahuri, étourdi. Je lui prescrivis de la belladone; les crises éclamptiques devinrent plus rares et cessèrent entièrement avec la coqueluche. Il n'en avait jamais eu auparavant, il n'en eut pas depuis.

On a quelquefois aussi observé des convulsions internes, telles que des spasmes de la glotte, toujours mortels suivant MM. Rilliet et Barthez; d'une manière générale, les convulsions internes tueraient quatre fois sur cinq, suivant ces mêmes auteurs.

Des complications assez fréquentes de la coqueluche, sont les épistaxis et les ecchymoses sous-conjonctivales que peut expliquer le raptus du sang vers la tête pendant les accès; quelquefois le sang s'échappe au dehors par d'autres voies.

Plus rare est la rupture du tissu pulmonaire qu'on a quelquefois observée, avec emphysème sous-cutané de la base du cou. Dans ce cas, d'après les observations de M. Roger, l'emphysème extérieur est consécutif à un emphysème interlobulaire, qui s'étend progressivement jusqu'au médiastin et de là gagne le tissu cellulaire de la région cervicale (*loc. cit.*, p. 553). Presque jamais on n'observe de rupture de la plèvre, suivie de pneumothorax; et il paraît douteux que cette dernière complication, très exceptionnelle, puisse être exclusivement due à l'action mécanique des quintes.

D'après MM. Rilliet et Barthez, tandis que la dilatation des bronches serait une conséquence assez fréquente de la coqueluche, l'emphysème en serait une complication rare. J'ai cependant rencontré dans la coqueluche ces emphysèmes passagers, qu'on peut observer dans toutes les bronchites accompagnées de toux violente. D'une autre part, Trousseau, le Dr West et le Dr Roger affirment avoir le plus souvent rencontré un état emphysémateux des poumons chez les enfants qui avaient succombé à la coqueluche (1). La fréquence de cette com-

(1) Entièrement d'accord avec M. Roger sur l'existence de cette complication, je ne puis admettre avec lui « qu'on ne la découvre guère qu'après la mort, et que pendant la vie, on la soupçonne plus qu'on la reconnaît » (*L. c.*, p. 551). J'avais pu en constater les signes pendant la vie et je l'avais signalée avant de connaître les résultats de ses observations nécroscopiques.

plication me paraît donc incontestable. Comme tous les emphysèmes aigus, celui de la coqueluche disparaît ordinairement assez rapidement, sans laisser de traces, après la guérison de la maladie qui en avait provoqué le développement. Il faudrait cependant, suivant Trousseau, faire une exception pour les vieillards chez lesquels cet emphysème, effet de la coqueluche, pourrait devenir persistant et causer quelques troubles respiratoires.

On ne confondra pas cette faiblesse du bruit respiratoire qui se prolonge en sibilant dans l'emphysème avec celle qui résulte de la compression des grosses bronches par les ganglions tuméfiés. En effet tandis que, dans l'emphysème il y a ordinairement ampliation exagérée du côté malade ; dans l'adénopathie, au contraire, la cage thoracique tend à se rétrécir; l'expansion du côté correspondant aux ganglions affectés est diminuée pendant l'inspiration et pendant la toux.

Les quintes de toux, surtout quand elles surviennent pendant ou peu après l'ingestion des aliments, sont souvent suivies de vomissements; cependant ceux-ci ne sont pas toujours en rapport avec la violence des quintes; quelques malades même ont des nausées ou des vomissements en dehors de la toux. La contraction des muscles expirateurs et la compression de l'estomac ne suffisent donc pas toujours pour les expliquer; on est conduit à faire une part, dans la production de ce phénomène, à l'irritation du pneumogastrique. Blache a observé un enfant chez lequel les quintes étaient accompagnées de tympanite.

Dans la seconde période de la coqueluche, vers la troisième semaine après le début, la rougeur diffuse de l'isthme et du pharynx s'efface graduellement; çà et là sur les bords des piliers, sur le voile et sur l'isthme du gosier peuvent se montrer encore quelques petites taches rouges, érythémateuses; les glandes pharyngiennes restent tuméfiées. Chez beaucoup de malades, leur couleur rouge tranche sur la pâleur de la muqueuse voisine. En même temps chez les enfants, chez ceux surtout qui ont la note lymphatique, il y a un catarrhe pharyngo-trachéal; ils expectorent, après les quintes, des crachats opaques qui ressemblent parfois aux crachats phtisoïdes de la rougeole. Dans ces conditions, la fièvre s'allume facilement; cette excitation circulatoire qui précède et suit les quintes prend aisément le caractère fébrile; quelquefois même surviennent des accès fébriles périodiques, ou des paroxysmes périodiques, si, sous l'influence de l'affection catarrhale, le malade a conservé un état pyrétique continu. Cet état pyrétique est souvent peu accentué, et la chaleur de la peau peut ne pas atteindre 38 degrés

infectieuses, puisse reparaître de nouveau avec ses caractères spécifiques, au déclin d'une première attaque. Mais, pour juger la spécificité de ces rechutes, il faudrait en constater la transmissibilité ; et l'observation clinique, jusqu'ici, ne nous fournit sur ce point aucun renseignement.

§ 5. *Formes et variétés.* — Tels sont les symptômes ordinaires et la marche la plus habituelle de la coqueluche, mais elle peut se montrer avec d'autres allures.

Formes excessives. — La réaction fébrile et les phénomènes inflammatoires peuvent être beaucoup plus intenses, en dehors des complications que nous signalerons bientôt. Ces symptômes peuvent persister pendant plusieurs semaines avec une toux incessante, dont on ne peut soupçonner le véritable caractère que par cette continuité même, jointe à l'absence de toute lésion des organes respiratoires qui puisse rendre compte de ces symptômes. D'après M. Roger, l'intensité de la fièvre semblerait retarder l'apparition des phénomènes spasmodiques. Ceux-ci peuvent présenter la forme asphyxiante, caractérisée par la violence des accès et par leur excessive fréquence. Trousseau regardait comme nécessairement mortelle, une coqueluche dans laquelle le nombre des accès dépassait soixante dans les vingt-quatre heures. Quoiqu'on ait vu guérir (1) des malades qui avaient des accès plus nombreux encore, de pareilles coqueluches présentent toujours une haute gravité par la grande perturbation qu'elles infligent à la fonction d'hématose et aux autres fonctions nutritives. Alors surviennent le plus souvent des complications de pneumonie lobulaire, de bronchite capillaire ; le malade succombe à une asphyxie progressive ; d'autres fois il est enlevé plus rapidement par des convulsions ou par du spasme de la glotte (2).

En regard de ces formes excessives nous placerons *les formes très bénignes et les formes ébauchées.* Trousseau a vu des coqueluches parcourir toutes leurs périodes en huit jours. Il a vu même dans un milieu contagieux un enfant présenter pendant trois jours seulement la toux et le sifflement caractéristiques. M. Roger conteste dans ces cas l'exactitude du diagnostic, et cependant nous voyons des faits analogues dans toutes les maladies infectieuses, alors qu'on ne peut avoir aucun doute sur la nature des phénomènes morbides, comme cela a lieu, par exemple dans les épidémies produites par l'usage d'un lait conta-

(1) M. Roger en rapporté des exemples.

(2) M. Roger, p. 472. — Rilliet et Barthez, *L. c.*

miné. On voit, parmi ceux qui en ont fait usage, un grand nombre présenter la maladie sous la forme la plus grave et la plus accentuée; chez d'autres elle sera courte et bénigne; et chez d'autres, enfin, l'imprégnation du produit infectieux ne se manifestera que par des indispositions légères, offrant cependant, sous une forme très atténuée, très effacée et très passagère, quelques-uns des symptômes caractéristiques de la maladie spécifique. Dernièrement encore dans une maison où régnait la scarlatine, je voyais une dame qui eut la fièvre et l'angine scarlatineuse sans éruption cutanée, et chez laquelle la moindre pression de la peau, comme l'a remarqué, dans ce cas, M. le Dr Duguet, provoquait immédiatement une rougeur scarlatiniforme; elle eut en même temps des urines légèrement albumineuses.

Sa servante eut de la fièvre, une angine diffuse qui par son aspect rappelait tous les caractères de l'angine scarlatineuse; elle en fut quitte au bout de trois jours; la fièvre ne dura que vingt-quatre heures; et je ne puis m'empêcher de croire qu'elle a eu une scarlatine ébauchée, semblable à celles qui ont été signalées par mon ami le Dr Ernest Hart dans son intéressant travail, auquel je faisais allusion plus haut, sur les épidémies de maladies spécifiques produites par l'usage d'un lait contaminé (1).

Pour en revenir à la coqueluche : dans les foyers où elle règne épidémiquement, il n'est pas rare de voir des sujets qui sont pris, en dehors des influences saisonnières, de toux quinteuses, pénibles, fatigantes, opiniâtres, accompagnées parfois de vomituritions, mais sans ce sifflement inspiratoire qu'on regarde ordinairement comme le symptôme caractéristique de la coqueluche; elles en ont l'évolution, la durée habituelle et l'expression symptomatique, sauf un seul phénomène.

Chez d'autres, ces caractères sont encore plus effacés; la durée de la maladie est plus courte: cependant la toux prend un caractère quinteux, spasmodique. J'ai observé cette variété chez des sujets qui avaient eu antérieurement la coqueluche, mais qui se trouvaient dans un milieu contagieux; je l'ai rencontré aussi chez des enfants qui, soumis à la contagion n'avaient pas eu antérieurement la coqueluche. En présence de ces faits, il m'était difficile de ne pas penser à ces dégradations et à ces formes affaiblies des fièvres éruptives qu'on observe quelquefois comme manifestations primitives de la contagion, beaucoup plus sou-

(1) V. *Mémoires du congrès international* de Londres.

vent chez des sujets qui en ont déjà subi une première atteinte; et j'étais porté à considérer ces affections comme des *coqueluchoïdes*.

Quand, il y a neuf ans, j'exprimais cette opinion, j'ajoutais : une seule preuve expérimentale pourrait affirmer la légitimité de cette assimilation : ce serait la maladie se manisfestant avec tous ses symptômes habituels, transmise par des sujets qui n'en présentent que des symptômes aussi peu accusés. Cette démonstration je la possède maintenant, et dans mon étude de l'adénopathie, j'ai rapporté une observation qui remplit toutes ces conditions (voy. p. 223).

§ 6. *Complications.* — 1° De toutes les complications, une des plus fréquentes et des plus redoutables est la *broncho-pneumonie* très souvent mortelle chez les jeunes enfants, toujours très dangereuse, et qui le devient encore davantage quand elle se greffe sur la coqueluche (1).

C'est en général dans la période d'acmé, de trois à cinq semaines après le début, quelquefois plus tard (2), que les signes de la phlegmasie pulmonaire se manifestent. Sa marche est souvent insidieuse; la diminution du nombre des quintes, l'affaiblissement surtout du sifflement inspiratoire peuvent inspirer une sécurité trompeuse. Mais cette atténuation des phénomènes spasmodiques n'égarera pas le médecin, si en même temps la fièvre augmente et si la respiration s'accélère; loin de là, elle lui fera soupçonner une inflammation des organes respiratoires. En les examinant, il constatera des râles muqueux plus abondants, entremêlés, par places, de râles crépitants, surtout dans les régions postérieures de la poitrine. Ces râles ne diminuent pas, en tout cas, ne disparaissent pas après l'expectoration que provoquent les quintes; ils persistent et indiquent qu'à l'hypersécrétion catarrhale a succédé un état congestif du parenchyme pulmonaire ; bientôt du souffle bronchique se mêle à ces râles accompagné de bronchophonie.

La percussion fait souvent constater un léger degré de tympanisme, qui s'explique par la dissémination des localisations morbides, puisque le tympanisme est toujours observé au voisinage des parties du poumon devenues imperméables, et peut-être aussi, comme le dit M. Roger, par une complication d'emphysème. A un degré plus avancé le son devient obscur dans les points où on entend du souffle. L'envahissement des différents lobules se faisant successivement et l'inflammation évo-

(1) Dans la statistique hospitalière de M. Roger la broncho-pneumonie a été observée dans un septième des cas de coqueluches, et elle a été mortelle chez les deux tiers des enfants qui en ont été atteints (*L. c.*, p. 527).

(2) *Recherches cliniques*, par M. H. Roger, p. 530.

luant dans chacun d'eux d'une manière indépendante, les phénomènes stéthoscopiques sont mobiles et changent de siège.

Généralement au bout de peu de jours, les phénomènes spasmodiques, d'abord comprimés, se développent à nouveau; ils prennent même une violence et une fréquence plus grandes; réagissant sur les phénomènes congestifs, ils les augmentent par la gêne qu'ils apportent à la circulation (1). L'hématose devient de plus en plus difficile, de plus en plus incomplète; et le malade, enfermé dans ce cercle fatal d'accidents nerveux et d'accidents inflammatoires, succombe le plus souvent sous leur double étreinte.

Chez quelques malades, la maladie se prolonge et prend une marche chronique (2): la fièvre revêt le caractère hectique ; l'amaigrissement extrême, les sueurs de la tête et de la poitrine, la purulence des crachats, les gargouillements bronchiques qu'on entend dans la poitrine, donnent à la maladie le masque de la phtisie tuberculeuse dont il est extrêmement difficile de la distinguer. Dans cette forme, dit M. Roger, la mort est la régle, la guérison est l'exception (p. 543).

Si la pneumonie lobulaire et la bronchite capillaire impriment au pronostic de la coqueluche une extrême gravité, d'après les observations de M. Roger, la pneumonie lobaire quelquefois même la broncho-pneumonie (il en rapporte une observation : obs. LXVIII, p. 544), quand elles se développent pendant la période catarrhale paraîtraient dans quelques cas, exercer sur la marche de la coqueluche une influence favorable : en atténuer les symptômes et en abréger la durée.

2° *Tuberculose.* — Sans créer la tuberculose, la coqueluche, tous les médecins sont d'accord sur ce point, lui prépare un terrain favorable, concourt à son développement.

Quand la coqueluche se développe chez des phtisiques, elle est ordinairement moins violente, comme toutes les actions morbides qui s'ajoutent à la phtisie. L'épuisement de la nutrition, l'affaiblissement des réactions nerveuses en atténuent les symptômes sans en diminuer la gravité, et cette complication précipite la marche fatale de la maladie sur laquelle elle s'est greffée.

Plus souvent la tuberculose a succédé à la coqueluche; on peut même dire que, de toutes les maladies aiguës, la coqueluche est, avec la rougeole, celle qui semble favoriser le plus puissamment l'éclosion du germe tuberculeux. Par sa durée, par ses localisations morbides, par la violence des ébranlements qu'elle imprime à la poitrine, la coqueluche réalise ces deux conditions qui jouent un grand rôle dans l'étilogie de la tuberculose et prédisposent à ses invasions : affaiblissement de l'organisme et incitation anomale des organes respiratoires d'où résulte un état congestif de ces organes qui semble être un coefficient de l'évolution bacillaire.

Comme le disent MM. Rilliet et Barthez, il y a des cas dont le pronostic est délicat et dans lesquels le diagnostic peut offrir de sérieuses difficultés; ce sont ces coqueluches prolongées, qu'on rencontre quelquefois accompagnées de bronchite et de fièvre; celle-ci peut prendre le caractère de l'hectique; quelquefois des dilatations bronchiques compliquent cet état morbide. Alors on perçoit des phénomènes stéthoscopiques qui ressemblent à ceux de la tuberculose. Je rappellerai que l'adénopathie bronchique produit souvent aussi, dans la fosse sus-épineuse, un souffle expirateur, qui peut se prolonger dans tout le lobe supérieur sous forme d'expiration exagérée, et qui peut faire croire à une induration pulmonaire. Dans certains cas, suivant les éminents observateurs que j'ai cités, la marche ultérieure de la maladie peut seule en déterminer la nature.

Mais ce ne sont pas seulement les localisations pulmonaires de la tuberculose qui peuvent éclore pendant la coqueluche; M. Roger a vu plusieurs fois des méningites granuleuses et une fois une infiltration phymateuse du thymus se développer sous l'influence de cette affection (1). Ces faits sembleraient indiquer que la coqueluche, comme d'autres conditions originaires ou acquises, imprimerait à l'organisme une modification spéciale qui favorise l'évolution des tubercules. Ils apportent, s'il en était besoin, un nouveau témoignage en faveur de l'importance du terrain organique dans le développement des maladies infectieuses.

3° On a vu l'anasarque succéder à la coqueluche, mais les observations qui témoignent de ce fait ne sont pas assez détaillées pour qu'on puisse en induire qu'il y ait entre ces deux affections un rapport pathogénique; j'en dirai autant des observations d'ascite, d'hydrothorax, d'hydrocéphale rapportées par quelques médecins.

4° *Convulsions.* — Si les convulsions sont une complication assez rare de la coqueluche (2), elles en sont une des plus graves; et, trop souvent, on voit des enfants succomber dans le coma qui succède aux accidents convulsifs.

(1) M. Roger, *L. c.*, p. 528.

(2) Le Dr Roger ne les a observées que 15 fois sur 431 cas. *L. c.*, p. 571.

C'est le plus souvent avant l'âge de trois ans qu'on les voit survenir (1), et le plus ordinairement dans les coqueluches compliquées. De toutes les complications, celle qui dans l'enfance amène le plus souvent des convulsions est la broncho-pneumonie. Cette affection en est très souvent, chez les très jeunes enfants, la cause occasionnelle, et elle doit avoir encore plus de puissance pour les provoquer quand elle s'ajoute à la coqueluche.

J'ai dit avoir observé une fois cette complication chez un adulte ; le attaques d'éclampsie succédaient aux quintes et paraissaient la conséquence du raptus violent du sang vers la tête qui se manifestait pendant leur durée. C'était, d'ailleurs, un homme dont l'habitude extérieure offrait tous les caractères qu'on a considérés, comme indiquant une prédisposition aux congestions encéphaliques : il avait le cou très court, la poitrine très ample, la face habituellement très injectée.

Le plus souvent, en effet, c'est par un processus congestif que se produisent les accès éclamptiques, dans la coqueluche : à la fin des quintes les plus violentes, et au milieu des phénomènes hypérémiques qui les accompagnent. Dans quelques cas on peut les imputer à une incitation réflexe des centres nerveux.

Les convulsions peuvent être partielles ou générales ; le plus souvent cloniques, épileptiformes, elles se manifestent quelquefois par de la contracture, ou par la fixité des yeux avec quelques légers mouvements dans les muscles de la face.

Les convulsions qui surviennent dans les coqueluches simples, dit M. Roger (2), se bornent ordinairement à une seule attaque, qui éclate au début ou dans le cours de la maladie, et après laquelle celle-ci reprend sa marche régulière. Cependant, dans quelques cas très rares cette attaque a été mortelle.

Tout autre est la gravité des convulsions qui se montrent dans la période ultime des coqueluches compliquées, ajoute M. Roger (2), et elles en précipitent le terme fatal. N'apparaissant d'abord qu'à la suite des quintes les plus violentes, elles se multiplient, finissent par accompagner toutes les quintes. Des angoisses de celles-ci, terminées par des accès convulsifs, les malheureux enfants tombent souvent dans un état demi-comateux, et cet affaissement de l'innervation, cette sorte d'asphyxie des fonctions cérébrales, se combine avec les accidents d'as-

(1) Dr Roger, *L. c.*, p. 572.
(2) Dr Roger, *L. c.*, p. 578.

phyxie respiratoire, causés par les complications thoraciques, pour hâter la mort qui survient ordinairement au bout d'un à trois jours (1).

Malgré la gravité des convulsions, survenues dans de pareilles conditions, la lutte peut exceptionnellement se prolonger davantage. Chez un petit rachitique (2) qui n'avait pas, il est vrai, de complications pulmonaires, M. Roger l'a vue durer dix-huit jours; et, dans des cas extrêmement rares, on a vu les malades guérir contre toute espérance.

5° *Hémorragies.* — La gêne de la circulation produite par le spasme respiratoire favorise des congestions de l'encéphale et des poumons, elle doit aussi favoriser des hémorragies : celles-ci peuvent avoir pour coefficients les troubles de l'hématose et de la nutrition qu'entraîne une maladie aussi longue et aussi pénible. Il n'est pas inadmissible que la crase du sang et la texture des parois artérielles subissent dans ce cas quelque altération qui prédispose à l'extravasation sanguine.

Nous avons vu que, dans les quintes violentes, le mucus nasal qui s'échappait par les narines mêlé aux sécrétions de la glande lacrymale était assez souvent teinté de sang; mais l'hémorragie nasale peut être beaucoup plus importante, se répéter abondante à chaque quinte et devenir une véritable complication. Cette abondance peut être telle que Rilliet a vu une petite fille de six ans perdre dans les vingt-quatre heures une quantité de sang évaluée à un kilo!

Sans être à beaucoup près aussi considérable, l'épistaxis ajoute encore aux causes nombreuses d'appauvrissement et de dystrophie qui existent dans la coqueluche, et constitue à ce titre une complication fâcheuse.

Le sang, au lieu de s'écouler par les narines, peut suinter dans l'arrière-gorge, être rejeté immédiatement par la bouche; ou, d'autres fois, il tombe dans l'estomac, ce qui arrive surtout quand l'hémorragie survient pendant le sommeil de l'enfant; le sang est alors expulsé au dehors par vomissement, et simule une hématémèse. J'ai vu un cas de ce genre et M. Roger en a cité plusieurs. J'ajouterai que dans ces épistaxis postérieures (3), l'origine de l'extravasation sanguine doit être habituellement cherchée dans la partie postérieure des fosses nasales (4).

(1) Dr Roger, *L. c.*, p. 588.

(2) Id., *Ibid.*

(3) Il y a des épistaxis postérieures, comme il y a des coryzas postérieurs dont la symptomatologie diffère de celle des coryzas ordinaires.

(4) Dans le décubitus horizontal le sang, quel que soit son point d'origine, peut tomber dans la gorge; et si je fais cette remarque c'est que j'ai pu dans un cas d'épis-

Trousseau admet comme assez fréquentes les hémoptysies coqueluchiales. M. Roger les conteste, avec raison je crois (1), et pense que, le plus souvent au moins, on aura attribué une origine pulmonaire à du sang venant des gencives, des parois buccales, de la langue, ou même de l'arrière-cavité des fosses nasales.

Dans le raptus sanguin que provoquent les quintes de coqueluche, les surfaces tégumentaires, excoriées, ulcérées, quelquefois simplement enflammées, peuvent laisser échapper le sang qui distend violemment leurs vaisseaux capillaires. C'est ainsi qu'on a vu le sang s'échapper par les conduits auditifs, chez des sujets atteints d'otorrée (2), ou sourdre à la surface d'un nœvus (3).

L'otorragie, comme l'ont démontré MM. Triquet et Gibb, peut être consécutive à la rupture de la membrane du tympan par le violent courant expirateur qui est refoulé dans la trompe d'Eustache. Quand il n'y a qu'une fente de cette membrane, elle se cicatrise et l'ouïe reste intacte. Le Dr Gibb a vu une perforation permanente et une surdité incurable, dans un cas où le tympan avait éclaté en lambeau (3). Il est probable que dans cette effraction la chaîne des osselets n'avait pas été épargnée.

Il n'est pas rare que du sang s'épanche dans le tissu cellulaire sous-conjonctival, rarement assez abondant pour donner lieu à un chémosis. Cette complication peut, dans quelques cas, faire attribuer l'étiquette de coqueluche à des bronchites dont la nature n'avait pas été jusque-là bien déterminée (4); d'autres fois c'est dans l'épaisseur des paupières que se fait l'infiltration sanguine.

On a cité la présence de ces infiltrations sanguines dans le tissu connectif qui double les grandes séreuses, dans le parenchyme du poumon, dans celui du rein (5), et on a observé des urines sanguinolentes (6). Dans ces cas, comme dans ceux où un véritable purpura apparaît sur le tégument externe, il faut admettre une altération du sang et des vaisseaux.

taxis, dont je parlerai ailleurs, arrêter immédiatement l'hémorrhagie en portant les hémostatiques dans l'orifice postérieur des fosses nasales, derrière le voile du palais.

(1) Dr Roger, *L. c.*, p. 590.

(2) Dr Roger, *L. c.*, p. 595.

(3) Trousseau, *Clin. méd.*, t. II, p. 424.

(4) Trousseau, *Clin. méd.*, t. II, p. 245..

(5) Dr Roger, *L. c.*, p. 593.

(6) Dr Roger, *L. c.*, p. 597 et 598.

6° *Complications de cause mécanique.* — Nous rangerons dans ce paragraphe les hernies qui se produisent quelquefois pendant les quintes de coqueluche, les évacuations involontaires de l'urine et des matières fécales, qui supposent cependant un certain trouble fonctionnel des sphincters qui ferment les réservoirs excrémentiels ; et enfin *l'ulcération du frein de la langue* qu'on a voulu considérer dans ces derniers temps comme une lésion spécifique.

7° Signalée depuis longtemps par Amelung, Braun, Bruck, Zitterdand, Lersch, Gamberini (1), cette ulcération du frein avait été attribuée, par ce dernier, à la pression qu'exercent les dents du maxillaire inférieur sur la face inférieure et principalement sur le frein de la langue, quand cet organe est violemment, convulsivement poussé hors de la bouche pendant les quintes de toux.

M. Bouchut et M. Roger ont adopté, sans réserves, l'opinion de Gamberini. Le Dr Delthis, en 1877, appela de nouveau l'attention sur cet ulcère du frein, auquel il donna le nom de diphtéroïde, à cause de sa coloration blanchâtre, coloration qu'on observe, d'ailleurs, dans la plupart des ulcérations buccales. Avec Lersch il attribua à cet ulcère un caractère spécifique ; et il affirma qu'on pouvait l'observer avant l'apparition des dents, et avant la période spasmodique de la coqueluche, c'est-à-dire avant le développement des quintes.

M. Roger conteste absolument cette dernière assertion et contre la spécificité de la lésion il fait valoir des raisons qui paraissent péremptoires (2). 1° D'abord, de l'aveu de tous ceux qui l'ont décrite, on l'observe au plus dans la moitié des cas ; 2° elle peut se montrer à des périodes très diverses de la maladie, ce qui est contraire à la loi qui régit l'évolution des manifestations spécifiques ; 3° le degré d'évolution et la forme des dents influent sur son développement : ainsi elle est plus commune chez les enfants qui n'ont que les incisives : par leur isolement et par leur forme pointue ces dents présentent à la langue une saillie qui la blessera plus sûrement que ne le peut faire la surface continue de l'arcade dentaire, quand la dentition est achevée.

Dans des cas où les incisives moyennes manquaient, M. Roger a vu l'ulcération du frein remplacée par deux ulcérations situées de chaque côté de ce repli membraneux et correspondant aux incisives latérales. Il a vu même des canines de la machoire supérieure imprimer la même lésion sur la face supérieure de la langue.

(1) *Arch. gén. de méd.*, 1854.

(2) Dr Roger, *L. c.*, p. 515 et suiv.

Moins convaincante me paraît l'explication, proposée par le Dr Bouffier (de Cette) et complètement adoptée par M. Roger, de l'existence incontestée de cette ulcération chez des enfants qui n'ont pas de dents. Elle serait produite alors, suivant ces deux médecins par les ongles des mères et des nourrices quand elles cherchent à retirer de la bouche des jeunes enfants les mucosités qui les étouffent. Il me semble peu vraisemblable que ces ongles aillent chercher de préférence le repli sous-lingual; et je croirais plus volontiers que le frein, très mince et très peu résistant à cette époque, se rompt dans le mouvement violent et spasmodique qui projette la langue hors de la bouche.

Suivant Zitterland et Lersch cette ulcération serait précédée d'une vésicule jaunâtre qui, si elle existait réellement, indiquerait comme cause du développement de cet ulcère un autre processus, pour lequel les conditions mécaniques signalées plus haut ne seraient que des causes auxiliaires; mais cette vésicule n'a pas été rencontrée par d'autres observateurs, malgré l'attention qui a été dirigée depuis quelques années sur cette petite lésion.

Tout en infirmant son caractère spécifique, M. Roger reconnaît qu'elle a une valeur diagnostique : car on ne l'observe que dans la coqueluche.

§ 7. *Coqueluches coïncidant avec d'autres pyrexies.* — De nombreuses observations ont affirmé la possibilité du développement simultané de la coqueluche et d'autres maladies infectieuses telles que rougeole, variole, scarlatine, diphtérie... On a observé surtout ces complexités pathologiques dans les hôpitaux d'enfants, dans ceux du moins, où règne, comme à Paris, une promiscuité barbare de toutes les maladies aiguës.

Je crois cependant rare l'évolution absolument simultanée de deux maladies infectieuses, de celles surtout qui impriment à l'organisme une modification profonde et provoquent des réactions fébriles très accentuées.

Le plus souvent la seconde maladie n'évolue que quand la première est à son déclin. Pour la coqueluche cette superposition de deux formes morbides est d'autant plus facile que la toux spasmodique peut persister très longtemps après que la pyrexie infectieuse a accompli son cycle, et alors que, suivant moi, ses manifestations sont prolongées par l'adénopathie qui la complique.

Quand la *rougeole* s'ente sur la coqueluche, la plus fréquente des complications de ce genre, d'après M. Roger (1), tantôt, suivant ce même auteur, elle augmente la violence des phénomènes spasmodiques, tantôt elle les diminue. Cette dernière modification serait surtout observée quand la rougeole est accompagnée d'une fièvre très intense.

Dans beaucoup de cas la toux devient alors plus rauque et plus sèche. Le plus souvent passagère cette atténuation de la coqueluche persisterait dans quelques cas (2). M. Roger, d'une autre part a vu, comme moi, l'invasion d'une fièvre morbilleuse ranimer la toux convulsive qui avait disparu (3).

Cette association de la rougeole et de la coqueluche, fortifiant leurs tendances communes, augmente la fréquence des complications broncho-pneumoniques, et la prédisposition aux évolutions tuberculeuses.

Bien autrement grave est la complication de *diphtérie*; cependant il a semblé dans quelques cas à M. Roger que les quintes et les vomissements de la coqueluche favorisaient, par une action mécanique, l'expulsion des fausses membranes, quand celles-ci étaient molles et récentes; et rendaient moins facile l'engouement de la canule après la trachéotomie (4).

Dans cette complication la toux devient sourde, étouffée; les phénomènes dyspnéiques acquièrent une violence excessive. Une laryngite venant compliquer la bronchite coqueluchiale pourrait, en produisant les mêmes symptômes rendre le diagnostic difficile et faire croire à l'invasion d'une diphtérie primitivement laryngée (5).

§ 8. *Pronostic.* — Développée après la première enfance, chez un sujet bien constitué et entouré de soins convenables, la coqueluche est une maladie, en général, plus pénible que dangereuse. Mais le pronostic comporte des réserves motivées quelquefois par le caractère particulier de l'épidémie régnante, par les complications qui peuvent survenir, ou par l'impulsion funeste que la coqueluche peut donner aux prédispositions morbides des organes respiratoires. Quand ces prédispositions existent, il faut entourer le malade de toutes les précautions qui peuvent en prévenir l'évolution et se montrer encore plus réservé dans son jugement sur l'issue de la maladie.

(1) Dr Roger, *L. c.*, p. 601.
(2) Dr Roger, *L. c.*, p. 602 et 605.
(3) Dr Roger, *L. c.*, p. 603.
(4) Dr Roger, *L. c.*, p. 613.
(5) Dr Roger, *L. c.*, p. 610.

Dans les premiers mois de la vie, la coqueluche présente une effroyable gravité ; le danger est d'autant plus grand que la maladie se développe à un âge plus rapproché de la naissance. Cette influence de l'âge sur le pronostic est si grande que, tandis qu'avant cinq ans le danger se mesure par le chiffre effrayant de neuf morts sur dix malades (Dr Roger, *loc. cit.*, p. 645), après six ans la mort devient exceptionnelle. Il ne s'agit bien entendu ici que de la léthalité nosocomiale.

Le même praticien évalue la mortalité en ville à un sur deux avant six mois, à un sur trois de six à douze mois, au quart pour les enfants âgés d'un à deux ans (Id., *ibid.*, p. 647).

L'influence des saisons est incontestable : pendant les saisons froides et humides les cas mortels sont beaucoup plus nombreux que dans la belle saison (1). Dans le Groënland la maladie serait le plus souvent funeste. Ces résultats statistiques viennent confirmer ce que j'ai dit en 1875 sur l'hygiène des coqueluchеux et sur la nécessité de les condamner à une réclusion plus rigoureuse et plus prolongée qu'on ne le faisait alors et qu'on ne le fait encore trop souvent.

Ce précepte se trouve encore corroboré par l'appréciation des circonstances qui aggravent le pronostic de cette maladie .

Ce sont, dit M. Roger « le plus souvent des maladies intercurrentes dont la cause la plus fréquente est un refroidissement » (2).

C'est en général entre les deuxièmes et troisièmes septénaires de la maladie que se montrent les complications, et rarement elles surviennent après quatre semaines (3).

La mort n'a guère été observée qu'entre le troisième et le huitième septénaires (4).

La violence de la fièvre et du catarrhe pendant les premiers jours peut faire prévoir une maladie grave et retarde souvent l'apparition des phénomènes nerveux. Ainsi que nous l'avons dit, ceux-ci sont assez souvent atténués, quelquefois même sont suspendus par l'intervention d'une phlegmasie fébrile. Dans ce cas le retour du sifflement inspiratoire devient un signe de bon augure (5).

Nous ne reviendrons pas sur la gravité de ces phlegmasies pulmonaires; nous l'avons indiquée à propos des complications. Nous avons

(1) Comme 46 est à 30, d'après M. Roger (p. 643).

(2) Dr Roger, *L. c.*, p. 64.

(3) Dr Roger, *L. c.*, p. 64.

(4) Dr Roger, *L. c.*, p. 64.

(5) Dr Roger, *L. c.*, p. 64.

vu que si elles rendaient la coqueluche beaucoup plus dangereuse elles semblaient quelquefois en abréger la durée.

Très rarement la mort survient subitement par apnée, par suffocation, dans des quintes violentes; et quand cet accident a été observé on a pu presque toujours l'imputer à quelque complication.

De toutes les maladies infectieuses la coqueluche est la plus sujette aux exacerbations et aux rechutes. Elles sont le plus souvent provoquées par une congestion des organes respiratoires, dans bien des cas imputable à des imprudences. Ces rechutes ainsi que les récidives à courte échéance, celles mêmes qui surviennent plusieurs mois après la cessation de la toux spasmodique, trouvent une explication facile dans la théorie qui les impute à une nouvelle fluxion congestive sur les ganglions médiastinaux, imparfaitement revenus à leur état normal. Pour ceux qui repoussent cette théorie elles sont d'autant plus inexplicables, que, de leur aveu, la coqueluche est de toutes les maladies contagieuses celle dans laquelle on observe le plus rarement de véritables récidives; et bien qu'on en ait cité quelques exemples et que j'en aie observé un cas dans ma propre famille, ces récidives, de l'avis de tous les médecins, constituent une rare exception.

§ 9. *Physiologie pathologique.* —La coqueluche a parmi les pyrexies une physionomie tellement particulière, on peut même dire, tellement étrange; sa marche et ses symptômes diffèrent tellement de ce qu'on observe dans les autres maladies de cet ordre, qu'on ne saurait s'étonner des nombreuses tentatives qui ont été faites pour en pénétrer la nature, ni des théories très diverses, souvent contradictoires, qui ont été proposées pour résoudre le problème pathologique qu'elle offre à l'esprit des médecins.

Dans cette affection, en effet, deux éléments se trouvent en présence: un élément congestif, qu'on trouve, avec des localisations et des formes diverses dans toutes les pyrexies, et un élément névropathique, qui ne se montre pas d'emblée, qui, quelquefois même, ne se montre pas du tout, mais qui est si saillant, si spécial, qu'il devient la carastéristique de la maladie, qu'il en fixe le diagnostic, qu'il en domine le pronostic et qu'il a fait parfois oublier l'autre. Cela est si vrai que la coqueluche a été rangée par quelques pathologistes parmi les névroses, et que des médecins très distingués l'ont considérée comme *une affection apyrétique*.

Bien plus conforme à la vérité semble être l'opinion de ceux qui, comme J. Franck et Trousseau, la rapprochent des fièvres éruptives ou au moins des fièvres infectieuses. En effet sa contagiosité si développée, l'immunité qu'elle confère après une première attaque sont des caractères essentiels qui n'appartiennent qu'à ces dernières maladies; et, d'une autre part, quelles anomalies si on la compare aux autres affections de cette classe! Quelle irrégularité dans l'évolution des manifestations caractéristiques! Quelle inégalité dans la durée de la maladie!

Voilà une maladie contagieuse qui, au bout de quelques semaines ou même de quelques jours, quand aucune complication n'en vient troubler le cours, devient en effet apyrétique, et, sous cette forme, peut se prolonger pendant quatre, cinq, six mois, quelquefois même pendant plusieurs années; qui, après avoir cessé, reparaît sous l'influence d'une cause banale comme un refroidissement, ou d'une congestion des organes respiratoires!

Je ne discuterai pas l'opinion de ceux qui, avec Broussais et ses élèves, ne voient dans cette affection qu'une gastrite ou une broncho-céphalite (Desruelles).

Mais je citerai pour mémoire une théorie qui a été proposée par M. Gendrin et soutenue par Beau avec la passion qu'il apportait à la défense de ses conceptions, trop souvent plus ingénieuses que fondées. Frappés tous deux de l'analogie qui existe entre les accidents que provoque le contact d'une parcelle alimentaire avec les lèvres de la glotte et les quintes de coqueluche, ils avaient supposé que la toux convulsive était due à la titillation des cordes vocales par des mucosités sécrétées dans la région sus-glottique.

Or, comme le remarque M. Roger, c'est dans la région sous-glottique que les mucosités sont sécrétées en plus grand abondance: c'est là que l'auscultation les fait entendre et prévoit l'accès. D'ailleurs il n'y a qu'une ressemblance très imparfaite entre les accès de la coqueluche et les quintes de l'étranglement alimentaire, entre la cause qui produit ce dernier et celle que dans cette théorie on attribue au spasme du larynx.

Dans ce problème si obscur, si controversé, il y a un point sur lequel le plus grand nombre des pathologistes tombent d'accord : c'est que le nerf pneumo-gastrique paraît jouer un rôle dominateur dans les symptômes de cette maladie (1).

Sans rentrer dans la discussion que j'ai soutenue à propos de l'adénopathie, il est avéré, il est incontestable que des lésions morbides ou

(1) Hufeland, Rosenthal, Griepenkerl, Eulenburg, Bomberg, Friedleben cités par M. Roger. En France le Dr Jaccoud.

des traumatismes intéressant le nerf pneumogastrique peuvent provoquer des quintes de toux absolument semblables à celles de la coqueluche. Dupuytren et Husson, ont vu l'incision d'un abcès dans la région parotidienne suivie de quintes de toux semblables à celles de la coqueluche, qu'ils ont attribuées à l'irritation du nerf vague mis à nu, et qui ont persisté jusqu'à la cicatrisation de la plaie.

D'une autre part, on a observé souvent des quintes coqueluchoïdes dans des cas où des tumeurs de diverse nature comprimaient le pneumogastrique.

Dans la coqueluche, n'est-ce pas à une lésion fonctionnelle de ce nerf qu'il faut remonter pour expliquer ces toux quinteuses, clangeoreuses; ces inspirations sifflantes et comme étranglées entre les lèvres de la glotte convulsivement contractées; ces dyspnées, ces altérations de la voix qui accompagnent ou suivent la maladie, phénomènes qui semblent accuser plus spécialement un état anomal de la branche récurrente de la dixième paire?

D'ailleurs, quelle que soit l'opinion qu'on adopte sur les conditions pathogéniques de la coqueluche, dans toutes les toux et dans celle-là plus que dans toute autre, l'intervention du pneumogastrique, primitive ou secondaire, directe ou réflexe est une nécessité physiologique: on ne peut la contester.

Et les quintes de toux de la coqueluche ne semblent-elles pas manifester une excitation nerveuse qui s'accumule, puis se décharge brusquement par intervalles, jusqu'à ce qu'elle soit épuisée?

On peut attribuer la même origine aux irrégularités de la respiration, aux gémissements dont nous avons parlé plus haut, et aux vomissements qui, comme je l'ai montré, peuvent remplacer les quintes et persister pendant plusieurs années.

Mais, n'est-il pas étrange que ces phénomènes nerveux qui sont la note dominante de la maladie, qui en sont regardés comme la caractéristique, ne se montrent qu'au bout de dix à quinze jours dans l'immense majorité des cas, et que quelquefois même ils ne se montrent pas du tout?

N'est-il pas étrange que cette même toux convulsive puisse persister pendant des mois, quelquefois même pendant des années, alors que depuis longtemps les autres symptômes de la maladie ont disparu et qu'elle a cessé d'être contagieuse, qu'elle a perdu par conséquent sa spécificité.

D'une autre part, je trouve dans ces mêmes cas des signes non équivoques d'un engorgement des ganglions trachéo-bronchiques, engorgement qui, on le sait, suffit quelquefois, comme on l'observe avec d'autres tumeurs du médiastin, pour provoquer une toux absolument semblable à celle de la coqueluche.

N'est-il pas naturel d'établir une relation entre ces deux ordres de faits, et de supposer que l'adénopathie coqueluchiale peut, comme dans certains cas l'adénopathie tuberculeuse, être responsable de la toux spasmodique et des autres phénomènes morbides qu'on peut imputer à une incitation anomale du pneumogastrique.

Alors toutes les obscurités et les antinomies disparaissent; le développement tardif ou même l'absence totale, chez des sujets soumis à l'infection coqueluchiale, des phénomènes spasmodiques trouvent une explication facile.

On comprend également bien la persistance opiniâtre de ces phénomènes survivant à la pyrexie (exception unique, je crois, dans l'histoire des maladies infectieuses), quand persiste en même temps cette lésion épigénétique des ganglions qui en a été la cause excitante.

On sait, d'ailleurs, que, dans beaucoup d'autres maladies, les adénites symptomatiques peuvent survivre à l'affection qui en a provoqué le développement. On sait aussi que la résolution de ces adénites est souvent lente, incomplète même, que la moindre incitation peut les ranimer; et on comprend alors ces récidives si fréquentes de coqueluches qui paraissaient terminées, sous l'influence de causes banales, et habituellement sous l'influence d'irritations du département lymphatique auquel appartiennent les ganglions affectés (1); tandis qu'on sait combien les véritables récidives sont rares dans les maladies infectieuses.

On ne sera pas étonné, non plus, si l'irritation du pneumogastrique par des ganglions congestionnés est un des éléments de la coqueluche, de voir les symptômes qui traduisent cette irritation persister indéfiniment avec l'engorgement ganglionnaire. J'ai cité des faits d'aphonie, de vomissements incoercibles succédant à la coqueluche, et résistant pendant plusieurs années à toutes les médications qui ne s'adressaient pas à la lésion ganglionnaire.

Toutes ces circonstances m'avaient conduit à penser que les phénomènes spasmodiques de la coqueluche, qui se groupent autour du pneumogastrique, pouvaient être attribués à une irritation de ce nerf par

(1) Voyez l'observation XXXIX, p. 220.

les ganglions lymphatiques qui l'enveloppent, spécifiquement congestionnés.

J'ai été heureux d'apprendre du Dr Cheadle (de Londres), que l'éminent Sir Thomas Watson avait entrevu cette théorie et qu'il l'avait considérée comme très vraisemblable.

J'ai discuté dans un précédent article les objections qu'on m'a opposées. A ceux qui prétendent que la détermination de l'engorgement ganglionnaire est impossible pendant la vie, je répondrai qu'elle est possible, puisque j'ai pu, très souvent, en faire le diagnostic pendant la vie; j'en ai bien des fois, par l'autopsie, vérifié l'exactitude; beaucoup d'autres l'ont fait après moi.

Je ne me suis arrêté que devant une seule objection qui serait péremptoire, si elle était appuyée sur des faits incontestables; c'est celle qui affirme que l'adénopathie n'existe pas toujours dans des cas de coqueluche bien caractérisés; j'ai dit combien les assertions des médecins attachés aux hôpitaux d'enfants étaient contradictoires sur ce point, j'ai exposé les doutes que je conservais sur l'exactitude des observations négatives. Parmi ces dernières, les plus importantes à mes yeux sont assurément celles de M. Roger, et son autorité est trop grande pour que je ne revienne pas avec quelques détails sur les faits cliniques qu'il a opposés à ma théorie.

M. Roger a cité six faits dans lesquels les ganglions auraient été inaltérés : Mais de ces six faits, dans les trois seuls où l'état des ganglions est décrit avec quelques détails, il indique qu'ils présentaient *une rougeur* anomale. Comme je l'ai dit ailleurs, les ganglions malades n'agissent pas seulement mécaniquement par leur volume, mais encore par l'irritation dont ils peuvent être le foyer et qu'ils peuvent irradier sur les nerfs contigus. Ainsi ces ganglions étaient congestionnés et pour affirmer qu'ils n'étaient pas tuméfiés, j'aurais aimé qu'on les comparât aux ganglions d'un enfant du même âge; car un gonflement même peu considérable peut agir sur le nerf récurrent dans l'étroit espace compris entre la bronche gauche et la crosse aortique.

J'ai dit encore quel rôle pouvait jouer la péri-adénite dans les troubles fonctionnels du pneumogastrique. M. Roger ne paraît pas en soupçonner l'importance; il ne dit pas un mot du tissu cellulaire qui enveloppait ces ganglions *rouges*.

Pour les deux observations suivantes, contenues dans quatre lignes, M. Roger se contente de cette indication collective : les ganglions bronchiques sont notés *également* inaltérés; ce qui prouve que M. Roger ne compte pour rien cette rougeur qu'il a signalée dans les trois autres ; nous ne savons donc pas si elle n'existait pas *également* dans ceux-ci.

Enfin dans le dernier il est dit simplement que les ganglions n'étaient ni gros, ni tuberculeux ; entre ces deux épithètes, il reste de la marge !

Je ne crois donc pas que l'enquête sérieuse demandée par moi et devant laquelle je suis tout disposé à m'incliner, doive être regardée comme close par le livre très intéressant, d'ailleurs, de M. Roger ; j'en désire une plus complète. En attendant, bien que d'autres médecins attachés à des hôpitaux d'enfants (1) m'aient affirmé la coïncidence constante de la coqueluche et de l'adénopathie, je fais un trop grand cas de l'opinion de mon ami M. Roger pour passer outre et conclure avant que de nouvelles observations, remplissant toutes les conditions que j'ai indiquées, aient jugé définitivement le débat (2).

§ 10. *Diagnostic.* — Il est souvent bien difficile, dans la première période, de distinguer la coqueluche des autres affections catarrhales de l'appareil respiratoire : d'une pharyngo-laryngite commune. Cependant la fréquence et l'opiniâtreté de la toux, sa tendance à devenir quinteuse, dans quelques cas la persistance de la fièvre, dépassant en durée celle qui accompagne un simple rhume, la prédominance de la toux pendant la nuit, chez quelques malades les gémissements nocturnes peuvent déjà conduire à des présomptions ou au moins à des soupçons qui acquerront plus de valeur si le malade se trouve dans

(1) Archambault. — Dr J. Simon, M. Cheadle.

(2) M. Roger semble tenir d'avance en suspicion les résultats de cette enquête, si elle n'était pas favorable à son opinion, quand il dit, p. 643 : « Pour que la preuve anatomique (hypertrophie des ganglions) apportée à l'appui de la théorie eût une valeur décisive, il faudrait qu'il fût nettement établi, dans les faits rapportés, que la maladie a été simple et qu'avec l'altération des glandes ne coïncidaient pas, à l'autopsie, des lésions pulmonaires productrices de l'hypertrophie. Or ces faits péremptoires n'ont pas encore été donnés (*peut-être seront-ils fournis ultérieurement par des anatomo-pathologistes observant dans ce sens*). »

D'abord, j'ai rapporté un fait, recueilli par le docteur Parinaud, dans lequel l'adénopathie coqueluchiale ne pouvait être expliquée par aucune lésion pulmonaire ; et j'en ai présenté les pièces anatomiques à l'Académie. Ensuite, si on doit dans les sciences d'observation se défier des idées préconçues, ce n'est pas seulement quand il s'agit de confirmer une opinion, mais aussi quand il s'agit de la combattre. Il peut y avoir des préventions négatives, comme il y en a d'affirmatives.

un milieu épidémique, ou s'il a été en rapport avec des personnes affectées de coqueluche.

L'expectoration glaireuse, filante qui succède aux quintes a, comme le remarque M. Roger, au point de vue seméiotique, d'autant plus d'importance que les enfants n'expectorent généralement pas : ils ravalent leurs crachats.

Les vomissements, quoiqu'on puisse les observer dans les bronchites des enfants en bas âge, sont beaucoup plus fréquents dans la coqueluche, et, quand ils accompagnent la toux, ils lui donnent un caractère suspect.

Généralement, peu de temps après le début, les secousses de la toux commencent à se grouper en quintes; elles sont alors plus précipitées, plus rapprochées, plus cohérentes que dans les quintes d'une bronchite ordinaire; ces secousses se développent, se répètent, s'accélèrent dans un *crescendo* que le malade ne peut pas contenir. C'est le commencement et comme l'ébauche du caractère spasmodique qui va bientôt devenir prédominant.

Quand celui-ci s'est dessiné nettement, quand les inspirations sifflantes viennent entrecouper les quintes, alors toute incertitude disparait; mais, comme nous l'avons vu, ce caractère spasmodique ne succède point d'emblée au caractère catarrhal : il s'y mêle, avant de le remplacer. Au milieu des quintes ordinaires, quelques quintes caractéristiques apparaissent d'abord à de longs intervalles; on peut alors en déterminer le retour en secouant l'enfant, en le chatouillant ou en titillant le voile du palais avec le manche d'une cuiller (1). Les ulcérations du frein de la langue, les ecchymoses sous-conjonctivales, la bouffissure des paupières, quand on les observe, ce qui est rare dans cette période, éclaireront le diagnostic.

Si l'adénopathie trachéo-bronchique, liée à d'autres affections, peut, comme je l'ai mainte fois observé, provoquer des quintes spasmodiques et même des inspirations sifflantes, ces quintes n'ont alors ni la fréquence, ni la périodicité qu'on observe dans la coqueluche; elles sont plus espacées, plus irrégulières, et accompagnées d'autres symptômes qui conduisent à un diagnostic différent.

Si l'inspiration sifflante de l'accès de coqueluche se retrouve plus intense dans l'affection, rare d'ailleurs, des nouveaux-nés qu'on désigne

(1) Dr Roger, *l. c.* p. 483.

sous le nom de *spasme de la glotte*, cette similitude, bornée à un seul symptôme, ne peut, dit M. Roger donner lieu à aucun embarras : car ce sifflement se fait entendre sans quintes; il revient par crises de plus en plus rapprochées qui, après plusieurs semaines ou plusieurs mois, font place à des attaques d'éclampsie, presque toujours fatales. Quelquefois le petit malade succombe asphyxié par le spasme glottique (1).

La détermination de la maladie est beaucoup plus difficile dans ces formes ébauchées que je crois, avec Trousseau, plus fréquentes que ne le pense M. Roger. Elles se développent dans les foyers contagieux, en dehors de toutes les conditions saisonnières qui favorisent les affections catarrhales des organes respiratoires. Leur durée peut être égale à celle de la coqueluche; elle est, en général, plus courte. La toux est plus opiniâtre, plus répétée que dans un rhume ordinaire. Il peut y avoir, au début, un léger mouvement fébrile.

L'examen de la gorge m'a fait constater, dans ces cas, une rougeur vive du pharynx et de l'isthme du gosier, avec saillie des glandules pharyngiennes et parfois infiltration de la luette.

Ces malades offraient tous les caractères de la première période de la coqueluche, caractères qui se seraient prolongés sans complication de phénomènes spasmodiques.

La contagiosité serait la pierre de touche de ces *coqueluchoïdes* ou coqueluches ébauchées; elle en démontrerait la nature. Une seule fois j'ai pu voir une de ces coqueluches à forme catarrhale se transmettre par contagion et devenir l'origine de plusieurs coqueluches incontestables.

J'ai observé ces formes ébauchées chez des malades qui avaient eu antérieurement la coqueluche. Réduite à ces proportions, la maladie peut être facilement méconnue; et les récidives pourraient être, sous cette forme, moins rares qu'on ne le pense généralement.

J'ai déjà parlé de ces coqueluches compliquées de bronchites chroniques, avec fièvre hectique, et qui peuvent être d'autant plus facilement confondues avec la tuberculose, que l'adénopathie médiastine et les dilatations bronchiques qui les accompagnent peuvent fournir à l'auscultation des anomalies respiratoires très analogues à celles qu'on observe chez les tuberculeux. La ressemblance symptomatique est encore renforcée, dans ce cas, par l'aspect des crachats qui deviennent

(1) Dr Roger, *l. c.*, p. 485.

souvent nummulaires et *phtisoïdes*, tels qu'on en voit souvent, selon la remarque de Chomel, au déclin de la rougeole (1). J'ai indiqué, à propos de l'adénopathie trachéo-bronchique (Voy. p. 159), les signes qui peuvent dans ce cas éclairer le diagnostic. Si on devait, toutefois, s'en rapporter à ces seuls signes il devrait rester très réservé : car, si la possibilité de symptômes aussi alarmants, sans qu'il existe de lésions irréparables, doit adoucir les inquiétudes que ces symptômes font nécessairement concevoir, on ne devra pas, cependant, oublier que les affections tuberculeuses sont des complications fréquentes de la coqueluche et que la persistance de la fièvre et de la congestion broncho-pulmonaire peut en favoriser l'évolution.

L'examen microscopique des crachats et la recherche des bacilles de Koch pourront seuls, dans ce cas, dissiper les incertitudes et fixer le diagnostic.

§ 11. *Traitement.* — 1° *Prophylaxie.* — Le traitement prophylactique ne comporte, jusqu'à ce jour, qu'un seul ordre de moyens: l'isolement du malade, et l'abstention de toute relation directe ou indirecte avec lui pour ceux qui peuvent redouter la maladie. Cette abstention de tous rapports avec le coquelucheux devient un devoir, toutes les fois qu'elle est possible, quand il s'agit d'enfants en bas âge, de sujets délicats ou qui peuvent être prédisposés aux affections thoraciques, de nourrices ou de mères qui cohabitent avec des nouveau-nés (1).

2° *Détermination de l'époque et de la durée de la contagiosité dans les maladies spécifiques en général, et dans la coqueluche en particulier.* — Mais toute cette prophylaxie repose sur la notion de la contagiosité des maladies; elle suppose la détermination de l'époque et de la durée de cette contagiosité. A quelle époque de leur évolution

(1) M. le docteur Roger pense que le médecin peut servir de véhicule à la contagion; cela me paraît très vraisemblable. Pour éviter ce danger il devra toutes les fois qu'il donne ses soins à un malade atteint d'une maladie contagieuse, avant d'en visiter un autre, se laver soigneusement les mains, secouer ses vêtements, les soumettre, s'il le peut, à des pulvérisations d'acide thymique, les recouvrir d'un pardessus qu'il gardera chez son second malade. Depuis quarante-cinq ans que j'exerce la médecine, je n'ai jamais manqué de prendre ces précautions que beaucoup trouveront minutieuses; et j'ai la conviction que je n'ai jamais transmis aucune contagion. J'ai pu impunément promener avec moi dans ma voiture des enfants qui n'avaient pas eu ces maladies spécifiques, dont je voyais plusieurs cas dans le cours d'une seule promenade. Je ne crois donc pas que ces mesures de prudence soient inutiles et inefficaces.

sont-elles transmissibles, et combien de temps dure leur transmissibilité? En d'autres termes, quel est le moment où le malade peut être mis en libre pratique et où il cesse d'être un foyer de contagion. C'est là un des points les plus importants et en même temps les plus indécis et les plus controversés dans l'histoire des maladies infectieuses; et, pour des motifs que nous exposerons bientôt, la solution de ce problème de médecine pratique présente, pour la coqueluche plus que pour toutes les autres affections spécifiques, des difficultés particulières et des causes d'erreur difficiles à éviter. Là, comme pour les fièvres éruptives, presque tout est à faire; et on ne sait d'une manière bien précise ni quand la coqueluche commence à être contagieuse, ni quand elle cesse de l'être.

Le vulgaire croit que le moment de la contagion active, dans les maladies éruptives, correspond à leur période de desquamation ou de déclin. On ne peut nier qu'elles ne soient contagieuses à cette période; trop souvent les convalescents les transportent avec eux; et les agglomérations d'enfants : cours d'éducation, assemblées religieuses, réunions de plaisir nous en offrent de très-fréquents exemples; mais il ne faut pas croireque la maladie ne soit contagieuse qu'à cette époque. Si on tirait des inductions des observations faites sur la vaccine, la maladie dont les propriétés contagieuses ont été le mieux étudiées, il semble établi que la vésicule vaccinale a une virulence très-active pendant les premiers jours de son évolution. Chez les génisses, après le septième jour, son inoculabilité est bien moins prononcée.

Il y a quelques années j'ai été témoin d'un fait qui prouve que, pour la rougeole, la contagion est très-active dès le début de la maladie : soixante enfants environ étaient réunis pour assister à une représentation de marionnettes dans un salon de moyenne dimension. Là se trouvait une jeune fille de quatorze ans qui, depuis deux jours, toussait et avait la fièvre, mais qu'on n'avait pas voulu priver de ce plaisir. Le lendemain, chez cette jeune fille, qui n'avait jusque-là aucune apparence d'éruption, un exanthème morbilleux se déclara. Dans les dix jours qui suivirent, vingt-sept de ces soixante enfants furent atteints de rougeole; un d'eux y succomba. Ainsi la contagion avait été communiquée avant la période d'éruption, en réalité pendant la période *énanthématique* : l'éruption, en effet, commence par le tégument interne, et elle débute avec la fièvre, la toux et le larmoiement.

L'indécision est encore bien plus grande pour la coqueluche : sans qu'on ait, comme je l'ai dit, établi avec une rigoureuse exactitude la période à laquelle elle est transmissible, on sait cependant qu'elle peut se communiquer pendant sa première période, lorsque le malade ne présente d'autres symptômes que ceux d'une bronchite, d'un rhume intense. On ne songe pas alors à l'isoler pour une affection qui semble aussi inoffensive ; il peut, cependant, en répandre le germe autour de lui, avant que l'apparition des phénomènes spasmodiques ait fait attribuer à la maladie sa véritable étiquette.

Il n'est pas moins difficile de préciser l'époque à laquelle elle cesse d'être contagieuse. Si, comme le pensent un grand nombre de médecins, les phénomènes spasmodiques sont une manifestation spécifique de la maladie, s'ils en font partie intégrante et essentielle, tant que ces phénomènes persisteront on devra craindre la contagion. Or, on sait qu'ils peuvent se prolonger pendant plusieurs mois, quelquefois même, pendant plusieurs années. Est-il vraisemblable que la contagiosité puisse exister pendant un temps aussi long? Je suis convaincu qu'il n'en est rien, et j'ai raconté l'expérience, téméraire peut-être, qui a paru me donner raison. Pour des motifs que j'ai indiqués, je n'aimerais pas la recommencer ; mais elle n'en conserve pas moins sa valeur, confirmée par le témoignage bien autrement important du docteur Cheadle de Londres, médecin d'un hôpital d'enfants, qui dit que dans sa longue pratique il n'a jamais considéré comme contagieuses ces coqueluches chroniques ou anomalement prolongées, qu'il n'a jamais isolé les enfants qui en étaient atteints et qu'il n'a jamais eu à s'en repentir ! M. Roger, bien qu'il se refuse à considérer les phénomènes spasmodiques comme *adénopathiques*, reconnaît cependant qu'au bout de deux ou trois mois, la coqueluche peut persister, mais qu'elle cesse très probablement d'être contagieuse (*loc. cit.*, p. 669).

Si au delà d'un certain temps la toux dite caractéristique n'est pas contagieuse, c'est qu'elle n'est plus une manifestation spécifique, et que la condition qui la produit a perdu sa spécificité. Cette toux n'est donc pas liée nécessairement aux conditions essentielles de la maladie, puis qu'elle en peut devenir indépendante? N'y a-t-il pas là un argument bien puissant en faveur de la théorie qui regarde ces phénomènes spasmodiques comme des phénomènes secondaires, qui ne naissent pas directement du processus spécifique, mais dépendent d'une condition morbide qui lui est le plus souvent connexe?

Toutes ces questions de contagion, si importantes à résoudre, ne peuvent l'être dans les grandes villes. Au milieu de ces grands entassements d'êtres humains, de contacts continuels et inconscients, il est impossible de suivre la trace d'un agent contagieux, de préciser la date de sa pénétration dans l'organisme et la durée de son activité. Ce serait dans les campagnes et dans les petites villes, comme le répétait souvent Chomel, qu'on pourrait, avec succès, entreprendre ce travail et déterminer les limites de la contagion : les relations sociales y sont beaucoup plus restreintes, plus rares et par cela même beaucoup plus faciles à observer.

Nos confrères de province rendraient ainsi un éminent service à la science et à la pratique, s'ils voulaient entreprendre cette tâche, qu'eux seuls peuvent mener à bonne fin.

3° *Traitement curatif.* — A propos du traitement, je ne ferai pas l'énumération de tous les prétendus spécifiques qu'on a préconisés contre cette affection. J'avoue n'en avoir jamais vu qui m'aient laissé l'impression d'une efficacité incontestable ; je n'ai jamais observé d'effets assez rapides ou assez constants pour que la part faite à l'action du médicament fût d'une appréciation facile.

Avant d'indiquer ceux qui se recommandent par l'autorité des médecins qui les ont vantés et surtout par leur innocuité, je dirai quelles sont les indications thérapeutiques générales qui me paraissent ressortir des symptômes de la maladie.

Pendant la période catarrhale ou énanthématique, si l'on accepte l'assimilation que j'ai cherché à établir entre la coqueluche et les fièvres éruptives, il faut maintenir le malade dans une température douce, égale, le soustraire aux causes qui pourraient troubler cet acte congestif qui est, peut-être, un acte éliminateur.

Si un état fébrile très accentué accompagne la coqueluche, il est indiqué de maintenir le malade au lit. Mais cette règle doit fléchir chez les très jeunes enfants, qui, en s'agitant et en se découvrant, sont plus exposés à subir un refroidissement que quand ils sont habillés et levés.

Si la congestion dépasse l'intensité ou l'étendue qui lui sont naturelles, si elle s'étend aux bronches et est accompagnée d'une réaction inflammatoire considérable, l'ipéca et les révulsifs me paraissent les deux pivots du traitement. Laënnec regardait les vomitifs comme la meilleure des médications qu'on pût opposer à la coqueluche ; et il les répétait tous les jours ou tous les deux jours pendant les deux premières semaines de la maladie. Sans adopter une formule systématique, qui peut fatiguer le malade et user l'action du remède, toutes les fois que des râles bronchiques nombreux indiquent une congestion intense des tubes aérifères, si en même temps des phénomènes réactionnels apparaissent, j'administre immédiatement un ipéca (1); et si la finesse des râles secs, leur mélange avec des bulles humides me font craindre que l'inflammation ne soit aux portes des bronches capillaires et ne puisse y pénétrer, j'applique un révulsif : thapsia ou huile de croton. Chez les enfants, je mêle quelques gouttes de cette dernière, en proportion variable suivant les âges, avec de l'huile d'amandes douces; et j'étends ce mélange sur la partie centrale d'un morceau de diachylum pour le laisser appliqué plus ou moins longtemps, suivant la force et l'irritabilité du sujet. Ainsi, chez un très jeune enfant, je pourrai n'en mettre qu'une à deux gouttes avec deux ou trois gouttes d'huile d'amandes douces; et je ne l'appliquerai que pendant deux heures. On peut ainsi graduer et limiter à son gré l'action du révulsif, mieux qu'on ne le pourrait faire avec l'emplâtre de thapsia, qui est souvent, d'ailleurs, falsifié à l'aide de l'huile de croton.

Je répéte le vomitif toutes les fois que l'état des bronches le commande ; les enfants supportent très bien l'ipécacuanha et il ne faut pas craindre d'y revenir. On voit des poussées de bronchite, accompagnées d'une fièvre intense, céder au vomitif. Dans l'intervalle des vomitifs je n'emploie pas les expectorants : kermès, oxyde d'antimoine, oximel scillitique. Outre que leur efficacité est très douteuse, ils troublent les fonctions digestives, et ils m'ont paru, en habituant en quelque sorte l'estomac à une incitation nauséeuse, rendre l'action de l'ipéca moins prompte et moins énergique.

L'ipécacuanha est encore indiqué quand surviennent des troubles dyspeptiques très accusés. Nous avons vu que, dès le début de la période catarrhale ou éruptive, la langue était saburrale; elle conserve en général ce caractère pendant une ou deux semaines. Cependant l'appétit ordinairement persiste, alors même que des vomissements rejettent au dehors la plus grande partie des aliments ingérés.

Il n'en est pas toujours ainsi : chez quelques malades, l'ébranlement nerveux produit par la violence et par la fréquence des quintes, l'anxiété, la souffrance, le trouble du sommeil affaiblissent l'action digestive.

(1) Pour les petits enfants on se sert habituellement de sirop d'ipéca, additionné de poudre d'ipéca, dans la proportion de 30 à 50 centigrammes pour 30 grammes de sirop. Il est bien préférable à l'émétique qui produit parfois une action dépressive trop énergique et peut provoquer de la diarrhée. J'en dirai autant du sulfate de cuivre et des autres succédanés qu'on lui a substitués.

Ajoutez à cela que les enfants ravalent souvent une grande quantité des mucosités, peut-être chargées du principe virulent. Dans ces conditions encore, l'ipéca intervient d'une manière efficace, et on peut voir un enfant qui, depuis deux jours, se refusait à toute nourriture, éprouver quelques heures après l'ipéca la sensation d'un franc appétit (1).

C'est ainsi que l'on remplit ces indications qu'on peut appeler majeures, parce qu'elles s'adressent aux points capitaux de la maladie. Il faut, avant tout, prévenir ou arrêter les complications broncho-pulmonaires, et soutenir les forces en entretenant l'action digestive. En même temps on prescrira des *calmants* pour modérer la violence et la fréquence des quintes. Réunissant tous ceux dont l'expérience a consacré l'usage, j'ai fait une espèce de thériaque que je formule à peu près ainsi, variant les proportions et les doses suivant les âges et suivant les autres conditions individuelles :

Sirop de fleurs d'oranger	45 grammes.
— de codéine	30 —
— de belladone	30 —
— d'éther	15 —
Eau de laurier-cerise	6 —
Bromure de potassium	2 à 3 gram.
Musc	0,20 centigr.

Aux enfants de huit à dix ans, j'en donne trois cuillerées d'entremets (de 10 gr.) le soir, pendant la nuit et le matin, évitant pendant le jour l'usage des narcotiques qui pourraient troubler ou engourdir l'action des organes digestifs. Cette mixture m'a paru d'un bon effet. Souvent j'en retranche le musc, qui est antipathique à beaucoup de personnes.

Je règle *le régime* d'après la fièvre et d'après l'appétit du malade. Tant que dure l'état fébrile chez les très jeunes enfants l'allaitement suffit. Plus tard le régime lacté sera encore le meilleur et un des principaux éléments de l'alimentation chez les jeunes fébricitants. On en proportionnera les doses à la tolérance de l'estomac et aux besoins de l'organisme. Comme un certain intervalle sépare ordinairement les quintes, pour éviter qu'elles n'entraînent le vomissement des aliments ingérés, on administrera ceux-ci immédiatement après qu'une quinte

(1) J'ai même vu cet effet se produire chez un enfant de huit ans, qui avait avalé 75 centigrammes d'ipéca, et qui, redoutant le vomissement, était parvenu à le contenir. La modification des fonctions digestives n'en fut ni moins rapide ni moins efficace.

est terminée. Si la toux revient après les repas et provoque le vomissement, je donne, quinze à vingt minutes avant l'ingestion des aliments, une à quatre gouttes de teinture de belladone dans une petite infusion amère pour retarder les quintes et, avant leur explosion, laisser aux aliments le temps de franchir l'orifice pylorique (2). Chez les tout petits enfants, je fais faire quelques frictions sur la région sternale avec une pommade faiblement belladonnée :

Axonge	30 grammes.
Extrait de belladone	0 gr. 30 centigr.

Dans quelques cas, avons-nous dit, on observe des accès ou des paroxysmes fébriles périodiques ; le sulfate de quinine est alors indiqué. Il m'a paru encore utile, quand les quintes s'accumulent périodiquement vers la même heure de la journée : c'est, en général, vers le soir.

Beaucoup de médecins conseillent de laisser sortir les enfants atteints de coqueluche. L'opinion que je me suis faite de la nature énanthématique de la coqueluche, la localisation de l'action morbide dans les voies aériennes supérieures, la tendance à l'envahissement de l'appareil broncho-pulmonaire et le danger de cette complication m'ont fait, depuis le début de ma carrière, constamment adopter une ligne de conduite toute opposée, et je n'ai pas eu à m'en repentir : la durée de la maladie m'a paru être notablement plus courte ; je n'ai jamais eu à traiter de complications graves en suivant cette méthode, tandis que j'ai vu plus d'une fois succomber à des broncho-pneumonies des enfants qui avaient été traités d'une autre manière. J'ajouterai que M. Barthez, qui, dans son livre, s'était rangé à l'opinion commune, m'a dit qu'il l'avait abandonnée, et que l'expérience l'avait conduit à adopter spontanément la pratique que je recommande ici. En hiver, j'interdis absolument les sorties ; chez les enfants en bas âge, je les interdis en toute saison. Chez des enfants plus âgés, dans la belle saison, quand la coqueluche est bénigne et qu'il n'y a aucune réaction fébrile, je permets, après les quinze ou vingt premiers jours, des sorties courtes, rares, avec beaucoup de précautions ; et même, dans ces conditions, j'ai vu plus d'une fois la toux augmenter après ces sorties que j'avais autorisées pour relever l'activité nutritive languissante. J'ai soin d'ailleurs de faire

(1) Quinze gouttes de teinture de belladone représentent 1 centigramme d'extrait de belladone.

promener les petits malades dans l'appartement où je les confine, choisissant pour eux les chambres ensoleillées, et y établissant des conditions de température uniforme. Je leur fais faire de l'exercice, avec modération toutefois, car les mouvements violents provoquent souvent des quintes. Chez les enfants délicats, chez ceux dont les organes respiratoires peuvent être menacés par quelques prédispositions héréditaires, j'insiste, avec autant de rigueur que chez les enfants en bas âge, sur tous ces soins minutieux, et je veille sur le travail nutritif, dont l'affaiblissement est l'auxiliaire le plus puissant des éclosions diathésiques.

Pendant la seconde période, et même pendant la première, dès que je constate les signes de l'*adénopathie bronchique*, je fais des applications de teinture d'iode sur les régions ganglionnaires, alternativement en avant et en arrière ; et, après deux ou trois semaines, quand l'injection gutturale a à peu près disparu, alors que les phénomènes spasmodiques dominent la scène morbide, sous l'impression du rôle probable que joue l'engorgement des ganglions dans ces troubles d'innervation, je donne l'eau de La Bourboule. Elle exerce souvent une action résolutive efficace sur les ganglions tuméfiés : chez les enfants de trois ou quatre ans, j'en donne de quatre à huit cuillerées par jour; de six à dix ans, j'en donne deux quarts de verre, deux tiers de verre, quelquefois même deux demi-verres dans les vingt-quatre heures.

Les émanations de goudron peuvent être utiles dans cette période quand, avec un état fébrile modéré, l'*élément catarrhal* est très développé. Je conseillerai aussi dans ce cas les fumigations de vapeur de Benjoin de Siam (1) qui, à leur action comme balsamiques résineux, joignent, peut-être, une propriété antiseptique à cause de l'acide benzoïque qu'elles renferment; elles m'ont paru utiles chez certains tuberculeux.

Quelquefois, quand la *toux* est *très fréquente*, et surtout dans ces toux incessantes dont nous avons parlé qui terminent chaque expiration, j'ai fait avec avantage sur le pharynx des applications calmantes, soit avec la teinture de belladone, soit avec du laudanum, quelquefois avec du glycérolé de morphine, topique qui serait plus infidèle, si, comme le croient quelques personnes, et parmi elles un pharmacien

(1) Le benjoin de Siam doit être exclusivement employé. Son arome vanillé est beaucoup plus agréable que celui du benjoin commun, espèce de styrax qui donne une fumée noirâtre et irritante.

distingué, M. Vigier, la glycérine s'opposait à l'absorption des principes médicamenteux qu'elle dissout. Cependant, j'ai vu ce glycérolé produire des effets calmants.

Indication d'un déplacement. — Quand, au bout de cinq à six semaines, la maladie persiste, tout le monde est d'accord, médecins et public, sur l'opportunité et l'efficacité d'un changement d'air. J'y mets une seule restriction, c'est que les conditions atmosphériques soient favorables, et qu'aucun signe ne fasse pressentir l'imminence d'une complication inflammatoire de l'appareil respiratoire. Bien entendu on choisira, pour y transporter le malade, un séjour salubre et un climat tempéré. Avec ces précautions, le changement d'air est souvent d'une grande efficacité pour hâter la terminaison des fins de coqueluche, surtout chez les enfants qui habitent les grandes villes et y respirent un air insalubre ou peu vivifiant.

J'ai dit ce que je pensais des spécifiques de la coqueluche ; ceux que la mode vante aujourd'hui sont : le drosera, la cochenille, l'usine à gaz, l'air comprimé, le café vert.

Le *drosera rossolis* a été préconisé comme un spécifique de la coqueluche, et, dans ces dernières années, il tenait la corde parmi les prétendus spécifiques opposés à cette maladie. M. le Dr Lamarre, médecin distingué de Saint-Germain en Laye, a publié des observations qui semblaient témoigner en faveur de l'efficacité de ce médicament contre les phénomènes spasmodiques de la coqueluche. Il conseille de commencer par 20 gouttes d'alcoolature de drosera, administrées dans les vingt-quatre heures; et on augmente tous les deux jours de cinq gouttes. On peut aller jusqu'à 4 grammes et même au-delà, sans redouter d'effet toxique. Malheureusement M. le Dr J. Simon l'a essayée à des doses beaucoup plus élevées sans en obtenir aucun effet appréciable. M. Roger déclare également n'en avoir retiré aucun effet avantageux. Pour moi, sans nier qu'il ait pu être utile dans la période spasmodique, je puis dire que je l'ai vu employer sans succès. Quel est, d'ailleurs, le médicament constamment efficace, surtout dans les maladies où le système nerveux joue un rôle important? Et pourquoi rejeter ceux qui auraient paru agir dans des affections aussi capricieuses et aussi rebelles, quand ils sont inoffensifs? D'une autre part, quelle difficulté n'y a-t-il pas à apprécier le rôle et la part du médicament dans une affection dont la marche et la durée sont aussi mal déterminées et aussi imprévoyables? Ces réflexions s'appliquent aux autres médications qu'on a préconisées dans la coqueluche.

La *cochenille* a eu aussi d'assez nombreux partisans : M. Vigier a donné la formule suivante, qui est d'une bonne conservation :

Cochenille	2 gr. 50 centigr.
Carbonate de potasse	2 gr.
Eau distillée bouillante	140 —
Sucre	225 —

F. un quart de litre du sirop. Deux à trois cuillerées à soupe par jour.

Tout en indiquant cette formule je dois avouer que je n'en fais pas usage ; je regarde ce médicament comme absolument inefficace.

Il y a sept ou huit ans, *l'usine à gaz* a été à la mode ; je ne l'ai jamais conseillée ; mais je sais que, pour quelques succès apparents, ce moyen compte beaucoup d'échecs. J'ai vu des malades qui s'en étaient très mal trouvés et dont la toux avait été exaspérée, ou qui avaient contracté des bronchites capillaires sous l'influence de ces émanations hydrocarburées et des sorties qu'elles exigeaient. D'ailleurs, si ce moyen pouvait jamais être utile, ce serait très probablement à une époque déterminée de la maladie ; employé indistinctement dans toutes les périodes, il ferait beaucoup plus de mal que de bien, si toutefois il était vrai qu'il pût quelquefois faire du bien. Pour moi, ce qui m'empêchera de jamais le tenter, c'est la nécessité qu'il impose de faire sortir les malades et souvent de les exposer à des conditions de température défavorables.

D'ailleurs, alors même qu'on éviterait cet inconvénient, des expériences ont été faites à l'hôpital des Enfants par M. H. Roger avec des émanations de résidus d'usine à gaz et des trochisques pouvant fournir des exhalaisons analogues ; ce praticien éminent a en outre ouvert une enquête sérieuse auprès des médecins qui habitaient le voisinage des usines à gaz et qui en avaient observé les effets ; il n'a pu rencontrer aucun fait probant en faveur de cette médication ; quelquefois, sous l'influence des circonstances que j'ai énoncées plus haut, elle a paru aggraver la maladie et développer des complications bronchopneumoniques.

L'appareil à air comprimé présente les mêmes inconvénients.

Le café a été préconisé dans la coqueluche ; sans lui accorder aucune action spécifique, MM. Rilliet et Barthez ont constaté qu'il arrêtait les vomissements. Une recette vulgaire prescrit de faire bouillir des grains de café vert en nombre proportionné à l'âge du malade, une douzaine, par exemple, pour un enfant de huit ans. On les fait bouillir pendant une demi-heure dans une petite tasse d'eau qu'on laisse refroidir et qu'on boit en deux doses. J'ai vu des mères de famille et même des médecins qui m'ont assuré s'être bien trouvés de ce moyen. Pour moi, son innocuité me paraît être son principal avantage dans une affection où les malades sollicitent des remèdes et croient n'avoir rien fait quand ils n'ont pas employé quelque médicament qui s'adresse spécialement à la coqueluche. A ce titre, le café vert peut remplir une indication psychologique; il a l'avantage sur le café noir d'être inusité et par là même d'agir davantage sur l'imagination, cette faculté qui exerce une si puissante influence sur la fonction d'innervation et peut jouer un si grand rôle dans les affections nerveuses pour les atténuer ou pour les augmenter.

J'ai dit dans une relation d'un voyage médical en Irlande, que Stokes m'avait affirmé s'être très bien trouvé dans la coqueluche de faire inspirer aux malades des vapeurs de *chloroforme*. Mais à ce moyen qui ne me paraît pas d'une application facile et exempte de dangers, je préfère beaucoup la méthode préconisée par M. Roger (1) qui donne le chloroforme à l'intérieur dissout dans un véhicule liquide. L'eau chloroformée, au centième, est d'un bon emploi. Une cuillerée à café (5 grammes) représente 5 centigrammes de chloroforme soit deux gouttes 8 dixièmes, environ trois gouttes. M. Roger commence par six gouttes en un jour chez les enfants et augmente de deux gouttes tous les deux jours jusqu'au maximum de trente à quarante gouttes dans les vingt-quatre heures, ce qui ferait quatorze à quinze cuillerées à café d'eau chloroformée.

Quand l'élément spasmodique est très développé, quand les quintes sont très nombreuses et très violentes, cette médication me paraîtra particulièrement indiquée.

4° ... *Traitement des complications.* — Je m'occuperai seulement des plus communes.

Quelquefois le spasme glottique qui accompagne la quinte peut en se prolongeant amener une *syncope.* Mettre la tête dans une position déclive, frapper ou chatouiller les extrémités, cingler de l'eau fraîche sur la figure de l'enfant suffisent ordinairement pour ranimer la circulation.

Les *pneumonies* et surtout les *bronchopneumonies* exigeront une médication révulsive énergique. Il ne faut pas craindre dans cette der-

(1) M. Roger. *l. c.*, p. 604.

nière affection d'appliquer des vésicatoires (1), et de les répéter aussi souvent que l'exigera l'état congestif des poumons. Il m'est arrivé d'en appliquer trois en une nuit, chez un enfant de six mois, dont l'état paraissait désespéré ; et j'ai eu le bonheur de le voir guérir.

Les vomitifs seront proportionnés à l'intensité de l'engouement bronchique ; et on entourera le petit malade d'un nuage de vapeurs d'infusions émollientes, en ayant soin de maintenir autour de lui une température égale et modérée.

Si *la fièvre* est excessive, l'alcoolature de racine d'aconit sera donnée par *fractions de gouttes* et avec la prudence que commande l'énergie de ce médicament bien supérieure à celle de la teinture de feuilles dont l'action est problématique (2).

Si les forces défaillent, on pourra ajouter quelques gouttes de rhum ou de cognac au lait que prend l'enfant ; ou encore lui faire boire soit de petites doses d'un grog très mitigé, soit du vin de malaga. Quand l'indication des spiritueux me semble positive et que l'enfant les repousse, je les fais prendre en lavement.

On a aussi conseillé, dans ce cas, le quinquina sous forme de sirop, l'esprit de Mendeurus à la dose de cinq à quarante gouttes dans une potion aromatique (3).

Les convulsions réclameront l'application de révulsifs rubéfiants sur les extrémités, en les proportionnant à la sensibilité des téguments et à l'âge du malade (4). En même temps on lui fera respirer des vapeurs d'éther.

Si les convulsions se répètent ou se prolongent, on lui fera prendre une potion bromurée, ou une solution de chloral, par doses fractionnées. On pourra administrer ainsi de 25 centigrammes à 1 gramme de ces substances dans les vingt-quatre heures.

La valérianate de zinc pourra être donné en lavement avec ou sans musc à la dose de 10 à 20 centigrammes.

(1) Ces vésicatoires doivent être camphrés et recouverts de papier de soie huilé; on ne les laissera que le temps suffisant pour que la vésication commence; ce qui exige ordinairement de deux à quatre heures; et on la laisse s'achever sous un cataplasme beurré.

(2) Telle est la conclusion des expériences faites par M. Oulmont.

(3) Dr Roger, *l. c.*, p. 811.

(4) On coupera la farine de moutarde avec deux à trois parties de cataplasme de farine de lin, non pas en saupoudrant celui-ci avec la moutarde, mais en mêlant intimement ces deux substances.

J'ai dit que chez un adulte la belladone m'avait paru modérer et éloigner les accidents éclamptiques qui se répétaient plusieurs fois chaque jour.

Les bains tièdes avec de l'infusion de tilleul et de feuilles de laurier-cerise, pourront aussi être employés, dans quelques cas, avec avantage (1).

Si avec des convulsions se montrent des phénomènes bien accentués de *congestion encéphalique*, alors une révulsion plus énergique pourra être indiquée. On a quelquefois aussi, dans ce cas, appliqué une sangsue derrière chaque oreille (2).

Dans cette revue thérapeutique, je n'ai pas parlé de la belladone employée systématiquement et à doses élevées, comme la prescrivait Trousseau : le bienfait du médicament ne me paraît pas adéquat aux dangers de l'intoxication ; et si, comme je l'ai dit, j'ai recours à la belladone combinée avec d'autres calmants pour modérer la violence des quintes, je ne l'administre jamais qu'à doses modérées. Il me répugne, sans une nécessité bien démontrée, de soumettre l'organisme à ces violences thérapeutiques.

Dans les *coqueluches dites chroniques* et que je crois être des adénopathies trachéo-bronchiques, l'hygiène et les modificateurs antistrumeux seront surtout indiqués, on prescrira le séjour dans un climat sec et tempéré, au bord de la mer, ou au moins dans un air vif et salubre, l'usage de l'eau de la Bourboule ou une cure à cette station thermale, si la saison le permet.

Je fais alterner quelquefois l'eau de la Bourboule avec l'iodure de sodium ou même avec la teinture d'iode récemment préparée (3).

Dans quelques cas, le fer, les préparations de quinquina seront utiles pour relever le ton de l'organisme et pour stimuler son activité réparatrice ; on se trouvera même bien dans quelques cas des bains de Salies, de Salins, ou de Kreutznach comme auxiliaires de la médication interne.

Les bains d'air comprimé, que j'avais repoussés dans l'état aigu, pourront être utiles dans cette forme et dans cette période, ils le seraient doublement, si quelque *complication emphysémateuse* s'était ajoutée à la coqueluche, ou lui avait succédé.

(1) Pour un demi-bain 125 grammes de fleurs de tilleul et 30 grammes de feuilles de laurier.

(2) M. Roger, *l. c.*, p. 828.

(3) Voyez *Traitement de l'adénopathie trachéo-bronchique*, p. 262.

CONTRIBUTION A LA PATHOLOGIE ET A LA THÉRAPEUTIQUE

DE LA MALADIE DE PARRY-GRAVES (1)

ÉGALEMENT, DÉSIGNÉE SOUS LE NOM DE

GOITRE EXOPHTALMIQUE

CHAPITRE PREMIER

(EXTRAIT DU BULLETIN DE LA SOCIÉTÉ DE THÉRAPEUTIQUE, 9 DÉC. 1881).

§ I. OBSERVATIONS. — Dans la singulière maladie indiquée pour la première fois par Parry et par Graves, étudiée plus tard, dans ses formes complètes par Basedow, qui a pour symptômes caractéristiques la

(1) La priorité de Parry dans la découverte de cette maladie, ne peut fournir matière à aucun doute. Si ses écrits médicaux n'ont été publiés qu'après sa mort, en 1825, par conséquent dix ans avant la première publication des leçons de Graves et quinze ans avant le travail de Basedow, sa première observation a été rédigée en 1786. Elle est très remarquable; je vais en donner l'analyse : *Une femme de trente-sept ans fut, après un accouchement, atteinte pendant un mois d'une fièvre rhumatismale aiguë. A la suite de cette maladie, elle devint sujette à de violents accès de palpitations, exagérées par le moindre exercice. L'impulsion du cœur ébranlait tout le thorax; le pouls battait cent cinquante-six fois par minute, intermittent toutes les six pulsations. Deux ou trois fois pendant la nuit elle éprouvait une sensation de constriction thoracique et de dyspnée suivie d'une légère hémoptysie; et elle sentait une douleur violente vers la partie inférieure du sternum.*

Trois mois après ses couches, pendant qu'elle allaitait son enfant, une petite tumeur se développa au niveau du lobe droit du corps thyroïde. Bientôt elle envahit toute la glande, acquit un volume énorme au point de faire saillie au-devant du bord de la mâchoire inférieure.

saillie des yeux, le développement anomal du corps thyroïde et des troubles du centre du circulatoire, la science n'a pas encore pu déterminer, avec précision, le lien pathogénique qui réunit les troubles fonctionnels et les altérations organiques qui forment ce syndrome morbide.

Un grand nombre de pathologistes admettent comme phénomène initial une lésion de l'innervation. Les observations que j'ai recueillies me paraissent confirmer cette manière de voir et, dans une affection aussi obscure que celle-ci, je crois utile d'analyser tous les faits qui s'y rapportent et qui peuvent jeter quelque lumière dans les ténèbres dont elle est encore environnée.

OBSERVATION I. — Vers le mois de juin 1879, je fus consulté pour une jeune femme nouvellement mariée, âgée de dix-neuf ans. Douée d'une intelligence peu commune, elle s'était livrée avec ardeur aux études les plus

Les artères carotides étaient dilatées. Ses yeux faisaient saillie hors de leurs orbites, et toute sa physionomie exprimait l'agitation et la souffrance: elle avait de fréquents vertiges. Après avoir nourri son enfant un an, elle eut cinq fausses couches; ses règles devinrent irrégulières et décolorées. Elle avait de l'œdème des membres inférieurs; son urine était rare et d'une teinte foncée, etc.

Parry a rapporté cinq autres cas dans les quels le goître a coïncidé avec des désordres cardiaques, mais il ne mentionne dans aucun la saillie des yeux.

On peut en dire autant des trois observations de Flajani publiées à Rome en 1800; elles signalent la coïncidence de goîtres avec des palpitations et de la dyspnée; mais elles ne mentionnent pas l'exophtalmie. Dans les trois cas des applications résolutives avec une solution de chlorhydrate d'ammoniaque furent faites sur le goître, et les malades guérirent.

Parry est donc le premier qui ait vu et indiqué la triade symptomatique de cette affection. Un auteur anonyme, cité par Begbie, a rapporté dans le *Medico-Chirurgical Journal* en 1816, une observation où les trois symptômes caractéristiques se trouvent également décrits.

Dans des leçons publiées en 1835, Graves a rapporté trois cas d'engorgement de la glande thyroïde associé à de violentes palpitations, et il les rapproche d'un quatrième qui lui avait été fourni par Stokes, dans lequel, à ces deux phénomènes dont il admet la connexité, s'ajoutait l'exophtalmie.

Plus tard, en 1840-1841, Marsch, Macdonnell communiquèrent à la Société pathologique de Dublin des observations et des études sur cette maladie; celles de Marsh offrent cet intérêt qu'elles renferment les détails de la première autopsie faite chez un sujet atteint de cette affection.

Ainsi, en bonne justice, cette maladie ne devrait pas porter d'autre nom que celui de Parry et le nom de Flajani aurait plus de titres que celui de Graves à lui être adjoint. Si j'ai conservé celui-ci, c'est pour me conformer à l'usage le plus général

variées. Lettres, arts, sciences, elle embrassait tout avec passion, et conquérait triomphalement ces diplômes académiques dont j'interdis la poursuite aux jeunes filles qui n'en ont pas besoin, convaincu, par expérience, qu'elles ne les acquièrent souvent qu'au détriment de leur santé. C'est dans ces conditions de fatigue cérébrale et avec une constitution grêle, délicate, nerveuse, surexcitable, qu'elle aborda le mariage. Pendant les préludes et pendant les premiers mois de cette union, elle fut soumise à des émotions très grandes et d'autant plus pénibles que sa sensibilité était plus exquise. Ce fut alors que sa santé parut ébranlée; elle devint agitée, nerveuse; elle mangeait et dormait mal, pâlissait, maigrissait; en même temps, ses yeux devenaient saillants et son pouls acquérait une fréquence insolite. Ces deux symptômes, qui me furent communiqués par la belle-mère de cette jeune femme, fixèrent mon opinion; et j'exprimai la pensée qu'à ces symptômes devait probablement s'en ajouter un troisième qui n'avait pas encore attiré l'attention de la famille : la tuméfaction du corps thyroïde. Elle existait en effet; et, cinq ou six mois après, quand je vis cette jeune malade, elle présentait une énorme saillie bilobée du cou, qui, malgré son exiguïté naturelle, mesurait 23 à 24 centimètres de circonférence.

Les mouvements étaient brusques, saccadés, incoordonnés, très manifestement choréiformes. Le pouls battait de 112 à 120 fois par minute. Dans la région précordiale, où le choc systolique se faisait sentir avec force, on percevait un bruit de *roulement* au niveau de la région préventriculaire, et un bruit de souffle au premier temps sur le trajet de l'artère pulmonaire; le cœur avait son volume normal, mais il frappait la poitrine avec une énergie exagérée.

On constatait au sommet droit de sa poitrine les signes d'une adénopathie trachéo-bronchique. Son pharynx était granuleux; sa voix était voilée; et elle s'enrhumait facilement. Mariée à un excellent mari qui l'adorait, mais avait aussi peu d'expérience qu'elle, cette jeune malade commettait mille imprudences. Ainsi, un jour elle sort par la neige en voiture découverte et contracte une péricardite; c'était vers cette époque que je fus appelé à lui donner des soins. Elle avait une fièvre intense; la péricardite fut combattue par les révulsifs et disparut. Cependant, à partir de cette époque, on constata au niveau du cœur des bruits rudes très forts qui ne me paraissaient pas pouvoir être expliqués par des modifications purement dynamiques des orifices, et qui me firent supposer que le processus inflammatoire qui avait envahi le péricarde avait pu en même temps s'étendre à l'endocarde. On entendait aussi beaucoup plus prononcé par intervalles, mais moins constant,

et à la tradition laissée par Trousseau, qui a initié les médecins français à la connaissance de cette affection. Je rappelerai, cependant, que Chomel l'avait indiquée sommairement dans sa *Pathologie générale*, en 1856.

ce bruit de roulement dont j'ai parlé plus haut et que j'ai constaté dans d'autres cas chez des malades hystéro-anémiques; il n'était lié, d'une manière évidente, à aucun des bruits normaux du cœur et il n'était pas constant. — Cet épisode péricardique ne joua d'ailleurs qu'un rôle très secondaire dans l'évolution de la maladie, quoiqu'il se reproduisît, au bout de quelques semaines, sous une forme atténuée, à la suite d'une nouvelle imprudence.

Ce qui dominait, ce qui ressortait en saillie au milieu de troubles fonctionnels très nombreux et très mobiles, c'était le désordre des fonctions nerveuses. La malade avait des mouvements saccadés, irréguliers, tout à fait choréiques : ce trouble des fonctions motrices persistait pendant le sommeil, qui était interrompu et agité.

Les yeux, saillants outre mesure, étaient par moments agités d'une sorte de nystagmus. Pendant plusieurs semaines les anomalies de la fonction locomotrice furent poussées si loin, que la malade ne put pas marcher : elle faisait quelques pas irréguliers et tantôt se précipitait en avant, tantôt se rejetait en arrière; elle sentait d'ailleurs très bien qu'outre son arythmie et son incohérence, la contractilité musculaire était affaiblie. En explorant le pouls, de fréquents soubresauts des tendons se faisaient sentir au niveau du carpe. Les fonctions cérébrales n'étaient pas épargnées : le caractère, toujours empreint des sentiments les plus élevés et des qualités les plus aimables, était parfois bizarre. Comme les membres, il manquait de rythme et de mesure; elle disait des choses qu'elle n'eût jamais dites en santé; sa mémoire n'était pas toujours fidèle; et par moments, surtout après le sommeil, il y avait des rêvasseries, parfois même des conceptions délirantes.

Des troubles de la sensibilité accompagnaient ceux de l'appareil locomoteur; et la malade accusait quelquefois des douleurs localisées le plus souvent à la tête et quelquefois d'une extrême violence. L'appétit faisait souvent défaut, et les organes digestifs fonctionnaient d'une manière irrégulière. A plusieurs reprises, après ou sans imprudence dans le régime, il y eut des crises de vomissements inquiétants par leur persistance; d'autres fois après plusieurs semaines de constipation, des crises de diarrhées soudaines, violentes, mais de peu de durée.

Le pouls oscillait habituellement entre 110 et 120 pulsations; rarement nous le vîmes descendre au-dessous de 100; et ce ralentissement coïncidait, alors, avec une diminution du gonflement thyroïdien.

Les règles étaient très irrégulières; elles manquèrent pendant plusieurs mois, avec une pneumatose abdominale, qui suggéra à la malade la pensée qu'elle pouvait être enceinte; elles manquèrent le plus habituellement pendant toute l'évolution de la maladie, dont un des symptômes était d'ailleurs un état anémique très accentué. Plusieurs fois nous remarquâmes un redoublement des troubles nerveux ou des phénomènes congestifs pendant la période menstruelle.

Affectée de pharyngo-laryngite glanduleuse, qui coïncidait avec une abondante éruption d'acné sur la face, elle faisait entendre le *hem*, caractéristique de cette affection, qui se compliquait parfois de toux gutturale. Sa voix était habituellement rauque; et, sous l'influence de refroidissements ou quelquefois sans causes déterminées, l'état congestif des voies respiratoires s'accentuait davantage, accompagné de fièvre, d'une toux fréquente, quinteuse, et qui persistait avec opiniâtreté.

Pendant deux ans, cette malheureuse jeune femme présenta à plusieurs reprises une amélioration assez prononcée pour faire concevoir des espérances légitimes de guérison : l'appétit renaissait, l'embonpoint revenait, le système nerveux s'apaisait; le pouls était moins fréquent; les yeux étaient moins saillants; la tumeur thyroïdienne diminuait de 3 à 4 centimètres. Ce changement si favorable persistait pendant plusieurs mois; puis survenait une rechute qu'on pouvait attribuer à des fatigues ou à des émotions morales qui ne lui furent pas épargnées : car pendant une de ces périodes où cette intéressante malade semblait marcher vers la guérison, sa mère fut atteinte d'une pleuro-pneumonie, à la suite de laquelle elle languit pendant plusieurs mois; et elle finit par succomber à une phtisie subaiguë.

Ce coup retentit d'une manière funeste sur la jeune malade qui, à partir de ce moment, commença à décliner de nouveau pour ne plus se relever. Cependant, après les huit ou dix premiers mois de la maladie, les troubles d'innervation s'étaient calmés graduellement; les mouvements choréiformes, les aberrations mentales avaient cessé pour ne plus reparaître, bien qu'il y eût toujours quelque chose de brusque et de saccadé dans ses mouvements et un peu de *tremblement* dans les membres.

Le traitement, que je dirigeais avec le concours des docteurs Potain et Charcot, avait dû d'abord s'adresser aux complications inflammatoires de l'appareil circulatoire qui m'avaient appelé auprès de la malade. Une fois qu'elles furent éliminées, nous recourûmes à l'hydrothérapie et à une diététique physique et morale qui avait pour objet, en relevant les forces de la fonction nutritive, d'écarter tout ce qui pouvait stimuler d'une manière offensive les organes digestifs et les centres nerveux.

La digitale fut essayée et intolérée; la teinture d'iode, qui avait paru exercer quelque action sur le goître, dut être abandonnée à cause de l'état irritatif de l'estomac; des applications de glace sur la région précordiale, répétées pendant dix minutes trois fois par jour, conseillées par M. Charcot, semblèrent modérer passagèrement la fréquence du pouls; mais leur action s'épuisa et la congestion des organes respiratoires les fit abandonner.

Vers la fin de juin 1880, elle était allée avec son mari à Creuznach, elle ne s'en était pas mal trouvée; immédiatement après, sollicitée par je ne sais quels conseils, elle se rendit à Divonne et y fit de l'hydrothérapie dans des conditions qui me parurent inopportunes, presque immédiatement après la cure thermale.

Là, elle recommença à perdre l'appétit et elle maigrit rapidement. De la toux se développa, accompagnée d'accès d'étouffements qu'on prenait pour de l'asthme. Je ne la vis qu'une fois depuis cette époque ; elle était très maigre ; elle avait de la fièvre et de l'anémie. Je trouvai dans la poitrine les signes d'un emphysème pulmonaire accompagné de bronchite et de tuméfaction des ganglions bronchiques, surtout du côté droit. La faiblesse était très grande. Je soupçonnai une éruption granuleuse dont les symptômes se perdaient au milieu de ces complications. J'eus également la pensée que l'adénopathie bronchique que j'avais constatée, dès le début, du côté droit, en comprimant le pneumogastrique de ce côté, avait joué un rôle important dans les troubles nutritifs survenus si rapidement à Divonne et contribuait aux désordres fonctionnels de l'appareil respiratoire.

J'ai vu déjà, en effet, dans un grand nombre de cas, des anomalies nutritives qui, dans un cas, présentaient la physionomie de ces chloroses qu'on a appelées malignes ou pernicieuses, *coïncider* avec l'engorgement des ganglions trachéo-bronchiques; et il ne serait pas difficile de s'en rendre compte, si l'on considère d'un côté la connexion intime de ces ganglions avec les pneumogastriques et d'un autre côté la part importante que prennent ces troncs nerveux, et celui du côté droit surtout, dans la formation des plexus solaires et hépatiques.

Deux ou trois semaines après ma visite, cette jeune malade succombait sans avoir été de nouveau soumise à mon examen.

Il est difficile, dans cette observation, de ne pas voir le rôle important qu'il faut assigner au système nerveux dans l'évolution des phénomènes morbides.

La maladie succède à des impressions morales vives et prolongées. L'évolution du goître et de l'exophtalmie, qui semble avoir ouvert la scène, est accompagnée de mouvements choréiformes, de soubresauts tendineux, de tremblements, d'incoordination des actions musculaires dans la station et dans la marche.

Le pneumogastrique paraît accuser sa participation au travail morbide par des spasmes de l'estomac, par les désordres des fonctions digestives et par l'accélération des mouvements du cœur. Remontant jusqu'à l'encéphale, l'action pathogénétique provoque des anomalies dans les facultés intellectuelles et affectives.

Si, après l'apaisement des troubles d'innervation, l'exophtalmie, le goître et les désordres nutritifs, qui avaient diminué, s'accusent de nouveau, il faut songer que l'économie était en incubation d'un autre processus morbide qui devait entraver le retour des fonctions nutritives à leur type normal. J'ajouterai que le pneumogastrique pouvait souffrir du voisinage de ganglions tuméfiés.

Observation II. — Pendant que je donnais des soins à cette jeune malade, je fus appelé à Versailles auprès d'un homme atteint d'une affection cardiaque.

Il présentait une tuméfaction du corps thyroïde et une saillie considérable de l'œil limitées au côté droit, et, chose remarquable, il avait des mouvements choréiformes dans le bras du même côté.

Observation III. — Au mois de juillet 1880, je suis consulté par une demoiselle âgée de trente ans, d'une apparence délicate. Sa poitrine est étroite et bombée en carène; elle assure qu'elle est bien réglée et que le sang menstruel offre une coloration normale.

Son appétit et son sommeil sont bons, mais elle a besoin de huit à dix heures de sommeil. Son système nerveux est très excitable; elle a eu, il y a dix ans, une fièvre typhoïde, et depuis lors elle est sujette à des névralgies céphaliques, de forme hémicranienne, mais sans vomissements. Elles sont plus intenses et plus prolongées quand elles affectent le côté droit de la tête; elles siègent dans la région auriculo-temporale et irradient jusque dans l'épaule correspondante; elles persistent quelquefois pendant deux ou trois semaines, et sont surtout opiniâtres au printemps.

Depuis sa fièvre typhoïde, également, elle s'est aperçue que le côté droit du cou présentait une saillie anomale et que le lobe droit du corps thyroïde était très volumineux.

Les deux yeux sont saillants chez cette demoiselle, mais l'œil droit l'est beaucoup plus que le gauche.

Quand, étant assise, elle appuie la pointe du pied sur le sol, elle est parfois prise de tremblement; elle a remarqué ce phénomène, qui n'est pas constant; et elle ignore s'il est plus prononcé d'un côté que de l'autre.

Son pouls est très fréquent, il bat 132 fois par minute.

Je constate par l'auscultation et par la percussion les signes incontestables d'une adénopathie trachéo-bronchique du côté droit.

La forme hémiplégique du goître exophtalmique ne peut s'expliquer, il me semble, que par l'origine nerveuse de cette affection.

Sa connexité avec une hémichorée dans la deuxième observation me paraît une démonstration de cette origine.

Observation IV. — L'observation suivante est remarquable par la rapidité avec laquelle la maladie a évolué et par la promptitude avec laquelle elle s'est modifiée sous l'influence du traitement qui lui a été opposé, après avoir acquis un développement très considérable.

Le 24 février 1881, je fus consulté par M. N..., âgé de quarante ans, d'une bonne santé habituelle, quoique porté à l'hypocondrie et disposé, par hérédité, à l'arthritisme et au lymphatisme.

Sans aucune souffrance ni physique, ni morale, depuis trois ans il avait maigri de quarante livres, et de vingt livres depuis sept mois, quoique son appétit se maintînt excellent, qu'il digérât bien et que, jusqu'au mois de janvier, son sommeil fût resté très bon.

Depuis six semaines, il se plaignait de palpitations, de bruits dans les oreilles et d'agrypnie. Je connaissais M. N... depuis sa naissance; je fus frappé de l'épouvantable changement qui s'était opéré dans son aspect : outre sa maigreur, qui contrastait avec son embonpoint habituel, son visage, ordinairement d'un brun clair, avait pris une coloration bistre-foncée qui le faisait ressembler à un mulâtre. Dans les fosses temporales, des plaques pigmentaires en virgules tranchaient sur la pigmentation diffuse de la face; on en voyait également sur la paupière inférieure, qui était boursouflée.

Mais le trait le plus saillant de cette physionomie si profondément altérée était l'énorme saillie des yeux, qui étaient projetés hors des orbites et montraient le globe sclérotical dans les deux tiers antérieurs de sa périphérie, avec un léger strabisme convergent en haut et de la diplopie.

Chose singulière, le malade ne s'était pas aperçu de cette difformité, et ceux qui l'entouraient trouvaient sa figure très altérée, très étrange, sans se rendre compte des changements qui leur produisaient cette impression.

Bien que le cou me parût large à sa base, le corps thyroïde ne faisait aucune saillie appréciable, il n'y avait pas de goître.

Le pouls était très fréquent : 120 à 128 pulsations par minute. Le premier bruit du cœur présentait un prolongement insignifiant.

Sur les deux côtés du cou, principalement à gauche, on sentait au-devant du trapèze des ganglions tuméfiés. La percussion faisait constater en avant et en arrière un son mat dans la région ganglionnaire droite; l'artère sous-clavière de ce côté paraissait plus superficielle et comme soulevée. La tonalité était plus élevée dans les régions sus et sous-claviculaires et dans la fosse sus-épineuse du côté droit que dans les régions correspondantes du côté gauche. Au sommet droit, le bruit respiratoire, sous la clavicule et dans la fosse sus-épineuse, était plus fort que du côté gauche, mais beaucoup plus rude et suivi d'une expiration soufflante. Dans tout le lobe inférieur droit, le bruit vésiculaire était beaucoup plus faible, plus rude et moins expansif qu'à gauche. J'en conclus qu'une masse ganglionnaire tuméfiée enveloppait la bronche mère du côté droit sans la comprimer notablement, mais qu'elle comprimait les divisions inférieures de cette bronche.

Le malade ne toussait pas, il mangeait et dormait bien; les palpitations et l'amaigrissement étaient les seules anomalies fonctionnelles qui avaient appelé son attention. Il ne se sentait pas faible; cependant, quand il était debout, il écartait les jambes d'une manière insolite, comme s'il avait besoin d'élargir sa base de sustentation; et quand, étant assis, il soulevait le pied en l'appuyant sur sa pointe, tout le membre se mettait à trembler jusqu'à ce qu'il laissât le talon retomber sur le sol. Ses bras tremblaient fortement quand il les étendait en écartant les doigts.

Un examen attentif de l'abdomen ne m'y fit rien constater d'anomal. Les urines furent analysées : elles ne différaient d'une urine normale que par la présence d'une quantité notable d'oxalate de chaux.

En présence de ces symptômes, et n'osant, à cause de la saison froide, soumettre à un traitement hydrothérapique ce malade, issu d'une race peu vigoureuse, race qui avait déjà payé tribut à la tuberculose, je lui ordonnai de l'eau de la Bourboule à la dose de deux tiers de verre à deux verres par jour, et des applications de teinture d'iode sur le côté droit de la poitrine. Je l'engageai, en outre, à boire à table de l'eau de Pougues.

Un mois après, le 25 mai, il revint me voir. La couleur de sa face me parut un peu moins foncée; son appétit avait plutôt augmenté que diminué; mais la saillie des yeux, la fréquence du pouls ne s'étaient pas modifiées.

Le malade accusait dans les membres et dans le tronc des douleurs rhumatoïdes. Le corps thyroïde avait pris, depuis un mois, un développement considérable : l'élément *goître*, qui manquait au début, existait d'une manière incontestable; le malade et son entourage en avaient été frappés; l'adénopathie bronchique persistait et le foie dépassait un peu les côtes.

Je lui fis interrompre, alors, l'usage de l'eau de la Bourboule, et je lui prescrivis, deux fois par jour, dans un petit verre d'eau de riz, de 4 à 8 gouttes d'une teinture d'iode préparée *extemporanément*, pour éviter qu'elle renfermât de l'acide iodhydrique, avec 14 grammes d'alcool à 96 degrés et 1 gramme d'iode. En même temps je lui conseillai, si les douleurs continuaient, des bains avec 100 grammes de sous-carbonate de soude et 4 grammes d'arséniate; et, après un mois de ce traitement, il devait prendre alternativement pendant quinze jours l'eau de la Bourboule et pendant quinze jours la teinture d'iode.

Le malade m'avait dit avoir quelquefois remarqué dans ses selles une espèce de matière grasse qui les enveloppait. Je lui recommandai de recueillir cette matière et de la traiter par l'éther; il le fit et elle ne s'y est pas dissoute. Je constatai que cette prétendue matière grasse n'était que du mucus concrété; j'attachais d'autant plus d'intérêt à cette recherche qu'une dégénérescence du pancréas, révélée par la présence de dépôts graisseux dans les selles, eût pu expliquer l'amaigrissement et la teinte bistrée de la face.

Le 21 mai, ce malade revint me trouver; il avait suivi exactement mes prescriptions, et je fus agréablement surpris du changement heureux qui s'était opéré en lui dans l'espace de moins de deux mois : le goître avait complètement disparu; les yeux étaient rentrés dans leurs orbites; à peine l'œil gauche, en le regardant très attentivement, paraissait-il un peu plus saillant que le droit; il n'y avait plus d'ailleurs ni strabisme, ni diplopie.

Sans avoir récupéré ses vingt kilogrammes perdus, il avait notablement engraissé, surtout, dit-il, depuis sa seconde cure d'eau de la Bourboule. Son teint était infiniment meilleur, et la suffusion pigmentaire du front et des tempes étaient beaucoup moins foncée. Le pouls restait fréquent, quoique ralenti, il oscillait entre 90 et 110; mais il convenait d'attribuer une partie de cette fréquence à l'extrême impressionnabilité du malade et à l'émotion que lui causait mon examen. Dès que je l'auscultais, le cœur battait avec violence et faisait entendre à l'oreille le frémissement métallique, qui résulte du choc de sa pointe contre la paroi thoracique, et un *roulement* systolique, dû probablement à l'énergie de la contraction ventriculaire.

Les ganglions précervicaux restaient tuméfiés, et l'on retrouvait les signes caractéristiques de l'adénopathie trachéo-bronchique du côté droit; le tremblement des bras et des jambes se montrait toujours dans les conditions indiquées plus haut.

Il ne me paraît pas douteux que la résolution du goître et de l'exophtalmie ne dût être attribuée à l'emploi de la teinture d'iode, car l'usage de l'eau de la Bourboule, pendant un mois, n'avait pas empêché le goître de se développer et n'avait pas diminué la saillie des yeux. Cependant, j'ai engagé le malade à revenir à cette eau, en la faisant alterner avec la teinture d'iode, parce qu'elle m'a paru avoir une réelle efficacité dans les affections lymphatiques, et que je ne pouvais m'empêcher d'attacher une sérieuse importance à l'adénopathie trachéo-bronchique.

Je conseillai donc au malade d'insister sur l'usage alternatif de cette eau minérale et de la teinture d'iode à l'intérieur, en même temps qu'il continuerait, avec persévérance, des applications extérieures de cette teinture sur le côté droit de la poitrine. Je remplaçai les bains arsénicaux, dont il avait pris huit ou dix, par des bains avec les eaux mères et les sels de Salies-en-Béarn.

Le 15 juin, le malade peut être considéré comme guéri, il ne reste plus de trace du goître et l'exophtalmie a presque complètement disparu; le tremblement des membres a entièrement cessé; et les signes d'adénopathie trachéo-bronchique sont beaucoup moins accusés. La peau reprend graduellement sa teinte naturelle. Pour confirmer ces résultats j'envoyai le malade à la Bourboule pour qu'il y respirât l'air des montagnes en suivant une cure hydrothermale qui ne pouvait que lui être très utile. Je le revis quelques mois après; sa guérison était complète. Peut-être les yeux, sans être saillants d'une manière anomale, l'étaient-ils un peu plus qu'avant la maladie.

Ainsi, chez ces quatre malades, nous voyons le goître exophtalmique compliqué de troubles de l'innervation cérébro-spinale : chez deux d'entr'eux ils simulent la chorée; chez deux autres ils consistent dans un tremblement qui s'accuse dans certaines attitudes et dans certains mouvements. Il y aura à rechercher si ce tremblement ne serait pas plus fréquent qu'on ne pourrait l'inférer des observations publiées jusqu'ici, et si on ne l'a pas signalé parce qu'on ne l'a pas cherché. Chez ma première malade, chez laquelle les troubles cérébro-spinaux se montrent à leur plus haut degré d'expression, on observait, en même temps, des congestions rapides et passagères qui semblaient accuser une altération momentanée de l'action vaso-motrice : congestions et troubles vaso-moteurs qui ne sont pas rares dans les affections cérébro-spinales et en particulier dans l'ataxie.

J'ai noté chez trois de mes malades l'engorgement des ganglions trachéo-bronchiques du côté droit. Je ne l'ai pas cherché chez le second.

Chez le dernier j'ai signalé l'existence d'un dépôt pigmentaire très accusé sur la face, comme s'étant manifesté en même temps que la maladie de Graves ; c'était la première fois que je constatais cette coïncidence; mais elle avait déjà été notée par un assez grand nombre d'autres observateurs.

Ce fait m'a d'autant plus frappé que, jusque là, la *mélanodermie* m'avait toujours paru liée à une incitation anomale des nerfs abdominaux et principalement du plexus solaire ; aussi j'ai cherché avec soin chez mon malade, s'il n'existait pas quelque lésion des viscères abdominaux, s'il n'y avait pas chez lui quelque adénopathie mésentérique, comme il y avait de l'adénie du thorax et du cou. Rien ne m'a autorisé à l'admettre ; et je me suis demandé avec M. le docteur Greenhow (communication récente faite au Congrès international de Londres), si une incitation morbide du pneumogastrique qui a une grande part dans la formation du plexus solaire, ne pourrait pas, comme les irritations directes de ce plexus, favoriser la production du pigment et son dépôt sur les téguments.

CHAPITRE II

EXAMEN ANALYTIQUE DES SYMPTOMES DE LA MALADIE DE PARRY-GRAVES

Les observations précédentes, jointes à celles que j'ai rapportées dans mon étude de l'adénopathie trachéo-bronchique, nous montrent la maladie de Parry-Graves sous des formes très diverses. Mais toutes me paraissent conclure à l'opinion que j'exprimais au commencement de ce travail : c'est-à-dire à l'origine centro-nerveuse de cette affection. Pour rendre cette déduction plus démonstrative, nous allons examiner en détail les diverses manifestations par lesquelles cette maladie se révèle, en cherchant à déterminer le processus pathogénique qui préside à leur développement.

Nous allons indiquer, auparavant, les conditions au milieu desquelles la maladie se développe le plus habituellement.

§ I. *Conditions étiologiques.* — L'influence du sexe est incontestable: sur cinquante cas de cette affection, Withuisen a compté quarante-deux femmes et huit hommes; Romberg sur vingt-sept malades, vingt-trois femmes et quatre hommes. Sur onze cas dont ma mémoire a le souvenir présent, je n'ai rencontré que deux hommes ; le nombre des hommes est donc à celui des femmes à peu près dans le rapport d'un à six, avec cette particularité remarquable signalée par Withuisen, que, chez les femmes, la plus grande fréquence est entre vingt et trente ans, tandis que c'est entre trente-deux ans et cinquante-six que se sont montrés la plupart des cas observés chez les hommes.

On n'en cite pas d'exemple avant l'âge de la puberté ; Stokes, tout en appuyant sur l'influence prédisposante de la jeunesse chez les femmes, dit avoir vu cette maladie se développer chez une femme de soixante ans.

Dans l'immense majorité des cas elle coïncide avec l'anémie, très souvent avec des désordres des fonctions utéro-ovariennes. Chez les hommes, Stokes et Begbie l'ont vu précédée de flux hémorroïdaire abondant ou de diarrhées opiniâtres. Begbie ne l'a jamais vue se développer en dehors de conditions d'épuisement ou d'apauvrissement de l'organisme. L'accouchement paraît en favoriser le développement, quoique la grossesse ait semblé, dans certains cas, avoir accompli une action très favorable, et même curative, sur des malades qui en étaient atteintes. Le Dr Cheadle l'a observée héréditaire.

De toutes les circonstances qui ont paru exercer une influence causale sur la maladie de Parry-Graves, les plus communes et les plus incontestables sont les perturbations des fonctions nerveuses.

Il n'est pas rare qu'elle succède à des émotions vives, à des fatigues intellectuelles ou physiques excessives. Ces deux causes étaient réunies chez la malade de la première observation. Dans quelques cas elle s'est développée à la suite de commotions ou de contusions de l'encéphale. Trousseau a rapporté plusieurs faits qui témoignent de l'importance des causes morales, et un, entre autres, qui me paraît démontrer, jusqu'à l'évidence, le rôle dominateur que joue le système nerveux dans l'étiologie de cette affection.

Une femme âgée de cinquante-trois ans voit mourir son père qu'elle avait soigné avec beaucoup de dévouement et de fatigues. Elle passe à pleurer toute la nuit qui suivit sa mort. Le *lendemain matin* ses yeux étaient devenus saillants; son corps thyroïde avait acquis un développement anomal et était le siège de battements insolites; elle avait de violentes palpitations. En même temps elle eut une épistaxis très abondante. Peu de jours après, tourmentée de la saillie de ses yeux, elle va trouver Desmares qui constate tous les symptômes du goître exophtalmique.

La soudaineté du mouvement congestif qui avait produit, en quelques heures, le goître, l'exophtalmie et l'épistaxis, les conditions dans lesquelles il s'était accompli, mettaient en cause l'action nerveuse et repoussaient toute autre explication. Ma deuxième observation me paraît fournir aussi en faveur de l'origine centro-nerveuse de la maladie un argument puissant. Cette forme hémiplégique, dont je ne connais qu'un seul autre exemple (1), bien qu'il ne soit pas rare de voir la tuméfaction

(1) Eules, *Brit. Med. Journ.*, 1878.

thyroïdienne et l'exophtalmie plus prononcées d'un côté que de l'autre, cette délimitation absolue à un seul côté, dis-je, me semblent accuser un point de départ encéphalique. C'est dans l'encéphale que la dualité de l'organisme et l'indépendance de ses deux moitiés ont leur origine et leur raison d'être.

M. le Dr Marie a constaté que, dans les antécédents héréditaires des malades atteints de goître exophtalmique, on rencontrait souvent des névroses graves. Je pourrais y ajouter qu'on y rencontre assez souvent l'arthritisme qui est le terrain constitutionnel préféré de la plupart des névroses. On peut expliquer peut-être ainsi la coïncidence assez fréquente d'affections cardiaques avec la maladie de Graves, coïncidence signalée par Trousseau, bien qu'il n'y vît, avec grande vraisemblance, qu'une complication accidentelle.

Cette influence de l'arthritisme avait déjà été indiquée en 1864 par le Dr Gros (1). Elle semble encore confirmée par ce fait qu'on a vu la maladie de Parry-Graves succéder à la chorée, et paraître même la remplacer (2). Stokes et plusieurs autres médecins ont signalé sa coïncidence avec l'hystérie ou même avec l'épilepsie (3).

Parmi les manifestations de la maladie de Parry-Graves, il y en a qui se montrent, pour ainsi dire, sur le premier plan; elles dominent, à première vue, les autres par leur constance, par leur relief et par leur importance : de ce nombre sont les désordres nerveux, les désordres circulatoires, le goître et l'exophtalmie. A côté de ces symptômes apparaissent les troubles nutritifs, ceux de l'appareil digestif, ceux des fonctions respiratoires, de l'appareil lymphatique et des organes générateurs.

Nous commencerons par les anomalies de l'innervation cérébro-spinale. Nous étudierons successivement: 1° les troubles moteurs, 2° les troubles sensitifs, 3° les troubles psychiques.

§ II. *Troubles de l'innervation motrice.* — Dans la maladie de Parry-Graves, on observe à peu près constamment des troubles de l'innervation locomotrice. Nous voyons dans nos six observations ces roubles moteurs revêtir deux formes, dont la plus saillante, la plus constante, est la forme que j'appellerai *spasmodique* : elle est constituée par des mouvements anomaux ou arythmiques, qui peuvent

(1) *Mém. de la Société de méd. du départ. de la Seine.*

(2) Mackensie, Dr Gagnon, cités par le Dr Gros, *Thes.*, p. 3.

(3) Dr Gros, *Ibid.*

consister dans de *simples oscillations fibrillaires*, plus facilement appréciables par la palpation que par la vue. Chez mes six malades, j'ai observé un *tremblement* dont la constance, dans tous les cas que j'ai observés, m'a porté à supposer qu'il pouvait être beaucoup plus fréquent qu'on ne l'avait soupçonné. Enfin ces mouvements anomaux présentent, dans quelques cas, un caractère choréiforme très prononcé comme je l'ai observé chez les malades I et II (p. 338 et 343).

La seconde forme est l'*asthénie* motrice, le plus souvent simple *parésie*, habituellement passagère, variable dans son intensité, comme le sont d'ailleurs tous les symptômes de cette maladie, elle peut aller jusqu'à la *paralysie* et affecter des sièges divers.

1° Le *tremblement*, le plus accentué et le plus fréquemment observé de tous ces phénomènes, avait déjà été signalé par plusieurs observateurs : la première fois, en 1862, par M. Charcot (1), qui le constate, sans s'y arrêter autrement, dans une observation très intéressante à tous égards et dont le principal objet était de montrer l'heureuse influence que la grossesse peut exercer sur cette affection (2).

(1) *Gaz. hebd.*, p. 563.

(2) Mon travail sur la maladie de Graves que je réédite ici, avait été publié dans le *Bulletin de la Société de thérapeutique* du 9 novembre 1881. Deux ans après, en 1883, M. le Dr Pierre Marie a repris ce sujet; il a constaté, comme je l'avais fait, l'existence presque constante du tremblement. Il a recommandé, pour le développer, le procédé que j'avais indiqué : et qui consiste á faire lever le talon au malade pendant que la pointe du pied repose sur le sol. Il a également parlé des congestions sécrétoires des organes tégumentaires, et il les impute, comme je l'avais fait, après Trousseau, à une anomalie de l'innervation vaso-motrice. Il a noté, sans les avoir rencontrées aussi souvent que moi, les taches pigmentaires de la peau. Je constate avec plaisir ce parfait accord, quoiqu'au milieu des nombreuses observations qu'il a citées, il ait omis les miennes, qui affirmaient déjà les conclusions auxquelles il est arrivé sur l'importance du tremblement, et sur le rôle qu'il convient de faire jouer au système nerveux dans la pathogénie de la maladie de Graves. Il aurait vu, s'il les avait consultées, que la forme choréique était une réalité; et son attention eût peut-être été appelée sur ces complications adénopathiques que j'ai observées chez tous mes malades et qui peuvent mêler leur expression symptomatique aux autres éléments du syndrome. Son travail est d'ailleurs très intéressant; je l'ai lu avec le plaisir qu'on éprouve à voir confirmer par des témoignages nouveaux les idées qu'on a cherché à faire prévaloir. Je lui emprunterai des recherches bibliographiques qui n'entraient pas dans le plan de mon premier mémoire; et j'analyserai ce que ses observations personnelles ont pu ajouter aux miennes sur les points qui ont le plus spécialement attiré notre commune attention.

M. le Dr Marie (1) a cité plusieurs autres médecins qui l'ont noté dans les faits qu'ils ont rapportés : tels que M. Rœhrig en Allemagne, MM. Fereol, Delasiauve, Teissier (de Lyon) et N. Raynaud en France, MM. Rey, Mackensie, Russel et Whynne Foot en Angleterre et en Irlande, M. Douglas en Amérique (2).

M. Fereol dans une très remarquable observation, publiée en 1874 dans les *Mémoires de la Société des hôpitaux*, est, je crois, le premier qui ait indiqué la possibilité d'une connexion pathogénique entre le tremblement et la maladie de Parry-Graves. Deux ans après M. le Dr Teissier (de Lyon), au congrès de Clermont, disait avoir vu coïncider avec le goître exophtalmique, des tétanos, des hémiplégies nerveuses et *du tremblement*. Enfin M. Nothnagel, en 1882, présenta le tremblement comme un symptôme ordinaire du syndrome de Basedow (3).

J'ai dit que ce tremblement, quelquefois, très prononcé et appréciable à distance, ne se manifeste chez certains malades que quand on leur fait étendre les bras en écartant les doigts ou, étant assis, soulever le talon en appuyant la pointe du pied sur le sol (Obs. III et IV). Il ne s'accentue quelquefois qu'à un certain degré d'élévation du talon : au-dessus ou au-dessous il s'arrête. Le toucher le rendra plus sensible qu'il ne l'est à la vue, si on embrasse alors avec la main la partie inférieure de la cuisse au-dessus du genou (Voy. obs. XLIII, p. 237).

Ce tremblement peut empêcher les malades d'écrire (3) ou de se livrer à des travaux délicats (Voy. obs. XLIII, p. 235).

Il varie d'intensité : plus prononcé dans certains moments, sous l'influence d'émotions par exemple, dans d'autres il est peu appréciable si on ne le cherche pas; et voilà probablement pourquoi un grand nombre d'observateurs n'en avaient point parlé.

Je suis porté à croire qu'à des degrés divers il est constant dans la maladie de Parry-Graves confirmée et intense. Il peut manquer dans des cas légers : ainsi un de mes malades qui, dans une première attaque avait eu un tremblement très accentué, trois ans après, dans une légère récidive, n'en présentait aucune trace.

M. le Dr Marie, sans le croire absolument proportionnel à la fré-

(1) Dr Marie. *L. c.*, p. 4.

(2) M. Marie. *L. c.*, p. 9 et 10.

(3) Trousseau, 2e édit., t. II, p. 478. Bien qu'il ne parle que d'agitation, il est probable que c'était un tremblement qui empêchait cette malade d'écrire. Hammond a cité un cas analogue. (*Trait. des mal. nerv.*)

quence des contractions cardiaques a remarqué cependant « qu'à des pulsations plus nombreuses correspondait un tremblement plus ample » (1).

Il a étudié les oscillations de ce tremblement à l'aide d'un instrument enregistreur : le tambour à réaction de M. Marey ; il a constaté que ces oscillations présentaient un rythme à peu près régulier et se répétaient, en moyenne, huit fois et demie par seconde, comme celles de la paralysie générale et de l'alcoolisme ; tandis que dans le tremblement sénile et dans la *paralysis agitans*, leur nombre ne serait que de quatre à cinq et demie (2).

Dans le sens vertical, ces oscillations suivent des progressions assez régulièrement ascendantes et descendantes, de manière à former des séries fusiformes séparées par des *nœuds* (3).

D'après M. le Dr Marie les doigts ne prendraient qu'une part très secondaire dans ces oscillations qu'ils ne feraient que transmettre, tandis qu'il en serait tout autrement dans l'alcoolisme et dans le tremblement sénile (4).

2° *Oscillations fibrillaires.* — Le tremblement peut être accompagné, dans un grand nombre de muscles, d'oscillations fibrillaires, qui en sont, pour ainsi dire, un premier degré. Le malade de M. Fereol présentait « du tremblement fibrillaire dans les muscles des quatre membres, mais point à la figure ni dans la langue ».

3° *Mouvements choréiformes.* — Cette variété de troubles moteurs est spécifiée avec détails, dans l'observation I. Les mouvements étaient brusques, saccadés, irréguliers, tout à fait choréiques : ce trouble des fonctions motrices persistait pendant le sommeil qui était interrompu et agité. Pendant plusieurs semaines il fut si prononcé que la malade ne pouvait marcher : elle faisait quelques pas irréguliers ; et tantôt se précipitait en avant, tantôt se rejetait en arrière.

Le malade de M. Fereol avait *un défaut de coordination dans les mouvements* et une propulsion irrésistible vers la droite, avec diminution de la force musculaire dans ce côté. Sans être choréiformes, à proprement parler, les troubles moteurs, chez ce malade, présentaient une arythmie qui dépassait les limites d'un simple tremblement.

(1) Dr Marie, *L. c.*, p. 37.

(2) Dr Marie, *L. c.*, p. 24 et 25.

(3) Rythme indiqué par le Dr Fernet. — *Thèse sur le tremblement.* — Dr Marie, *L. c.*, p. 21.

(4) *L. c.*, p. 24.

Mon observation II nous montre également des mouvements choréiques avec cette curieuse circonstance, que le goître, l'exophtalmie et la chorée étaient exactement hémiplégiques.

Parmi les troubles moteurs de la maladie de Parry-Graves, je rangerai encore le *nystagmus* observé chez ma première malade, et mentionné par plusieurs auteurs, les palpitations des muscles palpébraux, le *strabisme* convergent que j'ai constaté chez le malade de l'observation IV et dont Trousseau a rapporté plusieurs exemples (1); enfin les *soubresauts des tendons* si marquésc hez la malade de l'observation I et qui sont signalés dans quelques-uns des cas réunis par M. Marie.

4° L'*asthénie* complique souvent la forme spasmodique. La malade du n° 1 sentait très bien qu'outre son arythmie la contractibilité musculaire était affaiblie. La malade de M. Charcot était obligée pour marcher de se faire soutenir par deux personnes.

Chez le malade de M. Fereol, la faiblesse musculaire affectait une forme hémiplégique. Peut-être, comme le pense cet éminent clinicien, y avait-il une lésion encéphalique; cependant M. le Dr Teissier (de Lyon) admet dans la maladie de Parry-Graves des *hémiplégies* purement nerveuses, comparables, par conséquent, à celles qu'on observe parfois chez les hystériques.

Chez d'autres malades, la paralysie pourra présenter la forme paraplégique. D'autres fois, elle sera limitée à un côté de la face, à un membre ou à un groupe musculaire (2).

Nous rangerons encore parmi les troubles moteurs le signe de Von Græfe, qui consiste dans une rétraction des paupières et, surtout, un défaut de consensus entre leurs mouvements et ceux du globe oculaire. Ce phénomène important pour le diagnostic, d'après le célèbre ophtalmologiste, est loin d'être constant.

§ 4. *Troubles de la sensibilité.* — Ma malade de l'observation I accusait des douleurs névralgiques erratiques.

Cette disposition névralgique se trouve signalée dans un grand nombre d'observations: entre autres, dans celles de Stokes, Hammond, Cheadle, avec cette circonstance que la douleur se montre assez souvent par plaques diffuses, sans suivre le trajet d'un cordon nerveux (3). Dans l'observation de Parry la malade accusait des points très douloureux au

(1) Trousseau, *L. c.*, p. 459 et p. 471.

(2) Dr Ballet, *Thèse*. Cité par le Dr Gros, *thèse* 1883, p. 28.

(3) *Thèse* du Dr Gros, p. 33.

niveau de la partie inférieure du sternum. La céphalalgie a été notée assez souvent. D'autres fois au lieu de douleurs, ce sera une *hyperesthésie* des téguments, diffuse ou limitée à une région peu étendue. Le malade de M. Fereol avait de l'hyperalgésie du côté affaibli avec diminution de la sensibilité thermique.

Quelques malades se plaignent de *prurit*, qui quelquefois précède ou accompagne des éruptions d'*urticaire* et, quand il se montre isolé, n'en est peut-être qu'une variété.

Chez d'autres, on observera au contraire de l'anesthésie ou de l'analgésie, dans tout un côté ou dans une région circonscrite. Il convient d'ajouter, que, selon la remarque de Stokes, l'hystérie peut compliquer cette affection.

MM. Teissier, Trousseau et Fereol ont signalé des sensations de chaleur, parfois très pénibles, quelquefois localisées à une partie du corps, elles seraient indépendantes de toute élévation réelle de la température d'après M. le Dr Marie (1).

Dans les observations de M. Marie les réflexes tendineux sont tantôt intacts, tantôt affaiblis ou abolis.

La vue peut conserver toute sa netteté malgré une énorme projection de l'œil en avant. Un des malades de Trousseau avait même la propriété de pouvoir s'accommoder à toutes les distances; mais d'autres fois la vue est affaiblie, comme chez la malade de l'observation XLIII (p. 237) qui éprouvait de la céphalalgie quand elle essayait de lire.

Chez d'autres on constate des troubles de l'accommodation. Il y en a qui se plaignent d'une *photophobie* très pénible, on comprend ce phénomène chez ceux dont les globes oculaires ne peuvent plus être recouverts par la paupière. Dans un cas cité par Trousseau, l'œil faisait hernie au delà des paupières; il fallait le repousser avec le doigt sous ces voiles membraneux qui ne le couvraient et ne le contenaient qu'incomplètement.

Cependant cette énorme projection des yeux hors des orbites, leur constante exposition à l'air et à la lumière peuvent n'entraîner aucun inconvénient ni pour ces organes ni pour leurs fonctions.

Il n'en est pas toujours ainsi : Chez quelques-uns la vision est trouble, indistincte; parfois les malades voient des mouches volantes : *pseudo-*

(1) D'après Trousseau, M. le docteur Teissier aurait constaté une élévation d'un à deux degrés.

blepsie; à quelques autres les objets paraissent doubles : *diplopie* connexe au strabisme.

Une des malades du Dr Benard éprouvait ce phénomène quand elle regardait à la distance de dix ou quinze mètres. Chez la même, la vue restait quelque temps indistincte, quand, étant couchée, elle se relevait brusquement. Cette *amblyopie* passagère pouvait être attribuée, dans ce cas, à l'anémie cérébrale, résultant du changement de position.

Quoique de plus longue durée, l'amblyopie est quelquefois intermittente ; mais d'autres fois elle persiste et peut même aller jusqu'à la cécité complète. Les observations de Withuisen qui a observé, dans quelques cas, une injection très intense de la rétine et une altération de la papille en fourniraient peut-être l'explication.

Les *pupilles* ont été trouvées quelquefois dilatées ou rétrécies ; mais, dans le plus grand nombre des cas, elles offrent leurs dimensions et leur mobilité normales.

Quelques malades se plaignent seulement d'une *tension douloureuse* des yeux. D'autres ont des des crises de *migraine ophtalmique,* avec perception d'un scotome brillant, dentelé à la périphérie et agité de vibrations continuelles.

Enfin on a observé très rarement des troubles trophiques de l'œil, aboutissant à l'ulcération et l'opacité de la cornée.

Parmi les troubles sensoriaux, nous mentionnerons la paracousie, les bruits de souffle ou de cascade dans les oreilles, assez intenses parfois pour devenir incommodes. Ils peuvent coïncider avec des *vertiges,* qui se montrent souvent, indépendants de tout autre trouble de la sensibilité.

§ 5. Très fréquemment des *désordres psychiques,* des modifications profondes des facultés affectives et morales accompagnent cette maladie ; ils en sont parfois le prélude. On remarque alors, chez les malades, une agitation, des irrégularités de caractère, une excitabilité nerveuse inaccoutumées. Quelquefois même des paroles incohérentes, l'expression de sentiments contraires aux habitudes des malades, des hallucinations et un véritable délire accusent une altération profonde des facultés intellectuelles et morales. Tous ces symptômes ont été observés chez ma jeune malade de l'observation I. Chez elle le délire était passager, accidentel, par bouffées ; tout était saccadé, irrégulier, sans rythme dans son organisme. Chez d'autres le délire persiste et M. Teissier nous dit avoir observé des *manies* connexes à la maladie de Parry-Graves.

Parmi les troubles cérébraux nous rangerons encore l'insomnie ou au moins l'irrégularité du sommeil, qui sont des symptômes à peu près constants de cette affection.

Ainsi, comme je l'ai dit au commencement de ce travail, des troubles d'innervation accompagnent constamment la maladie de Parry; ils en sont quelquefois la première manifestation; et leur antériorité serait peut-être plus souvent constatée, si l'attention des observateurs avait été toujours attirée dans cette direction; dans quelques cas ces troubles nerveux semblent être la note dominante du syndrome morbide. Leur importance est encore affirmée, comme nous l'avons vu, par l'examen des conditions étiologiques au milieu desquelles la maladie se développe.

Nous allons chercher maintenant jusqu'à quel point nous retrouverons cet élément névropathique initial dans les autres manifestations de la maladie.

§ 6. *Troubles de circulation.* — Les *palpitations* sont un des symptômes les plus constants de la maladie de Parry-Graves. Les contractions du cœur sont beaucoup plus nombreuses dans un temps donné : il est commun qu'elles atteignent le chiffre de 120 par minute; elles peuvent le dépasser, aller à 140, 160 et au delà, sans modification de la thermalité. En même temps elles sont plus énergiques : elles soulèvent avec force la paroi thoracique. Dans quelques cas elles sont irrégulières; il y a de l'arythmie. Ce phénomène est noté dans l'observation XLIII; Trousseau en a rapporté plusieurs exemples, mais il est loin d'être constant.

Les désordres fonctionnels les plus accentués peuvent se montrer et persister longtemps dans la maladie de Parry sans lésion du centre circulatoire. Stokes a cependant, dans plusieurs cas, constaté une dilatation des cavités du cœur, qu'il regarde comme consécutive au trouble fonctionnel et que Trousseau croit être accidentelle et passagère, comparable à celle qu'on observe dans la grossesse. Des bruits de souffle d'origine dynamique peuvent être entendus dans ces conditions. J'ai noté aussi, chez deux de mes malades, un bruit de *roulement* très intense. J'en avais déjà constaté un semblable, quelque temps auparavant, chez une hystérique, chez laquelle il ne se montrait que par intervalles. D'après son caractère je suis disposé à l'attribuer à la contraction du myocarde (1).

(1) C'est probablement à ce bruit de roulement que Stokes fait allusion dans son observation XXVI, p. 287. Une espèce de *murmure musculaire* accompagnai la

Ces palpitations peuvent être persistantes ; le plus souvent elles sont passagères, mais se réveillent sous l'influence de la cause la plus légère et elles peuvent devenir douloureuses (voy. p. 239).

Il n'est pas rare qu'elles soient assez intenses pour troubler le sommeil. Dans un cas observé par Graves, la violence des battements du cœur était telle qu'on les entendait à distance. Elles sont souvent le premier phénomène perçu par les malades, et celui qui les porte à réclamer les conseils du médecin.

Cette fréquence anomale du pouls, sans hyperthermie, se retrouve dans toutes mes observations. Elle a été signalée par presque tous les observateurs ; Trousseau la considère comme un des éléments fondamentaux du syndrome de Parry-Graves.

Graves, Stokes, Kirsch et Trousseau ont observé que les pulsations radiales conservaient leur amplitude normale, tandis que les battements des carotides étaient très exagérés, et assez souvent appréciables à la vue.

Plusieurs observateurs ont constaté, après la mort, une ampliation très notable des vaisseaux du cou. Ainsi le Dr Smith a trouvé à l'artère thyroïdienne inférieure un volume égal à celui de l'artère humérale. Les veines surtout acquièrent un développement exagéré : le Dr Henry Marsh les a vues former des tumeurs distinctes sur les côtés de la glande thyroïde hypertrophiée. La veine jugulaire interne, dans un cas rapporté par Begbie, vidée du sang qu'elle contenait, mesurait 0m,04 en largeur.

Outre des bruits de souffle, continus, musicaux, on constate dans les vaisseaux du cou des frémissements vibratoires (1). Je les ai notés dans les carotides (p. 132). Stokes les a observés dans des veines dilatées, mais il pense que les artères thyroïdiennes peuvent également en être le siège. Il est disposé à admettre qu'à l'excitation de la circulation centrale s'ajoute une excitation localisée dans les artères carotides et thyroïdiennes.

Quelques malades perçoivent les battements des artères : une de celles dont a parlé Begbie *entendait* dans les vaisseaux de son

contraction du cœur; il était probablement produit par la violence du choc, *apparently created by the violence of the impulse.*

Je me suis demandé si ce bruit de roulement ne pourrait pas être dû à une trémulence fibrillaire du myocarde?

(1) Je ne sais pourquoi on a dans ces derniers temps substitué au mot de *frémissement* vibratoire, adopté par Laënnec, le mot anglais de *thrill* qui n'exprime rien de plus.

cou un bourdonnement (*whizing*) continu qui lui était insupportable.

Sans contester la possibilité de différences très notables dans les actions vaso-motrices des artères carotides et radiales, observées par Stokes et par Trousseau, il faut tenir compte de l'énorme différence de leur volume qui rend dans les premières les modalités circulatoires beaucoup plus facilement appréciables. Ces deux auteurs, d'ailleurs, admettent que ce phénomène n'est pas constant (1).

Tous deux parlent de cas dans lesquels ces palpitations artérielles auraient eu pour siège l'aorte abdominale. Un des malades de Stokes se plaignait de battements incommodes dans cette artère ; ils avaient en effet une violence extrême et la moindre pression y provoquait un murmure. Trousseau parle des battements du tronc cœliaque perçus par les malades.

D'après Trousseau, quelle que soit l'importance de ces symptômes : palpitations et accélération du pouls dans le syndrome de Parry-Graves, ils peuvent manquer aussi bien que le bronchocèle et l'exophtalmie dans certaines formes incomplètes, dites *frustes*, de la maladie (1). Pour ma part je n'ai jamais observé cette absence de troubles circulatoires. On a vu les palpitations ne survenir que cinq ans après l'apparition du goître et de l'exorbitisme.

Ces accidents cardiopathiques peuvent dans quelques cas présenter les caractères d'angine de poitrine (Trousseau), ou plutôt de ces pseudo-angines si bien décrites par M. Huchard.

Aux lésions de circulation se rattachent les congestions sanguines, qui sont un des traits saillants de la maladie de Parry-Graves ; elles témoignent de l'anarchie de l'appareil circulatoire. Elles sont irrégulières et inconstantes dans leurs localisations : le Dr Teissier a vu une malade qui avait une joue pâle et l'autre injectée. Nous les avons vues se manifester par des épistaxis, dans un cas, dès le début de la maladie (Trousseau) ; quelquefois elles sont périodiques à chaque époque menstruelle ; beaucoup plus rarement on observe d'autres hémorragies. D'autres fois ces congestions aboutiront à des hypercrinies des membranes

(1) Trousseau, *L. c.*, p. 465. M. Marie critique comme moi cette expression de formes frustes mise en circulation par Trousseau. J'ai dit (*Clin.*, t. III, p. 143) que le terme de formes ébauchées proposé par M. J. Guérin me paraissait plus juste et préférable ; le mot de fruste pourrait mieux s'appliquer aux formes devenues incomplètes par décroissance de la maladie.

(2) D'après M. Marie, il résulterait d'explorations faites par M. Franck que la pression artérielle resterait normale (Dr Marie, *L. c.*, p. 36).

tégumentaires : à des sueurs très abondantes, quelquefois partielles (Trousseau, voy. obs. XLIII, p. 235), ou à des diarrhées qui contribuent à l'épuisement de l'organisme. Ces troubles sécrétoires se montrent parfois persistants, continus; plus souvent ils surviennent par crises soudaines, violentes, sans motifs qui les expliquent et s'arrêtent de même. Ils ont la soudaineté, la brusquerie, les allures capricieuses des affections d'origine nerveuse; et quelle autre origine pourrait-on assigner à ces ataxies circulatoires qui peuvent se manifester sans aucune lésion organique, et disparaître sans laisser de traces?

Nous attribuerons encore à des troubles de l'innervation circulatoire, la *tache cérébrale* constatée par Trousseau dans cette maladie, et les poussées d'urticaire qui ont été signalées par plusieurs observateurs (1).

L'exophtalmie et la tuméfaction du corps thyroïde doivent également être imputées à des congestions, qui, en persistant, amènent des troubles trophiques et des altérations de structure (2).

Mais leur subordination à un élément nerveux se révèle par les variations très fréquentes qu'elles subissent dans leur volume et par l'influence que des causes morales peuvent exercer sur ces variations.

Ces troubles trophiques paraissent affecter principalement et primitivement les vaisseaux de cette glande qu'à cause de sa structure vasculaire, Parry considérait comme un diverticulum de la circulation céphalique. On ne peut expliquer autrement le développement rapide du goître, presque subit dans quelques cas. Nous en avons d'après Trousseau rapporté un exemple; Stokes en a cité un autre : dans ce cas ce fut à la suite d'efforts répétés de toux et de vomissements que la tumeur thyroïdienne apparut soudainement. On ne pourrait, non plus, expliquer autrement les fluctuations très fréquentes que cette tumeur subit dans son volume : son augmentation habituelle dans la période précataméniale et sa diminution après l'écoulement des règles, son accroissement quelquefois très rapide, sous l'influence d'une émotion, d'un accès de colère, d'une fatigue, d'un effort.

Nous avons dit quelle ampliation considérable les vaisseaux peuvent acquérir : Stokes a vu ramper au-devant de la tumeur une veine qui avait le volume du doigt, et au niveau de laquelle on percevait un fré-

(1) Rössner, Duncan, Bulkley, cités par M. Marie, et obs. I et XI de M. Marie, *L. c.*, p. 44.

(2) Stokes, *L. c.*

missement vibratoire; ces phénomènes persistèrent après la guérison du goître.

Celui-ci est souvent le siège de battements isochrones à ceux des carotides sans qu'il soit en rapport de contiguité avec ces artères. On y sent fréquemment des mouvements d'expansion pulsative, qui, joints à la présence fréquente d'un double souffle et d'un frémissement vibratoire, ont plusieurs fois fait croire à l'existence d'un anévrysme. L'erreur était d'autant plus excusable qu'on entendait dans la tumeur un double bruit de souffle, alors que dans les carotides ce bruit était simple.

Le frémissement peut être observé dans toute la tumeur ou être limité à un point circonscrit. Sous l'influence de ces fluxions congestives répétées et prolongées, des proliférations de tissu conjonctif se forment dans le parenchyme de la glande, au milieu de laquelle on trouve quelquefois de petits foyers hémorragiques et des dépôts gélatiniformes. Alors, si le malade guérit, le corps thyroïde se rétracte et s'indure; ses éléments normaux sont profondément modifiés et peuvent subir diverses dégénérescences.

Un symptôme assez fréquemment observé et qui doit être rattaché aux troubles circulatoires est l'*œdème* des membres inférieurs. Il était très prononcé chez la malade de l'observation XLIII : il avait commencé en même temps que l'exophtalmie; il était intermittent; et je l'ai vu disparaître rapidement pour reparaître ensuite. Je crois, avec MM. Debove et Marie, qu'il peut exister indépendamment de toute altération organique du cœur, qu'il peut être expliqué par les troubles circulatoires si véhéments et si persistants, et par les modifications de l'innervation cardio-vasculaire qui accompagnent la maladie de Parry-Graves.

D'après plusieurs observateurs, cette disposition congestive pourrait se localiser également dans le foie et dans le rein et y provoquer comme dans le corps thyroïde des altérations nutritives. On a observé des *polyuries*, des *albuminuries* (1) ordinairement passagères et liées au travail digestif, quelquefois des *ictères* (2) imputables à ce processus.

Si je ne parle pas de la *toux* quinteuse, si intense et si remarquable, observée chez mes deux malades des observations XLIII et XLIV, c'est que je me propose d'y revenir ailleurs.

(1) Begbie, Dr Grancher, Dr Gros, *L. c.*

(2) Dr Luton, Dr Rendu, Dr Gros.

Nous rapprocherons des troubles circulatoires les *anomalies de la calorification*. Sans être presque constants, comme le croyait Delmas (1), ils ne sont pas rares; cette hyperthermie *subjective* peut être partielle. Le malade de M. Fereol accusait des sensations de chaleur et de froid, inégalement distribuées à la surface du tégument; parfois il lui semblait que la moitié droite de sa figure était en feu; et s'il buvait dans ces moments-là, le verre lui semblait brûlant dans la partie qui était en contact avec la moitié droite de la bouche (2).

Nous avons vu que M. Marie n'avait pas trouvé qu'à cette sensation de chaleur correspondît une élévation réelle de la température mesurée par le thermomètre. Il est probable qu'il en est souvent ainsi; mais ce phénomène n'est pas toujours purement subjectif; le Dr Tessier (de Lyon) dit avoir constaté une augmentation réelle de la chaleur. Plusieurs années auparavant le Dr Ball avait vu le thermomètre placé dans l'aisselle s'élever à 28° (3). Il y a donc parfois, comme nous l'avons dit déjà, dans cette affection, des bouffées fébriles, et peut-être même des élévations locales de température. A ces sensations de chaleur incommode, quelques malades joignent la crainte de la chaleur extérieure, ils ont la *thermophobie*, et redoutent toute élévation de température du milieu ambiant.

L'*exophtalmie* peut être rangée au nombre des lésions consécutives aux troubles de la circulation, elle peut subir les mêmes variations que le goître et sous l'influence des mêmes circonstances. Son mécanisme pathogénétique n'est pas encore bien déterminé; mais nous répéterons ce que nous avons dit pour le bronchocèle : la soudaineté de son apparition dans quelques cas, ses nombreuses et rapides modifications accusent l'intervention du système circulatoire et du système nerveux comme conditions essentielles de son développement.

On ne saurait admettre le défaut de tonicité des muscles de l'œil invoqué par Cooper et Dalrymple, car ces muscles conservent habituellement toute leur contractilité et leur excitabilité.

La dilatation variqueuse des veines orbitaires supposée par Mackensie ne peut s'accorder avec le développement parfois si rapide de l'exorbitisme. Personne ne songe plus aujourd'hui à l'hydrophtalmie de la chambre postérieure admise par Graves, Stokes, Begbie et même pendant quelque temps par Mackensie.

(1) Delmas, 1867, cité par le Dr Gros.

(2) *Soc. méd. des hôp.*, 1874.

(3) *Gaz. hôp.*, 1873 (*L. c.*, p. 50).

La congestion des veines profondes de l'orbite me paraît, comme le pense Maynes Walton, en donner l'explication la plus vraisemblable (1). En persistant, cette congestion peut amener un développement anomal du tissu cellulo-adipeux qui a été constaté par Heusinger, Withuisen et par M. Hayem. L'existence d'une congestion des vaisseaux oculaires n'est du reste contestée par personne; elle est démontrée par les autopsies, par les examens ophtalmoscopiques et par cet éclat inaccoutumé de l'œil qui existe chez les malades avant même l'exorbitisme.

§ 7. *Troubles des fonctions nutritives.* — L'*anémie*, je l'ai dit en commençant, est un élément habituel de la maladie de Parry : à des degrés divers, je l'ai toujours rencontrée. Cependant il semble que dans cette étrange maladie, il n'y ait pas de symptôme absolument constant : M. le Dr Teissier dit avoir observé quatre fois la maladie de Parry chez des sujets qui ne présentaient aucune trace d'anémie, mais qui offraient, au contraire, les caractères attribués au tempérament sanguin; Withuisen a cité des faits analogues. Évidemment ces éminents cliniciens n'auront pas pris, pour un état normal de l'hématose, ces chloroses à masque congestif, que les Allemands ont désignées sous le nom de chloroses florides; et leur expérience doit nous faire admettre que le syndrome de Parry-Graves peut exister sans anémie. Celle-ci n'en est pas moins une des complications les plus fréquentes, souvent même les plus précoces.

La dyscrasie sanguine coïncide le plus habituellement avec d'autres troubles de la nutrition : l'amaigrissement est un symptôme souvent observé dans cette affection. Mon malade de l'observation IV avait en sept mois maigri de vingt livres : et chez lui, comme chez beaucoup d'autres, l'amaigrissement était indépendant de tout trouble des fonctions digestives. Il avait conservé un bon appétit et digérait bien.

Il n'en est pas toujours ainsi, ces fonctions sont parfois profondément troublées : assez souvent les malades accusent de la boulimie, alternant ordinairement avec de l'inappétence qui est plus communément observée.

L'incoordination, que nous avons constatée dans tous les autres symptômes, se retrouve dans les désordres des fonctions nutritives. Ainsi l'amaigrissement peut n'être pas général : Barth père a vu coïncider,

(1) Nous ne discuterons pas la théorie de la compression du globe oculaire par la contracture du muscle de Muller; M. Sappey n'a jamais trouvé ce muscle chez l'homme.

avec une émaciation très prononcée un développement considérable des deux mamelles. Quelquefois au contraire ces organes s'atrophient; l'atrophie peut être bornée à une seule mamelle et, on a vu après la guérison ces glandes reprendre leur volume normal.

Nous avons parlé des troubles intestinaux. Nous devons signaler les vomissements, qui étaient fréquents chez ma malade de l'observation LXIII (p. 236), et qui ont été notés par plusieurs observateurs; la malade de l'observation XLIV accusait aussi des vomiturations et des vomissements (p. 239).

La soif était très vive chez la même malade et ce symptôme mérite d'autant plus d'attirer l'attention que la glycosurie semble n'être pas une complication rare de la maladie de Parry-Graves (1).

La fréquence des vomissements me conduit à l'examen d'une lésion que j'ai observée chez six de mes sept malades, que je n'avais pas recherchée chez la septième, et, qui très probablement doit être commune; car il est invraisemblable que sa constatation dans un nombre de cas aussi important doive être attribuée à une coïncidence fortuite; c'est l'adénopathie dont j'ai déjà signalé les relations avec cette maladie (voy. p. 233) (2).

Comme je l'ai dit, en même temps que je constatais, chez mes malades, les signes incontestables d'une adénopathie médiastine, chez la plupart d'entre eux, les ganglions extérieurs et surtout ceux de la région cervicale étaient tuméfiés et offraient, chez quelques-uns, un développement assez considérable pour être appréciable à la vue.

Chez le malade de l'observation IV, cette adénopathie disparut avec les autres symptômes; et, deux ans après, dans une récidive *ébauchée*, en même temps que l'œil gauche recommençait à devenir saillant, se manifestait de nouveau un engorgement ganglionnaire.

Il ne serait pas impossible, d'après ce que j'ai dit précédemment, que cette adénopathie ait pu jouer un rôle dans ces vomissements, qui se sont montrés violents et répétés chez quatre des sept malades dont

(1) Schille.

(2) Cette complication adénopathique n'a été signalée par aucun des auteurs que j'ai pu consulter. J'ai trouvé cependant indiqué un travail publié en 1854, par le Dr Schoch (de Berlin) sous ce titre : *De exophtalmo et strumâ cum cordis affectione*, qui semble exprimer l'intervention d'un élément strumeux dans le syndrome morbide; à moins qu'il ne regardât comme de nature strumeuse la tumeur thyroïdienne. Je n'ai pas pu me procurer ce travail.

j'ai rapporté l'observation ; aussi bien que dans ces toux quinteuses, coqueluchoïdes observées chez les mêmes sujets.

Dans tous les cas, ces deux phénomènes, toux et vomissements, accusaient une incitation anomale du pneumogastrique ; et on sait que très souvent, quand cette incitation se manifeste par des accès de toux quinteuse *coqueluchoïde*, elle peut être imputée à une lésion des ganglions trachéo-bronchiques. Je ne prétendrai pas assurément qu'il en soit toujours ainsi, et qu'une irritation de l'origine du nerf de la dixième paire ne puisse pas donner lieu aux mêmes phénomènes.

D'ailleurs la tumeur thyroïdienne, surtout si elle se prolonge derrière le sternum peut, dans quelques cas, comme on l'a dit, atteindre le pneumogastrique et produire sur ce nerf une excitation anomale, soit en le comprimant directement, soit en refoulant en arrière les ganglions tuméfiés qui lui sont contigus.

Dans la très remarquable observation de l'ablation du goître par le Dr Tillaux, M. Bénard raconte que cet habile chirurgien exerça une légère traction sur le nerf de la dixième paire ; aussitôt survinrent des quintes de toux et des vomituritions. Dans un autre cas relaté par le même auteur, la pression sur le sterno-mastoïdien du côté droit provoquait une toux rauque et une sensation de chatouillement pénible au niveau du larynx.

Quel que soit le processus qui irrite le vague, c'est à une impression nocive subie par ce nerf que nous devons rapporter deux symptômes, très souvent mentionnés dans les observations relatives à la maladie de Parry-Graves : *la toux et la dyspnée.*

Celle-ci revient ordinairement par accès sous l'influence de mouvements, d'efforts, du décubitus horizontal, comme celle qui dépend de l'adénopathie. Elle était accompagnée d'une respiration stridente et d'un état d'asphyxie imminent chez les malades opérés par M. Tillaux.

La fréquence de la toux nerveuse a été signalée dès 1864 par Hansfield Jones (*Med. Tim. and Gaz.*). M. Marie a plus que personne insisté sur la fréquence de cette toux, il l'a observée douze fois sur quinze cas (p. 42). « Elle diffère profondément, dit-il, de la toux produite par les affections pulmonaires et bronchiques ; c'est une toux quinteuse, survenant par accès, sans expectoration ou avec une expectoration insignifiante. C'est *une de ces toux dites nerveuses.* Chez quelques malades, elle survient indistinctement à toute heure du jour ; chez d'autres, c'est surtout, *au lit*, qu'elle se manifeste ; chez la plupart elle trouble beaucoup le sommeil..., l'auscultation ne fait constater aucun signe qui permette de penser à une lésion des organes respiratoires... »

M. Marie ne dit pas s'il a recherché l'état des glandes médiastines; il ne parle même pas des adénites superficielles qui ont été très accentuées chez plusieurs de mes malades. Son attention ne paraît pas avoir été appelée sur la présence ou sur l'absence des vomituritions et des vomissements. Chez quatre de mes malades, ils coexistaient avec cette toux. Dans une maladie à manifestations si complexes, si nombreuses, on est exposé à omettre beaucoup de symptômes auxquels les malades n'attachent qu'une importance médiocre, et qui disparaissent et se cachent, pour ainsi dire, sous des phénomènes beaucoup plus saillants qui saisissent et retiennent l'attention du médecin. Il me paraîtrait intéressant de rechercher si la toux et les vomissements coïncident toujours dans la maladie de Parry-Graves avec l'engorgement des ganglions trachéo-bronchiques, ou s'ils s'en montrent indépendants. Nous avons vu que ces symptômes accompagnent souvent l'adénopathie médiastine ; mais, je le répète, on comprend qu'une irritation du nerf vague à son origine bulbaire puisse en être le point de départ.

La compression de l'œsophage par la tumeur thyroïdienne a produit chez plusieurs malades de la dysphagie.

Parmi les troubles nutritifs, je rangerai encore certaines lésions cutanées, le *vitiligo*, et les *taches pigmentaires :* le premier a été signalé par MM. Ball et Delasiauve; le second a été indiqué en 1875 par M. Roberts Bartholow et plus tard par M. Rolland (1).

La *pigmentation* de la peau m'a d'autant plus frappé chez mon malade du n° 4 que j'ignorais qu'elle eût été déjà signalée. Depuis lors, je l'ai retrouvée chez tous les malades, au nombre de trois, qui se sont présentés à moi atteints de cette affection. Je la crois plus commune qu'on ne la dit : elle peut facilement échapper à l'observation. Elle ne consiste, parfois, qu'en une teinte foncée diffuse de la peau, qui est bistrée, café au lait comme chez la malade de l'observation XLIV, page 239. D'autres fois, ce sont des plaques allongées, parallèles aux sourcils, ou ombrant les tempes; il est très facile de ne pas les remarquer, si on ne les cherche pas. Dans d'autres cas, dit M. Marie,

(1) Bartholow, *Transactions of the American Medical Association*, t. XXVI. Dr Rolland, Thèse de Paris, 1876; Dr Ball, *Gaz. des hôp.*, 1873; Dr Delasiauve, *Mém. de la Soc. méd. des hôp.*, 1874. Ces indications sont empruntées au travail du Dr Marie, p. 43 et 83.

ces taches dispersées sur le cou, sur les régions sus-claviculaires et sus-scapulaires, ressemblent à celles du chloasma; leur largeur varie depuis celle d'une lentille jusqu'à celle d'une pièce de deux francs.

Le Dr Withuisen, cité par Trousseau (1), a constaté à l'aide de l'ophtalmoscope des taches pigmentaires autour de la papille : elles étaient de forme semi-lunaire, et leur bord externe était dentelé. La rétine présentait une injection anomale. Dans la convalescence, l'hypérémie du fond de l'œil avait beaucoup diminué; mais les taches pigmentaires restaient inaltérées.

Cette observation prouve que la pigmentation ne s'arrête pas à la surface tégumentaire.

Je n'ai pas observé de vitiligo, mais je ne l'ai pas cherché; et je m'appliquerai ce que j'ai dit d'autres symptômes passés sous silence par les observateurs.

Burney Léo et le Dr Rendu ont observé de l'*alopécie* : la chute des cheveux et des cils.

Un cas de gangrène sèche, publié par le Dr Fournier, peut être, je crois, considéré comme une complication accidentelle. L'état cachectique, les troubles nutritifs ont été chez quelques malades portés jusqu'au marasme.

§ 8. *Troubles des fonctions génitales.* — L'irrégularité, la suspension du flux menstruel accompagnent à peu près constamment la maladie de Parry-Graves. Ces désordres de la fonction cataméniale y sont généralement proportionnels à l'anémie; le rétablissement de cette fonction est un signe très favorable. Chaque époque, qu'elle soit ou non marquée par l'écoulement des règles, amène ordinairement une exacerbation dans les symptômes de la maladie : la tuméfaction thyroïdienne augmente, les autres phénomènes morbides s'accentuent davantage. D'une autre part, selon la remarque de Trousseau et de M. Charcot, la grossesse paraît exercer une influence favorable; et plusieurs fois on a vu la maladie, diminuer notablement ou même disparaître pendant la gestation. Celle-ci suit ordinairement son cours régulier; cependant la malade de Parry, atteinte de goître exophtalmiques, après un accouchement, fit quatre fausses couches, dont il est difficile de ne pas rendre responsable l'affection dont elle était atteinte.

Des leucorrhées opiniâtres attestent souvent le retentissement de la maladie sur l'appareil générateur et les troubles nutritifs profonds qui accompagnent cette affection.

Chez les hommes, qui en sont beaucoup plus rarement atteints que les femmes, on a noté un affaiblissement notable des facultés génésiques, très rarement des phénomènes d'excitation.

§ 8. *Marche et Pronostic.* — La maladie peut évoluer de deux manières très différentes : tantôt elle suit une marche subaiguë; tantôt elle est chronique. Dans ces deux formes, on observe des paroxysmes ; ils sont plus violents et plus graves dans la forme aiguë.

Le développement rapide de la tumeur thyroïdienne peut produire des phénomènes asphyxiques contre lesquels la trachéotomie a été proposée comme dernière mais dangereuse ressource à cause de l'extrême vascularité du corps thyroïde congestionné. L'ablation de la tumeur semble devoir être préférée, comme nous le dirons bientôt.

Bien que, dans le plus grand nombre des cas, cette maladie ne compromette pas immédiatement l'existence, l'incertitude de la guérison, l'impossibilité d'en prévoir la durée, les nombreuses perturbations fonctionnelles et les troubles nutritifs qui l'accompagnent en font une maladie toujours très pénible, assez souvent grave et qui peut devenir très dangereuse.

Outre les menaces de suffocation que l'accroisssement rapide du goître peut provoquer, cette affection a paru favoriser des congestions encéphaliques suivies d'hémorrhagies mortelles (Trousseau).

Dans les cas favorables, la durée de la maladie paraît être, en moyenne, d'un à trois ans.

Ainsi que toutes les dyscrasies, elle peut fournir un terrain favorable à l'évolution des maladies cachectiques, comme la tuberculose. Ma première observation en est un exemple.

§ 9. *Diagnostic.* — Je ne m'étendrai pas sur le diagnostic; dans ses formes complètes la maladie de Parry-Graves est une de celles qu'un simple coup d'œil permet de reconnaître; mais il n'en est pas de même de ses formes ébauchées : quand le goître existe sans exophtalmie, à plus forte raison quand ces deux symptômes sont absents. Dans ce cas, les troubles circulatoires, et en particulier, la tachycardie, sans lésion organique qui les expliquent, les modifications du caractère, l'agitation, les accidents nerveux, les congestions capricieuses et passagères, pourront, comme l'a dit Trousseau, conduire au diagnostic, ou du moins permettront d'établir des présomptions ; dans plus d'un cas, ce diagnostic recevra une confirmation irrécusable de l'apparition tardive de ces phénomènes qui avaient manqué au début, et qui, quelquefois même, ne se montrent qu'après un temps très long. Si les troubles circulatoires n'existaient pas, circonstance qui doit se présenter bien rarement, mais dont plusieurs observations nous forcent à admettre la possibilité, le diagnostic serait plus difficile, à moins que le bronchocèle et l'exophtalmie ne viennent l'imposer.

Il est plus difficile de distinguer du goître ordinaire ceux qui accompagnent la maladie de Parry-Graves. Ces derniers ne se développent pas habituellement, il est vrai, dans les mêmes conditions causales; leur vascularité paraît plus développée ; elle semble jouer un rôle plus important dans leur évolution, et les rendre plus variables, dans leur volume; en même temps, selon la remarque de Graves, le goître qui nous occupe présente rarement l'accroissement indéfini et les dimensions énormes du goître endémique. Néanmoins nous ne sommes pas encore en mesure, selon la remarque de Stokes, de tracer une ligne de démarcation bien définie entre ces deux variétés de la tumeur thyroïdienne, du moins si on voulait se borner aux données fournies par les caractères objectifs et par l'anatomie pathologique. C'est dans les phénomènes concomitants et dans l'évolution de la maladie qu'il faut chercher les bases du diagnostic.

§ 10. *Physiologie pathologique.* — Si tous les phénomènes morbides que nous venons d'énumérer s'enchaînaient dans un ordre constant, on pourrait espérer, en suivant le fil de leur évolution, arriver à l'élément pathogénique essentiel, primordial. Malheureusement l'inconstance, la variabilité sont les caractères de cette singulière maladie. Nous en avons signalé les bizareries et les caprices. Au milieu, cependant, de toutes ces incohérences, l'examen d'un grand nombre d'observations conduit à saisir sinon un rapport nécessaire entre ces phénomènes, du moins un rapport habituel qui, sans avoir la valeur d'une loi, représente le fait le plus général et le plus commun.

Selon la plupart des auteurs parmi lesquels nous citerons Graves, Stokes, Begbie, Romberg, les troubles circulatoires ouvrent la scène; la tumeur thyroïdienne et l'exorbitisme, apparaissent ordinairement plus tard.

Mais, nous l'avons vu, ces diverses manifestations morbides peuvent se développer simultanément ou s'enchaîner dans un ordre tout différent.

Ainsi il y a quelque temps je constatais, dans une récidive de la maladie, une exophtalmie très accentuée, sans la moindre apparence du goître qui avait existé dans la première attaque.

Nous admettrons, néanmoins, que l'ordre d'évolution, que nous venons d'indiquer, est le plus commun pour les localisations qu'on pourrait appeler les symptômes du premier plan : ceux qui constituent *la triade* du goître exophtalmique, ceux qui attirent d'abord l'attention des malades et des personnes qui les entourent. Mais si on interroge les uns et les autres, on découvre dans bien des cas, qu'avant l'apparition de ces symptômes, on observait des changements dans les dispositions morales, dans le caractère qui avait acquis une excitabilité insolite, parfois dans les aptitudes intellectuelles.

Dans le plus grand nombre des cas, des troubles de nutrition avaient accompagné ces troubles psychiques ; les fonctions digestives étaient devenues irrégulières ; et on avait remarqué des signes d'anémie, retentissant le plus souvent sur l'appareil utéro-ovarien.

Si alors le médecin poursuit ses investigations, il arrive à reconnaître les anomalies fonctionnelles et organiques que nous avons énumérées, dont il pourra ne rencontrer qu'une partie, dont, d'autres fois, le tableau complet se déroulera sous ses investigations.

Cette complexité et cette inconstance des phénomènes morbides en rendent la pathogénie très obscure, et fournissent matière à des interprétations théoriques très diverses, sur la nature et sur le point de départ de la maladie. Nous passerons rapidement en revue les différentes opinions qui ont été émises sur cette question.

1° La plus ancienne, celle de Graves développée par Stokes, considère les désordres circulatoires comme la première manifestation de la maladie qui, aux yeux de Stokes, est une *névrose cardiaque*. Mais il pensait qu'une perturbation fonctionnelle, aussi violente et aussi prolongée, pouvait conduire à des lésions du cœur et spécialement à la dilatation de ses cavités. De même l'engorgement thyroïdien, purement congestif au début, pouvait aboutir à des formations néoplasiques et, plus tard, à l'induration et à la rétraction de la glande. Trompé par la saillie de l'œil, il avait admis une hydrophtalmie, erreur qui, comme nous l'avons dit, fut partagée pendant quelque temps par Mackensie et par Warburton Begbie.

Mais si la tachicardie et les palpitations sont le plus constant des trois symptômes considérés comme fondamentaux de la maladie de Parry-Graves, elles ne sont pas absolument constantes, et ne sont pas toujours en rapport avec le développement des deux autres éléments de la triade.

Il est certain que, chez beaucoup de malades, la saillie des yeux et du corps thyroïde augmente pendant les accès de palpitations, diminue quand ces accès sont passés. Mais chez d'autres, avec une exophtalmie et un bronchocèle considérables, le cœur reste calme ou ne s'accélère que d'une manière insignifiante. M. Burls a cité quatre cas dans lesquels il n'y avait pas de troubles cardiaques et M. Benibarde en a observé deux sur une quarantaine de malades (1). M. G. Sée, quoique partisan de la théorie de Stokes, reconnaît que ces troubles peuvent ne se montrer qu'à une époque avancée de la maladie (2). Dans un cas rappelé par M. Gros (3) les désordres circulatoires ne se sont montrés que cinq ans après le goître et l'exophtalmie. Il n'y a donc pas une dépendance intime, nécessaire des deux derniers phénomènes à l'égard du premier.

D'ailleurs, quand bien même on imputerait à celui-ci le développement du goître et la projection des globes oculaires, ce n'est là qu'une portion de la maladie; elle comprend d'autres symptômes, dont on ne voit pas clairement le lien avec ceux que nous venons d'indiquer.

2° Comme une variante de cette théorie on peut considérer celle qui fut soutenue par Basedow, surtout par Warburton Begbie, et dont plus tard Bouillaud et Beau se firent les défenseurs, théorie qui subordonne les désordres circulatoires à l'*anémie*. Begbie affirme n'avoir jamais observé la maladie de Parry-Graves que chez des personnes dont l'organisme avait été soumis à des causes d'appauvrissement : hémorrhagies puerpérales, ménorrhagies ou polyménorrhée, flux hémorrhoïdaires, diarrhées. A ces soustractions directes du fluide nourricier s'ajoutent, dans certains cas, des conditions morales dépressives, qui mettent obstacle à la réparation. Outre ses observations personnelles, parmi les faits rapportés par d'autres observateurs il en trouve un grand nombre qu'il invoque à l'appui de sa doctrine.

En somme il adopte à peu près la théorie de Graves, et de Stokes; mais derrière le trouble cardiaque, qui est d'après ces auteurs, le pivot de toute la phénoménalité morbide, il fait intervenir une altération de la crase sanguine qui le provoque et l'entretient.

Il rappelle que cette anémie ne s'exprime pas seulement par la décoloration du teint, mais encore par tous les troubles nutritifs et nerveux qui en sont le cortège habituel, par les désordres de la fonction utéro-ovarienne, allant dans bien des cas jusqu'à l'aménorrhée

(1) Le premier de ces cas avait été observé par moi. Benibarde, *Trait. d'hydrot.*, p. 836.

(2) Dr Sée, *Diagnostic et traitement des maladies du cœur*, p. 303.

(3) Thèses de Paris.

complète, et manifestés souvent en outre par une leucorrhée abondante qui ajoute aux déperditions de l'organisme.

Enfin dans tous les cas, dans ceux mêmes qui ne présentaient pas les attributs extérieurs de l'état anémique, Begbie a constaté des bruits de souffle dans les vaisseaux du cou.

Comme confirmation de ces vues théoriques, il a toujours vu le fer et un régime réparateur améliorer, quelquefois même guérir les malades.

D'ailleurs, l'anémie ne présente-t-elle pas souvent en miniature, et comme à l'état d'ébauche les symptômes de cette affection? palpitations, tachycardie, essoufflement, dyspepsie, leucorrhée, désordres menstruels en sont les manifestations ordinaires, auxquelles s'ajoute même dans quelques cas une légère saillie des yeux. Dans une seconde édition de son travail, Begbie se couvre de l'autorité de Graves auquel il l'avait soumis, et qui lui accorde un brevet de vraisemblance.

Mais contre tous ces raisonnements si bien déduits, si spécieux, si souvent d'accord avec des observations incontestables, se dresse un argument incontestable qui les condamne au silence; on peut observer la maladie de Parry-Graves chez des sujets qui ne présentent aucun signe d'anémie; donc celle-ci n'en est pas la condition pathogénique essentielle. D'ailleurs, si elle l'était, on comprendrait mal que le goître exophtalmique ne fût pas beaucoup plus fréquent, eu égard au nombre énorme d'anémiques qu'on rencontre dans la population des villes.

3° La même fin de non recevoir peut-être opposée à la théorie qui attribue à la *compression exercée par le goître sur les vaisseaux et sur les nerfs du cou*, les troubles circulatoires et toute l'évolution des autres phénomènes morbides. Cette théorie déjà éditée par Kœben en 1855 a été reproduite par Piorry; et M. Benard (1) l'a tirée de l'oubli où elle était tombée, en l'appuyant sur les résultats si curieux de la thyroïdectomie. Non seulement l'ablation et la destruction du goître a amené la guérison, mais, dans les belles observations de M. Tillaux, la disparition des symptômes caractéristiques a été presque immédiate: chez un malade condamné à l'insomnie par la violence des troubles cardiaques et respiratoires, dès le premier jour les palpitations et la dyspnée cessent; le malade retrouve le sommeil; l'exopthalmie diminue rapidement. Le second malade, débarrassé par l'opération d'un goître sarcomateux, *paraissait guéri le septième jour*, quand survinrent un érysipèle ambulant et plus tard des lésions respiratoires liées à un cancer du poumon.

Il semble donc que, dans certains cas, cette action compressive sur les vaisseaux et sur les nerfs du cou intervienne d'une manière incontestable dans la pathogénie de la maladie, puisqu'en faisant disparaître cette compression par l'ablation de la tumeur, tout l'échafaudage des symptômes s'écroule presque aussitôt. Il faut s'incliner devant les faits; nous acceptons ceux-là et nous dirons quelle déduction nous en tirons. Mais si quelques-uns paraissent témoigner en faveur de cette théorie, il y en a un grand nombre qui la repoussent et la condamnent.

Sans doute un examen superficiel peut faire méconnaître l'existence d'un goître. Il en est qui, peu saillants à l'extérieur, s'étalent et se prolongent sous les sterno-mastoïdiens (1); il y en a d'autres qui descendent derrière le sternum, envahissent le médiastin, et ce sont les plus fâcheux, ceux qui peuvent produire les troubles fonctionnels les plus accentués et les plus graves. Dans l'examen des malades, dans la recherche du goître, il faut assurément tenir compte de ces circonstances; mais, en dehors de ces faits exceptionnels, il y en a de nombreux dans lesquels on a constaté l'absence complète de toute tumeur thyroïdienne. D'autres fois celle-ci ne se développe qu'après les troubles circulatoires et l'exophtalmie (obs. IV). Bien des fois encore, quand elle existe, son volume et ses rapports avec les cordons nerveux et vasculaires ne permettent pas de supposer qu'elle exerce sur ceux-ci aucune action nocive.

4° *L'origine nerveuse* des accidents qui constituent le syndrome de Parry-Graves a été pressentie par les premiers observateurs qui l'ont décrit. Nous avons vu Stokes employer l'expression de *névrose*. Et dans l'analyse que nous avons faite des symptômes de la maladie nous avons toujours été conduits, pour en expliquer les principales manifestations, à invoquer un trouble de l'innervation. Cette opinion aujourd'hui domine et rencontre peu d'opposants. Elle avait été nettement affirmée en 1874 par le Dr Bénibarde plus tard par MM. Vulpian, Charcot, Friedreich, Cheadle, G. Sée, Trumet; le présent travail avait été entrepris pour la soutenir; et dans ces dernières années MM. Marie et Bellet ont produit à l'appui les observations qu'ils avaient recueillies.

Mais s'il y a presque unanimité pour placer le point du départ de la maladie dans le système nerveux, il y a de profondes divergences d'opinion sur la partie de ce système qui est primitivement atteinte.

(1) *Thèse citée*, 1882.

(2) Voy. plus haut Obs. du docteur Barety, p. 250.

La prédominance des troubles circulatoires a fait incriminer le grand sympathique et les vasomoteurs en particulier.

Telle est l'opinion de Trousseau, de M. Charcot, du Dr Tessier (de Lyon). Il y a certainement de nombreux symptômes imputables à des anomalies de l'action vaso-motrice ; mais à quelle modalité morbide des nerfs sympathiques devra-t-on les attribuer ? Sera-ce à un processus irritatif ? l'accélération, le tumulte des battements du cœur auraient, dans ce cas, une explication facile. Mais alors la pupille devrait être toujours très dilatée ; et nous avons vu que le plus souvent elle conserve ses dimensions normales ; quelquefois même elle a été trouvée contractée.

Pour échapper à cette difficulté on a rappelé que, d'après Cl. Bernard, le cordon cervical contenait deux ordres de fibres : des fibres oculo-pupillaires et des fibres vaso-motrices ; et on a supposé que tandis que les unes seraient excitées, les autres pourraient rester dans leurs conditions normales ou même être paralysées ; ceci est bien subtil et bien difficile à admettre.

D'une autre part, si l'irritation du filet supérieur du ganglion supérieur d'après Cl. Bernard et Schiff peut amener la saillie des yeux, jamais, comme le remarque M. Vulpian, cette saillie n'est comparable à l'exorbitisme de la maladie de Parry-Graves.

L'hypothèse de la paralysie du sympathique a été patronnée par MM. Geigel et Friedreich ; elle se concilie difficilement avec l'exagération de l'action cardiaque. Alors pour résoudre cette difficulté l'éminent professeur de Heidelberg suppose que la paralysie des vasomoteurs du cœur élève la température du myocarde et produit ainsi secondairement une excitation des ganglions cardiaques (1).

Même en admettant cette indémontrable hypothèse, la théorie de la paralysie du sympathique viendrait se briser contre les expériences de Claude Bernard, qui ont prouvé que la section du sympathique amenait une hyperthermie de la tête, qu'on a bien observé dans quelques cas, mais avec une contraction de la pupille et une *rétraction de l'œil.*

L'anatomie pathologique, appelée au secours de cette doctrine, a donné des résultats nuls ou contradictoires. Si on a trouvé dans quelques cas de la congestion (2), des lésions inflammatoires, ou des dégénérescences

(1) Dr Sée. *L. c.*, p. 308.

(2) Trousseau, Lancereaux, Knight ont trouvé des lésions inflammatoires ; — Moore a observé une dégénérescence lipomateuse ; Recklinghausen un commencement d'atrophie. G. Sée, *L. c.*, p. 301.

des ganglions cervicaux, d'autres observateurs n'y ont constaté aucune lésion appréciable (1).

Quelle part peut-on faire, d'ailleurs, dans les cas ou le sympathique est malade, à des lésions qui relèvent de processus aussi dissemblables et qui devraient se manifester par des symptômes tout différents.

M. Vulpian, après avoir discuté la théorie qui rapporte à une lésion du grand sympathique la pathogénie de la maladie de Parry-Graves, avait formulé cette conclusion que les troubles cardiaques qu'on y observait ressemblaient beaucoup à ceux qui résultent d'une section du nerf vague.

Adoptant cette idée, M. G. Sée (2) a attribué les désordres fonctionnels et les lésions du cœur qu'on observe dans cette affection à une paralysie du pneumogastrique, et les congestions concomitantes à une excitation des nerfs vasodilatateurs.

Moi même, ignorant l'opinion émise par M. Sée, j'avais fait ressortir la part considérable qui revient au pneumogastrique dans les symptômes de cette affection (3). Ce nerf me paraissait responsable non seulement de la tachycardie, de l'arythmie, des palpitations, mais encore des vomissements et des troubles respiratoires. Je m'étais même demandé si sa participation très importante à la constitution et aux origines du plexus solaire ne pouvait pas étendre au delà son influence, et contribuer aux congestions et aux troubles si variés des organes abdominaux et pelviens; car, si les phénomènes régis par le système nerveux ganglionnaire échappent à la conscience, si l'encéphale et les nerfs qui en sont un prolongement ne peuvent ordinairement ni diriger ni contrôler l'action de ces organes, ceux-ci ne sont pas pour cela, entièrement soustraits à l'influence des centres nerveux; ce sont ces centres qui bien souvent leur donnent le mot d'ordre, s'ils ne président pas directement à l'exécution.

J'avais aussi fait remarquer que, dans tous les cas observés par moi depuis quelques années, j'avais constaté un engorgement des ganglions médiastinaux qui pouvaient exercer sur le pneumogastrique une action nocive, mais je m'étais arrêté à cette remarque, refusant d'en tirer aucune induction; car le développement des désordres psychiques, l'existence presque constante de troubles sensitifs et moteurs me por-

(1) MM. Fournier. — Ollivier.
(2) Dr Sée, *L. c.*, p. 303.
(3) *Bulletins de la Soc. de thér.*, 1881.

taient à placer le point de départ de la maladie dans les centres nerveux. C'est là, en effet, que tendent à localiser son origine les travaux et les théories les plus modernes (1).

Dans un cas rapporté par le Dr Cheadle (*Saint-Geor. Hosp. Rep.*, 1878) on ne put découvrir aucune lésion du cœur, ni des autres organes dont lés fonctions avaient été gravement troublées pendant la vie. Le pneumogastrique et le grand sympathique étaient parfaitement sains, mais il existait une *hyperémie considérable du bulbe* et de la moelle cervicale *avec dilatation des vaisseaux*, notamment *vers l'origine du pneumogastrique*. Le microscope faisait observer un commencement d'atrophie des cellules nerveuses vers la partie supérieure du bulbe.

M. Filhène a vu l'intumescence de la thyroïde et l'exophtalmie succéder, chez le lapin, à la section du quart antérieur du corps restiforme; en même temps cette section trouble l'action du nerf vague, qui comme le centre vasomoteur a ses origines dans le bulbe. Si cette observation est confirmée par les expériences ultérieures, il semble qu'on serre de bien près la solution du problème; car on comprend qu'une lésion située si près du cerveau, atteignant des centres d'innervation aussi importants, puisse retentir sur les circonvolutions et provoquer des troubles psychiques. D'ailleurs, en rapportant à la région bulbo-protubérantielle, l'impulsion qui fait apparaître la plupart des manifestations de la maladie, on ne renferme pas son origine dans des limites inflexibles qu'elle ne puisse déborder. Cette localisation qui semble jouer le rôle de cause déterminante peut être consécutive et résumer en quelque sorte une action morbide qui a commencé ailleurs.

Si cette théorie vers laquelle inclinent aujourd'hui plusieurs pathologistes venait à se confirmer, elle n'infirmerait pas la part qu'on peut faire à l'anémie comme cause prédisposante, ni celle qui pourrait appartenir à la compression exercée par la tumeur thyroïdienne et peut-être par les ganglions médiastinaux sur le nerf de la dixième paire, comme auxiliaire et coefficient de la lésion bulbaire. On pourrait peut-être même se demander si cette dernière ne pourrait pas avoir dans certains cas une origine périphérique et succéder à une irritation centripète qui viendrait du nerf vague. On comprendrait très bien alors que l'enlèvement d'une tumeur, qui produit cette irritation, amenât

(1) M. G. Sée. *Diagnostic et traitement des maladies du cœur*, p. 310.
M. Vulpian. Pour lui l'origine de la maladie serait dans un processus irritatif des centres vasomoteurs du bulbe. — M. Trumet de Lontarec.

dans ces conditions, une disparition très rapide des symptômes de la maladie.

Nous ne proposons ces explications que comme des hypothèses à vérifier; le fait expérimental sur lequel elles s'appuient est rendu plus vraisemblable par sa concordance avec les données que fournit l'observation clinique; mais, nous le répétons, il a besoin d'être confirmé par de nouvelles recherches.

§ 11 *Traitement.* — L'analyse des symptômes et des conditions pathogéniques de la maladie de Parry-Graves nous conduit à fonder le traitement sur les indications suivantes :

1° On devra écarter du malade tout ce qui peut troubler ou affaiblir le système nerveux.

2° On soutiendra l'activité des fonctions nutritives et de l'hématose par le régime, par l'exercice, par le séjour dans un air pur et vivifiant, en évitant les efforts, les fatigues physiques ou intellectuelles qui auraient le double inconvénient d'ajouter à l'épuisement nerveux et d'augmenter l'excitation circulatoire.

3° On cherchera à modérer cette excitation qui est un des symptômes les plus constants et les plus précoces de cette affection et qui paraît être un anneau très important de la chaîne des phénomènes morbides; car elle peut réagir sur les autres localisations de la maladie et contribuer à les exagérer.

4° On peut en dire autant, peut-être, du goître dont l'action pathogénétique semble établie par les observations de M. Tillaux. J'ajouterai qu'on devra également surveiller avec attention les conditions de l'appareil lymphatique et surtout des ganglions médiastinaux, à cause de leur connexion intime avec le nerf pneumogastrique.

J'avais cherché, dans ma communication à la Société de thérapeutique, à réhabiliter une médication condamnée par Trousseau : la médication iodée, qui chez deux malades (1) m'a donné de bons résultats; je suis bien éloigné, cependant, de lui attribuer une efficacité constante; et j'en ai moi-même signalé plusieurs insuccès. Trousseau, qui la rejette, avoue avoir vu un malade chez lequel cette médication avait produit d'excellents effets, qui firent place à une aggravation notable quand on la suspendit; les accidents disparurent de nouveau quand on y eut, une seconde fois, recours.

(1) V. Obs. IV. L'autre fait observé à l'Hôtel-Dieu a été communiqué à la Société de thérapeutique.

Je donne habituellement, comme je l'ai dit, la teinture d'iode préparée extemporanément et pure de tout mélange d'acide iodhydrique, à la dose de cinq à dix gouttes, deux fois par jour, dans un petit verre d'eau de riz ; et je fais en même temps sur le goître des frictions avec une pommade iodurée. Je me propose, à la première occasion, de lui substituer une pommade au chlorhydrate d'ammoniaque dont Flajani a observé les bons effets, et dont j'ai moi-même constaté la puissante action résolutive dans les engorgements strumeux (1).

Une médication plus importante et d'une application plus générale est l'hydrothérapie ; je la prescris presque toujours, à moins de contre-indications tirées des complications de la maladie et des rigueurs de la saison. Ainsi je l'interdis pendant l'hiver aux sujets trop délicats qui réagiraient difficilement, ou à ceux dont les organes respiratoires sont atteints ou menacés, en toute saison à ceux qui sont affectés de bronchites ou de lésions cardiaques.

L'hydrothérapie, dirigée avec prudence, est un des plus puissants moyens auquel on puisse avoir recours pour activer la fonction d'hématose et combattre l'anémie, complication si commune de cette maladie, pour stimuler l'activité des organes digestifs et du travail de nutrition, aussi bien que pour harmoniser le système nerveux.

Les *préparations ferrugineuses*, très vantées par Begbie, n'ont point paru mériter ces éloges pour la plupart de ceux qui les ont essayées. Trousseau et Von Graefe les croient nuisibles. Selon ce dernier, elles exaspèrent tous les symptômes quand le cœur est très excité et bat plus de cent fois par minute. Tout en les rejetant, Trousseau convient que « dans certains cas l'emploi du fer peut n'être pas suivi de mauvais résultats (p. 502) ».

Je crois que les préparations martiales sont le plus souvent inefficaces ou insuffisantes, que, comme le remarque Von Graefe, elles peuvent stimuler le centre circulatoire et qu'il ne faut les prescrire qu'avec une grande réserve, quand cet organe manifeste une grande excitation. Mais, maintenant surtout que nous savons combien varie la sensibilité de l'organisme pour les différents métaux, je ne crois pas qu'il faille proscrire le fer d'une manière absolue ; il peut trouver son

(1) V. *Clin. méd.*, t. II, p. 376. La formule que j'emploie ordinairement est la suivante :

Axonge pur..................	40 grammes.
Chlorhydrate d'ammoniaque...	5 grammes.
Camphre....................	2 grammes.

indication, et je n'admets pas que les observations d'un clinicien tel que Begbie aient été purement imaginaires.

Les préparations de digitale comptent de nombreux partisans, en tête desquels se place Trousseau : il conseillait de donner la teinture de digitale à la dose de 8 à 10 gouttes d'heure en heure, et il n'a pas craint d'en donner 100 gouttes à un jeune malade dans l'espace de dix heures. Pour ma part je ne consentirai jamais à ces hardiesses thérapeutiques. Cependant de trop graves autorités témoignent en faveur de cette médication pour qu'on ne doive pas y avoir recours, lorsque la surexcitation des battements du cœur est très prononcée. Dans ces conditions, je n'hésite pas à la prescrire, quoique, jusqu'ici, j'aie donné la digitale, à doses prudentes il est vrai, sans autre effet que de troubler quelquefois les fonctions gastriques. Peut-être le *convallaria maialis* serait-il mieux supporté ? Dans tous les cas les sédatifs du cœur sont indiqués en surveillant leur action sur les organes digestifs.

Dans un cas rapporté par Trousseau, où l'asphyxie était imminente, une saignée et une application de glace sur le corps thyroïde ont produit un effet héroïque. C'est un fait dont il faut garder mémoire. Les applications de glace, répétées pendant dix minutes, deux à trois fois chaque jour sur la région du cœur, ont été conseillées par Aran ; M. Charcot en fait un fréquent usage ; elles sont quelquefois efficaces pour modérer la circulation.

L'eau de la Bourboule m'a paru utile ; je l'adressais surtout aux complications adénopathiques, dont le rôle me semblait pouvoir être plus important qu'on ne l'avait soupçonné. Elle agit, en outre, comme reconstituant et comme modificateur de l'innervation. Je l'ai fait alterner avec les préparations iodurées, quand celles-ci étaient bien supportées et quand leur emploi était suivi d'amélioration dans l'état des malades.

Lorsque les phénomènes d'excitation sont calmés et que les complications adénopathiques persistent, on peut tenter, je crois, avec avantage une cure thermale à Salies, à Salins ou à Kreuznach. Si le malade ne peut accomplir un pareil déplacement, je lui conseille des bains avec 2 kilos de sel marin, 200 grammes de sous-carbonate de soude et 20 grammes d'iodure ; je combine ces bains avec l'usage interne de l'eau de la Bourboule et des autres antistrumeux.

Mon malade de l'observation IV a obtenu de bons effets d'une cure à La Bourboule.

Une de mes malades s'était bien trouvée de l'électricité. M. Onimus conseille d'appliquer des réophores de chaque côté du cou, au niveau des ganglions cervicaux supérieurs et de les y maintenir pendant huit à dix minutes; il se sert d'une pile de 15 à 20 éléments.

Dernièrement dans le *Centralb. für klin. Med.*, le Dr Coostek a publié un travail sur l'emploi de cette médication dans la maladie de Parry-Graves. Pour lui le *galvanisme* serait le moyen le plus efficace contre cette affection (1).

L'auteur recommande la galvanisation de la manière suivante : 1° Appliquer le courant ascendant sur le symphatique cervical de chaque côté pendant une minute; 2° répéter cette application sur la région dorsale en appliquant le pôle positif sur la cinquième vertèbre dorsale et le pôle négatif sur la région cervicale; 3° pratiquer l'électrisation pendant une minute sur la tête en plaçant les pôles sur les apophyses mastoïdes et ensuite sur les régions temporales.

Quelquefois, il est utile, ajoute l'auteur de pratiquer la galvanisation locale du corps thyroïde avec le courant constant, pendant quatre minutes, en intervertissant à chaque minute le courant. Dans les cas les plus graves, on n'obtient pas la guérison, mais on aurait, au moins, une amélioration.

Je cite sans m'en porter garant les observations du Dr Coostek. J'ai peine à croire qu'on puisse localiser l'action du courant sur le grand sympathique sans inciter en même temps le pneumogastrique et les autres nerfs du cou. D'une autre part, j'ai une grande répugnance pour la galvanisation de la tête dont Duchenne de Boulogne nous a appris à redouter les dangers.

Si la méthode de M. Onimus ne donnait pas les résultats désirés, j'essayerais volontiers celle du Dr Vigouroux qui emploie alternativement la faradisation et la galvanisation de la manière suivante : il commence par les courants induits; le pôle positif est maintenu derrière le cou; le pôle négatif est appliqué pendant cinq minutes sur la région carotidienne et pendant cinq minutes sur la tumeur thyroïdienne. Quand il fait usage du courant galvanique il applique le pôle négatif derrière le cou et le pôle positif sur la région précordiale (2).

Sans être convaincu comme M. Coostek de la supériorité de ce moyen sur tous les autres, je crois qu'on peut y avoir recours, concurremment avec ceux que nous avons indiqués précédemment.

Quand, par suite du développement du goître et de la pression qu'il

(1). Extrait de la *Fr. méd.*, 1884.

(2) Extrait de la thèse du docteur Gros.

exerce sur la trachée, sur les vaisseaux et sur les nerfs du cou, surviennent des accidents asphyxiques qui menacent la vie du malade, une intervention chirurgicale devient nécessaire. La trachéotomie, proposée par Trousseau, ne peut procurer qu'un soulagement aléatoire et passager. Elle est même impraticable. comme le fait remarquer le Dr Tillaux, lorsque la tumeur thyroïdienne, développée vers la ligne médiane, enveloppe et couvre la trachée. Dans tous les cas le développement considérable des vaisseaux de la région précervicale la rend d'une exécution difficile et presque aussi dangereuse que la thyroïdectomie. C'est donc à celle-ci qu'il faudra avoir recours, de préférence.

L'idée d'attaquer la tumeur thyroïdienne par des moyens chirurgicaux appartient, je crois, à un chirurgien de Cork, M. Mac Naughton Jones. Pour en diminuer le volume, il traversa cette tumeur par un séton, prescrivit de la digitale à l'intérieur et la malade guérit.

En 1877 M. Ollier (de Lyon) fut consulté par une malade dont le goître avait le volume d'un œuf de dinde, en partie kystique. L'exophtalmie était considérable. Le pouls battait cent soixante fois par minute. Après l'avoir ponctionnée, M. Ollier introduisit dans la poche des lamelles de pâte de canquoin qu'il y laissa pendant sept heures et demie. Il fit plus tard des injections avec une solution de teinture d'iode au dixième. Le traitement dura un an et fut suivi de guérison. Le malade conserva seulement une légère saillie des yeux (1).

A M. Tillaux revient l'honneur d'avoir le premier pratiqué avec succès, dans cette maladie, l'ablation du corps thyroïde. Les symptômes étaient des plus menaçants ; l'asphyxie était imminente. A l'aide d'une incision en fer à cheval, M. Tillaux tailla un lambeau qu'il releva et qui mit à nu la tumeur. Il disséqua celle-ci de bas en haut, en liant ou pinçant les vaisseaux à mesure qu'il les ouvrait, l'opération dura une heure et demie et fut pratiquée selon les règles de la méthode antiseptique.

Le soulagement fut presque immédiat et la malade guérit. Le résultat chirurgical ne fut pas moins brillant et moins heureux chez le second malade qui succomba plus tard aux accidents d'un sarcome généralisé.

Ces observations sont bien encourageantes dans les cas que nous avons spécifiés, c'est-à-dire quand la tumeur thyroïdienne constitue un danger immédiat.

(1) Extrait de la thèse de M. Henri Bénard, 1882.

Quelquefois cette tumeur par la pression qu'elle exerce sur la trachée amène l'atrophie et la destruction partielle des anneaux cartilagineux ; et il peut arriver que ce conduit s'affaisse pendant l'inspiration, quand il est privé du soutien que lui fournissait la glande qui l'enveloppait. Aussi, quand on pratique cette opération, il faut se munir d'une canule qu'on introduirait dans la trachée si celle-ci s'applatissait sous la pression atmosphérique, de manière à gêner le passage de l'air (1).

(1) Voyez la thèse très intéressante du Dr Bénard.

VI

ANALYSE D'UNE ÉTUDE

SUR

LA TRANSMISSION DES SONS

A TRAVERS LES LIQUIDES ENDO-PLEURÉTIQUES DE DIFFÉRENTES NATURES

PAR LE PROFESSEUR GUIDO BACELLI (*de Rome*)

Accompagnée de réflexions et d'observations et augmentée d'un extrait des nouvelles recherches publiées par l'auteur en 1877.

AL CHIARISSIMO D^{ro} GUIDO BACCELLI

Professore di clinica in Roma.

Mio caro amico,

Questo libretto e molto più vostro che mio; e dedicando lo a voi, non faccio che restituirvi il vostro proprio bene. Ho trovato il vostro Lavoro sulla transmissione dei suoni attraverso i liqudi endo-pleurici cosi interessante, cosi importante che ho voluto far participare i miei compatriotti alla conoscenza della vostra scoperta. Io bramo però che in questa occasione *il traduttore non sara stato un traditore.*

Ma un amico non è un adulatore : e ogni volta che ho trovato qualche punto che non mi sembrava bastantemente dimostrato, l'ho detto con la franchezza e l'ingenuita d'un vero amico e d'un fedele servitore della scienza. Si mi sono ingannato, son pronto a confessarlo.

Per rispondere all' osservazione, da voi fatta, che nei miei libri non ho parlato relativamente ai segni della pleuritide, io ho raccolto tutte le mie remembranze su questo soggetto per offrirvele e sottomettervele.

Il vostro devotissimo,

Noël Gueneau de Mussy.

Parigi, 29 febbraio 1876.

Le docteur Baccelli, professeur de clinique médicale dans l'Université de Rome, vient d'ajouter un très intéressant chapitre à l'histoire des épanchements pleurétiques (1). Mon illustre et savant ami croit avoir trouvé un signe très simple, d'une détermination très facile, qui permet en un instant, sans autre informé, de reconnaître les caractères d'un épanchement intra-thoracique : de dire s'il est séreux ou purulent. Je n'ai pas besoin de faire ressortir les avantages d'un pareil moyen diagnostique, depuis surtout que la thoracentèse a pris une si grande place dans le traitement des épanchements pleuraux.

Je profiterai de la circonstance pour rappeler les signes physiques de la pleurésie, et pour chercher jusqu'à quel point sont fondées les mutilations et les modifications que l'école de Vienne a voulu opérer dans cette partie de l'œuvre de Laënnec.

Le docteur Baccelli admet trois variétés d'épanchements pleurétiques :

1° Ceux qui sont constitués par un liquide très ténu, composé de sérum, avec une quantité variable d'albumine et de sels minéraux;

2° Ceux qui sont formés par un liquide épais, riche en albumine, en fibrine, en sels, et qui renferment, en outre, une quantité notable d'éléments figurés : cellules granuleuses, pyoïdes, épithélioïdes, etc.;

3° Enfin les épanchements très épais qui, avec l'albumine, la fibrine, la matière grasse et les sels, contiennent une grande quantité d'éléments globulaires et de cellules purulentes.

« Le diagnostic de l'empyème, ajoute-t-il, a été fondé jusqu'ici sur le commémoratif d'une pleurésie, sur la durée de l'épanchement, sur l'altération de la nutrition, sur la coexistence d'un état fébrile paroxystique, sur l'œdème, sur le développement progressif de l'anémie.

« La réunion de tous ces signes ne suffit pas cependant pour établir un diagnostic certain; et, malgré l'opinion contraire de Trousseau, la fièvre la plus violente, la plus prolongée peut accompagner des épanchements non purulents.

« La transmission des vibrations respiratoires et vocales, variable suivant la nature des épanchements, fournit le critérium absolu du diagnostic différentiel. *Il sovrano criterio differenziale.* »

Après avoir posé ces prémisses, l'auteur avance que toutes les écoles se sont accordées, depuis Laënnec, pour affirmer que la présence d'un épanchement dans la cavité pleurale éteignait tout frémissement thoracique et toute *vibration phonétique.*

(1) Estratto dell' *Archivio di medicina, chirurgia ed igiena.* Roma, 1875.

Cette proposition cependant n'était pas acceptée chez nous d'une manière aussi absolue que le croit mon savant ami. Laënnec lui-même reconnaissait que l'égophonie avait quelquefois le caractère de la pectoriloquie : « Ce n'est *guère* que dans la région interscapulaire, dit-il, que la voix chevrotante traverse quelquefois en entier le tube. » Cette restriction *guère* semble indiquer que, dans quelques cas, la voix traverse le stéthoscope appliqué sur d'autres régions ; et, depuis plus de trente ans, je me suis appuyé sur cette observation de Laënnec en faisant remarquer à mes élèves que, dans un grand nombre de pleurésies, la voix a ce caractère retentissant auquel l'auteur de l'auscultation a donné le nom de pectoriloquie. Depuis que M. Baccelli nous a enseigné la valeur de la pectoriloquie aphonique, je m'en sers constamment pour démontrer ce passage de la voix à travers l'épanchement.

Mon ami regretté le docteur Oulmont a été beaucoup plus loin dans l'étude de ce phénomène, comme l'a remarqué le docteur Baccelli : Oulmont était disposé à considérer cette transmission de la voix comme constante dans les épanchements pleurétiques, dont elle constituerait un signe distinctif ; ainsi, il concluait de la transmission très nette et très distincte de la voix à l'existence d'un épanchement pleurétique dans des cas où l'intensité du souffle bronchique, perçu dans toute l'étendue de la poitrine qui donnait un son mat à la percussion, rendait le diagnostic douteux ; il croyait qu'on pouvait distinguer de cette manière les matités thoraciques, dues à des épanchements, de celles qui sont causées par la présence de tumeurs solides (1).

(1) Cette transmission de la voix, remarque M. Oulmont, est indépendante de l'égophonie ; il l'a constatée chez vingt-cinq malades, dont sept seulement présentaient en même temps un retentissement chevrotant de la voix ; et quand ces deux phénomènes existent, c'est au-dessous du point où ils se mêlent et tendent à se confondre que la voix se transmet à l'oreille avec le plus de netteté, à travers la couche liquide. Cependant cette transmission est plus obscure à mesure qu'on descend vers la partie inférieure de la poitrine, dans les points où la couche liquide offre une épaisseur plus considérable, ainsi que dans les épanchements très abondants. Selon Oulmont, ce retentissement n'est pas assez net pour permettre de bien distinguer les mots.

Cette voix transmise dépendrait, comme la voix chevrotante, selon Oulmont, de la transmission des ondes sonores, qui constituent la voix, jusqu'à la paroi thoracique ; mais cette transmission se ferait à travers une couche liquide assez épaisse pour empêcher le frémissement vibratoire, qui est le caractère de l'égophonie, ou le retentissement diffus qui appartient à la broncophonie.

De cette analyse du travail très intéressant d'Oulmont, publié en 1855, dans la

Je rapprocherai du phénomène signalé par Oulmont ces cas rapportés par MM. Barthez, Valleix et par plusieurs autres, dans lesquels la voix transmise prend le caractère de la voix *caverneuse*, accompagnée de souffles et de râles caverneux, ce qui a, plus d'une fois, fait croire à l'existence d'excavations tuberculeuses.

MM. Barth et Roger, dans leur excellent *Manuel d'auscultation*, disent avoir noté, chez quelques pleurétiques, une résonnance circonscrite de la voix, habituellement limitée à la région interscapulaire, et qu'ils considèrent comme une variété de bronchophonie; mais ils ne semblent pas s'être préoccupés des modifications que subit la voix transmise à travers une collection liquide en dehors de l'égophonie. Le plus grand nombre des médecins les avaient également négligées, et ceux qui s'en étaient occupés n'en avaient tiré aucune induction pour le diagnostic des différentes variétés d'épanchements pleuraux.

Le docteur Baccelli, le premier, est entré dans cette voie, et il a soumis les malades affectés d'épanchements pleuraux à ce mode particulier d'exploration qui fait entendre le phénomène décrit par lui sous le nom de *pectoriloquie aphonique*. Pour l'obtenir, il fait parler le malade à voix basse pendant qu'il l'ausculte. Des syllabes rudes et sonores, comme celles qui composent le mot *trenta-tre*, *trente-trois*, lui paraissent les plus propres à mettre en relief le phénomène. Si le poumon se trouve dans les conditions qui peuvent produire la pectoriloquie, on perçoit celle-ci d'une manière beaucoup plus nette et beaucoup plus satisfaisante que lorsque le malade parle à haute voix. Il semble qu'il vous chuchote directement dans l'oreille. La transmission vocale est plus concentrée, plus limitée, et par cela même plus distincte; elle semble plus isolée de ces consonnances thoraciques qui accompagnent la phonation sonore.

Laënnec avait déjà indiqué ce phénomène : « L'extinction de voix, disait-il, portée à son plus haut degré, n'empêche pas la pectoriloquie de se produire; je l'ai trouvée très évidente chez des sujets qui par-

Revue medico-chirurgicale, il résulte que ce savant observateur avait constaté la possibilité de la transmission de la voix à travers un épanchement liquide; que cette voix transmise est, pour lui, indépendante de l'égophonie, à laquelle elle est cependant très habituellement associée, comme j'ai eu l'occasion de le dire plus haut.

La plupart des faits recueillis par Oulmont se rapportaient à des pleurésies chroniques, dont quelques-unes dataient de plus de deux ans; je note, en passant, cette circonstance, sur laquelle je reviendrai plus tard.

laient à voix si basse, qu'on ne pouvait les entendre à trois ou quatre pieds de distance (1).

« Si, dit M. Baccelli, les liquides endo-pleurétiques, dans les épanchements d'une certaine abondance, se présentent comme une masse compacte sous le plessimètre et donnent un son constamment mat, quelle que soit leur constitution intime : qu'ils soient séreux, séro-fibreux ou purulents, ils ne se comportent pas de la même manière pour les phénomènes phonétiques. *Autant les liquides les plus épais augmentent la résonnance des ondes sonores pulmonaires, autant ils diminuent la transmission périphérique des vibrations.* De là vient que la voix et les râles présentent une résonnance considérable dans les points où les poumons sont accessibles à l'exploration, bien que refoulés par un épanchement purulent; tandis que ces râles et cette voix ainsi renforcés ne se transmettent pas *à travers* la collection purulente.

« Les liquides ténus agissent en sens inverse ; ils n'élèvent pas notablement la résonnance broncho-pulmonaire ; mais ils conduisent nettement le bruit repiratoire modifié au niveau de la partie la plus élevée de l'épanchement.

« Ainsi, le milieu le plus approprié à la transmission des vibrations est le liquide le plus ténu, le plus léger, *le plus homogène* par conséquent. Plus le liquide épanché se rapprochera du sérum, plus la vibration, même la plus légère, sera transmise facilement, complètement et au loin. Il suffit alors, pour le constater, de faire articuler à voix basse un seul mot pendant qu'on ausculte la poitrine ; et, inversement, plus le liquide épanché diffère par sa constitution du sérum, plus il est épais, éloigné de l'homogénéité par la présence de substances protéiques amorphes, et d'éléments morphologiques ou corpusculaires, et moins sera facile, complète et étendue la transmission de la vibration, même la plus forte, comme celle qui est due à l'articulation d'un mot prononcé à haute voix. »

Cette assertion est en désaccord avec l'opinion de la plupart des auteurs qui ont abordé cette question : tels que Grisolle, Niemeyer, Gerhardt, Walshe, etc. ; mais elle s'est trouvée confirmée par une soixantaine d'observations, dont plus de quarante appartiennent au docteur Baccelli, et dont vingt ont été recueillies par son ami, le docteur Gualdi.

En résumé (2) : 1° Les vibrations sonores dans un fluide sont en rai-

(1) Troisième édition, tome II, p. 134.

(2) En 1877, le professeur Baccelli a publié un nouveau travail sur cette question

son inverse de la densité, de l'abondance des éléments figurés et de l'hétérogénéité.

2° Si on apprécie la densité avec l'aréomètre, on ne peut s'expliquer que des différences aussi minimes correspondent à des propriétés conductrices aussi dissemblables (1).

3° La propriété conductrice est surtout affaiblie par l'*hétérogénéité morphologique* et par la présence d'éléments figurés.

4° L'hétérogénéité du liquide épanché se mesure par la quantité des détritus de fausses membranes, de filaments fibrineux et albumineux qu'il renferme et surtout par la présence d'organismes élémentaires : c'est-à-dire de leucocythes, de cellules épithéliales, pyoïdes, purulentes.

5° Les caractères extérieurs du liquide : sa coloration, son *épaisseur*, son opacité, sa viscosité n'en indiquent pas toujours exactement la nature intrinsèque, qui devra être déterminée par l'analyse microscopique et chimique.

6° La grande viscosité d'un liquide portée au degré de le rendre

Il y expose avec plus de précision et de détails les précautions à prendre pour constater le signe qu'il a découvert, et pour éviter des causes d'erreur qui pourraient fausser les résultats de l'observation. Je donne ici l'analyse de ce nouveau travail qui complète le premier.

(1) M. Baccelli a fait de nombreuses expériences pour déterminer la densité des différents liquides pleuraux, et il en a comparé les résultats à ceux qui avaient été obtenus par M. Mehu (*Arch. de méd.*, 1872) dans son étude sur les liquides pleurétiques. De ce dernier travail, le plus complet qui ait paru sur ce sujet, on peut tirer les conclusions suivantes : 1° l'augmentation de la proportion de fibrine n'augmente pas la densité d'une manière notable. 2° L'augmentation des produits organiques a une grande influence sur l'augmentation de la densité.

L'observation clinique avait déjà établi qu'une grande proportion de fibrine ou de fibrinogène ne modifie pas notablement la transmission des sons, et qu'au contraire cette transmission est très diminuée dans la couche inférieure des épanchements qui renferment des produits organiques où ils s'accumulent en vertu des lois de la pesanteur.

Les exsudats purulents présentent à l'aréomètre les poids les plus élevés; en effet ils sont plus denses que les exsudats séro-fibrineux, excepté ceux qui contiennent une grande quantité d'albumine.

L'augmentation de la densité diminue la transmission des sons faibles.

La densité est surtout en rapport avec la proportion des éléments figurés; elle est en rapport moins direct avec la proportion des matières organiques et de l'albumine.

Elle n'est que très peu modifiée par la présence de la fibrine ou de la matière fibrinogène.

filant, ne diminuera pas notablement, pourvu qu'il reste homogène, la transmission des plus faibles sons.

Le mémoire du professeur romain renferme l'analyse d'un certain nombre de faits, qui viennent porter témoignage en faveur de sa doctrine. Dans tous, nous dit-il, le diagnostie porté a été vérifié par l'autopsie ou par la thoracentèse, et s'est trouvé exact. L'épanchement était complètement séreux, quand la voix aphonique était perçue nettement jusqu'à la partie inférieure du thorax.

Chez un de ses malades, cette voix était très nette dans la plus grande partie de l'épanchement; mais elle était inappréciable à la base, où elle devenait perceptible quand on faisait changer la position du malade; elle manquait alors dans la partie devenue déclive de la collection liquide; la respiration vésiculaire était perceptible dans la moitié de la hauteur de l'épanchement, accompagnée d'expiration soufflante; la voix sonore s'entendait, depuis l'angle de l'omoplate, avec un caractère égophonique qui s'affaiblissait graduellement, en restant cependant appréciable jusqu'à la partie inférieure de la poitrine.

Le docteur Baccelli diagnostiqua une exsudation séro-fibrineuse peu dense, sans leucocytes, mais renfermant des flocons d'exsudats néoplasiques qui s'agglòméraient dans la partie inférieure de la collection. La ponction fit constater que la constitution de l'épanchement était conforme aux prévisions du docteur Baccelli : formé en grande partie d'un liquide citrin, il se montra, à la fin, trouble et épais, apparence imputable à la présence de petits dépôts albumineux qui s'étaient rassemblés à la partie inférieure du liquide.

Dans un autre cas, il porta le hardi diagnostic d'un épanchement ténu, accompagné du développement d'une néoplasie cancéreuse dans les ganglions du médiastin postérieur, avec compression de l'azygos. Le malade avait un teint jaune, cachectique, une fièvre lente avec paroxysmes vespéraux, précédés ou non de frisson; depuis longtemps il éprouvait une douleur sourde dans le fond de la poitrine; de nombreux réseaux veineux se dessinaient sur le côté droit du thorax et de l'abdomen; on sentait, dans les régions axillaires et inguinales, des ganglions indurés. Un énorme épanchement remplissait toute la cavité pleurale du côté droit, et l'articulation aphonique des syllabes y était perçue dans toute l'étendue de l'épanchement. Ce phénomène indiquait la persistance du caractère séreux de cette collection liquide, alors que la fièvre, la chronicité de la maladie et la douleur pouvaient faire croire à une collection purulente, et constituaient, en faveur de ce diagnostic, une présomption que venaient appuyer l'état cachectique du malade, la coloration de la peau, l'induration des ganglions, et le développement anomal des veines superficielles. L'autopsie justifia de point en point toutes ces prévisions, et, en faisant valoir l'excellence du signe diagnostique, rendit témoignage à la sagacité du clinicien.

M. Baccelli termine cette analyse clinique par une dernière observation qu'il regarde comme étant d'un grand poids en faveur de sa doctrine :

« Une femme contracte une pleurésie, quatre jours après être accouchée ; elle subit différents traitements énergiques, et, n'étant pas rétablie après plusieurs mois, elle entre dans le service du professeur Baccelli. Il constate les signes d'un épanchement occupant tout le côté droit, avec souffle bronchique. La voix aphonique se transmettait avec une parfaite limpidité dans toute l'étendue du thorax, tant en avant qu'en arrière. On diagnostiqua un épanchement d'une consistance ténue dans toute la cavité du côté droit. On pratiqua la thoracentèse, et on vit jaillir un liquide jaunâtre, opaque, visqueux, acide, et qui avait l'apparence du pus. Cependant ce liquide, examiné au microscope, ne renfermait pas de cellules purulentes, mais des myriades d'éléments granulo-graisseux ; traité par l'éther, il devenait transparent, citrin, et ne présentait au microscope aucun élement figuré. Pour M. Baccelli, ce n'était pas du pus, mais une simple et complète métamorphose graisseuse des exsudats (*Sehietta e completa metamorfosi grassa degli essudati*).

« Après une amélioration passagère, les symptômes pleurétiques reparurent avec des accès de fièvre vespéraux. Le liquide s'était reproduit, mais, cette fois, la voix aphone n'était pas transmise dans toute la hauteur de l'épanchement ; et, là où on la percevait, elle était moins nette que la première fois. On pratiqua une seconde ponction, et, comme on l'avait prévu, le liquide, qui était épais, filant, légèrement acide, renfermait, outre des éléments granulo-graisseux, un grand nombre de cellules purulentes. On imputa à l'inflammation provoquée par le traumatisme ce changement survenu dans la nature de l'épanchement. Se sentant très soulagée, la malade réclama sa sortie, et se rétablit. »

Ce fait, selon M. Baccelli, est une éclatante confirmation de son opinion sur la valeur séméiologique de la transmission de la voix aphonique ; car les symptômes de la maladie et sa longue durée, ajoute-t-il, devaient faire croire à l'existence d'un épanchement purulent.

J'avouerai à mon cher et savant ami, avec la franchise qu'on doit apporter dans les questions scientifiques, que l'interprétation qu'il donne au fait précédent m'a paru discutable, et n'a pas complètement entraîné ma conviction.

Il nie la nature purulente du premier épanchement, quoique, par ses caractères extérieurs, il ressemblât beaucoup au second : l'un a une couleur jaunâtre, l'autre une coloration jaune citron ; tous deux sont opaques, visqueux, légèrement acides ; il avoue que, par la simple inspection, on eût pris le premier pour du pus. L'examen microscopique lui sembla démontrer qu'il n'en était pas, que c'était une simple métamorphose graisseuse des exsudats. Mais qu'étaient ces exsudats avant cette métamorphose ? Je crois, comme je l'ai dit dans le premier volume de ma *Clinique*, que les leucocytes des épanchements purulents peuvent subir la dégénérescence graisseuse, comme la subissent des tissus bien plus puissamment organisés sous l'influence de certains états morbides ou de certains poisons ; ou comme les matières albuminoïdes la subissent encore, en dehors de la sphère de la vie, puisqu'on voit les cadavres se métamorphoser en graisse dans certaines conditions d'inhumation.

M. Baccelli ne nous dit pas qu'elle était son opinion sur la nature de ces exsudats avant leur métamorphose graisseuse ; tout porte à croire, en dehors même de cet aspect purulent qu'il avait conservé, que c'était bien du pus. Cette pleurésie s'était développée quatre jours après l'accouchement, c'est-à-dire dans ces conditions de puerpéralité si favorables à la pyogenèse ; les symptômes de la maladie, sa durée, étaient, comme en convient mon savant ami, des présomptions de purulence ; et s'il a reproché avec raison à Niemeyer d'avoir fait de cette durée le seul critérium de la nature purulente des épanchements, elle n'en a cependant pas moins une importance très considérable ; à moins d'être sous la dépendance de lésions locales persistantes ou d'altérations graves de l'organisme, les épanchements séreux se résorbent habituellement avec plus de rapidité. Il n'est pas dit non plus, dans cette observation, si l'on a examiné comparativement, au microscope, la couche supérieure et la couche inférieure de l'épanchement, soit en décantant le liquide après l'avoir laissé reposer, soit en recueillant à part la dernière portion fournie par la ponction. C'est dans cette portion, en effet, que s'amassent en plus grand nombre les leucocytes intacts ou en voie de dégénérescence graisseuse, comme je crois les avoir observés. Tout en admettant que l'irritation traumatique de la thoracentèse puisse transformer un liquide séreux en liquide purulent, cette action modificatrice doit être plus puissante quand la plèvre contient de nombreux leucocytes et quand elle est en activité de travail pyogénique. J'attache un trop grand prix aux observations du docteur Baccelli pour ne pas les méditer avec attention et pour ne pas lui soumettre les réflexions qu'elles m'inspirent.

Maintenant, en conservant même le nom de pus au liquide de ces pyothorax dégénérés, comme on conserve le nom de foie à la glande hépatique stéatosée, ce pus dégénéré, ne renfermant plus d'éléments figurés, réalise les conditions mécaniques d'homogénéité que M. Baccelli a assignées à la transmission de la voix aphonique ; et, en même temps que l'évolution de la maladie nous conduit à admettre la purulence, le signe de Baccelli nous fait constater un changement moléculaire qui peut influer sur le pronostic et sur le traitement. D'ailleurs, c'est dans les épanchements récents qu'il importe surtout de distinguer les épanchements séreux des épanchements purulents, pour déterminer les chances que le malade peut avoir d'une guérison spontanée et pour régler la conduite du médecin.

Si, comme je le crois, connaissant toute la sagacité et toute la rigueur scientifique de l'illustre clinicien Romain, l'observation collective, juge suprême des découvertes médicales, vient confirmer les résultats de la sienne, et sanctionner la valeur du signe qu'il a trouvé, le docteur Baccelli aura rendu un grand service à la médecine pratique, comme il en a déjà rendu un très important en rectifiant nos idées sur la topographie du cœur et sur la conduction de ses bruits.

J'invite donc mes confrères à soumettre ce signe au contrôle de leur observation. Pour ma part, depuis la lecture de ce mémoire, j'ai observé de nombreux faits de pleurésies évidemment séreuses, dans lesquelles la pectoriloquie aphonique était entendue dans toute la hauteur de l'épanchement. En multipliant les recherches, on en pourra préciser la valeur exacte, on saura dans quelle mesure l'abondance de l'épanchement et l'épaisseur de la couche liquide, dont M. Baccelli ne semble pas se préoccuper, influent sur la transmission du son. J'ai peine à croire qu'elle reste appréciable quand l'épanchement est très considérable et que le poumon, atélectasié dans toute son étendue, est aplati et comprimé contre la paroi du thorax.

Après l'exposé de ces faits, M. Baccelli revient, dans son mémoire, sur la détermination du signe qu'il a découvert, sur les conditions dans lesquelles on le constate ; et il en cherche l'explication par les lois de l'acoustique. Pour constater la transmission de la voix chuchotée à travers les épanchements, le Dr Baccelli indique certaines précautions qui rendent la perception de ce phénomène plus nette et plus facile.

Il recommande de boucher l'oreille libre, précepte déjà donné par Laënnec, et auquel je me suis toujours conformé, quand j'ai étudié les modifications de la voix.

La partie du thorax où la voix chuchotée se transmet le plus nettement, dans les épanchements séreux, est la région antéro-latérale inférieure, c'est-à-dire au-dessous du creux axillaire, par conséquent en dehors des couches musculaires les plus épaisses et les plus étendues.

Si on ausculte le dos, on appliquera l'oreille sur une ligne située à égale distance du rachis et de l'articulation scapulo-humérale ; on ordonnera au malade de croiser ses bras sur sa poitrine, les mains embrassant les épaules qui leur sont opposées; en même temps, il élèvera les coudes, pour obtenir, autant que possible, un mouvement des épaules en haut et en dehors.

La parole chuchotée, articulée avec toute la précision possible sera cherchée sur le trajet de cette ligne, à des intervalles de 10 centimètres; il est utile de faire articuler alternativement, dans le même point, par le malade des mots à voix haute et à voix basse.

M. Baccelli a conseillé en outre à l'auscultateur de ne pas multiplier ses points de contact avec le malade; il appuiera fortement son oreille sur le thorax; mais il ne le touchera ni de l'épaule, ni du bras, ni de la main (1).

Chez les enfants l'élasticité et la résonnance des parois thoraciques étant très grande, on pourra, pour l'atténuer un peu, appliquer sur la poitrine une serviette pliée en plusieurs doubles.

Après avoir observé toutes ces règles, pour affirmer la nature séreuse du liquide épanché, il ne suffit pas, dit M. Baccelli, que pendant la phonation l'oreille appliquée sur la poitrine entende quelques syllabes de la voix chuchotée, quelques finales de mots; *il faut qu'elle entende*

(1) Il faut encore, dit Baccelli, placer le malade dans une position telle que les vibrations de la voix buccale arrivent dans une direction opposée à l'oreille de l'observateur. Ainsi, lorsqu'on ausculte la base du côté droit, la tête du malade devra être tournée à gauche, de manière qu'en tirant une ligne imaginaire de la bouche du malade à l'oreille de celui qui ausculte, elle passe diagonalement par le centre de l'épanchement. Sans contester les avantages de cette attitude que je n'ai pas étudiée, je ferai remarquer qu'elle n'est pas indispensable puisque la transmission des sons chuchotés peut être recherchée en avant aussi bien qu'en arrière.

les mots entiers, nettement articulés, aussi distincts que si le malade vous parlait à voix basse dans le conduit auditif.

Tels sont les caractères assignés par Laënnec à la pectoriloquie parfaite : c'est celle qu'il faut percevoir pour être certain qu'il s'agit d'un liquide homogène. Je l'ai observée, avec ces caractères dans des cas nombreux ; et toutes les fois que je l'ai observée, par la résorption rapide de l'épanchement ou par l'autopsie, quand cet épanchement apparaissait comme complication ultime d'une maladie incurable, j'ai acquis la certitude que cet épanchement était séreux.

Ainsi, selon M. Baccelli, les deux conditions qui font principalement obstacle à la transmission de la voix chuchotée, à travers un épanchement liquide, sont la densité plus grande du liquide et son défaut d'homogénéité. La première est exprimée par un chiffre si minime (le pus à l'aréomètre n'a que trois millièmes de plus que le sérum), qu'il paraît difficile de lui attribuer une grande importance.

Il n'en est pas de même de la seconde : l'homogénéité paraît jouer un rôle important dans la transmission des ondes sonores. Tyndall a démontré que les sons se transmettaient moins bien à travers le brouillard qu'à travers l'air. Or le brouillard a une constitution physique qu'on peut comparer à celle du pus : dans l'un, des particules d'eau, à l'état vésiculeux, suspendues dans un liquide gazeux homogène ; dans l'autre des éléments solides figurés, des leucocythes suspendus dans un liquide séreux homogène. Que ces leucocythes disparaissent, comme cela semble avoir lieu, dans certains épanchements purulents anciens, qu'ils subissent une dégénérescence graisseuse et s'émulsionnent dans le véhicule séreux, les conditions d'homogénéité sont rétablies et la pectoriloquie pourra être de nouveau perçue (1).

(1) M. Baccelli fait remarquer que les lois qui régissent les vibrations sonores sont identiques à celles qui régissent les vibrations lumineuses. Les lois d'incidence, de réflexion, de réfraction, de diffraction, de dispersion, d'interférence s'appliquent aux unes comme aux autres : une onde en vibration qui rencontre un corps soit insonore, soit opaque, exerce sur lui une pression, tend à le pousser d'un côté à l'autre, et est renvoyée dans des points opposés à sa première direction, ce qui produit diffraction, interférence, dispersion. C'est ainsi, dit-il, que se comporte une onde sonore qui traverse un liquide rempli de corpuscules ou d'éléments figurés : le rayon qu'elle représente se raccourcit par diffraction et s'éteint par interférence ; et dans les fluides la densité, obstacle à la transmission, peut être compensée par l'homogénéité, comme la densité des solides peut être compensée par l'élasticité.

Mais quand les liquides sont hétérogènes quand ils sont constitués par des sphères

La pectoriloquie aphonique imparfaite, au contraire, peut être observée dans des épanchements séro-purulents, dans des indurations du poumon, quelle qu'en soit la nature: on peut même l'entendre en dehors de toute condition morbide.

M. Baccelli a étudié les différents degrés d'altération et de réduction que subit la voix transmise quand la pectoriloquie est incomplète. Cette réduction, d'après les observations de l'illustre clinicien, se ferait dans un ordre constant qui mesure l'étendue des obstacles opposés à la transmission des mots chuchotés. Ainsi, dans le mot italien *trenta-tre* la première lettre qui se perd est la lettre *r*, le mot s'entend *tenta-te*; la seconde lettre qui disparaît est la lettre *t* : on entend *en a e*; puis la consonne *n* manque à son tour : *e a e*; si la transmission est encore plus incomplète, les voyelles se transforment en un simple mouvement vibratoire, comme le bruit du décollement des lèvres. Enfin ce bruit même s'efface et on n'entend plus rien.

Dans les liquides très ténus, très fluides, au contraire, non seulement, dit-il, le mot *trenta tre* se transmet intégralement, mais la dernière voyelle peut se terminer en un écho prolongé *trenta tre e e*.

« Quand l'épanchement est constitué par un liquide rempli de leucocytes purulents, quand il est libre dans la cavité du thorax, et surtout quand ce pus est renfermé dans une cavité circonscrite, ce qui, pour M. Baccelli, constitue l'empyème vrai, la transmission de la voix chuchotée se réduit graduellement à son minimum et s'éteint complètement.

» On fixera, dit-il, le maximum de la transmission d'un son en auscultant la partie inférieure d'un épanchement. On observera ce maximum quand on entendra *nettement* dans ce point, *avec l'expiration bronchique*, l'articulation de la voix chuchotée. On fixera le minimum de la transmission d'un son en auscultant la partie supérieure de l'épanchement, si on ne perçoit dans ce point ni l'expiration bronchique ni les mots prononcés à haute voix. »

Cette analyse paraîtra peut-être minutieuse; mais elle témoigne de la scrupuleuse exactitude que l'auteur apporte dans ses observations. Je le répète, les miennes se sont trouvées jusqu'ici d'accord avec celles du professeur Romain. Je sais que plusieurs de mes collègues ont été

nageant dans un milieu fluide et mobile, et quand ces sphères sont susceptibles d'un double mouvement de translation et de rotation, une vibration sonore comme une vibration lumineuse peut se transformer en une vibration motrice : le son et la lumière disparaissent en engendrant le mouvemeut.

moins heureux, qu'ils croient avoir constaté la pectoriloquie aphonique dans des cas d'épanchement purulent, ce qui infirmerait la valeur de ce signe diagnostique. Suis-je tombé sur une série heureuse? Cette constance du sort me semble peu probable; et je crois utile de faire quelques remarques qui rendraient compte, peut-être, de cette contradiction apparente dans les résultats de l'observation.

1° Cette pectoriloquie observée, dit-on, dans des épanchements purulents, était-elle parfaite, remplissant les conditions posées par Laënnec et par M. Baccelli?

2° La voix chuchotée était-elle transmise jusque dans la partie inférieure de l'épanchement? J'ai vu des malades chez lesquels on n'entendait une pectoriloquie aphonique très nette qu'à la partie supérieure de l'épanchement; elle manquait dans les deux tiers ou dans la moitié inférieure. Si dans un cas de ce genre on a trouvé un épanchement séro-purulent, n'est-il pas possible que, le côté malade étant immobilisé, des leucocytes et des flocons néo-membraneux aient pu s'accumuler dans la partie inférieure de l'épanchement, comme on l'observe dans un vase où on laisse reposer le liquide trouble recueilli après une ponction : on trouve alors, dans la partie inférieure de ce vase une couche purulente, tandis que la partie supérieure est occupée par un liquide séreux qui ne renferme qu'un petit nombre de leucocytes.

M. Baccelli a signalé un fait analogue : « Dans les collections albumino-fibreuses, dit-il, le phénomène varie selon qu'on ausculte au niveau de la partie inférieure de l'épanchement, dans laquelle, en vertu de la pesanteur, se précipitent et s'agglomèrent les concrétions fibrineuses et albumineuses. On peut alors préciser à quelle hauteur s'élèvent ces dépôts; et ce mode d'exploration fait ressortir l'importance des modifications produites dans le niveau et dans la disposition de l'épanchement par les changements de position du malade. »

J'avais, en 1876, à propos des épanchements séro-purulents, émis cette proposition avec quelque réserve ; dans son second mémoire publié en 1877, M. Baccelli, l'admet comme fondée, et il y ajoute cette remarque que, dans les épanchements séro-purulents, la ligne au niveau de laquelle on constate une différence notable dans la transmission des mots se montre brusquement et non graduellement comme dans les épanchements séro-fibrineux; et on n'y observe pas seulement une diminution très prononcée de l'intensité de la voix transmise, mais une suppression de quelques lettres de chaque mot, proportionnelle à la quantité de l'élément corpusculaire.

Pour affirmer qu'un épanchement est séreux, il ne suffit donc pas qu'on entende la pectoriloquie aphonique dans la partie supérieure de l'épanchement, il faut l'entendre dans toute sa hauteur.

Si, d'après mes observations personnelles, je suis porté à admettre la valeur positive de ce signe, recherché d'après les règles que nous venons d'indiquer, sa valeur négative est-elle aussi grande, ou, en d'autres termes, quand il manque, est-on toujours en droit d'affirmer que l'épanchement n'est pas séreux?

Je ne le crois pas : déjà les précautions conseillées par l'auteur dans la recherche de ce signe indiquent qu'il peut ne pas se montrer dans toute l'étendue de l'épanchement avec la même netteté.

Dans son second travail, M. Baccelli signale une autre circonstance qui restreint la valeur négative qu'on pourrait être tenté d'attribuer à l'absence de la pectoriloquie parfaite (1).

« Dans les épanchements rhumatismaux, dit-il, la quantité de fibrinogène est considérable, en raison de l'intensité de la fièvre et de l'irritation sécrétoire (2). Ordinairement, quelle que soit l'abondance de ce principe, les épanchements peuvent transmettre distinctement la parole chuchotée. Mais la résonnance de la parole transmise est diminuée, elle semble venir de loin (3).

« Il peut arriver, cependant, que la transmission de la parole subisse une réduction réelle, ce qui peut être imputé à la stratification de dépôts fibrineux humides et pulpeux sur la membrane séreuse.

» Dans ce cas, il faut ausculter dans la région sous-axillaire, limitée par deux lignes parallèles qui partent des deux bords de l'aisselle, et au niveau de laquelle l'absence de couches musculaires épaisses compen-

(1) Sulla, *Trasmissione dei suoni attraverso i liquidi endopleurici di differente natura*. Roma, 1877 (p. 16).

(2) Le fibrinogène entre, en plus ou moins grande proportion, dans tous les exsudats pleurétiques non purulents. On n'en connaît ni le mode de formation ni la valeur clinique. Pour en apprécier la présence et la quantité relative, on évalue la quantité proportionnelle de matière spontanément coagulable à l'air, qui se trouve dans un épanchement.

Quand, dans la pleurésie rhumatismale, la fièvre est très intense, de longue durée et continue, on trouve toujours une grande proportion de fibrinogène. On peut rencontrer une quantité considérable de fibrinogène avec une température basse, mais jamais, avec une température très élevée, on ne trouve une quantité très faible de cette substance (Baccelli, 2e mémoire, p. 32).

(3) Baccelli, *L. c.*, p. 18.

sera la présence des couches fibrineuses qui pourraient se déposer en cet endroit.

» En outre, ajoute M. Baccelli, comme ces dépôts néo-membraneux ne se font pas d'une manière uniforme et régulière, à côté des points où la transmission est diminuée par leur présence, on en trouve d'autres où elle se fait avec une parfaite netteté; et si cette transmission *nette* est perçue *à la base du thorax*, elle démontre l'homogénéité du liquide épanché pour les raisons énoncées plus haut.

» D'ailleurs ces dépôts néo-membraneux épais, pulpeux, infiltrés de sérosité ne se rencontrent que dans un petit nombre de cas : si on peut les observer dans la première période de la pleurésie, ils sont rares, et le deviennent bien davantage dans les périodes avancées.

» Bien entendu qu'il ne s'agit pas ici de cette couche fibrineuse, mince qu'on peut trouver sur la plèvre dans tous les épanchements. »

J'ai dit, dans mon second mémoire (1) sur cette question, que, dans deux cas d'épanchements supposés séreux, d'après la marche et les symptômes de la maladie, je n'avais entendu nettement la pectoriloquie aphonique qu'après une série de grandes inspirations. Je me suis demandé si l'atélectasie des couches superficielles du poumon n'avait pas modifié les conditions de transmission de la voix, qui auraient été rétablies par le fait des grandes inspirations.

Les parois de la cavité qui contient le liquide peuvent aussi influer sur la transmissibilité du son : il y a, en effet, une grande différence, au point de vue de la vibratilité, entre une membrane homogène, sèche et tendue, et une autre qui n'est pas homogène, qui est pulpeuse, humide et relâchée. Ainsi un morceau de drap qui recouvre un tambour, une main qui comprime la poitrine pendant qu'on la percute, une épaisse membrane qui circonscrit un épanchement, une pseudo-membrane de formation récente qui tapisse la surface du poumon, éteignent plus ou moins les vibrations et amoindrissent le son. Voilà pourquoi, dans la collection purulente enkystée qui, pour M. Baccelli, constitue l'empyème vrai, tandis qu'à la collection libre, il donne le nom de pyothorax; voilà pourquoi, dit-il, dans l'empyème vrai l'extinction des vibrations est complète sous l'influence combinée de la condition des parois limitantes, de la densité et de la *corpusculation* du liquide.

Quand les membranes qui limitent un épanchement séro-fibrineux,

(1) *Quelques considérations nouvelles sur la valeur de la pectoriloquie aphonique dans les épanchements pleuraux* (*Union médicale*, 1876).

dit M. Baccelli dans son second mémoire, ne sont pas aptes à *convibrer*, elles affaiblissent graduellement l'*intensité* de la voix transmise, dans tous les mots articulés, sans amoindrir d'une manière particulière aucune des lettres qui les composent[1].

Les conditions qui rendent les membranes aptes à *convibrer* sont la tension élastique et la sécheresse, tandis que la consistance pulpeuse, inélastique et l'humidité sont de vrais obstacles à la transmission des vibrations. La sécheresse d'une membrane en contact avec un liquide s'entend de sa structure intime et de l'absence d'infiltration.

D'autres conditions encore ne peuvent-elles pas influer sur la production plus ou moins nette de la pectoriloquie aphonique ? M. Bacelli ne paraît pas se préoccuper de l'abondance de l'épanchement et de l'épaisseur de la couche liquide; cependant est-il probable que la transmission de la voix subsiste inaltérée, quand l'épanchement est très considérable et que le poumon atélectasié dans toute son étendue est aplati ou comprimé et inaccessible à l'air ? Il y a donc certaines réserves à faire sur les conclusions qu'on doit tirer de ce nouveau signe; il y a encore certains points qui ont besoin d'être étudiés.

Les explications, qui précédent, sont très ingénieuses; mais elles ne sembleront pas toutes, peut-être, également démontrées; et en laissant aux physiciens de professon le soin d'en juger la valeur, je m'attacherai au phénomène lui-même. En s'appuyant sur ces analogies que M. Baccelli a fait valoir avec tant d'à-propos, on peut admettre que certains corps sont *transsonores*, comme certains corps sont transparents, et cette propriété dépend bien moins de la densité des corps que de leur disposition moléculaire. Ainsi le verre est plus dense que le bois, cependant il est translucide et le bois est opaque. Pour bien déterminer les conditions de ce phénomène de transmisson des sons à travers les liquides, il conviendrait, ce me semble, d'instituer des expériences qui contrôleraient les résultats fournis par la clinique avec une précision mathématique difficile à obtenir dans ceux-ci. On ferait passer successivement les sons à travers de l'eau, du sérum, du sang défibriné, ou mieux encore du pus venant de ponctions thoraciques; j'essaierais encore de l'eau tenant en suspension des corps légers d'une densité égale à la sienne, comme la sciure de certains bois. Enfin, rentrant dans le domaine de la clinique, je voudrais qu'on recherchât ces modifications de la transmission des sons dans d'autres affections que dans les épanchements pleurétiques; dans

(1) Baccelli. *L. c.*, p. 24.

les kystes ovariques, par exemple. On pourrait appliquer des stéthoscopes sur les deux côtés opposés de la tumeur : un d'eux conduirait la voix d'un observateur, qu'un second observateur recevrait à l'aide de l'autre stéthoscope, si elle pouvait traverser la masse liquide. On pourrait encore appliquer à cette recherche ce que j'ai appelé l'auscultation plessimétrique, c'est-à-dire l'auscultation d'un son produit par la percussion, en frappant sur un point diamétralement opposé à celui sur lequel on applique l'oreille.

Malgré ces quelques restrictions et ces réserves que je n'énonce qu'à titre de questions et de doutes, le signe découvert par le professeur Baccelli me paraît offrir un intérêt scientifique considérable et avoir une grande importance pratique ; il suffit pour s'en convaincre de lire les nombreuses observations contenues dans ses deux mémoires ! J'en analyserai brièvement une seule : Un homme de trente quatre ans, qui avait subi antérieurement l'influence malarique, se présente à la clinique du professenr Baccelli avec un épanchement dans le côté droit de la poitrine ; le sommet du poumon offrait les signes d'une infiltration tuberculeuse dont le trouble de la nutrition, la fièvre hectique, les sueurs nocturnes, la persistance de la toux, confirmaient l'existence.

Dans l'abdomen, on constatait de la fluctuation et les signes d'une péritonite chronique.

Le foie et la rate avaient un volume exagéré.

La voix chuchotée se transmettait assez distinctement à l'oreille dans la partie supérieure de l'épanchement, mais incomplètement, et avec suppression de la lettre *r* dans le mot *trenta tre;* plus bas on n'entendait qu'un murmure confus, et elle disparaissait presque entièrement.

La coïncidence de la tuberculose et de l'infection malarique, l'ancienneté de l'épanchement, firent supposer qu'au lieu d'un liquide franchement purulent il y avait probablement un mélange de pus et de sang, plus abondant dans la partie inférieure, provenant de la rupture des vaisseaux développés dans des néo-membranes à organisation incomplète. La ponction confirma entièrement ce diagnostic.

Parmi les faits nombreux observés par moi, dans lesquels l'auscultation de la voix chuchotée a donné complètement raison aux opinions de M. Baccelli et m'a permis de reconnaître la nature du liquide épanché, j'en citerai deux qui ont été recueillis en 1876 par le Dr Edgard Hirtz attaché alors comme interne à mon service.

Le premier est d'autant plus concluant qu'à son entrée le malade présentait les symptômes généraux et les caractères stéthoscopiques d'une pleurésie simple. La pectoriloquie aphonique était nettement perçue dans toute l'étendue de la couche liquide; puis sous l'influence d'une fièvre érysipélateuse, nous avons entendu cette pectoriloquie s'affaiblir et disparaître; nous avons pu affirmer alors l'apparition de leucocytes au milieu du fluide séreux et homogène qui, jusque-là, occupait la cavité pleurale. En effet, la thoracentèse donna issue à un liquide louche opalin, qui renfermait, au microscope, un nombre considérable de globules de pus, et dont la couche inférieure était franchement et entièrement purulente.

Cette observation me paraît avoir une valeur démonstrative si considérable en faveur de la théorie de M. Baccelli, que j'ai cru devoir la publier comme pièce justificative de mon premier travail.

J'ajouterai que, chez plusieurs malades atteints d'épanchements qui remplissaient tout un côté de la poitrine, l'existence d'une pectoriloquie aphonique parfaite me donnant la conviction que l'épanchement était absolument séreux et homogène, j'ai différé la ponction qui semblait indiquée par la durée de la maladie; et j'ai eu le bonheur de voir une dernière application de vésicatoire suivie d'une résolution rapide.

J'ai recueilli dans les deux derniers mois trois faits de ce genre, deux à l'hôpital et un en ville.

Observation. I. — Moulin, âgé de cinquante-sept ans, fondeur, admis le 2 mai dans mon service. Le malade qui fait le sujet de l'observation était entré dans le courant du mois d'avril dans les salles de M. le docteur Guérin, pour un ulcère variqueux de la jambe.

Dans les derniers jours du mois, il fut pris subitement d'un point de côté à droite, avec fièvre et dyspnée, début d'une pleurésie aiguë simple qui détermina son passage en médecine.

Le 2 mai, il entre dans la salle Saint-Bernard. C'est un homme d'une constitution robuste, à embonpoint conservé. Il n'a jamais subi de maladie antérieure; les antécédents hygiéniques sont bons, sauf quelques excès alcooliques. Les artères sont athéromateuses et bosselées.

A l'examen de la poitrine, on constate tous les signes d'une pleurésie simple à droite : matité en arrière s'étendant jusqu'à l'épine de l'omoplate; en avant, sonorité un peu exagérée sous la clavicule. Le foie est abaissé et dépasse le rebord des fausses côtes de 4 à 5 centimètres.

A l'auscultation : respiration obscure à la base; dans le sommet, souffle doux et voilé; égophonie très marquée. Quant à la pectoriloquie aphonique, et c'est un point important à noter, elle est typique; la voix du malade pénètre l'oreille avec un chuchotement net dont toutes les syllabes sent parfaitement scandées.

L'état général est relativement satisfaisant; la fièvre est modérée, atteint à peine 38°,5 le soir, et 38° le matin. Dyspnée légère; décubitus latéral gauche; toux quinteuse; crachats muqueux, peu abondants; ni sueurs, ni diarrhée.

Après l'application de plusieurs vésicatoires, l'amélioration est rapide.

Le 14 mai, douze jours après l'entrée dans le service, l'épanchement est sensiblement diminué : la matité persiste à la base droite dans l'étendue de 5 à 6 centimètres en hauteur; la respiration est encore obscure, et la pectoriloquie aphonique s'entend toujours, parfaitement caractérisée. Du reste, la santé générale est en rapport avec l'amendement des signes de la pleurésie. Le malade mange une portion et demande à achever sa convalescence à Vincennes.

Le 17 mai, cet homme est pris subitement d'un frisson, de céphalalgie; le thermomètre, le soir, atteint 40°,4. C'était l'invasion d'un érysipèle de la face. Il était la troisième victime d'une petite épidémie qui avait envahi nos salles.

Au bout de dix jours, il guérit de cette affection. Le 26 mai, nous ouvrons deux abcès des paupières supérieures. Tout semblait autoriser, malgré cette complication, à attendre la guérison; mais, dès le 25 mai, l'état de la poitrine imposait des réserves. En effet, la matité, à droite et en arrière, était remontée rapidement jusque dans la fosse sus-épineuse; en avant, le foie dépassait les fausses côtes de près de 7 centimètres; les vibrations étaient abolies partout. En arrière, on entendait un souffle tubaire se prolongeant le long de la colonne vertébrale jusqu'à la région cervicale. La voix timbrée était aiguë et chevrotante. Mais ce qui nous frappa surtout, ce que M. Gueneau de Mussy fit constater à tous les élèves du service, ce fut la disparition de la pectoriloquie aphonique. En place de ce chuchotement pénétrant si caractéristique, ce n'était plus qu'un bruit confus de mots dont on percevait à peine la dernière syllabe.

Fort du signe de Baccelli, M. Gueneau de Mussy n'hésita pas, dès ce jour, à diagnostiquer, une transformation purulente de l'épanchement primitivement séreux. Les symptômes concomitants confirmèrent cette opinion. Le malade maigrit rapidement, fut pris de diarrhée; ses jambes enflèrent sans œdème des parois thoraciques; le thermomètre marquait 38° à 38°,5 le soir, et 37° le matin.

Le 29 mai, l'état du malade devient inquiétant; il est assis sur son lit avec une respiration haletante. L'épanchement occupe toute la cavité pleurale droite; la matité est absolue du haut en bas, en avant et en arrière. En arrière, près de la colonne vertébrale, le bruit de souffle tubaire est devenu presque amphorique.

A la visite du soir, nous pratiquons la ponction, refusée jusque-là par le malade, et nous retirons 2,300 grammes d'un liquide trouble séro-purulent, qui contenait, au microscope, une grande quantité de leucocytes.

Cette homme meurt de syncope dans la soirée.

A l'*autopsie*, on trouve dans la cavité pleurale près d'un litre de liquide purulent. Le poumon est refoulé en arrière et en haut vers la colonne vertébrale. Il est recouvert de fausses membranes grisâtres purulentes, mais il n'est qu'atélectasié. Le poumon gauche est très emphysémateux, congestionné à la base. Le foie est augmenté de volume, avec stéatose au début. Cœur gros et dilaté, rempli de caillots noirs récents. Valvule mitrale épaissie. Aorte athéromateuse.

OBSERVATION II. — Service de M. Gueneau de Mussy (salle Saint-Bernard, n. 6).

G..., âgé de quarante ans, homme de peine, est entré le 27 juin. Le malade sort de l'hôpital temporaire, où déjà, pendant près de trois semaines, il avait été traité pour la maladie qui l'amène dans nos salles.

On constate chez lui, outre les signes d'une pérityphlite, la présence d'un épanchement considérable qui occupe tout le côté droit.

L'état général est inquiétant : inappétence, soif vive, diarrhée modérée depuis une huitaine de jours; sueurs nocturnes.

Dyspnée très prononcée. Resp., 52. Temp., 39°.

Œdème des parois thoraciques et abdominales, principalement à droite; œdème un peu douloureux de la jambe droite.

A l'*examen de la poitrine*, on constate une ampliation considérable de tout le côté droit, avec immobilisation des côtes pendant les mouvements respiratoires. Par la pression on détermine une douleur extrêmement vive sur le trajet des derniers nerfs intercostaux. Le foie est repoussé en bas et dépasse les fausses côtes de près de quatre travers de doigt.

A la percussion, matité absolue dans toute la hauteur, en avant et en arrière; dans la région sterno-claviculaire seule, on produit par la percussion un son hydraérique.

A l'auscultation, absence de murmure vésiculaire à la base; dans le sommet, souffle tubaire.

La voix timbrée est égophone; quant à la voix chuchotée, elle ne se transmet pas à la base et ne donne lieu, dans le reste de la poitrine, qu'à un bourdonnement confus à retentissement cavitaire; en un mot, la pectoriloquie aphonique fait défaut.

Le diagnostic de pleurésie purulente est porté. Dans la nuit, le malade est pris d'accès de suffocation. A la visite du matin : sueurs profuses, respiration anxieuse. Resp., 56. Temp., 39°,4. La ponction est pratiquée et donne issue á 800 grammes seulement de liquide franchement purulent. Le malade est soulagé; on décide qu'on fera l'opération de l'empyème le lendemain. Mais dans la nuit une nouvelle crise asphyxique survient et emporte le malade.

Autopsie : Cavité pleurale droite remplie de deux litres environ de liquide purulent dans lequel nagent de petits débris floconneux de fausses membranes.

Le poumon est refoulé en haut et en avant; il est parfaitement sain et se laisse facilement insuffler, Le poumon gauche est très congestionné.

Cœur sain rempli de caillots récents.

Reins congestionnés,

Foie en dégénérescence graisseuse. Il existait, en outre un psoïtis suppuré.

VII

QUELQUES CONSIDÉRATIONS

SUR

LES SIGNES PHYSIQUES DE LA PLEURÉSIE

(PUBLIÉES DANS L'UNION MÉDICALE, 3e SÉRIE 1876).

De toutes les parties de l'œuvre de Laënnec, celle qui traite des signes de la pleurésie a été la plus discutée et la plus remaniée. On a indiqué des signes plessimétriques et stéthoscopiques qui avaient échappé à l'illustre inventeur de l'auscultation et on a contesté la signification de plusieurs de ceux qu'il avait fait connaître.

Il ne me semble donc pas inopportun de revenir sur ce sujet, comme l'a fait d'ailleurs M. Baccelli dans un résumé très succint, placé en tête du mémoire que je viens d'analyser. J'ai préféré, pour le mettre plus en relief, commencer par le travail original du professeur romain, et étudier ensuite avec plus de développements quelques points de la séméiotique des épanchements pleuraux.

§ 1. *Signes des épanchements pleurétiques.* — Quand un épanchement s'est formé dans un des côtés de la poitrine, pour peu qu'il soit abondant, celle-ci subit une ampliation appréciable à l'œil; souvent même, comme l'a dit Laënnec, cette ampliation semble plus grande, en apparence, qu'elle ne l'est en réalité. Elle a été rangée, depuis Hippocrate, parmi les signes de l'empyème; elle peut se montrer dès les premiers jours de la maladie; Laënnec l'a constatée dans un épanchement qui datait de deux jours seulement; elle paraît plus accentuée chez les sujets maigres.

Le côté correspondant du thorax est bombé; les gouttières intercostales sont moins profondes; si la collection est très considérable, la dépression sous-claviculaire est moins prononcée; la région sus-claviculaire peut être soulevée par le refoulemeut du poumon; souvent ce soulèvement s'accentue principalement pendant les efforts de la toux(1). Les côtes supérieures et moyennes sont élevées et portées en dehors; les inférieures sont très souvent abaissées, et leur obliquité en bas est exagérée, ce qui coïncide avec l'agrandissement du diamètre vertical de la poitrine.

En même temps l'étendue des mouvements des côtes est diminuée. Cette diminntion de l'expansion respiratoire peut s'étendre à la moitié correspondante du diaphragme et même à tout le diaphragme quand l'épanchement occupe la région pneumo-diaphragmatique, et lorsqu'il est accompagné de très vives douleurs. L'action de ce muscle est, dans quelques cas, complètement paralysée; et alors, à chaque inspiration, l'hypochondre et l'épigastre, au lieu d'être soulevés, sont attirés en arrière.

§ 2. *Palpation.* — La palpation confirme les renseignements fournis par la vue sur l'étendue des mouvements thoraciques. Si les plèvres sont tapissées par des néo-membranes épaisses, donnant à l'oreille un bruit de frottement intense, elle fera souvent constater les vibrations qui produisent ce bruit.

Plusieurs médecins, dit Chomel (article PLEURÉSIE du *Dictionnaire de médecine*) ont signalé l'œdème de la paroi thoracique comme un des signes de l'empyème, Je l'ai quelquefois observé, mais je ne crois pas qu'il soit assez constant pour éclairer le diagnostic.

Il n'en est pas de même des abcès des parois thoraciques communiquant avec la cavité pleurale, et quelquefois accompagnés d'emphysème sous-cutané : produits par l'ulcération de la plèvre, ils témoignent, quand ils existent, de la purulence de l'épanchement; mais ils constituent une complication rare de l'empyème.

Il y a encore un ordre de phénomènes que le toucher fait constater, ce sont ceux qui expriment les modifications survenues dans la situation du cœur; ainsi il est commun de le sentir à droite du sternum, quand un épanchement remplit le côté gauche de la poitrine. J'ai vu

(1) On peut observer ce soulèvement de la région sus-claviculaire pendant la toux, en dehors de la pleurésie, en particulier chez les emphysémateux; dans ces cas, il est habituellement bilatéral, à moins qu'un des sommets ne soit retenu par des adhérences.

deux malades chez lesquels, malgré ce déplacement, on percevait un choc ondulatoire dans la région précordiale; on aurait pu croire que le cœur continuait à battre dans cette région, et, dans un cas que j'ai rapporté ailleurs, il était d'autant plus important de fixer la signification de ce phénomène que la thoracenthèse était nécessaire, et que, par des circonstances particulières, il fallait la pratiquer en avant. J'ai cru pouvoir expliquer cette anomalie par la coexistence du liquide épanché, incompressible, avec un corps élastique compressible, comme l'air dans un hydro-pneumothorax ou comme le poumon, quand celui-ci est fixé en arrière par des adhérences dans une grande étendue de la paroi thoracique.

La palpation fournit encore un signe d'une grande importance dans le diagnostic des épanchements pleuraux : c'est la suppression complète ou la diminution des vibrations de la poitrine pendant la phonation. Ce signe, donné par Laënnec, n'est pas toujours appréciable : en effet, chez les femmes, chez les malades qui ont une voix très aiguë, par l'effet même de cette élévation de la tonalité vocale, les vibrations sonores plus nombreuses, mais moins étendues, n'ébranlent pas d'une manière sensible les parois de la poitrine, dans l'état normal; et la présence d'un épanchement ne peut apporter aucune modification.

D'une autre part, si l'épanchement y forme une couche peu épaisse et n'annihile pas l'élasticité des parois thoraciques, conditions qu'on observe assez souvent vers la partie supérieure de la couche liquide, les vibrations thoraciques peuvent persister, quoique affaiblies; et on constate cet affaiblissement en comparant les régions correspondantes des deux côtés de la poitrine. On les retrouve plus intenses et même quelquefois exagérées, quand, par une exception que nous avons signalée plus haut, la région correspondante à l'épanchement ne donne pas un son mat à la percussion.

§. *Percussion.* — Les signes fournis par la percussion ont une tout autre importance : en général, avec les épanchements, on trouve cette tonalité suraiguë, cette absence de résonnance, ce timbre sourd et tout spécial que l'on a désigné sous le nom de matité depuis Corvisart et Laënnec ; ce nom est très intelligible ; il était accepté par tout le monde; néanmoins Skoda lui a substitué le nom de son sourd et vide (1), qui, sans rien ajouter à la notion du phénomène, peut con-

(1) Il est certain que les expressions *clair* et *mat* appliquées au son sont des images empruntées à l'optique. Mais outre qu'elles sont comprises par tout le monde,

duire à une interprétation erronée, puisque c'est précisément quand la poitrine est pleine que le son devient mat (1). La matité ou l'insonorité, dans les épanchements pleurétiques, est en général complète, comparable à celle qu'on obtient en percutant une masse musculaire; *tanquam percussæ carnis* (2), disait Avenbrugger.

Quelquefois cependant cette matité peut être moins absolue; l'abondance de l'épanchement et surtout la tension plus ou moins grande des parois thoraciques peuvent la modifier; c'est une loi d'acoustique : plus une membrane sonore est tendue, plus la tonalité du son s'élève et moins la résonnance est grande. Cela est si vrai que, comme Skoda l'a montré, l'emphysème, le pneumothorax qui augmentent habituellement la résonnance des parois thoraciques peuvent, avec un certain

elles sont consacrées par l'usage et par l'autorité des noms de Laënnec et de Corvisart qui les ont adoptées. Si on voulait un langage absolument rigoureux les mots *sonores* et *insonores* seraient les seuls qu'on pourrait leur substituer. Les termes de *vide* et de *plein* sont encore beaucoup plus contraires à la logique, et à la réalité.

(1) Le son vide de Skoda, qu'on obtient également *en percutant la cuisse* et *en percutant l'intestin grêle*, ne répond à rien de défini. Skoda n'aurait probablement pas admis cette variété hybride s'il eût accordé plus d'importance à la tonalité qu'il affirme, à tort, *être sans importance*, *quoique facile à apprécier* (*loc. cit.*, p. 26). Une corde très courte ou très tendue donne des sons très aigus et dont l'acuité peut aller jusqu'à devenir presque imperceptible; ou, en d'autres termes la tension peut être telle que la vibration devienne presque insensible. Il n'y a là ni plein ni vide, il y a une question de tension et d'élastisité.

La meilleure classification des sons plessimétriques est évidemment celle qui est fondée sur les caractères fondamentaux des sons admis par les physiciens : intensité, tonalité, timbre. Si on combine, comme je le fais quelquefois, l'auscultation avec la percussion, on y ajoutera les conditions de transmission ou de transsonorité des milieux que traversent les ondes sonores, pour arriver à notre oreille. Quand on examine, au point de vue de ces données incontestables, le *son vide* de Skoda, on trouve qu'il correspond tantôt à l'insonorité ou à l'affaiblissement de la résonnance, ainsi le son fourni par la percussion de la cuisse est un type de son mat ou sourd; tantôt il exprime l'élévation de la tonalité : tel est le caractère du son fourni par l'intestin grêle comparé à celui de l'estomac; quoique nous trouvions dans le livre de Skoda cette assertion étrange : qu'une anse intestinale de petite dimension donne un son plus grave qu'une anse large. » (*Loc. cit.*, p. 26.) A tension égale ceci est complètement inadmissible; une tension exagérée peut seule faire monter le ton d'une anse large au-dessus du ton fourni par une anse de petite dimension, à condition que celle-ci soit médiocrement distendue.

(2) On fait dire généralement à Avenbrugger : *tanquam percussi femoris*, comparaison que je n'ai pas trouvée dans son livre et qui serait moins exacte, car la sonorité de la cuisse varie suivant la hauteur à laquelle on l'explore.

degré de tension, donner une résonnance inférieure à la résonnance normale ou même de la matité. La tension est, en général, proportionnelle à l'abondance de l'épanchement, mais ce rapport n'est pas nécessaire; un épanchement peu considérable pourra donner lieu à une matité absolue; et nous verrons qu'avec des épanchements assez considérables la poitrine peut rester sonore.

Il faut tenir compte de l'élasticité, et de la tension des parois thoraciques : on comprendra, alors, qu'un épanchement médiocre, peu abondant même, puisse donner lieu, dans certains cas, à une matité ou insonorité absolues, quand il se forme avec rapidité et que, selon l'expression de Laënnec, il surprend le poumon qui résiste à ses empiètements, ou qu'il rencontre une paroi thoracique peu disposée à céder à ses efforts. Dans ce cas, dit Laënnec, il peut se faire qu'au début il y ait un silence du bruit respiratoire, qui diminue au bout de quelques jours, bien que l'épanchement ait augmenté, ce qu'il explique par la diminution de résistance du poumon et des parois de la poitrine.

Ces mêmes considérations peuvent expliquer comment la matité n'est pas toujours proportionnelle à l'abondance des épanchements, et comment même, dans certains cas, cette matité peut être remplacée par un son tympanique. Skoda et M. Williams ont signalé la possibilité de ce fait, et j'ai eu bien des fois l'occasion de le constater. J'entendais avec un son tympanique un souffle très caractérisé; et ce son tympanique, après s'être montré pendant un ou plusieurs jours, faisait place, soit à du bruit de frottement dans un cas, soit à la matité pleurétique dans les autres. M. Dieulafoy m'a dit avoir observé deux fois cette persistance de la résonnance thoracique dans des cas d'épanchements considérables. Chez un de ces malades, l'aspirateur donna issue à plus de deux litres de liquide. Dans les cas que j'ai observés, l'épanchement était peu abondant; mais les expériences de Skoda permettent de comprendre qu'avec un épanchement considérable la poitrine puisse donner un son tympanique. Il a constaté qu'en immergeant dans l'eau des portions de poumon ou d'intestin remplies d'air, à la profondeur de près de six pouces, elles donnaient le son qui leur est propre, quand on percutait la surface du liquide. Le fait a été vérifié par MM. Roger et Aran, qui ont trouvé seulement un peu d'exagération dans la profondeur à laquelle cette résonnance, suivant Skoda, reste perceptible. On peut, comme je l'ai dit ailleurs, répéter cette expérience d'une manière bien simple : si, étant dans un bain, on prend un foulard mouillé, qu'on étale en le soulevant, sur la surface de l'eau, de manière à emprisonner une certaine quantité d'air ; rapprochant ensuite les quatre coins, on en fait une espèce de ballon qu'on plonge au-dessous de l'eau et qu'on y maintient à différentes profondeurs, en serrant entre ses genoux les coins de ce foulard. En percutant alors l'index de la main gauche appliqué sur la surface de l'eau, au-dessus du ballon et dans une zone étroite autour de sa périphérie, on trouve un son tympanique, alors même qu'il est plongé à une profondeur de plusieurs centimètres. J'indique ce procédé expérimental, parce qu'il est d'une exécution extrêmement facile, et qu'il n'exige aucun appareil spécial.

S'il en est ainsi, dira-t-on, pourquoi, dans les épanchements pleurétiques, lorsque le poumon fonctionne encore et qu'il contient encore de l'air derrière la couche liquide, ne perçoit-on pas toujours un son tympanique ou au moins une sonorité notable? Je crois que cela dépend de la tension plus ou moins grande des parois thoraciques. C'est une loi d'acoustique bien connue, et que Skoda a appliquée à l'interprétation des phénomènes de percussion : si on percute une membrane sonore, pendant qu'on lui fait subir une tension progressive, elle donnera des sons de plus en plus aigus, ou, en d'autres termes, elle fournira des vibrations de plus en plus courtes et rapides jusqu'à dépasser les limites de notre sensibilité auditive ou à ne plus vibrer d'une manière appréciable. Ainsi, comme je l'ai vu faire par Skoda, si on insuffle un estomac ou une vessie à un degré modéré, on obtiendra, en les percutant, un son tympanique ; si on pousse l'insufflation jusqu'aux dernières limites de l'extensibilité de ces organes, ils donnent un son presque mat.

En effet, la résonnance suppose la vibratilité ; son et vibrations sont deux termes connexes ; ce qui s'oppose aux vibrations éteint la sonorité. Dans l'expérience que j'ai citée, le doigt, placé à la surface de l'eau, transmet au ballon, par l'intermédiaire de l'eau, un choc qui le met en vibration, à condition que le poids de cette couche liquide superposée ne soit pas supérieur à la force élastique du corps vibrant. Dans la poitrine, le même phénomène se produira si la tension des parois thoraciques n'est pas telle qu'elles ne puissent vibrer aussi et consonner avec le poumon. En effet, un corps invibratile, ou ce qui revient au même, non élastique, qui touche un corps en vibrations, éteint celles-ci ; c'est ce qui arrive lorsque nous touchons du doigt un verre qui vibre.

Je percutais ces jours-ci deux malades qui étaient dans la période de résolution d'épanchements pleurétiques; la matité, absolue au début, était remplacée par une simple obscurité du son qui augmentait et s'accentuait davantage quand j'engageais le malade à retenir l'air dans sa poitrine après une inspiration forcée, ou, en d'autres termes, quand j'augmentais la tension intra-thoracique. En faisant comprimer fortement la partie antérieure de la poitrine pendant que je percutais en arrière, j'ai vu également, dans plusieurs cas, un son tympanique se changer en son mat (1).

L'influence de la tension sur la sonorité se montre d'une manière bien frappante dans l'emphysème et dans le pneumothorax, comme nous l'avons dit plus haut : ces deux affections, qui produisent habituellement une augmentation de la résonnance thoracique, peuvent, quand la distension du poumon ou de la plèvre est portée à l'extrême, rendre le son thoracique obscur ou même mat.

En même temps qu'on perçoit ces changements survenus sous l'influence d'un épanchement, dans la sonorité thoracique, on constate des modifications connexes dans l'élasticité des parois de la poitrine, dans la résistance plus ou moins grande qu'elles opposent au doigt qui percute. La connaissance de ce phénomène important, sur lequel Piorry insistait avec raison, et dont il a déterminé la valeur séméiologique, est faussement attribuée à cet éminent observateur : il avait été décrit par Corvisart.

A propos de la XIIe proposition d'Avenbrugger sur l'altitude du son thoracique, proposition que Corvisart n'a pas comprise, comme il en convient lui-même (il traduit par son plus superficiel, les mots *sonus altior*, qui signifient une tonalité plus élevée) : « Ce son, dit-il, vient d'un bon creux bien résonnant et *faisant percevoir au doigt percutant le ressort du fluide élastique* abondamment contenu dans toute la *masse de l'organe. Cette sensation particulière est une des plus importantes à étudier et à acquérir; elle a des nuances infinies, depuis le témoignage du ressort le plus marqué jusqu'au toucher qui semblerait se faire sur un corps dur, un squirrhe, par*

(1) Cette exagération de la tension thoracique, qui se produit dans une inspiration forcée, peut servir à faire distinguer l'obscurité du son, qu'on observe souvent après la résorption complète d'un épanchement pleurétique, de celle qui est due à la persistance d'une petite couche liquide interposée entre les parois thoraciques et le poumon : dans le premier cas, une inspiration forcée et maintenue pourra changer le son obscur en son clair : dans le second, elle rendra ce son complètement mat.

exemple, ce qui est une sensation bien différente de la percussion de la cuisse. »

Il dit ailleurs, à propos du même paragraphe : « S'il arrive que, d'un côté, le son paraisse venir de plus loin, qu'il soit plus sourd, l'*élasticité, sous le doigt percutant, moins sensible*, etc. »

C'est donc bien à Corvisart qu'on doit l'indication de ces modifications produites dans la résistance et dans l'élasticité des parois thoraciques. Piorry a fait ressortir la valeur de ce signe dans la pleurésie avec épanchement, où il se montre sous sa forme la plus accentuée. Joint à une matité complète, il aidera à distinguer la pleurésie ou la pleuro-pneumonie de la pneumonie simple. Cependant, par cela même que la matité peut faire défaut, la résistance peut manquer également; elle peut diminuer dans la période de résolution des épanchements ou vers leur partie supérieure; il ne faut pas y chercher une mesure absolument exacte de l'abondance de l'épanchement : elle est en raison directe de la tension des parois thoraciques.

Il est rare qu'un épanchement occupe toute l'étendue transversale d'un des côtés de la poitrine : presque toujours, le long du rachis, la percussion donne un son clair, correspondant à la région qu'occupe le poumon, habituellement refoulé contre le médiastin.

Dans le reste de la poitrine, et surtout à la partie antéro-supérieure, dans la région sous-axillaire, et quelquefois en arrière, au-dessus de l'épanchement, on perçoit un son en général plus intense que le son normal, d'une tonalité plus élevée, et d'un timbre qui rappelle le son abdominal. Skoda, qui, le premier, a décrit nettement et fait ressortir l'importance de cette modification du son thoracique, déjà indiquée par le docteur Williams, lui a donné le nom de son tympanique; il ne le définit pas autrement qu'en disant qu'il est le contraire du son non tympanique; et ce dernier est celui qu'on obtient en percutant la paroi thoracique qui recouvre un poumon sain.

Cette donnée expérimentale est nécessaire sans doute; mais, en dehors du son non tympanique, il y a place pour plusieurs variétés de résonnance qui ne sont pas le son tympanique. Je crois qu'on peut définir celui-ci, en l'analysant au point de vue des conditions fondamentales de tout son; et en disant qu'il est généralement plus intense que le son normal, d'une tonalité ordinairement plus aiguë, et que son timbre se rapproche du timbre du son abdominal.

Ce son tympanique a une importance réelle, et, quand on le perçoit dans un point de la poitrine, on peut être assuré qu'il y a dans le voisinage quelque obstacle à la pénétration de l'air : soit que cet obstacle dépende d'une lésion intra-pulmonaire, soit qu'il soit extérieur au poumon, comme un épanchement, une tumeur thoracique ou abdominale qui s'oppose à la libre expansion du poumon. Je ferai une seule réserve pour les cas de tympanite stomacale, avec lesquels on voit souvent coïncider un son tympanique de la région sous-axillaire : je faisais rentrer ce fait sous la loi générale, et je l'expliquais par le refoulement du diaphragme ; mais je crois qu'il est susceptible d'une autre interprétation, et qu'il doit être attribué à un effet de consonnance.

Dernièrement, j'observais un jeune malade atteint de péricardite rhumatismale. On trouvait dans la région précordiale un son mat qui remontait jusqu'au second espace intercostal. Cette matité persistait depuis plusieurs jours, en même temps que les bruits du cœur étaient très obscurs et accompagnés d'un léger frôlement, quand tout à coup, un matin, je la trouve remplacée par un son tympanique. On eût pu croire à un pneumo-péricarde; mais les résultats de l'auscultation, identiques à ceux qu'on avait constatés la veille, eussent rendu cette hypothèse inadmissible, si la diffusion du tympanisme et son caractère plus accentué à la partie inférieure du péricarde, là où on aurait dû retrouver quelque reste de matité, avaient permis de s'y arrêter. Je pensai qu'il s'agissait d'un fait de consonnance, et j'examinai l'estomac; je le trouvai distendu par des gaz: sa sonorité se confondait avec celle de la région précordiale, dont les deux tiers supérieurs redevenaient mats, quand, faisant asseoir le malade, on provoquait ainsi un abaissement de l'estomac.

Skoda attribue le son tympanique à la diminution de la quantité d'air contenue dans le parenchyme pulmonaire. La raison qu'il fait valoir à l'appui de cette opinion ne me semble pas péremptoire : quand, dit-il, on insuffle un poumon retiré de la poitrine de manière à le distendre, le son tympanique qu'il donnait est remplacé par un son obscur; et Savard a constaté qu'un certain degré de relâchement des membranes est favorable à leur consonnance. Sans doute; mais reste à savoir à quel degré de tension correspond le mot *certain*. Prenez un tambour, tendez-le à un degré extrême; le son qu'on en obtiendra sera plus aigu et moins retentissant; une tension moyenne lui donnera son maximum de sonorité; un relâchement, poussé aux dernières limites, lui donnera un son grave et sourd. Si la diminution de l'air contenu dans les vésicules était la condition causale du son tympanique, pourquoi le trouveratt-on si communément dans l'emphysème, quand l'élargissement de la poitrine témoigne de la distension des vésicules? D'ailleurs, quand on rencontre du son tympanique au-devant d'un épanchement pleurétique ou dans le voisinage d'une induration pulmonaire, est-il vraisemblable que les vésicules restées perméables se dilatent moins? La respiration supplémentaire, si commune dans ce cas, affirme le contraire.

Les lois de la physique nous portaient à prévoir que, quand une substance peu élastique, comme un liquide ou une induration, occupe une partie de la cavité thoracique, pour remplir le vide de l'inspiration, les parties du poumon perméables à l'air doivent se dilater avec un surcroît d'ampliation; et je me permettrai de soutenir, contrairement à Skoda, que l'ampliation augmentée des vésicules pulmonaires est une des conditions habituelles du tympanisme, ce qui ne veut pas dire assurément qu'une ampliation excessive ne puisse pas changer ce son tympanique en un son obscur ou mat. Si, chez un sujet sain, dont les parois de la poitrine sont souples et peu épaisses, vous faites retenir la respiration après une inspiration forcée, vous trouvez, en avant, un son plus fort qu'il n'est dans l'état habituel, et quelquefois avec un caractère tympanique bien accusé. L'élévation *habituelle* de la tonalité du son tympanique me paraît encore un argument en faveur de sa connexité avec une ampliation plus grande des vésicules pulmonaires. Leur tension est augmentée, mais dans des limites déterminées, au delà desquelles le tympanisme pourrait être remplacé par l'obscurité d'un son suraigu ou même par de la matité.

Quand je parle de tension, il ne s'agit pas seulement des parois vésiculaires, mais aussi de la paroi thoracique, qui forme un tout sonore et consonnant avec les organes respiratoires, de même que la peau d'un tambour forme un tout avec sa caisse; et on n'a pas toujours tenu assez compte de cette connexité dans l'étude des phénomènes acoustiques de la respiration et de la voix[1].

(1) Je trouve dans le livre de Skoda, à propos du son vide, une proposition qui paraît venir à l'appui de la théorie que je défends ici : « La quantité de liquide nécessaire pour donner au son fourni par la percussion d'une partie quelconque du thorax et de l'abdomen le caractère du son de percussion de la cuisse, varie suivant la *flexibilité* des parois de ces cavités dans le point percuté, et suivant les conditions des espaces situés derrière le liquide: plus les parois sont flexibles et plus les vibrations se propageront facilement, à travers le liquide sous-jacent, dans l'espace contenant de l'air en arrière et autour du liquide. »

Ainsi, j'ai en ce moment sous les yeux un homme qui, à la suite d'une violente contusion de la paroi antérieure du thorax, a eu plusieurs côtes fracturées et enfoncées. Il est resté un hiatus dans la cage osseuse de la poitrine, et, toutes les fois qu'il tousse, le poumon vient faire hernie sous la peau. Cet homme est asthmatique et emphysémateux; sa respiration est plus facile depuis qu'une fenêtre artificielle a donné à ce poumon une plus libre expansion; mais, en même temps, on constate entre les deux côtés de la poitrine des différences plessimétriques qui peuvent être imputées au traumatisme qu'elle a subi : à droite, le son est obscur et aigu; à gauche, et surtout au niveau de la solution de continuité des côtes, il est tympanique; la respiration est partout emphysémateuse. Les poumons sont donc outre-distendus par l'air; mais, à droite, la résistance et la tension excessive

Si la traduction d'Aran, à laquelle j'emprunte ce passage, est exacte, le mot *flexibilité* exprime une idée fausse ou au moins inexacte; c'est *élasticité* qu'il faudrait dire : un corps sonore est un corps qui vibre, et l'élasticité est la condition de la vibration. Un corps peut être très flexible, comme un fil de plomb ou un morceau d'argile, et être peu ou point élastique ; et le verre qui est élastique, est très peu flexible. Skoda n'a pas, d'ailleurs, développé cette proposition, et il n'en a tiré aucune induction pour expliquer la coexistence du son tympanique avec un épanchement. Il semble, comme Aran le lui a reproché, s'être trop exclusivement préoccupé du rôle des gaz dans la production des sons, et pas assez de la part qui appartient aux organes qui les renferment. Pour lui, les conditions de ces organes agissent en modifiant l'action de l'air : « Les différents sons que la percussion détermine au niveau des régions occupées par le foie, la rate, le cœur, les poumons et l'estomac, ne dépendent d'aucune particularité relative à l'état de ces organes, mais bien de variations dans la quantité, dans la distribution et dans la tension de l'air qui se trouve dans les régions correspondant à ces organes, et de la différence de force du choc de percussion. » (*L. c.*, p. 8.)

Dans une note du même ouvrage (p. 7), il reproche à M. Williams d'avoir soutenu une thèse toute contraire : pour l'illustre médecin anglais, le son donné par la percussion n'est pas produit par l'air contenu dans le thorax, mais par les parois thoraciques elles-mêmes; l'air contenu dans le poumon ne change rien aux vibrations du thorax; mais celles-ci sont gênées ou complètement supprimées par une infiltration du tissu pulmonaire, par des épanchements pleurétiques, par la présence du cœur et du foie; elles sont également altérées par des variations dans l'épaisseur et dans la tension des parois thoraciques.

Comme je l'ai dit ailleurs, la vérité me paraît être entre ces deux opinions exclusives; la consonnance des organes intérieurs, de l'air qu'ils renferment et des parois extérieures des cavités splanchniques concourent à la production du son, qui peut être modifié par un changement survenu dans chacune de ces parties. Les développements dans lesquels je suis entré et les faits que j'ai cités me paraissent venir à l'appui de cette appréciation.

des parois affaiblissent la résonnance, qui est exagérée à gauche, où cet obstacle n'existe pas.

J'ai déjà signalé un fait qui prouve l'influence que la tension thoracique exerce sur la résonnance : chez des malades atteints de pleurésie en voie de résolution, et chez lesquels la matité pleurétique était devenue moins complète, moins *inélastique*, en faisant faire et maintenir une inspiration forcée, la matité s'accentuait d'une manière beaucoup plus nette, par cela même que la tension thoracique était augmentée ; on obtenait le même résultat quand on comprimait et qu'on repoussait fortement en arrière la paroi antérieure de la poitrine, pendant que je percutais la paroi postérieure. Chez d'autres malades (et peut-être ces faits se présenteraient-ils plus souvent à l'observation si on n'était pas habitué à regarder la disparition de la matité comme un signe certain de la résolution d'un épanchement), j'ai trouvé du son tympanique succédant à un son mat, malgré la persistance des signes stéthoscopiques qui accusaient la présence d'un liquide ; les mêmes manœuvres ramenèrent la matité. Dans le fait suivant, l'existence d'un son tympanique très accentué avait fait méconnaître l'existence d'un épanchement.

OBSERVATION. — Le 23 décembre, j'ai été appelé auprès d'une jeune dame, de passage à Paris, qui, deux mois auparavant, avait eu une hémoptysie. Au mois de septembre, voyageant pendant son époque menstruelle, elle eut les pieds mouillés et ne put changer de chaussures ; ses règles s'arrêtèrent prématurément, et, à partir de ce moment, elle toussa un peu. Dans la période cataméniale qui suivit, les règles n'eurent pas leur abondance normale, et ce fut quatre jours après leur cessation qu'elle cracha un demi-verre de sang. Depuis lors, la toux devint beaucoup plus intense ; l'appétit s'alanguit ; la nutrition s'altéra ; les forces déclinèrent. La malade éprouvait souvent des douleurs dans le côté gauche de la poitrine. Pendant huit ou dix jours, elle eut des sueurs nocturnes. La toux habituellement sèche, quinteuse, amenait parfois des mucosités filantes.

Je constatai une tonalité relativement aiguë dans le sommet gauche de la poitrine, avec une nuance d'obscurité dans la fosse sus-épineuse. Dans toute cette région, le murmure vésiculaire était très faible et très rude ; on trouvait de la submatité dans la région ganglionnaire du même côté. A droite, la sonorité et la respiration étaient normales. En arrière et à gauche, dans les trois cinquièmes inférieurs, on constatait un son clair, mais aigu et tympanique ; dans la même région, les vibrations thoraciques étaient perçues pendant la phonation. Dans cette région, on entendait un double souffle bronchique qui avait le caractère du souffle pleurétique, plus aigu dans l'inspiration. Quelques bulles de râle sous-crépitant, à la partie inférieure, avaient le timbre métallique des râles humides qui se produisent derrière un épanchement.

La voix sonore retentissait fortement avec un timbre métallique et vibrant, avec une tonalité très aiguë et une sorte de frémissement strident qui est une des variétés de l'égophonie. La voix chuchotée donnait, dans toute l'étendue qui répondait au son tympanique, la sensation la plus nette de pectoriloquie ; il semblait que la malade parlait dans le conduit auditif (Épanchement séreux, d'après Baccelli).

En faisant faire à la malade une inspiration forcée et retenir ensuite l'air dans la poitrine, le son tympanique de la base se changeait en matité, en même temps que le son tympanique de la région antéro-supérieure s'accusait davantage.

Il est difficile de trouver un fait plus démonstratif en faveur de l'explication que j'ai donnée de la persistance de la sonorité ou de l'existence du son tympanique dans certains cas d'épanchements pleuraux. S'il faut l'expliquer par le défaut de tension, en augmentant celle-ci, la matité doit apparaître : une inspiration forcée et maintenue qui, dans une poitrine saine, peut donner un son tympanique, ici a donné un son mat; cette expérience a justifié mes prévisions.

Je ferai remarquer, en passant, que le souffle pleurétique perçu dans les deux temps était plus aigu dans l'inspiration que dans l'expiration. Cette acuité du souffle, résultat de la compression des bronches, peut s'accentuer davantage quand la pression intra-thoracique augmente.

Si le son clair ou tympanique se rencontre exceptionnellement dans toute la hauteur de l'épanchement, il est beaucoup moins rare de le constater en deçà des limites de celui-ci, vers sa partie supérieure, dans des points où la présence du liquide est attestée par l'existence du souffle pleurétique. J'observe en ce moment même une femme qui est dans ces conditions : pneumonie de la base gauche, épanchement pleurétique occupant les deux tiers inférieurs du côté gauche, avec double souffle aigre, aigu, à caractère pleurétique; voix aigre, retentissante, pectoriloque; au niveau du tiers supérieur de la région où on constate ces phénomènes et où, par conséquent, s'étend l'épanchement, le son plessimétrique, mat dans les deux tiers inférieurs, devient clair et franchement tympanique; il redevient obscur, quand on engage la malade à retenir sa respiration après une inspiration forcée, ou quand on refoule fortement en arrière la paroi antérieure du côté affecté.

Dans l'explication du tympanisme et des modifications que peut subir l'intensité du son thoracique, il faut peut-être faire intervenir ces lois de consonnance que Skoda a si heureusement appliquées à l'interprétation des modifications de la voix. Quand une partie du poumon est indurée, quand un épanchement occupe une partie de la cavité pleurale, les points correspondants du tissu pulmonaire ne consonnent pas, comme dans les conditions normales, avec les régions saines de la poitrine. Le son produit par la percussion peut être en partie réfléchi, il peut être renforcé; de là des modifications dans l'intensité et dans le timbre du son thoracique, en même temps que l'exagération supplémentaire de l'expansion inspiratoire dans les vésicules perméables peut changer la tonalité.

Des conditions extérieures accidentelles peuvent modifier la sonorité: ainsi, quand on percute la partie antérieure de la région malade chez un malade assis dans son lit, la sonorité paraîtra augmentée s'il s'appuie sur un corps sonore, comme un oreiller, par exemple; ainsi le voisinage d'une boiserie sonore peut renforcer le bruit fourni par la percussion de la poitrine, et faire paraître un côté plus sonore que l'autre. Il n'y a rien dans ce fait qui ne soit conforme à l'expérience vulgaire; tout le monde sait que la voix retentit autrement en plein air que dans un espace limité, et que le retentissement variera suivant les dimensions et la nature des parois qui limitent cet espace.

Ainsi que nous l'avons déjà indiqué ailleurs (p. 22), si la présence d'un épanchement n'est pas toujours incompatible avec la persistance de la sonorité et même avec une sonorité tympanique, inversement la matité peut persister alors que l'épanchement a été complètement résorbé. Elle peut persister à différents degrés: tantôt et le plus souvent c'est une simple obscurité ou faiblesse relative du son; mais dans quelques cas il y a insonorité complète, et à ces résultats de la percussion s'ajoutent une diminution quelquefois un effacement non moins prononcé du bruit respiratoire.

Ces signes ont souvent fait croire à la persistance de l'épanchement; plus d'une fois, à ma connaissance, des ponctions ont été pratiquées au grand désappointement du malade et du médecin.

L'atéléctasie des couches superficielles du poumon me paraît être la principale cause de ces anomalies de la sonorité et du bruit respiratoire qui survivent aux épanchemonts pleurétiques; et, quand les vésicules pulmonaires, comprimées, atéléctasiées ne sont pas emprisonnées par des néoplasies épaisses, rigides, inextensibles, une inspiration forcée, en les insufflant, fait reparaître la sonorité dans la région thoracique correspondante.

Ainsi le même procédé d'exploration fait constater de la matité dans des régions thoraciques sonores, malgré la présence d'un épanchement, et de la sonorité dans des régions thoraciques mates, malgré l'absence d'épanchement.

Un de mes collègues de l'Hôtel-Dieu me disait avoir dernièrement empêché un confrère de pratiquer la thoracentèse dans un cas de ce genre, se fondant sur ce seul signe que la lecture de mon travail lui avait fait connaître.

§ 4. *Auscultation.* — 1° Le phénomène qui se présente en première ligne à l'auscultation, dans les épanchements pleurétiques, *est la faiblesse ou l'absence du murmure vésiculaire.* Quand il est perceptible, quoique affaibli, il paraît éloigné, et se rapproche de l'oreille à mesure qu'on s'élève vers la limite supérieure de la collection liquide. Le plus souvent, même dans les épanchements considérables, on retrouve la respiration dans cette zone contiguë aux vertèbres qui avait conservé de la sonorité.

Des adhérences antérieures à la pleurésie, l'enkystement du liquide épanché peuvent modifier la situation qu'il occupe habituellement, quand aucun obstacle ne contrarie les tendances auxquelles il obéit sous l'action de la pesanteur.

L'affaiblissement du bruit respiratoire est, en général, d'autant plus prononcé, que l'épanchement est plus considérable ; cependant il ne lui est pas rigoureusement proportionnel. Laënnec a remarqué, ainsi que je l'ai rappelé plus haut, que cet affaiblissement pouvait être, au début de la pleurésie, plus prononcé qu'il ne l'était quelques jours plus tard, quoique l'épanchement eût augmenté. J'ai expliqué ce retour du murmure vésiculaire par la diminution de la tension ; en effet, je le répète, qui dit son dit vibrations ; ces vibrations supposent un corps élastique ; et cette élasticité peut être annihilée, si sa puissance rencontre une résistance, poids ou pression (c'est équivalent), qui lui soit supérieure et qui l'empêche de se manifester.

L'aptitude des corps à transmettre les vibrations sonores, que je désignerai, pour abréger, sous le nom de *transsonance*, peut être modifiée par la nature de ces corps, par leur constitution moléculaire et par leur homogénéité ou leur hétérogénéité. Les observations de M. Baccelli aboutissent à cette conclusion. Avant lui le docteur Walshe, dans son *Traité des maladies des poumons et du cœur*, avait exprimé la même opinion, comme en fait foi un passage cité par Aran dans une des notes qu'il a ajoutées au *Traité d'auscultation* de Skoda. Le docteur Walshe établit, contrairement aux assertions de Skoda, qu'un poumon hépatisé, détaché du cadavre, peut quelquefois transmettre le son avec une grande intensité. Des portions de poumons, dans des conditions en apparence identiques, au point de vue anatomo-pathologique, peuvent ne pas avoir les mêmes propriétés acoustiques, et sont en réalité dans des états différents. « *C'est que,* dit ce savant médecin, *dans l'estimation de la puissance conductrice des poumons, il faut prendre en plus grande considération, dans les poumons enflammés, l'homogénéité du tissu que la solidification. C'est dans la différence d'homogénéité de ces différentes portions du poumon, que se trouve probablement la clef de la difficulté.* »

Il y a là matière à recherches; et l'intensité du bruit respiratoire, dans la pleurésie, peut être modifiée par l'abondance de l'épanchement, peut-être par sa nature, par la tension plus ou moins grande des organes consonnants, par l'état du poumon et des bronches; enfin il faudra tenir compte aussi de l'état des ganglions bronchiques souvent tuméfiés dans la pleurésie; et cette tuméfaction m'a paru, quelquefois, avoir une part dans la faiblesse du bruit respiratoire qui persiste après la résolution de l'épanchement.

2° Le bruit de *frottement pleural* est le signe caractéristique de la pleurésie sèche; on le rencontre quelquefois au début, et très souvent au déclin de la pleurésie avec épanchement. Il peut accompagner celui-ci quand cet épanchement forme une couche très peu épaisse; on le retrouve encore assez souvent sur la limite extrême de la collection liquide, quand elle n'envahit pas la région latérale de la poitrine. C'est surtout dans ce lieu, au-dessous de l'aisselle, que le bruit de frottement, quand il n'est pas très prononcé en arrière, offre son maximum d'intensité, ce qu'on peut expliquer par l'étendue plus grande des mouvements costaux dans ce point.

La forme type du bruit de frottement, le *murmur ascensionis et descensionis* de Reynaud, est un bruit rude, sec, râpeux, saccadé, constitué par une série de ressauts séparés par des intervalles irréguliers. On peut produire une sensation qui en approche en appliquant sur son oreille une de ses mains recourbée en conque et en promenant le médius de l'autre sur les têtes des métacarpiens. Ce bruit est superficiel; il n'est pas notablement modifié par la toux, ce qui le distingue de certains râles bronchiques secs qui lui ressemblent beaucoup. On l'entend souvent dans les deux temps de la respiration; plus prononcé pendant l'inspiration, il n'est pas rare qu'on ne l'observe que pendant le mouvement expansif du poumon. Plus rarement il n'est entendu que pendant l'expiration.

Si le bruit de frottement est intense, il donne des vibrations très manifestes à la main; quelquefois le malade en a conscience, au point que ce bruit trouble son sommeil.

Au lieu de ce caractère raboteux, le bruit de frottement peut être plus doux; il imite le froissement d'une robe de soie ou le bruit des feuilles mortes qu'on foule aux pieds; dans certains cas, très léger, très superficiel, il constitue un simple frôlement. Dans d'autres cas, très circonscrit, limité au sommet d'un poumon par exemple, il n'est constitué que par deux ou trois saccades, et devient une variété de respiration saccadée.

Quand les saccades du bruit de frottement sont nombreuses et égales entre elles, elles simulent le râle sous-crépitant, et on peut hésiter sur la signification qu'on leur doit attribuer. La toux, l'expectoration ne les modifient pas; elles sont souvent suivies d'un frôlement expirateur quand elles ne sont pas perçues dans les deux temps; on ne tarde pas à être fixé sur leur valeur.

Dans quelques cas, ces craquements fins, nombreux, éclatent sous l'oreille comme des bouffées de râle crépitant. Dans un certain nombre de cas, c'est ainsi qu'on peut interpréter le râle crépitant qu'on observe dans la pleurésie. Il serait pour l'oreille ce qu'est pour la main cette crépitation, comparée à celle de l'amidon, qu'on observe dans certaines inflammations des synoviales tendineuses, dans les péritonites chroniques, et quelquefois dans les arthrites.

Il ne faut pas croire cependant qu'il en soit toujours ainsi : l'inflammation de la plèvre viscérale peut être accompagnée d'une congestion de la couche superficielle du tissu pulmonaire sous-jacent, et cette congestion peut se traduire par du râle crépitant. On peut encore entendre, après les épanchements rapidement résorbés, un râle crépitant de déplissement, analogue à celui qu'on observe souvent, dans les premières grandes inspirations, chez des sujets qui sont restés longtemps couchés sur le dos, ou à celui qui accompagne les premières respirations du nouveau-né.

3° De la respiration bronchique. — Si la respiration bronchique n'est pas constante dans la pleurésie, elle s'y fait très souvent entendre. Chez quelques malades, elle ne se montre que passagèrement; chez d'autres, elle persiste pendant une grande partie de la durée de la maladie. On l'observe principalement dans les points où l'épanchement offre une médiocre épaisseur, comme cela a lieu ordinairement vers sa partie supérieure, dans les mêmes régions où nous verrons bientôt que les modifications de la voix sont le plus accentuées : ce sont deux phénomènes connexes. La respiration bronchique est très prononcée vers la racine des bronches quand la collection liquide s'élève jusqu'à ce point.

Si l'épanchement est très abondant, le souffle bronchique peut disparaître, pour devenir de nouveau perceptible quand l'épanchement diminue. Comme nous l'avons vu à propos des signes plessimétriques de la pleurésie, on peut entendre le souffle bronchique pleurétique au-dessus du point où on trouve un son mat ; il y atteste la présence de l'épanchement, quoique la sonorité y persiste et y puisse même présenter le caractère tympanique.

Le souffle pleurétique est assez seuvent double, et peut être perçu dans les deux temps de la respiration. Quand il est simple, il accompagne le plus souvent l'inspiration, plus rarement l'expiration.

Je ne comprends pas que Skoda ait contesté la possibilité de distinguer le souffle pleurétique du souffle pneumonique. Leurs caractères différentiels sont le plus sonvent si tranchés, qu'ils conduisent d'emblée au diagnostic. Le timbre du souffle pleurétique a quelque chose d'aigu et de métallique ; on sent qu'il se produit dans des tuyaux comprimés et aplatis, tandis que le souffle pneumonique accuse la forme cylindrique des bronches maintenues béantes par le tissu pulmonaire hépatisé. Un caractère, plus essentiel peut-être encore, du souffle pleurétique est son acuité ; cette acuité est, comme le timbre, une conséquence de l'aplatissement des tubes sonores, on peut imiter grossièrement la différence des souffles pneumoniques et pleurétiques en soufflant successivement à travers les lèvres froncées en ouverture circulaire, ou rapprochées en fente transversale.

Je m'étonne que Skoda déclare être peu utile cette appréciation de la tonalité, dont un de ses prédécesseurs dans l'École de Vienne avait fait ressortir toute l'importance. Avenbrugger, parmi les signes que fournit la percussion, plaçait les modifications de la tonalité avant celles de l'intensité du son. Ces deux données se complètent, et je vois tous les jours des malades chez lesquels le côté affecté reste sonore, quelquefois même est plus sonore que le côté sain, mais avec une élévation de la tonalité qui accuse un état anomal.

Sans doute, cette appréciation de la tonalité est moins importante dans les phénomènes qui relèvent de l'auscultation que dans ceux que la percussion fait connaître. Cependant elle n'est pas inutile, et, dans ce cas-ci en particulier, elle a une valeur réelle. Comme l'a fait remarquer Skoda, pour imiter certaines variétés de souffle pleurétique avec la bouche, il convient de lui donner la disposition qu'elle prend pour prononcer le χ grec (chi); seulement, le souffle pleurétique n'a pas constamment ce caractère; il est parfois sec, et la respiration est franchement soufflante. Chez quelques malades, le souffle se termine avec d'autres caractères de timbre et de tonalité que ceux qu'il présente en commençant, comme si, par exemple, commençant par la désinence *ou*, il finissait par la désinence *o*, avec une tonalité plus aiguë; la compression des bronches, plus forte dans certains moments du mouvement respiratoire, peut rendre compte de ces modalités.

Chez d'autres malades, le souffle est aspiré ; il a le caractère du bruit de succion. Je me suis demandé si l'adénopathie bronchique qui accompagne très souvent la pleurésie, et qui produit quelquefois le bruit de succion dont parle déjà Laënnec (*Loc. cit.*, p. 84), n'en pourrait pas être quelquefois la cause dans cette circonstance.

Dans quelques cas, le souffle pleurétique détermine sur l'oreille une impression analogue à celle qui caractérise le souffle bronchique ou même le souffle amphorique.

Dans un certain nombre de cas, qui ont été le sujet d'intéressants mémoires publiés dans les *Archives de médecine*, par MM. Béhier, Barthez et Rilliet, ces modalités anomales du souffle pleurétique ont été perçues dans l'espace scapulo-rachidien et spécialement au niveau de l'épine de l'omoplate, c'est-à-dire dans le voisinage de la trachée et des grosses bronches. J'ai observé plusieurs faits de ce genre, et je crois très plausible l'explication donnée par Béhier de la transmission et du renforcement du bruit trachéal et bronchique par le tissu pulmonaire privé d'air ; il a trouvé, dans un cas, ce tissu adhérant intimement à la grosse bronche, et même à la partie inférieure de la trachée contre laquelle il avait été refoulé. Un engorgement considérable des ganglions bronchiques donnerait très probablement un résultat analogue. En effet, parmi les conditions qui peuvent favoriser cette exagération et cette résonnance du souffle bronchique dans la pleurésie, MM. Barthez et Rilliet ont noté : les indurations du poumon, les tumeurs situées dans le voisinage des gros tuyaux aériens, comme une tumeur anévrysmale de l'aorte ou une tumeur fibreuse, l'accolement à la paroi costale d'une portion du poumon comprimé.

Peut-être ces indurations et ces tumeurs sont-elles, dans quelques cas, simplement conductrices des bruits qui retentissent dans les grosses bronches et dans la trachée ; peut-être, d'autres fois, agissent-elles comme organes de consonnance et de renforcement ?

Ces souffles peuvent se faire entendre dans d'autres régions ; je les ai observés plusieurs fois à la base de la poitrine, accompagnant des restes d'épanchement qui persistaient opiniâtrement chez des sujets cachectiques, mais avec un timbre si caverneux et des gargouillements si semblables à ceux des cavités tuberculeuses, que chez le premier malade qui me les a présentés j'admis la possibilité d'une excavation; et, chez les autres que j'observai ensuite, j'eus beaucoup de peine à convaincre mes élèves qu'il n'y en avait pas. L'autopsie seule put dissiper leurs doutes et leur prouver que je ne m'étais pas trompé.

L'évolution de la maladie, souvent l'intégrité des sommets, l'absence des signes généraux qui accompagnent le ramollissement des tubercules et la formation des cavernes, les caractères de l'expectoration, l'examen des parties du poumon situées en dehors de l'épanchement éclairent le diagnostic; la recherche des bacilles lui fournirait un criterium plus décisif.

Si une bronchite complique la pleurésie, les râles humides qui l'accompagnent prennent souvent, dans les points où on entend du souffle, un timbre éclatant, métallique, véritable gargouillement bronchique; ils ressemblent beaucoup alors à ceux qu'on observe assez souvent dans le troisième degré de la pneumonie franche, qu'on retrouve aussi quelquefois dans la pneumonie catarrhale, et que je désigne à mes élèves sous le nom de *bruit de friture*, parce que l'éclat des bulles rappelle le bruit que fait la friture en bouillant dans la poêle.

Dans ces trois états morbides, les conditions du phénomène sont les mêmes : des râles muqueux retentissant dans des bronches, qui sont entourées d'un tissu pulmonaire induré ou comprimé.

Si la réunion d'un souffle et d'un râle limités, qui présentent le caractère *caverneux*, peut faire croire à l'existence d'une caverne, des gargouillements bronchiques diffus avec une matité étendue peuvent faire croire à l'existence d'une pneumonie suppurée. Je me rappelle, étant élève interne à l'Hôtel-Dieu, avoir commis cette erreur chez un vieillard qu'on amena mourant à l'hôpital ; je constatai un son mat et du gargouillement bronchique dans la moitié inférieure d'un des poumons, je crus à l'existence d'une pneumonie au troisième degré, et, à l'autopsie, je trouvai un simple épanchement compliqué de bronchite.

La délimitation de ces gargouillements pleurétiques, au sommet de la poitrine ou vers la racine du poumon, peut être expliquée, suivant Barth, par les incurvations et les inflexions que subissent les bronches refoulées de bas en haut, et dans lesquelles peuvent s'amasser des mucosités qui donnent naissance à ces râles.

4° Lorsque le souffle pleurétique, très fort, très éclatant, revêt les caractères du souffle caverneux, il est probable que la toux retentit dans les mêmes points avec une intensité proportionnelle ; mais je ne trouve, ni dans les observations de Barthez ni dans les miennes, aucun renseignement sur ce point.

Dans les conditions ordinaires, au contraire, j'ai souvent noté une modalité particulière de la toux : c'est un retentissement sourd, d'une tonalité aiguë, vibrant, comme étouffé ; il peut être comparé au bruit qu'on produit quand on essaye de comprimer un éternument, qui échappe en dépit des efforts qu'on fait pour le contenir.

5° Les modifications que les épanchements pleurétiques font subir à la voix quand, à l'aide de l'auscultation, on en étudie les retentissements, varient suivant les caractères de la voix normale, suivant l'abondance de la collection liquide, et, d'après M. Baccelli, suivant la nature de cet épanchement.

Quand l'épanchement forme une couche de médiocre épaisseur, quand la tension intra-thoracique n'est pas excessive, quand la voix n'est pas très aiguë, elle retentit souvent avec un caractère chevrotant, qui lui a fait donner par Laënnec le nom d'*égophonie*. « Elle consiste, dit-il, dans une résonnance particulière de la voix, qui accompagne ou suit l'articulation des mots ; il semble qu'une voix plus *aiguë*, plus aigre que celle du malade, et en quelque sorte argentine, frémisse à la surface du poumon; elle paraît être un écho de celle du malade plutôt que cette voix elle-même. » (*Loc. cit.*, p. 70.)

Et ailleurs (p. 71) : « Le chevrotement qui constitue l'égophonie semble le plus souvent tenir à l'articulation des mots; quelquefois il en est tout à fait distinct, quoique synchrone au retentissement de la voix; quelquefois il se fait entendre après et ne porte que comme un écho sur la finale des mots. » Laënnec fait remarquer que la voix égophone ressemble à celle de la chèvre aussi bien par son timbre que par son caractère saccadé ; elle est *rarement* (1), dit-il, accompagnée de pectori-

(1) Nous avons vu que la pectoriloquie était beaucoup plus souvent observée que ne le pensait Laënnec ; mais s'il a pu se tromper sur la fréquence de ce signe, il en avait, cependant, constaté l'existence.

loquie. « Dans les points où se trouvent des grosses bronches; et surtout vers la racine des poumons, elle se joint souvent à la bronchophonie, et de cette association résultent des variétés qu'il compare à la transmission de la voix à travers un roseau fêlé, à la voix de Polichinelle, ou à celle qu'on produit en parlant avec un jeton placé entre les dents. »

Le frémissement argentin peut paraître plus éloigné ou plus rapproché de l'oreille que le retentissement de la voix; il peut ne pas lui être isochrone. Au milieu de toutes ces nuances, il y a dans l'égophonie un caractère fondamental, constant, c'est celui que Laënnec a placé en tête de sa définition quand il dit : « La voix semble *plus aiguë*, etc. » Il y a un nombre considérable de pleurétiques chez lesquels on ne trouve pas d'égophonie proprement dite, pas de chevrotement; mais si le retentissement de la voix est transmis à travers l'épanchement, on constatera qu'il est plus aigu que la voix buccale, ou que le retentissement qu'on peut percevoir dans d'autres régions du thorax. Cette *acuité* est le signe qui distingue essentiellement l'égophonie de la bronchophonie.

Comme Laënnec l'a lui-même reconnu, la bronchophonie chez certains sujets peut être chevrotante; mais elle n'a pas l'acuité de l'égophonie; elle n'a pas non plus ce timbre aigre tout spécial si bien décrit par Laënnec.

Les pneumonies superficielles sont accompagnées d'un souffle aigu qui a beaucoup d'analogie avec le souffle pleurétique; ce souffle retentit dans des tubes naturellement étroits, tandis que le souffle pleurétique retentit dans des tubes rétrécis par la compression qu'ils subissent; néanmoins, dans ce cas, le retentissement de la voix ne m'a pas présenté ce timbre aigu qu'il a dans la pleurésie; c'était une vibration bourdonnante, éclatante, accompagnée d'une exagération des vibrations thoraciques.

On peut, je crois, s'expliquer cette différence entre le retentissement du bruit respiratoire et celui de la voix : produite dans le larynx, celle-ci retentit dans les bronches et y détermine des consonnances plus ou moins fortes, suivant la densité, la résistance et l'élasticité de leurs parois. Cette consonnance augmente quand elles sont entourées d'un parenchyme induré, qui lui-même, dans quelques cas au moins, peut, comme l'a démontré le docteur Walshe, servir de conducteur à ce retentissement. Que la pneumonie soit superficielle ou profonde, il n'y a aucun motif pour que la tonalité en soit modifiée; les bronches conservent leur forme cylindrique et leurs dimensions normales. Le bruit respiratoire, au contraire, se produit dans tout l'arbre bronchique ; et dans la pneumonie le volume des bronches, dans la pleurésie avec épanchement l'aplatissement et le rétrécissement de ces conduits, en modifient nécessairement la tonalité. Skoda a, il est vrai, avancé que l'air ne pénétait pas dans les tuyaux bronchiques sous-jacents à un épanchement. Il en doit être ainsi dans les épanchements considérables où on n'entend aucun bruit ni respiratoire ni vocal; mais la preuve que l'air arrive dans les parties du poumon où on trouve du souffle pleurétique, c'est que, si une bronchite s'ajoute à la pleurésie, on peut entendre dans ces mêmes parties des râles humides à timbre métallique, qui témoignent du passage de l'air à travers des mucosités bronchiques.

Contrairement à l'opinion de Skoda, l'égophonie suppose un épanchement de *médiocre* abondance, comme le souffle pleurétique, auquel elle est habituellement connexe; on a constaté cette modification du retentissement vocal, sous sa forme la plus accentuée, dans des cas où la quantité du liquide épanché ne dépassait pas 100 ou même 60 grammes. Pour cette raison, on trouve surtout l'égophonie vers la partie supérieure de la collection liquide, là où elle offre une moindre épaisseur; elle est plus prononcée dans le voisinage des gros troncs bronchiques, où le retentissement normal de la voix est le plus fort. Quand, par des circonstances qui limitent le refoulement du poumon, comme des brides, des adhérences incomplètes, il se fait une répartition plus uniforme du liquide épanché, on peut trouver de l'égophonie dans toute la hauteur de l'épanchement; elle disparaît quand celui-ci augmente et devient très-abondant; elle reparaît quand il diminue : aussi, comme l'a noté Laënnec, son retour est un signe de résolution. Le siége de l'égophonie peut, ainsi que l'a montré M. Raynaud, varier avec les positions qu'on fait prendre au malade (1); il peut disparaître dans la région interscapulaire quand on fait coucher le malade sur le ventre (2).

Chez quelques sujets, comme l'avait déjà dit Laënnec, la voix

(1) Le niveau supérieur de l'épanchement peut s'abaisser quand le malade garde quelque temps la position assise; on voit alors disparaître dans le point où ils étaient perçus, pour les retrouver plus bas, les signes qui accusaient la présence de la collection liquide au début de l'examen. Cette mobilité exceptionnelle m'a paru se rencontrer surtout quand l'épanchement dure déjà depuis quelque temps, quand il a diminué, et que la tension intra-thoracique est probablement moins prononcée.

(2) Il est étrange que Skoda ait nié la possibilité de ce fait dans la pleuro-pneumonie, sous prétexte que le poumon hépatisé est plus lourd que l'eau. Il oublie

retentit, dans l'état normal, avec un frémissement saccadé, une sorte de chevrotement qu'un observateur inexpérimenté ou inattentif peut confondre avec l'égophonie; c'est surtout vers la racine des bronches qu'on perçoit ce phénomène, plus fréquemment chez les femmes maigres et chez les enfants, dit Skoda; chez les vieilles femmes, selon MM. Walshe et Grisolle, et j'ajouterai chez les hommes à poitrine large et maigre dont la voix est très basse et très vibrante. Skoda s'appuie sur cette circonstance pour effacer l'égophonie du nombre des signes stéthoscopiques et pour lui refuser toute valeur. Singulière logique! En admettant même que ce retentissement vibratoire de la voix eût tous les caractères de l'égophonie, ce qui n'est pas, serait-on en droit de nier que l'égophonie fût un des signes de la pleurésie? Assurément, non; pas plus qu'on ne peut refuser toute valeur à la petitesse des pulsations radiales, comme signe des anévrysmes de la crosse de l'aorte, parce que ces pulsations peuvent être congénitalement imperceptibles, ou à la bronchophonie, qui a échappé cependant aux proscriptions du professeur viennois, parce qu'on la rencontre quelquefois, chez des sujets sains, à la racine du poumon. D'ailleurs, cette similitude absolue n'existe pas : le retentissement égophonique est *plus aigu* que la vibration normale, plus aigre, plus superficiel, dit Laënnec (*Loc. cit.*, p. 70).

Si on conservait quelques doutes, ils disparaîtraient en tenant compte des circonstances suivantes : L'égophonie liée à la présence d'un épanchement n'est perçue que dans des points où on constate des modifications de la sonorité; et elle ne l'est, en général, que d'un seul côté; elle peut être modifiée par les changements de position qu'on fait subir au malade. Dans tous les cas, il est absolument impossible d'admettre, avec Skoda, qu'elle soit aussi commune sans épanchement qu'avec épanchement (*Loc. cit.*, p. 93).

La théorie de l'égophonie n'est pas encore bien établie. Laënnec pense que l'aplatissement des tuyaux bronchiques peut les transformer en espèces d'anches vibrantes, quand cet aplatissement ne va pas jusqu'à l'effacement complet de leur cavité. Puis, trouvant que cette hypothèse explique mal l'apparition de l'égophonie dans des points où on ne trouve que des rameaux bronchiques d'un très petit volume, il fait intervenir, comme condition et raison du phénomène, l'interposition

que l'hépatisation est le plus souvent partielle; et le tissu hépatisé fait partie d'un lobe qui, pris en masse, peut se trouver plus léger que le liquide épanché, et lui surnager.

entre le poumon et la paroi costale d'une couche mince et tremblotante de liquide. Une vessie à moitié remplie d'eau, placée au devant du larynx, lui a paru donner au retentissement de la voix un caractère analogue à celui de l'égophonie. Il est regrettable qu'on n'ait pas institué sur ce sujet des expériences plus nombreuses et plus méthodiques. Quoique Skoda, après en avoir tenté quelques-unes qui ne semblent pas rigoureusement concluantes, rejette avec un certain dédain la théorie de Laënnec, cette théorie me paraît infiniment plus acceptable que la sienne, qui subordonne la production de l'égophonie *à la présence dans les bronches d'un petit bouchon de mucus fermant partiellement l'ouverture d'un tuyau bronchique* (*Loc. cit.*, p. 98). Mais si cette théorie était fondée, on pourrait alors entendre l'égophonie dans toutes les bronchites, et un effort de toux la ferait disparaître.

Skoda dit aussi qu'elle pourrait tenir à ce que les tuyaux bronchiques, dans lesquels l'air entre en consonnance, réagissent, par des chocs, sur l'air contenu dans leur intérieur. Puisque la présence d'un épanchement ne contribue en rien, selon lui, à la production de ce phénomène et qu'il nie que l'aplatissement des canaux bronchiques ait quelque chose à y voir (p. 96), il devrait nous expliquer pourquoi il ne se produit pas toujours.

Je trouve, du reste, cette théorie des chocs successifs, avec plus de clarté et plus de vraissemblance, dans l'hypothèse de Laënnec, qui compare à des anches, mises en vibration par l'air qui les traverse, les tuyaux bronchiques aplatis sous la pression de la collection liquide.

Comme je l'ai fait remarquer dans la première partie de ce travail, l'égophonie est souvent accompagnée de pectoriloquie, modalité du retentissement vocal, que Skoda a voulu aussi supprimer et confondre avec la bronchophonie; elle en diffère cependant par ce double caractère, qu'il semble que la voix perçue ne soit pas un simple retentissement de la voix buccale, mais qu'elle vienne directement de la poitrine, et, en second lieu, parce que les mots arrivent à l'oreille articulés; tandis que, dans la bronchophonie, cette articulation des mots se perd dans la résonnance bourdonnante de la voix.

Que la pectoriloquie puisse se produire en dehors de l'existence d'excavations pulmonaires, ceci est incontestable; Laënnec lui-même ne le niait pas absolument; mais il regardait ce fait comme exceptionnel. M. Baccelli a rendu à cette modalité du retentissement vocal la valeur qu'on lui contestait en la faisant servir au diagnostic de la nature des épanchements; et, chose curieuse! pour montrer l'importance de ce phénomène, il a profité d'une observation faite par Skoda, qui nie cette importance : « *Une voix très forte*, dit le médecin de Vienne (p.80), *paraît moins articulée qu'une voix faible, et l'articulation est souvent plus marquée dans le chuchotement que dans la voix même* (1). » Selon M. Baccelli, la transmission du chuchotement, ou voix aphone (2), indique, quand elle est nette, l'existence d'un épanchement séreux. Si le chuchotement n'arrive pas à l'oreille, qui ausculte, avec netteté, l'épanchement est purulent ou tient en suspension un grand nombre de flocons néomembraneux.

J'ai dit que, chez de nombreux malades, j'avais déjà pu vérifier et confirmer les assertions de M. Baccelli. Un fait, observé ces jours-ci dans un des hôpitaux de Paris, me paraît témoigner assez hautement en leur faveur pour que je croie utile de le rapporter ici succinctement.

Un homme était entré dans cet hôpital pour un épanchement pleurétique considérable qui datait de deux à trois mois, et qui paraissait consécutif à une carie des côtes. Cette circonstance, la longue durée de la maladie, firent croire au médecin dans le service duquel se trouvait ce malade que l'épanchement était purulent, et il songeait à faire immédiatement l'opération de l'empyème; cependant, après réflexion, il annonça qu'il commencerait par une thoracentèse. Un de mes anciens élèves, que j'avais initié aux idées de M. Baccelli, et qui était actuellement attaché à cet hôpital, ausculta le malade et constata la pectoriloquie aphonique dans toute la hauteur de l'épanchement; il annonça à ses camarades que, si la théorie de M. Baccelli était vraie, il s'agissait d'un épanchement séreux. La ponction fut faite, et donna issue à un liquide séreux.

Ce fait ne vient pas seulement à l'appui des opinions du professeur romain, mais il montre combien la détermination de ce signe est

(1) La pectoriloquie aphone, beaucoup plus nette, comme l'a montré M. Baccelli que la pectoriloquie qui accompagne la voix sonore, prend même quelquefois, pour l'oreille appliquée sur la poitrine, un certain degré de sonorité rauque, tandis qu'entendue à distance la voix est réduite à un simple chuchotement. J'ai constaté plusieurs fois ce phénomène au niveau de la région sous-claviculaire dans des cas d'induration tuberculeuse du poumon.

(2) Quelques personnes m'ont reproché le mot de pectoriloquie aphone, comme obscur et incorrect. D'abord je n'avais pas le droit de substituer une autre dénomination à celle adoptée par M. Baccelli; ensuite, je la trouve très claire et très régulièrement constituée : on appelle aphone un malade qui ne fait entendre qu'un chuchotement, et le mot φωνή, en grec, a toujours été appliqué à la voix sonore.

simple et facile, puisqu'il a fait rectifier par un élève, débutant dans la carrière, l'erreur d'un praticien consommé, erreur que, sans ce signe, et n'ayant pas assisté à l'évolution de la maladie, il était difficile d'éviter.

J'ai dit, dans la première partie de ce travail, quelles réserves je croyais devoir faire pour les épanchements purulents qui avaient subi la dégénérescence graisseuse. Parmi les circonstances signalées par M. Baccelli comme conditions de transmission de la voix ou de transsonnance, l'homogénéité du milieu transmetteur, déjà nettement indiquée par le docteur Walshe, me semble la plus importante de toutes.

§ 5. — *Signes de la résolution des épanchements pleuraux.* — Laënnec a admirablement décrit les signes qui annoncent la résolution des épanchements pleuraux : Dans les épanchements simples, et qui n'ont pas été de trop longue durée, le bruit respiratoire reparaît successivement de haut en bas, devient plus fort là où il était faible, se laisse percevoir faible et éloigné là où il était imperceptible; le souffle pleurétique et l'égophonie précèdent assez souvent le retour du murmure vésiculaire; souvent le bruit du frottement apparaît, en même temps que disparaît la collection liquide, avec les nuances variées que nous avons décrites plus haut : cependant ce bruit est en général plus rude, plus fort, plus grossièrement saccadé, plus constamment attaché aux deux temps de la respiration, plus éloigné, par ses caractères, des ronchus secs et crépitants que dans la première période. Ces bruits de frottement peuvent persister pendant des semaines et des mois avant de disparaître.

Quand l'épanchement a été de plus longue durée, quand l'organisation des exsudats fait adhérer les deux feuillets de la plèvre, le retour du bruit respiratoire est plus lent, plus incomplet; souvent même il ne recouvre jamais son intensité normale, ce qui tient moins, comme l'a judicieusement fait remarquer Laënnec, à l'épaisseur des fausses membranes qu'à la diminution de l'action propre du poumon, par suite de la longue compression qu'il a éprouvée : bridées et immobilisées par des adhérences, les parties superficielles du poumon ne se laissent pas dilater par l'air, ou ne se dilatent qu'incomplètement. J'ai déjà fait observer que la persistance d'une adénopathie trachéo-bronchique, après la pleurésie, pouvait quelquefois contribuer à maintenir la faiblesse du bruit respiratoire.

Le son thoracique, dit Laënnec, revient plus lentement encore, et il peut ne redevenir jamais ce qu'il était avant la maladie, à cause, ajoute-t-il, du rétrécissement de la poitrine qui succède à l'absorption de l'épanchement. L'épaisseur des fausses membranes, qui acquièrent dans quelques cas une consistance fibreuse, cartilagineuse, ou même osseuse, peut y contribuer; mais la condition principale de ce phénomène me paraît être, comme le pensait Laennec, dans l'imperméabilité du tissu pulmonaire. Dans certains cas, ce tissu devient mou, fibreux, et prend, suivant la comparaison de Laënnec, l'aspect d'une chair musculaire à fibres très fines et entre-croisées; mais cette transformation ne survient que dans les cas où le poumon a été longtemps comprimé et reste emprisonné dans des néoplasies épaisses, résistantes, qui s'opposent à son expansion; dans ces cas, la percussion peut donner un son mat. Sans subir cette dégénérescence graisseuse, et redevenu perméable dant une grande partie de son étendue, il peut encore fournir un son relativement obscur; la diminution de l'expansion pulmonaire, imputable au rétrécissement, peut être, mais surtout aux adhérences, doit être la principale cause de cette obscurité. Laënnec a noté que la sonorité pouvait revenir avant le bruit respiratoire, quand la pleurésie succédait à un catarrhe bronchique, parce que les mucosités qui engouent les bronches empêchent pendant longtemps l'air d'y pénétrer. Dans ces conditions, il me paraît plus vraisemblable que le catarrhe, comme cela arrive si souvent, ait été compliqué d'un emphysème passager : on expliquerait mieux, de cette manière, la faiblesse ou l'absence du bruit respiratoire que par la présence d'un bouchon muqueux immobile, que la toux ou la respiration ne déplaceraient pas.

J'ai dit plus haut que, pendant la résolution d'épanchements pleurétiques, j'avais vu la matité diminuer, disparaître, ou même être remplacée par un son tympanique dans des points où les phénomènes stéthoscopiques accusaient encore la présence du liquide. On comprend qu'il en doive être ainsi, si, comme je le crois, dans la pleurésie, la tension est une des principales causes de la matité. J'ai dit qu'on pouvait faire reparaître celle-ci en faisant faire et maintenir une inspiration forcée, ou en comprimant fortement le côté malade d'avant en arrière. Ce mode d'exploration ne sert pas seulement à rendre appréciable, par la percussion, la présence d'un liquide; mais il peut en faire constater l'absence dans des cas où il est permis de douter. Ainsi dernièrement je trouvais chez un phthisique, accusant depuis le matin une vive douleur de côté, un bruit de frottement très caractérisé, une respiration très faible, et un son plessimétrique un peu obscur : en faisant faire et retenir une grande inspiration, en faisant comprimer la poitrine d'avant en arrière, je développai un son clair, un peu tympanique, comme cela a lieu dans une poitrine saine; j'en conclus à l'absence d'épanchement.

Rien n'est plus fréquent que le rétrécissement de la poitrine après l'absorption des épanchements pleurétiques; et cependant ce phénomène, si commun qu'il est devenu pour nous un signe de résolution (1), et souvent le témoignage d'une pleurésie antérieure, avait passé inaperçu jusqu'à Laënnec. Le premier, il l'a signalé, et il en a indiqué les causes, le mécanisme, les effets. Lorsqu'un épanchement pleural est résorbé, si le poumon emprisonné dans des néo-membranes ne peut, en se développant, occuper la place que le liquide a abandonnée, la pression atmosphérique, pesant sur la paroi thoracique, la déprimera jusqu'à ce qu'elle arrive au contact du poumon immobilisé; puis alors un travail d'organisation, s'emparant de ces néo-membranes, unira les deux feuillets de la plèvre. De là, diminution de l'expansion pulmonaire, du bruit respiratoire, et souvent de la sonorité.

Si ces adhérences sont lâches et celluleuses, elles pourront céder aux efforts répétés du poumon, qui tend à se dilater pendant l'inspiration. Le côté rétréci pourra reprendre ses dimensions normales. Le plus souvent, ces adhérences résistent, et le côté qui a été le siège d'un épanchement reste plus étroit que l'autre. Ses dimensions en tous sens sont amoindries; Laënnec a noté l'abaissement de l'épaule de ce côté. Quand le rétrécissement est très considérable, dit Laënnec, il coïncide toujours avec la formation de membranes accidentelles fibro-cartilagineuses; et celles-ci peuvent succéder, d'après le même auteur, aux pleurésies hémorrhagiques.

Le rétrécissement, dans ce cas, commence de très bonne heure; mais il n'est souvent sensible qu'après plusieurs mois de maladie.

« Quand il est très prononcé, ajoute l'inventeur de l'auscultation, on peut le soupçonner d'après la démarche des malades : ils ont l'air d'être penchés sur le côté affecté, lors même qu'ils cherchent à se tenir droits. La colonne vertébrale conserve ordinairement sa rectitude; cependant elle fléchit quelquefois un peu, à la longue, par l'habitude que prend le malade de se pencher du côté affecté. Cette habitude donne à sa démarche quelque chose d'analogue à la claudication. »

Par ces courtes citations, on voit que Laënnec avait découvert et

(1) Il indique au moins la résolution d'une partie de l'épanchement; car il peut être observé alors que la poitrine renferme encore une certaine quantité de liquide.

décrit le rétrécissement de la poitrine consécutif aux pleurésies, avec cette délicatesse d'observation, avec cette sagacité admirable qu'il a portées dans toutes les parties de la médecine, et qui ont inauguré dans notre science le commencement d'une ère nouvelle. Qu'il me soit permis, en terminant ce travail, de rendre à ce puissant génie un hommage auquel s'associeront tous les esprits impartiaux! On a pu voir combien étaient mesquines, et le plus souvent mal fondées, les attaques dirigées contre son œuvre par des hommes d'un grand mérite, assurément, mais que le désir de faire du nouveau semble avoir plus d'une fois entraînés au delà des limites du juste et du vrai.

VIII

DES PLEURÉSIES PURULENTES

DIAPHRAGMATIQUES ET INTERLOBAIRES

ET DES PNEUMOTHORAX CIRCONSCRITS

(Extrait des *Archives générales de médecine*, nos de juillet-août 1879).

CHAPITRE PREMIER

PLEURÉSIES PURULENTES DIAPHRAGMATIQUES

Avant de rapporter quelques observations de pleurésies purulentes limitées aux régions diaphragmatiques ou interlobaires, je rappellerai succinctement les signes à l'aide desquels on peut arriver au diagnostic de ces affections.

Dans des cas qui se sont terminés par la mort, Andral a indiqué comme signes de la pleurésie diaphragmatique : une douleur vive siégeant au-dessus d'un des hypochondres, s'étendant quelquefois à l'épigastre, une dyspnée intense, angoissante, habituellement portée jusqu'à l'orthopnée avec inclinaison du tronc en avant, et l'immobilité de la région hypochondriaque correspondante qui est très sensible à la pression de la main.

Ces symptômes, dont le tableau a été magistralement tracé par ce maître illustre, peuvent suffire, quand ils se montrent, pour établir le diagnostic ; mais la dyspnée, l'orthopnée, la douleur ne sont pas le plus souvent portées à ce degré, elles ne se rencontrent aussi accentuées que dans les cas les plus graves; et, comme je le disais plus haut, ceux qui ont été cités par Andral se sont terminés par la mort. D'ailleurs, quelque intense qu'elle soit, la douleur sous-mammaire et hypochondriaque n'a rien de caractéristique.

L'immobilité de la région hypochondriaque est un signe beaucoup plus important : jointe à la dyspnée et à la douleur de la base de la poitrine, chez des sujets qui n'offrent aucun signe ni d'une autre phlegmasie des organes thoraciques, ni d'une affection des organes abdominaux contigus au diaphragme, elle ne peut guère être expliquée que par la pleurésie diaphragmatique. Mais cette immobilité n'est pas, à beaucoup près, constante; elle fait défaut dans bien des cas : dans les pleurésies de moyenne intensité, dans celles qui sont accompagnées d'un épanchement modérément abondant.

Aussi, selon la remarque de Laënnec, si la pleurésie diaphragmatique est une des maladies les plus communes, comme l'atteste la fréquence des adhérences et des néo-membranes observées dans cette région après la mort, elle est une de celles qui sont le plus souvent méconnues. Dans un travail publié en 1853 j'ai indiqué des signes qui, je le crois, rendent le diagnostic plus facile et plus précis (1). Je les rappellerai ici en les complétant par quelques observations nouvelles.

1° Outre la douleur spontanée et celle qui est éveillée par la pression manuelle au niveau de la base de la poitrine, il y a des troubles de sensibilité qui me paraissent avoir une grande valeur pour le diagnostic : le nerf diaphragmatique subit l'irritation morbide qu'irradie le foyer phlegmasique; il devient le siège d'une hypéresthésie qu'on constate au niveau des épanouissements superficiels de ce nerf dans la région épigastrique et principalement dans un point que j'ai appelé le *bouton diaphragmatique*, parce que, quand on le presse, le malade accuse instantanément une vive sensibilité, quelquefois même une douleur atroce, insupportable, accompagnée d'angoisses qui le font tressaillir et se plaindre. Ce point se trouve à l'intersection de deux lignes dont l'une, verticale, est parallèle au bord externe du sternum, et dont l'autre, perpendiculaire à celle-ci, suit et prolonge le rebord costal.

Je ne connais qu'une seule maladie à forme inflammatoire, dans laquelle on observe, à un bien plus faible degré il est vrai, cette hypéresthésie du nerf diaphragmatique : c'est la péricardite, et, comme je l'ai

(1) *Archives de médecine*, 1853, et *Clinique médicale*, t. II.

dit ailleurs (1), non seulement elle y est moins prononcée, mais souvent le siége en est un peu différent, et le maximum de cette sensibilité anomale, chez beaucoup de malades atteints de péricardite, correspond à l'angle costo-xiphoïdien.

En même temps que l'extrémité terminale du phrénique manifeste ce trouble sensitif, on constate une sensibilité exagérée entre les deux attaches inférieures du sterno-cléïdo-mastoïdien, l'irritation s'est propagée, en suivant une marche ascendante, le long du tronc du nerf; elle retentit même par une sorte d'action reflexe sur des nerfs qui ont avec le phrénique une connexité d'origine et provoque des douleurs dans l'épaule et dans la région sus-claviculaire.

Il n'est pas rare qu'une névralgie et une hypéresthésie des derniers nerfs intercostaux accompagne l'hypéresthésie du nerf phréniqne.

2° Un autre symptôme habituel, sans être tout à fait constant, dans les épanchements sus-diaphragmatiques, est l'abaissement de la dernière côte correspondant au côté malade: refoulé en bas par la collection liquide, le diaphragme entraîne cette côte; et quand le malade est assis, on constate qu'elle est plus oblique et qu'elle descend plus bas par son extrémité libre que celle du côté opposé.

Beaucoup plus rarement, chez quelques sujets, la dixième côte paraît en avant un peu abaissée.

Comme conséquence de l'abaissement du diaphragme, le foie déborde habituellement les côtes.

3° L'immobilité de l'hypochondre, comme je l'ai dit, n'est pas constante; et elle n'a pas avec le caractère purulent de l'épanchemeut un rapport nécessaire, bien qu'il soit affirmé par quelques médecins; à cette immobilité s'ajoute parfois une sorte de diduction de la ligne blanche et de l'ombilic, qui à chaque inspiration semble les entraîner du côté opposé à l'hypochondre immobilisé; en outre, quand on embrasse avec la main la région du flanc, correspondant à la plèvre malade, immédiatement au-dessous des côtes, on sent si le diaphragme est refoulé en bas par un épanchement, une résistance, une plénitude (2) qu'on ne trouve pas dans l'autre flanc.

J'ajouterai, pour l'avoir constaté dans deux cas, que l'ensellure du flanc tend à s'effacer et que cette région, au lieu d'offrir une concavité,

(1) *Recherches sur la péricardite*, in *Gazette hebdomadaire et Clinique médicale.*

(2) Ce signe dont j'ai vérifié l'exactitude ne m'appartient pas, il m'a été indiqué par un confrère, dont malheureusement je ne me rappelle pas le nom.

forme un plan presque droit entre la crète iliaque et le rebord costal dont la distance respective est diminuée.

4° La percussion donne un son à tonalité aiguë, un peu tympanique, dans une zone demi-circulaire qui correspond à la partie du lobe inférieur du poumon contiguë à l'épanchement.

5° A l'auscultation, le bruit vésiculaire au niveau de la collection liquide est, en général, moins fort, moins ample, plus aigu que dans le reste du poumon; il est quelquefois mêlé de râles crépitants ou muqueux qui indiquent un état congestif du tissu pulmonaire autour du foyer pleurétique.

La faiblesse du bruit respiratoire, suivie d'expiration prolongée, quoique plus accentuée à la base, peut exister dans tout le poumon du côté malade; elle dépend alors de la compression de la bronche-mère par une adénopathie trachéo-bronchique, qui accompagne ordinairement la pleurésie diaphragmatique.

Tous ces signes éclairent l'obscurité dont cette affection paraissait enveloppée du temps de Laënnec; et j'ai eu bien des fois, depuis une trentaine d'années, l'occasion d'en vérifier l'exactitude : plus d'une fois j'ai vu se généraliser et devenir thoracique, en même temps que les troubles fonctionnels diminuaient, une pleurésie que, dans sa première phase, j'avais reconnue être limitée à la région diaphragmatique; dans d'autres cas, l'autopsie est venue donner au diagnostic porté une irrécusable sanction.

Je ne répéterai pas ici ce que j'ai exposé ailleurs sur la symptomatologie et sur la marche de la pleurésie diaphragmatique, mais je m'occuperai exclusivement de la terminaison de cette pleurésie par suppuration et des conséquences qu'elle peut entraîner.

Les épanchements purulents peuvent, on le sait, s'enkyster, se résorber en grande partie, et on trouve dans ce cas un liquide puriforme renfermé dans un étui cartilagineux, qui offre parfois une grande épaisseur. D'après mes observations, dans les épanchements anciens les leucocytes peuvent disparaître ; ils subissent une dégénérescence graisseuse et s'émulsionnent dans la sérosité qui les portait et sur laquelle s'est probablement exercé le travail d'absorption qui a réduit l'épanchement à un volume aussi restreint.

Cette terminaison est rare ; la terminaison par vomique est beaucoup plus fréquente : dans le cours de ces dernières années, j'en ai observé trois cas qui se sont terminés d'une manière favorable.

Observation I (1). — R..., âgé de trente-deux ans, peintre en bâtiments, n'avait fait aucune maladie grave jusqu'à l'année 1870; son père est mort sans avoir présenté aucun symptôme d'affection thoracique; sa mère vit encore et se porte bien; une de ses sœurs cependant est morte phthisique, mais une autre sœur et ses trois frères jouissent d'une excellente santé, ainsi que ses trois enfants.

Il tousse depuis 1870; soumis aux privations du siège, exposé dans le service des remparts aux froids rigoureux de cet hiver néfaste, il contracta un rhume et depuis ce temps la toux n'a pas cessé.

En 1872, il eut plusieurs hémoptysies abondantes; en 1873, il passa deux mois à l'hôpital et il en sortit pour se rendre à la campagne à quelques lieues de Paris; il y vécut un an, toussant, maigrissant sensiblement et tourmenté par la fièvre. Il revint à Paris, et ne pouvant subvenir à sa subsistance il entra à l'Hôtel-Dieu, le 25 novembre 1875.

Je constatai chez lui une bronchite généralisée, une petite excavation au sommet droit, et une induration tuberculeuse en voie de ramollissement au sommet gauche, ces lésions pulmonaires étaient accompagnées d'une fièvre à caractère hectique.

Un mois après son entrée, il sentit des élancements douloureux dans l'épaule gauche, avec irradiations vers l'omoplate et vers la région thoracique antérieure, le lendemain apparut une éruption de zona sur le trajet du premier nerf intercostal et des branches acromio-thoraciques du plexus cervical superficiel. Les douleurs lancinantes devinrent plus intenses; au bout de huit jours les vésicules d'herpès se desséchèrent, mais la névralgie persista; elle s'exaspérait le soir; et elle ne céda qu'à des injections hypodermiques, répétées, d'une solution morphinée.

Dans les premiers jours de mars, le malade se plaignit d'une dyspnée croissante et d'un sensation douloureuse dans le côté droit; en même temps il fut pris d'un hoquet persistant, continuel qui lui causait une extrême fatigue : à chaque inspiration l'épigastre se soulevait brusquement, convulsivement, mais en plusieurs temps; l'inspiration était saccadée, *dicrote* ou *polycrote*. La secousse inspiratoire retentissait douloureusement dans l'hypochondre droit. La respiration offrait le type costal très prononcé; les mouvements du diaphragme étaient très restreints tandis que ceux des côtes étaient exagérés.

Le malade se tenait sur le dos ou incliné sur le côté gauche, les pommettes étaient injectées, d'une teinte vineuse qui accusait l'intensité du trouble circulatoire; le foie dépassait les côtes.

Le bouton diaphragmatique présentait une sensibilité exquise; la pres-

(1) Cette observation a été recueillie par le docteur Hirtz, alors interne dans mon service.

sion sur ce point provoquait une douleur angoissante avec suffocation. Si on appuyait le doigt entre les deux attaches inférieures, du sterno-cléïdo-mastoïdien, on éveillait une sensibilité douloureuse qu'on ne trouvait pas du côté opposé, et qui marquait le trajet du nerf phrénique.

On constatait de l'hyperesthésie dans toute l'étendue de la colonne dorsale au niveau des trous de conjugaison; cette hyperesthésie était très accusée au niveau des premiers trous de conjugaison du côté gauche, mais elle offrait son maximum d'intensité entre la onzième et la douzième côte droites, cette dernière côte était notablement plus basse et plus oblique que sa congénère.

La percussion faisait constater un son tympanique dans une zone large de quelques centimètres et suivant assez exactement la direction de la onzième côte.

Par l'auscultation, nous trouvions aux deux sommets les signes des lésions chroniques observées dès l'entrée du malade à l'hôpital; mais, en outre, le bruit respiratoire était faible dans tout le côté droit, ce qui pouvait être imputé à une compression de la bronche droite par les ganglions tuméfiés. Il était au contraire exagéré à gauche. Je n'ai pas cherché chez ce malade l'effacement de l'ensellure du flanc qui n'avait pas encore fixé mon attention.

En présence de ces symptômes, je n'hésitai pas à diagnostiquer une pleurésie diaphragmatique, quoi qu'il n'y eût là ni la dyspnée extrême, ni l'angoisse respiratoire qu'on a considérées comme les signes de cette affection. L'abaissement de la dernière côte, l'hyperesthésie du phrénique à son épanouissement terminal et au niveau de son tronc, le son tympanique correspondant à la onzième côte, m'ont, dans bien des cas, fait porter ce diagnostic que l'évolution de la maladie et dans quelques cas l'autopsie sont venues confirmer.

J'attribuais encore à l'irritation du phrénique ce hoquet continuel, incoercible, que j'avais déjà signalé comme pouvant se rencontrer dans certaines formes de pleurésie diaphragmatique.

Il semblerait que chez ce malade il y eût un état irritatif du centre spinal ou au moins des nerfs qui en naissent, accusé par la sensibilité très-vive que l'on constatait au niveau des trous de conjugaison. L'hyperesthésie était développée au plus haut degré au niveau de la première paire dorsale gauche et de la onzième dorsale droite : la première correspondait à la région cutanée occupée par le zona et l'autre au foyer diaphragmatique.

Comme cela a lieu ordinairement, les douleurs lancinantes avaient précédé le zona et affirmé l'existence d'un trouble nerveux antérieur à l'éruption cutanée.

Y a-t-il eu également avant le trouble trophique de la pleurite diaphragmatique un état morbide des nerfs qui se rendent au diaphragme et à la plèvre ? Ou bien est-ce le travail inflammatoire développé dans ces organes qui a retenti sur les nerfs qui s'y distribuent, et qui a provoqué l'état anomal dont témoigne l'hyperesthésie qu'on y constate ? Nous ne sommes pas en mesure de choisir entre ces deux hypothèses. En faveur de l'une et de l'autre on peut invoquer des inductions tirées de conditions morbides analogues : on voit souvent des névralgies ou des névrites se développer dans des nerfs situés au voisinage d'un foyer morbide ; et d'une autre part, il n'est pas rare qu'une névralgie ou une névrite soient accompagnées de phénomènes congestifs, ou même aboutissent à des troubles trophiques, comme cela a lieu pour le zona.

Aux symptômes dont je viens de discuter la valeur séméiologique, se joignaient une fièvre violente avec paroxysmes vespéraux, de l'insomnie, de l'inappétence, de l'épuisement ; le hoquet résista à la belladonne, au bromure, aux injections morphinées ; tous les accidents persistèrent jusqu'au moment où se déclara une vomique qui vint confirmer le diagnostic. Le 11 mai, au matin, nous trouvâmes le crachoir rempli de pus, cette expectoration purulente continua pendant plusieurs jours ; en même temps les phénomènes morbides s'amendèrent ; le hoquet cessa ; la toux devint moins fréquente ; la fièvre diminua et les paroxysmes du soir furent moins accentués ; l'appétit se releva ; les signes de la pleurite diaphragmatique s'effacèrent ; et, quinze jours après, le malade, qui avait paru, un moment, être menacé d'une mort imminente, se trouvait assez bien pour demander à être envoyé dans la maison de convalescence de Vincennes.

Puisqu'il n'y avait pas d'épanchement dans la grande cavité pleurale puisque l'état des sommets n'avait subi aucune modification importante, cette vomique ne pouvait avoir son foyer d'origine que dans les espaces sus-diaphragmatiques ou interlobaires ; les symptômes que j'ai indiqués plus haut m'avaient porté à la localiser dans le premier. La disparition rapide de ces symptômes, l'amélioration considérable et presque immédiate survenue après l'évacuation du pus affirmèrent l'exactitude du diagnostic et je ne crois pas qn'on puisse donner à ces faits une autre interprétation.

Dans le cas suivant une vomique qui, selon toute vraisemblance, était la terminaison d'une pleurésie purulente diaphragmatique, succéda à une pleuro-pneumonie : la gravité des accidents initiaux, les complications multiples qui s'y ajoutèrent rendirent le diagnostic moins net que dans le cas précédent ; ce diagnostic, cependant, me parut être la seule explication admissible des phénomènes observés, et cette interprétation fut adoptée par plusieurs confrères qui virent le malade avec moi.

Observation II. — C'était un homme de soixante-huit ans, très sujet à des coliques hépatiques et à des congestions du foie ; ces accidents hépatiques s'étaient développés à la suite de cures thermo-sulfureuses, motivées par une pharyngo-laryngite qui l'avait tourmenté pendant plusieurs années. — Vichy, après l'avoir soulagé une première fois, lui avait beaucoup moins bien réussi une seconde fois, et il se trouva beaucoup mieux des eaux de Vals, où il alla deux fois et dont il continua à boire, deux ou trois fois par an, pendant quelques semaines, pour combattre la disposition congestive et lithiasique du foie.

Ce fut dans ces dispositions constitutionnelles que, le 15 avril 1878, il fut exposé à un refroidissement et contracta une pleuro-pneumonie du côté gauche ; un violent frisson, une douleur sous le sein gauche, des vomissements en marquèrent le début.

Je le vis le lendemain. Le visage présentait une teinte ictérique très prononcée, qui était plus accentuée encore sur les conjonctives ; la peau donnait à la main une sensation de chaleur mordicante ; la face était injectée ; le pouls était fort, développé, vibrant ; la respiration était fréquente, anxieuse, et le malade expectorait en abondance des crachats rouillés, mousseux, fortement colorés par la bile ; un souffle intense, mêlé de râles crépitants, était perçu à la base du poumon gauche ; l'hypochondre droit était sensible à la pression, et le foie douloureux au toucher débordait les côtes de deux ou trois travers de doigt. Sous l'influence d'une prédisposition individuelle, la congestion hépatique qui complique si souvent la phlegmasie pulmonaire avait pris des proportions inusitées. Chez ce malade l'ictère compliquait une pneumonie du côté gauche ; cette coïncidence, comme Graves l'a remarqué, est loin d'être rare et réfute l'opinion de ceux qui veulent voir une action de voisinage dans cette complication que peut expliquer la solidarité physiologique des poumons et du foie.

Je prescrivis plusieurs vésicatoires, une potion avec 5 centigrammes de tartre stibié, 1 gramme de nitre et 15 grammes de sirop diacode. La pneumonie arriva à résolution, l'ictère disparut lentement ; le foie rentra dans ses limites naturelles ; mais la fièvre persista avec des paroxysmes et avec des sueurs. Le malade accusait une douleur à la partie inférieure de la région précordiale, accompagnée par moments d'angoisse et d'oppression.

Il y eut, un moment, un léger frottement péricardique qui me fit prendre le change ; et j'attribuai à cette complication les symptômes accusés par le malade, sans rechercher les signes d'une pleurésie diaphragmatique. Je fis mettre un vésicatoire sur la région précordiale; le bruit de frottement disparut, mais l'état fébrile persistait; le malade très affaibli se plaignait toujours d'angoisses précordiales et d'oppression.

Vers le milieu de mai il se mit à cracher du pus, et je constatai vers la base du côté gauche du gargouillement et du souffle cavitaire coïncidant avec les signes d'un épanchement qui occupait le tiers inférieur du côté gauche, sans pneumothorax; ce n'était donc pas de la grande cavité pleurale que venait le pus, mais, selon toute vraisemblance, il venait de la plèvre diaphragmatique.

Sans doute ce léger épanchement qui existait à la base de la poitrine pouvait expliquer ces bruits cavitaires, mais il pouvait aussi n'être qu'une condition de transmission pour des bruits d'une origine plus profonde. D'ailleurs comment expliquer cette expectoration de pus qui continua pendant plusieurs mois, diminua graduellement, disparut lentement, et ne laissa, à sa suite, aucun trouble de la santé? Tout indique qu'elle avait son origine en dehors du poumon. Le malade n'a pas contracté un seul rhume pendant le rude hiver qui suivit, en se soumettant, il est vrai, aux règles d'hygiène que je lui avais tracées et, depuis lors, il a conservé, malgré son âge, une vigueur exceptionnelle.

La lenteur de la guérison s'expliquait par l'âge du malade, par les conditions constitutionnelles dans lesquelles il se trouvait, peut-être aussi par le siège de la collection purulente. N'est-il pas, en effet, possible que les mouvements du diaphragme, fussent-ils très limités, ébranlent les parois du foyer morbide et en retardent l'adhésion?

L'existence d'une fistule pleuro-bronchique semble devoir amener la pénétration de l'air dans le foyer, à moins que la direction oblique et les sinuosités du trajet, la présence de néo-membranes faisant soupape ne puissent opposer un obstacle au passage de l'air pendant l'inspiration, tout en laissant, pendant l'expiration, le liquide purulent pénétrer dans les bronches.

Si un pneumothorax, circonscrit par des adhérences, succédait à la pleurésie diaphragmatique et si, en même temps, le tissu pulmonaire était induré ou comprimé par un épanchement, on pourrait entendre à la partie inférieure de la poitrine un souffle amphorique ou cavitaire et du gargouillement. Si l'épanchement était à droite, je conseillerais alors d'appliquer le stéthoscope dans l'hypochondre droit, sur le foie qui, dans ce cas, dépasse nécessairement les côtes. Je n'ai jamais eu l'occasion de le faire dans un cas de pneumothorax diaphragmatique; mais je me suis assuré que, dans certains cas, on pouvait à travers le foie ausculter la base du poumon droit.

L'épanchement purulent sus-diaphragmatique, au lieu de se créer une voie à travers le poumon, peut se porter dans d'autres directions. M. le Dr Potain m'a dit l'avoir vu se faire jour au dehors, au niveau d'un des espaces intercostaux. Andral a observé un cas où le diaphragme fut perforé et le pus pénétra dans l'abdomen, provoquant sur son passage une inflammation exsudative qui enveloppa et circonscrivit le foyer purulent.

Le Dr Mehr (cité par le Dr Damaschino, Thèse d'agrégation) a vu le pus fuser le long du rachis et du muscle psoas et venir abcéder à la cuisse; dans un autre fait rapporté par le Dr Lisner le pus vint faire saillie vers la crête iliaque (*ibid.*).

M. Owen Rees (*ibid.*) a vu la collection purulente s'ouvrir spontanément dans la région lombaire.

Si, dans tous ces cas, la pleurite n'avait pas été limitée à la région diaphragmatique, il est évident qu'un foyer, exclusivement sus-diaphragmatique, peut suivre les mêmes directions.

L'issue du pus à l'extérieur est annoncée par de l'empâtement, de l'œdème et de la rougeur des téguments.

Dans les pleurésies purulentes, en général, la terminaison par vomique est souvent favorable; et pour ma part, j'ai vu bon nombre de malades guérir de cette manière, à l'époque où la thoracentèse et l'opération de l'empyème étaient plus rarement pratiquées qu'elles ne le sont aujourd'hui, grâce au perfectionnement des procédés opératoires.

On s'est demandé par quel processus le pus traversait les parois pleurales doublées d'exsudats qui lui opposent le plus souvent une barrière infranchissable. On a parlé *d'usure* de ces parois, explication vide de sens, d'ulcération, ce qui est plus vraisemblable; mais le mode, l'évolution du travail ulcératif ne sont pas encore déterminés. Cruveilhier pensait qu'un abcès sous-pleural précédait toujours et ouvrait l'issue de l'épanchement purulent; il est probable qu'il en est ainsi, au moins dans beaucoup de cas; cette opinion, présentée peut-être par Cruveilhier sous une formule trop absolue, serait conforme à une théorie physiologique de la migration des abcès vers l'extérieur que j'ai développée ailleurs (1), mais les faits sur lesquels cette opinion repose ne sont pas assez nombreux pour qu'on puisse la considérer comme démontrée.

Quand la pleurésie purulente diaphragmatique n'aboutit pas à une

(1) *Clinique médicale*. T. II, p. 9.

de ces terminaisons, le malade succombe aux progrès de la fièvre hectique. Dans ces circonstances, le médecin s'est trouvé jusqu'ici condamné à l'impuissance; il attend de la nature une solution qu'il ne croit pas pouvoir provoquer. Il se contente de soutenir, autant que possible, les forces du malade. A la fièvre qui s'exaspère tous les soirs, et qui est parfois entrecoupée d'accès violents, précédés de frissons, il oppose les fébrifuges habituels : quinine, aconit; mais presque toujours ils se montrent inefficaces contre un état fébrile dont le foyer d'origine est persistant au sein de l'organisme. On peut se demander si cette inaction, en présence d'un danger aussi pressant, est inévitable, s'il est impossible de tenter quelque chose pour soustraire le malade à une mort presque certaine, si on est fatalement condamné à compter sur un effort de la nature qui n'est peut-être qu'une heureuse exception?

L'épanchement est séparé de la paroi thoracique par la base du poumon dont le bord adhère à la gouttière costo-diaphragmatique. Ne serait-il pas possible de chercher à détruire ces adhérences? En faisant une large incision dans le septième ou huitième espace intercostal et dans l'axe de l'aisselle, ne pourrait-on pas introduire entre les côtes, dont l'abaissement du diaphragme augmente l'écartement, le doigt ou un instrument mousse comme une sonde aplatie, pour tenter de décoller et de soulever le bord du poumon? Si on arrivait ainsi jusqu'au foyer, on pourrait, à l'aide d'un tube en S, y maintenir, au besoin, un écoulement permanent. Je soumets cette idée à mes confrères, sans affirmer qu'elle soit réalisable, mais peut-être n'est-elle pas indigne d'être prise en considération? M. le Dr Richet, à qui je l'ai exposée, m'a dit qu'elle méritait d'être étudiée, c'est le cas ou jamais d'appliquer le précepte : *Melius anceps quam nullum* (1).

Bien entendu qu'avant de pratiquer l'incision il faudrait s'assurer par l'auscultation et par la percussion de la limite inférieure de l'épanchement. J'ai vu un praticien d'une science et d'une habileté incontestées, qui, faisant une incision intercostale pour pratiquer l'opération de l'empyème, pénétra dans l'abdomen au-dessous du diaphragme, et je sais que la même erreur a été commise par un autre médecin; il n'est donc pas inutile de la signaler comme un danger à éviter.

(1) Depuis que ce travail a été publié, j'ai reçu communication d'une très intéressante observation recueillie par le Dr Cros dans laquelle un épanchement interlobaire, diagnostiquée, à l'aide de la percussion, par cet habile confrère, avait été évacué à l'aide d'une ponction pratiquée à travers le tissu pulmonaire; et cette opération avait été suivie de guérison. (*Organographie plessimétrique*, 1884, p. 19.)

CHAPITRE II

PLEURÉSIES PURULENTES INTERLOBAIRES

§ 1er. *Épanchements liquides.* — Les phénomènes morbides que nous venons d'observer dans l'espace pneumo-diaphragmatique peuvent se reproduire dans les espaces interlobaires : les observations suivantes nous en fourniront, je crois, des exemples; et je ne pense pas qu'on puisse leur donner une autre interprétation.

Avant d'exposer ces faits, je rappellerai les signes à l'aide desquels on peut reconnaître, dans certains cas (1), la pleurésie interlobaire; ces signes m'ont permis plusieurs fois de poser pendant la vie le diagnostic de cette affection et dans deux cas l'autopsie est venue en confirmer l'exactitude.

La présence des troubles fonctionnels qui accompagnent habituellement la pleurite et l'absence des signes physiques qui en localisent le siège dans la plèvre costo-pulmonaire, fournissent déjà des présomptions qui portent à soupçonner une pleurésie circonscrite.

Si les signes de la pleurésie diaphragmatique font alors défaut, si, en même temps, on observe par la mensuration une ampliation du côté suspect, et si la percussion y fait constater un son tympanique sur une zone oblique qui correspond à la scissure interlobaire, on sera autorisé à placer dans cette région interlobaire le foyer du travail inflammatoire.

Dans la plupart des cas d'autres phénomènes s'ajoutent à ceux-ci et en confirment la valeur séméiotique.

Le bruit respiratoire peut être dans cette même zone affaibli ou mêlé de râles crépitants ou muqueux qui accusent l'état congestif du tissu

(1) V. *Cliniq. médic.*, t. I, p. 632.

pulmonaire autour de la collection liquide. Souvent ces congestions surviennent par bouffées passagères ou, quand elles persistent, elles présentent de grandes fluctuations dans leur intensité et dans leur étendue.

Dans ce dernier cas, au lieu de présenter un caractère tympanique, le son pourra être obscur ou même absent dans la région thoracique correspondant à la scissure, et le tympanisme se retrouvera alors sur les limites de cette obscurité.

On peut encore trouver un son mat au niveau de l'épanchement interlobaire, si celui-ci est assez considérable pour aplatir contre la paroi thoracique les lames pulmonaires qui le recouvrent. Quelquefois une percussion profonde pourra faire constater cette diminution de sonorité alors qu'elle est inappréciable à une percussion superficielle.

La réunion de tous ces phénomènes me paraît suffisante pour asseoir le diagnostic quand ils se montrent isolés de toute complication et dans une poitrine dont la conformation est normale.

Mais on conçoit que, quand les dimensions du thorax ont été modifiées par une affection antérieure, ou quand la pleurésie interlobaire vient compliquer d'autres lésions des organes thoraciques, ces signes puissent manquer ou perdre leur signification. Il peut alors s'en manifester d'autres qui ne sont pas moins caractéristiques, comme en témoignent les observations qui suivent.

Observation III. — M..., âgée de dix-huit ans, domestique, d'une constitution robuste, accoucha de son premier enfant à la Maternité le 3 mars 1878. Le lendemain elle ressentit une vive douleur dans la région iliaque droite. On la transporta à l'Hôtel-Dieu huit jours après ses couches.

Le lendemain de son entrée, elle eut un violent frisson, avec claquement des dents. Je constatai l'existence d'une phlegmasie du ligament large droit; des vésicatoires furent appliqués sur la région iliaque, on introduisit dans le rectum des suppositoires contenant de l'onguent napolitain et de l'opium; la phlegmasie pelvienne arriva à résolution, et la malade paraissait toucher à la convalescence, quand la fièvre devint plus intense; et le 15 avril, trente jours après son entrée à l'hôpital, elle se plaignit d'une douleur dans le côté droit. Je constatai alors les signes d'un épanchement pleurétique de moyenne abondance, qui avait probablement évolué sourdement sous l'influence pathogénique qui avait produit la phlegmasie iliaque; on constatait, en arrière, une égophonie très nette et une pectoriloquie parfaite de la voix chuchotée; il y avait donc présomption du caractère séreux de l'épanchement; et, cependant, la persistance de la fièvre entremêlée de paroxysmes et parfois de frissons faisait supposer un travail pyogénique plus profondément localisé. J'émis, alors, la pensée que cet épanchement superficiel, qui me paraissait séreux pouvait n'être qu'un épiphénomène et comme l'enveloppe d'une phlegmasie plus profonde.

Quinze jours après la constatation de cette pleurésie, de nouveaux phénomènes vinrent confirmer ce soupçon et aider à la détermination du foyer morbide ; la malade, après une toux fatigante, quinteuse, mais contenue, saccadée, comme l'est la toux pleurétique, se mit à expectorer en grande quantité des crachats purulents, nummulaires. En même temps un bruit de souffle semi-amphorique, caverneux, se fit entendre en arrière, vers la partie moyenne surtout, mais il retentissait dans presque toute l'étendue de l'épanchement. En avant le son restait tympanique ; mais la respiration y était entendue superficielle, vésiculaire : on ne pouvait donc songer à un pneumothorax costo-pulmonaire ; il n'y avait pas de tubercules au sommet ; la marche aiguë de la maladie repoussait d'ailleurs la pensé d'une excavation tuberculeuse assez vaste pour être le siège d'une résonnance aussi retentissante.

Pas davantage je ne pouvais admettre un abcès pulmonaire ayant amené une destruction assez étendue pour produire du souffle amphorique : une pareille destruction, si elle était compatible avec la vie, eût produit de tout autres symptômes que ceux qui avaient accompagné l'évolution de cette collection purulente. J'arrivais donc par exclusion à diagnostiquer une *pleurésie purulente interlobaire, suivie de vomique et de pneumo thorax circonscrit, interlobaire.*

J'avais bien, chez cette malade, constaté l'augmentation du diamètre de la cavité pleurale droite ; mais l'épanchement contenu dans la grande cavité de la plèvre pouvait rendre compte de cette circonstance.

Je regrette vivement de n'avoir pas examiné la poitrine avant l'invasion de ce point de côté, qui a probablement signalé le début de la pleurésie superficielle ; mon attention avait été attirée vers le bassin, et après avoir ausculté la poitrine, pendant les premiers jours, n'y ayant rien rencontré d'anomal, je m'étais contenté de suivre et de surveiller la résolution de la phlegmasie pelvienne.

D'une autre part, les nuances de sonorité, qui peuvent indiquer le voisinage d'une portion de poumon gênée dans son expansion, avaient disparu sous les modifications, apportées à la sonorité thoracique par l'épanchement contenu dans la plèvre costo-pulmonaire.

C'était donc, comme je le disais, par une voie indirecte que nous arrivions à déterminer le siège du travail morbide. Il y avait dans la poitrine un foyer purulent, communiquant avec les bronches. Pour les raisons que j'ai exposées plus haut, ce foyer ne pouvait être localisé ni dans le parenchyme pulmonaire, ni dans la grande cavité pleurale, ni dans l'espace sus-diaphragmatique, ni dans le médiastin; il ne restait donc d'autre place à lui assigner que l'espace interlobaire; et tous les symptômes observés s'accordaient parfaitement avec cette hypothèse.

Avant que le pus se fît jour au dehors, sous l'influence des révulsifs, l'épanchement superficiel avait diminué, et de gros bruits de frottement s'étaient fait entendre dans la partie moyenne du côté droit.

Craignant l'auto-infection produite par le contact de l'air et du pus, cause probable des frissons qui étaient survenus, je prescrivis le sulfate de quinine à la dose de 1 gramme par jour.

Pendant trois jours la malade expectora du pus en abondance et elle se sentit soulagée. La fièvre s'apaisa. En même temps l'épanchement thoracique avait à peu près disparu; on ne percevait qu'un peu de râle souscrépitant à la base, suivi d'une expiration exagérée; et, dans cette région, la percussion donnait une tonalité aiguë.

Le quatrième jour les crachats cessèrent d'être purulents, le souffle amphorique fut moins prononcé; il disparut même le lendemain. Mais après avoir été pendant quarante-huit heures purement muqueux, les crachats redevinrent purulents; et le troisième jour de la réapparition du pus dans l'expectoration le souffle amphorique se fit de nouveau entendre. En même temps la fièvre, qui avait cessé pendant quelques jours, se ralluma; et l'épanchement pneumo-costal se reproduisit : la matité, l'égophonie furent de nouveau constatées.

Il était manifeste que la communication des bronches avec le foyer de la collection purulente avait été momentanément interrompue, comme cela a lieu très souvent dans les fistules pleuro-bronchiques, que le pus s'était de nouveau amassé dans l'espace interlobaire; alors l'expectoration purulente et le souffle amphorique avaient disparu; puis le pus s'était frayé de nouveau un passage à travers une ouverture probablement étroite, il s'était mêlé au mucus et il avait donné naissance à des crachats nummulaires, forme d'expectoration qu'on observe souvent dans les vomiques.

Cinquante à soixante heures seulement après cette expectoration, moins abondante et moins rapide qu'elle ne l'avait été la première fois, la cavité accidentelle offrit un espace libre suffisant pour que le courant d'air inspiré y retentît avec un timbre amphorique. La voix présentait le même caractère; les râles muqueux, soulevés par le passage de l'air, offraient un timbre métallique; et, les jours suivants, quand la cavité fut complètement vidée, on entendit, par intervalles, de véritables tintements métalliques.

Il n'y avait pas de bruit de succussion et je constatai chaque jour : qu'excepté dans la région assez limitée correspondant à l'épanchement, le poumon était partout en contact avec la plèvre costale; et partout le bruit respiratoire s'y faisait entendre sous l'oreille.

Il n'y avait donc pas d'air dans la grande cavité pleurale : elle présentait cette sonorité un peu exagérée et plus aiguë qu'on a désignée, assez improment, sous le nom de son skodique, puisque le Dr Williams l'avait signalée avant Skoda; mais la percussion n'y faisait pas entendre ce son retentissant et vraiment tympanique qu'on observe, ordinairement, dans le pneumothorax.

L'extension du souffle amphorique à toute la base du poumon droit pouvait s'expliquer par la présence de l'épanchement qui, dans certaines conditions, comme l'a remarqué Chomel, peut conduire les bruits cavitaires. Ceux-ci, en effet, chez notre malade, après la résolution de l'épanchement, restèrent limités à la partie moyenne du poumon.

Le 3 mai, dix-huit jours après l'apparition du point de côté qui m'avait dénoncé l'existence d'une pleurésie, la fièvre qui s'était apaisée reparut, en même temps que se rétablissait la communication entre l'air extérieur et le foyer purulent.

Cette fièvre prit rapidement le caractère hectique avec un grand abattement, des sueurs profuses et même, très passagèrement, un peu de muguet. Le sulfate de quinine, réduit à la dose de 75 centigrammes pendant la période apyrétique, fut reporté à la dose de 1 gramme.

Mais la langue devint sèche et collante; la région hépatique était sensible à la pression; l'apparition du muguet indiquait un mauvais état des voies digestives. Le 5 mai, en présence de ces symptômes, je fis suspendre complètement l'emploi du sulfate de quinine que la malade avait pris pendant douze jours. Le lendemain, 6 mai, elle eut des vomissements bilieux; deux jours après, voyant persister la fièvre et les phénomènes hectiques, je crus utile de tenir de nouveau la malade sous l'action antiseptique de la quinine et je la fis administrer en lavement additionnée de quelques gouttes de laudanum.

Le 7 mai (22e jour depuis l'apparition du point de côté), l'épanchement superficiel avait été de nouveau résorbé; la matité avait disparu et avait été remplacée par une résonnance à tonalité aiguë. Un bruit de frottement, râpeux très intense, était perçu dans la moitié inférieure du côté droit; en même temps les crachats purulents avaient encore cessé; et, comme cela avait eu déjà lieu auparavant, après l'interruption de l'expectoration purulente, on n'entendait plus de souffle amphorique. Le 9, cette expectoration recommença avec un souffle amphorique un peu voilé, de la toux amphorique, et du gargouillement amphorique, limités, cette fois, à la partie moyenne du poumon.

Du 11 au 23 mai, l'expectoration cessa d'être purulente, probablement parce que la sécrétion en avait beaucoup diminué et non pas à cause d'une nouvelle obstruction de la fistule pleuro-bronchique, car on entendit presque constamment du souffle amphorique, de la toux amphorique, rarement du tintement métallique, et une seule fois du gargouillement. Tous ces phénomènes étaient limités, cette fois, à la partie moyenne : leur délimitation dans ce point coïncidait avec l'absence d'épanchement. Dans le reste de la poitrine on entendait, par intervalles, des râles muqueux; on les rencontrait le plus souvent à la base, d'autres fois ailleurs, une fois même dans la région sous-claviculaire.

La fièvre, à type continu, était entrecoupée de frissons quelquefois violents, se répétant à des intervalles irréguliers : plusieurs jours de suite, ou à la distance de trois ou quatre jours. La malade avait des sueurs abondantes et sa figure était plaquée de ces taches congestives qui accompagnent la fièvre hectique; la diminution de la suppuration dans le foyer avait coïncidé avec la généralisation de la bronchite. Il n'est pas rare que l'extension du processus congestif en surface en diminue l'intensité dans le foyer qu'il occupait antérieurement, par une sorte de dérivation morbide (1).

J'avais fait cesser, une seconde fois, l'usage du sulfate de quinine et d'une potion au rhum que la malade prenait depuis le début de la fièvre hectique, à cause de l'état gastrique et de la répugnance qu'elle manifestait pour cette boisson dont la qualité, il est vrai, laissait beaucoup à désirer; elle avait eu d'ailleurs des vomissements et l'emploi des stimulants devait être suspendu. Comme traitement local, j'avais fait appliquer plusieurs cautères sur le côté malade; et, malgré la gravité de l'état général, l'état des organes thoraciques s'était amélioré depuis le 12 mai; la malade pouvait se coucher sur le côté gauche, ce qui lui était impossible auparavant.

Le 22, à la suite d'un violent frisson, je prescrivis de nouveau 1 gramme de quinine. Ce frisson se répéta le lendemain, et la malade expectora des crachats purulents, peletonnés, tandis que depuis douze jours ils n'avaient pas présenté ce caractère. Ils le conservèrent les jours suivants; le souffle était peu intense et comme voilé. Les frissons revenaient toujours de temps en temps.

Le 3 juin, on retrouva un peu d'égophonie à la base du côté droit, mais ce phénomène disparut au bout de trois ou quatre jours.

Le 5, après plus d'un mois d'usage du sel quinique motivé par le retour opiniâtre des frissons, je constatai dans les urines la présence d'une très grande quantité d'albumine. Trois jours après j'observais sur les mains et sur les avant-bras une éruption plus prononcée et plus colorée le matin que dans l'après-midi; elle n'était pas accompagnée de prurit; le soir elle disparaissait en grande partie. Après avoir duré cinq ou six jours, elle s'effaça graduellement et disparut définitivement.

Cette albuminurie portée à un haut degré et cette éruption me rappelèrent les observations très intéressantes du Dr Delthil de Nogent-sur-Marne,

(1) J'ai observé récemment un diabétique tuberculeux chez lequel des craquements humides, qui existaient aux deux sommets depuis plus d'un an, disparurent pendant plusieurs semaines alors qu'une congestion étendue occupait d'autres parties des poumons.

observations qui ont été confirmées par le Dr Proust. M. Delthil a observé, chez les ouvriers employés depuis longtemps dans les fabriques de sulfate de quinine, des cachexies albuminuriques compliquées d'atrophie du foie et d'exanthèmes scarlatiniformes qui se terminaient par une desquamation lamelleuse semblable à celle de la scarlatine, mais qui différaient de l'éruption scarlatineuse parce qu'ils n'étaient pas compliqués d'enanthème gutturobuccal et qu'ils pouvaient se manifester plusieurs fois chez le même individu dans le cours d'une même année.

Je me demandais si l'emploi prolongé du sulfate de quinine que la malade avait pris à la dose de 1 gramme, soit par la bouche, soit en lavement, pendant plus de quarante jours avec de courtes interruptions, n'était pas pour quelque chose dans ces accidents rénaux et cutanés; et le 9 juin j'en suspendis l'usage, d'autant plus volontiers que depuis quelques jours la fièvre avait diminué, quoiqu'il y eût encore des sueurs nocturnes. Les crachats avaient cessé d'être purulents et un souffle léger, souvent voilé, avait remplacé le souffle amphorique.

Le 13 juin, quatre jours après la suppression de la quinine, survint un violent frisson avec claquement de dents, vomissements bilieux et muqueux, et je crus devoir revenir encore à la médication quinique; le frisson se répéta, mais beaucoup moins intense les jours suivants, et le 16 juin il manqua complètement; je fis alors définitivement cesser l'usage du sulfate de quinine.

A partir de ce jour, qui était le centième depuis l'entrée de cette femme à l'hôpital, l'état de la malade s'améliora promptement; l'albumine diminua rapidement dans l'urine.

Du 15 juin au 4 juillet, elle eut, deux fois seulement, une très légère sensation de frissonnement; son appétit s'était développé par l'usage d'un infusé de colombo; elle se levait chaque jour et reprenait des forces.

Le souffle perçu à la partie moyenne du poumon s'affaiblissait de plus en plus; à la base du même côté on entendait quelques craquements probablement pleuraux et qui cessèrent bientôt d'être perçus.

L'urine traitée par l'acide azotique ne présentait plus qu'une très légère opalescence, au lieu du précipité caséiforme qu'elle formait trois semaines auparavant. Toute trace d'albumine avait disparu le 9 juillet. A cette date l'auscultation ne faisait plus rien constater d'anomal dans la poitrine, et quelques jours après cette jeune fille sortit de l'hôpital, où elle était restée environ quatre mois; elle était complètement guérie.

Ainsi la localisation à la partie moyenne du côté droit des bruits amphoriques succédant à une vomique, l'absence d'épanchement gazeux dans la grande cavité pleurale m'ont permis de localiser le siège du pneumothorax dans l'espace interlobaire. Ces bruits amphoriques n'étaient pas, je le répète, de ces bruits caverneux qu'on observe dans certaines formes d'épanchement pleuraux, car ils ont persisté après la résorption complète de l'épanchement; en outre, à la voix, au souffle et au gargouillement amphoriques s'ajoutaient la toux amphorique et le tintement métallique : ce dernier symptôme me paraît tout à fait caractéristique de la présence simultanée de gaz et de liquides dans une cavité.

Observation II. — J'ai observé en ville, la même année, un autre cas sur lequel j'ai porté le même diagnostic. C'était chez une jeune femme tuberculeuse, ayant eu antérieurement une pleurésie du côté droit et par conséquent, très probablement, des adhérences entre les deux feuillets de la plèvre; tout à coup survinrent chez elle des phénomènes de pneumonie du sommet droit avec des accès fébriles qui offraient toute l'apparence d'accès pernicieux. Le sulfate de quinine parut les modérer, mais contribua peut-être à faire avorter la malade qui était enceinte.

La fièvre, dégagée de la forme grave qu'elle avait revêtue tout d'abord et qui était probablement une fièvre de suppuration, prit le caractère hectique. La pneumonie semblait, cependant, entrer en résolution ; mais la toux continuait avec de la fièvre, accompagnée de sueurs nocturnes et matinales.

Tout à coup la malade expectora des crachats purulents; et bientôt on entendit du souffle, de la toux et du gargouillement amphorique, limités à la région sous-épineuse. En avant, comme dans la partie inférieure, on entendait des bruits respiratoires normaux et morbides qui traduisaient l'état du parenchyme pulmonaire, mais qui restaient superficiels et ne permettaient pas d'admettre l'existence d'un épanchement gazeux interposé entre le poumon et la plèvre costale. Après plusieurs semaines, les crachats purulents et les bruits amphoriques disparurent; mais la diathèse tuberculeuse reçut une fâcheuse impulsion de ce travail inflammatoire qui s'était greffé sur elle : torpide et limitée jusque-là, elle évolua avec une forme subaiguë et ne tarda pas à emporter la malade.

L'existence d'une pleurésie antérieure et des adhérences qui agglutinent et ferment les bords de la scissure interlobaire peuvent favoriser cette localisation de la pleurésie, quand les lobes du poumon restent libres et n'adhèrent pas entre eux.

Nous retrouvons dans cette observation les circonstances essentielles qui avaient motivé le diagnostic de la première : vomique, qui n'avait pas son origine dans un épanchement occupant la grande cavité pleurale, bruits amphoriques dont le siège répondait à la région interlobaire, puis disparition graduelle et effacement de tous ces symptômes; cette disposition ne permet pas de confondre le pneumothorax interlobaire avec une excavation tuberculeuse.

Observation III. — Il y a une quinzaine d'années, je fus appelé en consultation à Senlis, par mon distingué et regretté confrère, le Dr Chaland, auprès d'une jeune dame, fortement constituée, qui depuis plusieurs semaines présentait les symptômes d'une phlegmasie localisée dans le côté gauche de la poitrine.

Elle avait une fièvre intense, une toux violente, une dyspnée très pénible, quand tout à coup l'expectoration, jusque-là muqueuse, devint purulente.

Je trouvai le sommet du poumon sain et, dans la fosse sous-épineuse, un souffle profond avec des gargouillements bronchiques; dans les parties voisines, des râles sous-crépitants qui témoignaient d'un état congestif du tissu pulmonaire superficiel.

J'émis l'opinion qu'il pouvait y avoir là une pleurésie purulente interlobaire; je conseillai l'application de deux petits cautères avec le caustique de Vienne, et des toniques à l'intérieur. La guérison fut assez rapide; et, quelques mois après, la malade venait à Paris pour me la faire constater.

S'il n'est pas rare qu'une pleurésie soit la première manifestation d'une tuberculose pulmonaire, jusque-là latente, il peut arriver, et j'ai observé plusieurs cas de ce genre, que la pleurite symptomatique, au lieu d'envahir la séreuse costo-pulmonaire, se circonscrive ou au moins débute dans les régions interlobaires, ou pneumo-diaphragmatiques.

J'ai rapporté une observation de cette dernière variété (V. *adénopathie*, observ. XII p. 96). Dans la suivante, le travail morbide a paru longtemps renfermé dans l'espace interlobaire. Le malade a guéri; et ce fut huit mois après qu'ayant éprouvé une rechute, la maladie parut s'étendre au delà de son foyer primitif sans le dépasser beaucoup, et sans provoquer les désordres fonctionnels qui accusent un envahissement étendu des organes respiratoires.

Observation IV. — J. P... âgé de trente et un ans, jeune homme de haute stature, jouissait habituellement d'une bonne santé, bien que sa première enfance eût été délicate et que sa mère eût succombé à une phtisie pulmonaire. Son père était arthritique.

Dans les maladies de sa première enfance, il en est une que je rapporterai ici à cause de son étrangeté et de sa rareté; car ni Blache père, ni Trousseau, ni Barthez qui furent consultés n'en avaient jusque-là rencontré d'exemple.

Il était né fort en apparence, mais il avait eu la malchance d'être successivement allaité par quatre mauvaises nourrices, à ce point qu'à l'âge de quatre mois il faillit mourir d'inanition. Il était alors d'une maigreur squelettique, avec facies hippocratique, incapable d'ouvrir les yeux, à peu près immobile, et vomissant fréquemment des matières brunâtres qui, mêlées à son lait, lui donnaient une couleur de café ou de chocolat au lait. En même temps, signe caractéristique de l'insuffisance de l'alimentation, il urinait très peu et présentait une constipation opiniâtre, ne rendant qu'à force de lavements et de suppositoires de petits cylindres solides d'un noir verdâtre.

L'examen microscopique des matières vomies, pratiqué par M. Robin, n'y révéla la présence d'aucun hemoglobule; et l'analyse chimique, confiée à des mains habiles, ne fournit non plus aucune lumière sur l'origine et sur la nature de ces vomissements. J'attribuai leur coloration à la présence d'une certaine proportion d'hémoglobine, et il me paraît difficile de lui donner une autre explication.

L'état de cet enfant paraissait désespéré, quand une cinquième nourrice, imposée par moi, accomplit en lui une véritable résurrection; il revint rapidement à la vie et les fonctions nutritives s'accomplissaient avec énergie, bien qu'il eût encore des vomissements, beaucoup plus rares, il est vrai, mais conservant la même coloration.

Si je m'apesantis sur ces détails qui semblent sans connexion avec la maladie survenue plus de trente ans après, c'est que j'ai observé plusieurs cas d'athrepsie dans l'enfance, chez des sujets qui, parvenus à l'âge adulte, devenaient tuberculeux sans qu'il y eût dans la famille d'antécédents de tuberculose. Il semble que l'empreinte laissée dans l'organisme par un trouble aussi profond de la nutrition, au début de la vie extra-utérine, ne s'efface que difficilement et prédispose aux dégénérescences organiques.

Je ne savais quel remède opposer à ces vomissements qui inquiétaient les parents, bien qu'il ne parussent pas éprouver l'enfant, quand, un jour, m'approchant de ce dernier, je fus frappé de l'excessive acidité de son haleine. J'ordonnai alors qu'on lui donnât, plusieurs fois par jour, une cuillerée à café d'eau de Vichy, délayée dans un peu d'eau sucrée. A partir de ce moment-là les vomissements cessèrent. Quand plus tard on ajouta quelques potages à l'allaitement, je remplaçai l'eau de Vichy par des pincées de bicarbonate de soude.

Cinq mois après, la mère de l'enfant croyant ces accidents définitivement conjurés, supprima l'eau et le sel de Vichy, mais, quelques jours après, les vomissements reparurent avec leur couleur caractéristique. Il fallut reprendre la médication alcaline et on la continua encore pendant plusieurs mois.

Cependant l'enfant grandit, se développa ; doué d'une intelligence remarquable, il se livra avec ardeur aux travaux de l'esprit ; il ne supportait pas moins bien les exercices du corps et supportait sans fatigue des marches rapides et prolongées.

Vers l'âge de vingt-quatre ans, il contracta une pneumonie du côté droit, à marche très aiguë, terminée par une résolution franche.

Sa santé n'inspirait aucune inquiétude, quand, en 1880, après des travaux excessifs, privé d'une nourriture suffisante et de l'exercice auquel il était habitué, soumis dans des conditions déplorables aux froids exceptionnels de cet hiver rigoureux, il fut affecté d'adénite cervicale, plus prononcée du côté droit. Il la négligea d'abord ; plus tard quelques-unes de ces glandes suppurèrent et furent incisées. Une saison à La Bourboule améliora considérablement l'état général et ne fut pas moins favorable à l'affection locale. La suppuration se tarit, les glandes diminuèrent notablement de volume et de dureté.

L'année suivante 1881, un nouvel hiver passé à Paris dans des fonctions très pénibles, dont son zèle exagérait les fatigues, amena une nouvelle fluxion vers les glandes cervicales. Elles subirent des alternatives de tuméfaction et de diminution, qui se terminèrent au printemps par une aggravation plus sérieuse.

Au développement plus considérable de l'adénopathie se joignait un état de malaise général qui força ce jeune homme à se reposer. Un mois passé à Cannes amena une nouvelle rémission de la maladie ; mais la reprise des mêmes travaux, surtout pendant les chaleurs excessives du mois de juillet, fut cause d'une seconde rechute et provoqua l'apparition de nouvelles tumeurs ganglionnaires en développant les anciennes.

J'engageai le malade à se rendre aux eaux de Salies-de-Béarn pendant le mois d'octobre, à passer l'hiver en Italie, et à faire au printemps suivant une seconde cure à Salies.

Le succès fut complet et le jeune P. revint à Paris pendant l'été de 1882 entièrement guéri, n'offrant d'autres traces de son adénite, qui avait été très volumineuse, que deux petites cicatrices linéaires sans induration.

Le 5 septembre, pendant une marche prolongée sous un soleil ardent, il subit une insolation; il commit l'imprudence de se reposer dans un édifice froid et humide; il fut immédiatement pris de coryza et d'une douleur dans le côté gauche de la poitrine sans fièvre ni toux. L'auscultation ne faisait constater aucune anomalie respiratoire.

A des chaleurs torrides avait succédé un temps froid et pluvieux. Néanmoins le jeune P. continua à sortir pendant quatre ou cinq jours La douleur de côté disparaissait par intervalles, puis revenait sans jamais avoir une très grande intensité. La figure s'altérait; l'appétit diminuait.

Le 9 septembre, il fut pris de fièvre; la douleur se faisait sentir plus vivement, sans toux, sans dyspnée, sans modifications stéthoscopiques. Cependant la tête était congestionnée, la face était rouge avec un sentiment d'embarras et de pesanteur dans les narines. Le coryza qui persistait paraissait avoir son siège principal dans l'arrière cavité des fosses nasales (coryza postérieur), et les mucosités visqueuses, sécrétées en abondance, depuis le début, s'écoulaient dans la gorge.

La fièvre oscillait entre 38° et 39°,5 ; un jour elle approcha de 40°. Le pouls restait modéré entre 64 et 96 pulsations au maximum.

Le 11 septembre, troisième jour depuis le début de la fièvre, on constata dans la fosse sous-épineuse, au-dessous de l'épine de l'omoplate, une respiration sèche et même un peu bronchique à tonalité aiguë ; mais ce phénomène n'était pas constant : il n'existait plus le lendemain ; il reparut le surlendemain.

Bientôt on entendit par intervalles, dans les mêmes points, quelques râles humides, intermittents : les uns fins, les autres gros, mêlés au souffle ou alternant avec lui.

Au sommet, à la base, la respiration était parfaitement normale.

La percussion donnait un son un peu moins clair qu'ailleurs, sur le trajet d'une zone oblique, large d'un à deux travers de doigts, qui commençait au-dessous de l'épine de l'omoplate et se prolongeait au-dessous de l'aisselle. Au-dessus et au-dessous de cette zone on constatait un son tympanique.

Ces signes rapprochés de ces phénomènes congestifs (râles), ou atélectasiques (souffle), perçus sur le trajet de la scissure interlobaire, ne me permirent pas de mettre en doute l'existence d'une pleurésie interlobaire, avec des bouffées de congestion dans le tissu pulmonaire limitrophe, et, parfois, avec compression de ce tissu qui, refoulé de dedans en dehors, avec plus ou moins de force, par un épanchement interlobaire, s'atélectasiait par intervalles.

Bientôt d'ailleurs la mensuration de la poitrine vint ajouter un signe confirmatif à ceux que j'ai indiqués plus haut. Le côté gauche, sous l'aisselle, mesurait trois centimètres de plus que le côté droit.

Dès le troisième jour de la fièvre, avant même d'être absolument fixé sur l'existence de cette pleurésie, j'avais fait appliquer sur le côté un large vésicatoire qui abaissa un peu la thermalité et fit presque complètement disparaître la douleur.

La fièvre, cependant, persistait avec des paroxysmes qui se montraient vers une heure de l'après-midi et s'apaisaient à cinq ou six heures du soir.

Ces paroxysmes étaient accompagnés et suivis d'une transpiration abondante, principalement à la tête, moindre au niveau de la poitrine et à peu près nulle ailleurs.

La tête restait congestionnée ; le malade avait une crainte excessive du bruit et de la lumière.

L'inappétence était complète, la soif était vive. La toux était rare, sans expectoration ; mais le malade était de ceux qui ne peuvent que très difficilement cracher et qui ravalent les mucosités bronchiques quand elles ont franchi l'orifice laryngé. Il avait le cou très long, conformation qui m'a semblé pouvoir être en rapport avec la difficulté de l'expectoration.

Le sommeil restait assez bon.

Dès le début de la fièvre, je lui avais fait prendre chaque jour 0,75 centigrammes de sulfate de quinine. Six à huit fois par jour je faisais faire dans sa chambre des fumigations de vapeurs de benjoin de Siam. Ces fumigations m'ont paru utiles dans les affections catarrhales des voies respiratoires; et, peut-être, à leur action comme résineux, l'acide benzoïque, qu'elles renferment, leur ajoute-t-il quelque propriété antiseptique. Malgré l'inappétence, je faisais prendre chaque jour au malade, des potages, du lait, du bouillon avec du jus de viande.

La persistance de la fièvre avec son type rémittent me fit croire au caractère purulent ou séro-purulent de l'épanchement interlobaire. Le cinquième ou sixième jour de l'état fébrile, le malade qui se plaignait toujours de céphalalgie expectora des crachats sanglants.

Le lendemain il rejeta sans difficultés, sans effort et presque sans toux, du sang noir coagulé ou liquide, il le sentait couler de la partie supérieure du pharynx. Sa couleur, sa coagulation dès le début de l'hémoptysie, la facilité avec laquelle il était expectoré, chez un malade qui expectorait si difficilement les liquides bronchiques, me convainquirent, bien qu'il ne rendît pas de sang par les narines, que c'était une épistaxis postérieure, succédant à un coryza postérieur, et préparée par l'état congestif intense dont la tête n'avait pas cessé d'être le siège depuis le commencement de la maladie.

Je n'osais pas, d'emblée, attaquer directement l'hémorrhagie nasale par des astringents. Je craignais que la tendance congestive qui s'était montrée dès le début, si on arrêtait brusquement l'écoulement sanguin, qui en était une manifestation et peut-être une solution, ne se portât sur le foyer pulmonaire et n'y rendît l'inflammation plus intense et plus dangereuse. Je me contentai donc d'appliquer des sinapismes.

Mais, au bout d'une dizaine de jours, voyant que l'hémorrhagie augmentait et que le malade s'affaiblissait, je portai sur l'ouverture postérieure des fosses nasales un pinceau recourbé imbibé d'une solution de perchlorure de fer. Cette opération était rendue difficile, chez ce malade, par l'étroitesse du pharynx, dans le sens antéro-postérieur, et par une disposition de l'articulation de la mâchoire qui faisait qu'elle se luxait toutes les fois qu'il ouvrait largement la bouche. Cependant à la troisième tentative le pinceau put arriver jusqu'aux fosses nasales et immédiatement l'hémorrhagie s'arrêta.

La fièvre et les signes de pleurésie interlobaire persistèrent avec quelques recrudescences passagères de douleur sans dyspnée. Deux autres vésicatoires furent successivement appliqués et on continua la quinine, les fumigations de benjoin, l'alimentation par le lait, les potages et le jus de viande, auxquels on ajoutait chaque jour une demi-bouteille de vin de Bordeaux coupée avec de l'eau.

J'avais essayé, à cause de la faiblesse du malade, de lui faire prendre du rhum ou du cognac sous forme de grogs ou mêlés au lait ; mais il y répugnait et les supportait mal ; il fallut y renoncer.

Vers le quinzième jour de la maladie, l'état fébrile subit une recrudescence ; une légère douleur se fit sentir dans la région axillaire et, pendant huit jours, le malade expectora avec difficulté des crachats franchement rouillés. En même temps, sur tout le trajet de la zone interlobaire, on constatait du souffle bronchique et du râle crépitant.

La pneumonie ne dépassa pas ces limites ; seulement, sur son déclin, survint un léger épanchement pleural caractérisé par un souffle aigu, par une acuité vibrante de la voix et par l'affaiblissement du murmure vésiculaire. Pendant les premiers jours, ces symptômes ne furent accompagnés d'aucune matité ; je constatai même un son tympanique. L'obscurité de la sonorité survint plus tard et fut passagère. L'application d'un nouveau vésicatoire fit rapidement disparaître cet épanchement. Il se reproduisit depuis, à plusieurs reprises, mais fut toujours peu abondant et passager.

Au bout de trois semaines, la fièvre un peu atténuée oscillait entre 38° et 39°, avec un pouls qui battait de quatre-vingt-quatre à quatre-vingt-seize fois par minute ; l'estomac paraissait fatigué de l'usage de la quinine que j'avais continuée, non seulement dans l'espoir de modérer l'état fébrile, mais aussi comme antiseptique pour atténuer la septicémie hectique que je supposais pouvoir être produite par la présence d'un foyer purulent dans le thorax. Il y avait de la tendauce à la diarrhée ; je supprimai ce médicament et je le remplaçai par de l'alcoolature de racine d'aconit à la dose de 8 à 12 gouttes dans autant de cuillierées d'une solution de gomme, à la quelle je faisais ajouter, quand la nuit était agitée, de 4 à 6 gouttes de laudanum de Sydenham.

La toux, plus fréquente, se répétait assez souvent, mais sans quintes ; elle survenait habituellement quand le malade faisait un mouvement et le matin au réveil.

Les nuits étaient assez bonnes ; il n'y avait pas de dyspnée, ce que j'attribuai à l'élasticité des parois thoraciques, qui s'étaient facilement dilatées. L'existence d'un son tympanique avec un épanchement pleural avait déjà, d'ailleurs, attesté cette élasticité. La respiration se répétait vingt-quatre à vingt-six fois par minute, dans un rapport presque normal avec la fréquence du pouls.

Cependant le malade était abattu, irritable ; il redoutait le bruit et la lumière. Tous les jours vers midi, environ une heure après avoir pris de la nourriture, il avait un paroxysme fébrile accompagné de sueurs abondantes à la tête, paroxysme qui tombait vers quatre ou cinq heures. Rarement il eut deux accès dans les vingt-quatre heures. Les aliments, néanmoins, lui inspiraient moins de répugnance. Aux boissons alimentaires et aux potages, on avait successivement ajouté des œufs et un peu de poulet. Le sommet et la base de la poitrine paraissaient être dans un état d'intégrité absolue, et le bruit respiratoire s'y faisait entendre parfaitement pur.

Malgré cette amélioration, le foyer morbide ne manifestait aucune tendance vers la résolution, et l'état du malade paraissait stationnaire.

Le troisième vésicatoire n'avait pas eu sur l'état général un effet aussi avantageux que les deux premiers. De la teinture d'iode, appliquée pendant plusieurs jours, n'avait produit aucun effet appréciable.

Un mois s'était écoulé depuis le début des accidents; je me décidai à essayer la cautérisation ponctuée avec le thermo-cautère : la première fois, j'appliquai sur le côté gauche cent dix pointes de feu qui, sur une peau déjà irritée par l'application successive de trois vésicatoires, causèrent de vives doulours, surtout au bout de quelques heures. Mais le lendemain il y avait une amélioration notable : la toux avait diminué et la rémission beaucoup plus accentuée se rapprochait d'une complète intermittence. Celle-ci se dessina franchement au bout de quelques jours, les paroxysmes restant diurnes. L'intégrité absolue du sommet tendait à éloigner de mon esprit la crainte d'un substratum tuberculeux, crainte que j'avais eue dès le début à cause des antécédents du malade.

L'appétit se développa et le jeune P. très amaigri commença à reprendre un peu de chair. La toux devint plus rare; l'expectoration était à peu près nulle et purement muqueuse, quand on parvenait à en obtenir quelque spécimen, car ce malade ne réussissait à expectorer qu'avec de grands efforts.

Six jours après, je fis une seconde application de soixante-trois pointes de feu dans la région sous-axillaire et en arrière, entre les pointes précédentes.

Elles furent encore plus douloureuses que les premières et suivies d'une congestion érythémateuse de la peau d'une violence exceptionnelle, tellement que la nuit suivante fut sans sommeil.

Le mieux, à la suite de cette seconde cautérisation, s'accentua de plus en plus et le malade commença à manger avec beaucoup d'appétit des repas copieux qu'il digérait très bien.

Les râles n'existaient plus ou étaient rares et fugaces; on entendait encore parfois, sous l'épine de l'omoplate, un souffle expirateur à tonalité aiguë qui n'était pas constant. Les modifications plessimétriques au niveau de la zone interlobaire persistaient quoique moins accusées.

J'avais commencé à donner au malade de l'eau de la Bourboule, dont il continua l'usage pendant quatre semaines et qui fut remplacée par de l'huile de morue.

Aux gouttes d'aconit j'avais substitué des pilules de poudre de Dower, goudron et benjoin. On continuait les fumigations de cette dernière substance.

Neuf jours après la seconde cautérisation je fis une troisième application de quarante pointes de feu et dix à douze jours plus tard une quatrième de cinquante qui provoqua un retour passager de la fièvre. Il en fut de même d'une cinquième pratiquée à égal intervalle.

Dès lors j'y renonçai et, à l'aide de la pâte de Vienne, j'appliquai deux cautères sur le trajet de la scissure interlobaire. Ces cautères, probablement à cause de l'état de la peau, s'étendirent et, au lieu d'avoir les dimensions d'une pièce de deux francs que je voulais leur donner ils eurent celles d'une pièce de cinq francs.

Après cette application les progrès furent très notables : huit jours après, la fièvre avait à peu près cessé; elle n'était marquée que par un léger sentiment de malaise, de chaleur et de moiteur. La toux était rare; mais le malade se sentait faible. On entendait encore quelquefois, au-dessous de l'épine du scapulum, un souffle aigu qui disparaissait parfois après plusieurs grandes inspirations.

Cette circonstance me paraissait confirmer l'opinion que je m'étais formée de l'origine atélectasique de ce souffle, imputable à la compression de dedans en dehors d'une lame pulmonaire faisant paroi à la collection liquide, qui avait probablement diminué de volume.

Quelques jours après cette application de cautères, M. P. s'étant fatigué à parler, il cracha, un matin, une cuillerée à café de sang pur, vermeil, qui se coagula et produisit en passant une sensation de chaleur au niveau du larynx. Il sembla au malade que ce sang venait d'un point situé au devant de l'aisselle vers le troisième ou quatrième espace intercostal. Après cet accident qui se répéta deux jours après, il sentit, pendant une quinzaine de jours, des matières dont l'abondance contrastait avec la rareté des expectorations antérieures, sortir des voies aériennes mais il ne put pas les amener au dehors et il fut obligé de les avaler, de telle sorte qu'il ne me fut pas permis d'en constater la nature.

Mais à partir de la première petite hémoptysie qui avait évidemment accompagné la rupture du foyer à travers le poumon, le malade éprouva une sensation très marquée de mieux-être; il se trouvait plus fort. Au bout de deux ou trois semaines l'expectoration et la toux cessèrent; toute apparence de fièvre disparut; l'appétit et le sommeil étaient excellents; les forces revinrent rapidement. L'auscultation et la percussion pratiquées à plusieurs reprises ne faisaient plus constater dans la poitrine aucune anomalie. La maladie avait duré plus de de trois mois et demi. J'envoyai le convalescent passer l'hiver à Valescure, dans le Var, et son rétablissement s'y consolida à ce point qu'il put y faire des courses de trois et quatre kilomètres. Il ne toussait plus, et avait seulement le matin quelques *hems* pharyngiens. Malheureusement, de retour à Paris vers la fin de mars, il ne s'y trouva pas dans des conditions hygiéniques favorables; surtout au point de vue de l'alimentation.

Il eut pendant quelques semaines de la diarrhée. Aucun symptôme, cependant, n'appelait l'attention vers les organes respiratoires, quand vers la fin de juin il fut pris de nouveau de point de côté avec fièvre. On constatait un son obscur et parfois des râles humides dans la région sous épineuse, mais sans ces signes si nets et si précis qui, la première fois, avaient fait assigner pour limites au travail inflammatoire la région interlobaire. Le processus morbide semblait bien y avoir son foyer principal, mais il était accompagné d'irradiations congestives plus variables et plus étendues. Au-dessus et au-dessous de ce foyer, le murmure vésiculaire était moins net et moins pur. Si la toux était peu fréquente, elle amenait parfois une expectoration suspecte.

La fièvre persista pendant trois mois avec le caractère rémittent ou double rémittent. Le malade n'avait aucune dyspnée, se couchait à plat et indifféremment sur l'un et l'autre côté, sans en éprouver aucun gêne. Il mangeait et digérait bien; la diarrhée avait complétement cessé et fait place à de la constipation. Il n'avait pas les sueurs abondantes qui lui avaient été si pénibles dans la première attaque, mais, malgré ces symptômes favorables, il maigrissait et s'affaiblissait de plus en plus. Ses forces, déjà fortement entamées avant la maladie de l'année précédente par les excès de travail auxquels il s'était livré pendant dix ans, semblaient complètement épuisées. Cependant, vers le milieu de septembre, la fièvre parut vouloir céder et devint intermittente pendant quelques jours. Mais tout à coup un pneumothorax fit explosion dans le côté gauche; je supposai qu'une nouvelle collection enkystée, au lieu de s'ouvrir dans le poumon, s'était ouverte dans la plèvre; peut-être aussi un tubercule superficiel s'était-il ramolli et avait-il perforé cette membrane? l'état général du malade, les troubles nutritifs portés jusqu'à l'étisie, ses antécédents strumeux, faisaient pencher vers cette opinion, et cependant, s'il y avait dans le poumon une infiltration tuberculeuse, elle devait être bien peu étendue pour produire si peu de toux, et surtout pour ne provoquer aucune dyspnée.

Le malade ne put supporter ce nouveau choc; la respiration était anxieuse au plus haut degré, la face et les extrémités se cyanosèrent. La douleur d'une extrême violence fut calmée par un vésicatoire et par une potion opiacée. La faiblesse et l'angoisse étaient telles que je ne pus ni faire un examen complet ni songer à une thoracentèse; et le malade succomba, trois jours après cette perforation, dans un calme relatif et en pleine possession de lui-même.

Bien que je n'aie pas pu déterminer avec précision la nature de l'épanchement pleural, le malade étant menacé de syncope quand j'arrivai auprès de lui, le développement énorme de la voussure thoracique et l'étendue du son tympanique dans les régions qu'il me fut possible d'explorer me convainquirent qu'il était surtout gazeux, et, dans ces conditions, la ponction me parut sans objet.

Réflexions. — Je me suis étendu avec détail sur cette observation, parce que, soignant ce jeune homme depuis son enfance, j'ai pu suivre toute l'évolution de la maladie, et surtout parce qu'elle me paraît offrir un tableau complet de la pleurésie interlobaire terminée par vomique.

Nous y voyons cette pleurésie développée sous l'influence d'une cause accidentelle, négligée au début, rhumatismale peut-être; mais bientôt, évoluant sur un terrain strumeux, elle a pris rapidement le caractère purulent ou séro-purulent.

Elle s'est montrée avec tous les symptômes que j'ai attribués précédemment à cette variété de pleurésie (1). Le point de côté s'est fait sentir dans la région préaxillaire; sans prétendre que tel soit son siège habituel, je dirai cependant que, l'an dernier, je l'ai observé dans la même région chez un malade, qui a paru à plusieurs de mes confrères et à moi offrir les symptômes d'une pleurésie interlobaire du côté gauche.

Le côté malade mesuré du sternum au rachis était plus large de trois centimètres que le côté sain. La zone oblique de son obscur entre deux zones de son tympanique, suivant le trajet de la scissure interlobaire, a été constatée pendant toute la durée de la maladie.

Nous ferons remarquer aussi ces poussées congestives dans le tissu pulmonaire qui faisait paroi au foyer pleurétique, congestion qui prit une fois le caractère d'une pneumonie, avec râle crépitant, souffle et crachats rouillés, accompagnée d'augmentation du mouvement fébrile, mais limitée au voisinage du foyer morbide, et terminée par résolution après huit jours de durée.

Une autre fois, l'irritation du foyer phlegmasique interlobaire, irradia

(1) J'appellerai aussi l'attention sur ces souffles mobiles, que j'ai attribués à l'atélectasie d'une lame pulmonaire comprimée de dedans en dehors par la collection liquide, souffles qui disparaissaient quelquefois après de grandes inspirations. Cette dernière circonstance me paraît confirmer cette interprétation.

sur la plèvre costo-pulmonaire, et y provoqua un épanchement passager.

§ 2. *Pneumothorax interlobaires.* — M. le professeur Potain avec lequel je m'entretenais de ces faits me disait avoir observé deux cas dans lesquels il avait, d'après les symptômes, soupçonné un pneumothorax interlobaire.

Les signes que j'ai indiqués comme m'ayant conduit au diagnostic de cette affection ne me paraissent pas comporter une autre interprétation; on ne pourrait en rencontrer de semblables que dans le cas de pneumothorax circonscrit succédant à des pleurésies enkystées. Mais dans ce cas on trouverait tous les signes d'une pleurésie superficielle dans la première période de cette affection; quand le pneumothorax est constitué, on constaterait du son tympanique dans la région correspondante et probablement du bruit de succussion.

On pourrait admettre une autre forme de pneumothorax circonscrit dont je crois avoir observé plusieurs exemples : c'est l'infiltration de l'air au milieu d'adhérences costo-pulmonaires. On conçoit que, quand ces adhérences ne sont pas intimes, continues, quand elles laissent des intervalles et forment un tissu comme réticulé, une fissure du poumon puisse se faire dans leurs intervalles et donner lieu à une infiltration d'air dans les vacuoles de ce tissu lamineux accidentel.

Je soignais, il y a une vingtaine d'années, une dame russe, âgée de soixante-cinq ans environ, tuberculeuse et emphysémateuse; elle avait été atteinte antérieurement d'une pleurésie du côté droit. Elle ressentit tout à coup dans ce côté, au-dessous du sein, une douleur atroce, angoissante, accompagnée d'une dyspnée intense avec cyanose de la face. Je constatai dans la région douloureuse un son tympanique ; le murmure vésiculaire y était absent, tandis qu'on l'entendait modifié par les lésions pulmonaires daus les régions voisines.

Je pensai, en présence de ces symptômes, si violents, si soudains, à une perforation avec infiltration d'air dans le tissu néoplasique dont la formation avait succédé à la pleurésie. Je priai Louis de venir voir cette malade, et il partagea ma manière de voir sur l'interprétation des phénomènes observés.

J'ai rencontré plusieurs fois les mêmes phénomènes qui m'ont suggéré la même interprétation, sans qu'il m'ait été permis d'en vérifier l'exactitude par la nécropsie.

IX

DE L'UTILITÉ
DE LA COMPRESSION DU THORAX
APRÈS L'OPÉRATION DE LA THORACENTÈSE

(Extrait de la *France médicale*, 28 février 1877)

Depuis que la pratique de la thoracenthèse s'est vulgarisée dans le traitement de la pleurésie, des accidents graves, la transformation d'épanchements séreux en épanchements purulents, des bronchorrhées albumineuses survenant au milieu de troubles dyspnéiques et suivies de mort, sont venus quelque peu refroidir l'enthousiasme, selon moi exagéré, avec lequel cette opération avait été préconisée par quelques médecins ; quelques-uns ont été jusqu'à vouloir l'appliquer à tous les épanchements de quelque abondance ; on risquait de compromettre ainsi un moyen qui, employé avec opportunité, constitue une des plus admirables ressources de notre art et peut seul, dans certains cas, sauver la vie de malades qui semblaient voués à une mort certaine.

Dans les épanchements séreux, qui, par leur abondance, menaçent le malade d'asphyxie, dans les épanchements purulents ou séro-purulents, au moins comme prélude de l'opération de l'empyème, si cette opération ne peut être évitée, la thoracentèse est indiquée.

Je ne l'ai guère pratiquée que dans ces circonstances. Je m'en abstiens habituellement dans les épanchements séreux, alors même qu'ils remplissent tout un côté de la poitrine, quand ils ne donnent pas lieu à des phénomènes dyspnéiques très accentués et que j'ai acquis, par la perception d'une pectoriloquie aphonique très nette, la conviction qu'ils sont purement séreux.

Je ne crois pas, en effet, que dans la période d'augment d'une pleurite, un traumatisme, la présence même passagère d'une canule métallique dans la plèvre ne puissent pas, par l'irritation qui en est la conséquence, activer le processus inflammatoire et lui imprimer quelquefois une tendance suppurative.

Je sais des cas où, dans ces conditions, la thoracentèse a été pratiquée avec succès; mais j'en sais d'autres trop nombreux, où un épanchement séreux à la première ponction, était purulent à la seconde, et je ne crois pas qu'on ait réussi à disculper la ponction de cette fâcheuse transformation (1).

Quand la thoracentèse est commandée par une des conditions que j'ai rappelées plus haut, quelles sont les indications secondaires, les moyens auxiliaires qui peuvent favoriser la guérison et prévenir les accidents, qui quelquefois succèdent à cette opération?

Dans les épanchements anciens et séro-purulents, quand je crois qu'on peut éviter l'opération de l'empyème, je fais précéder la ponction de l'application de cautères, pour combattre par la révulsion le processus inflammatoire dont l'épanchement est le produit ; et cette pratique, que je crois rationnelle, m'a paru donner de bons résultats.

Je vais arriver, maintenant, à une indication plus importante, et qui est fondée sur l'appréciation des conditions physiologiques de l'appareil respiratoire après la thoracentèse. Quand le poumon a été fortement et longtemps refoulé par un épanchement, ses vaisseaux ont été comprimés ; leur calibre a été diminué ou effacé ; et si leurs parois, sous l'influence de ces conditions anomales, ne sont pas altérées dans leurs structure, ce qui peut arriver, car on sait combien l'inaction des fibres contractiles en favorise les altérations nutritives, on peut admettre que leur contractilité est diminuée, que leur tonicité est affaiblie.

Après la ponction, quand le poumon est délivré de cette pression qu'il subissait, quand la paroi thoracique dilatée y exerce, à chaque mouvement d'inspiration, une sorte de succion énergique, quand alors le sang, n'y rencontrant pas d'obstacle, fait une brusque irruption dans les vaisseaux redevenus perméables, il n'est pas mal aisé de comprendre qu'un changement si soudain dans les conditions mécaniques de la circulation pulmonaire puisse produire des inégalités et des anomalies

(1) Peut-être diminuera-t-on, dans une grande proportion, les chances de la transformation purulente des épanchements séreux, en pratiquant la thoracentèse avec toutes les précautions de la méthode antiseptique.

dans cette fonction : des congestions passagères qui se manifestent par de la dyspnée et une toux quinteuse, ou qui aboutissent, quand elles sont plus graves, à une sécrétion séro-albumineuse trop souvent le prélude d'une terminaison funeste.

Pour prévenir ces accidents, qui résultent évidemment de la brusque modification survenue dans l'action des vaisseaux pulmonaires, et dans les conditions mécaniques de la circulation, on a conseillé, avec raison, de modérer la puissance aspiratrice de l'instrument et la vitesse de l'écoulement, afin que la dilatation pulmonaire et par conséquent le rétablissement de l'activité circulatoire ne se fassent pas d'une manière trop brusque et trop rapide. On a conseillé dans les épanchements très abondants de ne pas vider en une fois la cavité pleurale, de faire plusieurs ponctions successives pour laisser, en quelque sorte, le poumon s'habituer à ce mode d'existence nouveau ou renouvean pour lui.

A ces excellents préceptes j'en ajouterai un bien simple, mais qui me paraît avoir quelque importance, c'est de faire comprimer la paroi thoracique pendant l'écoulement du liquide par les deux mains d'un aide qui l'embrasse en se plaçant du côté opposé au côté malade, et, la ponction terminée, de faire remplacer cette compression manuelle par un bandage de corps très serré.

Voici comment j'ai été conduit à adopter cette pratique : au mois d'octobre 1876, je ponctionnais un malade qui depuis plus de six mois portait dans le côté gauche de la poitrine un épanchement que la durée de la maladie et l'absence de pectoriloquie aphonique me faisaient regarder comme séro-purulent ; après l'écoulement d'un litre et demi de liquide, il fut pris d'une toux intense, quinteuse, incoercible avec une dyspnée et une angoisse considérables. Réfléchissant sur les causes de ce phénomène, je comprimai le côté ponctionné avec mes deux mains et je vis tous les accidents s'arrêter immédiatement, en même temps que le malade exprimait hautement le soulagement que lui apportait cette compression. J'y substituai alors un bandage de corps très serré ; il procura au malade un sentiment de bien-être si accentué qu'on ne pouvait douter qu'il n'y eût là une indication remplie. Comment agit cette pression ? Sans doute en refoulant la paroi thoracique, qui n'est plus soutenue par une collection liquide, elle en diminue quelque peu la capacité ; mais, surtout, elle en limite l'ampliation ; elle restreint considérablement l'action expansive des côtes qui, en dilatant la poitrine, tend à y faire le vide et y active le mouvement circulatoire.

Je crois que c'est une bonne précaution à prendre, elle a été recommandée, et elle est journellement pratiquée après la paracentèse dans l'ascite. Dans ce dernier cas, la mollesse de la paroi abdominale en rend l'emploi plus nécessaire, en même temps que l'action en est plus puissante et plus efficace. Quoique la rigidité des parois thoraciques en affaiblisse les avantages, ces parois ne sont pas incompressibles; leurs mouvements d'aspiration peuvent être plus ou moins étendus, et le sentiment de bien-être que cette compression a fait éprouver à mon malade est un des meilleurs arguments que je puisse présenter en faveur de cette pratique.

Depuis lors, chez le même malade, la thoracentèse a été répétée trois ou quatre fois; et chaque fois il se louait du soulagement que cette compression lui faisait éprouver ; je ne sais si elle a été déjà mise en usage; mais comme je ne l'ai pas vu pratiquer, et qu'elle m'a paru produire de bons effets, j'ai cru utile de la faire connaître.

X

RECHERCHES

SUR LA

DILATATION CYLINDRIQUE DE L'AORTE ASCENDANTE

ET SUR LE CARACTÈRE TYMPANIQUE

DU SECOND BRUIT CARDIAQUE DANS CETTE AFFECTION

J'ai indiqué dans mes études cliniques, comme signe de la dilatation générale de l'aorte thoracique ascendante (anévrysme cylindrique, artériectasie aortique), la perception, sur le trajet de ce vaisseau, d'un second bruit cardiaque retentissant, clangoreux, métallique, en un mot tympanique. J'ai recueilli depuis lors plusieurs faits qui sont venus, confirmer l'opinion que j'avais émise sur la valeur diagnostique de ce signe; il m'a permis de reconnaître cette affection pendant la vie et de chercher si quelque autre signe physique, si quelque trouble fonctionnel ne pourraient pas être attribués à cette affection. Je n'ai pas la prétention d'en tracer l'histoire complète, mais je viens y apporter ma contribution en résumant les observations que j'ai recueillies.

Le deuxième bruit du cœur dans l'état physiologique donne bien à l'oreille une sensation en rapport avec la cause qui le produit: il est sec, clair, plus bref, plus aigu, plus net que le premier bruit. Sans aucune altération valvulaire, le caractère de ce bruit peut être modifié par un changement dans les conditions dynamiques de la circulation. Ainsi, chez les anémiques, il devient, comme on l'a remarqué, plus clair et plus retentissant; mais jamais cette exagération du second bruit, dans l'anémie, n'égale l'intensité qu'il acquiert dans la dilatation de l'aorte ascendante ; dans ce dernier cas il a une amptitude, une redondance, une vibrance métallique caractéristiques ; il est au bruit normal ce que le souffle amphorique est au souffle bronchique. J'ai quelquefois pu comparer son éclat à celui du chant du crapaud; d'autres fois c'est la résonnance bourdonnante d'un coup de tambour. Le mot de *tympanique* me paraît mieux correspondre que tout autre à la sensation que ce bruit fait éprouver.

Son maximum d'intensité répond au trajet de l'aorte ascendante; mais souvent il retentit au loin, dans toute la partie antérieure du côté droit, et derrière le sternum; quelquefois on le retrouve à gauche et même en arrière près du rachis; son intensité me semble en rapport avec l'étendue de la dilatation aortique et le degré de rigidité des parois vasculaires (1).

L'artériectasie aortique, ou dilatation de l'aorte, n'est pas une lésion rare, surtout dans la vieillesse. On l'y rencontre à des degrés très divers : depuis la simple dilatation uniforme du cylindre vasculaire jusqu'à ces élargissements ventrus, qui transforment le vaisseau en une sorte de poche allongée, sans former cependant de sac surajouté à l'artère. MM. Broca et Lefort, avec raison je crois, font de l'existence de ce sac le caractère essentiel de l'anévrysme proprement dit.

En même temps que le calibre de l'artère est agrandi, sa texture est modifiée; sa tunique interne présente une teinte opaline, d'un blanc jaunâtre; elle est quelquefois mamelonée, souvent parsemée de lignes, de points, de taches jaunes ou laiteuses; elle peut être soulevée et parfois déchirée par des écailles déchiquetées; dans quelques cas elle est inscrustée de concrétions semi-transparentes, couleur sucre d'orge.

Ces lésions indiquent le processus morbide: l'altération des parois artérielles a précédé l'artériectasie; cette condition pathogénique me paraît se reproduire pour toutes les dilatations artérielles, cylindriques ou sacciformes, quoique, dans ces derniers temps, MM. Broca et Richet aient émis une opinion contraire.

Cette dilatation m'a paru beaucoup plus commune au niveau de la

(1) Mon savant collègue et ami le Dr Constantin Paul, tout en constatant qu'il a été frappé de l'éclat du second bruit, ne l'a pas rencontré au degré d'intensité que j'ai décrit. Je ne prétends pas assurément qu'il ait toujours un retentissement aussi exagéré; mais toujours je l'ai trouvé augmenté notablement, plus fort, plus métallique, et dans quelques cas avec résonnance véritablement tympanique. Plusieurs années après la publication de mon travail, M. Bucquoy, qui ne le connaissait pas, a signalé le même phénomène, et ce qui est curieux, lui a attribué la même épithète de *bruit tympanique*. Ce bruit augmente avec l'énergie de la systole ventriculaire et peut diminuer et s'affaiblir quand les contractions du cœur sont faibles et languissantes.

première courbure de l'aorte, dans le point, par conséquent, qui subit le premier choc et le principal effort de la colonne sanguine lancée par le ventricule gauche.

Cependant comme l'artériectasie est subordonnée à l'artérite, on comprend que les parois du vaisseau puissent commencer à céder dans des points qui, bien que supportant un moindre effort, sont plus profondément altérées. Or d'après le Dr C. Paul (p. 285), les lésions artérielles débutent ordinairement et présentent leur maximum de développement vers l'origine de l'aorte; elles vont habituellement en diminuant à partir de ce point; il se pourra donc que la dilatation de l'aorte ascendante précède quelquefois celle de la crosse.

Dans la pathogénie de cette affection, il y a deux facteurs : l'un vital (l'artérite), l'autre mécanique, le choc.

L'un et l'autre sont variables : ainsi l'exagération des contractions cardiaques peut augmenter l'influence du dernier; et le siège de la dilatation aortique sera déterminé par le rapport qui existe entre les deux.

Quand cette dilatation est très prononcée à l'origine de l'artère, il peut en résulter, comme l'avait déjà signalé Hodgson, une insuffisance des valvules semi-lunaires (1).

Quelquefois elle acquiert un développement considérable dans la portion horizontale de la crosse aortique; alors elle peut comprimer la trachée qu'elle refoule contre le rachis; et elle fait saillie au-dessus de la fourchette sternale où on peut la sentir.

Cette artérite dilatante peut s'étendre aux artères qui naissent de la crosse, dont les diamètres sont quelquefois considérablement agrandis en même temps qu'elles deviennent flexueuses. La crosse elle-même, en se dilatant, modifie les rapports de ces artères avec les parties voisines. Ainsi l'origine de la sous-clavière droite peut être rejetée à gauche du

(1) Ce fait très curieux a été rappelé par M. C. Paul (*L. c.*, p. 290), qui a reproduit l'admirable description, donnée par Hodgson, de la dilatation cylindroïde de l'aorte et de ses conditions pathogéniques, description à laquelle la science moderne ne saurait ajouter que des détails histologiques, d'une importance secondaire. Aussi M. Paul propose de donner à la maladie le nom d'Hodgson. Je demande pardon à mon cher collègue de ne pas suivre son exemple. Mais si, dans une maladie, comme le goître exophtalmique, dont le siège et le processus sont mal définis, il est utile d'emprunter, pour la désigner, le nom de celui qui l'a découverte, cette désignation ne me paraît pas utile là où on peut donner à la maladie une étiquette précise qui en exprime les caractères essentiels.

sternum (C. Paul, *loc. cit.*, p. 294) d'où résultent des changements nécessaires dans la direction de ces vaisseaux. D'une autre part, en même temps qu'ils sont déplacés, ils subissent des altérations de structure qui peuvent en rétrécir le calibre et y gêner le cours du sang.

La marche ascendante de ces lésions explique qu'elles soient plus fréquemment observées dans les artères qui naissent du côté droit de la crosse que dans celles qui naissent du côté gauche (*id.*, *ibid.*) (1).

Ainsi qu'Hodgson l'avait déjà indiqué (*loc. cit.*), cette dilatation cylindroïde de l'aorte, tant que la tunique moyenne de l'artère ne subit pas de solution de continuité, constitue à proprement parler l'anévrysme vrai ; mais par les progrès de la dégénérescence cette tunique moyenne altérée peut céder sous le choc de la colonne sanguine ; et alors on voit des anévrysmes faux ou en sac se greffer sur l'anévrysme vrai ; et, selon la remarque d'Hodgson, ces anévrysmes sacciformes, ne diffèrent pas seulement du premier par leur configuration, par leur texture, par leur mode pathogénique, ils ont encore pour caractère distinctif la formation dans leurs cavités de dépôts fibrineux qui s'y stratifient et qu'on ne trouve pas dans l'ampoule de l'anévrysme vrai ; ou du moins, si on en a rencontré parfois quelques traces, ils ne constituent que quelques lamelles peu étendues au niveau d'éraillures des tuniques artérielles (2).

La modification du second bruit, que j'ai décrite plus haut, peut être la seule manifestation symptomatique de l'artériectasie aortique, quand cette dilatation est peu prononcée ; elle suffit, je crois, pour affirmer le diagnostic, lorsque le retentissement tympanique est très accentué. S'il en était autrement, elle ne pourrait tout au plus établir qu'une présomption, et encore à condition qu'il n'existerait chez le malade aucun signe d'anémie.

Dans d'autres cas, à ce symptôme que je regarde comme caractéristique s'en ajoutent d'autres qui en confirment la signification ; ainsi on peut trouver, derrière le sternum et le long du bord droit de cet os, une matité qui lui est parallèle et mesure l'élargissement du tube aortique.

Cet élargissement peut occuper toute la longueur de l'aorte ascendante et de la crosse ; il est souvent très accentué à la naissance de celle-ci ; il peut être plus prononcé à la base.

Le professeur Gairdner, de Glasgow, a publié récemment, à l'occa-

(1) Tous ces détails anatomo-pathologiques sont empruntés à l'excellent livre de M. Constantin Paul (p. 294 et 295).

(2) M. Constantin Paul, p. 289.

sion d'un cas de dilatation cylindrique de l'aorte ascendante, avec rétrécissement de l'anneau inférieur du vaisseau, les résultats comparés d'observations très intéressantes faites par M. le Dr Chovers, en 1842, et par lui-même, en 1876, sur les dimensions de l'aorte et de l'artère pulmonaire à leur origine.

Les recherches du Dr Gairdner ont été faites avec un soin extrême; il remplissait les vaisseaux avec du plâtre de Paris et obtenait ainsi un moulage qui lui donnait leurs formes et leurs dimensions. De ces études il résulte que l'aorte, comme l'artère pulmonaire, forme un segment de cône à base inférieure. Tous les anatomistes sont d'ailleurs à peu près d'accord sur ce point. Mais, précisant davantage cette donnée généralement admise, les savants observateurs dont j'ai parlé sont arrivés, comme moyenne, à une circonférence de 3 pouces, 11 centièmes $=0^{m},079^{mm}$, pour l'aorte à son origine ventriculaire et de 2 pouces, 96 centièmes $=0^{m},075^{mm}$ au-dessus des sinus de Valsalva.

L'artère pulmonaire est un peu plus large; elle a mesuré 3 pouces, 54 centièmes $=0^{m},090^{mm}$ à son origine, tandis qu'on lui a trouvé 3 pouces, 12 centièmes $=0^{m},079^{mm}$, au-dessus des valvules sigmoïdes.

Dans un cas où l'aorte était manifestement dilatée, le Dr Gairdner, en décrivant les symptômes qu'il avait observés, dit en passant : le second bruit était un peu exagéré, légèrement rude et peut-être un peu murmurant. Au niveau du troisième cartilage costal gauche, à 2 centimètres 1/2 du sternum, le bruit systolique était couvert par un fort murmure superficiel, accompagné de frémissement. Quelle était la cause de ce bruit anomal? Le Dr Gairdner se demande s'il ne pourrait pas être attribué à l'artère pulmonaire comprimée par l'aorte dilatée; ou s'il était produit par la colonne sanguine passant de l'orifice relativement rétréci du vaisseau dans une partie élargie? Cette dernière hypothèse me paraît la plus vraisemblable et en rapport avec ce que l'expérience nous a appris sur les causes des bruits de souffle vasculaire.

Quand l'aorte déborde le sternum et que la dilatation cylindrique s'étend jusqu'à la crosse, on peut sentir à la naissance de celle-ci une impulsion vague et profonde, isochrone à la systole ventriculaire.

Les deux signes que j'ai indiqués, et que je crois avoir signalés un des premiers : retentissement éclatant du second bruit, matité au niveau du manubrium sternal et à droite de cet os, me semblent suffisants pour affirmer l'existence de la dilatation aortique. Dans quelques cas où je l'avais diagnostiquée en me fondant sur la présence de ces signes, l'autopsie m'a donné raison.

Mais à ces phénomènes peuvent s'en ajouter d'autres qui représentent un degré plus avancé de la maladie et dont j'emprunterai la description au très intéressant chapitre que M. C. Paul a consacré à cette affection.

Quand l'aorte a subi une dilatation considérable, ou quand sa membrane interne est profondément altérée, rugueuse, inégale, érodée, alors des bruits de souffle se font entendre et leur localisation, ne permettant pas d'en rapporter l'origine à un des orifices, dénonce la lésion qui les produit (1).

M. Paul a remarqué que ces bruits de souffle, liés à la dilatation de l'aorte, ont plus de tendance à s'étendre en largeur qu'en hauteur. Habituellement, c'est dans le deuxième espace intercostal, près du sternum qu'on les entend d'abord ; ils se prolongent à droite de cet os avant d'arriver au premier espace (2). Puis quand une hypertrophie ventriculaire vient compliquer la dilatation de l'aorte, le cœur en s'abaissant entraîne en bas l'aorte et le bruit de souffle peut apparaître dans le troisième espace (3).

Ce bruit de souffle est systolique et accompagne, par conséquent, la diastole artérielle ; il peut apparaître au second temps, quand la dilatation de l'origine de l'aorte a rendu les valvules sigmoïdes insuffisantes. Le Dr C. Paul a entendu un double bruit de souffle dans un cas où une plaque calcaire saillante brisait la colonne sanguine pendant son double mouvement d'ascension et de recul. Il n'y avait pas d'insuffisance sigmoïde (4).

En même temps que ces bruits de souffle s'accentuent, aux mouvements de soulèvement, que nous avons indiqué plus haut, peut s'ajouter un frémissement vibratoire qui peut être perçu non seulement au niveau de l'aorte, mais encore sur le trajet des grosses artères qui en nais-

(1) Je n'avais pas parlé de ces bruits de souffle, parce que je ne les avais pas rencontrés dans la plupart des cas que j'avais observés, et, quand je les avais entendus, je les avais attribués, à tort, à la transmission de bruits développés au niveau de l'orifice aortique et renforcés par les parois de la dilatation qui les rendait en même temps plus superficiels et plus facilement appréciables à l'oreille. Peut-être la rareté relative de ces souffles, dans les cas soumis à mon observation, peut-elle être attribuée à ce que j'observais dans un hôpital d'adultes, et c'est chez les vieillards que la dilatation de l'aorte et les symptômes qui la caractérisent présentent leur maximum de développement.

(2) Dr C. Paul. *L. c.*, p. 298.

(3) Dr C. Paul. *L. c.*, p. 303.

(4) Dr C. Paul. *L. c*, p. 306.

sent (1). M. C. Paul l'a senti au niveau de la partie supérieure du sternum ; c'est surtout au-dessus de la fourchette qu'il est perceptible quand la crosse aortique y vient faire saillie (2). Hope a remarqué que le frémissement est souvent plus marqué dans l'anévrysme vrai que dans l'anévrysme faux, à cause de l'absence de caillots stratifiés (3).

Il est important de connaître la possibilité de ces symptômes, dans des cas de simples dilatations, car, en les constatant, on doit être très porté à admettre l'existence d'un anévrysme faux ; et ce serait encore à ce dernier diagnostic que je me rallierais si, comme je l'ai observé une fois à l'Hôtel-Dieu, au lieu d'un obscur soulèvement, je percevais un mouvement d'ampliation bien net, correspondant, dans un espace limité, à un son mat ou relativement aigu, à une diminution d'élasticité et de transsonance ; si au lieu du prolongement des bruits de la base du cœur, j'entendais des bruits de souffle circonscrits dans ce point, et si, ce qui me paraît d'une importance majeure pour apprécier la valeur de ces phénomènes, *à une certaine phase de la maladie étaient survenus des troubles fonctionnels, parfois soudains, indiquant une compression des organes renfermés dans le thorax*. Je ne croirais pas alors qu'il s'agît d'une simple dilatation cylindrique, mais bien d'une tumeur en sac. Dans le cas auquel j'ai fait allusion, la réunion des signes propres à chacune de ces deux formes de lésion artérielle m'avait permis de porter le diagnostic : poche anévrysmale développée sur une aorte dilatée ; et l'autopsie est venue confirmer mes prévisions.

Quand la dilatation cylindrique de l'aorte a un certain développement, aux signes physiques que nous venons d'étudier s'ajoutent des troubles fonctionnels. Je connais un malade qui présente au plus haut degré depuis au moins une dizaine d'années les phénomènes que je crois caractéristiques de la dilatation de l'aorte : timbre tympanique et exagération énorme du second bruit perçu dans toute la poitrine, matité dans une zone étroite et allongée parallèle à la partie supérieure du bord droit du sternum, sans bruit de souffle, sans frémissement, sans mouvement d'expansion ou de soulèvement.

Ce retentissement clangoreux a son maximum à l'origine de l'aorte

(1) Dr C. Paul. *L. c.*, p. 294.
(2) Dr C. Paul. *L. c.*, p. 295.
(3) Dr C. Paul. *L. c.*, p. 295.

on l'entend très fort sur tout le trajet de cette artère, jusqu'au premier espace intercostal près du sternum, un des points où, selon l'observation du professeur Baccelli, les bruits produits à l'orifice aortique sont perçus avec le plus de netteté.

Je n'ai trouvé, chez ce malade, aucun phénomène d'auscultation, de percussion, qui répondit à l'hypothèse d'une tumeur circonscrite. Il ne prenait aucune attitude particulière dans son sommeil; mais il était devenu court d'haleine et s'essoufflait facilement; on conçoit que la rigidité et la dilatation de l'aorte puissent introduire quelques troubles dans les conditions mécaniques de la circulation.

Je me suis demandé également si cette anomalie circulatoire ne pouvait pas être mise en cause pour expliquer, à titre de cause auxiliaire ou prédisposante, la fréquence et la ténacité des congestions bronchiques chez ce malade. Ces congestions étaient accompagnées d'une toux quinteuse violente et d'une dyspnée très pénible.

Il est arthritique, sujet à des névralgies, à des éruptions herpétiformes, auxquelles vinrent plus tard se joindre des crises de goutte articulaire. La diathèse, d'où relèvent toutes ces manifestations, est très probablement la cause première et principale de ces crises de bronchite et de dyspnée; mais on sait combien les troubles de la circulation centrale favorisent les congestions pulmonaires.

M. le Dr Constantin Paul a confirmé par son expérience personnelle la connexité, avec la dilatation de l'aorte, de ces phénomènes dyspnéiques que j'ai observés chez ce malade. Pour lui la dyspnée développée par les efforts et par les mouvements rapides est un des premiers symptômes de la maladie. Quand la dilatation a envahi la partie transversale de la crosse, la compression de la trachée peut être portée à un degré tel que le malade soit menacé de suffocation, et plusieurs fois dans ces conditions on a pratiqué une trachéotomie inutile(1).

A la dyspnée se joignent quelquefois des vertiges par fatigue du cœur et par anémie cérébrale(2).

Dans les cas où a lieu ce refoulement de la trachée, M. C. Paul a observé un phénomène, qui n'avait été indiqué, avant lui, par personne; c'est la perception, en arrière, au niveau de la colonne vertébrale, d'un souffle trachéo-bronchique qui a son maximum vers la

(1) Dr C. Paul. *L. c.*, p. 312 et 314.
(2) Dr C. Paul. *L. c.*, p. 293.

quatrième vertèbre dorsale, mais qu'il a entendu se prolongeant jusqu'à la neuvième(1).

Je suis disposé à rattacher à la pression exercée par la tumeur aortique qui était volumineuse chez un de mes malades, une douleur rachidienne, *un point* dorsal opiniâtre, qui l'a tourmenté, avec des intermittences, pendant plusieurs années et qui affectait un siège fixe dans la région interscapulaire.

L'œsophage peut être comprimé en même temps que la trachée et quelques malades accusent de la dysphagie.

Le rétrécissement des orifices artériels par des incrustations calcaires ou des saillies athéromateuses peut produire une différence dans la force des deux pouls(2). Cette inégalité des pulsations radiales dans les deux membres ne permettra donc pas de conclure rigoureusement à l'existence d'un anévrysme en sac, bien qu'on la rencontre beaucoup plus souvent avec ce dernier.

Parmi les complications qui peuvent survenir dans le cours de cette affection, on a cité l'hypertrophie cardiaque, la néphrite interstitielle et les phénomènes urémiques qui en peuvent être la conséquence.

Mais ces complications relèvent de l'arthritisme, cause de l'endartérite et je ne crois pas que la lésion aortique puisse réclamer une part très importante dans leur développement. Le processus morbide, en même temps qu'il a envahi l'aorte, s'est presque toujours étendu à d'autres parties du système artériel ; et les artères radiales témoignent des altérations qu'il leur a fait subir.

Sans doute cette rigidité des conduits circulatoires impose au cœur un surcroît d'action compensatrice; cette activité forcée favorise les dégénérescences du myocarde; mais serait-elle suffisante pour les produire, si ce myocarde lui-même ne participait pas à ce vice général de la nutrition qui dérive de l'arthritisme? Nous avons vu, dans la maladie de Parry-Graves, des palpitations violentes persister pendant très longtemps sans amener à leur suite d'altérations du cœur.

Aussi, quand la nutrition n'est pas trop profondément altérée, les malades portent assez vaillamment leur dilatation aortique, à part les légers troubles dyspnéiques que j'ai indiqués et peut-être une disposition congestive des organes respiratoires.

Leur extérieur ne trahit pas la grave lésion de leur vaisseaux. J'ai

(1) Dr C. Paul. *L. c.*, p. 313 et 319.
(2) Dr C. Paul. *L. c.*, p. 295.

vu un malade qui, pendant plus de quatorze ans, m'a présenté les signes d'une dilatation considérable de l'aorte avec un bruit tympanique énorme, retentissant dans toute la poitrine, et qui, malgré moi, jusqu'aux trois dernières années de sa vie, chassait et montait à cheval. Le cœur, dans ses dernières années, avait été atteint ; un double bruit de souffle accusait une lésion grave de l'orifice aortique.

On a cité des cas de mort subite(1); était-elle imputable à cette lésion seule, ou y avait-il quelque complication?

Le traitement doit viser l'aortite et la diathèse goutteuse dont elle est une manifestation. Le régime y jouera le principal rôle, on éloignera du malade tout ce qui pourrait rendre le sang plus stimulant pour ses vaisseaux irrités; et on évitera au cœur les efforts qui pousseraient ce liquide avec plus de violence contre leurs parois affaiblies. Une révulsion persistante avec de la teinture d'iode sur le trajet de l'aorte ne me paraît pas devoir être négligée, surtout si le malade accuse quelque douleur dans cette région, comme je l'ai observé.

Le lait prendra une place importante dans l'alimentation ; et j'y joins ordinairement de petites doses, longtemps continuées, d'iodure de sodium, 20 à 25 centigrammes par jour(2).

Enfin, quand la circulation a une fréquence anomale, on aura recours à la digitale.

(1) Dr C. Paul. *L. c.*, p. 315.

(2) L'iodure de sodium m'a paru mieux toléré que l'iodure de potassium.

XI

DEUX OBSERVATIONS D'HÉMIGLOSSITE

SUIVIES DE RÉFLEXIONS

SUR LA PATHOGÉNIE DE CETTE AFFECTION

(Extrait des *Archives générales de médecine*, n° d'avril 1879).

M. de P..., âgé de quatre-vingts ans, est sujet aux eczémas, aux érysipèles, aux pharyngites et aux bronchites; il était convalescent d'une pharyngo-laryngite légère, accompagnée de fièvre pendant quelques jours, mais rapidement arrivée à résolution.

Dans la nuit du 27 au 28 février 1878, *après avoir ressenti pendant plusieurs jours de vives douleurs dans le côté gauche de la tête*, il fut pris d'une fièvre intense, et le lendemain, alors que le mouvement fébrile s'affaiblissait un peu, il sentit que sa langue était douloureuse et tuméfiée. Cette tuméfaction acquit bientôt des dimensions telles que la parole devint très pénible; la déglutition était très difficile et une salivation abondante s'échappait continuellement de sa bouche.

Appelé auprès lui, je trouvai la langue presque triplée de volume, crénelée sur ses bords par la pression de l'arcade dentaire, rouge, recouverte d'un enduit blanchâtre, demi-transparent. La moitié gauche était le siège principal de cette tuméfaction; on y sentait un noyau épais, élastique, très sensible au toucher et qui offrait toutes les apparences d'un engorgement phlegmoneux.

Sous l'angle maxillaire gauche, on sentait un gros ganglion tuméfié. Je conseillai un collutoire émollient et calmant, fréquemment introduit dans la bouche et remplacé toutes les deux heures par un collutoire chloraté.

Dans la nuit du 28 février survint un nouveau paroxysme fébrile qui se répéta encore les nuits du 1er et du 2 mars, quoique avec une moindre violence.

Le 2 mars (quatrième jour), la tuméfaction avait encore augmenté et la langue avait acquis des dimensions telles que la respiration était très gênée ; et je conseillai, si elle se développait davantage, de réclamer l'intervention d'un chirurgien pour pratiquer des scarifications.

Le collutoire chloraté n'avait été que très imparfaitement employé. Je le prescrivis de nouveau.

℞ Décocté de pavots	200	grammes.
Sirop d'althœa	25	—
Eau de laurier-cerise	15	—
Chlorate de soude	6	—

Je conseillai de tremper dans cette mixture des bourdonnets de charpie qu'on interposerait entre les joues et les arcades dentaires, excellent procédé préconisé par M. Gosselin dans la stomatite mercurielle, et dont j'ai souvent constaté l'efficacité.

Le lendemain, 3 mars, le malade était sans fièvre; la langue avait notablement diminué de volume; la salivation persistait encore quoique diminuée; l'engorgement adénique était en rétrogradation; cependant la langue remplissait encore la bouche et on n'en apercevait que la pointe.

Le 5 mars seulement (septième jour), elle avait perdu à peu près la moitié de son volume, et elle avait assez diminué pour qu'on pût en apercevoir la face supérieure qui était recouverte d'un enduit blanchâtre. En la faisant soulever, les franges, qui sont de chaque côté du frein, se montrèrent rouges et tuméfiées, à gauche surtout; en outre, sous la face inférieure, on voyait une érosion d'un rouge purpurin, allongée, présentant la forme d'une petite amande et légèrement saillante; elle était située sur la partie antérieure du relief qui correspond au muscle lingual longitudinal inférieur. L'adénite sous-maxillaire n'avait pas disparu ; la parole était encore embrouillée, mais la déglutition était beaucoup plus facile et la salivation avait diminué des trois quarts.

Le malade ne pouvait encore manger que des potages et des aliments de consistance pultacée. Je lui fis continuer l'usage du collutoire.

Le 8 mars, dixième jour, les progrès de la résolution rendirent l'exploration de la langue encore plus facile : le côté droit était entièrement revenu à son volume normal ; le gauche était encore épaissi et il avait été le siège pendant la nuit précédente *de douleurs lancinantes coïncidant avec des douleurs semblables dans le côté gauche de la tête.* Ces douleurs, qui ne se faisaient sentir que pendant la nuit, acquéraient parfois une extrême violence ; elles furent modérées par l'application d'une pommade au cyanure de potassium sur la région temporale.

Les douleurs de la langue aboutissaient à une petite saillie ovalaire qui était d'une sensibilité excessive ; la surface en était mamelonnée, constituée par de petites élevures coniques que terminait un point jaunâtre. La surface de la plaque purpurine que j'avais observée quelques jours auparavant était manifestement érodée ; *tout le côté gauche de la langue était hyperesthésié.*

Je substituai la mixture suivante au collutoire chloraté :

℞ Décocté de pépins de coings........	300	grammes.
Sirop de pavots....................	30	—
Eau de laurier-cerise..............	20	—
Borax..........................	3	—

A partir de ce moment, la résolution marcha rapidement et, au bout de quelques jours, toute trace de cette affection avait disparu.

Avant d'exposer les considérations qui me paraissent ressortir de ce fait, j'en rapporterai succinctement un autre qui présente avec celui-ci une très grande analogie et qui s'est offert en même temps à mon observation.

D..., âgé de vingt-cinq ans, est entré à l'Hôtel-Dieu au commencement du mois de février 1878 pour y être traité d'une bronchite.

La toux était fréquente et accompagnée d'une sensation douloureuse derrière le sternum.

Il faisait remonter l'origine de cette affection aux inondations de Toulouse, pendant lesquelles il était resté, toute une journée, plongé dans l'eau jusqu'aux aisselles ; depuis ce temps-là, ajoutait-il, sa voix est enrouée et il n'a pas cessé de tousser.

On constate une légère nuance d'obscurité du son au niveau de la fosse sus-épineuse droite ; le bruit respiratoire y est relativement plus faible, et on y entend quelques râles sibilants.

Le premier bruit du cœur est doublé à la pointe d'un léger roulement râpeux.

Ce dédoublement, probablement produit par d'anciennes néoplasies péricardiques, n'est pas le véritable bruit de galop, et les urines d'ailleurs ne renferment pas trace d'albumine; quelques jours avant son entrée à l'hôpital, le malade avait éprouvé des frissons, de la fièvre, de la céphalalgie.

Cet homme paraissait en voie d'amélioration lorsque, le 27 février, vers trois heures du matin, il éprouva en mangeant de la gêne et une légère douleur dans le côté gauche de la langue; il y fit peu attention, s'endormit à sept heures et se réveilla à dix heures avec la langue extrêmement tuméfiée, douloureuse, à gauche surtout; la respiration était gênée; la déglutition était presque impossible; et, de la bouche qui restait entr'ouverte, s'écoulait continuellement une salivation abondante.

Le 28 au matin nous constatâmes le gonflement considérable de la langue qui portait presque exclusivement sur le côté gauche.

Elle était immobilisée par son volume qui avait acquis des dimensions triples au moins des dimensions normales; on ne pouvait, dans l'impossibilité de lui faire exécuter des mouvements, apercevoir nettement sa surface; elle remplissait la cavité buccale; en y introduisant le doigt, on sentait à gauche un noyau dur, élastique, très sensible au toucher; on eût dit un foyer d'engorgement phlegmoneux.

Les efforts de déglutition faisaient naître dans la langue de vives douleurs; en dehors de cette circonstance, le malade n'y ressentait qu'un endolorissement sourd et continu sans élancements, et *il éprouvait en même temps une douleur analogue dans l'oreille gauche et dans le côté gauche de la tête.*

Au-dessous de l'angle gauche de la mâchoire on sentait un ganglion engorgé.

Je prescrivis un collutoire avec décocté de pavots, eau de laurier-cerise et chlorate de potasse.

Le 1er mars, troisième jour, les douleurs de tête et d'oreille s'apaisèrent un peu; le malade put avaler un peu; on lui donna du lait et du bouillon.

Le 2 mars, quatrième jour, le gonflement de la langue a un peu diminué; on peut entrevoir l'aspect de la muqueuse linguale; elle est couverte d'un enduit épais, blanchâtre.

Sur la commissure gauche des lèvres et sur le côté gauche de la lèvre inférieure s'est développée une éruption herpétoïde, composée de très petites vésicules.

Le 4 mars, sixième jour, le volume de la langue étant considérablement diminué, je puis en faire une étude plus complète.

Sur la moitié gauche de sa face supérieure, je constate une érosion ovalaire de 12 à 14 millimètres environ dans son grand diamètre qui est dirigé d'avant en arrière.

Sur la face inférieure de la langue, on observe à gauche du frein un groupe de granulations d'un rouge purpurin et un autre sur la face inférieure de la moitié gauche de la langue.

Ces lésions persistèrent pendant plusieurs jours; aux vésicules des lèvres suécédèrent de petites croûtes brunâtres; et quand, le 9 février, onzième jour, le malade demanda sa sortie, on apercevait sur le côté gauche de la langue une petite tache allongée d'un rose vif dont la surface lisse contrastait avec l'aspect villeux et blanchâtre des parties voisines.

La face inférieure offrait encore des groupes granuleux, moins saillants et décolorés, et sur les lèvres on remarquait des cicatricules correspondant aux petites vésicules observées précédemment.

Réflexions. — Par une singulière coïncidence, le même jour 27 février 1878, deux cas d'une affection rare, que pour ma part je n'avais jamais observée, se montrent l'un dans ma clientèle, l'autre dans mon service d'hôpital.

Tous deux se manifestent à la suite de maladies qui différaient dans leur nature intime, selon toute apparence, mais elles avaient entre elles ce point de ressemblance qu'elles étaient accompagnées d'un état congestif de la muqueuse respiratoire, et en particulier du pharynx, du larynx et de la trachée.

Le premier de ces deux malades, que je soigne depuis une quinzaine d'années, est pour moi un arthritique, bien qu'il n'ait jamais eu de goutte articulaire; l'étiquette constitutionnelle du second malade m'est inconnue; il y avait chez lui quelques soupçons de tubercules pulmonaires, mais à tendance évolutive bien peu active s'ils existaient, car ce malade toussait et était enroué depuis longtemps sans qu'aucun signe positif affirmât l'existence d'un dépôt phymateux.

Avait-il eu antérieurement quelque manifestation rhumatismale? J'ai omis, en interrogeant le malade, d'éclaircir ce point intéressant; le bruit de frottement systolique qui doublait le premier bruit à la pointe accusait une ancienne péricardite.

Chez tous deux, la glossite s'est limitée presque exclusivement au côté gauche de la langue.

Chez mon premier malade, le début de l'hémiglossite a été précédé pendant plusieurs jours de douleurs vives dans le côté gauche de la tête. Puis, pendant la nuit, la fièvre a éclaté ; sa langue s'est tuméfiée ; il éprouvait dans la moitié gauche de cet organe des douleurs aiguës, lancinantes, qui coïncidaient avec des douleurs semblables dans la moitié gauche de la tête ; ces douleurs ne se faisaient sentir que pendant la nuit et, durant les quatre premières, elles furent accompagnées de paroxysmes fébriles qui allèrent en s'affaiblissant avant de disparaître.

Les douleurs, qui se faisaient sentir dans la langue, aboutissaient à une petite érosion ovalaire, mamelonnée, d'une exquise sensibilité; elle était hérissée de petites saillies coniques, rouges d'abord, puis plus tard terminées par des points jaunes. Une autre plaque analogue existait sur la face inférieure de la langue, du même côté. Toute la moitié gauche de cet organe était hyperesthésiée.

Chez le second malade, je trouvai également sur la face supérieure de la langue une érosion ovalaire qui, après la guérison, laissa une surface lisse et avait perdu son aspect papillaire.

Des petites agglomérations de granulations purpurines se montraient près du frein et sur la face inférieure de la langue du même côté.

En même temps des groupes de vésicules herpétiques, qui se convertirent en petites croûtes au bout de quelques jours, se montrèrent sur la moitié gauche des lèvres et sur leur commissure.

Chez ce second malade, les troubles de la sensibilité paraissent avoir été moins intenses que chez le premier. J'ai noté cependant qu'il accusait dans la langue un endolorissement sourd, continu, sans élancements, et qu'il éprouvait une douleur analogue dans l'oreille gauche et dans la moitié gauche de la tête.

Mais les douleurs de la langue devenaient extrêmement aiguës toutes les fois qu'il imprimait quelques mouvements à cet organe.

Chez les deux malades, la tuméfaction de la langue a présenté les mêmes caractères. Elle a été énorme, rapide, rendant la déglutition impossible, gênant la respiration à ce point que, chez les deux, je crus devoir prescrire conditionnellement des scarifications.

De la bouche béante s'échappait chez les deux un flux salivaire abondant et incommode.

Chez tous les deux, également, au centre de cette tuméfaction, presque exclusivement limitée au côté gauche de la langue, on sentait un noyau résistant, élastique, qui fit penser un moment à la possibilité d'un phlegmon.

Chez les deux encore, un engorgement ganglionnaire sous-maxillaire accompagnait la congestion de la langue.

Chez le second malade, la résolution commença le quatrième jour, le cinquième seulement chez le premier ; elle suivit chez ce dernier une marche plus lente, que son grand âge peut expliquer.

La ressemblance frappante de ces deux observations dans leur traits essentiels, ressemblance qui se poursuit jusque dans des circonstances secondaires et probablement fortuites, permet de conclure que, dans les deux cas, la maladie a évolué sous l'influence des mêmes causes et que le processus morbide a été le même.

Quel a été ce processus ? Il a été évidemment congestif. Mais pourquoi cette congestion est-elle restée limitée à une moitié de la langue, quand le tissu conjonctif se continue sans interruption d'un côté à l'autre de l'organe, quand les vaisseaux y communiquent entre eux par de nombreuses anastomoses qui semblent devoir y solidariser les mouvements circulatoires.

Aucune cause locale, aucune irritation venue du dehors et agissant sur un point circonscrit ne sont intervenues pour expliquer cette localisation du travail congestif, et il semble qu'elle n'ait pu s'accomplir que sous l'influence du système nerveux ; car seuls, parmi les éléments anatomiques dont la langue est composée, les nerfs restent indépendants dans chaque moitié de cet organe ; tous les autres ont une connexité plus ou moins intime ; les muscles mêmes, agents immédiats de l'action nerveuse et qui participent en grande partie à son indépendance dans les deux moitiés de la langue, sont réunis par des fibres transversales qui vont d'un bord à l'autre. Seuls les cordons nerveux sont distincts et autonomes dans chacune de ces moitiés.

D'une autre part, si la congestion occupe presque exclusivement la moitié gauche de la langue, elle en envahit au moins les deux tiers antérieurs; celle qui succède à une action traumatique est moins diffuse, moins uniforme ; elle est plus superficielle ou du moins elle commence par la surface avant de pénétrer dans la profondeur.

Chez mes malades, la congestion a été d'emblée générale, et elle a occupé, dès le début, toute l'épaisseur des tissus linguaux à gauche de la ligne médiane ; il faut donc que le stimulus, qui l'a provoqué, ait agi à la fois sur une grande étendue et avec une rapidité très grande, puisqu'en quelques heures la langue avait acquis un volume considérable.

Tous ces caractères s'expliquent facilement si on admet l'intervention d'une action nerveuse ; en dehors de cette hypothèse ils semblent inexplicables.

Si une irritation d'un des nerfs de la langue a été le point de départ de l'hémiglossite, quel serait le nerf qui serait en cause dans cette circonstance? La congestion a paru se localiser dans les deux tiers antérieurs de la langue. La région sus-hyoïdienne n'a offert aucun gonflement notable excepté celui qui était dû à l'adénite située sous l'angle de la mâchoire. La dyspnée peut trouver une explication naturelle dans l'occlusion de la bouche et dans le soulèvement du voile du palais ; en outre, la partie antérieure de la langue énormément tuméfiée se trouvant à l'étroit dans la cavité buccale, devait refouler en arrière la base de l'organe et pouvait presser indirectement sur l'épiglotte ; la gêne de la respiration peut donc exister sans que la base de la langue soit directement intéressée.

Ainsi c'est dans la sphère d'action du lingual et de la corde du tympan que le travail morbide a semblé évoluer, et peut-être ces deux nerfs, si intimement unis dans la langue, ont-ils été solidaires dans cette intervention pathogénétique.

Les expériences de M. Vulpian permettraient peut-être d'assigner à la corde du tympan le rôle principal. Cet éminent physiologiste a vu la galvanisation du bout périphérique du nerf lingual produire une congestion avec tuméfaction de la langue ; mais cet effet cessait de se produire si on coupait préalablement la corde du tympan avant sa fusion avec le lingual.

Si la congestion de la moitié de la langue est due à une irritation morbide de ces nerfs, on comprend facilement ces douleurs vives de la tempe qui, chez le premier malade, ont précédé de plusieurs jours l'hémiglossite, et, chez le second, ces douleurs de la tempe et de l'oreille qui accompagnaient les douleurs de la langue. Celles de la tête avaient-elles précédé la congestion linguale ? Mon attention était absorbée par la lésion locale dont l'explication physiologique ne s'était pas présentée, tout d'abord, à mon esprit et je n'ai pas dirigé mes investigations dans ce sens. Chez le premier, l'intensité de la céphalée, qui a précédé la glossite, semble indiquer que l'impression morbide a agi sur la partie supérieure du nerf, avant qu'elle se traduisît par les troubles circulatoires de l'organe auquel il se distribue.

Le retour périodique des douleurs pendant la nuit, caractère si commun dans les névralgies et dans celles surtout qui sont d'origine arthritique, l'hyperesthésie persistante dans l'intervalle de ces crises, tous ces phénomènes n'attestent-ils pas l'importance de l'élément névropathique dans le syndrome morbide?

Les petites ulcérations si régulièrement délimitées dans leurs contours, observées sur la muqueuse linguale et dont l'herpès des lèvres chez le second malade donne peut-être l'étiquette nosologique, sont loin de contredire cette interprétation. On sait le rôle que joue la névrite spontanée ou traumatique dans certaines lésions trophiques et en particulier dans les herpès désignés sous le nom de zona.

Nous voyons les douleurs lancinantes qui sillonnaient la langue, chez notre premier malade, aboutir et se terminer au niveau de la petite excoriation ovalaire de la muqueuse; cette circonstance ne fournit-elle pas une présomption en faveur du rôle pathogénétique de l'affection nerveuse dans la production de cette lésion?

L'incitation anomale des glandes salivaires et la salivation profuse qui accompagnaient l'hémiglossite seraient dans cette théorie la conséquence directe de l'irritation du lingual et de la corde du tympan.

Je ne me suis pas cru autorisé à employer le terme de *névrite* pour désigner l'état irritatif des nerfs de la langue que je soupçonne avoir été le substratum de l'hémiglossite ; et quand je désigne sous ce dernier nom l'affection que j'ai observée chez mes deux malades, je n'affirme pas qu'il y ait eu là une véritable inflammation accompagnée de prolifération cellulaire et donnant naissance à des produits néoplasiques. Rien ne prouve que le travail morbide ait dépassé le processus congestif; mais comme notre langage médical actuel manque de précision et confond souvent ces deux modes morbides sous une même désinence ; j'ai dû me conformer à l'usage et me servir du mot qu'il a consacré.

Quant au processus morbide que les nerfs ont subi, comme il échappe à notre appréciation directe, il nous est, dans l'état actuel de la science, impossible de le caractériser et d'en déterminer la nature intime. Cependant les raisons que j'ai fait valoir me paraissent apporter de fortes présomptions en faveur de l'opinion que j'ai proposée sur la pathogénie de l'hémiglossite.

Cette opinion m'a été inspirée par l'étude attentive des faits et elle n'est pas imputable à une idée préconçue. Loin de là, les manifestations herpétiques, qui accompagnaient l'hémiglossite, avaient tout d'abord absorbé mon attention. Je m'étais demandé si la congestion de la langue avec ce noyau central, si remarquable dans les deux cas, ne pouvait pas être comparée à une sorte d'érythème noueux.

C'est en réfléchissant sur la marche de la maladie, sur les troubles de sensibilité qui l'avaient précédée et accompagnée, sur sa singulière délimitation, que l'idée d'une affection des nerfs s'est imposée à mon esprit. J'ai vu dans cette théorie la solution d'un problème dont je n'avais jusque-là trouvé qu'un des éléments.

Ce diagnostic n'infirmait pas d'ailleurs absolument ma première impression, il la complétait.

Chez mes deux malades, ai-je dit, la congestion linguale avait succédé à une congestion laryngo-pharyngienne. Est-ce une simple coïncidence ?

La lésion de la muqueuse respiratoire a-t-elle pu avoir quelque connexion pathogénique avec la lésion de la langue ? C'est une question que je me contenterai de poser sans la résoudre.

Quelques observations d'hémiglossite existent dans la science. M. le Dr Dechambre les a indiquées dans l'intéressant et savant article qu'il a consacré aux maladies de la langue dans le Dictionnaire encyclopédique.

Joël Langelot, médecin d'un duc de Holstein, dans le XVIIe siècle, est peut-être le premier qui en ait parlé. De la Malle en a rapporté une autre observation dans les Mémoires de l'Académie de chirurgie (t. XIV). Il en a indiqué les principaux symptômes. Graves en a cité plusieurs cas, et il a fait cette singulière remarque, confirmée par M. Dechambre, que, dans tous les cas connus, l'affection siégeait du côté gauche de la langue (1).

On voit d'après ces indications que l'hémiglossite est une maladie

(1) Dans le n° 5 de la *France médicale*, année 1882, M. G. Thibierge, interne des hôpitaux de Paris a inséré une intéressante observation d'hémiglossite du côté droit, chez une femme qui avait déjà subi une première attaque de cette affection.

L'auteur croit trouver dans ce fait la condamnation de l'opinion que j'ai émise sur l'intervention probable d'un élément nerveux dans la pathogénie de l'hémiglossite.

Pour montrer jusqu'à quel point cette critique est motivée, je vais donner une analyse de cette observation.

Il s'agit d'une infirmière, âgée de vingt-trois ans. Dix-sept mois auparavant, après plusieurs jours de malaise, *elle avait senti, pendant la nuit, des douleurs très vives dans l'oreille droite et dans la moitié droite de la langue*, qui se tuméfia et acquit rapidement un volume considérable.

Ces douleurs, après avoir persisté pendant une quinzaine de jours, avaient disparu ; mais la langue était restée plus épaisse et plus saillante du côté droit.

La seconde fois elle éprouva d'abord des douleurs dans la gorge et dans la moitié droite de la langue ; quelques heures après ces douleurs augmentèrent ; sur-

extrêmement rare ; de nouvelles observations sont nécessaires pour en déterminer d'une manière définitive les conditions pathogéniques.

vint un frisson; et la langue devint, dans sa moitié droite, le siège d'une tuméfaction rapide et considérable.

Ce fut le lendemain seulement que ces douleurs retentirent dans l'oreille; elles étaient très violentes et avec paroxysmes nocturnes.

Le troisième jour de la maladie des vésicules d'herpès apparurent sur les deux lèvres.

Les douleurs furent calmées, le cinquième jour, par une application de sangsues sur la région sous-maxillaire; elles s'exaspérèrent de nouveau et cédèrent définitivement, le douzième, après une seconde application de sangsues.

M. Thibierge en conclut, qu'on ne peut pas incriminer la corde du tympan puisque les douleurs au niveau de l'oreille ne se sont montrées que le second jour; il s'agit pour lui dans ce cas d'une *inflammation franche, survenue sous l'influence d'une cause inconnue, peut-être du froid* (p. 18).

Je répondrai à mon jeune contradicteur, 1° qu'en faisant intervenir, comme condition pathogénique, un élément nerveux pour expliquer le caractère hémiplégique de la congestion, je n'ai pas prétendu qu'il en fallût toujours chercher l'origine dans la partie supérieure des nerfs linguaux, et, si j'ai regardé comme plus probable la localisation de ce processus morbigène dans la corde du tympan, je ne l'ai pas affirmé; bien moins encore, j'en ai placé le point de départ dans cette portion de la corde qui traverse le rocher. La douleur auriculaire peut donc ne pas exister au début et se développer consécutivement.

Cette hypothèse me paraît encore la seule qui puisse expliquer la délimitation unilatérale du travail inflammatoire, quand on ne peut invoquer ni traumatisme, ni produit morbide, préalablement développé dans un côté de la langue. Dans le cas, rapporté par M. Thiberge, l'épaississement permanent de la langue cachait-il quelque produit de cette nature, c'est ce que l'observation ne nous dit pas.

2° L'inflammation la plus franche ne constitue pas une *espèce* morbide; elle est un *mode* morbide qui suppose un substratum, et quand même on admettrait qu'elle puisse être causée exclusivement par le froid, je ne comprendrais pas un refroidissement borné à une moitié de la langue.

3° D'ailleurs peut-on s'arrêter à la pensée d'une affection toute locale? Comme je l'ai dit, il y a bien des années, en dehors de certains traumatismes, il n'y a pas de maladies locales, il n'y a que des maladies localisées. La première hémiglossite avait été précédée de plusieurs jours de malaise, et dans la seconde attaque nous voyons, le troisième jour, apparaître une éruption d'herpès que j'avais observée chez un de mes malades; elle accuse une disposition constitutionnelle, que l'insuffisance des renseignements, fournis par l'observation de M. Thiberge, ne nous permet pas de déterminer.

XII

ÉTUDE SUR LA PIGMENTATION DE LA FACE

DANS LA TUBERCULOSE ABDOMINALE

ET DANS D'AUTRES AFFECTIONS CHRONIQUES DES ORGANES ABDOMINAUX

PUBLIÉE ET PRÉSENTÉE A L'ACADÉMIE DE MÉDECINE EN 1879

J'ai signalé, il y a vingt ans, dans un travail sur les causes et le traitement de la phtisie, la coexistence de taches pigmentaires sur la face avec la tuberculose abdominale. Je l'avais déjà si souvent observée à cette époque, et depuis lors, elle m'a paru si constante qu'on peut, je crois, regarder cette pigmentation comme un signe de l'envahissement des organes abdominaux par le processus tuberculeux. Cet envahissement est ordinairemeut accompagné de troubles fonctionnels si accentués et si caractéristiques, que l'apparition de taches pigmentaires sur la face n'a qu'une valeur confirmative de peu d'importance, et peut être considérée, alors, plutôt comme une curiosité clinique que comme un élément de diagnostic.

Mais il peut se faire que ces taches précèdent les troubles fonctionnels; elles permettent alors d'en prévoir l'imminence.

J'ai même observé cette pigmentation anomale chez plusieurs malades, qui jusqu'à leur mort n'ont présenté ni coliques, ni diarrhée, ni aucun symptôme d'une lésion tuberculeuse des organes digestifs; et l'autopsie, néanmoins, m'a fait constater des ulcérations tuberculeuses de l'intestin et des infiltrations tuberculeuses des ganglions mésentériques. J'avais pendant la vie annoncé la probabilité de ces lésions en me fondant uniquement sur le signe dont il est ici question.

Cette pigmentation forme des taches bronzées, déchiquetées, polygonales, qui commencent ordinairement par la partie antérieure de la fosse temporale; elles peuvent y rester limitées, mais, le plus souvent, elles s'allongent sur le front, peuvent en couvrir la plus grande partie, ou se perdre, à leurs contours, dans une pigmentation diffuse, une sorte de pénombre qui donne à la peau une coloration analogue à celle des mulâtres; elles envahissent d'autres fois la racine du nez, les régions malaires; elles peuvent même apparaître sur d'autres régions du corps, en particulier sur la face dorsale des mains; et elles sont quelquefois assez étendues pour qu'on y puisse voir une forme ou un degré de la maladie d'Addisson. Si, comme je l'ai dit, on observe cette pigmentation dans la tuberculose entéro-mésentérique et dans celle du péritoine, on la retrouve dans d'autres affections de l'abdomen. Ainsi dernièrement, je l'ai rencontrée dans quatre cas de cirrhose compliquée d'ascite, dans un cas de cancer de l'estomac, et probablement je l'eusse trouvé dans un nombre bien plus considérable d'affections chroniques des organes abdominaux, si mon attention eût été plutôt appelée sur la généralisation possible de ce symptôme dans les maladies du ventre, en dehors de la tuberculose où j'avais l'habitude de le chercher. On peut donc le considérer comme indiquant, dans un grand nombre de cas, une lésion de l'abdomen, et chez les phymateux l'envahissement des organes de cette cavité par la phymatose.

Il faut cependant apporter quelques restrictions à la valeur séméiotique de ce phénomène, chez les femmes qui ont été saisies par l'évolution tuberculeuse dans l'état puerpéral : la pigmentation de la grossesse (vulgairement *masque des femmes enceintes*), peut en effet persister pendant plusieurs mois, plusieurs années même, après l'accouchement, quand une altération grave de la santé trouble et ralentit le travail nutritif.

Elle se distingue aussi, quoiqu'elle s'y ajoute souvent, de la teinte jaune verdâtre qu'on observe fréquemment dans la phtisie abdominale et qui m'a paru en rapport avec la dégénérescence graisseuse du foie, complication très commune de cette affection.

Si, comme nous l'avons dit, par ses caractères objectifs, cette pigmentation rappelle, dans un cadre très retréci, l'aspect de la mélanodermie décrite par Addisson, si, dans quelques cas, par son étendue, elle peut en paraître comme une ébauche et comme un premier degré; il est permis de se demander si elle n'aurait pas, avec la maladie bronzée, des connexions pathogéniques et ne relèverait pas de la même cause agissant avec une moindre énergie.

Cette cause, il faut l'avouer, est encore controversée; la théorie d'Addisson qui la plaçait dans une lésion des capsules surrénales, s'était présentée au monde savant avec l'autorité considérable que semblaient lui donner de nombreuses observations cliniques et les recherches physiologiques d'un illustre expérimentateur, le Dr Brown-Sequard. Quelques médecins, entre autre le Dr Ball, dans son remarquable article du *Dictionnaire encyclopédique*, inclinent encore à faire jouer aux affections surrénales un rôle important dans l'étiologie de la maladie bronzée. Je crois avec la majorité des pathologistes contemporains, que ce rôle est très secondaire. On a rencontré des cas nombreux de mélanodermie sans lésions des capsules surrénales, des cas plus nombreux encore d'altération et même de désorganisation des capsules sans maladie bronzée. On a vu celle-ci coïncider avec les lésions les plus variées des viscères abdominaux; quelquefois même, des observations, très incomplètes il est vrai, ne mentionnent aucune lésion; et ces observations sont trop peu nombreuses et trop peu détaillées pour qu'on en tire d'autre induction que celle qui a préoccupé leurs auteurs : ils cherchaient à constater si les capsules surrénales étaient intactes ou lésées, et ils n'attachaient à l'examen des autres organes qu'une importance secondaire.

La multiplicité des conditions anatomo-pathologiques qui peuvent coïncider avec la mélanodermie d'Addisson, et, en même temps, leur localisation presque constante dans l'abdomen devaient porter à chercher le point de départ de cette affection dans la lésion d'un des systèmes organiques communs à tous les viscères contenus dans cette cavité : comme l'appareil circulatoire ou l'appareil d'innervation.

Les pigments sortent du sang; ils paraissent produits par une transformation de la matière colorante des hémoglobules.

Cet excès de production pigmentaire qu'on observe dans la maladie bronzée serait-il dû à un trouble de l'hématose, consécutif à une altération des glandes hématiques : le foie, la rate, les ganglions lymphatiques? Le Dr Ball, en ajoutant les lésions du poumon, et spécialement les lésions tuberculeuses (1), à celles des organes que nous venons d'in-

(1) Dans le résumé de M. Ball, on trouve 110 fois des tubercules dans 208 cas de maladie bronzée.

diquer, a soutenu cette théorie qui a trouvé en France quelques partisans. On peut y objecter que, bien que très fréquentes, les lésions pulmonaires sont loin d'être constantes dans la mélanodermie ; que ces mêmes lésions, portées au plus haut degré, peuvent exister sans pigmentation anomale des téguments ; enfin que les altérations organiques des viscères abdominaux, qui coïncident avec la maladie d'Addisson, peuvent siéger dans les organes digestifs et n'avoir envahi, que dans une étendue très limitée et d'une manière toute secondaire, les ganglions lymphatiques et les autres glandes hématiques.

D'ailleurs l'action de ces glandes hématiques, l'élaboration et les modifications qu'elles font subir au sang, sont régies par le système nerveux, qui préside également à la tension des vaisseaux et au mouvement des fluides nourriciers dans leurs canaux. C'est donc vers le système nerveux qu'aboutissent, en dernière analyse, toutes les hypothèses fondées sur les déductions des observations cliniques et des données fournies par l'anatomie pathologique.

Dès 1859 (1), le Dr Schmidt, de Rotterdam, plaçait dans une lésion du plexus solaire la cause de la mélanodermie d'Addisson : dans plusieurs cas, on avait constaté, par l'autopsie, une altération des ganglions semi-lunaires ; on les avait trouvés congestionnés, ramollis, indurés, entourés de produits néoplasiques.

Il semblait rationnel de chercher dans le centre nerveux épigastrique, origine et aboutissant de la plupart des nerfs abdominaux, sorte de cerveau ganglionnaire de l'abdomen, le point de départ du trouble d'innervation qu'on suppose exister derrière la production anomale du pigment.

Les adversaires de cette théorie ont objecté que, dans beaucoup de cas, les nerfs du plexus solaire et les ganglions semi-lunaires ont paru intacts, que sur 208 cas de maladie bronzée les lésions de ces organes, n'ont été constatées que dix fois (Dr Ball).

Je ne crois pas que cet argument réfute, d'une manière péremptoire, la théorie qui attribue la mélanodermie d'Addisson à une modalité morbide du système nerveux de l'abdomen, dont le plexus solaire est le principal, mais non l'unique élément : si on n'a trouvé que dix fois des altérations évidentes de plexus nerveux, le plus souvent on ne les a pas cherchées ; en outre, ces altérations ne sont pas toujours appré-

(1) L'année même où je publiais le résultat de mes observations sur la coïncidence de la pigmentation de la face avec la tuberculose abdominale.

caibles à l'œil nu. D'ailleurs la modalité d'innervation, qui provoque la formation du pigment, peut ne pas laisser de traces après la mort; elle peut n'être qu'une simple incitation anomale, une irritation du système nerveux ganglionnaire produite par diverses lésions des viscères contenus dans la cavité abdominale. Cette irritation des nerfs abdominaux suffirait, en effet, d'après M. Brown-Sequard (communication orale), pour amener une formation abondante de matière pigmentaire dans le sang. Dans ces termes, la théorie qui affirme l'origine nerveuse de la mélanodermie d'Addisson manque jusqu'à présent, il est vrai, d'une démonstration directe, mais elle s'appuie sur l'induction et me paraît réunir en sa faveur de grandes probabilités.

Les faits, que j'ai cités, de pigmentation partielle de la face, coïncidant avec la tuberculose et d'autres affections des organes abdominaux me semblent témoigner en faveur de cette opinion; et ils ont été recueillis à une époque où la théorie d'Addisson régnait sans conteste, et où, par conséquent, aucune idée préconçue n'appelait mon attention vers cette coïncidence qui s'est imposée, sans que je la cherchasse, à mon observation.

Ainsi la maladie d'Addisson et la mélanodermie partielle de la face, effets du même processus pathogénique, seraient symptomatiques de lésions très diverses, et ne différeraient peut-être que par l'intensité et par la durée de l'irritation qui les produit; la richesse très grande des capsules surrénales en éléments nerveux, leurs connexions avec le plexus solaire expliqueraient le rôle important qu'elles paraissent jouer dans l'étiologie de la maladie bronzée. Ce ne serait pas alors, comme l'avait cru Addisson, et comme les recherches de M. Brown-Sequard semblaient le démontrer, le trouble des fonctions capsulaires qui serait la cause directe de cette maladie; ce serait la lésion ou l'irritation des nombreux filets nerveux qui entrent dans la constitution anatomique de la capsule et s'entrelacent dans leur voisinage.

Toute irritation ou lésion de ces nerfs, de quelque part qu'elle vînt (1), dans quelque région de l'abdomen qu'elle prît naissance, pourrait, suivant cette hypothèse, aboutir au même résultat. L'observation clinique est d'accord avec cette induction. Nous avons vu les

(1) Peut-être des irritations du pneumogastrique, retentissant sur le plexus solaire, peuvent-elles expliquer la pigmentation cutanée qui se manifeste dans certaines conditions et en particulier dans la maladie de Parry-Graves (V. plus haut l'étude sur cette affection, p. 366).

affections les plus diverses, siégeant dans les organes les plus variés de la cavité abdominale, coïncider avec la mélanodermie d'Addisson, comme avec la pigmentation partielle dont je m'occupe ici. Bien plus, une irritation physiologique, mais non habituelle, comme celle qui résulte de l'ampliation et de la congestion de l'utérus dans la gestation, produit le même effet et expliquerait la formation du masque pigmentaire qu'on observe chez les femmes enceintes.

Ainsi la pigmentation partielle, comme la maladie bronzée, se développeraient sous l'influence des mêmes conditions pathogéniques, et cette circonstance vient confirmer la relation pathologique que la similitude de leurs caractères objectifs tendait à établir entre ces deux formes morbides.

En résumé, des dépôts pigmentaires peuvent se manifester sur certaines régions du tégument externe et principalement sur la face dans plusieurs affections abdominales, et en particulier dans la tuberculose. Cette pigmentation de la face peut devenir le signe de l'envahissement des organes abdominaux par le processus tuberculeux, alors que cette complication ne se révèle pas par d'autres symptômes; elle paraît se développer dans les mêmes conditions que la maladie bronzée d'Addisson et n'en est peut-être qu'un premier degré.

XIII

CONTRIBUTION

A L'HISTOIRE DES ABCÈS DU FOIE

(Extrait de la *France médicale*, 1875).

Les hépatites suppurées ne sont pas communes dans notre climat; et il s'en faut que celles, qui de loin en loin se présentent à notre observation, soient accusées par des symptômes assez caractéristiques pour qu'il soit toujours facile d'en établir le diagnostic. Dans quelques cas, l'erreur est bien difficile à éviter. Plusieurs auteurs ont rapporté des faits d'abcès du foie, méconnus pendant la vie, et parmi eux des observateurs tels qu'Andral, tels encore que MM. Budd et Frerichs qui ont dirigé spécialement leur attention sur les affections hépatiques et ont consacré à leur étude des travaux devenus classiques.

Dans son remarquable ouvrage, M. Frerichs avoue avoir deux fois rencontré à l'autopsie des abcès hépatiques qu'il n'avait pas soupçonnés pendant la vie; et il énumère avec sagacité toutes les circonstances qui peuvent induire en erreur. Comment l'éviter, quand le foie ne paraît pas notablement augmenté de volume, quand la région qu'il occupe n'est le siège d'aucune douleur, d'aucune sensibilité anomale, quand les fonctions de l'organe ne présentent aucun trouble caractéristique appréciable? Je dis appréciable avec intention, car c'est dans l'examen attentif des fonctions hépatiques qu'on trouvera peut-être un jour des indications pour le diagnostic, quand les signes physiques font défaut. En apparence, ces désordres fonctionnels se réduisent à des phénomènes dyspeptiques (et encore l'appétit n'est pas toujours aboli), à de la constipation, plus souvent à de la diarrhée, à une fièvre paroxystique, quelquefois à des frissons qui peuvent manquer. L'aspect typhique, l'altération des traits, l'abattement chez quelques malades, la pâleur des téguments et un léger degré d'œdème sous-cutané s'ajoutent à ces symptômes. L'abattement va croissant; du délire survient; il précède et présage une terminaison funeste.

D'autres fois, l'évolution de l'affection hépatique est enveloppée dans d'autres localisations morbides qui, bien que secondaires, la masquent par leur relief et par l'explication qu'elles semblent donner des symptômes observés : c'est (j'en ai vu deux cas) une pleurésie du côté droit, à laquelle on peut attribuer la douleur de côté, la réaction circulatoire, quelquefois même la saillie du foie ; c'est une pneumonie ou une péritonite généralisée (j'ai eu l'occasion d'observer deux fois cette dernière complication) qui attirent et absorbent l'attention du médecin, Enfin, dit M. Frerichs, l'hépatite suppurée peut se développer sous le masque d'un catarrhe gastrique, c'est-à-dire d'une gastrite consécutive à la lésion du foie.

Il est bon d'enregistrer ces faits, de les signaler, pour que le médecin averti soit sur ses gardes; et, dans les cas où les localisations morbides appréciables ne lui rendent pas un compte suffisant des phénomènes observés, cette possibilité d'une affection grave du foie doit se présenter à son esprit, le rendre attentif aux moindres indices qui pourraient s'y rapporter; et, si ces indices ne lui permettent pas d'affirmer l'hépatite, ils doivent rendre au moins son diagnostic et son pronostic plus circonspects. Si, dans le cas dont je vais tracer l'histoire, j'avais eu ces notions présentes à l'esprit, j'aurais peut-être évité l'erreur que j'ai commise, moins inévitable, il me semble à présent, que dans le fait rapporté par Andral.

Un homme de quarante ans, marinier, entre le 18 octobre 1874 à la salle Saint-Bernard, dont le service était dirigé, pendant mon absence, par le Dr Fernet.

Cet homme, de constitution moyenne, affirmait n'avoir pas fait excès des boissons alcooliques, il n'avait pas habité les pays chauds, il n'avait pas eu de fièvres palustres.

Sept jours avant son entrée, le 10 octobre, il avait été pris de frissons suivis de fièvre, il avait senti une douleur vive dans l'hypocondre droit; cette douleur s'exaspérait par les mouvements. A ces phénomènes s'ajoutaient de la céphalalgie, de l'inappétence, de la diarrhée et des vertiges dans la station; pendant deux nuits il ne put fermer l'œil.

Les frissons se répétèrent les jours suivants.

Quand il entra à l'hôpital, on constata, outre les symptômes précédents, de la fièvre, une faiblesse très prononcée; il avait des vertiges quand il se mettait sur son séant; il toussait d'une toux sèche; les conjonctives présentaient une teinte sub-ictérique; les artères étaient athéromateuses.

Le ventre était dur, un peu ballonné, sans apparence éruptive; on constatait une légère sensibilité dans l'hypocondre droit; par la percussion on trouvait dans cette région un son mat, à partir de deux centimètres au-dessus du mamelon jusqu'à deux travers de doigt au-dessous du rebord costal. Dans l'épigastre on trouvait ce foyer de sensibilité exquise que j'ai désigné sous le nom de *bouton diaphragmatique*; on observait entre les attaches inférieures du sterno-mastoïdien du même côté une sensibilité anomale. Le péricarde était sain; on fut conduit à conclure à l'existence d'une pleurésie diaphragmatique; on prescrivit un vésicatoire sur le côté gauche.

Deux jours après je pris le service; l'inflammation avait franchi la limite de la gouttière costo-diaphragmatique et avait envahi la plèvre costale; on trouvait de la submatité dans la moitié inférieure de ce côté en arrière; le bruit respiratoire était affaibli, mais il n'y avait pas d'égophonie, et les vibrations thoraciques étaient perçues pendant la phonation; au sommet droit on entendait une expiration soufflante.

La fièvre persistait; la dyspnée et la douleur avaient diminué; je fis appliquer cependant un second vésicatoire pour arrêter les envahissements du processus inflammatoire et je prescrivis une potion diurétique.

Le malade avait trois ou quatre selles liquides par jour; on lui administrait chaque jour un ou deux lavements émollients.

Deux jours après, je constatais un léger frôlement péricardique, en même temps j'étais frappé de l'aspect typhique que prenait la figure du malade : ses paupières étaient tombantes, sa physionomie exprimait l'étonnement et presque la stupeur; le ventre se ballonnait; la langue était collante. Le foie descendait jusqu'à trois travers de doigt, au moins, au-dessous du rebord costal, et ne paraissait pas sensible à la pression. Le thermomètre montait le matin à 39 degrés et à 40 le soir. On entendait des râles sibilants dans la poitrine; le son était obscur et la respiration faible dans les deux tiers inférieurs du côté droit. Évidemment le travail morbide dépassait la poitrine; l'économie tout entière semblait sous l'impression d'une action morbide qui avait simultanément pour foyers le thorax et l'abdomen. Cette double localisation se rencontre surtout dans la fièvre typhoïde et dans la phtisie aiguë, qui peut revêtir le masque typhique. Le début apparent par une pleurésie me faisait incliner vers la seconde hypothèse. Sans trouver dans l'épanchement du côté droit une explication suffisante de la saillie du foie, son indolence complète, l'absence de toute inégalité, de toute modification de consistance à la surface, éloignaient ma pensée d'une lésion grave et

cet organe, bien que je ne me rendisse pas compte de son augmentation de volume.

Le 26 octobre, neuf jours après l'entrée du malade à l'hôpital, seize jours après le début de la maladie, l'état adynamique s'accentuait de plus en plus; le pouls filait sous le doigt quand on faisait asseoir le malade; la langue était sèche; le ventre très ballonné, mais souple et indolent; aucune éruption ne se montrait à sa surface. La peau avait une teinte pâle, mate, qui coïncidait avec un léger œdème de la paroi abdominale; les membres inférieurs étaient également œdématiés. Le malade pendant la nuit parlait haut et avait des rêvasseries. Cependant, la fièvre baissait et la thermalité était tombée à 38; les jours suivants même, elle ne fut que de 37°,6 le matin et 38°,4 le soir. La diarrhée diminua; mais les conjonctives conservaient une teinte un peu jaunâtre. Pendant la nuit, un véritable délire succéda aux rêvasseries des nuits précédentes; pendant le jour, l'intelligence était nette et il répondait avec précision aux questions qu'on lui adressait.

Le 28 octobre, l'état du ventre avait subi une modification importante : à la souplesse avait succédé l'empâtement et l'immobilité des anses intestinales qui paraissaient agglutinées entre elles. Dans le flanc droit la palpation faisait percevoir une crépitation très manifeste, comparable au froissement de l'amidon, qu'on percevait pendant les grands mouvements respiratoires, et qu'on développait surtout en faisant glisser la paroi abdominale sur les organes sous-jacents, manœuvre qui n'était pas douloureuse. Cette péritonite à marche insidieuse, sans vomissements, presque sans développement anomal de la sensibilité, coïncidant avec une diminution de la fièvre, me confirma dans la pensée que j'avais affaire à une tuberculose granuleuse aiguë; le délire, qui les jours suivants se montra pendant la journée, pouvait s'expliquer par une méningite granuleuse.

La pleurésie persistait sans modifications importantes : on constatait de la matité et de la faiblesse du bruit respiratoire dans les deux tiers inférieurs du côté droit. La nuit suivante, le malade eut du délire et de l'agitation, il déchira les rideaux de son lit; la tête et la poitrine étaient le siège d'une transpiration abondante. Le lendemain matin 29, je le trouvai très prostré, la langue était sèche; il avait des soubresauts dans les tendons.

Le 30, le délire n'avait pas cessé depuis la veille : aux soubresauts s'ajoutaient de la carphologie, du mâchonnement et des contractions de la face qui lui donnaient l'apparence du rire sardonique; toute la périphérie cutanée était couverte de sueur. Les mouvements respiratoires produisaient dans la trachée des râles qu'on entendait à distance. Il succomba à huit heures du soir.

Autopsie. — La pie-mère cérébrale, au niveau des anfractuosités, était infiltrée d'une sérosité opaque, plus abondante au voisinage de la scissure de Sylvius; la substance cérébrale elle-même ne présentait aucune altération.

La plèvre droite, épaissie, tapissée de fausses membranes, était remplie par un liquide séreux, rougeâtre, abondant.

Le poumon droit était affaissé; le lobe inférieur, compact, privé d'air, tombait au fond de l'eau; le lobe supérieur, adhérent par son sommet à la plèvre costale, présentait dans ce point sept à huit tubercules miliaires, gris, transparents. Le poumon gauche était congestionné dans toute sa hauteur.

Le péricarde renfermait un peu de sérosité rougeâtre; le cœur était un peu augmenté de volume; sur la face antérieure du ventricule droit existait une plaque laiteuse assez adhérente. L'endocarde qui tapisse les deux ventricules était d'un rouge violacé, et cette coloration résistait au lavage.

Après l'ouverture de l'abdomen, le foie ne présentait extérieurement qu'une augmentation de volume et une saillie anomale au-dessous du rebord costal; mais, en voulant le détacher du diaphragme, on ouvrit un vaste abcès d'oú s'écoula un flot de pus jaune, crémeux. Cette collectiou purulente occupait les trois quarts du lobe droit; sa paroi supérieure était formée par la face inférieure du diaphragme, doublé de la membrane fibreuse du foie; le tissu glandulaire avait à ce niveau complètement disparu.

La cavité du foyer était anfractueuse, tapissée çà et là par de minces lambeaux pseudo-membraneux; le tissu hépatique environnant était rouge, congestionné, friable, le reste de l'organe présentait un volume exagéré et avait subi la dégénérescence graisseuse; la portion qui dépassait les côtes était couverte de fausses membranes. La rate avait son volume normal; son tissu était friable.

A part un état congestif, les reins n'offraient rien qui méritât d'être noté.

La portion du péritoine qui recouvrait le cæcum était le siége d'une injection considérable. L'intestin grêle était sain. Le cæcum et le côlon ascendant était constellés de saillies du volume d'une lentille, constitués par des follicules engorgés; la plupart de ces petites tumeurs étaient ulcérées à leur centre et ressemblaient à des pustules varioliques. Le fond de ces ulcérations était occupé par un détritus grisâtre, adhérent; quelques-unes plus profondes avaient un fond rougeâtre; le tissu jaunâtre, pultacé, des follicules. avait été éliminé. Dans les côlons transverse et descendant, ces lésions étaient de moins en moins prononcées, elles avaient complètement disparu au niveau de l'S iliaque.

Ainsi, j'avais reçu ce malade avec l'étiquette de pleurésie; l'inflammation de la séreuse pulmonaire, renfermée au début dans les limites de la plèvre diaphragmatique, s'était généralisée. Deux symptômes ne dérivaient pas directement de cette affection, la diarrhée qui s'était montrée dès le début, et qui persistait sans offrir une très grande importance, et la saillie du foie, beaucoup plus considérable que celle qui pouvait résulter du refoulement du diaphragme par cet épanchement; une obliquité exagérée des dernières côtes ne témoignait pas, d'ailleurs, de son abondance. Mais cet homme, marinier de son état, avait été placé dans ces conditions hygiéniques qui favorisent la congestion chronique du foie; d'une autre part, l'indolence absolue de l'organe, l'état lisse de la surface diminuaient, sans les repousser complètement, les probabilités d'une complication hépatique.

Cette simultanéité d'affections inflammatoires de la plèvre, du péricarde, du péritoine, la forme même de cette péritonite qui, aiguë par sa durée, avait les allures d'une péritonite chronique, ces légers signes d'induration que je trouvais au sommet du poumon droit, cette bronchite diffuse, me firent croire à une tuberculose aiguë. Cette hypothèse expliquait d'une manière satisfaisante l'apparence typhique que revêtait la maladie; elle rendait compte de cette diarrhée que j'imputai à une entérite phymateuse; l'œdème des membres inférieurs et de la paroi abdominale pouvait être attribué à la compression exercée sur la veine cave par des ganglions lymphatiques congestionnés et peut-être dégénérés. Enfin, l'extension de la production granuleuse aux méninges me paraissait devoir être la cause du délire, quoique je m'étonnasse de ne pas trouver ces phénomènes de contracture ou au moins de raideur cervicale, si communs dans la méningite tuberculeuse.

Nous avons vu quel démenti les résultats de l'examen nécroscopique sont venus infliger à ces prévisions qui paraissaient si bien coordonnées, et appuyées sur des appréciations si vraisemblables. La petite induration tuberculeuse, que j'avais soupçonnée pendant la vie au sommet droit, existait, mais isolée et indépendante de la scène morbide à laquelle elle avait semblé pouvoir servir d'étiquette. L'hépatite suppurée était le fait principal, dominant, sinon le fait primitif de cette maladie à manifestations nombreuses et diffuses. Si cet énorme abcès s'était dérobé à nos investigations, c'est qu'il s'était développé dans la partie supérieure et postérieure du foie; il était entièrement caché par le diaphragme et par les côtes.

L'étiologie de cette affection présente, dans le cas actuel, les obscurités dont elle est souvent enveloppée; les lésions observées dans l'intestin peuvent, au premier abord, paraître venir à l'appui du Dr Budd, qui regarde les lésions des radicules de la veine porte, et les lésions dysentériques en particulier, comme la cause la plus commune des abcès du foie. Mais les lésions de l'intestin étaient la plupart peu profondes et semblaient d'origine récente ; on n'a pas trouvé de phlébite des veines mésentériques, rien ne prouve que la côlite, constatée après la mort, et caractérisée pendant la vie par de la diarrhée, fût l'origine du processus morbide qui a causé la suppuration du foie.

M. Frerichs pense que le Dr Budd a beaucoup trop généralisé le rôle de la pyléphlébite qui est, selon lui, exceptionnelle. Anesley croit que la diarrhée et la dysenterie sont souvent consécutives à l'hépatite au lieu de la précéder, et il admet hypothétiquement qu'elles sont le résultat de l'altération de la bile. Pour le Dr Morehead, un refroidissement, chez des sujets cachectiques, serait dans beaucoup de cas la cause des abcès du foie.

Il est probable que toutes ces conditions diverses peuvent prendre place dans l'étiologie des abcès hépatiques, qui, d'autres fois, succèdent à des traumatismes ou à l'inflammation des voies biliaires, ou encore ne sont qu'un épisode de l'infection pyohémique. En admettant, avec le Dr Frerichs, que le Dr Budd ait exagéré le rôle de la pyléplébite, il est des cas où ce processus ne peut être révoqué en doute ; et on peut suivre le travail morbide, depuis ses origines radiculaires dans l'intestin, jusqu'au foyer hépatique. J'ai observé un fait de ce genre sur un de mes meilleurs amis, le Dr Léon Husson, dont le père a été médecin de l'Hôtel-Dieu et membre de l'Académie de médecine.

Observation II. — Aussi distingué par sa science que par son caractère, ce jeune médecin était sujet à des coliques et à de la diarrhée bilieuse. Ces accidents ne l'empêchaient pas de se consacrer avec ardeur à ses devoirs professionnels, dont sa charité sans bornes multipliait pour lui les exigences.

A part ces indispositions, et de fréquentes céphalalgies, sa santé était bonne, il suffisait à une vie très active et s'imposait beaucoup de privations pour augmenter les ressources de sa bienfaisance.

J'avais souvent remarqué chez lui une teinte sub-ictérique des conjonctives, et ses douleurs abdominales avaient pour foyer principal la région iliaque droite. Un jour, cette douleur prit tout à coup une violence excessive, au point de lui arracher des plaintes malgré son énergie morale ; et en même temps il fut pris d'un frisson intense et prolongé, avec claquement de dents, suivi d'un état fébrile très accentué. Appelé par lui, je constatai un léger empâtement dans la région iliaque droite ; je lui prescrivts une application de vingt sangsues sur ce point et une potion opiacée. Les douleurs se modérèrent ; mais le lendemain le frisson se reproduisit avec les mêmes caractères que la veille, et il se répéta ainsi plusieurs jours de suite à des intervalles irréguliers, variant de dix-huit heures à plusieurs jours. L'application de sangsues avait été répétée une seconde fois, puis, avec son père et Michon qui était son ami intime, il fut convenu qu'on lui donnerait du sulfate de quinine. Quoique poussée à des doses assez élevées, cette médication resta sans effet.

Quinze jours environ après le début des accidents, une douleur se fit sentir dans la région du foie, bientôt on y constata une intumescence donnant d'abord une sensation d'empâtement, puis d'obscure fluctuation. En présence de ces phénomènes, je crus pouvoir poser devant mes confrères le diagnostic suivant : une inflammation phlegmoneuse, dont la cause restait pour moi indéterminée, s'était développée dans la région cæcale, le frisson initial en avait été le signal. Le retour opiniâtre des accès fébriles avait dû correspondre à une phlébite de la veine porte ; et à cette pyléphlébite avait succédé une inflammation suppurative du foie. Quelques jours après, le malade rendit avec les selles une quantité considérable de bouillie purulente ayant d'abord une couleur chocolat, puis prenant plus nettement l'aspect d'un pus épais, légèrement coloré par du pigment biliaire. Cette évacuation fut suivie d'un soulagement qui nous apporta une lueur d'espérance, trop tôt déçue ; car les accidents continuèrent. L'émaciation fit des progrès rapides; des symptômes de congestion pulmonaire et de dyspnée s'ajoutèrent aux troubles généraux de l'organisme et précipitèrent la terminaison fatale qui survint après quarante et quelques jours de lutte.

L'autopsie nous révéla l'existence d'une petite ulcération de l'appendice cæcal qui avait amené une perforation de cet appendice. Un petit phlegmon enkysté s'était développé autour du point perforé, et de ce phlegmon partait un rameau veineux enflammé, rempli de caillots, aboutissant à la veine porte, siège elle-même de lésions inflammatoires dans toute son étendue, jusqu'à son immergence dans le foie. Des foyers, renfermant encore du pus analogue à celui que nous avions trouvé dans les selles, creusaient le tissu de cet organe.

Dans ce cas, l'étiologie de l'abcès hépatique n'est pas douteuse : une pyléphlébite en a été le point de départ incontestable, et c'est en s'appuyant sur des faits de ce genre, trop généralisés, que M. Budd a édifié une théorie pathogénique qui n'est pas applicable à tous les phlegmons hépatiques. Le cas suivant semble venir à l'appui de la doctrine de Morehead, qui fait jouer un grand rôle, dans le développement de l'hépatite suppurée, au refroidissement chez des sujets débilités.

Observation III. — Une femme de quarante ans, coutelière, entrait dans le service de Chomel au mois de février 1840. Elle avait eu, disait-elle, huit ans auparavant, une gastrite ; depuis quatre ou cinq mois elle ressentait des malaises, des douleurs dans l'estomac et dans le bas-ventre; elle travaillait dans un atelier dont la température atteignait parfois, assurait-elle, 50 degrés. Placée dans ces conditions, elle fut soumise à un courant d'air froid; depuis lors, elle souffrait habituellement dans les reins. A ces symptômes, au bout de trois semaines, s'ajoutèrent des frissons, de la fièvre avec paroxysmes quotidiens commençant à deux heures de l'après-midi et suivis de sueurs nocturnes. En même temps, survint une douleur à la base du côté droit de la poitrine, s'étendant à l'épigastre et à la région lombaire; cette douleur était accompagnée de toux qui l'exaspérait. On fit une application de sangsues qui n'enraya pas la marche de la maladie, et, vingt-sept jours après le début des accidents, la malade entrait à l'Hôtel-Dieu.

On constata un son obscur dans les deux tiers inférieurs et postérieurs du côté droit, la respiration était obscure dans la même étendue; on y entendait des râles sous-crépitants faibles et éloignés, plus accentués et plus nets dans les régions scapulaire et axillaire. Le son et le bruit respiratoire reparaissaient quand la malade restait quelque temps à quatre pattes; les crachats étaient visqueux, aérés, incolores.

Ainsi nous constations chez cette malade les signes d'une pleurobronchite avec congestion du parenchyme pulmonaire, Chomel lui ordonna une saignée de 300 grammes.

Le soir, le pouls était à 112; le sang de la saignée n'était pas couenneux; l'oppression avait augmenté; la soif était vive; à onze heures du matin la malade avait eu un paroxysme fébrile suivi de sueurs.

Le lendemain 12, la fréquence du pouls s'était élevée à 120 pulsations; Chomel prescrivit un vésicatoire et 5 grammes d'huile de ricin : cette médication n'apporta aucun soulagement; le pouls était petit; à 108 le matin, il montait à 120 le soir; la respiration était haletante et se répétait 44 à 48 fois par minute. L'épanchement avait envahi toute la hauteur du côté droit en arrière; en avant sous la clavicule, on entendait du râle crépitant; la malade était très anxieuse, sa face était pâle et altérée.

Le 14, on lui mit des ventouses scarifiées et on lui fit prendre 10 grammes d'huile de ricin qui provoquèrent trois selles. Cette évacuation parut amener quelque soulagement : la dyspnée diminua un peu; un second vésicatoire fut appliqué le 15; au soir le pouls s'élevait à 132; le ventre était tendu et douloureux à la pression. Le 16 on revint à l'huile de ricin qui produisit trois selles liquides; un mieux notable succéda encore à cette médication : la respiration reparut quoique affaiblie dans la partie supérieure et postérieure du côté droit redevenue sonore; en avant elle était très faible, quoique la sonorité ne fût pas diminuée. Le pouls était toujours à 132.

Le 17, la dyspnée était considérable; la partie antérieure du côté droit donnait un son obscur à la base; on entendait des deux côtés des râles muqueux et sibilants; le pouls était très faible. On donna à la malade du lait et du bouillon coupé; on prescrivit un nouveau vésicatoire et 12 grammes d'huile de ricin; la malade succomba dans la nuit.

Autopsie. — A l'autopsie, nous constatâmes une augmentation considérable du foie portant principalement sur son diamètre vertical et sur son lobe droit. Il dépassait à peine le bord costal de trois travers de doigt mais il refoulait en haut le diaphragme auquel il adhérait dans l'étendue de 5 à 6 centimètres. La surface de l'organe offrait une teinte opaline sans modification notable dans la consistance ou dans l'épaisseur de sa capsule d'enveloppe. La face supérieure présentait une saillie volumineuse, convexe, fluctuante. Le bistouri plongé à ce niveau pénétra dans un foyer purulent de 12 à 15 centimètres de diamètre, d'où s'échappa un pus jaune, crémeux, inodore ayant tous les caractères du pus phlegmoneux. Ce foyer était de forme irrégulière : il était anfractueux, sinueux, divisé en plusieurs loges ou arrière-cavités, et il envoyait des prolongements en diverses directions; quelques-uns de ces prolongements étaient moniliformes, composés d'une série de petits foyers arrondis communiquant entre eux par d'étroites ouvertures. Dans ces petits foyers du volume d'un pois ou d'un grain de raisin, le pus était plus épais et plus consistant que dans la cavité principale. Celle-ci était traversée, en tous sens, par des brides ramifiées qui formaient une sorte de réseau ou de cloisons incomplètes, et dont un grand nombre étaient constituées par des vaisseaux oblitérés, entourés de néo-membranes. Dans quelques-unes on ne trouvait aucune apparence de vaisseaux; d'autres renfermaient des languettes de tissu hépatique, assez larges parfois pour former des cloisons incomplètes qui divisaient la grande cavité en plusieurs étages. Cette cavité était tapissée par des fausses membranes, molles, blanchâtres; on trouvait au-dessous le tissu glandulaire congestionné, friable, d'une coloration rouge foncé dans une épaisseur de 3 à 4 millimètres.

La rate était molle.

Les ovaires étaient remplis de kystes séreux; l'utérus était fixé à la paroi droite du bassin par des adhérences serrées qui avaient une consistance presque cartilagineuse et étaient constituées par un tissu cellulo-adipeux infiltré de sérosité. Le col utérin était entraîné à droite; et le corps de l'organe était latéro-fléchi de ce côté. La cavité rétrécie renfermait un liquide très visqueux et transparent; et au niveau des adhérences utérines venait se fixer le sommet d'une anse d'intestin grêle; dans ce point les tuniques intestinales offraient une coloration noire et une consistance analogue à celle d'un tissu cicatriciel.

Je regrette d'avoir égaré les notes relatives à l'examen nécroscopique des autres organes.

En résumé, chez une femme vivant habituellement dans une atmosphère d'une température excessive, et soumise à un refroidissement, surviennent des douleurs dans la région lombaire; trois jours après elle est prise de frissons, prélude d'un accès fébrile qui se répète les jours suivants, et en même temps de douleurs à la base du côté droit de la poitrine; on constate un épanchement pleurétique comme dans le cas précédent. On pouvait supposer qu'on avait affaire à une pleurésie purulente; mais l'épanchement, après avoir augmenté, diminua rapidement, ce qui infirmait sa nature purulente; et cependant ces frissons répétés semblaient accuser un travail pyogénique. Ne pouvant pas le placer dans la plèvre, il nous eût fallu le chercher ailleurs. La coïncidence fréquente des inflammations thoraciques et du phlegmon hépatique, la douleur vive ressentie dans l'hypocondre droit, la sensibilité du ventre à la pression, doivent faire songer, dans ces conditions, à la possibilité d'une inflammation suppurative du foie.

Quand un épanchement pleurétique, et surtout un épanchement purulent, suivant la remarque du Dr Stokes, est enkysté entre la base du poumon et la face supérieure du diaphragme, ce muscle, envahi par le travail inflammatoire, peut être paralysé, refoulé en bas, chassant devant lui le foie qui alors déborde les côtes. Un épanchement énorme, remplissant toute la cavité pleurale, peut produire le même effet. Il est possible de distinguer la saillie hépatique, résultat d'une augmentation de volume du foie, de celle qui dépend d'un refoulement de l'organe. Ce n'est pas à la percussion qu'on demandera des signes certains pour distinguer ces deux conditions morbides : car la matité de l'épanchement, surtout s'il est enkysté, peut se confondre avec la matité hépatique. Il faut recourir au signe que j'ai indiqué dans mes remarques sur les modifications morbides; du diamètre vertical de la poitrine. Si le diaphragme est repoussé en bas, il entraînera avec lui les dernières côtes qui s'abaisseront et prendront une direction très oblique en bas, du côté malade. Si le foie est augmenté de volume, les dernières côtes du côté droit seront portées en haut, deviendront horizontales ou au moins leur obliquité descendante ne sera point exagérée.

Le traitement suivi a été celui que Broussais avait imposé à toute sa génération, très modéré et très adouci par le sens pratique de Chomel; et cet usage répété des émissions sanguines que l'on regarderait, avec raison, aujourd'hui comme excessif, eût été à cette époque considéré par le plus grand nombre des médecins comme une timidité et presque une protestation contre l'opinion régnante.

Nous avons pu dans l'examen du foyer purulent en suivre l'évolution, qui ne diffère pas de celle qu'on observe dans la plupart des autres organes : on voit se former de petits dépôts purulents qui se réunissent pour former des collections plus considérables entre lesquelles ne tarde pas à s'établir une communication; de là les anfractuosités et les prolongements moniliformes. Nous observons dans ce foyer des brides formées par des vaisseaux *oblitérés*; nous verrons bientôt quel rôle les vaisseaux peuvent jouer dans la constitution des parois de l'abcès.

Ces accès fébriles intermittents, rebelles au quinquina, précédés de frissons, ajoutés aux phénomènes que nous avons indiqués plus haut, peuvent encore mettre sur la voie du diagnostic : c'est un fait digne de remarque que le foie et la rate qui sont habituellement congestionnés dans la fièvre intermittente, quand ils sont le siège d'une congestion inflammatoire, peuvent donner lieu à des accès fébriles qui, par leurs caractères et leur périodicité, ressemblent aux accès des fièvres palustres; l'observation suivante en est un exemple.

Observation IV. — Un homme de cinquante-trois ans, cordonnier, entre à l'Hôtel-Dieu le 17 juillet 1871; interrogé sur ses antécédents, il affirme n'avoir jamais été malade. Depuis huit jours seulement, il a perdu l'appétit, et est, suivant son expression, dévoré par une fièvre intense.

L'examen des organes thoraciques ne fit découvrir aucune trace de maladie ancienne ou récente; quant aux organes de l'abdomen, la percussion nous fit constater une augmentation de volume du foie portant principalement sur son diamètre vertical et déterminant sa saillie au-dessous des côtes; la rate était également tuméfiée.

Sans qu'il y eût du délire bien caractérisé, les facultés intellectuelles ne semblaient pas parfaitement nettes, et il y avait une espèce de vague et d'incoordination dans les réponses du malade; sa face était pâle; ses yeux, profondément excavés, avaient une expression d'étonnement. Il n'avait pas de fièvre le soir au moment de son entrée ; mais le lendemain matin il en eut un accès violent, précédé de frissons, suivi de sueurs et accompagné de délire.

Je craignis une fièvre pernicieuse, accompagnée de congestion hépatique et splénique; ne voyant pas d'ailleurs d'autre indication, je prescrivis 2 grammes de sulfate de quinine en quatre doses.

La fièvre n'en revint pas moins le lendemain à six heures du matin, mais cette fois sans délire; et elle continua ainsi les jours suivants, malgré l'emploi répété du sulfate de quinine.

La rate et le foie conservaient un volume anomal. J'ordonnai alors, avant l'heure de l'accès une douche froide d'une minute. Pendant deux jours, la fièvre fut suspendue; mais le troisième jour, le malade ayant eu des vomissements, refusa la douche. L'accès fébrile revint plus fort que les précédents, accompagné d'un délire violent. L'interne de garde fut appelé et conseilla une potion avec 2 grammes de bromure de potassium.

On revint au sulfate de quinine aux doses précédemment employées et la fièvre fut suspendue pendant cinq ou six jours; mais elle recommença de nouveau accompagnée de délire; le malade alla s'affaiblissant, et il succomba le 12 avril, vingt-six jours après son entrée à l'hôpital, trente-quatre après le début des accidents.

Les poumons et l'encéphale n'ont présenté aucune altération appréciable dans le lobe droit du foie existait un abcès enkysté faisant saillie vers la convexité, et renfermant un verre environ de liquide purulent couleur chocolat. La cavité du foyer était très anfractueuse et traversée par des brides nombreuses; le tissu hépatique environnant était congestionné et ramolli. Cette couleur du pus, due à la présence de la matière colorante du sang, n'est pas rare dans les abcès du foie.

Nous n'avons aucune donnée sur la cause de cette hépatite suppurée; Les réponses du malade ne nous ont fourni sur ce point aucune lumière : le symptôme le plus saillant a été cette fièvre revenant par accès périodiques, si nettement dessinés dans leurs trois stades, si opiniâtres dans leurs retours. La tuméfaction du foie, accompagnée de celle de la rate, pouvait être considérée comme une manifestation connexe à la fièvre. La ténacité des accès, leur résistance aux fébrifuges, ont été les phénomènes les plus caractéristiques de la maladie; et, cependant, deux fois ces accès avaient été suspendus, mais ils étaient revenus opiniâtres, compliqués de troubles cérébraux et d'une altération profonde de la nutrition, qui dénonçait, par la rapidité avec laquelle elle était survenue, un travail morbide grave, dont la fièvre n'était que la manifestation extérieure. Beaucoup d'auteurs, et entre autres MM. Andral, Budd et Frerichs, ont cité des observations d'abcès volumineux du foie, méconnus pendant la vie et développés sourdement sans symptômes caractéristiques : des frissons au début, de la fièvre, de la dyspepsie, de la constipation, en ont été les seuls retentissements sur l'organisme. L'hypocondre peut être indolent; reste à savoir si, sans être le siège de douleurs spontanées, il ne serait pas alors sensible à la pression, comme je l'ai observé une fois. Le foie peut ne pas dépasser notablement les côtes; mais dans ce cas, la percussion indique habituellement qu'il a augmenté de volume. Il est vrai que, comme nous l'avons vu dans les observations précédentes, cette augmentation de volume peut recevoir une autre interprétation. Le délire survient et le malade succombe.

Quelquefois, l'hépatite suppurée complique d'autres affections qui absorbent l'attention du médecin et la laissent passer inaperçue; le Dr Frerichs a cité deux faits de ce genre. Dans d'autres cas, ce sont les complications de l'hépatite, des pleurésies, des pleuropneumonies qui masquent et prennent à leur compte les symptômes de l'affection du foie.

L'abcès du foie peut s'ouvrir dans le tube digestif, dans les voies biliaires, dans le péritoine avec développement foudroyant d'une péritonite mortelle, dans la cavité pleurale, dans le poumon après adhérence de cet organe au diaphragme, et jusque dans le péricarde. Enfin, il peut faire saillie à l'extérieur, soulever la paroi abdominale, et la traverser pour se créer une issue au dehors. Dans ce cas, l'art intervient le plus souvent, et il doit intervenir pour évacuer le foyer, à l'aide soit de ponctions aspiratrices, soit d'incisions précédées de l'application de cautères, selon la méthode de Récamier. La guérison a plusieurs fois suivi ces opérations; la science en a enregistré des observations, relativement assez nombreuses. Léon Husson, qui devait succomber à une hépatite suppurée, avait lui-même opéré avec succès un malade placé dans ces conditions, et il préparait un mémoire sur ce sujet quand la mort vint le surprendre.

Abandonné à lui-même, le travail de suppuration du foie aboutit le plus souvent à la mort; cependant, dans quelques cas, la nature suffit à sa tâche réparatrice. La guérison peut survenir après l'ouverture spontanée de l'abcès, soit à travers les téguments, soit dans un viscère qui communique avec l'extérieur. L'observation suivante est peut-être un cas de guérison, après ouverture dans le tube digestif, d'un abcès hépatique.

Observation V. — Un homme âgé de trente ans, menuisier, jouissant habituellement d'une bonne santé, fut pris, au mois de février 1872, de douleurs abdominales, se faisant surtout sentir dans l'hypocondre droit, assez violentes pour lui arracher des cris, accompagnées de nausées, augmentées par les mouvements et par la pression.

Ce malade ne savait à quelle cause imputer ces accidents : il travaillait avec excès; et, quelques jours auparavant, il avait fait des efforts considérables pour soulever des fardeaux pesant 5 à 600 livres; telles sont les seules circonstances, de lui connues, auxquelles il puisse rapporter l'origine de sa maladie.

Le lendemain, la douleur s'était absolument limitée dans l'hypocondre droit; de la diarrhée était survenue, et, depuis, tous les symptômes avaient persisté. En même temps, l'appétit avait beaucoup diminué; plusieurs fois le malade avait essayé de reprendre son travail, mais il avait été obligé d'y renoncer. Le 26 février, il se décida à entrer à l'hôpital, et il y vint à pied en se traînant; la marche lui était douloureuse et difficile.

Je le trouvai le lendemain avec un visage abattu, une fièvre médiocre, de l'inappétence; il se plaignait d'une douleur dans l'hypocondre droit, douleur qui retentissait en arrière au-dessous de la dernière côte, et s'exaspérait par les mouvements et par la pression; il lui était impossible de rester couché sur le côté gauche; il éprouvait alors une sensation de pesanteur douloureuse dans la zone sus-ombilicale.

Il n'avait ni vomissements, ni hoquets; il toussait un peu à de rares intervalles; derrière le ventre supérieur du muscle droit du côté droit, on constatait une rénitence qui descendait jusqu'au niveau de l'ombilic. Dans la même région on trouvait une sonorité obscure et une vive sensibilité.

Je pensai à une affection phlegmasique localisée dans le foie ou dans la vésicule : je fis faire des applications de ventouses scarifiées auxquelles succéda un vésicatoire; sous ce traitement, la douleur diminua, la fièvre se modéra, le malade put supporter des bouillons, mais la rénitence persistait sans modification appréciable.

Vers le 4 mars, la fièvre augmenta et, en même temps, la rénitence devint beaucoup plus étendue; les urines avait une teinte safranée; cependant l'acide nitrique n'y révélait pas la présence du pigment biliaire. Le 7 mars la rénitence descendait jusqu'à trois travers de doigt au-dessous de l'ombilic et transversalement, de la crête iliaque à un travers de doigt de la ligne médiane. Dans toute cette étendue, la percussion donnait un son obscur; cette rénitence était inégale, bosselée, élastique; la pression y manifestait une vive sensibilité, et, en même temps, y développait des gargouillements fins, et une sorte de crépitation vers la partie inférieure.

Quel que fût le foyer primitif de la maladie, les symptômes observés me paraissaient s'accorder mieux avec l'existence d'une phlegmasie viscérale qu'avec le développement d'une péritonite circonscrite. Le travail inflammatoire avait dépassé son foyer originel; il avait envahi le péritoine voisin; et il avait fixé autour de la tumeur primitive des anses intestinales : des gargouillements attestaient leur présence. La réunion de ces anses à la tumeur, leur immobilité, la crépitation développée par la pression, démontraient que le péritoine était enflammé dans une grande étendue.

Une élasticité profonde, perçue par la palpation, me faisait soupçonner, sous les plans superficiels de cet agglomérat morbide, une collection liquide : mais la complication péritonitique qui, par la rapidité de son développement et par son étendue, semblait menacer toute la séreuse abdominale, dominait en ce moment la scène morbide, et commandait les indications : je prescrivis du calomel à doses fractionnées et l'application de vingt sangsues sur l'épigastre.

Dès le lendemain de cette saignée locale, le 8 mars, le pouls tomba à 76 et la sensibilité était considérablement diminuée ; le malade avait eu plusieurs selles liquides, et les gencives commençaient à se tuméfier. La tuméfaction conservait les mêmes dimensions ; elle soulevait les téguments dont la couleur demeurait normale, et, dans la partie gauche de cette tuméfaction, on constatait une fluctuation obscure. La langue était humide, couverte d'un enduit épais, rouge à la pointe et sur les bords.

Le 11 mars, le pouls était tombé à 72; on percevait des gargouillements nombreux au niveau de la tumeur. La sensibilité était beaucoup moins vive, les muscles droits se contractaient moins sous la pression, et je pus apprécier beaucoup plus nettement les limites de la rénitence hépatique. Le malade y éprouvait des élancements surtout vers le soir; la veille, au matin, il avait eu de la transpiration. La rénitence qui existait dans le flanc droit avait diminué, et la saillie correspondante s'était affaissée. Ce jour-là nous observâmes à la surface des selles, qui étaient toujours liquides, une matière blanche puriforme : le malade accusait une sensation d'engourdissement douloureux dans les cuisses, surtout dans la cuisse droite. Avec quelques fluctuations dans son volume, dues évidemment au développement irrégulier de gaz dans l'intestin qui lui était annexé, la tumeur s'affaissait graduellement; les selles présentaient le même caractère. Le pouls tomba à 64. Cependant, la matité dépassait encore le bord costal de trois travers de doigt.

Les jours suivants, du pus s'écoula en plus grande abondance; l'apyrexie se maintint; la tumeur s'affaissa de plus en plus au-dessous des côtes; un son obscur remplaça la matité qu'on y avait constaté jusque-là. Quelques gargouillements fins, fixes dans leur siège, indiquaient que les anses intestinales comprises dans le travail péritonitique n'avaient pas retrouvé leur liberté; une stomatite mercurielle franchement accentuée avait fait suspendre le calomel et prescrire le chlorate de soude.

Le malade n'éprouvant plus aucun malaise notable exigea au bout de quelques jours sa sortie de l'hôpital.

Je le répète, bien qu'une démonstration autoptique manque au diagnostic, je crois qu'un abcès du foie ouvert dans l'intestin, après avoir déterminé une péritonite étendue mais partielle, est l'explication la plus vraisemblable des symptômes qui ont marqué le cours de cette affection.

L'observation suivante m'a été adressée par M. le Dr Marchal, de

Noisy-le-Sec, à l'occasion d'un malade, pour lequel il me faisait l'honneur de réclamer mon avis.

OBSERVATION. — M. J...,âgé de cinquante ans, tempérament sanguin, très puissant, habitué à une table succulente, au bon vin, éprouvait depuis plusieurs années des indigestions dont il ne se préoccupait pas assez.

Le 18 novembre 1858 il me fit appeler; à la suite d'un repas de fête il avait été pris de vomissements et de douleurs dans l'hypocondre droit. Je trouvai le pouls dur et fréquent, le facies très coloré, pas d'ictère. La langue était jaune, pâteuse; il y avait de l'inappétence, de la constipation, des envies de vomir fréquentes. Le foie, dont la matité était assez étendue, n'était pas douloureux à la pression; il n'avait pas eu de coliques hépatiques. (Eau de Seltz; sangsues à l'anus; deux purgatifs à un jour d'intervalle.) Sous l'influence de cette médication les différents symptômes s'étaient calmés et le malade recouvrait un peu d'appétit, quand le 5 décembre il éprouva une douleur plus vive dans la région du foie; les envies de vomir se reproduisirent. Il accusait de vives démangeaisons accompagnées d'une éruption de taches rouges sur toute la surface du corps. (Applications de sangsues et frictions mercurielles sur la région du foie; purgatifs, calomel, rhubarbe, eau de Sedlitz, savon médicinal). Les taches disparurent rapidement ainsi que les vomissements, et, le 24 décembre, le foie, sans être revenu à son état normal, avait beaucoup perdu de son volume et de sa sensibilité à la pression. Nous recommandâmes au malade un régime sévère; l'usage d'eau de Vichy et des bains alcalins auxquels il ne voulut point se soumettre.

Le 22 janvier, les mêmes symptômes reparurent avec une intensité beaucoup plus grande. L'éruption de taches congestives fut plus considérable; les vomissements furent plus fréquents; la matière vomie était d'un vert très foncé. La douleur du foie se localisa davantage, et se manifestait sans être provoquée par la palpation. Il y avait de la constipation; les selles étaient décolorées et ne contenaient pas de calculs biliaires. (Sangsues, purgatifs, tisanes tempérantes; eau de Vichy, frictions mercurielles, cataplasmes.) Dès ce moment nous manifestâmes à la famille du malade la crainte de voir l'hépatite à laquelle nous avions affaire se terminer par suppuration. En effet, depuis cette époque, le retour des accès fut fréquent, le malade exhalait une odeur âcre, très forte; son pouls était presque toujours dur et fréquent; il n'avait pas de frissons; il accusait des douleurs spontanées dans l'organe malade. Enfin, dans les premiers jours, de mars je constatai une fluctuation profonde; et je proposai l'application d'un cautère potentiel, destiné à déterminer des adhérences entre la paroi abdominale et le foie. L'avis d'un confrère, qui avait été appelé par la famille et qui doutait de l'existence du foyer purulent, me fit retarder cette opération. Mais le 25 mars, la fluctuation était si manifeste que je me décidai à appliquer de la pâte de Vienne au-dessous de la dernière fausse côte; et, quelques jours après, je fis au centre de ce cautère une incision qui donna issue à une énorme quantité de pus bien lié.

Au bout de quelques jours, tous les symptômes alarmants avaient disparu; le facies du malade reprit son aspect naturel; les envies de vomir, les taches congestives ne se reproduisirent plus. La poche, dans laquelle j'avais pu injecter le premier jour 700 grammes de liquide, diminua rapidement de capacité sous l'influence d'injections iodées pratiquées matin et soir. (Solution de Guibourt d'abord étendue d'eau puis de plus en plus concentrée.) La région du foie devint tout à fait indolente et il ne nous resta de cet abcès qu'une simple fistule ayant à peu près 2 centimètres de profondeur, fistule à la cicatrisation de laquelle je me suis opposé jusqu'à ce jour, par une prudence peut-être exagérée.

M. J... a suivi un régime légèrement tonique : il a continué l'eau de Vichy; son appétit est devenu constant; ses digestions sont faciles; la constipation a disparu; à deux reprises, un léger embarras d'estomac a été dissipé par quelques verres d'eau de Sedlitz. Je crois M. J... assez fort pour entreprendre un voyage et j'estime qu'une saison passée à Vichy sera d'une grande efficacité pour compléter sa guérison.

Cette observation est intéressante à tous égards : l'hépatite a paru déterminée, dans ce cas, par des excès de table. L'évolution en a été lente, puisque l'abcès n'a été ouvert que plus de quatre mois après le début des accidents. Deux fois elle parut enrayée par un traitement énergique (sangsues, purgatifs, calomel), et deux fois, après quelques semaines de rémission, pendant lesquelles le volume et la sensibilité du foie avaient notablement diminué, le travail morbide se ralluma avec une intensité nouvelle.

M. Marchal a noté l'absence de frissons qui a été signalée dans d'autres observations, mais qui est remarquable avec une inflammation suppurative aussi étendue.

Des vomissements, une douleur dans l'hypocondre droit, de la fièvre, de l'inappétence, et de la constipation coïncidant avec une tuméfaction du foie ont été les phénomènes initiaux.

A la première rechute, ces symptômes se reproduisirent avec plus d'intensité qu'au début, accompagnés d'une éruption érythémateuse ou urticoïde ; la région hépatique devint alors sensible à la pression. A la seconde exacerbation, tous ces phénomènes s'exagérèrent, les douleurs revinrent par crises répétées, et une fluctuation obscure d'abord, puis incontestable, accusa la présence d'un liquide.

L'opération, sagement conduite par le Dr Marchal, donna issue à cette énorme collection, et des injections iodées amenèrent la rétraction graduelle de cette poche qui pouvait contenir 700 grammes de liquide.

Je terminerai par l'observation suivante, que j'ai recueillie quand j'étais élève à l'Hôtel-Dieu. Elle nous montre une hépatite suppurée succédant à des excès alcooliques.

Observation VII. — G..., âgé de trente-deux ans, né à Paris, équarisseur, gros et court de taille, a joui habituellement d'une bonne santé. Le 1er janvier 1838 il fit quelques excès de boisson ; le lendemain il fut pris de céphalalgie, de frisson et de fièvre, il perdit l'appétit; des douleurs abdominales se firent sentir accompagnées de diarrhée.

Le 3 il remarqua un peu de sang dans ses selles.

Cet homme resta chez lui jusqu'au 12 janvier, le plus souvent alité, ne prenant d'autre aliments que quelques bouillons, et buvant une grande quantité d'eau pour apaiser la soif ardente dont il était tourmenté.

Au bout de quelques jours il fut pris de toux qui devenait plus fréquente la nuit; il avait perdu le sommeil.

Il entra à l'Hôtel-Dieu le 12 janvier, soir.

Le 13, matin, il présentait les symptômes suivants: la figure était injectée; le pouls était petit et fréquent. La langue, pâle au milieu, était d'un rouge violacé dans le reste de son étendue. Le ventre était météorisé, mais indolent à la pression; il avait de la diarrhée; l'appétit était nul; la soif était vive; les nuits étaient sans sommeil; il avait un peu de toux et il avait expectoré quelques crachats épais et grisâtres. On lui prescrivit une application de sangsues à l'anus.

Le lendemain 14, la chaleur de la peau avait baissé; mais le pouls conservait de la fréquence. La diarrhée continuait et le malade se plaignait d'une douleur dans le flanc droit. On fit une seconde application de sangsues à l'anus. Le soir je constatai un peu de fièvre.

Le 15, la douleur qu'il accusait la veille persistait; il n'avait pas dormi; les selles étaient nombreuses et liquides; la langue était humide. On lui prescrivit 15 sangsues à l'épigastre. Le soir, il avait de la fièvre. Par une impardonnable négligence ces dernières piqûres de sangsues coulèrent pendant trente-six heures.

Le 17, matin, le malade était pâle, très affaibli. Son pouls était petit et dépressible, il affirmait ne plus éprouver aucune douleur.

Mais le 19, la douleur s'était fait de nouveau sentir; la diarrhée persistait; sa peau offrait une coloration jaunâtre; il était toujours sans sommeil. On constata une augmentation notable du volume du foie. Il remontait au-dessus du mamelon droit, et dépassait le rebord costal de plusieurs travers de doigt.

La région hypocondriaque droite était tendue, rénitente, et sensible au toucher. Néanmoins le malade préférait se coucher sur le côté droit. On lui prescrivit des onctions mercurielles sur cette région.

La situation alla s'aggravant de plus en plus; la diarrhée continuait; la peau offrait une coloration jaune pâle; le facies était profondément altéré; le malade tomba dans un état d'affaissement et presque de stupeur. L'abdomen avait acquis des dimensions énormes; il était médiocrement sensible à la pression; on y sentait de la fluctuation indiquant un épanchement liquide dans la cavité péritonéale. Les dernières côtes droites étaient repoussées en dehors par le développement du foie; des veines dilatées faisaient relief sur la paroi du ventre, notamment au niveau de la région hypocondriaque droite.

La langue était épaisse et sèche, couverte d'un enduit blanchâtre. L'amaigrissement était considérable; le malade succomba le 31 janvier, un mois après le début des accidents, dix-huit jours après son entrée à l'Hôtel-Dieu.

De la céphalalgie, des frissons, de la fièvre, au début, de la diarrhée et de l'insomnie : tels ont été les premiers symptômes de la maladie. Au bout de quelques jours une douleur dans le flanc droit, et une tuméfaction considérable du foie sont venues indiquer la localisation du travail morbide. L'insomnie et la diarrhée ont persisté jusqu'à la mort; une complication de péritonite a précipité la fin. Nous avons déjà signalé dans une autre observation la difficulté du décubitus sur le côté gauche : le foie augmenté dans son volume et dans son poids tiraille alors douloureusement les liens qui le retiennent et comprime les viscères situés dans l'hypocondre gauche.

Autopsie. — Une matière visqueuse, noirâtre, laissant un dépôt analogue à du marc de café, s'écoule par la bouche ou par les fosses nasales, au moment où on retourne le cadavre.

Abdomen. — A l'ouverture du ventre, il s'écoule un litre environ de sérosité trouble, au milieu de laquelle flottent des flocons ressemblant à de l'albumine coagulée; il y a adhérence de l'épiploon et du côlon transverse au foie au moyen de fausses membranes jaunâtres.

Le foie, très volumineux, descend jusqu'au voisinage de la fosse iliaque droite; sa face convexe est unie au diaphragme à l'aide de pseudo-membranes molles et récentes; des adhérences, beaucoup plus intimes, unissent sa face concave au côlon et au mésocôlon transverse, ainsi qu'à l'extrémité supérieure du côlon ascendant.

La face convexe du foie répond à la paroi antérieure de l'abdomen dans une grande étendue.

Examen du foie, après l'avoir retiré de la cavité abdominale :

Face convexe. — La partie de cette face, située à droite du ligament suspenseur, est tapissée dans presque toute son étendue par des fausses membranes, jaunâtres, aréolées, molles, qui l'unissent d'une manière peu intime aux parties que nous avons indiquées plus haut.

Au-dessous de cette couche plastique se dessinent deux tumeurs volumineuses, dont l'une s'est ouverte dans les manœuvres que l'on a faites pour isoler le foie, et a donné issue à plus d'un litre d'un pus mal lié, floconneux, sans odeur. Après avoir enlevé les fausses membranes, la surface du foie présente un aspect marbré de jaune, de blanc rosé, de rose et de rouge amarante; la coloration rose et rouge est disposée par petites plaques isolées dans quelques points, groupées dans d'autres, et se perdant par une gradation insensible dans les autres nuances plus pâles. Au centre des tumeurs purulentes, la couleur jaune domine et coïncide avec une moindre épaisseur de leurs parois. On aperçoit, en entre, une multitude de petites taches arrondies, d'un jaune serin, dont quelques-unes paraissent tout à fait superficielles : le plus grand nombre ne dépasse pas en volume celui d'un grain de millet; elles sont formées par du pus infiltré dans le tissu hépatique, et toutes celles que j'ai incisées offraient un point rosé à leur centre. Dans quelques-unes, ce petit noyau central d'injection sanguine se montre à la surface du foie, sous l'aspect d'un point rouge, circonscrit par un anneau jaunâtre. Près du bord antérieur, le tissu hépatique est coloré en brun.

La membrane fibreuse du foie est généralement épaissie; et elle offre une coloration légèrement laiteuse.

Deux foyers font saillie à la surface du foie, à droite du ligament suspenseur :

L'un antérieur, beaucoup plus considérable, occupe à peu près les deux tiers du lobe droit; il traverse toute l'épaisseur de l'organe, mais s'étend davantage sur la face supérieure que sur la face inférieure. En revanche, il forme sur celle-ci une saillie plus prononcée, qui offre environ le volume du poing. Ce foyer est divisé en deux cavités secondaires qui communiquent entre elles, à l'aide d'un trajet oblique de haut en bas et d'arrière en avant; du reste leur structure présente quelques différences et tout indique qu'ils ont d'abord existé isolément, et qu'ils se sont ensuite réunis. Nous allons les décrire séparément.

Les parois de la cavité supérieure, examinées de l'extérieur à l'intérieur, offrent les caractères suivants :

Au-dessous de la membrane fibreuse existe une couche mince de tissu hépatique manquant dans quelques points, où cette paroi placée entre l'œil et la lumière en laisse passer les rayons; là où il existe, le tissu offre une couleur rouge plus ou moins prononcée, marbrée de taches jaunes formées par du pus infiltré, et qui sont d'autant plus nombreuses, d'autant plus étendues qu'on se rapproche davantage du foyer. Au-dessous, tout tissu hépatique disparaît; il est remplacé par un réseau de vaisseaux vides ou du moins ne renfermant que des liquides blancs qui se subdivisent en bouquets vasculaires, réunis par une membrane celluleuse, assez résistante, et infiltrée de sérosité. Je me suis assuré que ces vaisseaux n'étaient pas oblitérés en introduisant un stylet fin dans leur cavité. Enfin les pseudo-membranes molles et jaunâtres forment la couche la plus interne de la paroi de ce foyer.

Son plancher offre une structure analogue ; ainsi il présente de l'intérieur à l'extérieur :

1° Une couche membraneuse;

2° Une couche cellulo-vasculaire infiltrée de sérosité, ayant dans quelques points jusqu'à 7 millimètres d'épaisseur, au-dessous de laquelle le tissu hépatique est pâle et comme raréfié. Enfin une couche rosée, noire dans quelques points, paraissant avoir conservé sa consistance normale. Près du bord postérieur, la couche cellulo-vasculaire est, dans une étendue fort limitée, colorée par la bile, et on découvre par la dissection un vaisseau verdâtre, qui paraît être un rameau des conduits hépatiques, distendu par la bile.

Une languette de tissu hépatique, revêtue d'une couche épaisse de fausses membranes et de pus concret, fait saillie à l'intérieur du foyer. On y voit aussi des grappes formées par des vaisseaux volumineux dont les derniers ramuscules supportent des grumeaux d'une matière concrète, néo-membraniforme.

Le prolongement du foyer qui fait saillie à la face concave du foie est accolé à la vésicule biliaire à laquelle il adhère, et forme une poche du volume du poing environ. Sa paroi inférieure a une épaisseur de 2 millimètres ; elle est constituée par une lame mince de tissu hépatique revêtue en dedans par une membrane lisse, d'un gris bleuâtre, qui paraît plus ancienne, et arrivée à un degré d'organisation plus avancée que celle qui tapisse le foyer supérieur ; de nombreux reliefs vasculaires se dessinent à la surface interne. Vers la partie médiane le tissu hépatique a disparu et la paroi de ce foyer est exclusivement constituée par la membrane fibreuse d'enveloppe, doublée de fausses membranes, d'autant plus denses, qu'elles sont plus extérieures ; les dernières offrent une résistance presque fibreuse, et se confondent avec la tunique externe du foie épaissie et demi-opaque. Cette paroi est encore fortifiée par une portion d'épiploon qui a contracté avec elle des adhérences intimes.

Un troisième foyer occupe la partie postérieure de la face supérieure du lobe droit ; il offre le volume d'un œuf ; par la saillie qu'il forme, par sa situation superficielle, par la structure de ses parois, il se rapproche beaucoup de l'abcès de la face inférieure, dont il diffère par l'absence de toute communication avec le foyer principal. Sa paroi supérieure est très mince ; sa cavitée est tapissée par de fausses membranes molles, jaunâtres, au-dessous desquelles on trouve une surface lisse, légèrement rosée, comme réticulée, par la saillie des vaisseaux qu'on y remarque ; ces vaisseaux sont vides de sang et paraissent ne contenir que de la sérosité. Le tissu du lobe gauche offre une grande pâleur; la consistance en est normale. La vésicule renferme une bile épaisse, visqueuse, couleur de rouille. L'estomac est sain; il renferme un liquide analogue à celui qui s'est échappé par la bouche du sujet. Le duodénum est parfaitement sain. L'intestin grêle n'offre que 11 pieds de longueur; les valvules conniventes existent jusqu'au cæcum, elles sont plus saillantes qu'à l'ordinaire. Rien d'anomal dans les reins, dans la rate, ni dans le poumon.

L'ensemble des symptômes avait conduit à diagnostiquer une hépatite, mais on n'avait pas reconnu la gravité des lésions et la présence de ces abcès énormes qui avait détruit, dans une si grande étendue, le tissu hépatique. L'autopsie nous montra dans toutes ses phases l'évolution du phlegmon du foie : cette infiltration purulente commençant par de petits foyers miliaires, au centre desquels on observe un point rouge probablement constitué par des capillaires distendus, peut-être oblitérés; puis ces abcès élémentaires se réunissant donnent naissance à des foyers moniliformes qui communiquent entre eux par la destruction du tissu qui les sépare. Ce travail destructeur s'étend, creuse au sein du parenchyme enflammé des cavités qui peuvent contenir un litre de pus. Il n'atteint pas avec une égale puissance tous les éléments de la glande biliaire : les vaisseaux y résistent mieux que les cellules glandulaires; nous les voyons former des brides qui cloisonnent le foyer. Nous les retrouvons, sous la néo-membrane qui revêt ce foyer, formant un lacis de plusieurs millimètres d'épaisseur, disposition que j'ai rencontrée dans un autre cas d'abcès hépatique; ce lacis vasculaire était superposé à une tranche de tissu hépatique infiltré de sang. Ces vaisseaux étaient vides sur le cadavre. Je n'ai pas cherché s'ils communiquaient avec des branches vasculaires perméables au sang, et si leur vacuité, par conséquent, était un phénomène cadavérique, ou s'ils n'étaient pas le prolongement de vaisseaux oblitérés, comme on voit quelquefois les vaisseaux ombilicaux conserver leur cavité dans une certaine étendue, après qu'ils sont fermés à leur origine et qu'ils ont cessé depuis longtemps d'être parcourus par le sang.

XIV

CONTRIBUTION

A L'ÉTUDE DES MALADIES MATRIMONIALES

SUIVIE DE QUELQUES CONSIDÉRATIONS SUR L'HYGIÈNE ET SUR L'ÉDUCATION DES JEUNES FILLES

(Extrait de la *France médicale*, janvier et février 1876).

L'éducation et l'hygiène des jeunes filles les préparent si mal aux devoirs qu'elles devront accomplir comme femmes et comme mères, qu'il ne faut pas trop s'étonner si elles se trouvent parfois inaptes ou au moins inhabiles à remplir le rôle auquel la nature les avait destinées. Le mariage, qui doit être l'incitateur de l'évolution complète de la femme, au physique comme au moral, peut devenir une cause de trouble et d'ébranlement dans la santé. Il y aurait une nouvelle et intéressante étude à faire de l'influence du mariage sur la santé des femmes ; je veux me borner aujourd'hui à quelques points de ce vaste sujet. J'en prendrai occasion pour revenir avec quelques détails sur des considérations hygiéniques que j'ai eu l'occasion d'exposer ailleurs.

La métro-vaginite matrimoniale a déjà été l'objet de travaux spéciaux : je ne comprendrai pas sous ce nom celle qui peut être imputée à une cause contagieuse. On a vu des blennorrhées inoffensives pour des femmes habituées aux rapports sexuels, dont l'épithélium vaginal est plus épais, dont la membrane muqueuse est moins irritable, devenir pour les vierges une cause de blennorrhagie. C'est ainsi que, selon l'observation de M. Ricord, des femmes, affectées de certaines leucorrhées, vivent impunément avec leurs maris qui y sont en quelque sorte acclimatés et peuvent donner une blennorrhagie à leurs amants ; c'est une variété de la vaginite blennorrhagique qui peut même se transmettre en retour, sous une forme aiguë, à celui qui en a été la source.

En dehors de toute contagion, le seul acte du coït peut déterminer le développement de vaginites chez certaines femmes prédisposées ; les observations que j'ai recueillies ne sont pas assez nombreuses pour que je puisse affirmer la nature de cette prédisposition. Je dirai seulement que, dans plusieurs cas qui sont actuellement présents à mon esprit, j'avais affaire à de jeunes femmes chez lesquelles une disposition arthritique héréditaire avait développé une grande excitabilité nerveuse, chez lesquelles existait en même temps une pâle mollesse des tissus, et s'étaient montrés ces phénomènes strumeux du premier degré qui accusent un élément lymphatique ; cette combinaison diathésique de l'arthritisme et du lymphatisme est éminemment favorable aux catarrhes.

Il peut y avoir, et il y a certainement, dans le *modus* des premiers actes sexuels, des circonstances qui ont une part dans le développement de ces vaginites : leur fréquence, leur durée, les excitations qui les accompagnent peuvent assurément y contribuer. Il n'est pas rare que l'incitation de l'appareil utéro-ovarien provoquée par les premiers coïts amène un écoulement sanguin qui a tous les caractères du flux menstruel ; j'ai vu une jeune femme chez laquelle la continuation des rapports conjugaux, auxquels s'ajoutèrent les fatigues de longues courses en voiture, malgré ce flux sanguin, a été suivie d'une vaginite très aiguë.

Chez d'autres, autant qu'on peut s'en rapporter à des renseignements qui ne sont pas toujours l'expression d'une observation très attentive, la vaginite ne s'est pas manifestée d'emblée, mais a évolué plus lentement ; ce n'est qu'au bout de plusieurs semaines qu'elle a acquis tout son développement ; presque toutes les malades, qui m'ont présenté cette particularité avaient un peu de leucorrhée avant le mariage. Chez une jeune femme, que je voyais tout récemment, la leucorrhée épaisse, lactescente, jaunâtre, avait commencé trois mois avant le mariage, pendant le temps de la cour prématrimoniale, et elle éprouvait en même temps des douleurs lombo-abdominales. Si je relate cette circonstance c'est qu'il ne me paraît pas improbable que les troubles d'innervation puissent jouer un rôle dans l'affection qui nous occupe.

Mon ami, le Dr Marotte, a décrit les leucorrhées consécutives aux névralgies utérines ; j'en ai observé d'assez nombreux exemples ; elles sont parfois d'une opiniâtreté désespérante.

Le mariage ou la pensée d'un mariage prochain ne peuvent-ils pas agir comme cause déterminante de ces névralgies chez une personne qui y est prédisposée ? Qui n'a pas remarqué les modifications que cette expectative produit très souvent dans la santé d'une jeune fille ? Elle maigrit, elle pâlit; l'imminence d'un engagement irrévocable, l'attente de l'inconnu, émeuvent son système nerveux, troublent son sommeil, occupent ses insomnies, et altèrent la nutrition. Qu'à cela se joignent des excitations inconscientes de l'appareil générateur ; ne peuvent-elles pas amener une congestion vers ces organes, de même que la pensée de la salive en remplit la cavité buccale, ou que la vue de l'enfant fait affluer le lait dans le sein de la nourrice.

L'observation suivante me paraît confirmer cette intervention possible d'une névrose dans ces vaginites qui suivent le mariage.

Une jeune femme d'une vingtaine d'années, d'une bonne santé habituelle, quoique pâle et un peu chlorotique, n'avait jamais eu de leucorrhée ; elle s'en trouva affectée quelques semaines avant son mariage; deux ou trois mois après, elle fut prise de douleurs dans les reins, dans le bas-ventre, douleurs que la marche exaspérait, et que le séjour au lit ne faisait pas disparaître ; elles étaient accompagnées d'un flux leucorrhéique abondant. Elle consulta une sage-femme qui l'examina au spéculum, et lui fit quelques cautérisations. Mais ce traitement ne fit qu'augmenter ces phénomènes morbides ; et aux douleurs lombo-hypogastriques s'ajoutèrent des douleurs dans la vessie et jusque dans le canal de l'urèthre, qui se faisaient sentir pendant et après la miction.

Appelé auprès de cette jeune malade, je trouvai le vagin baigné d'un écoulement crémeux, jaunâtre ; la muqueuse était rouge, les papilles en étaient saillantes ; du col s'écoulait un mucus puriforme. Je pratiquai une cautérisation intra-utérine avec un crayon de nitrate d'argent : l'écoulement diminua. Huit jours après, à un nouvel examen, je ne trouvai plus qu'un peu de mucus transparent, mais les douleurs n'avaient pas diminué. Je touchai avec la teinture d'iode ; quelques jours après la vaginite avait de nouveau un peu augmenté. Je prescrivis les bains émollients, les injections émolientes d'abord, puis ensuite légèrement astringentes, les gouttes de Harlem à l'intérieur. L'urine, malgré les douleurs que provoquait son émission, ne présentait rien d'anomal. Toutes les injections, quelle qu'en fût la nature, semblaient exaspérer la maladie. J'essayai des injections avec du sous-azotate de bismuth suspendu dans un mucilage. Je fis introduire dans le vagin de petits cataplasmes faits avec de la fécule de riz enfermée dans un petit sac de mousseline; le résultat fut désastreux ; et après quelques jours de cette médication, l'écoulement vagino-utérin était revenu aussi abondant qu'au début du traitement ; la vaginite était aussi intense. Je fis cesser tous les moyens topiques, et comme depuis quelque temps l'appétit était languissant, que la nutrition s'altérait, que l'affection locale présentait des alternatives d'exacerbations et de rémissions, dont la cause m'échappait, je me contentai de faire prendre à la malade des eaux ferrugineuses, adressées à l'élément anémique qui, pensais-je, pouvait contribuer à entretenir une incitabilité nerveuse exagérée.

Très affligé de l'inutilité de mes efforts, je cherchai si dans la vie intime de la malade quelque circonstance pouvait expliquer l'opiniâtreté de cette maladie, qui durait depuis neuf mois ; et j'interrogeai le mari pour savoir s'il n'avait pas actuellement de blennorrhée. Il m'affirma qu'il n'avait jamais eu de blennorrhagie et je constatai que son urèthre était parfaitement sec et sain. Il me confia que, par égard pour sa femme, la voyant souffrir, il n'avait eu avec elle que des rapports sexuels très rares ; et, chose singulière, ajoutait-il, quand il s'en permettait, elle allait mieux le lendemain.

Cette observation fut pour moi un trait de lumière ; en l'absence de toute autre cause herpétique, traumatique, contagieuse, l'idée d'une névrose se présenta à mon esprit, et j'engageai le jeune mari à avoir avec sa femme des relations conjugales beaucoup plus fréquentes, sans sortir cependant des bornes de la modération.

Ce conseil fut suivi et amena une amélioration considérable et rapide ; les douleurs lombo-hypogastriques s'apaisèrent, l'écoulement vaginal se tarit. Les douleurs qui accompagnaient la miction persistèrent, quoique notablement diminuées.

Après plusieurs semaines de cette amélioration si remarquable, la malade se plaignit d'un retour des douleurs et d'écoulement leucorrhéique. J'appris alors, en l'interrogeant, que ses règles étaient en retard depuis quelques jours. Je regardai comme très probable que cette rechute dût être imputée à une grossesse. J'avais vu dans des conditions analogues les douleurs ou le catarrhe augmenter ou reparaître. Mes prévisions se confirmèrent ; l'écoulement leucorrhéique et les douleurs lombaires, après avoir augmenté, se calmèrent de nouveau au bout de quelques semaines ; la douleur en urinant, que j'appellerai volontiers le point vésical de la névralgie, se montra plus tenace, quoiqu'il allât en s'atténuant de plus en plus.

Chez les femmes lymphatiques sujettes avant le mariage à de la leucorrhée, celle-ci peut acquérir des proportions considérables.

J'ai vu, dans ces conditions, des ulcérations du col accompagnées de ménorrhagies, chez des femmes nouvellement mariées, réclamer l'intervention du médecin.

Je me rappelle une très jeune femme, fille d'une mère goutteuse, elle-même très lymphatique; quelques mois après son mariage, le catarrhe et les métrorrhagies étaient d'une telle abondance, que je dus l'examiner. Je trouvai sur le col une ulcération étendue, mollasse, fongoïde, saignant au moindre contact. Le fer rouge était évidemment ce qui convenait le mieux dans ce genre d'ulcérations. La malade ne voulut pas y consentir. Je tentai des applications de nitrate d'argent profondes et prolongées pour tâcher de prévenir les hémorrhagies si souvent consécutives à cette application dans les conditions spéciales où se trouvait la malade. Je ne pus pas y réussir et cette opération était suivie de véritables pertes. Je dus y renoncer et substituer au nitrate d'argent le nitrate acide de mercure. J'obtins ainsi la cicatrisation de l'ulcération, et le catarrhe fut combattu efficacement par l'introduction du crayon d'azotate d'argent dans le col, par les toniques et par les bains sulfureux.

Ici il s'agit d'une métrite catarrhale qui avait commencé avant le mariage, mais que cette circonstance avait considérablement aggravée : le catarrhe avait, sous son influence, pris des proportions considérables et s'était compliqué d'hémorrhagies périodiques dont les règles étaient l'occasion, mais qui avaient deux ou trois fois l'abondance et la durée du flux cataménial.

Ce développement d'une métrite catarrhale sous l'influence du mariage n'est pas rare, je le répète ; je dirai bientôt quelles circonstances auxiliaires s'ajoutent à l'exercice des fonctions génératrices pour produire cette affection.

La vaginite et la métrite matrimoniales peuvent dépendre de causes diverses et le traitement qu'il convient de leur opposer doit varier suivant ces causes. Si des excès, des fatigues en ont été l'origine, les calmants, les émollients, le repos doivent précéder les astringents et les caustiques ; il en sera de même quand l'affection est récente ou quand elle présente une forme aiguë ou subaiguë. Ces moyens suffisent quelquefois pour amener la guérison ; dans les vaginites ils sont d'autant plus indispensables qu'habituellement elles sont accompagnées d'une sensibilité très vive de la membrane muqueuse enflammée.

L'incitation anomale, provoquée dans les organes pelviens par les premières relations sexuelles, peut retentir sur les annexes de l'appareil utéro-ovarien et, sous l'influence des imprudences que je signalerai bientôt, déterminer le développement d'une périmétrite ; en voici un exemple curieux par la manière dont l'inflammation a évolué sans douleurs, sans aucun phénomène réactionnel, jusqu'à l'ouverture de l'abcès qui a été la première manifestation de la maladie.

C'était chez une femme nerveuse et lympathique à la fois, que j'avais vue avant son mariage, pour parer à quelques accidents de dyspepsie chlorotique; elle mangeait petitement, mais était gaie et alerte. En dehors de ces légers malaises elle jouissait habituellement d'une bonne santé. Immédiatement après son mariage, elle quitta Paris pour se rendre à Nice; elle y vécut d'une vie de touriste, faisant des excursions fréquentes dans les environs. Sa santé semblait excellente, et elle ne peut assigner à sa maladie aucune cause appréciable : elle se rappelle seulement que deux ou trois jours avant le début des accidents elle fut obligée de contenir pendant deux heures un besoin pressant d'uriner; elle n'en souffrit pas autrement; aucun trouble de sa santé générale, aucun phénomène local ne vinrent la mettre en garde contre l'imminence d'un acte morbide; et si je relate cet antécédent, qui semble insignifiant, c'est pour montrer à quel point a été latent et silencieux le travail pathologique qui allait se révéler d'une manière si opinée. Tout à coup, au milieu de la nuit, peu de jours avant son époque menstruelle, elle fut prise de douleurs violentes dans la région pelvienne et sus-pubienne. Ces douleurs s'étendaient le long du trajet de l'urèthre; et, quelques heures après, elle urina une quantité de pus et continua à en rendre par cette voie pendant deux ou trois jours, après quoi ses règles apparurent et tout rentra dans l'ordre. Elle se crut guérie et revint à Paris aussitôt après l'époque menstruelle. Au bout de quelques jours, nouvelle explosion de douleurs plus violentes et surtout beaucoup plus opiniâtres que la première fois. Ses urines sont de nouveau purulentes et laissent déposer une quantité considérable de pus jaune verdâtre, épais, visqueux. Avec cela pas de fièvre. Quand les douleurs s'apaisaient, l'appétit se faisait sentir et la malade digérait bien.

L'examen le plus attentif ne me fit pas constater autre chose qu'un peu de sensibilité dans la région sus-pubienne; par le toucher, le cul-de-sac antérieur offrait un léger empâtement sans tumeur, et la partie voisine de la paroi vaginale était sensible à la pression. Au bout de quinze jours, tout écoulement de pus disparut, après avoir diminué graduellement. Je ne doute pas qu'il n'y ait eu là un foyer inflammatoire développé dans la région pré-utérine. Le travail morbide a été exaspéré, comme cela a lieu ordinairement, par la congestion cataméniale, et il a abouti à la formation d'une collection purulente qui s'est ouverte dans la vessie; puis, après les règles, sous l'influence des fatigues du voyage, la phlegmasie s'est rallumée, et le pus formé dans le foyer non encore oblitéré a suivi la voie qu'il avait déjà parcourue. Mais ce qui a été vraiment anomal, c'est la manière dont cette inflammation suppurative a évolué sans fièvre, sans douleur, sans gêne dans les fonctions locales, sans trouble général dans la santé. J'ai examiné avec soin le bassin, la colonne vertébrale pour m'assurer qu'aucune lésion osseuse n'avait été le point de départ de cette suppuration.

Il n'y avait eu aucun symptôme péritonitique, et il est probable que le tissu cellulaire interposé à la face antérieure de la vessie et au pubis, assez improprement nommé cavité de Retzius, a été le siège du travail phlegmasique. MM. les Drs Ricord et Voillemier ont bien voulu se joindre à moi pour examiner la malade, et ils ont entièrement partagé mon opinion sur ce point. Ce ne serait donc pas à proprement parler un phlegmon circumutérin, mais un phlegmon circumvésical; c'était une péricystite plutôt qu'une périmétrite. Le siège de l'empâtement, le silence avec lequel s'est accompli l'acte morbide, l'absence de tumeur et de sensibilité sus-pubienne, s'accordent mieux avec une inflammation sous-péritonéale qu'avec une phlegmasie du péritoine pelvien, siège habituel de la périmétrite.

Cependant, même dans le tissu connectif pré-vésical moins excitable, moins sensible que la séreuse abdominale, l'absence de douleurs et de réaction est un fait étrange et inexplicable, chez une femme jeune et bien portante à part un peu d'anémie; c'est la première fois qu'un abcès pelvien se présente à moi sous cet aspect.

J'ajouterai que le rétablissement de la malade ne s'est pas démenti. Quelque temps après, elle est devenue enceinte, et sa grossesse a marché d'une manière normale, sans autre malaise que celui qui résultait d'un léger eczéma vulvaire. J'ai apaisé le prurit par des applications faites avec de la fécule de riz et du sous-nitrate de bismuth. Elle est accouchée à terme, et les suites de couches ont été parfaitement régulières.

J'ai indiqué les états constitutionnels et les circonstances accidentelles qui m'ont paru jouer un rôle dans l'étiologie des affections matrimoniales; resteraient à étudier les causes prédisposantes, les conditions hygiéniques qui peuvent favoriser l'évolution de ces maladies et celles qu'il faudrait prescrire pour rendre les femmes plus vigoureuses et plus aptes à remplir les devoirs de leur sexe.

Quelques considérations sur l'hygiène des jeunes filles et des jeunes femmes à propos des maladies matrimoniales. — J'ai dit, à propos des maladies matrimoniales, que l'éducation et l'hygiène des jeunes filles les préparaient mal aux devoirs qu'elles doivent remplir comme femmes comme mères. J'ai déjà effleuré cette question, il y a dix ou douze ans, dans la *Gazette médicale*, à propos de l'allaitement artificiel; il me semble opportun d'y revenir avec quelques développements dans un moment où les questions pédagogiques attirent l'attention publique et ont déjà provoqué d'importantes études. Ces études ont eu surtout pour objet l'éducation des jeunes garçons; et la direction des études, je dirais volontiers, l'hygiène intellectuelle, y a eu la plus grande part.

Platon avait déjà insisté sur la nécessité de soigner le corps en même temps que l'esprit et d'établir entre ces deux éléments de l'être humain un équilibre harmonique, indispensable au développement complet et à l'exercice régulier de leurs facultés. Il comparait l'un au cheval et l'autre au cavalier, nécessaires l'un à l'autre, étroitement solidaires. Sans m'occuper aujourd'hui de l'éducation des jeunes gens, question dont je me propose d'examiner prochainement le côté médical, je dirai seulement qu'à un point de vue moral elle pourrait quelque peu être mise aussi en cause dans ces accidents, qui sont en quelque sorte une déviation des lois primordiales de la vie, et qui transforment en une condition pathogénique l'accomplissement d'un acte naturel.

Nous avons dit que parmi les causes de ces accidents, les unes tenaient aux circonstances qui accompagnaient l'accomplissement de cet acte, les autres aux dispositions constitutionnelles des organismes qui l'effectuaient. J'ai déjà indiqué les excès qui pouvaient troubler la vitalité d'un appareil organique, entrant pour la première fois en action. Les entraînements de la sensualité que développe, comme je l'ai dit ailleurs (1), l'éducation que nous recevons, l'oubli du but

(1) *Leçons sur les causes et le traitement de la phtisie* (1859) et *Clinique médicale.*

final de l'acte générateur qui peut aussi être en partie imputable à la direction vicieuse donnée à nos sentiments, ont certainement une part dans ces aberrations. Une vie beaucoup trop sédentaire, imposée pendant la période d'évolution, contrairement à toutes les lois et à tous les besoins de la nature; ces études dites classiques qui surexcitent immodérément la partie de l'axe cérébro-spinal en rapport avec l'intelligence et avec les passions, aux dépens de celle qui préside aux mouvements et à l'activité nutritive; ce mystère maladroit dont on enveloppe les fonctions reproductrices, à l'époque où leur instinct s'éveille, mystère qui excite dans la jeunesse une curiosité malsaine et donne à des actes naturels tout l'attrait du fruit défendu; voilà autant de circonstances qui peuvent préparer ces intempérances auxquelles je fais allusion. Ne vaudrait-il pas mieux, à l'âge de la puberté, parler avec simplicité aux enfants des choses qu'ils ne peuvent ignorer, en leur enseignant en même temps cette loi générale et inéluctable qui veut que toute infraction à la destination primordiale soit punie dans les conséquences qu'elle entraîne, en leur montrant que les lois morales comme toutes les lois naturelles ont leur sanction dans les effets mêmes de leur violation.

Ces enseignements me paraîtraient beaucoup moins dangereux que ces initiations subreptices, qui trop souvent commencent par l'apprentissage du vice et sont le premier pas dans des habitudes détestables, dont il est plus tard si difficile de rompre la chaîne. Ainsi, le jeune homme apprend à ne considérer que le côté sensuel et égoïste de l'acte reproducteur, au lieu d'y voir l'accomplissement du plan divin pour la conservation des espèces vivantes.

Si l'éducation des jeunes gens laisse beaucoup à désirer au point de vue de l'hygiène, dont les intérêts sont, comme j'ai essayé de le montrer, connexes à ceux de la morale, combien sont plus irrationnelles et plus funestes les méthodes adoptées pour l'éducation des jeunes filles! Leur organisation si sensible, si impressionnable, est bien plus délicate encore que celle des jeunes gens; leur nutrition se trouble beaucoup plus facilement, comme le prouve l'excessive fréquence de la chlorose et de l'anémie dans leur sexe; elles auraient encore plus besoin d'air, de soleil, d'exercice, de ce juste rapport entre l'activité de l'esprit et l'activité du corps qui maintient l'équilibre de la santé et assure le développement des facultés physiques et morales. Leur corps est encore plus négligé que celui des jeunes gens : sur cette maigre et absurde ration de deux heures de récréation accordée, chaque jour, aux deux sexes, on prend le temps consacré aux arts d'agrément. Je n'exagère pas; j'ai fait sur ce point une enquête consciencieuse dans les couvents et dans les pensions de jeunes filles.

Et pourquoi toutes ces heures de vie sédentaire? pour bourrer leur esprit ou plutôt leur mémoire d'une multitude de choses qu'elles se hâteront heureusement d'oublier : de faits, de dates, de notions scientifiques, superficielles et mal choisies qui, trop incomplètes pour leur être utiles, seraient suffisantes pour les rendre pédantes si leur mémoire surchargée pouvait en conserver le souvenir.

On ne s'occupe pas assez de développer chez elle la réflexion, le jugement, l'esprit d'observation : ces facultés maîtresses, les plus utiles de toutes dans la pratique de la vie. Il semble que, quand on a exercé ou plutôt fatigué leur mémoire, le but suprême de l'éducation soit atteint.

Jamais les pensions n'ont été si nombreuses que de notre temps : sous prétexte de procurer à leurs enfants une éducation plus complète, les mères se déchargent de la tâche à la fois difficile et douce de diriger ou au moins de surveiller l'éducation de leurs filles; elles éloignent de leur maison des témoins de leur vie intime qui, parfois, pourraient devenir gênants. Elles ne savent pas que, dans cette éducation donnée à leurs enfants, il y a un complément de la leur, une dernière évolution de leur être moral plus importante que toutes les autres; et dans ces témoins, qu'elles semblent quelquefois redouter, une sauvegarde pour leur vertu et pour celle de leurs maris, un intérêt puissant qui les retient tous deux dans ce foyer domestique, sanctuaire de tout ce qui est bon et honnête.

Qu'est devenue cette génération sortie de ces maisons dont je signalais le vice radical? Une race chétive, étiolée, lymphatique, trop souvent impropre à supporter et à remplir les devoirs de la maternité: le premier de tous pour la femme, qui est créée et organisée en vue de l'intérêt collectif. Combien en trouve-t-on qui soient aptes à allaiter leurs enfants? Et, parmi celles qui le pourraient, combien s'en dispensent et par cela même, peut-être, transmettent à leurs filles l'impuissance d'une fonction qu'elles n'ont pas développée par l'exercice.

C'est le cri universel! Pourquoi les femmes qui ont sucé le lait de mères saines et vigoureuses sont-elles incapables de continuer les traditions maternelles et de nourrir leurs enfants à leur tour? Ne faut-il pas en chercher une des principales causes dans cette éducation barbare qui, dans l'âge du développement, dans l'âge de l'épanouissement de la vie, dans cet âge où l'organisme prend une direction définitive, un pli ineffaçable, caserne ces pauvres enfants, les condamne à une immobilité prolongée que la nature repousse, les enferme dans l'air des grandes villes tout chargé des vapeurs des égouts et des ruisseaux et rend ces conditions plus mauvaises encore par l'accumulation de ces jeunes êtres dans un étroit espace. Cette éducation emprisonne les esprits comme les corps, sans consulter leurs tendances naturelles. Les jetant tous dans un moule trop uniforme et trop peu élastique, elle en étouffe l'initiative qui bouillonne et qu'il faudrait développer en la dirigeant. On les cultive comme ces ifs et ces orangers, auxquels le ciseau impose des formes artificielles et étriquées, en les privant de leur grâce naturelle et de leur spontanéité.

J'ai parlé de l'oubli des conditions fondamentales et essentielles de l'hygiène dans les institutions de jeunes filles; si j'entrais dans les détails j'y trouverais encore bien des lacunes et des abus : ainsi dans des maisons très respectables et excellentes à beaucoup d'égards, non seulement on n'enseigne pas et on ne pratique pas les préceptes élémentaires de l'hygiène; mais je n'exagère pas quand je dis que des soins de propreté indispensables sont regardés comme des atteintes portées à la pudeur. On laisse ignorer aux jeunes filles des règles de prudence dont l'omission peut avoir pour leur santé et pour leur avenir les conséquences les plus funestes. La fonction menstruelle est englobée dans cette catégorie de mystères honteux qu'il faut dissimuler. On ne leur dit pas que la crise cataméniale doit modifier leur vie habituelle, qu'il faut, pendant sa durée, s'abstenir de tout exercice violent, craindre les fatigues, les refroidissements. Loin de là, on leur dirait plutôt d'éviter tout ce qui pourrait faire soupçonner leur situation (1). Elles sautent, courent, dansent, bravent les intempéries atmosphériques, voyagent, montent à cheval sans en tenir aucun compte. N'y a-t-il pas là une cause puissante de ces ménorrhagies, de ces dysménorrhées, de ces catarrhes et autres affections congestives de l'utérus qui affligent si souvent les jeunes filles.

(1) Cet absurde préjugé n'est pas général, quoique encore très répandu : je connais des maisons d'éducation dans lesquels on surveille attentivement, sous ce rapport, la santé des jeunes filles : chaque époque menstruelle est inscrite sur un registre qui peut fournir au médecin des renseignements utiles.

La multiplication admirable des voies de communication et des moyens de locomotion a rendu beaucoup plus communes les infractions à l'hygiène de la menstruation, et c'est une des causes de la fréquence extrême des affections utéro-ovariennes. Nous retrouvons là encore une des conséquences de la mauvaise éducation des pensions : une mère de famille sensée, qui garde ses filles avec elle, leur fait prendre quelques précautions pendant leurs époques cataméniales. En pension, je le répète, il faut en général que cette situation reste cachée. J'ai vu des jeunes filles qui avaient cru bien faire et entrer dans l'esprit de leur éducation en supprimant l'écoulement de leurs règles par des pédiluves froids, et avaient amené ainsi dans leur santé les désordres les plus graves.

Une fois sorties de pension, les jeunes filles ou les jeunes femmes conservent l'habitude qu'elles y ont contractée de ne faire aucune attention à cette fonction si importante, à cet accouchement en miniature qui exigerait tant de soins et de précautions. J'ai soigné deux jeunes Américaines qui avaient souffert de congestions utérines graves et de phénomènes névralgiques très pénibles pour avoir, durant plusieurs heures, patiné sur la glace pendant leurs époques menstruelles.

Beaucoup de déplacements, d'engorgements, de déformations de l'utérus et de névralgies, peuvent être attribués à des imprudences de ce genre.

Il y a dans les vices de notre éducation un grand mal et un grand danger : elle n'est pas moins nuisible au développement de l'esprit qu'à celui du corps. Les Grecs attachaient presque autant d'importance à la gymnastique qu'à la culture de l'intelligence. Les Anglais font aux exercices corporels une part beaucoup plus large que celle que nous leur accordons. Ils savent que l'énergie physique est un puissant auxiliaire et souvent une condition de la force morale.

La mode, c'est-à-dire le caprice de quelques-uns imité par la foule moutonnière, la mode, ce grand législateur des usages sociaux, a introduit, depuis quelques années, une coutume qui contribue beaucoup à augmenter le nombre des accidents consécutifs au mariage : Je veux parler des *Voyages de noce* (1). A peine les jeunes époux sont-ils unis qu'ils se lancent à toute vapeur dans les pérégrinations loin-

(1) J'ai publié une observation à l'appui de cette remarque dans un mémoire *de nonnulis sterilitatis causis* (*Union médicale*, 1873).

taines. Encore toute troublée des émotions qui ont précédé le mariage, la jeune fille quitte ses parents; elle laisse derrière elle tout un passé de vie calme et sereine pour entrer dans un monde nouveau qu'elle n'aborde pas sans crainte. L'appareil le plus important de son économie, celui pour lequel elle vit toute entière, selon l'expression d'Hippocrate, va entrer en fonction au milieu de ces circonstances qui la rendent plus nerveuse et plus excitable. Elle va subir une sorte de traumatisme qui ébranlera tout son être; et c'est ce moment qu'on choisit pour ajouter aux incitations conjugales de l'organe utéro-ovarien, les trépidations des chemins de fer, les courses fatigantes, les émotions d'une scène qui change à chaque instant et tient l'attention constamment en éveil; des journées d'une activité fébrile succèdent à des nuits qui ne réparent pas.

Les époques menstruelles arrivent : elles ne modifient souvent sous aucun rapport la vie qu'on menait auparavant. S'il y a un retard, on n'en tient pas compte, Une réapparition des règles, qui souvent n'est qu'un avortement, ne modérera pas ces emportements juvéniles. D'ailleurs, si on ne continue pas sa course, il faut revenir sur ses pas.

Combien de métrites catarrhales rebelles, d'engorgements de l'utérus, de périmétrites suivies de stérilités ou quelquefois même mortelles, combien de fausses couches qui, mal soignées, rendent l'utérus inapte à une nouvelle fécondation ou préparent une série de fausses couches successives, ont succédé à ces voyages insensés. Est-ce que le bon sens, les instincts de la nature ne devraient pas porter dans ces circonstances à chercher l'isolement et le repos? Une habitation au milieu de la campagne serait, pour les gens riches, un cadre bien plus agréable et bien plus convenable à ces premières scènes de l'amour conjugal; pourquoi en attacher le souvenir à des lieux qu'on ne reverra peut-être jamais? Le sentiment s'unit au bon sens pour condamner cette coutume dont le médecin constate chaque jour les désastreux effets.

XV

OBSERVATIONS DE MÉTRORRHAGIES

ARRÊTÉES PAR L'APPLICATION DE LA CHALEUR SUR LA RÉGION LOMBAIRE

(Extrait des *Annales de gynécologie*, n° de juillet 1875).

C'est le sort des grandes découvertes physiologiques qu'elles jouent pendant quelque temps, dans la science médicale, un rôle prépondérant; et, dans l'enthousiasme qu'elles inspirent, on est disposé à leur demander la solution de tous les problèmes pathologiques. Il en a été ainsi de la circulation sanguine après Harvey, de celle des lymphatiques après Aselli. Nous avons vu l'irritabilité de Baglivi et de Haller être le pivot des doctrines médicales au commencement de ce siècle. La belle démonstration de l'action vaso-motrice, par M. Claude Bernard, est devenue dans ces dernières années le fondement d'un grand nombre de théories médicales ; dans presque toutes les actions morbides, dans presque toutes les modifications thérapeutiques, non seulement on fait intervenir la fonction vaso-motrice, ce qui est très légitime, puisque les vaisseaux sont des éléments essentiels de la texture et de la vitalité de presque tous les tissus ; mais on a voulu y trouver l'explication et le dernier mot de tous les faits physiologiques et morbides. C'était évidemment aller bien au delà des conclusions du célèbre physiologiste auquel nous devons cette grande découverte.

Notre honorable confrère, le Dr Chapman, est un de ceux qui ont été le plus loin dans cette voie : sans être cependant absolu ou exclusif, il pense que l'action vaso-motrice joue un rôle prédominant dans un grand nombre de maladies, et que la chaleur ou le froid appliqués dans le voisinage des ganglions sympathiques, peuvent exciter ou modérer l'action vaso-motrice, dont ces ganglions sont la source. Sous l'influence de la chaleur, ces ganglions se congestionneraient : de là, exagération de leur activité fonctionnelle; le froid, en les anémiant, produirait un effet contraire. Des petits sacs en caoutchouc, remplis de glace ou d'eau chaude, appliqués sur la région vertébrale, lui servent à satisfaire à cette double indication : il emploie l'eau chaude, par exemple, dans les hémorrhagies, dans les congestions passives; plus souvent il trouve l'indication des applications froides : il les oppose au choléra, aux névroses, aux névralgies, à l'aménorrhée, au mal de mer, à la variole, etc., et il croit avoir eu à s'en louer.

Je n'ai pas besoin de faire ressortir tout ce qu'il y a d'hypothétique dans cette théorie. C'est encore, sous une forme rajeunie, une nouvelle reproduction du *strictum* et du *laxum* des méthodistes, dont chaque siècle voit reparaître quelque édition revêtue d'un nom nouveau. Sans doute, il y a quelque chose de vrai au fond de ce système; l'opiniâtreté avec laquelle il revient sans cesse sur la scène médicale en est un témoignage; mais ici, comme presque toujours, les applications trop étendues, et les inductions trop générales tirées d'un fait vrai deviennent l'erreur.

M. Chapman, du reste, n'affirme pas positivement cette théorie qu'il propose; elle lui paraît être l'hypothèse la plus vraisemblable pour expliquer ces phénomènes. Il est arrivé plus d'une fois que des expérimentations fondées sur une hypothèse erronée ont conduit à la découverte de médications utiles, alors même que leur mode d'action était tout différent de celui qui avait été préjugé par leurs inventeurs. Le Dr Chapman a cité, à l'appui de sa théorie, de nombreuses observations; quelques médecins distingués, entre autres le Dr Athill de Dublin, ont recueilli des faits favorables, dans quelques points, à la méthode du Dr Chapman, spécialement dans le traitement des hémorrhagies utérines. C'est contre cet accident que je l'ai surtout expérimentée, et sans me croire autorisé à tirer une conclusion définitive de faits trop peu nombreux, ceux que j'ai observés me paraissent assez importants pour encourager de nouvelles expériences.

Je rapporterai d'abord deux observations que j'ai recueillies à l'Hôtel-Dieu; je chercherai ensuite à apprécier leur signification et les conclusions qu'on en peut tirer.

Obs. I. — Une femme de vingt-six ans entra dans mon service à l'Hôtel-Dieu, le 14 décembre 1874. Cette femme avait toujours été bien réglée; elle n'avait eu ni enfants ni fausses couches.

Le 28 août 1874, les règles vinrent à leur époque habituelle et suivirent leur cours normal. Dans l'intervalle de temps qui les sépara de l'époque subséquente, elle eut, à plusieurs reprises, des épistaxis ; l'apparition du flux menstruel les fit cesser. Mais, quelques jours après la fin des règles, sans aucune cause qu'elle connaisse ou qu'elle veuille faire connaître, une perte abondante se déclara et détermina la malade à entrer à l'hôpital Saint-Antoine, dans le service de M. Brouardel. Cet éminent confrère essaya les médications les plus variées, y compris les bains chauds, les injections astringentes et les cautérisations utérines, sans obtenir la cessation de l'hémorrhagie. Ce fut alors qu'elle se découragea et se fit admettre à l'Hôtel-Dieu. Elle paraissait bien constituée, quoique pâle et d'un aspect un peu lymphatique ; elle se plaignait de faiblesse, continuait à perdre abondamment, et, plusieurs fois par jour, elle expulsait des caillots volumineux. L'examen de l'utérus ne fit rien constater qui expliquât la métrorrhagie : l'utérus avait son volume normal ; il était mobile ; seulement il était attiré vers la paroi droite du bassin par des adhérences évidemment anciennes et organisées : elles étaient souples. La palpation combinée avec le toucher, faisait constater l'absence de toute tumeur dans ce cul-de-sac, aussi bien que dans les autres. Le col était sain. Dans la région ovarienne droite existait une sensibilité anomale qui s'accusait par la pression de la région iliaque aussi bien que par celle du cul-de-sac droit, au niveau de la base du ligament large. Comme la malade présentait quelques symptômes d'hystérie, je n'attachai pas tout d'abord une grande importance à ces phénomènes d'hyperesthésie ovarienne, à peu près constante chez les hystériques. Restait indéterminée la cause du travail morbide, évidemment inflammatoire, qui avait provoqué la formation de ces adhérences.

Je repassai par la série thérapeutique qu'avait déjà parcourue M. Brouardel : après avoir inutilement essayé le sulfate de quinine, les vésicatoires hypogastriques, je me demandai si une congestion chronique, avec état fongoïde de la muqueuse du col utérin, n'était pas la cause de cette hémorrhagie opiniâtre ; je fis, à plusieurs reprises, fondre un crayon de nitrate d'argent dans la cavité du col ; l'écoulement du sang fut suspendu pendant deux ou trois jours, mais recommença bientôt après. Cependant la malade s'affaiblissait de plus en plus, elle commençait à perdre l'appétit ; elle souffrait de névralgies dans la tête et dans les bras ; elle éprouvait des éblouissements dès qu'elle tentait de s'asseoir sur son lit.

Je me décidai alors à employer la médication préconisée par le Dr Chapman, et je fis faire, sur la région lombaire, à l'aide de son sac en caoutchouc, des applications d'eau aussi chaude que la malade pouvait le supporter ; on renouvelait les applications toutes les trois heures. Le lendemain, 16 février, l'hémorrhagie avait considérablement diminué ; le 17, elle était complètement arrêtée et remplacée par un léger flux leucorrhéique. Les douleurs iliaques et sus-pubiennes, dont la malade s'était plainte pendant la durée de l'hémorrhagie, avaient considérablement augmenté depuis l'application de la chaleur; elles persistaient et la pression sur ces régions lui causait de vives souffrances; elle accusait aussi des sensations douloureuses dans la tête et dans les reins. En même temps la malade fut prise d'une dyspnée intense qui allait jusqu'à l'orthopnée; elle ne toussait pas, mais elle était haletante, essoufflée et elle expectora environ un demi-verre de sang; sa voix était un peu rauque. En présence de cette congestion pulmonaire qui succédait à la congestion utéro-ovarienne, j'examinai avec soin la poitrine et je constatai de la matité dans la région sus-claviculaire droite. Au-dessous de la clavicule et dans tout le reste de la poitrine, le son était normal; mais dans la région ganglionnaire de ce côté, je trouvai de la submatité, de la résistance au doigt; et la faiblesse du bruit respiratoire dans tout le côté droit, l'expiration sub-bronchique perçue au niveau de la partie interne de la fosse sus-épineuse, ne me laissèrent aucun doute sur l'existence d'une adénopathie trachéo-bronchique; la matité sus-claviculaire affirmait une induration du sommet droit à laquelle se rattachait très probablement l'engorgement des ganglions.

Au bout de huit à neuf jours, la dyspnée diminua sans cesser complètement; la sensibilité ovarienne persistait très accentuée.

Au bout d'un mois les règles reparurent; mais, comme je l'avais prévu, elles prirent bientôt l'apparence d'une véritable perte; le souvenir des accidents qui avaient suivi la suspension de la première métrorrhagie me commandait de la prudence; j'attendis cinq jours avant d'intervenir. Mais la malade éprouvait des défaillances; la perte continuait avec violence; j'appliquai le sac d'eau chaude, et en trente-six heures, comme la première fois, l'hémorrhagie fut complètement arrêtée. Après l'hémostase, les douleurs iliaques et sus-pubiennes augmentèrent; il y eut encore une hémoptysie, mais beaucoup moins abondante qu'à l'époque précédente; en revanche, la malade se mit à tousser, ce qu'elle n'avait pas fait jusque-là. Les deux époques suivantes se passèrent sans accident, sauf une abondance qui n'était pas en rapport avec les ressources de l'organisme ni avec leur durée habituelle avant ces métrorrhagies. Mais la sensibilité ovarienne persista, et les accidents thoraciques durèrent pendant plus d'un mois. Ils sont atténués depuis le retour de la belle saison; mais les phénomènes plessimétriques et stéthoscopiques ne sont pas modifiés. Après la seconde époque menstruelle, j'ai fait appliquer un vésicatoire sur la région iliaque droite; j'ai fait étendre, tous les deux jours de la teinture d'iode sur le sommet droit de la poitrine et sur la région ganglionnaire, en même temps qu'à l'intérieur j'avais prescrit des préparations arsénicales.

Quelques jours après que j'avais tenté, chez cette malade, l'emploi de la méthode du Dr Chapman, j'eus l'occasion d'en faire une seconde application chez une jeune femme de vingt-deux ans, qui entra dans mon service le 22 janvier 1875.

Obs. II. — Cette malade avait toujours joui d'une santé excellente. Mariée depuis trois ans, elle a fait une première couche à la fin de l'année 1872, une seconde le 15 décembre 1873; cette fois elle a donné le jour à deux enfants, qu'elle nourrit encore en ce moment.

En novembre 1874, onze mois après l'accouchement, les règles reparaissent et reviennent régulièrement tous les mois. Le 5 février, après un retard de neuf jours, et quelques excès dans les rapports sexuels, l'écoulement apparaît avec les caractères propres à la crise cataméniale, mais se prolonge au delà des limites habituelles. La malade, sans se défendre d'avoir fait une fausse couche, ne se rappelle pas avoir rendu de caillots dans les premiers jours de la perte, et assure qu'elle n'a pas plus souffert que d'habitude.

C'est le 11 février seulement qu'elle a commencé à rendre des caillots et à resssentir des douleurs lombo-abdominales. Les jours suivants l'hémorrhagie s'aggrave de plus en plus, et elle se décide à entrer à l'Hôtel-Dieu, le 22 février, dans mon service.

L'utérus est mobile, un peu augmenté de volume et en rétroversion. Le col est ramolli et assez entr'ouvert pour permettre l'introduction de la moitié de la phalange. Ces signes rapprochés du récit de cette femme rendent très probable que l'hémorrhagie était due à une fausse couche.

On laisse la malade en observation pendant deux jours sans autre traitement que les toniques et la position horizontale; elle continue à perdre abondamment et rend des caillots plusieurs fois par jour. La malade s'affaiblissait, elle était très pâle, et avait eu des menaces de syncope.

Le 26 on commence des applications d'eau chaude dans la région lombaire, à l'aide du sac du Dr Chapman. Le 26 l'écoulement a diminué d'une manière sensible; le 27 il a complètement cessé. Dans la soirée, la malade accuse un peu de malaise; elle éprouve des bouffées de chaleur, de la pesanteur de tête, et, à plusieurs reprises, elle est sur le point de perdre connaissance. Le 28 ce malaise a disparu; les jours suivants la malade reprend des forces et l'hémorrhagie est définitivement arrêtée.

Six jours plus tard, l'examen de l'utérus me fit constater que le volume de l'organe avait diminué; l'orifice du col s'était considérablement rétréci, le doigt ne pouvait plus y pénétrer. Vers le 8 mars, elle demande sa sortie, se sentant complètement rétablie.

Quelle était la cause de l'hémorrhagie chez la première de ces deux malades? Le toucher, le spéculum ne m'avaient fait constater aucune lésion de l'utérus; les hémostatiques ordinaires ayant échoué, je pensai, comme l'avait fait avant moi M. Brouardel, qu'il pouvait y avoir chez cette femme un de ces états de vascularisation anomale, une de ces altérations fongoïdes de la membrane muqueuse que Récamier traitait par le raclage, et qui, quand elles sont limitées au col, peuvent guérir par la cautérisation prolongée.

Je laissai fondre dans la cavité du col un crayon de nitrate d'argent, précaution nécessaire quand on veut faire une cautérisation hémostatique. Une cautérisation superficielle, en effet, ne fait qu'irriter la membrane muqueuse, et, le plus souvent, provoque une hémorrhagie plus abondante. A la suite de ces cautérisations prolongées, le flux sanguin fut suspendu pendant quelques jours pour reparaître bientôt. Me rappelant alors le petit sac à eau chaude que M. Chapman avait eu la bonté de me donner, je me décidai à en faire l'essai; je n'y avais pas, je l'avoue, grande confiance, mais je n'y voyais aucun inconvénient. Les forces de la malade s'épuisaient; l'anémie était profonde; il fallait tenter autre chose que ce qui avait été tenté jusque-là et n'avait pas réussi. D'une autre part, je me rappelais la confiance que Trousseau avait dans les injections chaudes pour combattre les métrorrhagies, l'action résolutive des lotions chaudes sur les congestions conjonctivales. Nous avons vu avec quelle rapidité avait disparu cette métrorrhagie qui résistait depuis six mois aux médications les plus variées. Je laissai le sac appliqué pendant huit jours; l'hémorrhagie ne reparut pas; mais, à peine la perte utérine avait-elle été suspendue, que la malade commença à éprouver des troubles de la respiration.

J'ai dit ce que me révéla l'examen attentif de la poitrine : les modifications de la sonorité dans la région ganglionnaire droite, la faiblesse du bruit respiratoire dans tout le poumon du même côté, attestaient l'existence d'une adénopathie bronchique; et, d'une autre part, la matité du sommet droit rapprochée des hémoptysies ne permettait guère de douter que cette adénopathie ne fût symptomatique d'une induration tuberculeuse. Cette lésion avait joué le rôle de foyer d'appel pour la disposition congestive devenue depuis six mois une habitude morbide. De là cette dyspnée, cette anxiété thoracique, ces hémoptysies, qui se manifestèrent tout à coup après le brusque arrêt de l'hémorrhagie utérine. Cet arrêt de l'hémorrhagie me permit de me livrer à des investigations plus minutieuses et plus prolongées; je trouvai, comme la première fois, l'utérus mobile en tout sens. Son col était petit, arrondi, comme le col d'une nullipare, ferme, sans aucune lésion; on n'en trouvait aucune dans le corps légèrement anteversé; mais il était fortement entraîné à droite, et très rapproché par son angle supérieur droit de la paroi droite du bassin; il était maintenu dans cette position par des brides néoplasiques. La base du ligament large était douloureuse à la pression, mais souple. Ce ligament n'était le siège d'aucun engorgement phlegmasique; la pression de l'hypogastre, combinée avec le toucher, n'y révélait aucun épaississement; d'ailleurs, si l'utérus était limité par des adhérences dans son mouvement de droite à gauche, on pouvait de gauche à droite le pousser sans obstacle contre la paroi pelvienne. En tenant compte des douleurs très pénibles que la malade accusait dans la région iliaque, et de la sensibilité exquise développée par la plus légère pression dans cette même région, on ne pouvait guère douter qu'il n'y ait eu, chez cette femme, un travail phlegmasique qui avait évolué d'une manière sourde, latente, dans le ligament large. Il y avait laissé, à sa suite, des néoplasies membraneuses et des adhérences, développées peut-être par une sorte d'inflammation sèche, comparable à celle qui produit les adhérences pleurales chez les tuberculeux; et à ce travail phlegmasique avaient pu succéder des névralgies, qui en sont la conséquence si fréquente, surtout chez les hystériques. Peut-être aussi ces douleurs pouvaient-elles être attribuées à une cause persistante d'irritation, dont ce processus inflammatoire avait été une manifestation.

En effet, cette inflammation supposait une cause incitatrice : elle est habituellement symptomatique d'un foyer d'irritation situé dans le voisinage. En rapprochant cette circonstance des anomalies plessimétriques et respiratoires que j'avais constatées au sommet du poumon, je pensai qu'il pouvait y avoir une connexion pathologique entre ces deux localisations morbides qui avaient si brusquement succédé l'une à l'autre, et que, si la toux, le crachement de sang, la dyspnée avaient pour cause une induration tuberculeuse, cette hémorrhagie inexpliquée qui avait persisté pendant six mois, rebelle à toutes les médications, et qui, par cette opiniâtreté même, semblait témoigner d'une cause profonde, pouvait dépendre d'une lésion tuberculeuse des trompes ou des ovaires. Elle représentait alors une sorte d'hémoptysie utérine, exprimant cette tendance hémorrhagipare du tubercule qu'on trouve dans toutes ses localisations.

Alors on s'expliquerait cette douleur constante dans la région iliaque droite qui a succédé à l'hémorrhagie, cette inflammation pelvienne qui avait laissé des adhérences à sa suite. Il y a dans la science des observations de tuberculose de l'ovaire accompagnées d'hémorrhagies répétées; la tuberculose des trompes est bien plus commune encore. M. le Dr de Sinéty, qui a fait des recherches sur ce sujet, m'a dit avoir trouvé, chez le plus grand nombre des femmes tuberculeuses, de la matière caséiforme dans les trompes; tandis qu'il en a trouvé beaucoup plus rarement dans l'ovaire. Partant de ce diagnostic, qui me paraissait être entouré de vraisemblances et offrir une explication satisfaisante de l'ensemble des symptômes, j'annonçai que la prochaine époque menstruelle ramènerait très probablement une nouvelle hémorrhagie. Un mois, en effet, après la suspension du flux métrorrhagique, et sans que la douleur iliaque eût cessé un seul jour, le sang parut avec une abondance tout à fait anomale : tandis qu'avant sa maladie, les règles coulaient peu et ne duraient que deux jours, en quelques heures des alèzes étaient traversées; et le quatrième jour cette ménorrhagie, n'avait rien perdu de sa violence. Les lésions pulmonaires que l'examen du thorax m'avait révélées, l'hémoptysie qui avait succédé à la suppression du flux hémorrhagique, me faisaient hésiter devant un moyen qui pouvait le supprimer brusquement.

Cependant, voyant les forces de la malade s'épuiser, je prescrivis l'application du sac; le lendemain, je trouvai que la malade, redoutant la sensation pénible que causait à la peau une température très élevée, avait fait mettre dans le sac de l'eau à peine tiède, et encore ne l'avait-elle pas gardé en place : l'hémorrhagie n'avait pas été modifiée. Je lui fis comprendre le danger de cette résistance à mes prescriptions; et je plaçai moi-même ce sac après l'avoir rempli d'eau aussi chaude que la peau pouvait la supporter. Le lendemain le sang avait presque entièrement cessé de couler, et, douze heures après, l'écoulement était définitivement arrêté. Mais la douleur iliaque avait augmenté depuis le début de cette période menstruelle; et le flux sanguin était à peine terminé, que la malade se mit à tousser, ce qu'elle n'avait pas fait jusque-là; et elle se plaignit de douleurs dans la poitrine. Cette toux, ajoutée aux autres symptômes, venait confirmer ma première impression sur l'existence d'une lésion pulmonaire : demeurée dans l'ombre, quand l'appareil utéro-ovarien était un foyer de congestion active, elle s'était démasquée, et entrait à son tour dans une période d'activité après la suppression de cette puissante dérivation.

Je me suis demandé encore si on ne pouvait pas donner aux phénomènes morbides, chez cette femme, une explication différente de celle que j'ai adoptée : l'hystérie, dont elle présentait de légères manifestations, ne pouvait-elle pas produire les symptômes observés sans qu'on fût forcé de supposer une affection tuberculeuse des organes génitaux? Sans doute, l'hystérie est presque toujours accompagnée d'hyperesthésie ovarienne, souvent de névralgie lombo-hypogastrique; mais elles sont beaucoup plus rares du côté droit que du côté gauche. Si l'hystérie produit des congestions hémorrhagiques, les hémorrhagies hystériques sont, en général, brusques, abondantes, passagères, capricieuses, comme le trouble nerveux qui en est l'origine. Je ne leur ai jamais vu une opiniâtreté aussi constante et une continuité aussi uniforme. D'ailleurs, il y avait là autre chose qu'une névrose; cette adhérence de la partie supérieure de l'utérus au côté droit du bassin témoignait d'un travail inflammatoire dont l'évolution lente, larvée en quelque sorte, avait bien le caractère des phlegmasies qui accompagnent les lésions chroniques et les lésions tuberculeuses en particulier. Enfin, il y avait une induration tuberculeuse du poumon, et sans donner l'étiquette certaine des autres processus chroniques développés dans l'organisme, cette tuberculose pulmonaire rendait très probable que ces autres processus relevaient de la même diathèse; elle devenait une source d'indications nouvelles auxquelles je m'efforçai de satisfaire.

Chez la seconde malade, le retard du flux menstruel, chez une femme habituée à une parfaite régularité de cette fonction, était une présomption en faveur d'une grossesse dont des excès de coït ont troublé l'évolution. La malade put croire d'abord à un simple retour des règles; mais au bout de quatre jours, la prolongation de l'écoulement au delà de la durée habituelle, l'expulsion douloureuse de caillots, l'abondance de la perte lui montrèrent qu'il s'agissait d'un état morbide; elle voulut continuer à remplir ses devoirs maternels jusqu'au moment où ses forces défaillirent. Quand elle entra dans mon service sa pâleur était extrême, son pouls faible et dépressible. Je lui ordonnai le repos horizontal; elle ne l'observa qu'imparfaitement et se plaignait d'avoir eu des menaces de syncope, quand je lui appliquai le sac du Dr Chapman. L'hémorrhagie s'arrêta en trente-six heures; au bout de vingt-quatre elle avait diminué des deux tiers. De très légers phénomènes congestifs vers la tête furent les seuls accidents qui aient pu être imputés à la médication employée, et ils furent très passagers; la santé se rétablit rapidement.

Il semble qu'il y ait un antagonisme circulatoire entre les parties supérieures et les parties inférieures. Il s'exprime dans l'état physiologiques par l'état congestif de la tête que produit habituellement le froid des pieds, et par ces raptus sanguins vers les parties supérieures qui accompagnent la ménopause; aussi, doit-on se montrer prudent dans la suppression de l'hémorrhagie, surtout si, comme chez notre première malade, il existe un foyer d'irritation morbide qui peut appeler à lui le molimen congestif: c'est pour ce motif que j'avais cru devoir temporiser avant d'arrêter le flux ménorrhagique. Ici les mêmes craintes n'existaient pas; cependant j'ai cru devoir attendre ce que produirait le repos horizontal, espérant que, s'il ne suffisait pas pour arrêter le flux sanguin, il pourrait diminuer la congestion utérine qui l'accompagnait, et atténuer les dangers d'accidents inflammatoires consécutifs à cette congestion dont ce flux était à la fois l'expression et la crise. Il est très commun, en effet, de voir des périmétrites succéder à la suppression brusque d'une hémorrhagie utérine, de l'hémorrhagie cataméniale surtout : parce que la cause incitatrice de celle-ci est plus active, et, si je puis m'exprimer ainsi, plus constitutionnelle que celle des hémorrhagies accidentelles.

Aussi, chez ma première malade, tout en surveillant le retentissement possible sur la lésion pulmonaire de l'incitation morbide manifestée par l'hémorrhagie, je ne perdais pas de vue les organes utéro-ovariens qui, eux aussi, étaient le foyer d'un travail morbide; et, en maintenant pendant plusieurs jours l'application de la chaleur, qui paraissait combattre la congestion, je fis placer un large vésicatoire sur la région ovarienne, désirant par cette énergique dérivation sauvegarder, en même temps, les organes pelviens et les organes thoraciques.

J'ai dit que j'avais laissé le sac d'eau chaude appliqué sur la région lombaire pendant sept à huit jours, renouvelant l'eau dès qu'elle se refroidissait; mon intention était à la fois de prévenir une rechute, et, en maintenant l'action du modificateur sur le foyer congestif, d'éloigner peut-être les chances d'un travail inflammatoire succédant à une congestion imparfaitement domptée.

Comment agit l'eau chaude dans cette circonstance? Sans admettre le système dichotomique des méthodistes modernes, sans affirmer que la chaleur et le froid ainsi appliqués limitent leur action comme le croit le Dr Chapman, aux ganglions du grand sympathique, il faut bien, devant des faits aussi concluants, faits dont j'ai déjà cité les analogues, observés par Trousseau et par d'autres pathologistes, admettre que la chaleur très intense, localisée dans cette région, amène une contraction des vaisseaux et peut-être des fibres utérines, ou au moins qu'elle diminue par un processus quelconque l'afflux du sang dans l'appareil utéro-ovarien.

Obs. III. — Quatre ou cinq ans après, je fus appelé en province, auprès d'une dame, à laquelle j'avais donné des soins pendant la plus grande partie de son existence, et qui souffrait depuis environ quatre mois d'une métrorrhagie que rien n'avait pu arrêter.

Cette dame, âgée de quarante-quatre ans, était une névropathe arthritique, hypocondriaque, très sujette à des éruptions abondantes d'acné. Je l'avais soignée, quelques années auparavant, pour une métrite catarrhale avec érosion du col; une autre fois pour une dyspepsie portée presque jusqu'à l'apepsie, liée probablement à un catarrhe gastrique. Toute sa famille était arthritique et herpétique.

Cette métrorrhagie était survenue sans cause connue; elle avait résisté à toutes les médications hémostatiques; et elle était devenue si abondante qu'on avait dû pratiquer le tamponnement. On l'avait modérée un peu, sans la suspendre, par ce dernier moyen appliqué à l'aide d'un gros citron décortiqué.

Le médecin qui lui donnait des soins s'était assuré qu'aucune lésion locale ne pouvait expliquer l'hémorrhagie. Je pratiquai le toucher à mon tour ; et je trouvai le col sain. Le corps de l'utérus, peut-être un peu gros, un peu congestionné, ne présentait aucune bosselure, aucune anomalie de consistance qui pût faire soupçonner la présence d'un fibrome interstitiel.

Devant l'inefficacité de tous les moyens internes ou externes qui avaient été tentés par un médecin instruit et judicieux, je proposai l'application de la chaleur, sur l'ensellure lombaire. Déjà depuis longtemps, j'avais le plus souvent remplacé le sac de M. Chapman par des cataplasmes allongés que je recouvrais d'une pièce de drap ou d'épais molleton, et d'une toile caoutchoutée pour lui conserver le plus longtemps possible sa température initiale.

Après dix-huit à vingt heures de ces applications, l'hémorrhagie était à peu près arrêtée, elle le fut complètement après trente-six heures. On les continua pendant vingt-quatre heures encore; et à partir de ce moment la perte ne se renouvela plus.

La malade qui venait de passer plusieurs mois dans son lit, immobile, couchée sur le dos, put se lever, marcher; et au bout d'une à deux semaines, elle put rentrer à Paris, où je constatai son complet rétablissement.

J'ai, dernièrement, essayé ce moyen chez une autre jeune dame, issue comme celle-ci d'un race arthritique, et dont la face est couverte d'acné rosacea ; il n'a pas arrêté des pertes qui depuis trois ans reviennent très souvent, surtout pendant l'hiver, persistant quelquefois pendant deux ou trois mois sans que rien les arrête, et puis cessant généralement pendant l'été, souvent avec interruption simultanée du flux menstruel.

L'examen le plus attentif pratiqué par moi et par mes confrères et amis, les Drs Tarnier et Guyon, ne nous a fait découvrir ni dans l'utérus, ni dans ses annexes aucune lésion qui pût nous rendre compte de ces métrorrhagies, qui sont, d'ailleurs, plus opiniâtres qu'abondantes; et nous les avons attribuées à une de ces fluxions congestives qui ne sont pas rares chez les arthritiques; elles ont été temporairement éloignées par une cure d'Evian et une autre année par une cure à Baden, en Argovie.

Mais il y a chez cette malheureuse jeune dame une cause qui lutte contre toutes les médications : ce sont des épreuves morales violentes, continues, qui imposent à son système nerveux des ébranlements trop favorables à la persistance de sa maladie, dans l'hypothèse pathogénique que nous avons adoptée.

Il y aurait à rechercher si, dans les phlegmasies, l'intervention de ce moyen pourrait être utile. Dans beaucoup de maladies inflammatoires, on a préconisé les applications chaudes. Il serait intéressant de rechercher aussi si l'excitation électrique ne pourrait pas, dans quelques cas, remplacer celle de la chaleur (1).

(1) J'ai observé cet hiver deux malades atteintes de catarrhe suffocant, compliquant, chez l'une une affection du cœur, chez une autre une tuberculose pulmonaire. Cette dernière malade, qui avait du râle sous-crépitant dans toute la poitrine et une dyspnée extrême, fut débarrassée en vingt-quatre heures de cette complication après l'application du sac à eau chaude du docteur Chapman. Chez la première, la faradisation de la région interscapulaire, pratiquée pendant dix minutes chaque jour, fut suivie d'abord d'un soulagement immédiat et ensuite de la disparition du catarrhe suffocant. J'ajouterai que ces médications me paraissent d'autant plus indiquées que, pour moi, j'ai toujours regardé le catarrhe suffocant comme une paralysie du poumon; il y a une quinzaine d'années, j'avais tenté de stimuler directement les pneumogastriques à l'aide d'un courant induit très faible porté dans l'intervalle des attaches inférieures du sterno-mastoïdien : je n'ai pas continué ces essais, n'en ayant obtenu aucun résultat et craignant de troubler l'action cardiaque par une incitation du nerf de la dixième paire, incitation dont la mesure est bien difficile à apprécier. Il y a une dizaine d'années, j'avais eu l'idée d'essayer des courants continus

Le Dr Chapman insiste sur le lieu de cette application : elle doit être faite, dit-il, sur la région lombaire, et non sur la région sacrée. La température la meilleure pour lui est celle de 46° centigrades, j'avais certainement dépassé ce chiffre.

On peut se demander également si la chaleur n'agit pas par dérivation, au même titre mais avec plus d'énergie et de durée que le vésicatoire, souvent efficace dans la métrorrhagie, comme j'ai eu l'occasion de le dire ailleurs. Les observations cliniques, éclairées par l'expérimentation physiologique, pourront bientôt peut-être répondre à ces questions.

Présentés comme résultat empirique et dégagés de toute explication préconçue, les faits que je viens de rapporter me paraissent dignes d'intérêt et me semblent appeler de nouvelles recherches. Les témoignages du Dr Athill, de Dublin, viennent confirmer les assertions du Dr Chapman et autorisent à penser qu'il ne s'agit pas ici seulement d'une de ces illusions qu'on rencontre trop souvent chez les inventeurs de méthodes thérapeutiques.

Dans ces derniers temps, mon ami, le Dr Cusco, instruit des résultats que j'avais obtenus, a essayé avec succès, dans un cas d'hémorrhagie utérine, l'application de cataplasmes très chauds sur la région lombaire. Il est évident que les véhicules de la chaleur sont indifférents(1) ; et leur choix n'a d'importance qu'au point de vue de la commodité de leur application : le petit sac du Dr Chapman est très commode, mais, comme je l'ai dit, on peut le remplacer par divers moyens.

Bien entendu, et je tiens à le répéter, mes observations sont trop peu nombreuses pour que je me croie autoriser à porter un jugement définitif sur la méthode du Dr Chapman. Je les donne parce qu'elles m'ont paru intéressantes et pouvant encourager de nouveaux essais. Nous voyons le froid et la chaleur vantés avec enthousiasme dans les mêmes maladies. Je n'entrerai pas dans les considérations physiologiques à l'aide desquelles on a cherché à concilier des doctrines aussi opposées. Les expériences n'ont pas encore été faites avec une rigueur scientifique suffisante pour qu'on puisse avoir sur ce point des opinions bien arrêtées.

très faibles, j'avais fait même construire un petit appareil pour expérimenter ce moyen, mais cet appareil mal exécuté n'a pu fonctionner, et je n'ai pas encore donné suite à ce projet que je compte reprendre.

(1) Dernièrement chez un petit enfant affecté de bronchite capillaire, je me suis servi d'un sac de toile renfermant du son très chaud.

XVI

DE QUELQUES

FORMES INSIDIEUSES D'ANGINE SYPHILITIQUE

§ I. Tous les syphilographes ont décrit, et M. le Dr Fournier l'a fait mieux que tout autre, les différentes manifestations de la syphilis buccale; mais, malgré toutes les lumières dont ce sujet a été éclairé par des travaux si nombreux et si importants, on peut rencontrer, dans la pratique, des faits qui sortent du cadre des descriptions classiques, dont le diagnostic est difficile, et ne ressort pas de l'examen attentif du malade avec une évidence qui s'impose.

J'ai observé, dans ces dernières années, deux faits de ce genre : et j'ai pensé qu'il n'était pas inutile de les faire connaître, pour éveiller la défiance de ceux qui, trop facilement, en l'absence des signes habituels des lésions syphilitiques, repoussent l'intervention possible de la syphilis dans des affections d'un caractère douteux et d'une évolution insolite.

Il y a peu d'années, je fus consulté par un médecin de province, atteint d'une angine pharyngo-gutturale; cette affection, qui persistait depuis longtemps, offrait un aspect insolite : toute la muqueuse du gosier et du pharynx présentait une teinte rouge éclatante *carminée*. Ce n'était pas la couleur framboisée de la scarlatine, la couleur rouge un peu dorée de l'érysipèle, le rose écrevisse des fumeurs de cigarettes; c'était un rouge vif tout spécial, et qui me frappa par son étrangeté.

Il n'y avait pas de tuméfaction très notable des parties congestionnées, pas d'ulcérations, rien, non plus, qui ressemblât à une plaque muqueuse, mais un développement très notable des glandules pharyngiennes, qui étaient très saillantes, coniques, comme végétantes.

Cet aspect singulier, l'opiniâtreté de la maladie, me firent rechercher s'il n'y avait pas quelque cause diathésique ou spécifique derrière cette affection si tenace.

Je ne pus en découvrir aucune. Mais quelques semaines après, le malade m'écrivait qu'il avait acquis douloureusement la preuve que son affection était syphilitique : car il avait infecté sa femme et ses enfants. Je me suis demandé si, chez ce malade, ne se trouvaient pas quelques plaques muqueuses, cachées derrière les piliers ou occupant la face postérieure de la luette; et je me reprochai de n'avoir pas employé le miroir laryngoscopique pour explorer ces régions.

Quoi qu'il en soit, cette observation avait laissé dans ma mémoire une trace ineffaçable, quand je fus consulté, il y a quelques semaines, par un officier supérieur, qui souffrait depuis cinq mois d'un mal de gorge que rien n'avait pu modifier.

D'une constitution très robuste et d'une taille exceptionnelle, il m'avait consulté, il y a une trentaine d'années, pour une pharyngolaryngite glanduleuse très intense, et en partie imputable à l'usage immodéré des cigarettes.

Plus tard, je l'avais soigné pour des douleurs rhumatismales du bras.

Quand je vis ce malade, il avait été traité en province par un chirurgien militaire qui, après avoir prescrit inutilemeut plusieurs traitements topiques, avait scarifié les amygdales; cette opération n'avait amené qu'un soulagement momentané.

Il se plaignait de ne pouvoir avaler sans de vives souffrances; il salivait abondamment, et il éprouvait du dégoût pour les aliments. Je fus frappé de la coloration d'un rouge vif *carminé* qui occupait tout le pharynx, l'isthme du gosier, le voile et la partie postérieure de la voûte palatine, où elle formait deux plaques limitées en avant par un bord arrondi.

Les deux amygdales étaient volumineuses, régulièrement arrondies : la gauche atteignait la ligne médiane; elles donnaient au doigt une sensation d'élasticité uniforme.

La luette était énorme et balayait la base de la langue.

Malgré de minutieuses investigations, je ne constatai aucune éruption sur la peau; pas d'adénite post-cervicale. Les ganglions sous-maxillaires étaient même moins tuméfiés qu'ils ne le sont dans l'angine catarrhale.

Je prescrivis au malade le repos, le lait et des potages pour aliments; des gargarismes avec un décocté de pavots et du chlorate de potasse, des applications sur les amygdales et le pharynx d'un glycérolé de borax et de morphine.

Quelques jours après, l'état gastrique ne s'améliorant pas, je fis prendre de l'ipéca, sans obtenir l'effet que je désirais.

Cependant, au bout d'une quinzaine de jours, après avoir varié les gargarismes et les applications topiques, le malade se trouvait notablement mieux : le gonflement des tonsilles avait diminué; mais cette amélioration fut passagère, et le mal reparut avec son intensité première.

J'avais épuisé toute la gamme des calmants et des résolutifs; cette opiniâtre résistance, cette coloration étrange de la gorge, m'inspirèrent des soupçons que je communiquai au malade : il m'avoua que huit ou dix ans auparavant, il avait contracté la syphilis.

Je n'hésitai pas alors à lui prescrire une solution résolutive dont chaque cuillerée contenait un demi-gramme d'iodure de potassium et 5 milligrammes de biiodure de mercure.

Je lui prescrivis en même temps le fréquent usage d'un gargarisme avec du chlorate de potasse.

Après quelques jours de traitement, l'amélioration était telle, que le malade voulut quitter Paris pour aller reprendre son service. J'obtins de lui la promesse qu'il continuerait ce traitement assez longtemps pour obtenir un résultat complet et pour prévenir les récidives. Quinze jours après, il m'écrivit qu'il était complètement guéri et qu'il était fidèle à ses engagements.

La longue et opiniâtre résistance de la maladie pendant six mois, la rapidité avec laquelle elle a cédé à l'emploi combiné du mercure et de l'iode, ne laisseront aucun doute, je crois, sur le caractère spécifique de cette affection. Mais quelle était la nature du processus morbide qui donnait à la muqueuse cette teinte carminée persistante, aux amygdales cet énorme volume sans inégalités de leur surface, sans inégalités de leur consistance, avec une certaine variabilité dans leur volume; car, après quelques jours de traitement, elles avaient d'abord subi une diminution qui ne s'était pas maintenue? S'il y avait, comme cela semble bien probable, un noyau d'infiltration néoplasique, il faut admettre qu'il y avait autour un état congestif ou une infiltration séreuse, susceptible de modifications passagères.

Dans ces deux observations, il y a un élément commun, c'est cet érythème de la membrane muqueuse dont la couleur m'a frappé par son étrangeté.

Est-ce une coïncidence fortuite qui me l'a fait rencontrer deux fois chez des malades atteints de syphilis; ou bien la syphilis donne-t-elle cette coloration spéciale aux congestions érythémateuses des muqueuses, comme elle donne le plus souvent une teinte cuivrée ou une couleur de jambon aux congestions érythémateuses du tégument externe?

Il n'y a rien dans cette supposition qui ne soit conforme aux lois de l'analogie; l'observation ultérieure décidera si elle est fondée.

S'agissait-il, dans ces deux cas, de plaques muqueuses comme cela a été avancé par un de mes confrères de la presse médicale (1)? J'ai établi que chez mon premier malade, il n'y avait pas de plaques muqueuses apparentes et que, s'il en existait, elles devaient être dans des parties inaccessibles à l'œil. Pour le second, non seulement on n'apercevait aucune trace de plaques muqueuses, mais la syphilis remontait à huit ou dix ans. Il n'y avait, comme phénomènes objectifs, qu'un gonflement énorme des amygdales et une coloration particulière de la muqueuse que j'ai rapprochée, sous toutes réserves, de la coloration spéciale de certaines lésions cutanées syphilitiques.

On m'a opposé un fait dans le quel une tumeur, constituée probablement par des plaques muqueuses ulcérées, avait pu, au premier abord, être prise pour un cancroïde. Il est possible qu'il se soit agi, en effet, dans le cas cité, d'une lésion de ce genre; mais rien ne le prouve : car le processus ulcératif, avec aspect cancroïdal, peut se montrer à toute les phases de l'évolution syphilitique. Les gommes, aussi bien que les plaques muqueuses, quand elles sont ulcérées, peuvent revêtir cette apparence cancroïdale qui fait quelquefois hésiter le diagnostic. Le chancre phagédénique a pu aussi être pris pour un cancer. J'ai observé un fait assez curieux de cette méprise pour que je croie devoir le rapporter en quelques mots. En 1849, je fus consulté à l'hôpital de Lourcine par une femme maigre, profondément anémique et dont toute la peau de la joue droite avait été détruite par une ulcération à bords taillés à pic, à contours sinueux, qui s'étendait

(1) M. le docteur Desprès.

de l'arcade zygomatique au maxillaire inférieur. Elle sortait d'un des services de chirurgie de la Charité, où elle était restée quelque temps. On l'y avait soumise à un traitement mercuriel; et l'ulcération ayant fait, malgré ce traitement, des progrès considérables, on lui avait dit que son affection était de nature cancéreuse et qu'on ne pouvait plus la garder à l'hôpital. Malgré l'autorité du chirurgien éminent qui avait émis cette opinion, justifiée en apparence par le teint jaune pâle de cette pauvre malade, je soupçonnai qu'il pouvait ne s'agir que d'un chancre phadégénique; et je lui appliquai la médication conseillée par M. Ricord : tartrate ferrico-potassique à l'intérieur et à l'extérieur, médication que j'ai trouvée efficace dans un grand nombre de cas. Je lui prescrivis, pour commencer, un gramme par jour de sel ferrique, décidé à augmenter, selon la méthode de M. Ricord, si l'action thérapeutique languissait et si, en même temps, la tolérance de l'estomac le permettait. Des plumasseaux d'une solution du même sel furent appliqués en permanence sur la plaie. La modification fut aussi heureuse que rapide : en même temps que l'état général s'améliorait à vue d'œil, la plaie prenait une couleur vermeille; et un travail de cicatrisation commençait sur ses bords. Ce travail réparateur fut assez actif pour qu'au bout d'un mois cette vaste plaie, qui avait, à l'entrée de la malade, huit à dix centimètres de diamètre, fût à peine large d'un centimètre. Malheureusement, cette malade fut atteinte et emportée par le choléra dont Lourcine et ses environs furent, dans cette épidémie, un des principaux foyers.

Du reste, si cette terrible maladie, qui frappa un grand nombre des malades, des employés et des médecins de cet hôpital, assombrit la satisfaction que me causait cette guérison si prompte, je lui dus une guérison que tous mes efforts n'avaient pu obtenir. C'était dans un cas d'ulcère phadégénique de la région fémoro-inguinale : ni le tartrate ferrico-potassique, ni la cautérisation au fer rouge, ni les applications d'encre, que j'ai vu quelquefois réussir, n'avaient pu modifier cette plaie envahissante. La malade fut atteinte par le choléra sous sa forme la plus grave, avec algidité, cyanose, suspension du pouls pendant au moins quarante-huit heures. Pendant qu'elle luttait avec la mort, on oublia sa plaie; quand, au bout de trois ou quatre jours, la malade reprit un peu de vie, on examina la région ulcérée : elle était recouverte, dans les trois quarts de son étendue, d'une croûte sous laquelle se forma une cicatrice de bonne nature; le reste de la plaie ne tarda pas à se modifier et à se cicatriser.

XVII

OBSERVATION

D'UNE

CURIEUSE VARIÉTÉ D'ILLUSIONS OCULAIRES

CONSÉCUTIVES AU GLAUCOME, SUIVIE DE COMMENTAIRES PHYSIOLOGIQUES ET PSYCHOLOGIQUES

(Extrait du Journal de M. Galezowski, 1878)

M. S..., âgé aujourd'hui de quatre-vingt-dix ans, en avait cinquante lorsqu'il s'aperçut que sa vue s'affaiblissait dans son œil gauche. Sa constitution était vigoureuse ; il n'éprouvait d'autre trouble dans sa santé qu'une surdité de l'oreille gauche, consécutive, croit-il, à un traumatisme de la tête. Cet affaiblissement de la vue était le début d'un glaucome, qui, en trois ans, amena la cécité de ce côté.

L'œil droit se prit à son tour.

L'iridectomie, conquête nouvelle alors de la chirurgie oculaire, fut proposée ; mais le malade ne s'y soumit que cinq ans après le début de son affection.

Les fonctions de l'œil étaient déjà fort altérées ; cependant cette opération améliora la vision d'une manière très notable et enraya les progrès de la maladie. Pendant plusieurs années le malade vit assez pour se conduire ; il distinguait les personnes : mais l'âge s'ajoutant à la disposition morbide, trop tardivement combattue par l'excision de l'iris, l'affection glaucomateuse reprit sa marche progressive, beaucoup plus lente, néanmoins, qu'avant l'opération.

Depuis quatre ou cinq ans, le malade ne distingue plus les objets ; il a encore cependant la sensation de la lumière.

Depuis cette époque, il éprouve plusieurs fois par jour, souvent après s'être livré à des travaux intellectuels, des visions singulières qui se reproduisent avec une certaine constance dans leurs formes, malgré leur grande variété.

Il semble à ce malade qu'il assiste à des pompes dont la richesse et la grandeur dépassent tout ce qu'il a jamais vu, et même, assure-t-il, tout ce que son imagination peut concevoir. Ce sont des décors d'une beauté merveilleuse, des processions magnifiques, qui passent devant lui en déployant des bannières aux couleurs éclatantes; des défilés de guerriers aux brillantes armures, des parades de cavaliers superbement vêtus. L'or, la pourpre, les pierres étincelantes s'assemblent et se combinent sous son regard en costumes et en parures splendides; puis toutes ces magnificences disparaissent ou se transforment en scènes bizarres, grotesques de personnages fantastiques, difformes, dont le nez ou la bouche prennent des proportions et des formes démesurées, invraisemblables, pour s'évanouir à leur tour.

Ces visions ont toute la netteté, tout le relief d'images fournies par des objets réels; le malade y assiste avec curiosité, sans être tenté, pourtant, de leur supposer une existence réelle, objective.

Elles se montrent souvent pendant la nuit quand il s'éveille. Quoique, en général, elles ne lui offrent que des impressions agréables ou ridicules, elles finissent par l'importuner; il sent que c'est un fait morbide, un état anomal de son cerveau et il m'en a demandé l'explication.

Voici celle que je lui ai proposée et qui, après l'expérience à laquelle je l'ai soumis, me semble avoir quelque vraisemblance.

D'abord on ne peut méconnaître une certaine analogie entre le phénomène morbide des illusions oculaires et le phénomène physiologique du rêve : avec cette différence fondamentale, toutefois, que, dans le rêve aussi bien que dans le délire, il y a absence de la conscience ou du *moi* percevant.

Cette doctrine du caractère fondamental du rêve et du délire a été longuement développée par Maine de Biran; je l'ai rappelée dans ma thèse inaugurale en 1839. Elle a été reprise il y a quelques années par le Dr Moreau, de Tours..

On pourrait appeler ces visions des rêves conscients. Car, tout en les percevant, le malade a pleine et absolue conscience de leur caractère illusoire et purement imaginaire.

Cette circonstance les sépare des hallucinations, dans lesquelles le malade n'a aucune conscience de la nature de ses visions, ou n'en a pas une conscience nette et constante. Les hallucinations ont leur source dans une lésion de l'encéphale, tandis que les illusions, disent Calmeil et Esquirol, dépendent d'une lésion, ou d'une altération fonctionnelle de l'organe sensitif.

A cette analogie de ces visions avec les rêves, analogie qui peut en éclairer la genèse, nous ajouterons cette remarque qui me paraît incontestable : c'est que souvent les conceptions délirantes, comme les conceptions hypniques ou rêves, ont pour point de départ une sensation réelle transformée sous l'influence de certains états du cerveau.

Un homme, dont le membre supérieur a été comprimé dans le décubitus latéral, et dont le bras est engourdi pourra rêver qu'il a à côté de lui un cadavre. Cela m'est arrivé et je pourrais citer bien des faits analogues.

Dans le délire comme dans le rêve, souvent des impressions senties se combinent avec les données fournies par la mémoire, provoquent ces dernières ; et c'est avec ces éléments divers que l'imagination, mise en jeu, privée du contrôle de la raison et de la conscience, édifie ses conceptions désordonnées. D'autrefois celles-ci ne semblent avoir pour origine que la combinaison fortuite des impressions accumulées dans la mémoire : on ne peut y suivre la trace de sensations actuelles, ce qui ne prouve pas que, dans beaucoup de cas, celle-ci n'aient pas pu intervenir.

Mais pour qu'une sensation provoque le rêve, l'illusion ou l'hallucination, il faut que les centres nerveux soient dans certaines conditions qui ne sont pas ses conditions habituelles.

Une autre proposition que j'avais également consignée dans ma thèse sur la pseudoblepsie (1839) est que les incitations anomales des nerfs sensitifs, qu'elles soient dues à un agent extérieur ou qu'elles proviennent d'une modalité spontanée de l'organe, comme celles qui résultent d'une action morbide, tendent à y provoquer une impression analogue à celles que produisent leurs excitants naturels. Ainsi l'incitation anomale des nerfs optiques pourra provoquer des impressions lumineuses. Celle du nerf acoustique pourra produire des sons. C'est ainsi que la pression de l'œil fait apparaître des phosphènes, et que beaucoup d'affections de l'oreille ou de simples modifications de la circulation auriculaire y développent des tinnitus.

Ces diverses considérations peuvent jeter quelque lumière sur l'observation qui nous occupe.

Dans le glaucome il y a des altérations de structure qui peuvent à elles seules provoquer dans l'appareil nerveux de la vue des incitations anomales, mais qui assurément en modifient l'incitabilité.

Dans ces conditions la lumière en frappant la rétine, au lieu de faire naître la sensation physiologique des images réfléchies qu'y envoient les objets extérieurs, y pourra produire une impression anomale qui retentisse dans toute l'étendue de l'appareil optique intra-crânien.

Cette impression pourra provoquer les sympathies et les synergies des autres appareils cérébraux qui sont avec lui en connexité fonctionnelle; et ainsi peuvent alors naître ces visions, ces illusions, sorte de folie de l'organe, qui persistera jusqu'à ce que toute excitabilité de la rétine ait disparu; de même que, dans la maladie de Ménière, les bruits de cascade, les tinnitus, les sifflements se font entendre jusqu'au moment ou la faculté auditive est complètement anéantie.

Pour vérifier l'exactitude de cette interprétation, je conseillai au malade, quand ces visions lui apparaîtraient, de fermer ses yeux et de couvrir ses paupières avec la paume de ses mains; pendant la nuit, de faire éteindre sa veilleuse. Ces expériences vinrent confirmer mes présomptions, et quand aucun rayon lumineux n'arrivait à la rétine, les visions disparaissaient. En outre, à mesure que la vue s'éteint, ces visions sont moins fréquentes et moins saillantes. Ces phénomènes, comme ceux du rêve, établissent la connexité qui doit exister dans le cerveau entre la partie de l'organe affecté aux sensations actuelles et celle qui est en rapport avec le souvenir des sensations anciennes et avec la faculté psychique d'imagination. L'impression lumineuse, au lieu de s'emmagasiner dans les archives de la mémoire, éveille l'imagination et celle-ci travaille avec les éléments qui lui fournissent les sensations antérieures.

Bien entendu qu'en faisant intervenir le cerveau dans des actes psychiques comme la mémoire et l'imagination, je n'ai voulu parler que de sa connexité avec le principe pensant; et en reconnaissant le rôle des organes cérébraux comme condition actuelle de l'activité de ce principe, je n'ai pas prétendu faire de l'encéphale le siège et la cause de la pensée.

Pourquoi, me disait mon malade, ces illusions qui accompagnent très fréquemment le glaucome et d'autres affections conduisant à la cécité, sous des formes beaucoup moins complexes, ont-elles chez moi ce caractère particulier, somptueux, artistique?

Parce que, lui répondis-je, avant votre infirmité, vous occupiez dans la société une grande position, qui vous mettait sans cesse sous les yeux des pompes, des cérémonies et toutes les grandeurs de ce monde. Vous avez visité un grand nombre de pays; plusieurs fois par semaine, vous alliez au spectacle, et vous ajoutiez les impressions du monde idéal à celles du monde réel. En outre, vous avez des goûts et des facultés artistiques très prononcées; la faculté artistique, liée au développement de l'imagination, suppose celle-ci plus excitable. Éveillée chez vous par une sorte d'action réflexe elle met en jeu les éléments fournis par le souvenir de vos impressions habituelles; et de là résulte peut-être cette combinaison d'images qui ne se produirait très probablement pas chez des personnes qui auraient mené une vie plus modeste, et dont l'esprit serait resté enfermé entre des horizons plus étroits.

Si l'impression de la lumière ne fait pas naître constamment ces visions, c'est que l'excitabilité de la rétine peut varier suivant les conditions dans lesquelles se trouve l'organisme, suivant l'activité de la circulation, et le degré d'excitation du cerveau : on peut comprendre qu'après le travail de l'esprit elles se reproduisent plus facilement.

Telle est l'explication que j'ai donnée à mon malade et que je soumets à mes lecteurs, bien moins avec la prétention de donner une solution de ce problème, qu'avec le désir d'appeler l'attention sur un sujet qui intéresse à la fois la physiologie et la psychologie.

XVIII

CONTRIBUTION

A L'ÉTUDE PATHOLOGIQUE ET PHYSIOLOGIQUE

DE L'ASÉMIOGNOSIE (1) OPTIQUE

APPELÉE ENCORE CÉCITÉ VERBALE, AMBLYOPIE APHASIQUE

(Extrait du *Journal ophtalmologique* du Dr Galezowski (Paris, 1879)

CHAPITRE PREMIER

OBSERVATION (2). — *Affections cérébrales antérieures. — Vertiges comitiaux. — Pendant plusieurs jours impossibilité de lire par amnésie de la valeur des lettres et des mots. — Plus tard troubles moteurs, aphasie.*

M. L. âgé de soixante-huit ans est bien constitué et robuste en apparence. Il est intelligent, mais doué d'une imagination ardente et d'une activité cérébrale dont la surexcitation maladive le porte à des entreprises hasardeuses, qui aboutissent le plus souvent à des revers. De là une agitation continuelle, une insomnie presque constante et une excitabilité nerveuse générale qui réagit sur son caractère.

(1) De α privatif et Σημεῖον signe. Comme Littré l'a fait remarquer, la diphtongue εἰ se change en ι dans la composition des mots français dérivés du grec Les mots *séméiologie* et *séméiotique* sont donc des mots mal construits : on doit dire: *sémiologie, sémiotique* (Dictionnaire).

(2) A l'époque où cette observation a été publiée, les travaux de MM. Wernick et Kussmaul n'étaient pas connus en France comme ils l'ont été, depuis la thèse si remarquable de mademoiselle Nadine Skwortzoff. Nos connaissances sur ce sujet se bornaient à peu près à ce que nous avaient appris les leçons de Trousseau et surtout un intéressant mémoire publié en 1876 dans les *Archives de médecine,* par M. le docteur Galezowski, qui avait donné à cette affection le nom d'amblyopie aphasique. Ignorant les importantes études faites en Allemagne sur ce sujet, j'avais

Dans sa petite enfance, il a eu une hémiplégie droite qui ne lui a laissé d'autre trace qu'une disposition à devenir gaucher. Cette disposition a été d'ailleurs corrigée par l'éducation ; et pour écrire comme pour manger, M. L... se sert de la main droite ; mais il se rase de la main gauche. M. L... a dans sa race des antécédents arthritiques : sa mère est morte paralysée ; son père, après avoir eu des accidents éclamptiques, est mort dans une maison d'aliénés ; un de ses cousins est franchement épileptique. Depuis sa jeunesse, il est eczémateux avec des poussées d'exacerbations, qui étendent ou font paraître sur de nouvelles régions l'éruption eczémateuse. En outre, il est sujet, presque tous les printemps, saison favorite des manifestations morbides de racine arthritique, à des affections qui relèvent probablement de cette origine : tantôt ce sont des bronchites intenses, quelquefois opiniâtres, compliquées d'emphysème avec une tendance asthmatique, qui s'est accentuée davantage dans ces derniers temps ; d'autres fois des éruptions furonculeuses ; une fois une phlébite avec douleurs rhumatoïdes ; une fois une ophthalmie intense prolongée, qui a mis sa vue en danger.

Dans l'intervalle de ces crises, M. L... reprend sa vigueur et son activité

conclu des faits observés, après Trousseau et Gairdner, qu'il n'y avait pas là une simple amnésie, qu'il y avait même plus que l'impossibilité, admise par ces deux auteurs, d'adapter les signes à la chose qu'ils expriment, qu'il y avait perte de la valeur de ces signes. Ce n'est pas, disais-je, la forme de la lettre que la malade a oublié : car quand on lui dicte un mot, le souvenir des lettres qui le composent provoque, automatiquement et par habitude, les mouvements qui peuvent le reproduire ; mais le concept de la valeur des lettres, leur signification, leur idée n'existent plus pour lui, à ce point qu'il ne peut pas lire ce qu'il a écrit. J'avais proposé le mot *anidie* pour exprimer ce trouble intellectuel dont le terme d'amblyopie aphasique ne me paraissait pas donner une notion exacte ; mais trouvant que cette dénomination était trop vague et prêtait à l'équivoque, je lui avais, en présentant ce travail à l'Académie, substitué celle d'*asémiognosie* (ἀ négatif Σημειων des signes γνωσις connaissance, absence de la connaissance des signes). Ce terme me paraît plus exact que celui de *cécité verbale*, puisqu'il n'y a pas cécité et que ce ne sont pas seulement les mots. mais encore les lettres dont le malade a perdu la signification. En ajoutant au mot d'asémiognosie les adjectifs de visuel ou optique, d'acoustique ou de tactile, on peut exprimer les différentes variétés de ce trouble intellectuel ou leur combinaison ; ainsi, au lieu de dire cécité verbale, compliquée de surdité verbale, on peut dire simplement asémiognosie optique et acoustique. Bien que les nombreux travaux publiés depuis cinq ans sur ce sujet aient ôté au fait que je reproduis ici une partie de l'intérêt qu'il pouvait offrir en 1879 ; j'ai cru devoir le conserver, d'abord parce qu'il présente cette circonstance extrêmement rare, que l'asémiognosie visuelle a existé pendant plusieurs jours, comme phénomène isolé, sans troubles moteurs ; ensuite parce que, dans ces travaux très importants, très intéressants, dont j'ai parlé et auxquels je ferai plus d'un emprunt, on a conclu à une physiologie et à une psychologie qui me paraissent plus qu'hypothétiques et dont je tâcherai de faire ressortir les invraisemblances.

habituelles. Il y a douze ans, étant au bord de la mer, après avoir été exposé à un soleil ardent, il fut atteint d'une céphalalgie violente, suivie, au bout de quelques jours, d'aphasie sans paralysie : il ne trouvait pas d'expression propre pour traduire sa pensée ; il se trompait et s'irritait de ce qu'on ne le comprenait pas ; les membres des deux côtés, et cela a été constaté par le docteur Foville père, qui soignait ce malade, avaient conservé toute leur énergie motrice. Cette aphasie disparut complètement après avoir duré deux mois, au bout desquels, ayant recouvré toutes ses facultés, il se livra, comme auparavant et malgré tout son entourage, à des entreprises téméraires qui absorbèrent la plus grande partie de sa fortune. Depuis cette attaque d'aphasie, M. L... eut tous les mois des accidents auxquels il donne le nom de défaillances, d'étourdissements, et qui sont évidemment du vertige comitial. Il éprouve d'abord un sentiment nauséeux; puis sa tête s'embarrasse; et, s'il ne trouve pas immédiatement un point d'appui à sa portée, il tombe sans connaissance; sa figure, pâle d'abord, s'injecte et devient turgide; ses yeux se renversent en haut; et la fin de cette crise, qui dure environ une minute, est précédée de mouvements spasmodiques dans les muscles de la face. Le malade conserve parfois un peu de lourdeur de tête ou de céphalée; puis il revient à son état habituel.

Dans les derniers mois de 1877, à la suite d'une discussion très vive qui avait excité chez lui un mouvement de colère, il fut de nouveau pendant plusieurs heures atteint d'aphasie. Cet accident n'eut pas de suites.

A trois reprises différentes, depuis un an, il éprouva une autre série de symptômes assez singuliers : tout à coup, étant assis, il se sentait dans l'impossibilité absolue de se lever, comme s'il était enchaîné à son siège; puis à ces phénomènes *akinésiques* passagers succédaient des nausées et des vomissements. Ces accidents, du reste, ne duraient que quelques minutes, et l'action musculaire des jambes, un moment suspendue, reprenait bientôt toute son activité (1).

Dans les premiers jours d'avril, M. L... se plaignit de céphalalgie; il était somnolent après les repas. Le 4 avril au soir, après avoir travaillé et lu pendant une grande partie de la journée, il sentit sa vue se troubler au point qu'il ne pouvait plus distinguer les lettres; ou plutôt il lui semblait que sa vue avait conservé toute son acuité; mais il ne pouvait plus discerner la valeur des lettres. Ainsi, il prenait un *o* pour un *b*, et une *r* pour une *s*. Chose singulière! il appréciait la valeur de certains chiffres et lisait l'heure sur un cadran ou sur une montre avec exactitude.

(1) Y avait-il une paralysie fugace des mouvements, ou une contracture qui immobilisait les membres inférieurs? Cette dernière hypothèse n'est pas invraisemblable; et, dans ce cas, on pourrait y voir une forme ébauchée de la maladie de Thomsen.

Je le vis le 6 et je constatai les phénomènes suivants : le malade avait sa physionomie habituelle; sa parole était très nette, abondante comme elle l'est habituellement chez lui, peut-être un peu plus lente et, par moments, très légèrement hésitante, ce qui ne l'empêche pas de trouver le mot propre pour revêtir sa pensée, même avec une certaine recherche d'élégance dans le langage.

Il affirmait que sa vue n'avait subi aucune altération, qu'il voyait très distinctement, mais qu'il lui était impossible de lire. En effet, si je lui montrais un doigt, deux doigts, tout autre objet, il les reconnaissait et m'en disait le nombre; il lisait exactement l'heure sur un cadran; mais, si je lui montrais des lettres, de quelque dimension qu'elles fussent, il ne pouvait les déterminer et se trompait dans leur désignation. Il écrivait cependant; mais, le faisant écrire successivement les yeux ouverts et les yeux fermés, je m'aperçus qu'il y avait très peu de différence dans le résultat; les mêmes irrégularités dans l'intervalle des lettres, les mêmes inégalités de niveau se retrouvaient aux mêmes places. J'en conclus qu'il écrivait automatiquement et en vertu de la force d'habitude, même quand il avait ouvert les yeux, qui tout au plus aidaient un peu la direction de la main.

J'avais constaté tous ces phénomènes le 12 avril. La veille, le malade avait dicté sans hésitation une longue lettre d'affaires très bien rédigée. Le 13, il écrivait lui-même pour un homme d'affaires une note, en quelques lignes, d'une écriture et d'une rédaction satisfaisantes.

A ces symptômes s'ajoutèrent quelques troubles locomoteurs qui avaient complètement fait défaut pendant l'attaque antérieure d'aphasie. Il y avait dans le bras droit un léger sentiment d'engourdissement, bien que la sensibilité tactile parût intacte; mais il y avait surtout de la difficulté à ajuster les mouvements plutôt qu'à les exécuter. Je m'explique : il fermait, ouvrait la main et la dirigeait à volonté dans le sens qu'on lui indiquait; mais s'agissait-il de prendre un objet, il passait à côté; ses doigts avaient peine à le saisir et à l'embrasser; il mettait une gaucherie extrême à tenir un crayon ou une plume; il se trompait de doigt et de phalange comme il se trompait de nom pour désigner ou pour reconnaître les lettres qu'on lui montrait, comme un aphasique se trompe de mots quand il veut exprimer sa pensée; et cependant il remuait les doigts avec agilité, ainsi qu'il se plaisait à le constater et à le faire constater. Il se rendait un compte si net de sa maladie et en analysait les symptômes avec tant de précision et de finesse que, quelqu'un lui disant que l'indécision de sa main dépendait du trouble de la vision : Non, répondait-il immédiatement, car, alors, cette indétermination des mouvements s'étendrait aux deux mains, tandis que la main gauche obéit avec précision à ma volonté et saisit immédiatement l'objet que je veux atteindre.

Le malade n'accusait d'ailleurs aucune douleur de tête; les fonctions digestives s'exécutaient régulièrement; la marche paraissait normale et le trouble fonctionnel du membre supérieur ne semblait pas s'être étendu au membre inférieur.

Je prescrivis des laxatifs, et un repos absolu de l'esprit auquel il ne se soumit pas complètement.

Le 14, j'avais appelé le docteur Galezowski. Il constata, à l'aide de l'examen ophtalmoscopique, l'état normal de la rétine et des milieux oculaires. Il me rappela qu'il avait publié dans les *Archives*, en 1876, un travail sur cette affection, à laquelle il donna le nom d'*amblyopie aphasique*.

La parole était aussi nette que les jours précédents; mais, depuis la veille, était survenu un nouveau symptôme : le malade ne pouvait plus soulever son bras droit; l'avant-bras et la main pouvaient se mouvoir comme ils le faisaient la veille, c'est-à-dire que, conservant leur agilité, ils manquaient de précision.. Cependant, en l'aidant, nous lui faisions tenir un crayon et nous l'engageâmes à écrire le mot *soleil*. Deux fois de suite il l'écrivit sans *e* et deux fois, voulant se corriger, il mit un *u* au lieu d'un *i*.

Ainsi, l'aphasie, qui n'existait pas les jours précédents, commençait à se manifester par la confusion ou l'oubli des signes.

D'après le conseil du docteur Galezowski, qui s'appuyait sur les connexions, déjà observées par lui, de l'amblyopie aphasique avec l'épilepsie, je donnai à ce malade une préparation bromurée. Je la composai ainsi : bromure de potassium, 6; bromure de sodium 3 ; d'ammonium, 1. Le malade devait prendre progressivement d'un à trois grammes de bromure dans les vingt-quatre heures.

Le 15, je le vis; il avait recouvré les mouvements du bras; mais, le 17, l'aphasie proprement dite s'était caractérisée depuis la veille : il ne pouvait exprimer ses idées; ou, du moins, il ne le faisait que d'une manière très incomplète et par intervalles, articulant habituellement des mots qui n'avaient aucun rapport avec sa pensée. Il avait conscience de cet état, il s'en plaignait vivement, et il attribuait cette aggravation de la maladie au bromure, dont il avait pris la veille deux grammes à deux grammes et demi. Tout en doutant de l'influence de ce médicament sur un trouble cérébral dont nous avions constaté l'avant-veille les premiers symptômes, dans ces fautes d'orthographe qui étaient déjà une aphasie du langage écrit, j'attribuai cependant au bromure une excitation et une irritabilité du caractère, qu'il produit quelquefois, qui se manifestaient chez ce malade quelque temps après l'usage de la potion, et diminuaient à mesure qu'il s'éloignait du moment où il l'avait prise. Je la fis suspendre et je continuai les dérivatifs.

Depuis que l'aphasie s'était prononcée complètement, le malade ne pouvait plus écrire et son bras était devenu beaucoup plus maladroit; la marche était légèrement titubante, mais sans différence notable dans les deux membres inférieurs.

Le 17, aux phénomènes aphasiques, qui s'accentuaient de plus en plus, s'ajoutèrent des douleurs dans la moitié gauche de la tête, douleurs dont il ne pouvait pas préciser le caractère, mais dont il marquait la limite sur la ligne médiane de la face et du nez; en même temps il se plaignait de l'engourdissement qu'il avait accusé, presque dès le début des accidents, dans le membre supérieur droit.

Le 20, je le vis avec le docteur Vulpian; l'aphasie était plus prononcée que les jours précédents: tandis que la veille il trouvait, comme par jet, des phrases raisonnables au milieu de ses hésitations et de ses quiproquos, ce jour là je ne l'ai pas entendu prononcer une seule phrase correcte; et les mots le plus souvent manquent à sa pensée. Il se plaint toujours de la moitié gauche de la tête, et accuse pour la première fois une sensation anomale et qu'il ne peut pas définir dans le membre inférieur, dont les mouvements paraissent, cependant, parfaitement libres.

Le docteur Vulpian, après avoir écouté attentivement l'histoire du malade, exprima la pensée que peut-être l'insolation avait développé, il y avait douze ans, une méningite, qui aurait laissé quelque néoplasie jouant le rôle d'épine pour la partie voisine du cerveau, l'irritant, et, avec le concours d'une prédisposition, jouant probablement un rôle dans ces accès vertigineux dont l'origine remonte à cette époque. Une incitation nouvelle semblait avoir agi sur ce foyer, l'avoir en quelque sorte rallumé, en provoquant des troubles locomoteurs qui indiquaient une lésion plus profonde, et par conséquent plus dangereuse que la première fois. Quelle était la nature de ce travail morbide? était-ce un ramollissement, un gliôme ou tout autre produit morbide? Il était impossible de le déterminer. Telle fut en résumé l'opinion de M. Vulpian, dont la compétence, en fait de maladies du centre nerveux, m'avait fait réclamer l'opinion. Quel que fut le fondement de cette ingénieuse explication, que notre savant confrère ne présentait d'ailleurs que comme une hypothèse, sur l'évolution et le caractère des lésions qui existaient chez notre malade, il y avait dans la marche des symptômes des particularités qui avaient une signification indépendante de leur condition organique. Il n'était pas douteux que nous ne fussions en présence d'un cas d'aphasie : dès le début, et avant même que l'aphasie eût revêtu sa forme caractéristique, le diagnostic en avait été fait par M. Galezowski et par moi : les antécédents et la conclusion affirmaient l'exactitude de cette appréciation.

J'ai dit qu'au début des accidents le malade avait pu écrire quelques mots et même, un jour, quelques lignes. J'ai montré que l'instinct et l'habitude pouvaient, dans le premier cas, rendre compte de ce phénomène. Il faut encore faire intervenir une autre condition, c'est l'excitation qui peut rendre à des éléments nerveux malades une activité passagère et accidentelle :

ainsi il nous arrive, très fréquemment, de voir des malades habituellement plongés dans le délire ou dans la stupeur qui, à la vue du médecin ou de toute autre personne qui stimule vivement leur attention, s'éveillent et pendant quelques instants parlent et raisonnent avec rectitude.

On pouvait être tenté de rapprocher de l'aphasie les troubles dans la direction des mouvements qui s'étaient manifestés dans la main droite. S'il y a eu plus tard de l'affaiblissement de la contractilité et du sens tactile, au début ces facultés paraissaient peu modifiées : un sentiment d'engourdissement ou de compression semblait être la seule anomalie de la sensibilité ; les mouvements étaient rapides, agiles, énergiques, mais ils ne s'adaptaient pas au but que le malade voulait atteindre. Très probablement le sens musculaire ne lui fournissait que des données inexactes sur la direction des mouvements, en même temps que le toucher ne lui donnait qu'une appréciation erronée des surfaces qu'il voulait saisir et du rapport de ses doigts avec ces surfaces. C'était bien dans l'appareil nerveux du membre droit que résidait la cause de ces erreurs, puisque les mouvements du membre gauche conservaient toute leur précision.

Dans cet état complexe j'ai indiqué une particularité, au premier abord, assez difficile à expliquer : c'est que le malade, ne pouvant plus lire les lettres, continuait à distinguer les chiffres. Je reviendrai bientôt sur cette circonstance.

Le 22. — Je le vis se plaignant toujours de la moitié gauche de la tête ; l'aphasie était un peu moins complète que la veille ; il trouvait quelques courtes phrases correctes et parvenait pour beaucoup de choses à faire comprendre sa pensée, en se servant d'épithètes approximatives pour qualifier les choses, et construisant ses phrases comme le font les enfants qui commencent à parler.

Mais en revanche la jambe qui, l'avant-veille, était engourdie, paraissait, quand il marchait, plus faible que l'autre ; elle traînait et paraissait moins solide que la gauche. On lui avait mis, l'avant-veille, un vésicatoire à la nuque ; il prenait tous les jours, depuis ce jour-là, un demi-gramme d'iodure de potassium, auquel j'avais ajouté 20 centigrammes de solution de Fowler, d'après le conseil de M. Vulpian.

Cette médication n'amena aucun résultat satisfaisant ; et nous y renonçâmes après un essai prolongé pendant plusieurs semaines. De tous les symptômes, celui dont le malade se plaignait le plus vivement était la céphalalgie.

Après trois semaines d'une céphalée opiniâtre qui affectait la forme d'hémicranie du côté gauche, le malade accepta l'emploi d'un moyen que je lui avais prescrit dès le début et qu'il avait repoussé jusque-là : ce moyen, emprunté à la pratique de Nélaton, consiste dans l'application sur les régions douloureuses, pendant dix à douze minutes, de dés à coudre remplis d'ouate imbibée de chloroforme. On obtient ainsi une rubéfaction, souvent même une vésication de la peau que j'ai trouvée efficace dans un certain nombre de névralgies.

Chez M. L... l'effet fut aussi satisfaisant que rapide. La douleur diminua immédiatement et disparut en quelques jours; mais l'aphasie persista sans modification favorable. Parfois, le malade parvenait à se faire comprendre en aidant la parole du geste; plus souvent il restait incompris. Chose bizarre et souvent observée! en perdant le vocabulaire consacré par l'usage, il s'en était fait un, qu'il répétait avec constance, pour désigner les personnes ou les choses avec lesquelles il était en contact habituel. Ainsi pour parler de sa femme il disait mon camarade; il appelait sa femme de chambre le gros garçon.

En perdant la mémoire des mots véritables, il se souvenait des locutions vicieuses qu'il leur avait substituées, et il les retrouvait pour indiquer les objets dont il ne savait plus le véritable nom. Comme dans toutes les amnésies, les adjectifs qualificatifs étaient substitués souvent aux substantifs oubliés; le plus habituellement le mot qu'il articulait avec facilité et assurance n'avait aucun rapport avec la chose qu'il pensait.

Il nous a fait cependant comprendre, et il revenait souvent sur ce point, que de l'œil droit il ne voyait que la moitié des objets, depuis quelque temps.

Le 25 juin, la situation du malade n'avait pas changé; il marchait bien, quoique, pendant quelques jours, la jambe droite eût paru un peu plus faible: ce qui pouvait être imputé, en partie, à un volumineux furoncle développé sur la cuisse de ce côté. L'état cérébral restait le même : aphasie, longs discours, enfilades de mots à peu près vides de sens, irritation de n'être pas compris, impatiences, excitabilité du caractère.

Il était parvenu à nous faire entendre qu'il voulait être électrisé; et, comme je n'y voyais pas d'inconvénient en confiant ce malade à la judicieuse et prudente habileté du Dr Onimus, je lui accordai cette satisfaction qu'il réclamait avec instance, et qui n'amena aucune amélioration dans son état; il y renonça lui-même, comme je le prévoyais, après un court essai.

Au mois de décembre je revis M. L. qui, depuis le mois d'août, avait cessé de réclamer mes conseils, tout en suivant le traitement que je lui avais prescrit. Ce traitement consistait essentiellement dans un régime et une hygiène qui éloignaient toutes les causes de congestion encéphalique ; dans l'emploi des laxatifs pour assurer la liberté du ventre, et dans l'usage interne de l'iodure de potassium à petites doses. L'aphasie persistait avec une nuance d'amélioration; les jambes avaient retrouvé leur agilité et leur fermeté normales; le bras droit était plus adroit; il pouvait s'en servir pour manger, mais les mouvements en étaient encore hésitants et manquaient de précision.

Il lui était impossible d'écrire; le malade avait eu dans le mois précédent plusieurs atteintes de ses vertiges, et un médecin, qu'il avait appelé, lui avait conseillé, depuis quelques semaines, de revenir à l'usage du bromure. Telle était la situation de ce malade.

J'appris sa mort quelques mois après. Des différentes hypothèses qui ont été émises sur la cause de la maladie, la plus vraisemblable me semble être celle qui l'attribue à l'existence d'une tumeur intra-cranienne. Le malade n'avait jamais eu d'accidents syphilitiques; c'était donc à un autre processus morbide que la lésion, quelle qu'elle fût, devait être imputée. Je crois que l'insolation, à laquelle on a attribué la première attaque d'aphasie, n'a joué qu'un rôle tout à fait secondaire, en provoquant peut-être une fluxion congestive autour d'une néoplasie préexistante.

CHAPITRE II

ANALYSE ET PHYSIOLOGIE PATHOLOGIQUE DES SYMPTOMES PRÉSENTÉS PAR CE MALADE

Cette observation offre cette particularité très intéressante et très exceptionnelle que, pendant plusieurs jours, la cécité verbale ou asémiognosie optique a existé indépendante de tout trouble moteur et de toute altération des facultés intellectuelles. Il en résultait que le malade pouvait nous décrire avec une grande exactitude toutes les nuances de ses sensations et des altérations survenues dans sa faculté percevante. Sa vue avait conservé toute son acuité; mais les signes graphiques qui représentent nos idées étaient pour lui vides de sens. Il ne pouvait leur attribuer aucune valeur.

On ne peut pas dire qu'il eût perdu complètement *la mémoire* du nom, de la configuration des lettres et de la place qu'ils occupent dans les mots: car, quand on lui disait un mot, le souvenir des lettres qui le composent provoquait en lui automatiquement et par habitude les mouvements qui pouvaient le reproduire. Mais le concept des lettres, *leur signification* n'existaient plus pour lui, à ce point qu'il ne pouvait pas lire ce qu'il avait écrit; et cette écriture était tellement un acte automatique, instinctif, qu'il écrivait aussi bien les yeux fermés que les yeux ouverts. Beaucoup d'actes, volontaires à leur origine, sont transformés par l'habitude en actes instinctifs et s'accomplissent alors sans l'intervention active de la volonté et de la conscience.

M. Galesowski a constaté que, contrairement à ce qu'il avait plusieurs fois observé antérieurement (1) et a ce qui a été noté depuis par M. Char-

(1) Mémoire cité sur l'amblyopie aphasique, 1876.

cot, l'asémiognosie optique n'était pas compliquée d'hémianopie : le champ de la vision n'était pas rétréci. Cette circonstance, déjà signalée dans d'autres observations, apporte à la localisation dans l'écorce cérébrale de la faculté de connaître les signes visuels, une difficulté indiquée par M. Charcot. En effet, dans le petit nombre d'autopsies qu'on a pu faire de malades atteints de cécité verbale, on a constaté une lésion du lobule pariétal inférieur, avec ou sans participation du lobule ou pli courbe et de la première circonvolution temporale (1); et les recherches anatomo-pathologiques conduiraient à localiser dans la même région la cause de l'hémianopie. M. Charcot ne formule du reste qu'avec une grande réserve ces tentatives de localisation. Si des recherches ultérieures venaient les confirmer, il en faudrait probablement conclure que les régions cérébrales, qui sont en rapport avec la fonction optique et avec la faculté semiognosique, sont très voisines l'une de l'autre, et sont souvent simultanément atteintes par le même processus morbide (2).

Plus tard, comme nous l'avons dit, l'hémianopie est venue chez ce malade compliquer l'aphasie.

M. David Ferrier, dont tout le monde connaît les importants travaux, place le centre optique dans la région occipito-angulaire, dont la lésion entraînerait la perte de la vision et l'atrophie des nerfs optiques, tandis que, pour le même auteur, le centre auditif occuperait les circonvolutions temporo-sphénoïdales supérieures ; et la lésion de cette région dans l'hémisphère gauche produirait l'asémiognosie acoustique (surdité verbale); la destruction bilatérale chez les singes amène une surdité complète (3).

Mais comme le fait remarquer, avec une haute raison, M. Charcot, les résultats de ces expérimentations sont loin d'être concordants; et ils le seraient qu'on ne serait pas rigoureusement en droit d'appliquer au cerveau humain les localisations déterminées sur des cerveaux d'animaux.

J'ai noté chez ce malade une circonstance, au premier abord, assez difficile à expliquer : c'est que, ne pouvant plus lire les lettres, il continuait à distinguer les chiffres.

La faculté des nombres est certainement distincte de la faculté du lan-

(1) Leçons de M. Charcot, *Progrès médical*, 1883, p. 471.

(2) Les solidarités morbides dans le cerveau dépendent très souvent des connexions vasculaires.

(3) *Médico-chirurgical Transactions*, t. LXVII, p. 33.

gage (1); mais la représentation des nombres semble devoir être une dépendance de la faculté qui crée et comprend les signes : de la sémiognosie, *facultas signatrix* de Kant. Peut-être, disais-je dans mon travail (2), faut-il tenir compte de la simplicité plus grande des signes qui représentent les nombres, surtout dans les caractères romains qui servent ordinairement à marquer les heures; et principalement de l'habitude de juger l'heure par la place qu'occupe l'aiguille sur le cadran. Or à cette phase de la maladie, M. L... distinguait assez nettement les objets pour apprécier la position des deux aiguilles. J'exprimais le regret de n'avoir pas fait examiner par le malade d'autres nombres et d'autres combinaisons numériques que celles des chiffres d'un cadran.

Mlle Skwortzoff, en citant mon observation, ne doute pas que cette explication ne doive rendre compte de cette faculté qu'avait conservée mon malade; je ne puis aujourd'hui m'arrêter à cette opinion sans réserves. Il est démontré qu'un malade, privé de la faculté de lire des lettres, peut lire des nombres et accomplir assez correctement des opérations arithmétiques, telles qu'additions et multiplications : une des observations de M. Charcot en est un témoignage (3); M. Broadbent en a cité plusieurs exemples (4).

A ces symptômes vinrent s'en ajouter d'autres qui me parurent pouvoir être rapprochés des phénomènes aphasiques : je veux parler de cette difficulté d'ajuster les mouvements pour saisir et tenir avec la main droite les objets qu'on lui présentait. Cette main avait conservé toute sa force : M. L... remuait les doigts avec agilité; mais leurs mouvements étaient incoordonnés; et, ainsi que je l'ai fait remarquer, il se trompait de doigts et de phalanges, comme un aphasique se trompe de mots quand il veut exprimer sa pensée. C'était évidemment le début et le prélude des troubles moteurs; mais l'énergie motrice n'était pas encore altérée; c'était probablement un affaiblissement du sens musculaire qui correspondait à cette sensation d'engourdissement accusée par le malade. Pour que les mouvements volontaires, ceux que l'habitude n'a pas transformés en mouvements automatiques, s'exécutent avec précision, il ne suffit pas que les cordons moteurs soient intacts, il faut

(1) Je ne puis partager l'opinion de M. Falret, qui, dans sa définition de l'aphasie, regarde les nombres comme une *manifestation de la pensée* au même titre que la parole, l'écriture, le dessin, la musique.

(2) *L. c.*, 1879.

(3) M. Charcot, *L. c.*, p. 433.

(4) *Transactions medic. chirurg.*, t. LXVII.

que le sensorium perçoive l'action que ces cordons déterminent et que la volonté d'après cette perception lui imprime la direction qu'elle veut réaliser, à peu près comme fait un cocher qui tient dans ses mains les rênes de ses chevaux et doit sentir et voir pour les diriger la tendance de leurs efforts.

Bientôt se manifestèrent des phénomènes paralytiques, limités d'abord à la section supérieure du membre supérieur droit. En même temps, quand il écrivait, il se trompait de lettres, ce qu'il ne faisait pas les jours précédents.

Les appareils de transmission ou appareils moteurs intacts jusque-là commenaicent à se prendre. Le malade pouvait écrire, il n'y avait pas *agraphie* mais il se trompait dans le choix des signes qui composent les mots, c'était un commencement de *paragraphie*. A un degré plus avancé, les malades se trompent de mots, et leur écriture peut-être aussi incohérente, aussi inintelligible, aussi incomplète que leur langage.

Quelques jours après, bien que M. L... eût recouvré les mouvements du bras, il devint aphasique. Il ne l'était pas à ce degré, décrit par Trousseau, qui ne laisse au malade que l'usage d'un ou deux monosyllabes; mais les mots propres n'obéissaient plus à l'appel de sa pensée pour la revêtir : il leur en substituait qui n'avaient aucun rapport avec ce qu'il voulait exprimer (*paraphasie*). Souvent il s'en irritait : autant, peut-être, parce qu'il n'était pas compris que parce qu'il reconnaissait son erreur. Il avait perdu le sens des mots, la sémiognosie verbale. Sans doute il y avait chez lui un trouble de la mémoire; mais elle était plus pervertie qu'annihilée; et la preuve est qu'il se souvenait des locutions vicieuses qu'il avait substituées aux véritables; et il les répètait en les appliquant au même objet : sa femme était constamment pour lui *son camarade* et sa femme de chambre *le gros garçon*. La mémoire, cependant, était en même temps affaiblie; on voyait qu'il faisait effort pour trouver des mots et qu'il s'impatientait de ne pas les trouver. C'était de l'asémiomnésie ou de l'aphasie incomplètes.

Si l'asémiognosie optique peut coexister avec l'intégrité complète des facultés mentales, il n'en est pas de même de l'aphasie : cette déchéance intellectuelle, qui peut présenter des degrés très divers, a été signalée par Trousseau et par M. Charcot. L'intelligence était évidemment entamée chez mon malade depuis qu'il était aphasique : s'il n'y avait pas *anidie*, il y avait trouble de l'idéation; en même temps son caractère était altéré; il était devenu capricieux, emporté, irritable.

Cependant l'aphasique, incapable de transmettre sa pensée, de trouver le mot qui l'exprime pour la communiquer à ses semblables, ce qu'on pourrait peut-être appeler l'*asémiomnésie phonétique*, peut avoir conservé la mémoire du sens des mots : on prononce devant lui le nom de divers objets placés dans le champ de sa vision, il pourra les montrer ; il n'y a pas alors chez lui d'*asémiognosie acoustique* ou mentale.

Selon la lumineuse distinction établie par M. Charcot, il faut séparer les facultés de réception des facultés de transmission. Dans le cas présent, le malade reçoit par l'ouïe l'impression du signe vocal ; il le perçoit, il le comprend ; mais il ne peut pas le transmettre au dehors par la parole ; il le peut encore par la mimique. A cette impossibilité d'exprimer sa pensée par des mots on a voulu donner le nom de *logoplégie* (1) qui ne diffère de celui d'aphasie que parce qu'il est obscur et mal construit. Si on veut un vocabulaire qui corresponde aux différentes nuances de ce phénomène morbide, on peut réserver le mot d'aphasie pour les cas dans lesquels la faculté de parler est anéantie ou se réduit à quelques mots vides de sens, et donner, comme on l'a fait, le nom de *paraphasie* ou d'asémiomnésie phonétique à ceux dans lesquels le malade paraît ne pas comprendre la valeur des signes vocaux qu'il emploie.

Mais, chez certains malades, la paraphasie ne paraît pas dépendre de l'inintelligence des mots qu'il emploie, mais bien de l'impossibilité d'articuler ceux qu'il voudrait employer, dont il a le concept, la connaissance mentale, mais qu'il ne peut pas reproduire par la parole ; les organes qui produisent celle-ci trahissent sa pensée. Le malade en a conscience : il s'irrite, il s'afflige ; il fait de vains efforts pour corriger son langage ; mais il ne peut y réussir. Il y a donc une paraphasie inconsciente et une paraphasie consciente. Cette dernière est-elle due, comme le croient M. Kussmaul et mademoiselle Skwortzoff à l'oubli des mouvements qui doivent concourir à l'articulation des mots ? Pourrait-on l'expliquer par la perte du sens musculaire ? ou faudrait-il y voir une sorte d'ataxie motrice comparable à celle qui, chez le choréique, produit l'incoordination des mouvements ? L'articulation des mots paraît être transformée par l'habitude en un acte automatique, instinctif, qui succède, comme par une action réflexe, au concept de ces mots

(1) Le mot *plegie* dans le langage médical est synonyme de paralysie. Paralysie du langage est une très mauvaise expression qui n'ajoute rien au sens du mot aphasie.

dans le langage mental. Le rapport harmonique du mouvement et de la pensée est troublé; mais, au milieu de la complexité des actes psychiques et moteurs qui concourent à la parole, il me paraît très difficile, avec les données que nous possédons actuellement, de déterminer la cause précise de ce trouble.

La paraphasie consciente et inconsciente coexistaient ou plutôt se succédaient chez mon malade, et je crois qu'il en est très souvent ainsi : tantôt il articulait avec assurance des mots vides de sens, sans paraître se douter de leur impropriété; tantôt il s'en apercevait et en semblait désolé.

Habituellement les aphasiques, sans être atteints de surdité verbale (ou asémiognosie acoustique), ne peuvent pas ou ne peuvent que très difficilement répéter le mot qu'on leur prononce, après qu'ils l'ont cherché en vain ; à moins que, selon la délicate observation de mademoiselle Skwortzoff, ce mot ne leur arrive dans le moment où, par des efforts successifs, ils s'en sont rapprochés sans pouvoir l'atteindre.

D'autres répètent immédiatement les mots qu'ils entendent, mais les oublient aussitôt; et au bout de quelques secondes, ils sont incapables de les reproduire. Il n'y a pas chez eux la perte de la connaissance des signes verbaux, mais impossibilité d'en garder le souvenir, c'est de l'*asémiomnésie* verbale et non de l'*asémiognosie*. Quelques-uns répètent constamment la question qu'on leur adresse avant d'y répondre (*écholalie* de Romberg), ou ils ajoutent à chaque mot des syllabes vides de sens.

Dans l'amnésie verbale, il y a, comme dans toutes les formes de l'aphasie, de nombreuses variétés : M. Kussmaul a cité l'observation d'un malade qui ne retenait des noms substantifs que les lettres initiales et les retrouvait à l'aide d'un vocabulaire (1). Il arrive ordinairement, quand les malades n'ont perdu qu'incomplètement la faculté du langage, qu'ils se souviennent plus facilement des mots qui expriment des modalités ou des actes, comme les adjectifs et les verbes, que de ceux qui déterminent et désignent des personnes ou des choses comme les noms substantifs. Beaucoup d'aphasiques, et mon malade était du nombre, quand ils ne trouvent pas un substantif, emploient pour le désigner des qualificatifs, qui représentent les caractères de la chose dont ils veulent parler. Du reste, ce procédé se retrouve dans la déchéance sénile de la mémoire et même dans les obnubilations

(1) Thèse de mademoiselle Skwortzoff, p. 24.

passagères de cette faculté, qui peuvent survenir accidentellement chez beaucoup de personnes. L'amnésie des noms propres serait le premier degré de l'amnésie verbale; celle des noms substantifs serait le second; est-elle due à ce qu'on en fait un usage moins habituel que des adjectifs et des verbes, à ce qu'ils représentent des individualités au lieu de se rapporter, comme ces derniers, à un grand nombre d'objets?

J'étais disposé à ne voir qu'une question de degré dans cette variété d'amnésie. M. Broadbent, qui a publié sur ce sujet un très intéressant mémoire (1), donne à ce fait morbide une autre interprétation.

Il rapporte des observations où cette amnésie des noms était complète et constante, bien que l'intelligence ne parut pas notablement altérée.

« Les noms, dit-il, sont les matériaux de la pensée, les symboles à l'aide desquels opère l'intelligence. Ils représentent le résultat final de l'élaboration des données fournies par les différents sens; ils résument toutes les perceptions sensorielles; ils représentent la notion élémentaire complète d'un objet extérieur et le symbolisent. Seuls ils évoquent une image mentale (*loc. cit.*, p. 255). »

M. Broadbent suppose que les perceptions des divers centres sensoriels, localisées dans l'écorce du cerveau, sont transportées par des conducteurs à un centre supérieur où elles sont élaborées, combinées en idées et symbolisées par des noms. Il donne le nom de centre nominateur (*naming centre*) à cet organe cérébral qui, dans le domaine de la sensation, représenterait le point le plus élevé du mécanisme nerveux; et il suppose qu'il y a un centre moteur ou centre des propositions qui lui correspond, et dans lequel s'accomplissent les mouvements correspondant au langage, à la pensée et à la récitation mentale des phrases (p. 256.).

L'interruption des communications entre le centre nominateur, et les centres auditifs ou visuels produirait la surdité verbale ou la cécité verbale.

J'ai reproduit avec détails la théorie de M. Broadbent parce qu'il est un des médecins qui ont poursuivi avec le plus d'ardeur et de talent l'étude des localisations cérébrales. Je reviendrai bientôt sur ces hypothèses.

L'aphasie peut, comme nous venons de le voir, présenter des degrés très divers; elle peut être incomplète et complète.

(1) *Transactions medico-chirurg.*, t. LXVII.

Quelquefois, sous l'influence d'une vive excitation morale, elle peut disparaître momentanément; et le malade articulera des mots ou des phrases qu'il lui serait impossible de répéter dans les conditions habituelles.

Les variétés de l'aphasie ne sont pas moins nombreuses : nous avons déjà indiqué les principales. On en a multiplié les formes en leur attribuant des noms qui en expriment le caractère extérieur plutôt qu'ils n'en éclairent le processus psychologique. Ainsi on a admis des aphasies *ataxiques*, *incohérentes*, avec ou sans incohérence des idées; on a donné le nom *d'agrammatisme* a la perversion du langage qui ne tient pas compte des règles de la grammaire,

L'aphasie, ou l'impossibilité d'exprimer la pensée par des mots, peut coexister avec la persistance de la lecture mentale. Le malade, alors, lit avec facilité, il comprend ce qu'il lit, mais il ne peut pas le répéter; ou il le répète en y intercalant, à la place des mots qu'il lit, des mots vides de sens, mais qui se rapprochent quelquefois de ceux-ci par la désinence, par les initiales ou par le nombre des syllabes : c'est la *paralexie*.

Dans l'asémiognosie optique (cécité verbale) le malade peut, quelquefois, arriver à lire les mots qu'on lui présente, en retraçant avec un instrument ou simplement avec le doigt les lettres qui composent ces mots. Le sens musculaire supplée le sens visuel. Mlle Skwortzoff est arrivée à faire reconnaître des lettres et même des mots par des malades atteints de cette affection, en leur faisant palper des lettres en relief et en les habituant à faire intervenir les impressions fournies par les sens tactile et musculaire pour remplacer celles de la vue.

Souvent les aphasiques ne peuvent pas plus exprimer leur pensée par l'écriture que par la parole (*agraphie*) ; mais il en est qui écrivent avec facilité; ils peuvent ainsi rendre compte de leurs sensations, et veiller à la direction de leurs affaires (Trousseau). D'autres, si l'aphasie est compliquée d'asémiognosie optique, peuvent écrire automatiquement, spontanément, ou sous la dictée, mais ils ne peuvent pas relire ce qu'ils ont écrit. Enfin, il y en a qui peuvent écrire sous la dictée, lire mentalement, mais qui ne peuvent pas copier ce qu'ils ont écrit, si on ne leur dicte pas de nouveau.

L'écriture peut présenter toutes les irrégularités et les incohérences que nous avons observées dans le langage : oubli de lettres, de mots, incohérence, substitution de mots vides de sens à ceux que le malade croit écrire, c'est ce qu'on a appelé la *paragraphie*. Quelquefois il met devant tous les mots la même initiale.

L'aphasie accompagnant presque toujours l'hémiplégie droite, le malade est alors obligé d'écrire de la main gauche. Son écriture est ordinairement penchée de droite à gauche; quelquefois il commence à écrire les mots par la droite : il y a une inversion complète des lettres, qui ne peuvent être lues que par transparence ou dans un miroir. C'est ce que M. Erlen Meyer a appelé l'écriture en miroir (1).

Les troubles de l'écriture ne correspondent pas toujours à ceux de la lecture et de la parole (2).

Les troubles dans la faculté de reproduire les images par le dessein sont souvent parallèles à ceux de l'écriture; ils sont plus indépendants de ceux de la parole.

M. le Dr Galezowski qui, un des premiers, a étudié sous le nom d'amblyopie aphasique, l'asémiognosie optique (3) a noté certaines modalités visuelles qui accompagnent cette affection.

Après avoir constaté que la vision proprement dite n'est pas altérée, il a remarqué cependant que les yeux se fatiguaient facilement et que le moindre exercice pouvait provoquer des malaises, des vertiges et de la céphalalgie.

En général, l'examen ophtalmoscopique ne fait constater aucune lésion ; une seule fois, M. Galezowski a trouvé les deux pupilles inégalement dilatées.

En même temps que l'hémiplégie, l'hémiopie accompagne assez souvent l'aphasie. Selon l'ingénieuse explication proposée par M. Galezowski, l'oblitération d'une des artérioles, qui se rendent aux origines cérébrales du nerf optique, pourrait expliquer cette hémiopie dans laquelle le côté droit du champ visuel est, comme le côté droit de l'appareil locomoteur, celui qui, ordinairement, est frappé de paralysie (4). Il a constamment observé, dans ce cas, que la ligne de démarcation, entre la partie active et la partie inerte du champ visuel, était très sensiblement inclinée à gauche par son bord supérieur.

Chez quelques malades, en même temps qu'il y a hémiopie, il y a surperposition incomplète des images fournies par les deux yeux; de là, trouble de la vision; ou bien il y a transposition des lettres

(1) Mademoiselle Skwortzoff, p. 29.

(2) *Id. Ibid.*, p. 30.

(3) Son mémoire a été publié dans les *Archives* en 1876; celui de M. Kussmaul a été publié en 1877.

(4) Dans la migraine ophtalmique on observe parfois des hémiopies et même des aphasies passagères.

ou des mots qui n'apparaissent pas dans l'ordre réel, mais intervertis ou confondus (*paratexie*). Ces phénomènes peuvent ne se présenter que d'une manière intermittente et lorsque le malade s'est fatigué en appliquant sa vue avec une attention soutenue.

Dans des cas très rares, on a observé de l'atrophie papillaire dans un seul œil, qui est habituellement l'œil gauche. Cette atrophie s'explique par une embolie oblitérant une des artères optiques.

J'ajouterai à ces observations que l'aggravation observée par M. Galezowski dans les troubles visuels, sous l'influence de la fatigue et des efforts d'attention, est observée dans tous les troubles fonctionnels que nous venons d'énumérer : le plus souvent, après des tentatives prolongées, ces anomalies deviennent plus prononcées et plus pénibles pour les malades.

La lésion encéphalique qui cause l'aphasie est de toutes les localisations cérébrales la moins contestable, la mieux déterminée (1); elle a été la première nettement établie ; et l'honneur en revient entièrement à l'École française. En 1825, Bouillaud, se fondant sur des observations d'aphasie, avait avancé que la faculté du langage avait ses conditions organiques, dans les lobes antérieurs du cerveau. Dax, en 1836, remarquant que l'aphasie coïncidait avec l'hémiplégie droite, l'attribua à une lésion de l'hémisphère gauche ; mais c'est en réalité Broca qui, le premier, en 1861, a déterminé la lésion de l'aphasie, et fixé son siège qui répond à la partie postérieure ou pied de la troisième circonvolution frontale gauche. Le siège de cette lésion, trouvé à droite chez des gauchers, loin d'ébranler la découverte de Broca en était une confirmation. MM. Charcot et Broadbent ont réfuté les objections qu'on avait cru pouvoir tirer d'observations incomplètes : ils ont montré que, dans des cas où la substance grise de cette circonvolution paraissait intacte, on avait trouvé une altération des fibres blanches sous-jacentes qui lui servent de conducteurs, ce qui devait produire le même résultat : car, si le centre de l'action nerveuse pouvait fonctionner encore, cette action ne pouvait plus arriver à ses organes de transmission.

La découverte de Broca a été le premier pas fait dans la psychologie cérébrale, c'est-à-dire dans l'étude des rapports qui existent entre le

(1) Cependant des physiologistes d'une grande autorité, tels que M. Brown Séquard, ne l'acceptent pas sans réserves. M. le Dr Tillaux a observé un aphasique chez lequel, à l'autopsie, la circonvolution de Broca lui a paru absolument intacte ; et la seule lésion qu'il ait constatée siégeait dans le lobe occipital.

cerveau et les facultés psychiques. Elle a en même temps montré la meilleure voie à suivre pour continuer cette étude : l'anatomie pathologique, qui opérant sur des cerveaux humains, comparant les troubles fonctionnels, attentivement observés pendant la vie, avec les lésions minutieusement étudiées après la mort, peut conduire aux déductions les plus précieuses et les plus légitimes.

Les expérimentations sur les animaux, si utiles quand il s'agit d'étudier les fonctions motrices et sensitives du système nerveux, ne peuvent nous fournir que des résultats bien moins positifs et bien moins nets, quand il s'agit des rapports du cerveau avec les actes de l'intelligence. Ce n'est pas assurément qu'il faille rejeter ces expérimentations : le Dr Ferier, à Londres, a été conduit, en les pratiquant, à des observations aussi intéressantes qu'ingénieuses. Les deux méthodes doivent se prêter un mutuel appui ; mais la première, adoptée par M. Charcot, me paraît, si elle est la plus lente, être en même temps la plus féconde et la plus sûre.

Grâce aux travaux de ces savants, nous commençons à déchiffrer quelques mots de ce problème, regardé si longtemps comme insoluble, qu'offrait à nos yeux la structure de l'encéphale.

On ne pouvait supposer assurément que cette artichitecture si complexe et si délicate, que cette multiplicité d'organes qui paraissaient si savamment combinés, n'eussent pas une destination déterminée ; mais comment arriver à connaître cette destination, aussi impénétrable pour nous que l'étaient les caractères hiératiques de l'Égypte et les caractères cunéiformes des Assyriens avant les découvertes de Champollion et de Botta.

C'est là assurément une des plus belles conquêtes de la science moderne.

Mais par une disposition de l'esprit humain qu'on retrouve à chaque pas dans l'histoire de la science, l'admiration qu'excitent les grandes découvertes conduit trop souvent à en exagérer la portée et les applications : au lieu de rester dans la sage et vraiment scientifique réserve qu'observent MM. Charcot et Vulpian, une jeune et ardente école a cru trouver dans ces faits la solution des problèmes les plus obscurs et les plus ardus de la psychologie ; elle s'est lancée tête baissée dans cette voie, superposant les hypothèses aux faits démontrés, et tranchant avec une assurance et une confiance qui ne me semblent pas suffisamment justifiées.

Ces doctrines sont bien vieilles, elles ont été bien souvent répétées ; mais elles ont, aujourd'hui, la prétention de se rajeunir et de s'imposer sous le couvert de la science moderne. Je crois devoir les soumettre au contrôle de la critique: je tâcherai de montrer que leur cause est tout à fait distincte de celle de cette science, dont les progrès m'inspirent la plus sincère admiration, et qui, j'en ai la ferme espérance, en accomplira de plus grands encore sous l'impulsion des maîtres éminents qui ont pris la direction de ces recherches.

CHAPITRE III

QUELQUES CONSIDÉRATIONS SOMMAIRES SUR LE ROLE QUE JOUENT LES SIGNES DANS LES ACTES DE L'INTELLIGENCE

La plupart des notions qui représentent les impressions produites sur nos sens, comme celles qui sont le résultat de notre activité intellectuelle, ne s'emmagasinent dans notre mémoire ou ne sont produites à l'extérieur que sous la forme d'images, de sons ou de signes.

Le souvenir des images se rapporte exclusivement aux impressions produites sur notre rétine par les objets extérieurs. Nous avons plus ou moins la faculté de les évoquer, de les objectiver par une sorte de vision intérieure, et, si nous voulons les traduire au dehors, il nous faut recourir au dessin ou aux autres arts plastiques, qui peuvent reproduire extérieurement les contours et les formes ou même les couleurs que notre mémoire nous rappelle.

Plus limités encore sont les souvenirs des sons qui ne sont pas des signes, et les moyens de transmettre ces souvenirs restent presque exclusivement renfermés dans le domaine de la musique; exprimant des sentiments plutôt que des sensations, ces sons modulés ne contribuent que d'une manière indirecte au développement de notre intelligence. Ce développement est, au contraire, presque entièrement dû à la faculté de réduire en signes nos impressions sensorielles et les notions qu'elles laissent ou qu'elles éveillent dans notre esprit : nous possédons la faculté connexe de reproduire ces signes au dehors pour les échanger avec nos semblables. Telle est la grande source et la condition essentielle de toutes nos connaissances.

Ces signes peuvent être phonétiques, optiques ou mimiques. Ces derniers les plus simples, les plus instinctifs, n'ont qu'un champ d'expression très borné, et ne peuvent servir que dans des limites très restreintes aux manifestations de l'intelligence. Ils peuvent, dans quelques cas exceptionnels, suppléer très incomplètement aux autres pour exprimer des actes, des sentiments ou des choses très simples; mais, le plus souvent, réduite aux proportions du geste, la mimique n'est qu'un auxiliaire et comme un accompagnement des signes parlés.

Ce sont ceux-ci qui sont les instruments les plus importants de notre intelligence; c'est par eux qne se fait surtout son éducation, c'est par eux qu'elle commence. Avant de connaître les signes graphiques qui sont perçus par la vue, nous apprenons à connaître par l'ouïe la valeur des sons vocaux qui composent les mots. C'est par le langage vocal que se fait principalement notre initiation à la connaissance du monde extérieur; il est le lien de nos relations avec nos semblables et l'élément fondamental de la vie sociale. Cette prééminence incontestable (1), cet usage habituel des signes perçus par l'ouïe expliquent comment c'est avec le souvenir des signes phonétiques, avec les mots parlés reproduits par la mémoire que s'accomplit ordinairement le travail de la pensée. Cette règle, que je crois très générale, n'est pas cependant sans exceptions; et il y a des personnes qui pensent, qui se rappellent les impressions passées avec le souvenir des signes visuels ou des images. Ceux qui ont pris cette habitude à laquelle une organisation spéciale les disposait sans doute, lisent dans leur mémoire les mots que les autres y écoutent : il les voient; les autres les entendent. Ces deux formes de la perception interne peuvent d'ailleurs se combiner, et concourir à une représentation plus vive et plus complète des choses qu'évoque la mémoire.

La maladie peut les dissocier : abolir l'une en laissant l'autre subsister; et M. Charcot a rapporté la très intéressante observation d'un homme qui, habitué à penser et à travailler avec les images et les signes visuels, en perdit tout à coup le souvenir et la signification. Il voyait distinctement cependant; mais l'image, fournie par les choses extérieures, ne se superposait plus à une image conservée dans la mémoire, qui en fixait la valeur et lui assignait sa signification : après l'avoir vue, étudiée, admirée, il n'en conservait pas la trace. Les impressions fournies par la vue lui étaient toujours nouvelles, étrangères; il percevait, mais ne reconnaissait rien : il ne reconnaissait pas les personnes de sa famille;

(1) On a constaté que le développement intellectuel des aveugles-nés est plus facile et plus étendu que celui des sourds de naissance.

il ne reconnaissait pas sa propre image. Ici l'organe de la vision a conservé son intégrité organique et fonctionnelle. Le malade voit parfaitement, il perçoit la sensation; mais elle ne s'enregistre pas dans la mémoire. C'est la mémoire visuelle qui fait défaut; et cependant la faculté générale de mémoire n'est pas abolie : il conserve celle des sons et, recommençant son éducation, il apprend, il s'entraîne à penser avec le souvenir des signes phonétiques et par leur intermédiaire il reprend possession du monde intelligible qui semblait lui échapper.

Cette observation nous prouve que la mémoire visuelle peut prendre dans les opérations de l'entendement la place le plus ordinairement dévolue à la mémoire acoustique. Elle témoigne en faveur de la division de la mémoire en plusieurs formes qui correspondent aux impressions fournies par les différents sens; et il paraît très probable que chacune de ces formes soit en rapport avec un département distinct de la substance cérébrale, qui serait la condition de la formation de ces souvenirs sensoriels, de leur conservation et de leur transmission au dehors.

Je m'étais demandé si, pour expliquer cette sorte de démembrement de la mémoire en plusieurs espèces distinctes dont l'une peut survivre à l'autre, au lieu d'admettre des différences spécifiques dans la faculté mnémonique, correspondant à des localisations distinctes dans le cerveau, on ne pouvait pas invoquer des différences de degré dans cette faculté : s'il n'était pas possible qu'elle laissât subsister parmi nos souvenirs ceux qui se sont présentés le plus souvent à notre esprit, et qui, par cela même, peuvent y avoir imprimé une trace plus profonde; tandis que s'effaceraient ceux qui se sont offerts plus rarement à notre aperception, et que nous évoquons moins fréquemment (1). De même que dans la déchéance sénile ou morbide de la mémoire, la perte des mots qui se rapportent à un seul objet, et surtout celle des noms propres, précède l'oubli des mots collectifs, des adjectifs; et ceux-ci peuvent être alors les seuls signes qui restent pour servir la pensée. On a quelquefois expliqué cette dégradation progressive de cette faculté par l'usage plus fréquent et plus habituel que nous faisons de ces mots collectifs, usage qui doit les graver plus profondément dans nos

(1) Ce que je dis, de la part qu'il convient de faire à l'habitude dans la conservation partielle de la mémoire, explique certaines particularités de ces amnésies incomplètes. Ainsi le malade de M. Charcot qui parlait, auparavant, très facilement la langue française, et pouvait penser en français, ne pensait plus qu'en allemand

souvenirs. Nous reviendrons bientôt sur cette amnésie des noms et nous verrons qu'on lui a donné une autre interprétation.

D'ailleurs, dans le fait qui nous occupe, cette explication serait inadmissible : c'était des signes visuels que le malade se servait habituellement dans les opérations de son entendement; et ce sont précisément ceux-là qui lui ont fait défaut. On peut donc en conclure, comme le pensait Gratholet, qu'à chaque sens correspond une mémoire spéciale qui lui est corrélative, et que l'intelligence a, comme le corps, des tempéraments qui résultent de la prédominance de tel ou tel ordre de sensations dans les habitudes naturelles de l'esprit (1).

Mais si les faits cliniques conduisent à admettre qu'il y a plusieurs formes de mémoire, ils ne me semblent pas autorisés à rejeter, comme le veulent plusieurs médecins, l'existence d'une faculté supérieure de mémoire qui embrasserait et relierait toutes ces formes. Loin de là, elle me paraîtrait l'explication la plus satisfaisante de cette suppléance d'une forme par l'autre, souvent observée et si remarquable dans l'observation de M. Charcot. La persistance des concepts dans l'intelligence, alors que celle-ci a perdu la faculté de les exprimer, et même d'en comprendre l'expression sémiotique, n'indique-t-elle pas que derrière ces conditions matérielles de la mémoire, il y a un subtsratum qui en évoque les manifestations, qui, pour les réaliser, quand un instrument lui manque, en appelle un autre à son service, le plie à un usage qu'il n'avait pas jusque-là rempli, et retrouve ainsi la condition de son activité. La possibilité chez les jeunes sujets, devenus aphasiques, d'entraîner le lobe droit à remplacer le lobe gauche pour servir la faculté du langage, me paraît témoigner dans le même sens.

et en espagnol, les premières langues qu'il eût apprises, et il ne parlait plus le français que par un procédé de traduction.

M. Charcot a observé un malade affecté d'asémiognosie optique incomplète, qui ne pouvait lire ou ne pouvait tracer les lettres ou les mots dont il avait fait un moins fréquent usage : comme les trois dernières lettres de l'alphabet.

Dans une autre observation du même auteur, un malade, en voie de guérison, parvenait graduellement à recouvrer en partie la faculté de lire. Mais il mettait d'autant plus de temps à déchiffrer les mots qu'ils étaient moins usuels et par conséquent qu'ils lui étaient moins familiers : ainsi, tandis qu'il lisait le mot *République* en cinq secondes, il lui fallait une minute pour lire le mot *indépendance*, quatre pour le mot *ptérigoïdien*.

(1) Citation empruntée à M. Charcot, *Progrès médical*, 1883, p. 568. — Gratiolet, *Anat. comp.*, t. II, p. 460.

CHAPITRE IV

ANALYSE CRITIQUE DE LA DOCTRINE PHYSIOLOGICO-SENSUALISTE

Dans la doctrine exposée par mademoiselle Skwortzoff (1) et par plusieurs médecins contemporains, une sensation aboutit à une cellule cérébrale et la *spécialise*. C'est possible, peut-être n'est-ce pas invraisemblable, mais ce n'est pas démontré ; voilà donc une première hypothèse.

Dans les changements moléculaires que produit le travail nutritif, cette *spécialisation* devra rester inaltérée, tant que persistera le souvenir de la sensation qui l'a produite. Je le veux bien : mais, comment le prouver?

Une autre impression, produite par le même objet sur d'autres sens, *spécialise* d'autres cellules. Je l'accorde encore à titre d'hypothèse; mais comment toutes ces impressions sur des cellules différentes, ou, pour parler le langage de cette école, comment ces *spécialisations* vont-elles se coordonner, s'associer pour nous donner la notion complète de l'objet? Ces cellules sensorielles distinctes sont entre elles, dit-on, des communications que personne n'a vues, troisième hypothèse. Mais que conduisent ces communications? comment peut-on se représenter ce qui est communiquée d'une cellule spécialisée par les impressions visuelles, à une cellule spécialisée par les impressions auditives? est-ce son, est-ce image? Un des défenseurs de cette théorie parle de vibrations. Mais comment les vibrations, qui correspondent au son, vont-elles

(1) Si je cite le nom de mademoiselle Skwortzoff, c'est que son travail me paraît le plus important qui ait paru en France sur ce sujet et qu'il a une valeur scientifique très grande, indépendante des théories psychologiques dont elle s'est faite l'éditeur, et qui n'occupent, d'ailleurs, qu'une place secondaire dans sa remarquable thèse.

s'harmoniser et se confondre avec les vibrations qui correspondent aux impressions lumineuses. Il est vrai que, pour les rapprocher et en préparer l'affinité mutuelle, l'école, dont je discute la doctrine, donne également le nom d'images aux modifications des éléments cérébraux qui correspondent aux impressions auditives, aux impressions tactiles, aux impressions olfactives et gustatives. Cette dénomination ne me semble pas heureuse; et on ne peut la considérer que comme une métaphore. On ne conçoit pas bien l'image d'une saveur ou d'une odeur; mieux vaudrait dire : impressions qui se transforment en notions.

Mais justement, pour accomplir cette transformation, ces cellules spécialisées sensitives doivent, dans la théorie en question, communiquer avec le *le centre de l'idéalisation*, c'est-à-dire avec les cellules qui fabriquent les notions. On ne nous dit pas où résident et comment sont faites les cellules appelées à cette haute fonction. Le centre d'idéalisation n'existe donc encore jusqu'ici qu'à l'état d'hypothèse.

Ce n'est pas tout, de ce centre, qui est supposé *faire* et *emmagasiner* les notions, partent des conducteurs, qui se rendent aux organes moteurs pour reconstituer extérieurement les signes qui représentent et symbolisent ces notions. Or, ces signes peuvent être vocaux, graphiques, ou représentatifs; ils expriment un concept complexe qui représente et résume cinq ordres de sensations, il faudra donc qu'à ces cellules idéalisantes soit relié un écheveau de conducteurs y apportant les impressions sensorielles et en faisant sortir un, je ne sais comment l'appeler; disons : un influx nerveux, qui commande la représentation par signes extérieurs des notions qui *occupent* ces cellules idéalisantes spécialisées.

Je ne compterai pas le nombre des hypothèses contenues dans cette Odyssée de la sensation. Il en manque une cependant : tout cet agglomérat d'impressions sensorielles et de notions, improprement appelées *images*, a besoin d'un substratum qui les supporte et qui les réunisse; ce substratum est l'idée de substance indissolublement unie à celle de cause, idée que la sensation évoque mais qu'elle ne donne pas. Cette idée, nous allons bientôt le démontrer, préexiste dans l'intelligence; et sans elle toutes les impressions sensorielles juxtaposées n'ont ni lien ni cohésion. Dans le système, que je combats, ce seraient les cellules de l'idéalisation qui auraient le rôle d'introduire l'idée de substance dans cette collection de modalités incohérentes. Comprend-on une cellule créant l'idée de substance!

Mais d'ailleurs pourquoi s'en inquiéter? Tout est sensation; et les psychologues de cette école ne semblent pas se préoccuper beaucoup de l'idée de substance. Ils n'en parlent pas ; et la notion qu'ils appellent image est une sensation qui, d'après M. Taine, garderait toujours l'aptitude à renaître. Voilà pour eux la solution du problème! J'en demande pardon à M. Taine, dont j'admire l'érudition et le talent, mais je ne comprends pas bien comment une sensation, qui est une modalité de l'être sentant, peut avoir *une aptitude à renaître?* Je comprendrais mieux que celui-ci (l'être sentant) eût une aptitude à la ressentir; mais, quand nous nous heurtons à la notion d'être, nous sortons du domaine de la sensation.

Or l'école, à laquelle je m'adresse, a la prétention de s'enfermer dans ce domaine. Ce n'est pas une doctrine nouvelle; Locke et Condillac avaient adopté comme axiome : *nihil est in intellectu quod non prius fuerit in sensu;* à quoi Leibnitz avait répondu: *nisi ipse intellectus;* et encore cette doctrine de Locke n'était qu'une forme étriquée du sensualisme grec, enseigné par Protagoras et par les sophistes, admirablement refuté par Platon dans le *Théétète*. Cette réfutation a été reprise par Kant avec une rigueur de logique qui peut sembler un peu pédante, mais qui fait une irrésistible justice des sophismes du sensualisme.

Déjà Hume lui avait préparé la voie : Locke, comme dit Kant, avait, sans le vouloir et sans le savoir, ouvert la porte à toutes les absurdités. Logicien bien supérieur, Hume a fait, avec une implacable dialectique, sortir toutes ces absurdités de la porte ouverte par Locke ; et, en montrant que le septicisme absolu ou Pyrrhonisme était la conséquence nécessaire du système de Locke, il en sapait les bases.

Pour revenir à la doctrine qui a la prétention de fonder une psychologie nouvelle exclusivement sur les données fournies par la physiologie, je ne discuterai pas, je le répète, cette affectation de cellules spéciales à chaque impression sensorielle, ni le mécanisme en vertu duquel chaque nouvelle impression produite par le même objet va retrouver les mêmes cellules, ni même le lien ingénieux qui, dans les cinq départements affectés aux impressions produites par les différents sens, réunit celles qui se rapportent au même objet, ou, plutôt, les cellules spécialisées qui en conservent l'empreinte. Ces centres des impressions sensorielles sont très voisins, nous dit un des fauteurs de cette doctrine : je le veux bien ; mais ce voisinage est partagé par un si grand nombre de cellules, qu'il ne me semble pas expliquer cette affinité élective par laquelle se réunissent précisément celles qui sont affectées au même objet.

Je ne discuterai pas non plus la nature, le mode intime de cette *spécialisation*, mot ingénieux destiné à couvrir le mystère de la persistance de l'impression. Mais je vais suivre les partisans de cette théorie dans les développements qu'ils lui donnent. Ils prennent pour exemple le concept d'orange. Le centre des impressions visuelles conservera, disent-ils, la notion de sa couleur; d'autres cellules seront affectées à sa forme, à son volume apparent. Il en faudra d'autres pour les inégalités d'ombre et de lumière qui traduisent à l'œil les inégalités de sa surface.

Puis, quand nous aurons ouvert l'orange, ce qui est nécessaire pour en compléter la connaissance, il y aura des cellules spécialisées par sa couleur intérieure, par son aspect tomenteux, par le jus qui s'en échappe, par son apparence côtelée, par ses graines. Tout cela ressortit aux impressions visuelles; celles du goût, de l'odorat seront moins complexes; mais celles du toucher vont nous donner la figure, la résistance, les inégalités de surface intérieure et extérieure. Toutes ces impressions, localisées dans des cellules distinctes, vont se grouper par une affinité mystérieuse et iront se porter à la partie du cerveau destinée, disent ces auteurs, aux images c'est-à-dire aux concepts. Ils omettent de nous apprendre si une seule cellule suffira à la formation et à la conservation du concept *orange*. J'en doute, car ce concept est trop complexe pour correspondre à une unité cellulaire; et, d'une autre part, il est le point de départ de réflexes trop nombreux et trop compliqués pour sortir d'un élément unique et homogène.

Ce n'est pas tout: à ce concept d'orange s'accole celui de l'oranger qui l'a portée, de son tronc, de ses feuilles, de ses fleurs avec leur calice, leurs pétales odorantes, leurs étamines, leur pistil, etc. Il faut dans le département des sensations, comme dans celui des concepts, des cellules spécialisées pour tout cela. Je le veux bien; les cellules sont innombrables; on peut les dépenser sans y regarder de trop près.

Mais ce que je cherche et ce que je ne trouve pas dans cette doctrine: c'est le lien qui réunit toutes ces notions, même en leur accordant un support matériel ou cellulaire; c'est l'agent qui les coordonne et qui, en recevant le mot d'ordre d'une force intérieure qui est la volonté, évoque ces concepts, fait circuler par ces conduits, que j'admets provisoirement sans qu'on les ait jamais vus, le produit indéfinissable de cette évocation pour le traduire en signes au dehors ou en ressouvenirs d'impressions sensorielles dans notre esprit.

Tout ce mécanisme si compliqué est inerte sans cette force intérieure à laquelle on croit le substituer. C'est un admirable instrument; mais qu'on nous montre l'archet qui le fait vibrer : cet archet, Leibnitz nous l'a montré dans sa réplique à l'axiome des sensualistes : *nisi ipse intellectus;* c'est l'intelligence elle-même dans sa force vive et dans son essence immatérielle.

Nous admettons la connexité, la solidarité de cette intelligence et du cerveau ; mais dans le cerveau nous ne trouvons rien qui lui soit adéquat, qui corresponde à ses caractères essentiels : l'unité du moi pensant et sa persistance, la conscience, la liberté, le sentiment de la responsabilité, qui n'ont jamais appartenu à la matière.

Vous n'oseriez pas dire que vos cellules spécialisées aient conscience de leur spécialité. La matière est inconsciente de ses actes : la petite pierre qui tombe ignore sa chute et la cause qui la détermine, comme ignorent le but et la cause de leur course ces astres immenses qui parcourent les routes de l'espace.

J'admire comment après avoir édifié, aux frais de leur imagination, tout ce roman sensualiste, les mêmes auteurs prononcent *ex cathedra*, sans autre informé, et comme si c'était une conclusion irrécusable de leur analyse de la notion d'orange : *Il n'y a pas d'idées innées*. Voilà une exécution bien sommaire et dont je ne comprendrais pas la relation avec ce qui précède : si je ne soupçonnais pas que ceux qui la décrètent, malgré leur science incontestable, ignorent ce qu'on entend par *idées innées*.

Non certainement, ils ont mille fois raison, l'idée d'orange n'est pas innée dans notre intelligence. Mais ont-ils réfléchi que, si cette notion, ce concept d'orange, en reprenant l'analyse qu'ils en ont faite, est le résumé de sensations; une sensation est, comme je l'ai déjà rappelé, une modalité du moi sentant; c'est donc un phénomène subjectif. Maintenant, cette modalité subjective vous la rapportez à une cause indépendante du moi; vous croyez à cette cause sans pouvoir vous la démontrer; et vous avez bien raison. Mais cette idée de cause, avez-vous réfléchi à son origine? Elle se manifeste à l'occasion des sensations assurément (1); mais elle n'en est pas la conséquence. La sensation ne nous donne, et encore en y ajoutant un concept, qui ne dérive pas uniquement de l'expérience, le *concept de temps :* la sensation ne nous donne que la succession des phénomènes ; et la succession même cons-

(1) Elle peut se manifester aussi dans l'application voulue de l'esprit à une proposition abstraite : en réalisant cette attention, le moi se sent cause.

tante des phénomènes peut nous conduire à l'idée de cause; mais elle ne nous la fournit pas. L'hiver succède constamment à l'automne et nous n'en concluerons pas que l'automne est la cause de l'hiver. Cette idée de cause, d'où dérive l'idée de substance, qui lui est connexe, préexistait *virtuellement* dans notre esprit; et elle s'est révélée *à l'occasion* des sensations sans y être contenue.

C'est cette idée de cause qui nous donne le monde extérieur, que nous ne percevons que comme impression subjective; c'est elle qui est la condition de toute connaissance et de toute science. On peut en dire autant des idées de vrai, de bon, de beau.

Si nous n'avions pas en nous l'idée logique du vrai, jamais l'expérience ne nous la donnerait. *On ne prouve pas la preuve*, dit-on vulgairement; et cet axiome incontestable est la formule vulgaire d'une haute et profonde réalité : nous appliquons cette logique innée en nous, qui devient, en quelque sorte, un instrument, une forme de notre intelligence, aux notions fournies par la sensation ; et nous appliquons l'idée de vrai aux propositions qui sont en harmonie avec les conditions primordiales de notre organisation intellectuelle. Ce rapport harmonique nous saisit et s'impose à nous avec une puissance irrésistible. C'est un acte spontané, primesautier qui ne découle pas de l'expérience : il exprime, je le répète, l'affinité des affirmations, présentées à notre esprit, avec les lois constitutives de cet esprit, avec cette idée du vrai qui en est la lumière innée, comme l'idée de bon, comme l'idée de beau.

Nous voilà entraînés bien loin de l'asémiognosie; mais ce n'est pas moi qui ai transporté la discussion physiologique sur ce terrain. Je veux la liberté et l'indépendance absolue des sciences, de la physiologie comme des autres; mais quand elle fait des incursions sur le territoire des autres sciences, on peut demander qu'elle le fasse avec compétence, et qu'elle sache ce dont elle parle. Cela ne doit pas empêcher d'étudier avec une ardeur, que l'importance du sujet comporte, les localisations cérébrales; mais avant de les appliquer à la psychologie, à laquelle les études physiologiques peuvent apporter, je le crois, de précieuses lumières, il faut avoir approfondi les problèmes dont cette science s'occupe ou, au moins, avoir pris une connaissance suffisante des travaux qui ont été faits sur ce sujet.

XIX

ÉTUDE SUR L'ARTHRITE

DE LA CHAINE DES OSSELETS DE L'OREILLE

A PROPOS D'UNE OBSERVATION RECUEILLIE CHEZ UN MÉDECIN

PROCÉDÉ COMMODE POUR FAIRE DANS CE CAS DES FUMIGATIONS IODÉES, APPLICABLE A D'AUTRES AFFECTIONS (1)

§ 1. *Considérations sur l'arthrite des osselets.* — Comme les autres articulations, celles qui réunissent entre eux les osselets de l'ouïe peuvent être le siège de fluxions rhumatismales et goutteuses. Ces arthrites sont accompagnées de troubles de l'ouïe : on peut les expliquer par la pression anomale que la base de l'étrier exerce sur la fenêtre ovale, par la tension excessive, et quelquefois par des altérations trophiques de la membrane du tympan, par la rigidité de la chaîne des osselets qui ne transmet qu'imparfaitement ou même ne peut plus transmettre au labyrinthe les vibrations sonores; et quelquefois aussi par des lésions connexes des parties voisines.

Quand l'arthrite devient chronique, ce qui a lieu le plus habituellement, et quand elle se termine par l'ankylose des osselets, elle amène presque nécessairement une surdité incurable. Dans ces cas on trouve les articulations inter-ossiculaires tuméfiées, congestionnées, injectées, réunies par des néomembranes, infiltrées quelquefois de matières calcaires (Triquet).

Le marteau est dévié de sa direction normale. Très souvent l'étrier est adhérent à la fenêtre ovale (Toynbee) ; lésion déjà signalée par Hoffmeis-

(1) Un extrait de ce travail a été publié dans les bulletins à la Société de thérapeutique en 1881.

ter en 1740 (1). Dans bien des cas, la membrane du tympan subit des altérations connexes. On y observe autour du marteau des tractus fibreux, parfois des épaississements qui sont plus prononcés dans son segment postérieur; mais, comme le remarque M. Ladret de la Charrière, ces lésions sclérotiques sont plus communes et plus accentuées, quand l'arthrite est compliquée de catarrhe de la caisse; elles peuvent manquer dans l'arthrite ossiculaire goutteuse (2).

Comme signes objectifs de cette affection, on a signalé la saillie du marteau qui paraît augmenté de volume; quelquefois à son niveau se montrent des filets vasculaires de nouvelle formation. La membrane tympanique ne présente plus sa concavité normale : examinée avec le spéculum pneumatique de Siègle (3), elle manifeste moins de mobilité.

Suivant le degré de ces lésions, l'ouïe présente des altérations qui peuvent varier depuis un léger affaiblissement jusqu'à une perte complète. Quand la maladie persiste, une surdité progressive en est la conséquence inévitable. Cette surdité offre cette particularité, qu'elle diminue sous l'influence des excitations vives et des ébranlements de l'oreille. Ainsi les secousses d'une voiture ou d'un chemin de fer, l'impression produite par un son très aigu peuvent rétablir momentanément la faculté auditive chez des personnes qui n'entendent presque pas dans les conditions ordinaires; probablement en ébranlant la chaîne des osselets et la rendant plus apte à convibrer. Ménière père m'a rapporté à ce sujet l'observation d'un vieillard sourd, qui, pour entendre, heurtait légèrement la membrane du tympan avec la tête d'une longue épingle. Cette amélioration n'est d'ailleurs que de courte durée: elle est considérée comme caractéristique de l'arthrite ossiculaire.

A mesure que l'ouïe devient plus obtuse, la distance à laquelle le malade perçoit les sons, diminue de plus en plus; et c'est un des meilleurs moyens d'apprécier avec précision le degré de ce trouble fonctionnel : en plaçant près de l'oreille une montre et en mesurant la distance à laquelle on cesse d'en entendre le tic-tac.

(1) Ladreit de la Charrière, *Dictionn. encyclop.*, art. OREILLE.

(2) *Id. ibid.* — Cette arthrite ossiculaire est généralement connue sous le nom d'arthrite sèche; sans pouvoir affirmer qu'elle reconnaît toujours un substratum goutteux, je crois que dans le plus grand nombre des cas elle suppose une disposition de cette nature. M. le Dr Tillaux l'a fréquemment observée chez des sujets dont le conduit auditif présentait une rectitude anomale, au lieu d'offrir sa courbure habituelle. On peut se demander si cette disposition n'expose pas la membrane du tympan à des impressions plus directes de l'air extérieur.

(3) *Id., ibid.*

A un degré modéré de cette affection, le malade peut quelquefois entendre distinctement avec un seul interlocuteur, tandis qu'avec plusieurs il ne perçoit qu'un bruit confus. L'attention concentrée sur la mimique du visage, sur les mouvements des lèvres doit contribuer, avec l'isolement des sons, à rendre dans ce cas ceux-ci plus perceptibles.

A ces troubles fonctionnels s'ajoutent des phénomènes subjectifs: des sifflements, des bruits de conque ou de cascade, qui finissent par s'affaiblir, peuvent même disparaître alors même que la surdité persiste et devient complète; comme si les nerfs labyrinthiques s'habituaient à l'incitation anomale qu'ils subissent ou si leur excitabilité s'affaiblissait.

A une période peu avancée Toynbee donne, comme signe de cette affection, l'amélioration de l'ouïe par le bâillement ou par la traction du pavillon en haut et en dehors. On a dit aussi que, si on auscultait l'oreille de ces malades pendant qu'ils font un effort d'expiration, en fermant hermétiquement le nez et la bouche, on percevait des craquements secs. Ce phénomène, attribué à l'ébranlement de la chaîne ossiculaire, n'est probablement pas constant; on ne le confondrait pas avec les râles humides, qu'on peut entendre, à l'aide de cette manœuvre, dans les catarrhes de la caisse.

L'arthrite ossiculaire a une grande tendance à devenir chronique; elle persiste le plus souvent, et, comme nous l'avons déjà dit, elle entraîne, alors la perte de l'ouïe. Cependant elle peut être passagère, mobile même comme toutes les manifestations de l'arthritisme; mais il est rare que les deux oreilles ne finissent pas par être atteintes simultanément.

C'est quand cette arthrite est encore récente qu'il importe d'employer tous les moyens qui peuvent en favoriser la résolution. Il est malheureusement rare que le médecin soit appelé à en constater les débuts, qui très souvent, pour le malade lui-même, passent inaperçus. J'indiquerai ces moyens de traitement après avoir rapporté une observation qui ajoutera, je l'espère, quelques détails intéressants à la description classique de cette affection; et elle nous prouvera qu'on peut, dans quelques cas, en enrayer la marche.

§ 2 *Observation d'arthrite otique goutteuse, traitement par les fumigations iodées. Guérison.* — Cette observation a pour sujet un médecin de mes amis, dont la mère est morte dans un âge très avancé, après avoir été sourde pendant plus de trente ans; elle présentait cette circonstance, qui caractérisait la cause de son infirmité : c'était qu'en voiture et en chemin de fer, sa surdité diminuait considérablement.

Cette dame était goutteuse et d'une famille où l'arthritisme était héréditaire.

Ce confrère a bien voulu me remettre sur sa santé une note détaillée dont j'extrais ce qui suit.

Le Dr F., âgé de soixante-cinq ans environ, était par ses antécédents paternels et maternels prédisposé à l'arthritisme et aux manifestations herpétiques. Lui-même a été longtemps sujet aux migraines, à la dyspepsie gastrique; il a eu des éruptions d'acné pendant sa jeunesse, deux ou trois fois par an il avait de l'herpès labial. Ses urines étaient fréquemment sédimenteuses ; elles renfermaient souvent du sable urique ou des dépôts phosphatiques. Deux fois dans sa vie, il a eu des éruptions furonculeuses qui ont duré huit ou dix mois, et pendant lesquelles il a eu cent cinquante à deux cents furoncles et deux anthrax, sans glycosurie. Depuis vingt-cinq ans il a vers le printemps du pityriasis versicolor; et quelquefois, d'une manière passagère, de l'eczéma inter-digital.

A l'âge de vingt-huit ans, il eut une attaque de goutte aux gros orteils, qui dura une quinzaine de jours; elle fut combattue par la teinture de colchique et ne s'est pas renouvelée depuis. Cette attaque donnait leur véritable étiquette à tous les troubles morbides dont il avait été tourmenté depuis son enfance. Vers l'âge de trente ans il subit une attaque de rhumatisme articulaire aigu qui fut de courte durée.

En 1849 il eut le choléra; et depuis lors il a été presque constamment affecté d'une diarrhée habituelle, qui s'exaspérait, par intervalles, et prenait alors la forme de diarrhée séreuse; mais qui, le plus habituellement, était peu intense, et offrait tous les caractères de ces flux intestinaux qui ne sont pas rares chez les goutteux et sont très probablement liés à une endermose arthritique de la muqueuse du côlon. Comme dans un grand nombre de localisations de la même racine diathésique, une affection accidentelle, l'affection cholérique, avait servi de prétexte et peut-être de coefficient à son implantation sur l'intestin.

Quelques années plus tard, à la suite d'un bain de mer trop froid et trop prolongé, il fut pris d'une douleur persistante dans la nuque, accompagnée de troubles sensitifs et moteurs et plus tard de craquements dans les mouvements du cou qui me paraissent devoir faire attribuer ces symptômes à une arthrite vertébrale. Cette affection, dont j'ai observé plusieurs autres exemples, dura pendant trois ans. Dans cette forme de l'arthritisme, qui a été désignée par les anciens médecins sous le nom de goutte vague, toutes les manifestations tendent à la chronicité.

Cette tendance se manifesta de nouveau deux ou trois ans après : notre confrère, qui avait depuis assez longtemps un léger degré de pharyngite glanduleuse, en subit une recrudescence, qui, pendant dix-huit mois, lui causa une toux opiniâtre fatigante avec une expectoration très abondante de mucus transparent et glutineux.

Enfin trois ou quatre ans avant l'affection auriculaire, qui est l'objet principal de cette observation, il eut pendant trois jours une crise violente de coliques néphrétiques qui se termina par l'expulsion d'une cuillerée environ de sable urique.

Si j'ai reproduit tous ces détails, c'est qu'ils présentent un tableau assez complet d'une des formes de l'arthritisme, dont je compte m'occuper dans un prochain travail.

Ainsi donc M. F. était un arthritique : il avait été sujet à de nombreuses indispositions, à des manifestations morbides très variées et de siège très divers. Cette continuité de troubles morbides est commun dans cette forme d'arthritisme; il est rare que ceux qui en sont atteints soient complètement exempts de quelques sensations pénibles, qui leur rappellent la vigilante présence de la diathèse dont ils sont les vassaux.

Cette circonstance explique chez ces malades la fréquence de l'hypocondrie dont M. F. présente une teinte légère, plus accentuée par intervalles; ce qui ne l'a pas empêché de mener une vie active.

En 1878, après avoir souffert pendant plusieurs mois d'une contracture douloureuse des muscles deltoïdes, il eut une recrudescence de sa diarrhée habituelle avec des selles fétides, qui l'engagèrent à prendre pendant trois semaines un gramme et demi à deux grammes de salicylate de soude. Ce fut à cette époque qu'il eut l'attaque de colique néphrétique (1) dont nous avons parlé; mais en même temps survinrent des douleurs intenses dans la tête, accompagnées de bourdonnements d'oreille, de bruit de cascade et d'affaiblissement de la perception des sons délicats, comme le murmure vésiculaire; tandis que les sons accompagnés d'un choc, comme les bruits du cœur, comme ceux des pas sur le pavé, retentissaient avec une intensité exagérée. A la surface du crâne, et surtout dans les régions frontales, temporales et occipitales, se faisaient sentir des douleurs tensives, compressives, parfois plus violentes et lancinantes, qui mettaient obstacle au sommeil, augmentaient au réveil quand le malade parvenait à s'endormir, et persistaient pendant une grande partie de la journée.

Après avoir duré pendant près de deux mois, cette céphalalgie fut atténuée par des applications autour de la tête de dés remplis d'ouate imbibée de chloroforme ; elle ne céda définitivement, assure-t-il, qu'à l'application autour du crâne de jetons métallo-thérapiques en laiton. Le malade m'a affirmé que le même moyen lui avait, depuis, plusieurs fois réussi dans des récidives de cette céphalalgie, et qu'appliqué sur les jambes, il faisait cesser immédiatement des crampes nocturnes auxquelles il est extrêmement sujet.

(1) Il n'est pas impossible que l'emploi du salicylate ait contribué au développement de cette crise lithiasique en favorisant l'élimination de l'acide urique.

Il m'a avoué que ce remède, dont il ne peut s'empêcher d'admettre pour lui l'efficacité très souvent éprouvée, ne lui avait presque jamais réussi, quand il l'avait essayé chez d'autres malades dans des cas analogues. Ayant vu moi-même dans quelques cas des effets heureux de la métallo-thérapie, qui ne m'a donné le plus souvent que des déceptions, j'ai cru devoir rapporter ce témoignage favorable chez un malade peu crédule, qui l'a sérieusement et scientifiquement expérimentée.

J'ai parlé de l'emploi du salicylate de soude, avant le développement de ces accidents, parce que, si ce médicament ne produit ordinairement que des troubles cérébraux ou auditifs passagers, il n'est pas impossible qu'il ait contribué, en provoquant dans ces organes une incitation anomale, chez un sujet prédisposé, à y favoriser la localisation d'un processus arthritique qui peut produire une action pathologique analogue. Je suis d'autant moins éloigné de le croire, que j'ai observé plusieurs fois, sous l'influence du salicylate, des phénomènes tout semblables qui ont persisté pendant plusieurs mois.

Le Dr F... se croyait guéri quand, quinze mois après, un jour, ayant eu la tête exposée à un courant d'air froid, il s'aperçut que ses pieds en frappant le sol lui produisaient un bruit retentissant, comme s'il eût marché sur une voûte d'airain. Cette sensation lui rappela ce qu'il avait éprouvé antérieurement, et qui n'avait eu pour lui aucun inconvénient professionnel parce que cette première atteinte avait eu lieu loin de Paris, tandis que celle-la venait le frapper dans la période active de ses occupations; aussi en étudia-t-il minutieusement tous les symptômes jour par jour, et j'extrais, des notes qu'il m'a remises, les détails qui me paraissent pouvoir ajouter quelque chose à l'histoire de cette affection.

Ses prévisions ne l'avaient pas trompé; et, arrivé chez un malade, en appliquant l'oreille gauche sur la région du cœur, il fut frappé du retentissement très exagéré que présentaient les battements du cœur: ils se faisaient entendre à lui dans toute la poitrine, plus forts en arrière qu'ils ne sont ordinairement en avant. Ils avaient un caractère tympanique, un timbre métallique, comme si la pointe de l'organe heurtait un vase d'airain; en même temps, ces bruits étaient rapeux; ils présentaient un léger dédoublement à la pointe; et ils étaient accompagnés d'un frémissement vibratoire.

Au niveau des poumons, le murmure vésiculaire avait disparu et était remplacé par un bruit bronchique, rude, métallique, désagréable à l'oreille.

Heureusement notre confrère put corriger, à l'aide de l'autre oreille, ces illusions stéthoscopiques qui auraient pu le conduire à un diagnostic erroné, quoique dans l'oreille droite, aussi, la perception des sons fût un peu affaiblie, mais elle n'était pas pervertie. Quand il parlait, il éprouvait la sensation qu'on éprouve quand on parle dans un espace étroit et sonore ou sous une voûte surbaissée. Les notes basses produisaient un retentissement désagréable; et la même note, écoutée successivement des deux côtés, lui paraissait un peu plus élevée du côté malade. Quand il était dans une voiture, il lui semblait qu'elle roulait sur une voûte; et chacun des ressauts, dont se compose le mouvement de rotation de la roue, retentissait avec bruit dans l'oreille affectée.

A ces altérations dans la perception des bruits extérieurs s'ajoutaient des modalités subjectives du sens auditif. Quand il était immobile, dans un lieu silencieux, il entendait un bruit de cascade continu, sans éclat, sans fracas, comme celui que produirait la chute d'une nappe d'eau sur une surface polie; ce bruit augmentait quand il était couché sur le dos. Sur cette note monotone et grave se détachaient, parfois, des sifflements aigus, ou des crépitations continues comme le bruit d'une fusillade lointaine, ou encore le grincement de la roue d'un rémouleur. Quelquefois le bruit de cascade doux, devenait plus fort et plus rude et se changeait en un son de *cloches*. En même temps l'oreille malade était le siège d'une sensation de gêne, de tension, quelquefois de chaleur et de prurit. Le malade éprouvait dans la tête des douleurs mobiles, plus fréquentes au front et à l'occiput, retentissant quelquefois dans l'orbite. Ces douleurs étaient tensives, compressives, rarement lancinantes, accompagnées parfois d'une sensation nauséeuse: elles coïncidaient avec des plaques d'hyperesthésie, siégeant le plus souvent à gauche, dont une plus constante correspondait au nerf frontal. Dans d'autres points, des portions du tégument cranien étaient, sinon complètement anesthésiées, du moins engourdies et d'une sensibilité très obtuse. Les douleurs occupaient le plus souvent le côté droit de la tête; et, comme si elles manifestaient un trouble circulatoire dans le lobe cérébral correspondant, le malade éprouvait souvent de l'engourdissement et une raideur douloureuse dans le membre inférieur gauche.

Toute sa tête lui semblait engourdie et comme étonnée; et il accusait une sensation habituelle d'instabilité et de défaut d'équilibre. M. le Dr Tillaux, dont je réclamai le concours, constata dans les deux oreilles des dépôts cérumineux qui furent enlevées à l'aide d'injections; ce curage atténua un peu les troubles auditifs, sans les faire disparaître. On put examiner alors la membrane du tympan, légèrement épaissie à gauche; mais dans l'oreille droite qui s'était prise à son tour, l'aspect sclérosique était plus accentué: le marteau faisait une saillie anomale et sa spatule offrait une direction plus verticale qu'elle ne devait être; le tic-tac d'une montre n'était entendu de ce côté qu'à 40 centimètres et à 20 seulement du côté gauche.

Ce dernier s'était un peu amélioré en même temps que l'autre s'était pris; mais, pendant deux ou trois jours, les mêmes troubles acoustiques existèrent des deux côtés: ce qui causa au malade une vive inquiétude, mais, heureusement, fut passager.

Plusieurs fois pendant la durée de cette crise qui dura environ près de deux mois, la maladie passa d'un côté à l'autre, et quelquefois sous l'influence appréciable d'un courant d'air froid frappant l'oreille affectée; mais le plus habituellement le côté gauche en fut l'unique, ou au moins, le principal siège.

Il convient de noter qu'en même temps que l'organe auditif avait été atteint, les contractures douloureuses des épaules avaient disparu.

Pendant quelque temps, le malade n'opposa aucun traitement à cette incommodité. Quand il me pria d'intervenir, après l'avoir soumis à l'examen du Dr Tillaux, je lui prescrivis des fumigations d'iode dont j'indiquerai bientôt le procédé. Des applications de teinture d'iode furent faites en même temps sur les régions mastoïdiennes, plusieurs fois par jour. Pour ébranler un peu la chaîne des osselets et combattre la raideur de leurs articulations, je lui faisais faire des inspirations forcées en fermant la bouche et les narines, suivant la méthode de Valsalva. Les fumigations, faites à l'aide de coton iodé, produisaient une sensation de chaleur qui n'avait rien de désagrable. Je laissai ce coton vingt-quatre heures en place; et je le fis remplacer tous les jours pendant quinze à vingt jours. Le malade allant mieux alors, je ne le fis plus mettre que tous les deux jours; et après que l'oreille eût retrouvé son activité fonctionnelle, j'engageai notre confrère à en user encore pendant quelque temps une fois ou deux par semaine pour assurer la résolution complète de l'arthrite ossiculaire.

Depuis cinq ans les mêmes symptômes, beaucoup moins accentués, se sont représentés deux fois; ils n'ont persisté que pendant une quinzaine de jours; et ils ont disparu sous l'influence du même traitement.

§ 3. *Réflexions sur l'observation précédente.* — Nous avons dans cette observation le tableau complet de l'arthrite ossiculaire, avec des détails qui eussent probablement échappé à tout autre qu'à un médecin. Pour écarter une objection qui peut se présenter à l'esprit, les dépôts cérumineux, constatés et enlevés à la seconde attaque, ont pu augmenter l'obtusion de l'ouïe; mais ils n'étaient pour rien dans la production des autres troubles auditifs; car ceux-ci ont continué pendant un temps assez long après leur expulsion; et ces bouchons n'existaient pas lors de la première attaque, pendant laquelle M. le Dr Tillaux avait pratiqué l'examen de l'oreille.

Une circonstance qui frappe tout d'abord, dans le récit du malade, est la disproportion ou plutôt l'opposition qui existait entre la perception du bruit respiratoire et celle des bruits du cœur : la première était abolie, tandis que la seconde était exagérée à ce point qu'on entendait dans le dos les battements du cœur, altérés dans leur timbre, il est vrai, mais plus forts, plus retentissants qu'on ne les entend ordinairement en auscultant la paroi antérieure de la poitrine. Comment pourrait-on comprendre qu'il y eût à la fois diminution et augmentation de la sensibilité auditive? Assurément ce n'est pas admissible; mais si l'arthrite ossiculaire, par le gonflement qui l'accompagne, tend à allonger la chaîne des osselets, elle doit augmenter la pression que cette chaîne exerce sur ses deux extrémités: tympanique et labyrinthique. Il en peut résulter une tension exagérée du tympan qui en limite les vibrations; et une immobilité de la membrane de la fenêtre ovale qui doit répéter ces vibrations pour les transmettre au labyrinthe.

Dans ces conditions, on peut concevoir que les sons faibles et délicats, comme le murmure vésiculaire, cessent d'être perçus : alors que des ébranlements plus forts, des vibrations plus étendues, comme celles qui accompagnent des notes basses, pourront être entendus. On conçoit même que la transmission des vibrations au labyrinthe se faisant par une tige rigide, inflexible, c'est-à-dire par la chaîne des osselets immobilisée par l'arthrite, ces chocs ou vibrations ébranlent plus fortement les épanouissements nerveux, renfermés dans le limaçon, que s'ils avaient rencontré un tympan plus élastique qui aurait rendu l'impression de ces chocs moins directe, et une chaîne d'osselets souple et mobile qui, dans le jeu de ses articulations, eût divisé et atténué ces impulsions.

Ne peut-on pas ajouter que dans la sensation auditive il y a deux éléments : l'élément acoustique proprement dit, qui est l'appréciation toute spéciale des sons par le nerf acoustique, et un élément tactile, qui est l'impression mécanique produite sur les nerfs de l'ouïe par l'impulsion vibratoire des ondes sonores, ou, en d'autres termes, de l'air contenu dans la caisse. On peut concevoir que ces deux éléments soient inégalement troublés par la phlegmasie des articulations ossiculaires, et que le processus irritatif exalte la sensibilité tactile, en troublant ou en annihilant les conditions qui mettent en jeu la sensibilité auditive pour les raisons énoncées plus haut.

Cette dissociation de deux éléments d'une même sensation se retrouve dans d'autres appareils sensoriaux. Il peut y avoir diminution de la sensibilité tactile et hyperalgésie, ce qu'on observe dans les doigts quand le plexus brachial a été comprimé. La photophobie peut accompagner l'amblyopie; la narine, inapte à la sensation d'odeur, peut sentir vivement l'impression produite par l'ammoniaque.

Ces deux explications du phénomène ne se contredisent d'ailleurs pas; elles se complètent.

Une expérience que je fis faire au malade me paraît venir à l'appui : en appliquant la main recourbée en conque sur son oreille gauche, je lui fis percevoir un bruit de vent ou de cascade exagéré; en même temps le moindre attouchement, le plus léger choc sur le dos de cette main, retentissaient, disait-il, pour lui comme les bruits du cœur qu'il entendait dans le dos.

Je suis porté à croire que le bruit bronchique, substitué au murmure vésiculaire, devait être, en effet, le bruit produit dans les bronches par le courant respiratoire qui, retentissant dans des tuyaux d'un plus grand diamètre, devait produire des sons beaucoup plus bas et plus forts que le murmure vésiculaire.

Quand aux caractères râpeux de ces bruits, au roulement et au frémissement vibratoire qui accompagnaient les contractions du myocarde, on pouvait les attribuer aux modifications survenues dans les conditions de transmission des sons au nerf auditif. Je me suis demandé aussi, si le mouvement fibrillaire des muscles ne pouvait pas produire pour l'oreille appliquée sur la paroi thoracique, une impression acoustique dans les conditions que je viens d'énoncer.

Peut-être encore étaient-ce des illusions de l'organe auditif troublé dans son action nerveuse?

Les troubles subjectifs de l'ouïe, les bruits de vague, de rouet ou de sifflet ont été imputés à l'incitation anomale du labyrinthe. Ils relèvent d'une loi sur laquelle j'avais déjà insisté, il y a quarante-cinq ans, dans ma thèse inaugurale et que j'ai rappelée plus haut à propos des illusions de la vue : quand un travail morbide, une irritation intérieure ou extérieure retentissent sur un nerf sensoriel, ils y provoquent des impressions subjectives, analogues à celles qui sont dues à leurs excitants naturels (1).

L'incitation anomale du labyrinthe me semble responsable de ces sensations d'étonnement, de gêne, d'instabilité, de défaut d'équilibre accusées par le malade.

Quant à la céphalée, aux anomalies de sensibilité de la peau du crâne, elles me paraissent rentrer dans les troubles reflexes de la sensibilité, si souvent observés dans les affections qui intéressent le système nerveux. Je ferai remarquer que, si la céphalée était mobile, l'hyperesthésie plus fixe se montrait principalement dans le voisinage de l'oreille la plus malade, et qu'un de ses principaux foyers était le nerf frontal. Peut-être faut-il l'attribuer à la solidarité morbide qui s'établit parfois entre les différentes divisions de la cinquième paire.

Traitement. — Je conseille aux malades pendant la première période de cette affection, et surtout, si elle a débuté avec une certaine

(1) Voyez p. 554.

acuité, d'éviter tout ce qui peut favoriser un mouvement congestif vers la tête. Ils se garantiront de l'impression du froid, dont l'action m'a paru incontestable comme cause d'exacerbations ou même de récidive. Une révulsion sur les régions mastoïdiennes et temporales, à l'aide d'applications de teinture d'iode, me paraît indiquée.

Au bout de peu de jours, et dès le début des accidents, dans la plupart des cas, on aura recours aux fumigations iodées. Pour les pratiquer, je fais une boulette très dense et très serrée de coton iodé; je l'enveloppe d'ouate, de manière à en faire un petit tampon sphéroïdal que j'introduis dans l'oreille, en ayant soin que la couche la plus épaisse de l'enveloppe ouatée corresponde à l'orifice externe du conduit auditif. L'iode contenu dans le coton s'exhale dans le conduit auditif, à travers l'ouate qu'il jaunit légèrement (1); et il fait à la membrane du tympan une atmosphère iodée. Au bout de vingt-quatre à trente-six heures, le coton iodé est décoloré, et il faut le renouveler.

Pratiquées de cette manière, ces fumigations iodées offrent l'avantage d'être sans danger et de pouvoir être employées dès le début, tandis que l'insufflation dans la trompe d'air chargé de vapeurs d'iode proposées par quelques médecins (2), utile, quelquefois, dans les cas chroniques et dans les périodes avancées de la maladie pour ébranler la rigidité de la chaîne, peut, par cet effet même, être dangereuse dans une période subaiguë et exciter l'inflammation qu'elle est destinée à combattre.

Je crois que, dans la période aiguë, on doit éviter tout ce qui peut irriter les parties malades : les bruits trop intenses, les secousses trop énergiques, l'impression du froid. Dans l'intervalle des fumigations, quand on cesse d'y avoir recours d'une manière continue, le malade placera dans ses oreilles des petits tampons d'ouate très sèche. Il fera même bien d'en conserver indéfiniment l'usage pour prévenir les récidives, quelquefois causées par l'impression d'un courant d'air froid. Ces tampons sont les gilets de flanelle de l'oreille moyenne; et, en les changeant tous les jours, en ne les mettant pas trop volumineux, en ayant

(1) Cette coloration ne se montre guère que sur le côté interne du tampon : la différence des températures des deux couches d'air qu'il sépare, doit déterminer un courant de l'extérieur à l'intérieur; et la vapeur d'iode se porte dans ce dernier sens.

(2) Ladreit de la Charrière. Pour pratiquer ces fumigations, M. Tillaux aspire avec la poire en caoutchouc, qui doit être ajustée à une sonde placée dans la trompe, l'air d'un ballon dans lequel on a fait, à l'aide de la chaleur, vaporiser de l'iode métallique.

soin qu'ils soient bien secs, ils ne diminuent pas, d'une manière incommode, la finesse de l'ouïe. Le Dr F... en fait, d'après mon avis, un constant usage ; il passe pour habile en auscultation ; et il n'en éprouve aucune gêne dans l'exercice de sa profession. Cette précaution est plus nécessaire encore chez les malades dont le conduit auditif a une direction rectiligne.

Quand l'arthrite ossiculaire dure depuis une ou deux semaines, je conseille au malade de faire deux ou trois fois par jour, selon la méthode de Valsalva, des expirations forcées, après avoir préalablement fermé la bouche et le nez, pour repousser en dehors la membrane du tympan et maintenir la mobilité des articulations de la chaîne. Si ces insufflations ne provoquent aucune sensation pénible on peut les répéter, quoique, selon la judicieuse observation de M. Tillaux, elles puissent avoir l'inconvénient de congestionner la tête et l'oreille dans l'effort expirateur qu'elles exigent.

Si la persistance des troubles auditifs et la durée de la maladie accusent une rigidité persistante de la chaîne des osselets, ou si dans ces manœuvres qui ont pour objet de faire pénétrer de l'air dans la caisse, le malade ne sent pas cette tension du tympan qui en démontre le succès, ou encore, si on a des motifs pour redouter l'effet congestif que cette manœuvre peut produire, on pourra essayer du procédé de Politzer, ou injecter directement, à l'aide du cathéterisme, de l'air, auquel on pourra mêler des vapeurs médicamenteuses de résine, d'éther, d'iode. Ce dernier procédé a le grand avantage de permettre de modérer à son gré la force de l'injection, et d'en prolonger au besoin la durée. Dans les arthrites qui tendent à la chronicité, je le crois supérieur à tout autre. Le procédé par expiration forcée est brusque et instantané ; le procédé de Politzer l'est également ; mais il n'exige aucun effort ; cependant dans les cas légers et récents la facilité de leur emploi les fera préférer.

Dans les cas rebelles et dans ceux surtout qui sont compliqués de catarrhe de la trompe, les eaux minérales du Mont-Dore, de Néris, de Plombières, ou celles de Challes et de Luchon, choisies d'après les indications fournies par l'état constitutionnel du malade, pourront être prescrites avec avantage.

Si on constatait un élément goutteux bien accentué, je n'hésiterais pas à conseiller la teinture de semences de colchique, qui m'a paru utile dans des iritis opiniâtres relevant de la même diathèse. Dans ces cas également si la maladie n'est pas trop ancienne, je n'hésiterais pas à substituer à la révulsion produite par la teinture d'iode, celle qu'on obtient plus énergique, à l'aide des vésicatoires, ou même de minuscules cautères ou des pointes de feu.

Le procédé que j'ai décrit, pour les fumigations de vapeurs d'iode, peut être appliqué à d'autres affections : ainsi je les ai plusieurs fois conseillées dans des cas de métrite parenchymateuse, en proportionnant le volume du tampon à celui de l'organe auquel il est destiné. J'ai obtenu par ce moyen une diminution notable de l'engorgement utérin, il faudrait s'en abstenir chez les femmes disposées aux hémorrhagies, parce qu'il pourrait les favoriser.

XX

CONTRIBUTION A L'HISTOIRE DES ÉNANTHÈMES

Érysipèle ambulant, consécutif à un traumatisme, compliqué d'albuminurie et d'hématurie; interrompu par des localisations morbides sur les méninges et sur le tube digestif, à la suite desquelles l'érysipèle reparaît et guérit après avoir duré quatre mois. — Dans un travail précédent, j'ai cité des observations d'urticaire se localisant sur la muqueuse gastro-intestinale avec des accidents cardialgiques, entéralgiques, sur la vessie avec de la dysurie, sur l'encéphale, sur le poumon avec du délire ou des phénomènes asthmatiques.

On sait que l'érysipèle aigu peut se porter sur le pharynx, sur les méninges, sur l'estomac, comme j'en ai cité un exemple, et très probablement aussi sur le poumon.

L'observation suivante est un cas d'érysipèle ambulant (exanthème septicémique), qui a persisté pendant quatre mois, accompagné des symptômes les plus graves, compliqué d'albuminurie et d'hématurie, et qui s'est terminé par la guérison.

Cet exanthème s'était manifesté d'abord par des poussées successives qui duraient six à sept jours dans la région cutanée où elles s'étaient localisées, mais se reportaient sans intervalle sur un autre point, dès que le foyer qu'elles avaient envahi commençait à s'éteindre. Il constituait en quelque sorte une série d'accès congestifs subintrants. Plus tard ces accès devinrent intermittents, mais, avant de disparaître, ils quittèrent momentanément le tégument externe pour se porter, selon toute apparence, sur les méninges et sur la muqueuse gastro-intestinale, puis revinrent momentanément sur la peau et cessèrent définitivement.

Madame de N..., âgée de cinquante ans, névropathe, arthritique, dyspeptique, est sujette à de fréquentes atteintes de névralgies à sièges divers, mais le plus souvent localisées dans la tête. Elle a une crainte du froid et des courants d'air, poussée jusqu'à la manie, qui n'est pas rare chez les hypocondriaques et que je désigne habituellement sous le nom de *psychrophobie*. Elle se nourrissait mal, craignait de s'exposer à l'air, ne faisait pas d'exercice. En un mot, malgré mes prescriptions et mes instances, elle vivait en révolte continue contre toutes les lois de l'hygiène.

Pendant l'été de 1882, elle remarqua deux ou trois fois avec étonnement qu'elle avait uriné du sang, sans autre trouble fonctionnel.

Le 19 février 1883, voulant faire fondre du beurre de cacao dans une cuiller, elle en répandit sur sa main droite qui fut profondément brûlée.

Cette brûlure amena une inflammation phlegmoneuse et un abcès qu'il fallut ouvrir. A la suite de cette incision survint un érysipèle qui envahit le bras, l'épaule, le thorax, atteignit la tête, et, à partir de ce moment, prit le caractère *ambulant*.

La fièvre était continue ; la langue sèche, très rouge à la pointe et sur les bords, était couverte au milieu d'un enduit saburral.

La malade avait des nausées, des vomissements fréquents, quelquefois presque continuels ; à ces symtômes se joignaient de l'inappétence, un malaise extrême, une grande prostration des forces. L'amaigrissement fut considérable et rapide.

En même temps les urines étaient très rouges, couleur groseille ou vin de Bordeaux, évidemment sanglantes, parfois noirâtres. On y constatait la présence d'une quantité considérable d'albumine.

L'érysipèle, dans sa permanence opiniâtre, présentait une série de poussées successives, subintrantes ou immédiatement contiguës.

Après avoir occupé pendant cinq à huit jours une région du tégument externe, l'exanthème pâlissait et marchait vers son déclin, en même temps que la fièvre et les symptômes concomitants diminuaient un peu ; alors survenait un frisson ou au moins une sensation de refroidissement ; les vomissements recommençaient ou redoublaient de fréquence ; les urines qui étaient devenues plus claires reprenaient une teinte plus foncée, parfois absolument noire ; et une nouvelle poussée érysipélateuse se montrait sur un point du tégument externe, sans rapport nécessaire de contiguïté ou même de voisinage avec la poussée qui l'avait précédée, quelquefois même dans une région très éloignée.

Fidèle à ses habitudes de santé, la malade était restée claquemurée dans une alcôve étouffée, dans une chambre qu'on ne ventilait pas par crainte des refroidissements ; elle n'osait même pas changer de vêtements et de draps. Pour relever ses forces, qui déclinaient chaque jour, elle faisait toute espèce d'essais alimentaires qui n'étaient pas tolérés. Cependant sa faiblesse augmentait à un tel point que son entourage avait conçu les plus vives inquiétudes; et, en effet, le danger paraissait menaçant.

Ce fut dans ces circonstances, deux mois après le début des accidents, que je fus appelé auprès de cette malade à laquelle j'avais donné pendant vingt ans des soins habituels. Je fus effrayé du changement qui s'était accompli en elle: de sa maigreur, de son abattement, du désordre de toutes ses fonctions.

Je fis immédiatement analyser ses urines dans lesquelles on trouva une quantité énorme d'albumine (30 grammes par litre), beaucoup d'hémoglobules et quelques tubuli.

Je me posai alors la question des rapports qui pouvaient exister entre l'affection érysipélateuse et la lésion rénale : les hématuries passagères qui s'étaient montrées dans le courant de l'été devaient faire présumer que cette lésion avait précédé les accidents actuels. Mais il n'y avait jamais eu d'œdème périphérique, ni aucune douleur ressemblant à des coliques néphrétiques ; c'était depuis l'apparition de l'érysipèle que le caractère hématique des urines s'était manifesté d'une manière continue : car, même quand elles présentaient une coloration à peu près normale, le microscope y constatait la présence d'hémoglobules; et l'acide azotique y caillebotait une quantité considérable d'albumine.

Ces urines n'étaient pas fétides, comme elles sont souvent dans les dégénérescences malignes des reins; et, cependant, cette hypothèse pouvait paraître moins invraisemblable que celle d'un calcul qui aurait séjourné dans un des bassinets, sans douleur, sans pyélite.

D'une autre part, cet érysipèle, développé après une opération, avait toutes les apparences d'une affection septicémique : c'est-à-dire qu'il semblait manifester un état infectieux, dont le traumatisme est le coeffcient habituel. Cette infection septicémique se montre sous différentes formes qui répondent peut-être à des agents infectieux multiples, bien qu'ils se développent sur un même terrain : sur le terrain des traumatismes; à moins qu'il ne faille imputer ces variétés de forme aux modalités constitutionnelles préexistantes.

Par un mode d'évolution qu'on retrouve dans la fièvre récurrente, le principe infectieux, quel qu'il fût, semblait au bout de six à huit jours épuiser son action : l'érysipèle s'éteignait; les symptômes généraux subissaient un apaisement notable ; puis, comme si ce principe infectieux se régénérait de nouveau à mesure que la fièvre diminuait, une recrudescence des troubles généraux précédait l'apparition d'une nouvelle poussée érysipélateuse, destinée à parcourir les mêmes phases. En même temps, comme si le rein était appelé à une élimination plus active d'un principe irritant, les urines se chargeaient d'une quantité considérable de sang et contenaient par conséquent beaucoup plus d'albumine.

Quelle que fût la lésion rénale accusée par l'albuminurie, elle avait évidemment une sérieuse importance : il était indiqué de chercher à modérer l'état congestif du rein, ou au moins d'éviter tout ce qui pouvait l'augmenter. La diète lactée se présentait comme remplissant cette dernière condition : Mme de N... l'avait jusque-là repoussée ; je l'imposai en ajoutant au lait, suivant le goût de la malade, soit de l'eau de laurier cerise, de l'eau de fleurs d'oranger, soit de la teinture de vanille, de la teinture de badiane, ou en le coupant avec une petite quantité d'eau alcaline ; ou en le mêlant à une eau gazeuse, comme l'eau de Saint-Galmier. J'arrivais ainsi à en faire prendre à la malade plus de deux litres par jour. Elle le vomissait de temps en temps, mais moins qu'elle ne vomissait les autres aliments ; et, d'ailleurs ces vomissements, souvent mêlés de bile, correspondaient ordinairement à de nouvelles poussées érysipélateuses.

La liberté du ventre était entretenue par des lavements ; et, quand la constipation coïncidait avec un état saburral de la langue et des signes d'embarras gastrique, je prescrivais de temps en temps un peu de magnésie ou des capsules d'huile de ricin.

L'hygiène de la malade devait être avant tout réformée. Dans sa psychrophobie, elle n'avait pas osé depuis six semaines ni renouveler l'air de sa chambre, ni changer de vêtements et de draps. Elle portait depuis ce temps sur elle un gilet de flanelle, tout imprégné des sécrétions et des exfoliations de la peau, et qui pouvait être un foyer de miasmes érysipélateux; outre l'irritation que le tissu de laine devait exercer sur le tégument malade. Je la fis transporter d'autorité, pendant plusieurs heures chaque jour, dans une chambre voisine ; j'ordonnai qu'on changeât tous les deux jours ses draps et tous les jours son linge de corps, en empêchant le contact immédiat du gilet de flanelle avec la peau, à l'aide d'une doublure de batiste. On ouvrait largement les fenêtres de la chambre qu'elle avait quittée; et comme l'air de la rue qu'elle habitait était loin d'offrir la pureté désirable, quand les fenêtres étaient refermées, quand l'atmosphère était suffisamment réchauffée et quand la malade était replacée dans son lit, je faisais répandre dans son alcôve plusieurs litres d'oxygène ; et, plusieurs fois par jour, je faisais faire dans sa chambre des fumigations de vapeurs de benjoin de Siam.

En même temps, comme antiseptique et modérateur de la fièvre, je fis prendre à la malade pendant une quinzaine de jours, 50 à 75 centigrammes de sulfate de quiniue; mais, au bout de ce temps, apercevant des signes de fatigue de l'estomac, et la fièvre n'ayant subi que des modifications insignifiantes, je renonçai à cette médication ; et je fis faire, cinq à six fois par jour, des inhalations directes d'oxygène.

Après un mois de ce traitement, malgré la persistance des poussées érysipélateuses, il y avait une véritable transformation dans l'état de la malade : le teint était meilleur, moins terreux, moins décoloré ; le sommeil était plus calme et plus profond; la langue était plus humide et plus nette, l'état moral était très relevé et la malade se sentait plus de force.

Je lui avais fait prendre, quand le pouls était trop déprimé, quelques lavements avec du vin de Madère; et on avait, dans les mêmes circonstances, ajouté une petite cuillerée à café de rhum dans son lait deux à quatre fois dans les vingt-quatre heures, en surveillant attentivement l'effet des excitants sur le rein. Je ne faisais d'ailleurs de ce moyen qu'un usage exceptionnel, dans l'intervalle des crises hématuriques qui marquaient le début de chaque nouvelle poussée érysipélateuse.

La quantité d'albumine avait beaucoup diminué : elle était tombée, de plus de 30 grammes par litre, à 12 et plus tard à 6 grammes.

De plus les poussées érysipélateuses étaient devenues intermittentes: il y avait entre les crises un intervalle de plusieurs jours. La malade jouissait de cette amélioration et même en abusait; car elle avait enfreint les prescriptions de calme et de silence que je lui avais faites dès les premiers jours de mon intervention: elle recevait et causait toute la journée.

Survinrent plusieurs poussées érysipélateuses qui se localisèrent sur la tête et se terminèrent par résolution. Mais alors s'accentuèrent des troubles psychiques que j'avais remarqués depuis mon arrivée auprès d'elle. J'avais constaté des lacunes dans sa mémoire, surtout par rapport aux premiers accidents de la maladie, dont elle avait conservé un souvenir confus; mais cette amnésie devint plus prononcée: elle ne se rappelait pas le lendemain ce qui était arrivé la veille. Elle eut même quelques divagations nocturnes; puis tout à coup, avec un de ces retours de la fièvre et des vomissements qui précédaient, d'ordinaire, les poussées érysipélateuses, elle fut prise d'un délire violent, véritable accès de manie aiguë, vociferant, chantant des phrases décousues et qui souvent exprimaient des terreurs religieuses. Elle se découvrait sans cesse, voulait parfois se lever ou frappait ceux qui l'entouraient : elle qui était habituellement pudique jusqu'au scrupule, timide et douce jusqu'à la faiblesse. Chose bizarre, elle faisait un fréquent usage de la langue anglaise, qu'elle avait un peu apprise dans sa jeunesse et dont elle ne s'était ni servie ni occupée depuis bien des années.

Ses yeux étaient brillants et injectés; les nuits étaient sans sommeil. Elle refusait tous les aliments; et les vomissements d'ailleurs ne lui permettaient pas de les tolérer. Les urines étaient redevenues hématiques et foncées; le pouls avait une grande fréquence. Je ne doutais pas que la poussée érysipélateuse ne se fût faite sur les méninges. Je fis appliquer sur les extrémités des cataplasmes sinapisés au tiers par incorporation, qu'on laissait une heure en place. Je fis alterner des lavements laxatifs avec d'autres lavements additionnés de valériane et de musc; les inhalations d'oxygène furent suspendues, et les fumigations de benjoin très diminuées. Pour éviter toute excitation extérieure, le silence, l'isolement, l'obscurité furent rigoureusement maintenus.

Au bout de sept jours, durée habituelle des poussées érysipélateues antérieures, la conscience et la raison se réveillèrent par intervalles; elles revinrent plus complètement le huitième jour. La malade reprit l'usage du lait; mais le dégoût qu'elle éprouvait me força d'y ajouter des laits de poule et un peu de bouillon. L'estomac se calma; les nausées et les vomituritions cessèrent; on put lui faire accepter des potages au lait; elle buvait de l'eau d'Evian, pour être assuré d'avoir de l'eau pure.

Quelques temps après cette crise méningitique, survint une crise gastro-intestinale avec une vive sensibilité du ventre et un peu de diarrhée; mais elle fut de courte durée.

Jusqu'au milieu de juin, elle eut encore deux crises érysipélateuses extérieures; elles furent les dernières: la malade se rétablissait à vue d'œil. On put la lever et la rouler dans un fauteuil pour lui faire prendre quelque peu d'exercice. L'albumine n'était plus dans l'urine qu'en toute petite quantité ; et les hématuries avaient disparu. Les facultés psychiques reprirent graduellement leur modalité habituelle. La mémoire revint plus lentement que les autres facultés.

La malade partit pour la campagne. A son retour je la trouvai très engraissée et présentant des apparences de santé que je ne lui avais jamais connues. Elle avait suivi fidèlement l'hygiène que je lui avais tracée; elle avait fait de l'exercice et s'était déshabituée de cet excès de couvertures et d'enveloppes dans lesquelles elle restait habituellement emmaillotée. Je constatai chez elle une amélioration que j'avais déjà plus d'une fois observée chez les hypochondriaques affectés *de psychrophobie* quand on parvient à leur faire abandonner leurs habitudes de vie sédentaire, dans une atmosphère confinée, souvent surchauffée et sous une surcharge de vêtements trop épais qui les entretiennent dans un état de moiteur continue et gênent le renouvellement de la couche d'air qui les enveloppe.

Malgré cette immense amélioration, les urines renfermaient toujours un peu d'albumine et quelquefois des hémoglobules, surtout quand elle s'était fatiguée ou avait fait une course prolongée en voiture; mais les tubuli qu'on avait à certains moments constatés dans l'urine ne s'y retrouvaient plus.

Les douleurs rénales, qu'elle accusait quelquefois, ne paraissaient être qu'une localisation passagère de ces douleurs erratiques si fréquentes chez un grand nombre d'arthritiques et dont ils sont même rarement absolument exempts. La miction était abondante et facile ; les urines ne renfermaient pas de mucus. Si la marche de la maladie et les caractères de l'urine repoussaient l'idée d'une néphrite épithéliale, et à plus forte raison d'un néoplasme de mauvaise nature, l'existence d'un calcul rénal ne paraissait pas plus vraisemblable.

Il y avait dans les reins, quelle qu'en fût la cause, un stimulus congestif qui se manisfestait habituellement par une albuminurie très peu abondante et quelquefois par de l'hématurie. Rarement l'urine était complètement exempte d'albumine; mais cette albuminurie, coïncidant avec un retour aussi complet de la santé et des forces, avait cessé de m'inquiéter et, jusqu'à ce jour, le rétablissement qui date à peu près d'une année ne s'est pas démenti (1).

(1) Cette observation a été publiée dans la *France médicale*. Dix mois se sont écoulés depuis qu'elle a été rédigée. L'état satisfaisant de madame de N... ne s'est pas démenti ; et l'albumine ne se montre plus dans l'urine qu'à de rares intervalles et en quantité très minime.

XXI

CONSIDÉRATIONS SUR LES ENDERMOSES

OU AFFECTIONS HERPÉTIQUES INTERNES

Extrait de la *France médicale*, 1877 et 1884.

CHAPITRE PREMIER

CONSIDÉRATIONS GÉNÉRALES

Le tégument interne, aussi bien que le tégument externe, peut devenir le siège de manifestations morbides, qui tantôt traduisent des dispositions constitutionnelles, tantôt succèdent à l'introduction dans l'organisme de principes infectieux, quelquefois sont imputables à des irritations locales.

Toutes les fois que le tégument externe est le siège d'un travail congestif ou de toute autre anomalie nutritive, on étudie ces altérations de la peau dans leur forme, dans leurs caractères anatomiques et dans l'ensemble de leurs modalités objectives, pour les classer et déterminer la place qu'elles doivent occuper dans la grande famille des dermatoses.

Le plus grand nombre des affections congestives du tégument interne, au contraire, qui souvent, il est vrai, ne se manifestent que par les troubles fonctionnels qu'elles produisent, sont désignées sous le titre banal d'*inflammation* superposé au nom de l'organe en souffrance : quelquefois même sans que la nature phlegmasique du travail morbide soit bien démontrée. D'autres fois, prenant exclusivement pour caractère déterminatif la douleur ou l'anomalie fonctionnelle qui accompagnent l'affection du tégument muqueux, on se contente de lui donner l'étiquette de *névralgie* ou de *névrose*.

Sans doute il est impossible de déterminer directement, dans le plus grand nombre des cas, les caractères objectifs de la lésion connexe aux troubles fonctionnels observés; mais certaines régions du tégument interne sont accessibles à nos regards : nous pouvons y observer les caractères et l'évolution des processus morbides; on peut y voir s'y propager ou s'y répéter les diverses affections du tégument externe, modifiées par les différences de structure qui distinguent les deux téguments.

La vascularité plus grande du derme muqueux, la minceur de l'épithélium qui laisse transparaître les vaisseaux sous-jacents, augmentent le relief des phénomènes congestifs, les font apparaître sous une forme plus accentuée; et cette circonstance a pu contribuer à faire considérer la congestion comme l'élément essentiel et caractéristique de la maladie, celui qui doit en déterminer l'étiquette nosologique; tandis qu'elle n'est qu'un mode, qu'une forme souvent secondaire, qui n'implique rien sur la nature intime et sur la cause déterminante du processus morbide.

Dans les régions muqueuses inaccessibles à nos regards, si les troubles fonctionnels des organes qu'elles tapissent alternent avec des affections cutanées, ce sera une forte présomption qu'ils dépendent de la condition pathogénétique qui produit ces dermatoses; s'ils coïncident avec elles ou, s'ils leur succèdent, on pourra encore soupçonner entre ces deux faits morbides une affinité de nature et d'origine; et on devra tenir compte de ce soupçon dans la détermination des indications thérapeutiques.

La marche des maladies internes, leur mode d'apparition, les circonstances au milieu desquelles elles se développent peuvent contribuer à en éclairer l'origine.

Il y a des affections cutanées à marche aiguë, à forme franchement congestive comme l'érysipèle : un certain nombre d'affections internes, dites inflammatoires, paraissent relever du même processus. On connaît les affinités de l'angine et de l'érysipèle; j'ai cité une observation d'angine catarrhale aboutissant à une gastrite aiguë et dont l'invasion avait été précédée d'une sensation de brûlure douloureuse le long de l'œsophage. Au bout d'une semaine, le pharynx fut de nouveau envahi passagèrement, puis le nez, et un érysipèle éclata sur la face.

Quelques dermatoses reviennent périodiquement dans certaines saisons.

Je crois avoir prouvé que l'asthme de foin était lié à la présence d'un enanthème arthritique sur la muqueuse respiratoire, enanthème succédant souvent à des éruptions cutanées; il est quelquefois même précédé d'une affection cutanée dont on peut suivre la marche envahissante sur les téguments de la face jusqu'à la muqueuse nasale; alors fait explosion le coryza spasmodique, prélude habituel de l'asthme. Tout me porte à croire que l'asthme ordinaire est le plus souvent, *au moins*, compliqué d'enanthème : il est habituellement accompagné d'une rougeur vive, d'une turgescence du pharynx, du gosier et de toute la partie de la muqueuse respiratoire accessible à la vue.

Un grand nombre d'affections opiniâtres des membranes muqueuses ont leurs similaires dans les dartres rebelles du tégument externe; souvent elles coïncident avec celles-ci ou les remplacent.

Enfin, il y a des accidents passagers, fugaces même quelquefois; qui reviennent par intervalles et rappellent par leur marche certains exanthèmes qui affectent les mêmes allures. Certains prurits vulvaires, périodiquement nocturnes, sont des urticaires muqueuses. L'urticaire peut se porter sur le tégument d'organes plus profondément placés. Dans l'urticaire qui succède à l'ingestion des moules ou des fraises, nul doute que les vomissements, les coliques et le flux diarrhéique qui compliquent assez souvent l'éruption cutanée, ne soient dus à une urticaire interne : aussi loin que l'œil peut plonger dans la cavité buccale, il aperçoit des plaques d'un rouge ardent qui font relief sur la teinte générale congestive de la muqueuse digestive.

Au lieu d'apparaître comme une dépendance de l'exanthème cutané, l'urticaire ne peut-elle pas se localiser d'emblée et exclusivement sur le tégument interne? Je suis porté à le croire et à lui attribuer certaines affections passagères des organes tapissés par des membranes muqueuses.

Je donne des soins à une jeune dame névropathe, migraineuse, de race arthritique, sujette à des crises de cardialgie qui la prennent ordinairement la nuit avec une anxiété extrême : tympanite, nausées, hoquets, vomissements. Soigneusement examiné, jamais le foie n'a paru en cause dans les douleurs qui se font sentir dans les régions épigastrique et ombilicale. Quand la douleur s'apaise, une éruption d'urticaire apparaît sur la peau et se dissipe au bout de quelques heures.

N'est-il pas bien vraisemblable qu'une fluxion semblable à celle qui s'est produite sur la peau s'était auparavant localisée sur les organes digestifs. Au même titre, il est rationnel d'admettre, ainsi que je l'ai développé ailleurs, que les prétendus prodromes de la rougeole : la bronchite, le coryza, sont la manifestation d'une éruption interne, déjà très contagieuse. Cette éruption, après avoir envahi la peau, se portera très souvent sur l'estomac avec production de vomissements, ce qui arrive ordinairement le second jour de l'exanthème cutané ; et, plus tard, dans beaucoup de cas, elle irradiera sur l'intestin où elle se manifestera par de la diarrhée. Ce ne sont pas de simples hypothèses : on peut constater l'existence de taches morbilleuses sur le pharynx pendant la période prodromique. Ne témoignent-elles pas suffisamment de la nature du processus qui a envahi les parties plus profondes de l'arbre respiratoire ; et cette présomption est d'ailleurs confirmée par la contagiosité de la maladie pendant cette période.

Je suis convaincu que plus l'attention des observateurs se portera sur cette question, plus s'aggrandira le champ des endermoses ou affections du tégument interne aux dépens des phlegmasies muqueuses.

Les anciens médecins admettaient les dartres internes. Parmi les modernes, Chomel insistait sur le rôle que joue l'herpétisme dans un grand nombre de maladies internes : il en admettait l'intervention dans un certain nombre d'affections utérines et dans l'angine glanduleuse qu'il avait le premier décrite.

En étudiant cette dernière affection, en 1855, j'ai insisté sur les connexions qu'elle avait avec les affections herpétiques et j'ai cherché à classer celles-ci d'après leurs origines diathésiques, travail qui a été peu de temps après si magistralement accompli par M. Bazin.

Comme les affections de la peau, celles du tégument interne, envisagées au point de vue de leurs caractères extérieurs, peuvent se présenter sous la forme de congestions à marche aiguë, continues ou disséminées : comme les érysipèles, les érythèmes, tous les pseudo-exanthèmes qui semblent naître de l'introduction dans l'organisme d'un principe toxique ou infectieux. Ce principe ne fait ordinairement que traverser l'économie et ne paraît pas avoir, du moins, cette énergique tendance à s'y multiplier et à y pulluler, qu'on observe dans les germes contagieux des maladies vraiment exanthématiques.

Outre ces endermoses qu'on peut appeler accidentelles, quoique le terrain individuel sur lequel elles se développent exerce une incontestable influence sur leur évolution, il en est qui sont vraiment constitutionnelles, parce qu'elles manifestent une disposition morbide inhérente à la constitution, et le plus souvent innée : elles correspondent aux arthritides, scrofulides et herpétides de M. Bazin ; si ces dernières, toutefois, comme je le crois, ne sont pas une dérivation de l'arthritisme.

Non seulement l'arthritisme est héréditaire; mais ses formes et ses manifestations tendent aussi à se transmettre par hérédité et à faire souche. On voit des lignées de calculeux, d'asthmatiques, d'apoplectiques, d'eczémateux, qui naissent de la racine goutteuse; et au milieu de ces lignées la goutte réapparaît parfois sous sa forme primitive et originelle: comme ces espèces végétales dont la culture fait sortir des variétés qui se propagent par leurs graines; et celles-ci, après avoir traversé une longue série de générations, pourront, dans certaines conditions de terrain et de climat, reproduire la forme primitive de l'espèce. Mes observations me portent à croire qu'il en est ainsi des manifestations herpétiques: ce sont des formes ou des métis de l'arthritisme qui ont fait souche et qui sont *Darwinés*, si je puis m'exprimer ainsi.

L'angine glanduleuse nous permet de voir, dans un champ restreint, les différences d'aspect qu'offrent sur les membranes muqueuses les arthritides et les scrofulides: je veux dire, du moins, les lésions tégumentaires dans lesquelles domine l'élément arthritique ou l'élément scrofuleux; car, contrairement à l'opinion de Bazin, je crois que les formes diathésiques pures sont rares; je pense au contraire, avec Pidoux, que les formes mixtes ou métis sont très commmunes.

Les éruptions syphilitiques servent de trait d'union entre les dermatoses accidentelles et les dermatoses constitutionnelles : elles tiennent des premières par leur origine, et se rapprochent des secondes par la modification profonde, durable et héréditaire, que la syphilis imprime à tout l'organisme.

Comme les autres dermatoses, elles se répètent sur les deux téguments, et on peut en observer les caractères sur les muqueuses buccales, gutturales, vulvaires, utérines, rectales.

Ainsi, l'observation clinique nous montre les connexions d'un certain nombre d'affections des membranes muqueuses avec l'arthritisme ou avec la scrofule; l'induction nous porte à admettre une analogie entre ces affections et les manifestations des mêmes diathèses sur le tégument externe. Mais notre esprit voudrait connaître le lien de cette connexion, la condition morbide qui intervient entre la diathèse et la lésion tégumentaire. Jusqu'ici cette condition nous échappe : on s'est demandé si l'acide urique, dont la production semble si intimement liée à la diathèse goutteuse, et qui, d'après les recherches du Dr Garrod, déposé dans les articulations, serait la cause immédiate de l'arthrite chez les goutteux, ne jouerait pas un rôle analogue dans d'autres manifestations de l'arthritisme?

Il y a longtemps, guidé par cette hypothèse, j'ai recherché l'acide urique dans le pus des furoncles, mais je n'ai pu l'y découvrir.

Quelques années après, le Dr Gigot-Suard a injecté de l'acide urique dans les veines de plusieurs animaux; et il a vu des éruptions cutanées succéder à l'introduction de cet acide dans le sang. Cet intéressant sujet appelle de nouvelles expériences.

D'ailleurs, si l'acide urique, en excès dans le sang, pouvait, comme d'autres substances étrangères ou toxiques, provoquer des éruptions tégumentaires, nous sommes autorisés à penser que le trouble de l'action nerveuse doit jouer un rôle important dans la production et la localisation de ces éruptions: l'influence de certaines névrites traumatiques sur la production de l'herpès témoigne en faveur de cette opinion.

Comme on le voit, le lien qui unit la diathèse goutteuse à certaines lésions cutanées ressort de l'observation clinique; mais il reste jusqu'ici indéterminé.

CHAPITRE II

URTICAIRE INTERNE

Parmi les endermoses, ou affections du tégument interne, et parmi celles surtout qui répètent sur ce tégument des lésions analogues à celles qui les caractérisent sur la peau, j'ai cité l'urticaire. J'ai dit que, dans des cas où ce pseudo-exanthème était accompagné de vomissements, de coliques et de diarrhée, on constatait sur la voûte du palais, sur l'isthme du gosier, sur le pharynx, des plaques d'urticaire évidentes, incontestables, accompagnées d'une sensation d'ardeur et de démangeaisons dans la gorge. Il était, par conséquent, plus que probable que cette éruption se prolongeait dans toute l'étendue du tube digestif et provoquait les troubles fonctionnels dont cet appareil organique était le siège.

J'ai rapporté l'observation d'une dame sujette à des crises de cardialgie très violente avec tympanite stomacale, éructations, flatulence, quelquefois vomissements, crises qui finissaient constamment par une éruption d'urticaire sur le ventre. J'aurais pu ajouter, et cette dame me le rappelait encore ces jours-ci, que les crises de gastralgie se terminaient habituellement et étaient quelquefois remplacées par des douleurs intestinales qui se faisaient surtout sentir au niveau de la région ombilicale et étaient souvent accompagnées de diarrhée. Cette dame névropathe, hypocondriaque, a très fréquemment de l'urticaire cutanée. Depuis lors, j'ai vu, bien des fois, la même alternance d'urticaire cutanée et d'affections du tégument interne se manifester chez d'autres malades.

Les observations suivantes nous fourniront d'autres exemples des métastases viscérales de l'urticaire.

M. B..., âgé de vingt-huit ans, est né d'une mère à la fois lymphathique et arthritique qui a souffert d'arthrites goutteuses et qui a été atteinte, à plusieurs reprises, de bronchites opiniâtres avec soupçon d'induration au sommet d'un des poumons.

Son grand-père et son oncle sont goutteux au premier chef.

Pendant son enfance il a été sujet à des migraines, qui revenaient deux fois par semaine, et dont il a été guéri après une cure de bains de mer. Dans l'adolescence, il fut atteint d'une arthrite fongueuse du genou gauche, qui suppura et se termina par ankylose après plusieurs années de traitement.

Pendant la convalescence de cette affection, il eut une hémoptysie très abondante; et on observa alors des signes de congestion et d'induration au sommet du poumon gauche. Une nouvelle hémoptysie est survenue, il y a trois ans.

Quelques mois après, je trouvais encore dans cette région des craquements secs. Aujourd'hui on n'y constate que de l'obscurité du son avec élévation de la tonalité et diminution de la transsonnance; la respiration y est rude, un peu râpeuse et légèrement saccadée.

Depuis l'âge de huit ans, M. B... est sujet à des éruptions d'urticaire dont la première atteinte dura huit jours. Pendant ce laps de temps, plusieurs fois l'exanthème cutané disparut et fit place à des coliques violentes, atroces, qui n'étaient pas accompagnées de diarrhée ; elles duraient quelques heures et cessaient en même temps que l'urticaire reparaissait sur la peau.

Depuis lors cette éruption est revenue dix ou douze fois; la durée habituelle en a été de trois jours ; un mouvement fébrile en a marqué souvent le début; plusieurs fois elle a eu pour cause occasionnelle l'ingestion des moules auxquelles M. B... a dû absolument renoncer.

Le 15 juin 1877, il fut pris tout à coup de vertiges: tout lui paraissait tourner autour de lui, selon son expression ; en même temps il ressentit dans la tête des douleurs violentes qui avaient pour siège principal le fond des orbites. Ces douleurs étaient intolérables : le plus léger bruit était insupportable ; les yeux étaient saillants et hagards. Bientôt survinrent, avec une sensation de chaleur et de douleur dans l'estomac, des nausées et des vomissements répétés, incoercibles : tout ce qui était ingéré, fut-ce une goutte de liquide, était aussitôt rejeté. Les angoisses causées par ces accidents furent telles que le malade eut quinze syncopes pendant une nuit.

Tous ces symptômes persistèrent sans relâche pendant douze ou quinze heures, jusqu'au moment où parut sur le tégument externe une urticaire, accompagnée d'un violent prurit. Le médecin qu'on avait fait appeler avait cru à une méningite; et il avait prescrit des révulsifs cutanés, qui contribuèrent probablement à appeler à l'extérieur la fluxion congestive.

Cette urticaire dura trois ou quatre jours; plus intense pendant la journée, elle s'apaisait un peu la nuit. Elle disparut tout à coup, une fois, pendant quelques heures ; et, en même temps, le malade fut pris de douleurs très vives dans la région de la vessie avec dysurie, micturition : un bain fit cesser ces troubles vésicaux ; l'urticaire reparut.

Pendant la durée de cette éruption, le malade sentit dans la gorge une titillation incommode, qui revenait surtout la nuit, et provoquait une toux quinteuse, très fatigante. Cette toux persista pendant quatre mois. Les médecins qui furent consultés l'attribuèrent à une pharyngite glanduleuse, dont ils constatèrent l'existence; elle disparut spontanément après avoir résisté à plusieurs médications.

Au printemps de 1879, une éruption de zona se montra sur le côté gauche du thorax et sur le bras correspondant.

Au mois de mars 1878, ce jeune homme contracta une blennorrhagie ; il fut soumis à l'usage du copahu ; après quelques jours de ce traitement, il éprouva une nouvelle atteinte de cette céphalalgie orbitaire, qu'il avait ressentie vingt mois auparavant, moins violente, cependant, et sans complication de vomissements. Cette céphalalgie fut accompagnée de fièvre avec une sensation de froid périphérique.

Après ces symptômes, la peau se couvrit d'une éruption prurigineuse dont la teinte rappelait celle de la rougeole mais qui était évidemment de l'urticaire. Elle était composée de taches saillantes dont les unes avaient le volume d'un grain de millet, et dont d'autres, plus larges, s'étendaient en plaques du diamètre d'une pièce de 20 à 50 centimes : mobiles, elles se montraient sur certaines parties des membres qu'elles abandonnaient pour en envahir d'autres.

Sur la face et sur le crâne, elles furent plus persistantes; tandis que dans les attaques antérieures d'urticaire ces régions avaient été rarement atteintes.

En même temps le malade ressentit cette titillation et cette sécheresse de la gorge qui avaient déjà, dans la crise précédente, provoqué une toux opiniâtre.

La voûte palatine, le voile du palais, le pharynx étaient couverts de plaques d'un rouge vif, rappelant exactement par leur coloration et par leur configuration l'éruption cutanée.

L'appétit était languissant, le pouls accéléré. Je prescrivis un léger purgatif composé avec 8 grammes de magnésie anglaise mêlée à 30 grammes de sirop de gomme; ce mélange devait être étendu dans une tasse de thé chaud.

Je conseillai, en outre, un gargarisme ainsi formulé :

Décocté de pavots..................	300	grammes.
Sirop de Tolu.....................	30	—
Eau de laurier-cerise..............	20	—
Teinture de benjoin................	2	—
Chlorate de potasse................	6	—

Je fis cesser le copahu que je soupçonnais d'avoir pu jouer le rôle de cause occasionnelle dans le développement de cette urticaire; et je le remplaçai par des capsules d'essence de santal.

Le lendemain je revis le malade ; l'urticaire avait à peu près disparu; il en restait à peine, comme vestige, sur les mains et sur les jambes, quelques taches pâles et affaissées; le prurit avait complètement cessé; la toux avait beaucoup diminué; il n'y avait plus de fièvre depuis la veille. Sur le pharynx, sur la voûte du palais on apercevait quelques taches qui s'effaçaient; mais la membrane muqueuse était hérissée de granulations glanduleuses. La titillation de la gorge s'était apaisée; la toux avait beaucoup diminué, sans disparaître complètement; et on pouvait l'imputer à cette angine glanduleuse qui existait déjà et avait été constatée par des médecins, vingt-deux mois auparavant. Cette affection, exaspérée par l'urticaire, avait, très probablement alors, été la cause de cette toux opiniâtre qui a persisté pendant quatre mois. La suspension de l'usage du copahu avait été suivie d'une recrudescence de l'écoulement urétral : je conseillai de le reprendre quitte à le remplacer par des injections astringentes, si l'éruption ortiée récidivait sous l'influence de ce médicament. Je revis ce jeune homme quelques jours après et, malgré cette médication, aucune trace d'urticaire n'avait reparu.

Ce malade me raconta qu'il était depuis très longtemps, et sans être enrhumé, sujet à des crises de toux qui le prenaient tout à coup, accompagnées d'une titillation insupportable de la gorge, et qui, après avoir duré quelques heures, disparaissaient pour se reproduire au bout de quelques semaines ou de quelques mois; et il comparait la sensation, qu'il éprouvait alors à celle qu'il avait ressentie ces jours-ci, lorsque je constatais dans la gorge des traces d'urticaire.

Ainsi chez ce malade les diathèses scrofuleuses et arthritiques, transmises par sa mère, ont imprimé leur cachet sur sa constitution. La première a paru dominer pendant l'enfance : de fréquentes adénites cervicales, l'arthrite fongueuse, les bronchites chroniques, peuvent lui être imputées. L'arthritisme, cependant, a pu être le coefficient de cette dernière affection et appeler sur les articulations la fluxion congestive, qui a pris, en évoluant, la note de la scrofule. Peut-être aussi a-t-il contribué à donner une tendance hémoptoïgène aux productions phymateuses, dont il avait été permis de reconnaître l'existence derrière les troubles des fonctions respiratoires. Les congestions rapides, intenses, en effet, appartiennent plus à l'arthritisme qu'à la scrofule.

A partir de l'adolescence, c'est l'arthritisme qui domine et occupe la scène : l'urticaire en est une des manifestations; le zona doit également lui être imputé.

Ces considérations sur les diathèses paraîtront, à quelques personnes, oiseuses et surannées. Les admirables découvertes de la science moderne ont fait considérer par beaucoup de médecins, comme des hypothèses inutiles les principes diathésiques, dont la cause intime échappe au contrôle de l'observation directe : comme si en physiologie, et même en physique, nous n'étions pas souvent obligés de nous restreindre à l'étude des actions sans pouvoir atteindre la cause, ni même, souvent, les conditions immédiates des phénomènes.

Il n'y a pas longtemps que nous commençons à entrevoir, sans le tenir encore pour toutes, le principe des maladies virulentes, dont la contagion nous affirme l'existence. La transmission héréditaire ne nous permet guère de mettre en doute l'existence de modalités organiques qui répondent aux diathèses ; et si nous ignorons la nature de ces modalités, il ne nous est pas permis de fixer des limites aux conquêtes de la science sur ce sujet et d'affirmer qu'on n'arrivera pas un jour à les déterminer.

Quoi qu'il en soit et pour me renfermer dans les bornes du sujet qui est l'objet immédiat de cette étude, voilà une affection congestive du tégument externe, accompagnée et souvent, au moins, précédée de troubles de la sensibilité : le prurit. Elle alterne avec des troubles viscéraux également accompagnés de troubles de la sensibilité : la douleur, ou le chatouillement : ainsi cette toux qui a persisté pendant quatre mois était provoquée par une sensation de titillation dans l'arrière-gorge.

L'affection interne et l'affection de la peau peuvent coexister, comme cela a eu lieu dans la dernière atteinte : la toux a compliqué une urticaire étendue à la plus grande partie de la périphérie cutanée ; et là je n'ai pu avoir aucun doute sur la nature du processus qui avait envahi les organes respiratoires ; car le pharynx et la voûte palatine montraient aux yeux de nombreuses plaques d'urticaire.

Est-il probable qu'il en soit autrement dans les organes placés au delà de la portée de nos regards? Quand on voit à plusieurs reprises l'affection viscérale précéder ou remplacer l'affection de la peau : paraître quand celle-ci disparaît et s'apaiser au moment où la congestion tégumentaire se manifeste de nouveau ; n'est-on pas autorisé à admettre que la même incitation morbigène préside à ces diverses manifestations ; et comme nous la voyons se porter d'une région du tégument externe à une autre région du même tégument, ne peut-elle pas se transporter de celui-ci au tégument interne des intestins, de l'estomac ou de la vessie? Pour expliquer la céphalalgie violente observée chez ce jeune homme, doit-on admettre que la fluxion ortiée s'était portée sur les enveloppes du cerveau? On ne peut pas dire que ce soit impossible : ce sont les nerfs et les nerfs seuls qui peuvent être les véhicules d'une action morbide aussi mobile, aussi rapide, aussi disséminée et variable dans ses localisations. Partout où il y a des nerfs la congestion urticoïde pourra donc y être transportée; mais il se peut aussi que la céphalée ait été symptomatique de l'urticaire gastrique, et que l'incitation morbide ait été de l'estomac à la tête, au lieu de suivre une direction inverse.

J'ai cité dans le précédent article un cas où la localisation morbide commençait par l'estomac et finissait par la peau; on peut soupçonner que ce même processus puisse rester fixé sur les organes intérieurs, de même que, dans d'autres cas, il reste fixé sur le tégument externe, comme on l'observe dans certaines urticaires chroniques. Je suis porté à croire qu'un certain nombre de viscéralgies relèvent de cette forme morbide?

Ces jours-ci même, j'ai été appelé par la dame dont j'ai parlé précédemment, sujette à des crises de cardialgie qui se terminaient par une éruption d'urticaire; elle avait eu dernièrement une de ces crises, et depuis lors avait été tourmentée par de l'urticaire.

Depuis cette époque elle toussait, elle éprouvait dans la gorge et dans le nez un prurit très pénible. Sur le fond, habituellement pâle chez elle, des membranes muqueuses palatine, gutturale et pharyngienne, on voyait nettement de petites taches d'un rose vif qui ressemblaient à des plaques d'urticaire.

Quelle que soit, d'ailleurs, l'opinion qu'on adopte sur ces manifestations morbides et sur leurs rapports avec l'urticaire, on y trouve, comme dans cette dernière affection, des troubles d'innervation portant à la fois sur l'action motrice des vaisseaux et, habituellement, sur la sensibilité des membranes tégumentaires; on y trouve encore des phénomènes de congestions soudaines, disséminées, passagères, et dont le processus offre de grandes analogies avec celui des éruptions ortiées.

J'ai dit que des lésions d'innervation compliquaient les urticaires externes et internes; il est probable que l'anomalie nerveuse précède le trouble circulatoire qui s'exprime par l'éruption ortiée; l'étude des conditions pathogéniques et des caractères objectifs de l'exanthème paraît confirmer cette supposition.

Je connais une jeune fille de race arthritique, qui pour la première fois, il y a quatre ou cinq ans, ayant éprouvé une vive frayeur dans un accident de voiture, fut couverte d'urticaire. Depuis lors, les émotions de crainte ou de plaisir, les exercices énergiques comme la danse et l'équitation ramènent cette éruption. Dans ce cas l'intervention du système nerveux est bien évidente. C'est une émotion qui a provoqué la première attaque et des émotions ou des fatigues la font reparaître.

L'éruption prurigineuse qu'on désigne sous le nom d'urticaire peut se montrer sous différentes formes, qui ont été bien décrites par Pierre Franck.

L'éruption urticoïde, proprement dite, consiste en plaques arrondies ou ovalaires, saillantes, pâles et entourées d'une aréole d'un rouge vif, aux contours irréguliers. Il y a dans ces plaques une partie centrale où le sang n'arrive qu'en très petite proportion, tandis qu'il distend les vaisseaux voisins. Dans la partie centrale les capillaires doivent être contractés; ils sont dilatés à la périphérie.

Cette contraction des vaisseaux centraux se manifeste également sous l'influence de la piqûre de l'ortie ou du venin de la punaise; elle rappelle celle qui se produit, dans certaines circonstances, quand on promène l'ongle sur la face de la peau : nne raie blanche anémique marque quelquefois le trajet de l'ongle; et cette ligne est entourée de deux lignes rouges congestives, qui vont s'élargissant et finissent par se réunir.

On dirait que l'action vaso-motrice, en se concentrant dans une partie, s'épuise dans les parties voisines où les capillaires parésiés se laissent distendre par le sang.

Dans l'urticaire, au voisinage des plaques, l'action vaso-motrice est dans des conditions anomales; et, toutes les fois que le malade se gratte, de longues et larges traînées rougeâtres marquent habituellement le trajet des doigts.

Dans une autre forme très commune, qui pourrait n'être qu'une seconde phase de la première, mais qui m'a paru se montrer d'emblée dans quelques cas, ce sont des taches d'un rose vif, rappelant la couleur de la rougeole, irrégulières, déchiquetées à leurs bords, légèrement saillantes : d'autres arrondies papuliformes, de dimensions très inégales, tantôt ne dépassent pas le volume d'une grosse tête d'épingle et tantôt s'étendent en larges plaques.

Dans d'autres cas on dirait une éruption bulleuse : ce sont des soulèvements blancs, demi-transparents, quelquefois entourés d'un cercle rouge: P. Franck appelle cette forme la forme vésiculeuse; et il ajoute que les vésicules sont transparentes et vides. La vérité est qu'avec toute l'apparence d'un soulèvement épidermique par une petite collection séreuse il n'y a ni bulles ni vésicules. Peut-être y a-t-il une petite infiltration séreuse du derme ; peut-être y a-t-il aussi une contracture partielle des fibres contractiles de la peau, qui donnerait à certains points ce relief et cette convexité? Les piqûres de punaise présentent quelquefois également cet aspect.

Enfin, Franck admet une forme tuberculeuse constituée par des papules rouges, très saillantes, qui offrent dans quelques cas, à leur centre, un point noir ecchymotique.

Dans toutes ces formes et surtout dans les deux premières, on retrouve ces caractères communs d'apparition et de disparition soudaines, de mobilité, de prurit. Le froid quelquefois les augmente ou les provoque; d'autres fois il les fait disparaître: la chaleur, chez d'autres sujets produit les mêmes effets.

Il n'est pas impossible de concevoir cette diversité d'action : elle peut se manifester sous l'influence d'autres excitants, qui parfois provoqueront l'action contractile des vaisseaux, et la ramèneront à son type physiologique. Ces mêmes excitants pourront, dans d'autres circonstances, l'exagérer jusqu'à un épuisement rapide, ou encore produire, d'emblée, la stupeur et la parésie des vaso-moteurs. Cela dépendra et du mode et de l'intensité du stimulus et des conditions dans lesquelles se trouve l'innervation vasculaire au moment où ce stimulus agit sur elle: il y a en outre des effets de compensation, de réaction et de voisinage dont il faut tenir compte dans l'explication des phénomènes congestifs.

Les variations, qu'on observe dans l'action des agents physiques, peuvent se retrouver dans l'action des agents pathogénétiques: de même aussi, comme je le faisais remarquer, les lésions, qui succèdent aux piqûres de la punaise ou du cousin, ne se montrent pas toujours sous le même aspect.

De toutes les conditions qui favorisent le développement de l'urticaire, l'arthritisme me paraît être la plus importante et la plus commune. Je ne veux pas absolument prétendre qu'elle ne puisse pas se développer en dehors de la diathèse arthritique: mais, d'après mes observations, c'est sur ce terrain constitutionnel qu'elle évolue habituellement; et je n'excepte pas celle-là même qui paraît naître de causes accidentelles. Ainsi j'ai rencontré un assez grand nombre de sujets, chez lesquels l'ingestion des fraises provoquait une éruption d'urticaire, et chez plusieurs d'entre eux avec vomissements et diarrhée (urticaire interne): ces sujets étaient tous de race arthritique; j'en dirai autant de ceux que j'ai observés atteints d'urticaires après avoir mangé des moules.

Cela ne veut pas dire que ces substances ne puissent pas fournir à l'organisme quelque principe qui lui soit hostile; mais il ne lui est hostile que dans certaines conditions. Plusieurs personnes mangent en même temps du même plat de moules: toutes n'auront pas de l'urticaire; et il faut des conditions idiosyncrasiques bien spéciales pour que les fraises, le plus salubre des fruits, deviennent vénéneuses pour certains sujets. Je le répète: ces conditions inconnues, cette idiosyncrasie inexplicable m'ont paru se rencontrer habituellement dans les races arthritiques.

Bazin, tout en affirmant les rapports fréquents de l'urticaire avec l'arthritisme, avait admis une urticaire herpétique dont les caractères distinctifs ne me paraissent pas bien solidement établis.

C'est très probablement à l'urticaire, ou à un processus analogue, qu'il faut attribuer ces coryzas soudains, très passagers, accompagnés d'éternuements incoercibles, de prurit nasal et quelquefois d'un flux très abondant, d'autres fois d'enchifrènement, qu'on observe chez les arthritiques. On peut rapporter encore au même processus ces toux quinteuses, agaçantes, également fugaces, accompagnées d'une insupportable titillation de la gorge, comme celle qui tourmentait le jeune malade dont j'ai rapporté plus haut l'observation.

Je connais un goutteux sujet à des urticaires palmaires, qui a eu pour la première fois, durant l'été, il y a six ans, pendant quatre ou cinq nuits consécutives de ces crises de toux revenant périodiquement le soir avec un prurit intense de la gorge : elles disparaissaient le matin. Depuis lors, les mêmes accidents se sont répétés plusieurs fois, avec les mêmes caractères: toux incessante, nocturne, provoquée par une insupportable titillation du fond de la gorge. L'inspiration par les narines d'une poudre béchique apaise cette démangeaison et calme la toux, qui ne lui permettait pas un instant de repos (1).

(1) Dans sa première crise le hasard avait conduit ce malade à observer que l'application sur la gouttière gingivale et sur le pharynx de teinture de benjoin suspendait la toux.

Je rappellerai ici la formule de cette poudre bechique que j'ai donnée ailleurs :

Poudre de gomme arabique........	11 grammes.
Poudre de racine de belladone.....	1 —
Chlorhydrate de morphine..........	0,10

En aspirer 6 à 8 prises par les narines dans les vingt-quatre heures.

J'ai vu une vieille demoiselle également arthritique, tourmentée, depuis cinq mois, par une urticaire chronique qui récidivait pour la troisième fois; parfois l'urticaire se portait sur la langue qui prenait une coloration rouge avec une sensation de brûlure et de vives démangeaisons; pour se soulager elle se grattait la langue contre les arcades dentaires.

Voici un autre exemple de troubles viscéraux imputables à l'urticaire.

Mlle L..., âgée de cinquante et un ans, est née d'une mère, en apparence vigoureuse, qui a poussé sa carrière jusqu'à l'âge de quatre-vingt-un ans. mais toute sa vie, elle avait été tourmentée par des douleurs viscérales à siège mobile, occupant alternativement le ventre, la poitrine, la tête, et par des éruptions urticoïdes, qui survenaient principalement pendant la nuit et produisaient dans les pieds d'insupportables démangeaisons.

Mlle L... a mené une vie très active par le travail intellectuel, mais le plus souvent sédentaire et renfermée. Depuis sa jeunesse elle a été tourmentée par des éruptions d'urticaire à siège variable et mobile. Elles s'accentuaient davantage quelques jours avant la période menstruelle, envahissaient souvent alors la vulve et la région mammaire : le prurit était tellement insupportable qu'elle prenait quelquefois le dos d'un couteau pour se gratter, ses ongles ne suffisant pas à cette tâche.

En 1860 elle se trouvait en pleine éruption d'une urticaire généralisée; elle prit un bain tiède avec de l'eau et de l'amidon. A la suite de ce bain l'éruption disparut; et aussitôt se déclarèrent des douleurs abdominales d'une extrême violence qui, depuis lors, se sont bien des fois renouvelées, et qui disparaissaient quand l'urticaire se manifestait sur le tégument externe. Une fois des douleurs sus-pubiennes et de la dysurie attestèrent l'envahissement de la vessie par le processus morbide.

En 1877, après des fatigues nombreuses et de vives émotions, elle éprouva des troubles dyspeptiques; le médecin qui lui donnait alors des soins crut opportun de la soumettre à une médication purgative répétée tous les deux jours. Mais, après deux ou trois semaines de ce traitement, elle fut prise de violentes douleurs d'estomac et de vomissements qui se répétaient à chaque tentative d'alimentation solide ou liquide, et furent plusieurs fois compliqués d'hématémèse. Ces accidents duraient depuis plusieurs semaines quand elle me fit appeler. Je la trouvai maigre, affaiblie, tourmentée par des nausées presque continuelles, et par des crises de douleurs qui lui arrachaient des cris.

Je lui prescrivis un emplâtre de thériaque et de belladone sur le creux de l'estomac, une potion calmante avec de l'opium, de la belladone et de l'éther; et, pour tout aliment, du lait glacé additionné d'une petite quantité d'eau de Vichy. Les accidents se modérèrent sans cesser complètement; et elle passa ainsi plusieurs mois, exposée à de fréquentes rechutes habituellement motivées par quelque infraction à son régime.

A plusieurs reprises, après des douleurs prolongées et des vomissements répétés, les matières vomies prirent l'aspect du marc de café; et la présence de cet exsudat sanguin, jointe à la persistance des accidents, me firent croire à l'existence d'un carcinome gastrique. Je ne sentais pas de tumeur; mais la contracture habituelle des muscles droits ne permettait pas une exploration complète de la région épigastrique; et d'une autre part l'extrême amaigrissement semblait confirmer ces craintes.

Sur ces entrefaites, elle me raconta ses antécédents, et me dit que l'apparition d'une urticaire cutanée coïncidait avec un apaisement des troubles gastriques. Je lui appliquai alors un cautère sur la région épigastrique pour fixer sur le tégument externe un foyer d'irritation permanent. Ce traitement ne fit pas cesser complètement les crises de douleurs; mais il les rendit plus rares et moins violentes; et la malade cessa de vomir. Elle eut tellement conscience de cette amélioration que, quand les cautères se séchaient, elle en réclamait de nouvelles applications.

Deux années de suite je l'envoyai aux eaux de Bagnols (Orne), ce qui parut lui réussir assez médiocrement pendant la cure thermale; cependant, après la dernière, elle eut trois mois d'une santé à peu près irréprochable; elle prit de l'embonpoint et se crut guérie.

A la suite de fatigues et d'émotions pénibles pendant l'hiver de 1879 les douleurs et les phénomènes dyspeptiques reparurent; mais cette fois l'estomac ne parut pas en cause : c'était au-dessous de l'ombilic que les douleurs se firent sentir; et il n'y avait plus de vomissements. Les selles étaient rares depuis le début de la maladie; elles devinrent très douloureuses; et, malgré les souffrances que lui causaient les évacuations, elle dut recourir plusieurs fois à l'usage de la magnésie, qui, même pendant la période gastritique de la maladie, lui avait plusieurs fois procuré du soulagement.

J'ajouterai que la région épigastrique avait recouvré sa souplesse et que l'examen le plus attentif n'y faisait découvrir rien d'anomal.

La malade affirme qu'il y a eu une relation constante entre la disparition de l'exanthème cutané et le développement des viscéralgies. Peut-être cette assertion ne doit-elle pas être prise dans un sens absolu; et peut-être s'agit-il plutôt d'une diminution considérable de l'exanthème cutané que de son complet effacement. Le fait est que dans la dernière crise d'entéralgie aiguë que j'ai observée chez cette malade, et qui commençait, il est vrai, à s'apaiser quand je l'ai visitée, j'ai constaté sur la face des rougeurs papuleuses qu'elle grattait souvent avec ses ongles, bien qu'elle n'y ressentît pas, disait-elle, le violent prurit qui accompagne ordinairement les urticaires. Je doute d'autant moins que telle en fût la nature, que, dans l'espace d'une semaine, j'ai vu cette éruption paraître et disparaître à plusieurs reprises.

Convaincu des connexions intimes de ces viscéralgies avec l'urticaire, et une nouvelle application de cautère sur la région épigastrique n'ayant pas fait cesser les crises de douleurs, qui se font sentir, il est vrai, au-dessous de cette région, je lui conseillai d'étendre sur la peau de l'abdomen un mélange de trois parties d'huile d'amandes douces et d'une partie d'huile de croton. Si la saison eût été plus avancée et que j'eusse pu me procurer des orties fraîches, j'eusse, comme l'a conseillé Trousseau, essayé l'urtication, pour rapprocher autant que possible le processus thérapeutique du processus naturel.

En même temps, je lui prescrivis à l'intérieur, deux fois par jour, dans un petit verre d'infusé de feuilles d'oranger, de deux à six gouttes d'une solution d'arséniate de soude au centième; je conseillai d'y ajouter une à deux gouttes de teinture de belladone, si ce médicament provoquait des douleurs.

Depuis quelques jours la malade prenait tous les jours un quart de lave-avec huit gouttes de teinture thébaïque et quatre gouttes de teinture de belladone. Pour son régime alimentaire, je l'avais fait revenir à l'usage exclusif du lait additionné d'une petite quantité d'eau de Vichy.

Je dois ajouter qu'après une dernière cure à Bagnols, la malade peut être considérée comme guérie. Elle a adopté un régime dont elle exclut tous les stimulants. Elle a beaucoup engraissé, elle se plaint toujours par intervalles de douleurs erratiques, modérées d'ailleurs, et qui très rarement la forcent à s'arrêter. Je lui ai conseillé il y a deux ans une cure de petit-lait à Hayden, en Suisse; et elle s'en est bien trouvée. L'an dernier je l'ai envoyée aux eaux d'Évian.

Il est difficile de contester, dans cette observation, la connexion de ces viscéralgies si rebelles et si opiniâtres avec l'urticaire qui existait à l'état chronique, presque habituel, chez cette malade, et alternait d'une manière si constante avec les troubles viscéraux.

Ces vomissements noirs qui m'ont fait penser à l'existence d'un cancer de l'estomac, alors que la névralgie siégeait dans cet organe, prouve qu'elle était accompagnée d'une congestion du tégument interne qui a pu aller jusqu'à l'extravasation sanguine; et nous avons vu que la congestion de l'urticaire cutanée était quelquefois accompagnée d'ecchymoses.

Ce processus interne présentait donc les deux éléments qu'on observe dans l'urticaire cutanée : trouble névropathique et congestion. Ce sont, je crois, les deux éléments essentiels de cette affection, et je serais disposé à rattacher au même processus des faits dans lesquels manque le caractère de l'éruption ortiée, mais où ces deux éléments se trouvent réunis.

Ainsi, je connais une dame de race arthritique, sujette à des crises douloureuses quelquefois compliquées d'un léger mouvement fébrile. Elle éprouve dans la bouche une sensation de chaleur ardente, qui se propage jusqu'à la région épigastrique, accompagnée d'une soif insatiable. Cette soif est tellement impérieuse que, si la malade se trouve dans la rue, elle est forcée d'entrer dans des boutiques pour demander à boire. En même temps l'estomac devient le siège d'une énorme distension gazeuse; elle a des nausées et des éructations sans vomissements. Vers la fin de la crise, les douleurs descendent dans les régions moyennes et inférieures de l'abdomen; et elles sont ordinairement suivies d'une diarrhée peu intense. A ces symptômes, enfin, succède un sentiment de cuisson et d'ardeur dans la vulve avec un léger flux leucorrhéique. Ce dernier phénomène marque constamment la fin des crises dont la durée varie de deux à cinq jours. Il y a quelques années elles étaient très fréquentes; depuis un traitement hydrothérapique que j'ai fait suivre à cette dame, il y a cinq ou six ans, elles ne reviennent plus que trois ou quatre fois par an.

On peut encore, je crois, rattacher aux affections ortiées certaines variétés d'angine dont l'observation suivante nous fournira un exemple.

M. E... appartient à une famille arthritique; il a souffert lui-même de céphalées opiniâtres et de coliques hépatiques.

Le 28 février 1880, il se réveilla avec la gorge douloureuse et les paupières brûlantes et agglutinées.

Ces symptômes diminuèrent un peu le 1er mars; mais ils augmentèrent considérablement dans la nuit du 2 au 3 : le malade sentait dans la gorge une chaleur et un chatouillement insupportables qui provoquaient des quintes de toux.

Depuis le début, les phénomènes morbides s'exaspéraient pendant la nuit.

On constata que le pharynx et l'isthme du gosier étaient le siège d'une rougeur vive, écarlate, sans tuméfaction des amygdales, et que la conjonctive palpébrale était également très injectée. Le malade croyait avoir de la fièvre la nuit; mais pendant le jour on n'en trouvait pas.

Je le vis le 7 février au matin (septième jour de la maladie) : la nuit avait été des plus pénibles, avec une recrudescence de tous les phénomènes morbides, encore plus accentuée que les nuits précédentes.

Je trouvai les yeux larmoyants, congestionnés; les conjonctives palpébrales étaient d'un rouge vif, comme sanglantes.

Sur les joues, le nez, les paupières, on apercevait de petites taches arrondies ou ovalaires d'un rose vif, mais non prurigineuses. Des taches semblables, mais d'un rouge foncé, purpurin, existaient sur la voûte palatine, sur la luette, les piliers, les amygdales et sur le pharynx, où elles étaient superposées à des glandules très saillantes, qui perçaient un voile de mucosités opalines étendu sur la muqueuse.

Il n'y avait pas de gonflement des amygdales et je ne trouvai pas de fièvre.

Je conseillai de fréquents gargarismes avec un mélange de décocté de pavots et de lait.

Le malade devait laisser fondre dans sa bouche des pastilles faites avec chlorate de potasse et teinture saturée de benjoin (āā 0,10 centigrammes) gomme adragante et sucre Q. S. — Il devait boire deux fois par jour un demi-verre de suc de cresson.

Il avait pris la veille un purgatif magnésien; deux jours après tous les phénomènes morbides avaient disparu. Je conseillai de continuer pendant trois semaines l'usage du suc de cresson.

L'aspect de l'éruption buccale, l'ardeur et la titillation dont la gorge était le siège, les recrudescences nocturnes, l'injection simultanée avec sensation de cuisson des conjonctives, l'absence de tuméfaction des amygdales, l'apyrexie, différencient cette angine des angines catarrhales ordinaires; et, si on ne se croît pas autorisé à affirmer qu'il s'agissait là d'une urticaire muqueuse, on doit du moins, la rapprocher des endermoses ortiées auxquelles cette affection ressemblait, surtout par la présence de taches congestives disséminées, comme par la sensation de prurit et d'ardeur qui les accompagnait et s'exaspérait périodiquement. L'éruption des joues ne différait, d'ailleurs, de certaines urticaires que par l'absence de prurit.

Dans le cas suivant, je ne me crois pas le droit d'affirmer l'existence d'une endermose gastrique, mais je la regarde comme probable.

Mademoiselle X est âgée de soixante-dix ans, dame de compagnie de madame de H. Son père est mort à trente-six ans d'un cancer de l'estomac. Sa mère est morte jeune d'une fièvre typhoïde. Pendant une grande partie de sa vie, elle a été très sujette à des migraines qui revenaient deux fois par semaine, accompagnées de vomissements; elles ont cessé vers l'âge de cinquante ans.

Elle éprouve fréquemment des démangeaisons de la peau qui se terminent par une desquamation furfuracée et qui sont dues à des éruptions pityriasiques.

Depuis l'âge de quarante ans, elle est atteinte d'une angine glanduleuse et tousse fréquemment. Cette toux est quelquefois très violente. Après avoir pris les eaux de Luchon elle s'était trouvée beaucoup mieux pendant quelque temps.

Survint alors de la diarrhée qui se montra très opiniâtre. Ses urines sont très souvent troubles et laissent des dépôts briquetés. Depuis sept ans, elle souffre de dyspepsie avec gastralgie parfois très intense, accompagnée très fréquemment de vomissements pituiteux, qui depuis deux ans sont mêlés de sang.

Ces vomissements sont indépendants du travail digestif; ils n'amènent pas au dehors plus d'une cuillerée de liquide ; et ils ne sont jamais alimentaires.

La palpation ne faisait percevoir aucune anomalie des organes abdominaux.

Après bien des tentatives thérapeutiques, comme la nutrition était profondément altérée, que son teint devenait jaunâtre, je craignais qu'elle ne fût en évolution néoplasique ; je lui ordonnai la diète lactée : elle fut bien supportée; et, pendant deux ans, cette malade prit exclusivement du lait. Elle reprit de l'embonpoint et son teint redevint normal sous l'influence de ce régime.

En même temps que les désordres gastriques se modifiaient, se manifesta une arthrite déformante. Je lui prescrivis d'abord des bains arsénicaux, puis une saison à la Bourboule. Elle éprouva de ce traitement un grand soulagement; les douleurs cessèrent pendant trois mois et les articulations devinrent plus souples. Mais au printemps les douleurs reparurent. En outre, depuis quelque temps, elle souffre de nouveau de gastralgie.

Je l'engageai à retourner de nouveau à la Bourboule et à prendre, deux fois par jour, avant le repas, deux à trois gouttes de teinture de belladone.

Cette malade est évidemment arthritique. Les migraines répétées, la fréquence des sédiments uriques en sont un témoignage. Enfin, dans la vieillesse, l'arthrite déformante, dérivé bâtard de l'arthritisme, en peut être considérée comme nouvelle manifestation.

La peau a été le siège fréquent d'éruptions pityriasiques; affections parasitaires, sans doute, mais auxquelles le tégument des arthritiques offre un terrain favorable.

Je me suis demandé si un processus analogue ne s'était pas porté sur la muqueuse gastrique, pour expliquer cette dyspepsie gastralgique avec exsudation muqueuse, souvent même sanguine. Ses antécédents héréditaires pouvaient faire craindre un cancer ; mais la longue durée de la maladie, sa disparition pendant plusieurs années, ne permettaient pas de s'arrêter à cette supposition. Je ne dis pas que, si les troubles gastriques se prolongeaient avec opiniâtreté, le germe néoplasique, qu'elle a reçu peut-être de son père, n'y trouverait pas un terrain favorable à son évolution ; mais évidemment, jusqu'ici, il n'y avait dans les organes digestifs aucune altération profonde de texture. La palpation, d'ailleurs, après plusieurs années de maladie, n'y constatait aucune anomalie. Ses vomissements, jamais alimentaires, bornés à une cuillerée de liquide, n'étaient pas ceux du cancer gastrique. L'exsudation sanguine qui les colorait était bien peu abondante pour faire conclure à une ulcération de l'estomac. Il semblait qu'il s'agit ici d'une lésion superficielle, tenace, sujette à retour comme l'est le pityriasis.

En faisant ressortir ces analogies je n'en conclus pas à l'identité du processus morbide sur les deux téguments ; mais je me crois autorisé à admettre que ce catarrhe de l'estomac était lié à une congestion superficielle de la muqueuse gastrique, qui n'était pas sans quelque affinité avec les dermatoses à forme congestive.

J'ai établi, ailleurs, les rapports qui existent entre la *fièvre de foin* ou rhino-bronchite spasmodique et l'urticaire. Dans un grand nombre de cas, au moins, l'asthme de foin n'est qu'une urticaire bronchique. Ces deux affections peuvent alterner, se remplacer, coïncider ou se succéder l'une à l'autre. Si, dans quelques cas, l'éruption cutanée qui a précédé l'éruption muqueuse, n'a pas présenté les caractères objectifs de l'exanthème ortié, c'était une affection du même genre : c'est-à-dire une de ces dermatoses prurigineuses, à forme congestive, ordinairement mobiles, quelquefois fugaces, souvent intermittentes ou au moins paroxistiques, qui apparaissent de préférence sur le terrain arthritique. L'asthme de foin est une arthritide muqueuse.

Si quelquefois ces éruptions ortiées, s'écartant de leurs caractères et de leurs tendances ordinaires, au lieu de présenter cette mobilité qui leur est habituelle, paraissent s'enraciner et devenir persistantes : c'est que la cause excitante, qui en provoque le développement persiste, elle-même et les renouvelle, plus encore qu'elle ne les entretient.

Ainsi j'ai été consulté par une dame qui, depuis dix-huit mois, était tourmentée par une urticaire liée à un ictère chronique, imputable lui-même à des calculs biliaires.

Mais cette urticaire n'occupait pas constamment les mêmes régions; il disparaissait à peu près pendant le jour pour revenir avec violence chaque nuit.

L'observation suivante viendra confirmer les conclusions que j'ai tirées de celles que j'ai publiées antérieurement; et, en outre, elle mettra en relief un trouble fonctionnel de la peau que j'ai vu chez plusieurs malades, coïncidant avec l'urticaire, et qui, quand il existe, peut conduire à une indication thérapeutique nouvelle dans le traitement de cette affection.

Madame de C., âgée de vingt-trois ans, a eu un père et un aïeul goutteux et graveleux. Sa mère est sujette aux migraines et à l'urticaire, ainsi qu'une de ses tantes maternelles : elles sont donc, par conséquent, également de race arthritique. Elle-même, depuis l'âge de sept ans, a eu des migraines, accompagnées de nausées et de vomiturititions, qui la forçaient à se coucher. Elles revenaient trois ou quatre fois par mois. Un simple retard de son déjeuner suffisait pour les provoquer. *Sa peau était habituellement sèche;* elle ne transpirait jamais ; ses urines étaient souvent troubles, et laissaient déposer un sédiment blanchâtre.

Elle fut réglée vers l'âge de treize ans ; et alors ses migraines diminuèrent : mais en même temps commencèrent des attaques de fièvre de foin. Aucune personne de sa race n'avait été, à sa connaissance, atteinte de cette affection.

Ces attaques éclatent à jour fixe. Le 1er mai elle éprouve une sensation de léger chatouillement au nez et aux *paupières qui sont rouges ainsi que la conjonctive palpébrale.* Si, sollicitée par le prurit, elle frotte ses paupières ; alors la démangeaison se transporte au pharynx et au voile du palais, et provoque des éternuements.

Le 20 mai, la rhinite spasmodique se déclare, caractérisée par un flux nasal abondant et par des éternuements violents, répétés, incoercibles. Elle dure jusqu'au 20 juillet. En 1879, désirant assister à des courses, elle prit, sur le conseil d'un empirique, de la pulsatille, qui aurait eu, dit-elle, la propriété de suspendre son rhume pendant cette journée ; mais, le soir même, elle fut prise de quintes de toux violentes avec congestion de la face, fièvre intense, agitation nerveuse extrême ; et la nuit suivante, elle eut, pour la première fois, un accès d'asthme. La toux continua ; la fièvre et l'asthme revenaient chaque nuit. On lui administra de la quinine qui resta inefficace. Après avoir persisté pendant trois semaines, ces accidents s'apaisèrent. Ils furent remplacés par une rachialgie très pénible, qui la retint un mois au lit, et qui fut considérée comme une affection rhumatismale : peut-être était-ce une arthrite vertébrale. Cette maladie la laissa très affaiblie ; et pour la rétablir on l'envoya à Cauterets. Elle se trouva parfaitement de cette cure thermale ; et, pendant deux ans, elle fut délivrée de la fièvre de foin.

L'année suivante (1880) elle s'était mariée; elle devint enceinte et accoucha heureusement, l'année suivante, sans éprouver aucun symptôme de sa maladie habituelle. Mais, après ses couches, elle commença à être tourmentée par une urticaire qui envahissait surtout la ceinture, les lombes, les bras et la poitrine. Quelquefois il se jetait sur le pharynx et sur le voile du palais; alors elle était obligée de dormir la bouche ouverte pour prévenir le frottement de la langue contre le palais. La chaleur, les réunions du soir provoquaient cette éruption.

En 1881, ayant habité la campagne dans une maison entourée de meules de foin, elle fut reprise d'accès d'asthme qui furent apaisés par son retour à Paris.

En 1882, elle devint de nouveau enceinte. Vers le quatrième ou cinquième mois, elle contracta un rhume qui fut assez tenace, mais sans gravité. Elle en était guérie depuis longtemps; et sa grossesse évoluait d'une manière régulière, quand, le 20 mai, au retour d'une promenade au bois de Boulogne, en voiture découverte, elle fut prise d'éternuements, avec larmoiement, prurit et flux nasal. Au bout de quelques jours, survint une toux quinteuse, précédée de chatouillements ou de picotements insupportables au pharynx et au voile du palais. Puis bientôt ces quintes, plus violentes pendant la nuit, furent accompagnées d'accès d'asthme.

Je lui fis appliquer entre les épaules des morceaux de papier Wlinsi; je lui fis prendre pendant la nuit une mixture calmante avec du sirop de codéine et de l'alcoolature de racine d'aconit; et je lui conseillai d'aspirer dans le jour, par les narines une solution de chlorate de potasse dans un mélange d'eau de roses et de décocté de pavots. En même temps je la condamnais à la chambre et au repos.

La mixture calma presque immédiatement le spasme; mais, en même temps que cette amélioration se produisait, la main et le bras gauche se couvrirent d'urticaire pendant plusieurs heures.

Cette amélioration se maintint; et, le 9 juin, la malade se sentait beaucoup mieux, sauf quelques douleurs de reins, imputables peut-être aux secousses de la toux. Mais, bien qu'arrivée au huitième mois de sa grossesse, elle se plaignait de nausées et de dégoûts, qu'elle avait éprouvés dans sa grossesse précédente, mais qu'elle n'avait pas encore ressentis dans celle-ci.

Cependant sous une forme très atténuée les accidents persistèrent jusqu'à la date fatidique du 20 juillet.

Peu de temps après, elle accoucha heureusement, et se rétablit bien, tout en conservant sa disposition à l'urticaire.

En 1884 la fièvre de foin revint à son échéance habituelle: c'était surtout, quand la température atmosphérique était élevée que les accidents se montraient le plus incommodes; ils diminuaient quand le temps était humide et frais. On avait conseillé à la malade des pilules de poudre de guimauve, d'alun et d'extrait de ratanhia qui parurent diminuer le coryza; mais, comme ce soulagement n'avait été que passager, elle m'appela de nouveau à son secours.

En l'étudiant avec beaucoup d'attention, j'appris d'elle cette remarquable circonstance l'absence de transpiration, que j'avais observée chez deux autres personnes atteintes d'urticaire et d'urticaire se développant, comme la sienne, sous l'influence de la chaleur, ce qui n'est pas le cas le plus fréquent. En réfléchissant à ce fait, j'eus l'idée d'essayer chez elle une médication à laquelle j'avais déjà pensé depuis plusieurs années, mais dont je n'avais fait qu'une expérience très incomplète : c'est l'emploi du jaborandi à petites doses, longtemps continuées. Mon intention était de provoquer non pas ces crises sudorales qu'on demande ordinairement à ce médicament, qui fatiguent les malades et ne sont pas toujours sans inconvénient, mais une douce stimulation des fonctions de la peau qui ne s'accomplissaient chez cette malade que d'une manière incomplète. J'espérais que si la chaleur, incitant habituel, chez elle, des congestions cutanées et muqueuses, aboutissait à une sécrétion sudorale, la congestion ortiée pourrait avorter. Je lui prescrivis des pilules ainsi composées :

Poudre de jaborandi	0,10
Extrait de gayac	0,10
Benzoate de lithine	0,05

Elle devait en prendre d'abord deux dans les vingt-quatre heures, et augmenter d'une, tous les deux jours, jusqu'à effet sudoral. Mon espoir ne fut pas déçu : au bout de quelques jours, de la transpiration apparut sous ses aisselles, ce qu'elle n'avait jamais observé. En même temps les phénomènes spasmodiques et congestifs s'apaisèrent : à ce point qu'elle put par un jour très chaud, se promener, en voiture découverte, au bois de Boulogne, ce qu'elle n'avait pas pu faire depuis plus d'un mois ; et cela sans qu'il en résultât aucun inconvénient; bien qu'on fût encore tout au commencement de juillet. A cette époque elle quitta Paris ; j'ai su que ce bon résultat s'était maintenu encore au bout de huit jours; et, depuis lors, je l'ai perdue de vue. Je l'engageai à persévérer, jusqu'à la fin de juillet, dans l'usage de ces pilules, dont elle prenait trois à quatre par jour.

Au mois d'août je lui conseillai de se rendre à Cauterets qui, une première fois, lui avait si bien réussi, et dont les eaux contribueraient à entretenir les fonctions de la peau. Elle y devait prendre en boisson, en même temps que les bains sulfureux, les eaux alcalines de Mahourat qui me paraissaient répondre à sa disposition arthritique.

Je compte bien suivre cette malade et, l'année prochaine, dès la fin d'avril lui faire recommencer le traitement sudorifique ; peut-être y ajouterais-je des bains faiblement sulfureux ou sulfuro-alcalins, si l'action sudorale ne se manifestait pas sous la seule action des pilules. Je ne le ferais qu'avec réserve : car j'ai l'expérience que des bains sulfureux, ou même que de simples bains d'eau tiède peuvent ramener l'urticaire. Avant d'énoncer les considérations qui me paraissent ressortir de ce fait, je dirai quelques mots de la petite fille de cette dame qui, dans l'âge le plus tendre, montre déjà l'empreinte de la diathèse maternelle.

Cette petite fille, âgée de deux ans, depuis l'âge de sept mois a des éruptions d'urticaire : elles furent d'abord attribuées à la dentition; mais, depuis lors, elles n'ont cessé de venir tous les dix ou douze jours. Elle passe rarement quinze jours sans en être atteinte. Plus restreinte au début, depuis le printemps, quand l'éruption éclate, elle tend à se généraliser. Elle est annoncée par de l'agitation et de l'agrypnie; puis l'urticaire se manifeste. Sa durée est de deux ou trois jours.

La peau de l'enfant est aussi constamment sèche; pour en solliciter doucement l'activité, je conseillai des bains tièdes, auxquels on ajouterait vingt-cinq centigrammes de *monosulfure de sodium* pour dix litres d'eau (C'est à peu près la minéralisation des eaux de Saint-Sauveur).

Réflexions. — Les antécédents arthritiques sont ici manifestes et se rencontrent également dans la race paternelle et dans la race maternelle. Exprimés dans la première par leurs manifestations typiques : la goutte articulaire et la gravelle, ils ne sont pas moins sûrement indiqués dans la seconde par des migraines auxquelles s'ajoute, en outre, l'urticaire (1). Aussi, dès l'âge de sept ans, la note goutteuse avait été donnée chez cette jeune dame par l'apparition de migraines fréquentes qui ne cessèrent qu'à treize ans, à l'époque où la menstruation s'établit; et elles furent remplacées par la fièvre de foin.

Pendant plusieurs années, cette nouvelle affection s'arrêta à ses premières étapes : étapes rhiniques et rhino-pharyngiennes. Puis un jour, elle franchit l'orifice du larynx, envahit les bronches; le syndrome se compléta, l'asthme éclata.

Nous avons indiqué l'intervention de la pulsatille, qui aurait pendant une journée suspendu les accidents. Qu'elle ait exercé une action psychologique ou physiologique (car une interruption de quelques heures peut comporter également l'une et l'autre explication), je ne la rendrai pas responsable, comme le faisait la malade, du développement de l'asthme; et je serais disposé à accuser plutôt, à titre de cause occasionnelle, cette journée qu'elle a passée en plein air, exposée au soleil et à la poussière.

Jusque-là, il n'était pas question d'urticaire, elle n'a fait son apparition

(1) Je suis plus affirmatif sur le caractère essentiellement arthritique de la migraine que sur celui de l'urticaire. Cependant j'ai toujours rencontré cette dernière affection chez des arthritiques.

authentique que plusieurs années après. Mais n'était-ce pas déjà de l'urticaire, cette rougeur prurigineuse des paupières et des conjonctives qui accompagnait la rhinite, et en était, en quelque sorte, l'étiquette extérieure? Cette supposition est si bien fondée, que l'enfant, qu'elle conçut à cette époque, quelques mois après sa naissance, devint sujet à l'urticaire; il dénonça la nature du processus morbide dont sa mère était atteinte.

Chez celle-ci, d'ailleurs, ce processus ne tarda pas à se démasquer: l'urticaire accompagna la fièvre de foin, et nous l'avons vue en remplacer passagèrement les manifestations.

Dans cette observation, pleine d'enseignements, je ferai remarquer ce transport constant du foyer prurigineux palpébral à d'autres foyers situés dans le pharynx et sur le voile du palais. C'est un exemple de ces connexités sensitives, dont j'ai parlé ailleurs, et dont Duchenne (de Boulogne) a fait une étude spéciale.

J'ai noté l'influence, sur le développement de l'urticaire, de la chaleur et de toutes les causes qui augmentent l'activité de la calorification. Cette influence devait être d'autant plus active que la malade ne transpirait pas. Il serait intéressant de rechercher si, dans ce cas, la température axillaire ne subirait pas une légère élévation, après ces exercices qui provoquent alors l'urticaire, comme la danse et l'équitation; et lorsque manque la transpiration qui est un des grands pondérateurs de la fonction thermogène.

Je ne tirerai aucune conclusion d'une observation unique et incomplète, sur l'efficacité du traitement que j'ai conseillé; mais elle encourage des expérimentations dans cette voie; cette médication s'appuie sur des inductions rationnelles.

En plaçant l'étiquette d'urticaire sur cette maladie et sur celles dont j'ai rapporté plus haut l'histoire, je n'ai pas assurément la prétention d'en dévoiler la nature intime, mais c'est un pas fait dans l'étude pathogénique et nosologique de ces affections. Nous remontons plus près de leur origine sans l'atteindre; nous les rapprochons de leurs congénères.

Les seules conclusions légitimes auxquelles nous ayons, je crois, le droit d'arriver: c'est que le tégument interne, aussi bien que le tégument externe, peut être le siège de congestions mobiles, subordonnées à un trouble d'innervation; et que ces congestions tendent, dans quelques cas, à se répéter avec une grande opiniâtreté en empruntant, parfois, le masque d'affections plus profondes et plus rebelles. Ces affections nervoso-congestives conservent, alors même qu'elles paraissent fixées et enracinées, une certaine tendance à la mobilité qui peut devenir la source d'indications thérapeutiques très importantes et très efficaces.

Le rôle d'un trouble d'innervation, substratum et seule explication possible de cette mobilité, est si réel dans l'urticaire, que, chez les personnes sujettes à cette affection, le trouble sensitif, le prurit, peut se montrer dégagé de l'élément congestif.

Je connais un vieillard qui presque tous les soirs éprouve sur la région hypogastrique des démangeaisons insupportables, sans injection des téguments; et elles mettraient obstacle au sommeil, s'il ne les apaisait par des frictions énergiques avec un gant de crin, qu'il a toujours pendant la nuit à sa disposition.

Ce même vieillard, pendant son enfance et pendant sa jeunesse, éprouvait des démangeaisons semblables, mais plus généralisées, toutes les fois que la neige était imminente. Il est sujet à des urticaires plantaires et palmaires, et un de ses enfants est affecté d'urticaire. Il est arthritique et a rendu de la gravelle.

Cette dernière circonstance me conduit à rappeler encore, en terminant, que ces affections urticoïdes se développent sur le terrain arthritique. Ne peuvent-elles jamais apparaître en dehors de cette condition pathogénique? Je n'oserais en pathologie formuler des lois absolues; mais, je le répète, j'ai toujours observé ces affections urticoïdes, externes et internes, chez des arthritiques. Elles appartiennent donc, *au moins le plus habituellement*, à la famille des arthritides (1).

A la prédisposition qui vient du terrain, s'ajoutent ordinairement quelques causes excitantes qui varient suivants les dispositions individuelles : tantôt ce seront des agents extérieurs : le froid, la chaleur, le temps neigeux, un bain excitant; tantôt ce sont des éléments organiques : les moules, les fraises, les œufs de poisson, les exhalaisons du son, de la graine de lin, etc. Simples produits de corps organisés, ou microbes peut-être, dont ceux-ci sont le véhicule, mais qui, dans tous les cas, ne produisent d'impression nocive qu'autant que l'organisme leur offre un terrain prédisposé, une sorte de consensus ou d'affinité. Sans cette condition, ils demeurent inertes.

(1) Ces réserves sont obligatoires dans les sciences d'observation, tant qu'on n'a pas de criterium indiscutable.

CHAPITRE III

ECZÉMA INTERNE

Dans le chapitre précédent, j'ai rapporté l'observation d'une malade chez laquelle une urticaire chronique, déviée sur l'estomac, avait donné lieu à tous les symptômes d'un carcinone gastrique : intolérance des aliments, vomissements répétés, vomissements de sang, vomissements mélaniques, maigreur excessive, apparence cachectique, douleurs venant par accès, plus violentes peut-être et plus intolérables que celles du cancer. Elle avait guéri, en même temps que l'urticaire avait repris sur le tégument externe son siège habituel. Dans le cas suivant, c'est le processus eczémateux qui a paru le point de départ des accidents gastriques : c'est du moins, sous cette forme, que l'action morbide s'est manifestée sur la peau, en même temps que l'estomac recouvrait son activité normale; et, depuis plus de quatre ans, cette affection cutanée persiste avec une santé florissante d'ailleurs. En donnant à cette affection de l'estomac, je pourrais dire à cette gastrite, l'étiquette d'eczémateuse, je ne prétends pas affirmer que la lésion du derme interne représente exactement dans sa forme celle du tégument externe, qui lui a succédé; mais je me crois autorisé à penser que cette lésion reconnaît le même substratum pathogénique; le lecteur jugera si cette appréciation est fondée. Voici le fait :

Mme B..., âgée de soixante et onze ans, de race arthritique, a été toute sa vie sujette aux névralgies; et elle a toujours eu l'estomac délicat. Vers 1862, à l'époque de la ménopause, elle eut successivement une fièvre typhoïde et une angine grave qui avait, me dit-elle, l'apparence d'une angine couenneuse, sans être cependant, lui a affirmé son médecin, de nature diphtéritique.

Quelque temps après elle fut prise d'une dyspepsie avec gastralgie accompagnée d'un amaigrissement notable et d'une coloration jaunâtre de la peau. Cette affection persistait, depuis plusieurs mois, avec opiniâtreté, quand elle me pria de lui donner des soins. Je crus à la nature arthritique de la maladie; je la traitai par les alcalins à petites doses et par le régime; et j'eus la satisfaction de la voir guérir, en même temps qu'une éruption eczémateuse se montrait sur l'hypogastre, sur le pénil et jusque sur la vulve.

Après un traitement arsenical et une saison passée à Pougues, Mme B... se trouva rétablie. Elle accusait de temps en temps ces malaises erratiques avec tendance hypocondriaque qui expriment si souvent la diathèse arthritique, quand elle ne condense pas son action dans des attaques de goutte ou de lithiase.

En 1872 elle se fractura le bras gauche et, à l'occasion de cet ébranlement traumatique, elle eut, sur le thorax et sur les membres supérieurs, une explosion d'eczéma qui la tourmenta pendant longtemps.

Pour remettre en bon ordre ses organes digestifs, dont elle abusait quelque peu, elle faisait de temps en temps une cure hydro-minérale à Pougues.

En 1878 elle y fut prise d'une diarrhée très intense, qui se répéta dix-sept à dix-huit fois dans les vingt-quatre heures, avec douleurs violentes dans l'estomac, accompagnées de vomissements noirs. Les selles elles-mêmes ne tardèrent pas à prendre le caractère mélanique; elle sortit de cette crise très pâle, très affaiblie, très amaigrie.

Je la soumis à un régime très sévère, dans lequel le lait entrait comme élément important; et elle se rétablit lentement, progressivement. L'année suivante, elle retourna à Pougues: peu de jours après le début de la cure, elle fut reprise de diarrhée; et le médecin, qui la dirigeait dans l'usage des eaux, l'engagea à abandonner cette médication qui lui avait si longtemps réussi, mais qui ne semblait plus lui convenir.

Depuis le mois de novembre 1879 les accidents gastralgiques et dyspeptiques reparurent plus pénibles qu'ils n'avaient jamais été. Elle accusait une sensation de malaise dans la région épigastrique; elle vomissait tous les matins; elle souffrait, tout le jour, d'un état nauséeux qui augmentait vers le soir, accompagné d'un sentiment d'angoisse et de défaillance qui terrifiait la malade. Elle éprouvait une répugnance presque invincible pour les aliments; en outre, elle avait, pendant la nuit surtout, des douleurs vives sur le trajet des nerfs sciatiques. La nutrition était gravement altérée; elle avait beaucoup maigri ; son teint était jaune. Sa langue présentait ces découpures épithéliales, avec aspect grenu de la surface dénudée, qu'on observe quelquefois chez les herpétiques. Elle accusait une grande faiblesse ; et elle manifestait un profond découragement.

Elle se rappelait qu'à peu près à son âge sa mère avait succombé à un cancer de l'estomac.

Après plusieurs essais thérapeutiques infructueux, dans lesquels était entrée la médication quinique, je condamnai la malade au lait et aux œufs pour tout aliment, en ajoutant à chaque verre de lait deux ou trois cuillerées d'eau de Vichy, et quelques gouttes d'eau de laurier-cerise, quand elle le trouvait trop fade. Je lui faisais prendre, après chaque dose, des pilules de pancréatine. Me souvenant de sa première atteinte de dyspepsie, et pensant à la possibilité d'une métastase herpético-arthritiqne, je lui fis appliquer un emplâtre de thapsia sur un des hypocondres qui était douloureux ; mais il ne lui procura aucune amélioration.

Bien des motifs pouvaient inspirer la crainte d'une dégénérescence cancéreuse : l'âge de la malade, ses antécédents héréditaires, la persistance des accidents, l'opiniâtreté des vomissements, qui avaient même été une fois mélaniques, l'amaigrissement, la décoloration des téguments. Cette crainte fut partagée par mon ami le Dr Potain, bien qu'il ne pût pas, non plus que moi, constater aucune rénitence ni aucune tumeur dans l'abdomen. Je faisais cependant une réserve, me fondant sur les manifestations herpétiques qu'elle avait présentées à plusieurs reprises. Malgré la gravité et la durée des symptômes, je me demandais, puisque nous ne pouvions pas constater de lésion appréciable, si nous n'avions pas affaire à une de ces affections herpétiques qui simulent parfois les maladies viscérales les plus graves ou se manifestent sous formes de névralgies : c'était là mon unique espoir. J'étais décidé à tenter de nouvelles contre-irritations sur la surface cutanée. En attendant, pour adoucir les souffrances de la malade, je lui fis appliquer sur la région épigastrique un emplâtre de thériaque et de belladone.

A partir du jour de cette application, *en même temps* qu'une éruption très abondante d'eczéma se montrait sur les seins, principalement sur le sein droit et sur le flanc du même côté, les vomissements s'arrêtèrent ; et depuis lors il n'ont pas reparu. Les nausées avaient complètement cessé ; la malade avait retrouvé de l'appétit ; cependant longtemps encore, je lui fis observer son régime lacté, additionné d'œufs frais presque crus. J'y ajoutai prudemment et graduellement des aliments plus substantiels. Depuis quatre ans et demi la guérison ne s'est pas démentie ; l'estomac fonctionne activement et régulièrement. La malade a beaucoup engraissé ; elle a même de la tendance à l'obésité. L'*eczéma persiste*, au grand déplaisir de la malade qui prétend qu'elle m'en veut d'avoir provoqué cette manifestation désagréable.

On comprend que, tout en calmant le prurit, quand il est trop incommode, je ne cherche pas à faire disparaître l'éruption eczémateuse; cependant j'ai exclu du régime tout ce qui pouvait l'entretenir et l'exciter.

On peut se demander si l'emplâtre narcotique n'a pas rencontré une de ces idiosyncrasies, que j'ai quelquefois observées chez des arthritiques, névropathes : idiosyncrasies dans lesquelles des applications d'opium ou de belladone sur la peau y provoquent immédiatement une éruption eczémateuse.

Ces substances produisent, probablement alors, sur les nerfs de la peau une irritation qui leur est hostile.

Quoi qu'il en soit, deux fois dans l'existence de cette dame, des troubles digestifs, qui dans la dernière atteinte présentaient un caractère de haute gravité, ont disparu presque soudainement en même temps qu'une éruption abondante d'eczéma se manifestait sur la peau. Je ne crois pas qu'on puisse voir là un simple fait de révulsion; car les révulsifs avaient été essayés et n'avaient amené aucune amélioration; tandis qu'à l'apparition de l'eczéma, les vomissements qui persistaient depuis plusieurs mois, l'inappétence, les douleurs névralgiques disparurent comme par enchantement. Il me paraît bien difficile de ne pas admettre un transport de l'action morbide, véritable sens du mot métastase dans le langage médical moderne, et de ne pas supposer un lien pathogénique, une connexité d'origine entre le mal qui s'est montré à l'extérieur et le mal intérieur qui a disparu.

Si, dans le cas précédent, la succession si rapide et si complète des localisations morbides ne peut guère laisser de doute sur leur connexité pathogénique et sur l'identité du processus qui les a déterminées. Il n'en sera pas de même dans le cas suivant : j'admets que l'hypothèse d'une endermose gastrique est une de celles qui se présentent avec le plus de vraisemblance à l'esprit pour expliquer les symptômes observés. Cependant, comme cette hypothèse n'a pas en sa faveur cet ensemble de circonstances qui, sans être une démonstration, en approche autant que possible, je n'eusse pas rapporté ici cette observation, si elle ne nous offrait un remarquable exemple de ces affections qui simulent les symptômes d'un cancer de l'estomac, qui sont accompagnées de troubles profonds de la nutrition, rendant la ressemblance encore plus frappante, et qui cependant guérissent, infligeant un démenti à des craintes en apparence si fondées.

M. L... eut, en 1872, une éruption d'eczéma sur la paroi antérieure de l'abdomen; elle persista assez longtemps. Quelque temps après sa disparition, il commença à éprouver des crises de gastralgie qui revenaient surtout au printemps et à l'automne, se manifestant principalement après les repas, accompagnées de flatulence et de malaise. Soit coïncidence fortuite, soit modification produite par le changement d'air et de régime, soit influence saisonnière, quand il allait en Angleterre (c'était ordinairement pendant hiver ou pendant l'été), ces accidents disparaissaient.

Pendant l'été de 1871, après des chagrins violents et prolongés, la gastralgie et les troubles dyspeptiques acquirent une intensité extrême. Le malade accusait des nausées, de l'inappétence, des douleurs qui revenaient par crises à peu près périodiques, deux fois ou même trois fois dans les vingt-quatre heures. Un de ces paroxysmes avait lieu régulièrement pendant la nuit. Alors le malade ne pouvait rester en place : il se levait, marchait, puis s'asseyait dans un fauteuil où il s'assoupissait, parfois, pendant quelques instants; plus rarement il parvenait, quelquefois sur le matin, à passer plusieurs heures dans son lit; mais la durée et la violence des douleurs augmentant, ce court repos cessa de lui être possible.

Pendant les crises, cet homme, qui était alors âgé de soixante et onze ans, doué d'une énergie morale peu commune, poussait des cris qu'on entendait dans tout son hôtel.

Les nausées finirent par aboutir à des vomissements, et, plusieurs fois, à des *vomissements noirs couleur de chocolat*, évidemment mélaniques.

Il y avait de la sensibilité dans la partie droite de la région épigastrique. On ne constatait aucune tumeur dans cette région, mais le ventre supérieur du muscle droit du côté droit, correspondant au point douloureux, se contractait sous la plus légère pression et y donnait la sensation d'une fausse rénitence.

Le malade avait maigri rapidement et son teint devenait jaunâtre; ses forces déclinaient.

Plusieurs médications furent tentées pour calmer l'hyperesthésie de l'estomac et régulariser l'action digestive: elles demeurèrent sans succès. La périodicité des crises douloureuses me porta à essayer du sulfate de quinine en lavement; mais je n'en obtins aucun résultat.

Je condamnai alors le malade à la diète lactée; et, pour calmer ses douleurs, j'injectai tous les jours une solution de chlorhydrate de morphine sous les téguments de la région épigastrique : je dus, pour obtenir un apaisement suffisant, en porter la dose à 9 centigrammes.

Le malade buvait, chaque jour, trois litres de lait. Pour relever ses forces déprimées, je lui faisait prendre en lavement un petit verre de madère délayé dans trois petits verres d'eau; et, comme il éprouvait, après cette injection, un sentiment de mieux être, je la fis répéter deux fois par jour.

Après deux ou trois mois de ce régime, je fis ajouter au lait des œufs frais crus; et bientôt je lui permis de tremper dans son lait ces biscottes anglaises désignées sous les noms de *tops and bottoms*; cependant le malade engraissait, prenait bon teint : il sentait ses forces revenir.

Après quatre mois et demi de traitement, les douleurs, qui, pendant longtemps, revenaient à mesure que s'épuisait l'action de la morphine, cessèrent définitivement. Je diminuai alors graduellement la dose de ce médicament, mais avec une difficulté très grande : toutes les fois que je voulais procéder à une nouvelle diminution, le malade était dans une agitation extrême, presque furieuse, qu'il avait peine à dominer.

Je maintins le régime partiellement en ajoutant graduellement au lait des aliments solides.

La guérison fut si complète que, deux mois plus tard, malgré sa longue maladie et ses soixante et onze ans, M. L. conduisait lui-même une voiture à quatre chevaux (*four in hand*). Depuis lors, six années se sont écoulées; le malade a fait de nombreuses imprudences qui ont ramené quelques souffrances passagères, mais elles n'ont pas compromis sa guérison. Il mène une vie très active physiquement et moralement et ne paraît pas sentir le poids des années.

Que de motifs il y avait de craindre une néoplasie cancéreuse de l'estomac: cette inappétence complète, ces nausées continuelles, ces vomissements noirs, ces violentes douleurs, l'altération profonde de la nutrition, la teinte cachectique de la peau, et jusqu'à cette pseudo-rénitence dont j'avais bien reconnu le siège dans un faisceau musculaire contracturé, mais derrière laquelle il était permis de redouter une lésion locale, qui aurait pu contribuer à la sensation de résistance constatée dans ce point!

La maladie avait succédé, mais non pas d'une manière immédiate, à un eczéma de la paroi adbominale; d'une autre part, la périodicité des douleurs, leur exacerbation nocturne, le retour des accidents dyspeptiques antérieurs, pendant le printemps et pendant l'automne, saisons de prédilection des affections arthritiques, toutes ces circonstances donnaient quelque vraisemblance à l'hypothèse d'une endermose arthritique. En dehors de cette supposition on ne voyait guère que l'ulcère simple qui pût donner lieu à cet ensemble symptomatique.

Mais en admettant cette seconde supposition, on pourrait peut-être se demander si, sur la muqueuse gastrique, comme on le voit sur la muqueuse utérine, le processus herpétique ne peut pas être, dans un certain nombre de cas, l'origine de l'ulcération; et pour ma part je suis très disposé à admettre qu'il en peut être ainsi, bien que dans d'autres cas ces ulcères paraissent dépendre d'un processus différent.

Cependant, je le répète, ce n'est pas à ce titre que je présente ici cette observation, mais pour montrer une fois de plus que certaines affections de l'estomac peuvent revêtir les caractères des cancers de ce viscère et se terminer par la guérison.

FIN

PLANCHE I

Cette planche représente la disposition et les rapports anatomiques des ganglions trachéo-bronchiques. Elle a été dessinée par mon cousin, M. Noël Hallé, aide d'anatomie de la Faculté de médecine, conformément à la description et à la nomenclature données par M. le Dr Barety.

L'œsophage et la crosse de l'aorte ont été coupés et attirés en bas, pour permettre de voir les groupes ganglionnaires qui occupent la division de la trachée et la chaîne qui accompagne le récurrent gauche. Cette préparation, qui permet de mieux voir le nerf laryngé inférieur gauche, met, entre le bord inférieur de la crosse aortique et le bord supérieur de la bronche mère gauche, un intervalle qui n'existe pas dans l'état normal.

LÉGENDE.

1. Œsophage.
2. Trachée-artère.
3. Tronc brachio-céphalique.
4. Crosse de l'aorte.
5. Artère sous-clavière gauche.
6. Artère carotide gauche.
7. Aorte thoracique.
8. Œsophage.
9. Bronche droite.
10. Bronche gauche.
11. Tronc du nerf pneumogastrique droit.
12. Nerf récurrent droit.
13. Filets bronchiques du pneumogastrique droit.
14. Filets anastomotiques. — —
15. Filets œsophagiens.
16. Tronc du pneumogastrique gauche.
17. Nerf récurrent gauche.
18. Filets bronchiques du pneumogastrique gauche.
19. Filets anastomotiques. — —
20. Chaîne ganglionnaire du nerf récurrent droit.
21. Chaîne ganglionnaire du nerf récurrent gauche.
22. Groupe ganglionnaire prétrachéo-bronchique droit (ou trachéo-bronchique supérieur droit).
23. Groupe ganglionnaire prétrachéo-bronchique gauche (ou trachéo-bronchique supérieur gauche).
24. Groupe interbronchique gauche.
25. Groupe interbronchique droit.
26. Groupe intertrachéo-bronchique (ou trachéo-bronchique inférieur).

PLANCHE II

Cette planche représente la tumeur ganglionnaire, trouvée à l'autopsie de la femme qui fait le sujet de l'observation XXVIII, p. 163 à p. 167, et dont les limites, avaient pu être exactement déterminées pendant la vie.

La figure I représente la tumeur vue par derrière, elle a pour siège le groupe trachéo-bronchique inférieur ou intertrachéo-bronchique du Dr Barety.

LÉGENDE.

TA, Trachée-artère. — CA, Crosse de l'aorte. — PG, Poumon gauche. — PD, Poumon droit. — BG, Bronche mère gauche. — BD, Bronches droites. — VPG, Veines pulmonaires gauches. — VPID, Veines pulmonaires inférieures, droites. — C, Cœur. — TG, Tumeurs ganglionnaires. — Figure 2, représente le prolongement de la tumeur vue en avant.

TA, Trachée-artère. — TG, Saillie antérieure de la tumeur ganglionnaire, au niveau de la bifurcation de la trachée. — AP, Artère pulmonaire.

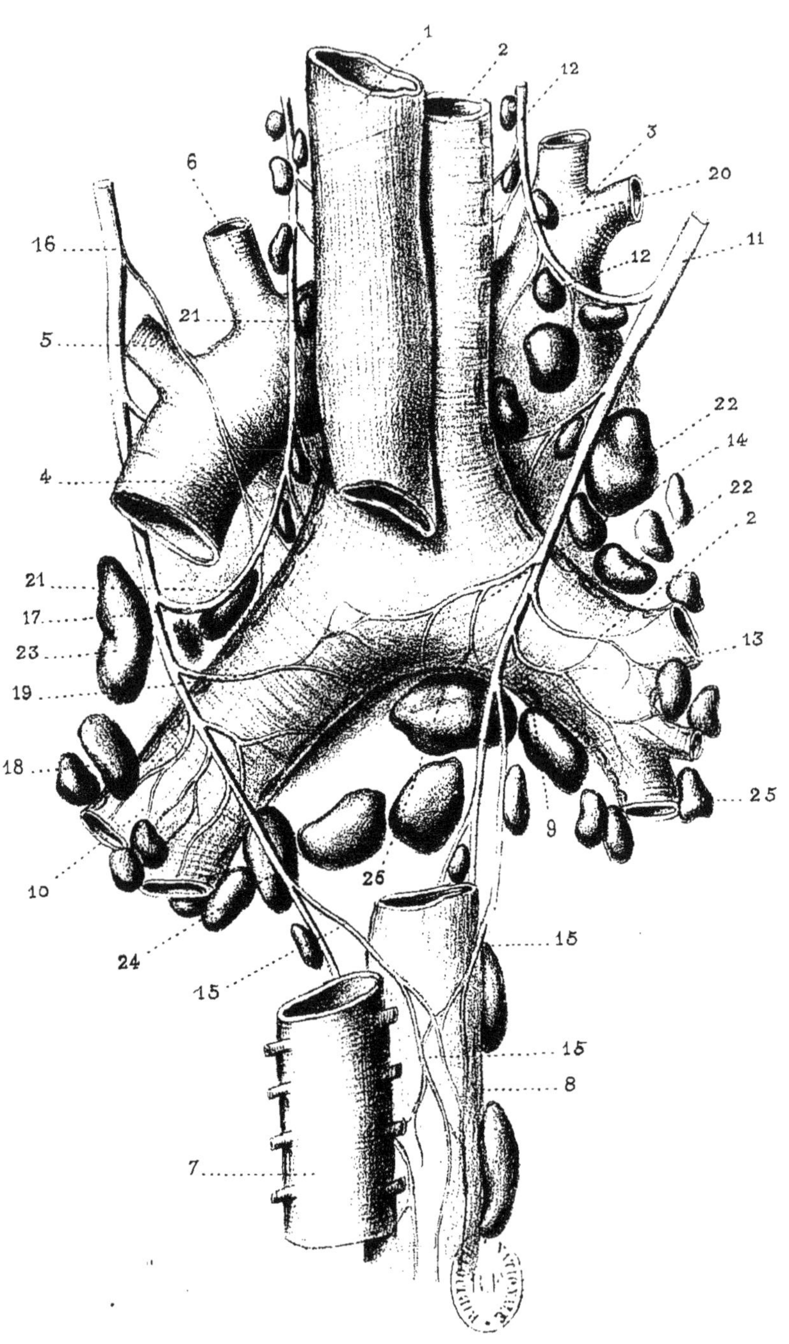

Noël Hallé delin.

Imp. Becquet fr. Paris.

A. Delahaye et E. Lecrosnier, Editeurs.

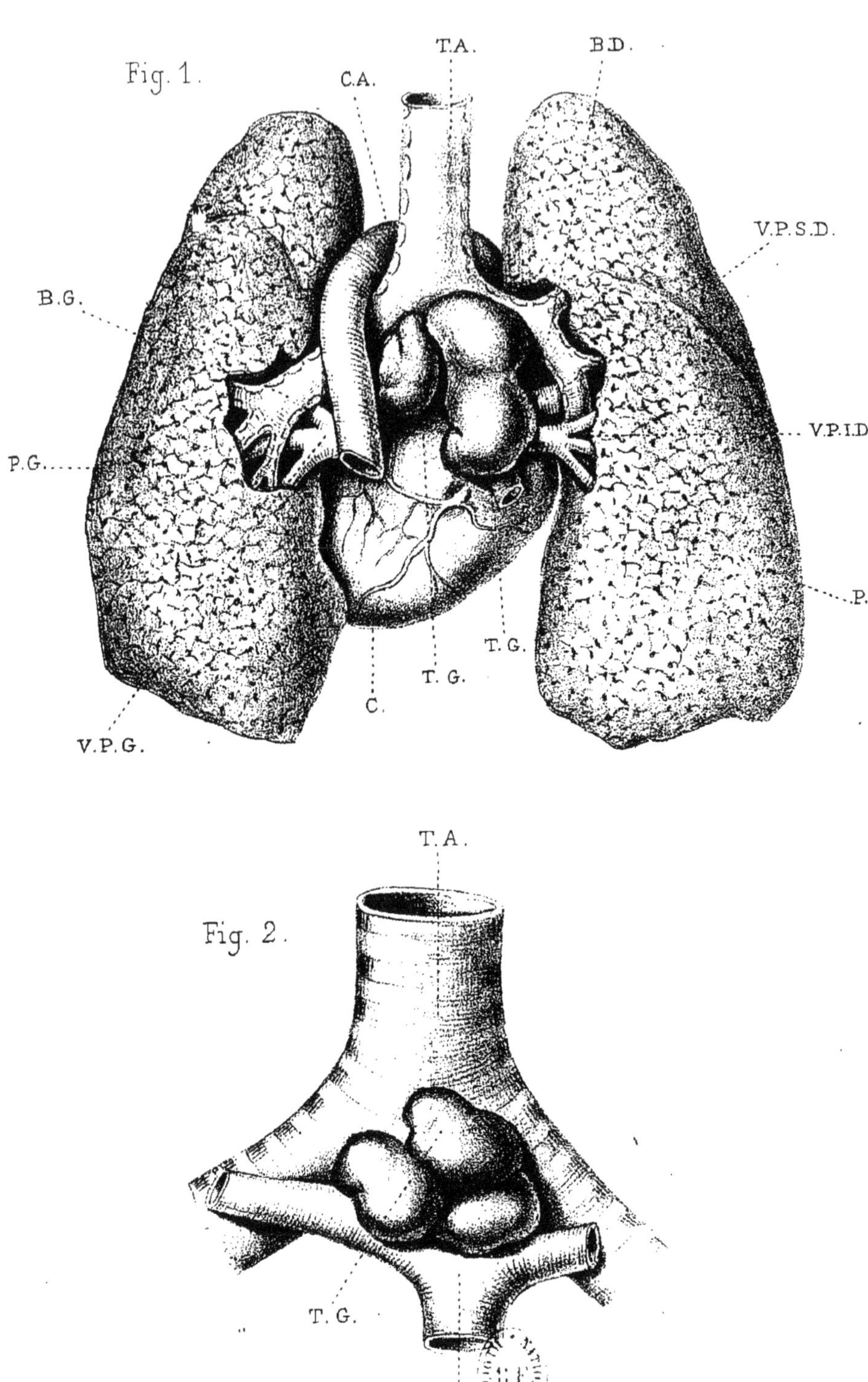

Noël Hallé delin. Imp. Becquet fr. Paris.

A. Delahaye et E. Lecrosnier, Editeurs.

ERRATA ET ADDENDA

Page 6, ligne 8. — Depuis quelque temps, au lieu de changer de main pour percuter le côté gauche du malade, je reste à la droite de celui-ci ; et en passant ma main droite au-devant de la poitrine, je vais chercher la clavicule droite pour la percuter ; peut-être, de cette manière, les résultats de la percussion sont-ils plus exactement comparables.

Page 173. — Il y a plusieurs erreurs dans les numéros des chapitres ainsi :

P. 173, *au lieu* de CHAP. VIII *lisez* VII.
P. 196, — de — VII — VIII.
P. 241, — de — VIII — IX.
P. 252, — de — XI — X.
P. 260, — de — XII — XI.
P. 267, — de — XIII — XII.

P. 265, ligne 35, *au lieu de* teinture d'Hoffmann, *lisez* liqueur d'Hoffmann.

P. 423, ligne 19, *au lieu de* souffle bronchique, *lisez* souffle caverneux.

P. 447, *au lieu d'*OBS. III, *lisez* OBS. IV.

P. 470, *au lieu de* dilatation cylindrique, *lisez* cylindroïde, et ajoutez au bas du titre (extrait de la *France médicale*, 8 novembre 1876).

Ibid., ligne 19, *au lieu d'*amptitude, *lisez* amplitude.

P. 477, ligne 4, *ajoutez :* et, dans certains cas, c'est dans ce point seulement qu'on entend le son tympanique, ou, du moins, il s'y montre beaucoup plus fort que dans toute autre région.

P. 513, OBSERVATION, *lisez* OBSERVATION VI.

P. 640, depuis l'impression de ce travail, j'ai revu M. L., et j'ai appris que, depuis sa maladie, il a constamment des plaques d'eczéma, soit dans les régions sous-axillaires, soit sur le cuir chevelu ou derrière les oreilles. Cette circonstance rend encore plus probable, on pourrait dire presque certaine, l'origine eczémateuse de l'affection gastrique.

TABLE DES MATIÈRES

ÉTUDES CONTENUES DANS CE VOLUME

FIN DE LA TABLE DES MATIÈRES

TABLE ANALYTIQUE

DES MATIÈRES

A

B

C

F

G

H

I

L

M

N

O

P

R

S

T

U

V

FIN DE LA TABLE ANALYTIQUE

BOURLOTON. — Imprimeries réunies, B.

www.ingramcontent.com/pod-product-compliance
Ingram Content Group UK Ltd.
Pitfield, Milton Keynes, MK11 3LW, UK
UKHW022317190726
13856UKWH00001B/59